# 注射药联合应用手册

ZHUSHEYAO LIANHE YINGYONG SHOUCE

| 主　编 | 魏敏杰 | 陈　磊 | | |
|---|---|---|---|---|
| 副主编 | 孙明军 | 李　光 | 赵玉霞 | 孟　涛 |
| | 赵梅芬 | 甘　宇 | 孔　珺 | 海　鑫 |
| 编　委 | （以姓氏笔画为序） | | | |
| | 门桐林 | 王　贺 | 王　岚 | 王　颖 |
| | 吕晓辉 | 任　婕 | 刘　丹 | 刘　晶 |
| | 刘明妍 | 刘嘉辉 | 孙明立 | 孙曼妮 |
| | 李异玲 | 吴慧哲 | 宋志国 | 陈海英 |
| | 林　红 | 金　铎 | 赵　娜 | 敖　然 |
| | 贾　鹏 | 党　军 | 唐秋实 | 曹丽艳 |
| | 崔　巍 | | | |
| 秘　书 | 聂宏光 | | | |

科学出版社

北京

# 内 容 简 介

编者以临床医师及时、准确地选择合理的治疗方案,提高治疗效果,尽量避免发生不良反应为出发点,分 12 章系统介绍了神经系统疾病、呼吸系统疾病、心血管系统疾病、消化系统疾病、泌尿系统疾病、内分泌及代谢疾病、外科疾病、骨关节疾病、恶性肿瘤、妇科疾病、眼科疾病及皮肤疾病的注射药物组方、用法、临床疗效、适应证、作用机制、不良反应及注意事项等。

本书内容全面系统,实用性强,是临床医师的重要参考书。

**图书在版编目(CIP)数据**

注射药联合应用手册/魏敏杰,陈磊主编.—北京:科学出版社,2020.8
ISBN 978-7-03-065717-6

Ⅰ.①注… Ⅱ.①魏… ②陈… Ⅲ.①注射剂—临床应用—手册
Ⅳ.①R944.1-62

中国版本图书馆 CIP 数据核字(2020)第 132519 号

责任编辑:路 弘 / 责任校对:郭瑞芝
责任印制:肖 兴 / 封面设计:龙 岩

**科学出版社** 出版
北京东黄城根北街 16 号
邮政编码:100717
http://www.sciencep.com

**北京汇瑞嘉合文化发展有限公司** 印刷
科学出版社发行 各地新华书店经销
*

2020 年 8 月第 一 版 开本:850×1168 1/32
2020 年 8 月第一次印刷 印张:19 3/8
字数:700 000
定价:108.00 元
(如有印装质量问题,我社负责调换)

# 前　言

　　科学技术的发展促进了治疗手段和用药方式的进步。由于注射给药起效较快，且可以有效提高血药浓度，故成为临床治疗的主要给药方式，多药联合注射应用已经成为治疗复杂、严重疾病的重要手段。但由于操作较复杂，相对其他给药途径有较高风险，因而需要有相关专业医师指导实施。

　　为了临床医师能够及时、准确地选择合理的治疗方案，提高治疗效果，尽量避免发生不良反应，故编写本书。本书由长期从事临床医疗和教学的专家集多年临床经验和相关专业知识编写。书中收集了经典、临床常用和疗效肯定的联合用药组方，介绍了常规组方的用法、适应证、作用机制、不良反应和注意事项等。全书以系统为章节，以疾病为线索，条理清楚，方便读者查阅，具有很强的实用性和科学性。

　　由于医学科学的不断进步和发展，因此，在临床治疗过程中切忌生搬硬套。本书只是临床医师的参考用书，意在为临床治疗和合理用药提供指导性意见。临床上一定要根据疾病和患者的自身条件，在循证医学思想指导下，坚持个体化给药，科学合理治疗。

　　本书不足之处恳请广大读者批评指正，以便在将来再版时予以修订、补充和完善。

魏敏杰　陈　磊

中国医科大学药学院

2020 年 4 月

# 目 录

第 1 章　神经系统疾病的药物治疗 …………………………………… (1)

　第一节　缺血性脑血管病 …………………………………… (1)

　第二节　脑出血 …………………………………………………… (14)

　第三节　蛛网膜下腔出血 …………………………………… (19)

　第四节　急性脊髓炎 …………………………………………… (23)

　第五节　急性吉兰-巴雷综合征 …………………………… (27)

　第六节　单纯疱疹病毒性脑炎 …………………………… (29)

　第七节　多发性硬化症 ……………………………………… (31)

第 2 章　呼吸系统疾病的药物治疗 ……………………………… (35)

　第一节　肺炎 ……………………………………………………… (35)

　第二节　哮喘 ……………………………………………………… (79)

　第三节　支气管炎 ……………………………………………… (93)

　第四节　肺结核 …………………………………………………… (101)

　第五节　胸膜炎 …………………………………………………… (130)

　第六节　肺源性心脏病 ……………………………………… (149)

　第七节　肺性脑病 ……………………………………………… (179)

第 3 章　循环系统疾病的药物治疗 ……………………………… (194)

　第一节　心律失常 ……………………………………………… (194)

　第二节　高血压疾病 …………………………………………… (207)

　第三节　心脏供血不足相关疾病 ………………………… (214)

　　一、心肌缺血 …………………………………………………… (214)

　　二、冠心病 ……………………………………………………… (215)

　　三、心绞痛 ……………………………………………………… (218)

　　四、心肌梗死 …………………………………………………… (224)

　第四节　心力衰竭 ……………………………………………… (228)

第五节 休克 …………………………………………………… (237)

第六节 血栓性静脉炎 ………………………………………… (241)

**第4章 消化系统疾病的药物治疗** ………………………… (244)

第一节 上消化道出血 ………………………………………… (244)

第二节 急性胆囊炎、胰腺炎和肝脓肿的药物治疗 ………… (247)

一、急性胆囊炎 ………………………………………… (247)

二、经内镜逆行性胆胰管造影术后胰腺炎的治疗 ……… (248)

三、肝脓肿 ……………………………………………… (250)

第三节 病毒性肝炎 …………………………………………… (252)

一、急性病毒性肝炎(黄疸型) ………………………… (252)

二、慢性病毒性肝炎 …………………………………… (255)

三、慢性乙型病毒性肝炎 ……………………………… (257)

四、急性肝衰竭 ………………………………………… (259)

第四节 胰腺炎 ………………………………………………… (261)

一、急性轻症胰腺炎(胆源性) ………………………… (261)

二、急性重症胰腺炎 …………………………………… (264)

第五节 慢性肝病 ……………………………………………… (268)

一、药物性肝损伤 ……………………………………… (268)

二、脂肪肝性肝炎 ……………………………………… (271)

三、酒精性肝炎 ………………………………………… (273)

四、自身免疫性肝炎 …………………………………… (274)

第六节 肝硬化并发症 ………………………………………… (275)

一、肝硬化合并上消化道出血 ………………………… (275)

二、肝硬化合并肝性脑病 ……………………………… (278)

三、肝硬化合并自发性细菌性腹膜炎 ………………… (279)

**第5章 泌尿系统疾病的药物治疗** ………………………… (283)

第一节 原发性肾小球疾病 …………………………………… (283)

一、急性肾小球肾炎 …………………………………… (283)

二、急进性肾小球肾炎 ………………………………… (286)

三、慢性肾小球肾炎 ……………………………………………………… (288)

四、原发性肾小球疾病 ……………………………………………… (290)

第二节　肾病综合征 …………………………………………………… (292)

第三节　肾衰竭 ………………………………………………………… (293)

第四节　肾功能不全 …………………………………………………… (296)

第五节　肾病 …………………………………………………………… (299)

第六节　顽固性肾病性水肿 …………………………………………… (300)

第七节　促进移植肾功能恢复 ………………………………………… (301)

第八节　肾绞痛 ………………………………………………………… (302)

第6章　内分泌及代谢疾病治疗 ……………………………………… (305)

第一节　糖尿病并发症 ………………………………………………… (305)

一、糖尿病足 …………………………………………………………… (305)

二、糖尿病肾病 ………………………………………………………… (307)

三、糖尿病并发冠心病、心绞痛 ……………………………………… (315)

四、糖尿病性肢端坏疽 ………………………………………………… (318)

五、糖尿病性周围神经病变 …………………………………………… (320)

六、糖尿病下肢动脉血管病变 ………………………………………… (328)

第二节　痛风 …………………………………………………………… (329)

第7章　外科疾病的药物治疗 ………………………………………… (332)

第一节　麻醉镇痛 ……………………………………………………… (332)

第二节　外科感染 ……………………………………………………… (334)

第三节　胰腺炎 ………………………………………………………… (338)

第四节　血管疾病 ……………………………………………………… (340)

第五节　肾绞痛 ………………………………………………………… (348)

第六节　男性生殖系统疾病 …………………………………………… (359)

第8章　骨关节疾病的药物治疗 ……………………………………… (362)

第一节　急性腰扭伤 …………………………………………………… (362)

第二节　腰腿痛和坐骨神经痛 ………………………………………… (363)

一、腰腿痛 ……………………………………………………………… (363)

二、坐骨神经痛 ……………………………………………… (365)

第三节 腰椎疾病 ………………………………………………… (368)

一、腰椎间盘突出症 ……………………………………… (368)

二、腰椎髓核摘除术后疼痛 ……………………………… (375)

三、腰椎管狭窄症 ………………………………………… (377)

第四节 颈椎病 …………………………………………………… (379)

第五节 肩周炎 …………………………………………………… (382)

第六节 腕管综合征 ……………………………………………… (389)

第七节 腱鞘囊肿 ………………………………………………… (391)

第八节 关节炎 …………………………………………………… (393)

一、类风湿关节炎 ………………………………………… (393)

二、膝关节炎 ……………………………………………… (394)

三、骨关节炎 ……………………………………………… (395)

第9章 恶性肿瘤的药物治疗 ……………………………………… (399)

第一节 头颈部恶性肿瘤 ………………………………………… (399)

一、头颈部鳞癌 …………………………………………… (399)

二、鼻咽癌 ………………………………………………… (405)

第二节 肺癌 ……………………………………………………… (406)

一、小细胞型肺癌 ………………………………………… (406)

二、非小细胞型肺癌（NSCLC） ………………………… (412)

第三节 乳腺恶性肿瘤 …………………………………………… (419)

第四节 恶性淋巴瘤 ……………………………………………… (425)

第五节 妇科恶性肿瘤 …………………………………………… (436)

一、卵巢恶性肿瘤 ………………………………………… (436)

二、宫颈癌 ………………………………………………… (441)

三、子宫内膜癌 …………………………………………… (445)

四、子宫肉瘤 ……………………………………………… (448)

五、绒毛膜上皮癌和恶性葡萄胎 ………………………… (450)

第六节 消化道恶性肿瘤 ………………………………………… (451)

一、食管癌 …………………………………………………… (451)

二、胃癌 ……………………………………………………… (455)

三、结、直肠癌 ……………………………………………… (459)

四、胰腺癌 …………………………………………………… (462)

第七节　恶性淋巴瘤 ……………………………………… (465)

一、霍奇金淋巴瘤 …………………………………………… (465)

二、非霍奇金淋巴瘤 ………………………………………… (471)

**第 10 章　妇科疾病的药物治疗** ……………………………… (477)

第一节　妇科手术镇痛 …………………………………… (477)

第二节　先兆流产、早产 ………………………………… (479)

第三节　妊娠呕吐 ………………………………………… (485)

第四节　胎儿生长受限 …………………………………… (488)

第五节　乙型肝炎宫内感染 ……………………………… (493)

第六节　妊娠高血压相关疾病 …………………………… (494)

第七节　产后出血 ………………………………………… (501)

第八节　促进产程进展 …………………………………… (508)

第九节　妊娠期合并其他疾病 …………………………… (513)

第十节　盆腔炎 …………………………………………… (527)

第十一节　妇科恶性肿瘤 ………………………………… (530)

第十二节　妇科其他疾病 ………………………………… (545)

**第 11 章　眼科疾病的药物治疗** ……………………………… (554)

第一节　细菌性眼部炎症 ………………………………… (554)

一、细菌性眼内炎 …………………………………………… (554)

二、细菌性结膜炎及细菌性角膜炎 ………………………… (556)

第二节　病毒性结膜炎及角膜炎 ………………………… (562)

第三节　真菌性角膜溃疡和眼内炎 ……………………… (565)

第四节　免疫性结膜炎 …………………………………… (566)

第五节　葡萄膜炎 ………………………………………… (567)

第六节　急性闭角型青光眼 ……………………………… (570)

　第七节　眼科局部麻醉用药 …………………………………… (571)

　第八节　眼科内眼手术术中用药 ……………………………… (572)

　第九节　玻璃体积血 …………………………………………… (573)

　第十节　视神经挫伤 …………………………………………… (573)

第 12 章　皮肤疾病的药物治疗 ………………………………… (575)

　第一节　斑秃 …………………………………………………… (575)

　第二节　瘢痕疙瘩 ……………………………………………… (578)

　第三节　瘢痕 …………………………………………………… (582)

　第四节　血管瘤 ………………………………………………… (583)

　第五节　腋臭 …………………………………………………… (588)

　第六节　皮肤病 ………………………………………………… (589)

　第七节　带状疱疹 ……………………………………………… (590)

　第八节　神经性皮炎 …………………………………………… (592)

　第九节　银屑病 ………………………………………………… (593)

参考文献 ………………………………………………………… (597)

索引 ……………………………………………………………… (602)

# 第1章　神经系统疾病的药物治疗

## 第一节　缺血性脑血管病

### 一、疾病特点

急性脑血管病又称卒中或中风,缺血性脑血管病是卒中的主要原因,约85%的卒中是缺血性的,脑动脉粥样硬化是常见最重要的发病基础。

【发病机制】　脑血液供应非常丰富,代谢极为旺盛。脑组织耗氧量占全身耗氧量的20%～30%。能量来源主要依赖于糖的有氧代谢,几乎无能量储备。因此脑组织对缺血、缺氧性损害十分敏感,氧分压明显下降或血流量明显减少都会导致脑功能的严重损害。由于血管闭塞,中心部位供血停止6min就出现神经细胞死亡,而周边部分缺血区域(半暗带)功能受损但结构未受损,缺血6h内血流再通可恢复功能,避免细胞死亡。但如果缺血超过6h,脑血流量严重不足或完全缺血即可导致脑细胞死亡。

【临床类型】

1. 短暂性脑缺血发作(transient ischemic attack,TIA)　TIA是指一条或多条脑血管缺血导致该供血区局灶性脑功能障碍,出现局灶性神经系统症状体征并持续数分钟至数小时。颈内动脉系统TIA表现为突发短暂的偏侧运动或感觉障碍,单眼一过性黑矇,短暂的失语(优势半球缺血)。椎-基底动脉系统TIA主要表现为眩晕、恶心、呕吐、复视、一过性黑矇,交叉性运动和感觉障碍,一过性意识丧失或猝倒发作。

2. 急性脑梗死　脑梗死是指因脑供血障碍使局部脑组织缺血、缺氧造成软化坏死。脑梗死的急性期多指从发病至病后1周。临床表现多在相对安静中发病,起病急,早期可无头痛、呕吐及意识障碍。在数秒至数小时出现的脑局灶性的症状和体征(偏瘫、失语)都要高度怀疑脑梗死的可能性,脑梗死出现的局灶症状也分为颈内动脉系统的症状和椎-基底动脉系统的症状。颈内动脉系统损害表现为病灶对侧中枢性面、舌下神经瘫痪和肢体瘫痪,对侧偏身感觉障碍,优势半球损害时可有失语,对侧同向偏盲。椎-基底动脉系统损害表现为眩晕伴恶心、呕吐,复视,构音、吞咽困难,交叉性瘫痪或感觉障碍,小脑性共济失调,皮质盲。

【治疗要点】 缺血性脑血管病治疗要侧重于两个环节:尽快改善和恢复缺血损伤脑组织的血液供应;保护缺血脑组织免受代谢毒物的进一步损害。脑梗死的治疗应根据不同的病因、发病机制、临床类型、发病时间等确定针对性强的治疗方案,实施以分型、分期为核心的个体化治疗。对于脑梗死患者,在一般内科治疗的基础上,可酌情选用改善脑循环、脑保护、抗脑水肿、降颅压等措施。对于大、中面积脑梗死应积极抗脑水肿、降颅压,防止脑疝形成。还要特别注意血压的调控,如持续性收缩压＞220mmHg 或舒张压＞120mmHg,需使血压缓慢下降 $10\%\sim15\%$。一旦发生出血性脑梗死,应使收缩压≤180mmHg,舒张压≤105mmHg。

20 世纪 80 年代以来,溶栓治疗已经成为缺血性脑血管病的首选疗法。根据 2008 年缺血性卒中处理指南,静脉溶栓应注意以下几点。

(1)应该有具诊断和处理卒中经验的专科医师,有全天 24h 可利用的高分辨影像检查条件,有具分析检查结果经验的工作人员,有条件处理潜在的并发症(如颅内出血)。

(2)适应证。①发病在 6h 以内,最好在 3h 以内;②病人年龄在 18～80岁;③脑功能损害的体征持续存在超过 1h,且比较严重(NIHSS 7～22 分);④头部 CT 检查排除颅内出血,且无早期脑梗死低密度改变及其他明显早期脑梗死改变,或梗死面积小于血管分布区的1/3。

(3)禁忌证。①既往有颅内出血,包括可疑蛛网膜下腔出血;近 3 个月有头颅外伤史;近 3 周内有胃肠或泌尿系统出血;近 2 周内进行过大的外科手术;近 1 周内有不可压迫止血的动脉穿刺。②近 3 个月有脑梗死或心肌梗死病史(陈旧小腔隙梗死未遗留神经功能体征者除外)。③严重心、肾、肝功能不全或严重糖尿病者。④体检发现有活动性出血或外伤(如骨折)的证据。⑤已口服抗凝药,且 INR＞1.5;48h 内接受过肝素治疗(APTT 超出正常范围)。⑥血小板计数＜$10\times10^9$/L,血糖＜2.7mmol/L(50mg/dl)。⑦高血压:收缩压＞180mmHg 或舒张压＞100mmHg。⑧妊娠妇女。

【注意事项】 ①由于基底动脉血栓形成的病死率非常高,而溶栓治疗可能是唯一的抢救方法,因而溶栓治疗的时间窗和适应证可适当放宽。②评估患者的其他临床情况(如低血糖/高血糖、心力衰竭、低氧),并给予适当治疗。

③将患者收到 ICU 进行监测和治疗。严密监测神经功能和血压,在静脉滴注溶栓药物过程中先是每 15 分钟检查 1 次,在随后 6h 内,每 30 分钟检查 1 次,此后每小时检查 1 次,直至 24h。④患者出现严重头痛、急性血压增高、恶心或呕吐,应立即停用溶栓药物,紧急进行头颅 CT 检查。⑤溶栓治疗后 24h 内一般不用抗凝、抗血小板药,24h 后无禁忌者可用阿司匹林。⑥不要太早放置鼻胃管、导尿管或动脉内测压导管。

## 二、联合用药

### (一)重组人组织型纤溶酶原激活药(rt-PA)、胞磷胆碱联合

【组方】　rt-PA　　　　　　　　　　0.9mg/kg(最大剂量为 90mg)

　　　　　胞磷胆碱(胞二磷胆碱)　　125～250mg

【用法】　rt-PA 以总剂量的 10% 先静脉推入,剩余剂量在超过 60min 时间内静脉滴注,治疗应在症状发生后的 3h 内开始。胞磷胆碱以 0.9% 氯化钠注射液 250ml 稀释,每日 1 次静脉滴注。

【治疗目的】　用于急性缺血性脑卒中的早期溶栓治疗,可使血管再通,可减轻脑水肿,缩小梗死灶,降低病死率,减轻神经系统损伤。

【作用机制】　rt-PA 是一种糖蛋白,可激活纤溶酶原成为纤溶酶。当静脉使用时,在循环系统中只有与纤维蛋白结合才表现出活性,其纤维蛋白亲和性很高。当和纤维蛋白结合后,rt-PA 被激活,诱导纤溶酶原成为纤溶酶,溶解血块,但对整个凝血系统各组分的系统性作用是轻微的,因而出血倾向小。胞磷胆碱是一种内源性复合物,为合成磷脂酰胆碱的前体,是磷脂酰胆碱膜生物合成的重要媒介,能促进卵磷脂的生物合成,增加脑血流量与氧耗量,改善脑循环与代谢,从而改善脑的功能。在卒中过程中有膜稳定作用并且减少自由基的释放,能抑制脑缺血诱导的谷氨酸浓度升高,阻止缺血所致 ATP 水平下降,稳定细胞膜,抑制游离脂肪酸的释放和减少自由基的产生。

【适应证】　①发病在 6h 以内,最好在 3h 以内;②病人年龄在 18～80 岁;③脑功能损害的体征持续存在超过 1h,且比较严重(NIHSS 7～22 分);④头部 CT 检查排除颅内出血,且无早期脑梗死低密度改变及其他明显早期脑梗死改变,或梗死面积小于血管分布区的 1/3。

【禁忌证】　缺血性脑卒中症状发作已超过 3h 尚未开始静脉滴注治疗或无法确知症状发作时间;开始静脉滴注治疗前神经学指征不足或症状迅速改善;经临床(NIHSS>25)和(或)影像学检查评定为严重脑卒中;脑卒中发作

时伴随癫痫发作;CT 扫描显示有颅内出血迹象;尽管 CT 扫描未显示异常,仍怀疑蛛网膜下腔出血;48h 内曾使用肝素且凝血酶原时间高于实验室正常值上限;有脑卒中史并伴有糖尿病;近 3 个月内有脑卒中发作;血小板计数低于 $100×10^9/L$;收缩压高于 185mmHg 或舒张压高于 110mmHg,或需要强力(静脉内用药)治疗手段以控制血压;血糖低于 2.8mmol/L(50mg/dl)或高于 22.2mmol/L(400mg/dl)。儿童及老年患者用药:不适用于 18 岁以下及 80 岁以上的急性脑卒中患者。

【不良反应】 rt-PA 可能出现注射部位、内脏和颅内出血;变态(过敏)反应、恶心、呕吐。胞磷胆碱可能引起嗜睡、倦怠。

### (二)尿激酶、右旋糖酐-40 联合

【组方】　尿激酶　　　　　　　100 万～150 万 U

　　　　　右旋糖酐-40　　500～1000ml

【用法】　尿激酶溶于 100～200ml 生理盐水中,30min 内静脉滴注完,成人每次静脉内输注右旋糖酐-40,应根据患者年龄、临床表现和体重调整用量。

【治疗目的】　用于急性缺血性脑卒中的早期溶栓治疗,可使血管再通,可减轻脑水肿,缩小梗死灶,降低病死率,减轻神经系统损伤。

【作用机制】　尿激酶直接作用于内源性纤维蛋白溶解系统,能催化裂解纤溶酶原成纤溶酶,后者不仅能降解纤维蛋白凝块,亦能降解血循环中的纤维蛋白原、凝血因子Ⅴ和凝血因子Ⅷ等,从而发挥溶栓作用。尿激酶对新形成的血栓起效快、效果好,还能提高血管二磷腺苷(adenosine diphosphate,ADP)酶活性,抑制 ADP 诱导的血小板聚集,预防血栓形成。尿激酶在静脉滴注后,患者体内纤溶酶活性明显提高;停药几小时后,纤溶酶活性恢复原水平。但血浆纤维蛋白或纤维蛋白原水平的降低,以及它们的降解产物的增加可持续 12～24h。右旋糖酐-40 分子量与人血白蛋白相近,静注后能提高血浆胶体渗透压,吸收血管外水分而增加血容量,维持血压,其扩充血容量作用比右旋糖酐-70 弱且短暂,但改善微循环的作用比右旋糖酐-70 强,它可使已经聚集的红细胞和血小板解聚,降低血液黏滞性,改善微循环,防止血栓形成。此外,还具有渗透性利尿作用。

【适应证】　①发病在 6h 以内,最好在 3h 以内;②病人年龄在 18～80 岁;③脑功能损害的体征持续存在超过 1h,且比较严重(NIHSS 7～22 分);④头部 CT 检查排除颅内出血,且无早期脑梗死低密度改变及其他明显早期

脑梗死改变,或梗死面积小于血管分布区的 1/3。

【禁忌证】　禁用于充血性心力衰竭病人(循环血容量的增加可引起临床病症的恶化);禁用于高乳酸血症病人;禁用于急性内脏出血、急性颅内出血、陈旧性脑梗死、近 2 个月内进行过颅内或脊髓内外科手术、颅内肿瘤、动静脉畸形或动脉瘤、出血素质、严重难控制的高血压病人;相对禁忌证包括延长的心肺复苏术、严重高血压、近 4 周内的外伤、3 周内手术或组织穿刺、妊娠、分娩后 10d、活跃性溃疡病。

【不良反应】　临床最常见的不良反应是出血倾向。以注射或穿刺局部血肿最为常见。其次为组织内出血,发生率 5%～11%,多轻微,严重者可致脑出血。变态反应发生率极低。但有报道,曾用链激酶治疗的病人使用尿激酶后少数人引发支气管痉挛、皮疹和发热。

【注意事项】　应用本品前,应对病人进行血细胞比容、血小板计数、凝血酶时间(TT)、凝血酶原时间(PT)、激活的部分凝血致活酶时间(APTT)测定。TT 和 APTT 应小于 2 倍延长的范围内;用药期间应密切观察病人反应,如脉率、体温、呼吸频率和血压、出血倾向等,至少每 4 小时记录 1 次;动脉穿刺给药时或给药毕,应在穿刺局部加压至少 30min,并用无菌绷带和敷料加压包扎,以免出血;下述情况使用本品会使所冒风险增大,应权衡利弊后慎用本品。①近 10d 内分娩、进行过组织活检、静脉穿刺、大手术的病人及严重胃肠道出血病人;②极有可能出现左心血栓的病人,如二尖瓣狭窄伴心房纤颤;③亚急性细菌性心内膜炎病人;④继发于肝肾疾病而有出血倾向或凝血障碍的病人;⑤妊娠妇女、脑血管病病人和糖尿病性出血性视网膜病病人;⑥70 岁以上病人。

### (三)那屈肝素钙、马来酸桂哌齐特联合

【组方】　那屈肝素钙　　　　　85U/kg
马来酸桂哌齐特　　　320mg

【用法】　那屈肝素钙,85U/kg,每日 2 次皮下注射,马来酸桂哌齐特溶于 10% 葡萄糖溶液或生理盐水 500ml 中,静脉滴注,每日 1 次。

【治疗目的】　TIA 是脑梗死的主要危险因素,其主要病因是在主动脉或颅脑动脉粥样硬化病变的基础上发生微血栓或血流动力学改变,导致末梢低灌注。那屈肝素钙的抗凝作用可改善末梢血液灌注,同时也抑制血栓延伸,减少脑梗死的发生。

【作用机制】　那屈肝素钙是一种低分子量的肝素,具有抗血栓形成和抗

凝作用,为普通肝素解聚而成。具有很高的抗凝血因子Ⅹa活性,对凝血酶及其他凝血因子影响不大。平均分子量为4~6ku。具有选择性抗凝血性比值一般为1.5~4.0,而普通肝素为1左右,分子量越低,抗凝血因子Ⅹa活性越强,这样就使抗血栓作用与出血作用分离,保持了肝素的抗血栓作用而降低了出血的危险。马来酸桂哌齐特为钙离子通道阻滞药,通过组织钙离子跨膜进入血管平滑肌细胞内,使血管平滑肌松弛,脑血管、冠状血管和外周血管扩张,从而缓解血管痉挛、降低血管阻力、增加血流量。本品能增强腺苷(cAMP)的作用,降低氧耗。本品能抑制cAMP磷酸二酯酶,使cAMP数量增加,本品还能提高红细胞的柔韧性和变形性,提高其通过细小血管的能力,降低血液黏性,改善微循环。本品通过提高脑血管的流量,改善脑代谢。

【适应证】　用于治疗短暂性脑缺血发作。

【禁忌证】　有出血倾向或凝血障碍、消化性溃疡、严重高血压、细菌性心内膜炎、活动性肺结核、先兆流产或产后、内脏肿瘤、外伤、手术后禁用;白细胞减少者及对马来酸桂哌齐特过敏的患者禁用。

【不良反应】　可能出现注射部位、内脏出血、血小板减少;粒细胞减少;偶尔发生粒细胞减少,如有发热、头痛、无力等症状出现时,应立即停止用药,并进行血液检查;有时会发生白细胞减少,偶尔发生血小板减少时,应仔细观察症状并立即停止用药;有时有腹泻、腹痛、便秘、胃痛、胃胀等胃肠道功能紊乱等副作用;有时会头痛、头晕、失眠、神经衰弱等症状,偶尔有嗜睡症状;有时会出现皮疹、发痒症状;有时会出现肝酶值升高,如AST、ALT、BUN升高,偶有ALP升高。

【注意事项】　药物注射过程中每30分钟采血检查凝血时间,用药期间严密监测凝血功能的各项指标,发生自发性出血时,应立即停药。出血严重者静注硫酸鱼精蛋白中和。通常1mg鱼精蛋白能中和100U肝素。

### (四)肝素、依达拉奉联合

【组方】　　肝素　　　　100mg/50mg

　　　　　　依达拉奉　　30mg

【用法】　　肝素溶于500ml生理盐水,以每分钟8~15滴的速度静脉滴注,根据APTT调整滴速,使其维持在治疗前的1.5~2.5倍或INR=2~3,进展迅速的脑梗死患者以50mg加入50ml生理盐水中静脉推注,然后再给予静脉滴注。依达拉奉加入适量生理盐水中稀释,静脉滴注,每日2次,30min内滴完,14d为1个疗程。

【治疗目的】 用于急性缺血性脑卒中的早期溶栓治疗,可使血管再通,可减轻脑水肿,缩小梗死灶,降低病死率,减轻神经系统损伤。

【作用机制】 肝素具有带强负电荷的理化特性,能干扰凝血过程的许多环节,在体内外都有抗凝血作用。其作用机制比较复杂,主要通过与抗凝血酶Ⅲ(AT-Ⅲ)结合,而增强后者对活化的Ⅱ、Ⅸ、Ⅹ、Ⅺ和Ⅻ凝血因子的抑制作用。其后果涉及阻止血小板凝集和破坏,妨碍凝血激活酶的形成;阻止凝血酶原变为凝血酶;抑制凝血酶,从而妨碍纤维蛋白原变成纤维蛋白。依达拉奉是一种脑保护药(自由基清除剂),研究提示 N-乙酰门冬氨酸(NAA)是特异性的神经细胞存活标志,脑梗死发病初期含量急剧减少。脑梗死急性期患者给予依达拉奉,可抑制梗死周围局部脑血流量的减少,使发病后第 28 天脑中 NAA 含量较甘油对照组明显升高。临床前研究提示,大鼠在缺血/缺血再灌注后静脉给予依达拉奉,可阻止脑水肿和脑梗死的进展,并缓解所伴随的神经症状,抑制迟发性神经元死亡。机制研究显示,依达拉奉可清除自由基、抑制脂质过氧化,从而抑制脑细胞、血管内皮细胞、神经细胞的氧化损伤。

【适应证】 ①发病在 6h 以内,最好在 3h 以内;②病人年龄在 18～80 岁;③脑功能损害的体征持续存在超过 1h,且比较严重(NIHSS 7～22 分);④头部 CT 检查排除颅内出血,且无早期脑梗死低密度改变及其他明显早期脑梗死改变,或梗死面积小于血管分布区的 1/3。

【禁忌证】 禁用于充血性心力衰竭病人;禁用于高乳酸血症病人;禁用于急性内脏出血、急性颅内出血、陈旧性脑梗死、近 2 个月内进行过颅内或脊髓内外科手术、颅内肿瘤、动静脉畸形或动脉瘤、出血素质、严重难控制的高血压病人;相对禁忌证包括延长的心肺复苏术、严重高血压、近 4 周内的外伤、3 周内手术或组织穿刺、妊娠、分娩后 10d、活跃性溃疡病。禁用于重度肾衰竭的病人;禁用于对两种药有过敏史的病人。

【不良反应】 肝素毒性较低,主要不良反应是用药过多可致自发性出血,故每次注射前应测定凝血时间。如注射后引起严重出血,可静脉注射硫酸鱼精蛋白进行急救(1mg 硫酸鱼精蛋白可中和 150U 肝素)。偶可引起变态反应及血小板减少,常发生在用药初 5～9d,故开始治疗 1 个月内应定期监测血小板计数。偶见一次性脱发和腹泻。尚可引起骨质疏松和自发性骨折。肝功能不良者长期使用可引起抗凝血酶-Ⅲ耗竭而血栓形成倾向。其他不良反应有过敏症、红细胞减少、注射部位皮疹、红肿等。严重不良反应有急性肾衰竭、肝功能异常、血小板减少、弥散性血管内凝血。

【注意事项】　与下列药物合用,可加重出血危险:①香豆素及其衍生物,可导致严重的因子Ⅸ缺乏而致出血;②阿司匹林及非甾体消炎镇痛药,包括甲芬那酸、水杨酸等均能抑制血小板功能,并能诱发胃肠道溃疡出血;③双嘧达莫、右旋糖酐等可能抑制血小板功能;④肾上腺皮质激素、促肾上腺皮质激素等易诱发胃肠道溃疡出血;⑤其他尚有依他尼酸(利尿酸)、组织纤溶酶原激活物(t-PA)、尿激酶、链激酶等。肝素并用碳酸氢钠、乳酸钠等纠正酸中毒的药物可促进肝素的抗凝作用。肝素与玻璃酸酶(透明质酸酶)混合注射,既能减轻肌注痛,又可促进肝素吸收。但肝素可抑制其活性,故两者应临时配伍使用,药物混合后不宜久置。肝素可与胰岛素受体作用,从而改变胰岛素的结合和作用。已有肝素致低血糖的报道。下列药物有配伍禁忌:卡那霉素、阿米卡星、柔红霉素、乳糖酸红霉素、硫酸庆大霉素、氢化可的松琥珀酸钠、多黏菌素 B、多柔比星(阿霉素)、妥布霉素、万古霉素、头孢孟多、头孢哌酮(头孢氧哌唑)、头孢噻吩钠、氯喹、氯丙嗪、异丙嗪、麻醉性镇痛药。轻、中度肾衰竭,肝功能损害,心脏疾病或高龄患者慎用。

### (五)长春西丁、乙酰谷酰胺联合

【组方】　长春西丁　　　　30mg
　　　　乙酰谷酰胺　　　0.25～0.75g

【用法】　长春西丁以 0.9％氯化钠注射液 500ml 稀释,乙酰谷酰胺以 5％～10％葡萄糖注射液 250～500ml 稀释,上述药液依次静脉滴注,每日 1次,15d 为 1 个疗程,共治疗 1～2 个疗程。

【作用机制】　长春西丁为脑血管扩张药,能抑制磷酸二酯酶活性,增加 C-GMP 血管平滑肌的信使作用,选择性地增加脑血流量,此外还能抑制血小板聚集,降低人体血液黏度,增加红细胞变形力,改善血液流动性和微循环,促进脑组织摄取葡萄糖,增加脑耗氧量,改善脑代谢。乙酰谷酰胺为谷氨酰胺的乙酰化合物,能通过血-脑脊液屏障,后分解为谷氨酸 γ-氨基丁酸(GA-BA)。谷氨酸参与中枢神经系统的信息传递。GABA 能拮抗谷氨酸兴奋性毒理作用,可改善神经细胞代谢,维持神经应激能力及降低血氨作用,改善脑功能。在体内分布广泛,脑、肝、肾浓度较高。本品无精神药物的不良反应,无依赖性。

【适应证】　除适用于脑梗死后遗症、脑出血后遗症、脑动脉硬化症等外,还可用于促进神经外科手术后昏迷的病人苏醒(如脑肿瘤、颅脑外伤、脑出血等)、用于脑外伤、肝性脑病、偏瘫、高位截瘫、脑神经瘤、神经性头痛、腰痛的治疗;智力减退、记忆力障碍、脊髓灰质炎后遗症;各种原因(一氧化碳中毒、急性酒精及药物中毒、急性化脓性脑膜炎、病毒性脑炎、肝性脑病、肺性脑病、电击伤后等)所致的昏迷、记忆与思维障碍;老年记忆力减退及脑血管病后的记忆力减退;老年脑功能衰退的辅助治疗;慢性精神病、老年性精神障碍综合征、精神忧郁症等。在精神科临床常与其他药物配伍静脉滴注,以改善细胞代谢及营养状况。

【禁忌证】　颅内出血急性期禁用。

【不良反应】　有时可出现皮疹、荨麻疹、瘙痒过敏症状,此时应停药;有时可出现腹痛、腹泻、食欲缺乏等症状;头晕、颜面潮红、血压轻度下降、心动过速等偶有发生;有时出现白细胞减少、S-GOT、S-GPT、$\gamma$-GTP、AL-P、血尿素氮升高等。

### (六)奥扎格雷、脑苷肌肽联合

【组方】　奥扎格雷　成人剂量为1次40～80mg

　　　　　脑苷肌肽　每次4～20ml

【用法】　奥扎格雷溶于0.9%氯化钠注射液或5%葡萄糖注射液500ml中静脉滴注,每日1～2次,脑苷肌肽溶于0.9%氯化钠注射液500ml中或5%葡萄糖注射液中静脉滴注,每日1次,15d为1个疗程,共治疗1个疗程。

【作用机制】　奥扎格雷为血栓素合成酶抑制药,能抑制$TXA_2$生成,因而具有抗血小板聚集和扩张血管作用。动物实验表明静脉给药能降低血浆$TXB_2$水平,Keto-PGF12/$TXB_2$比值下降,对不同诱导剂所致血小板聚集均有抑制作用,对大鼠中动脉引起的脑梗死有预防作用。脑苷肌肽具有感知、传递细胞内外信息的功能,参与细胞识别、黏着、生长、分化及细胞信息传递等过程。它作为某些神经递质、激素、病毒和干扰素的受体,具有参与神经组织的分化、再生、修复,与神经冲动的传导、细胞间的识别作用。能加速损伤神经组织的再生修复,促进神经支配功能恢复,减低兴奋性氨基酸的释放,从而减轻细胞毒性和血管水肿,改善脑血液循环和脑代谢功能,是脑血管意外治疗的良药。小分子多肽氨基酸广泛参与生物体内各种生化过程,同时为所有生命活动提供能量。

【适应证】　适用于治疗急性血栓性脑梗死和脑梗死所伴随的运动障碍。

【禁忌证】　①出血性脑梗死,或大面积脑梗死深昏迷者;②有严重心、肺、肝、肾功能不全,如严重心律失常、心肌梗死者;③有血液病或有出血倾向者；④严重高血压，收缩压超过 200mmHg(26.6kPa)以上；⑤对本品过敏者；⑥有遗传性糖代谢异常者。

【不良反应】　奥扎格雷可有如下不良反应：胃肠道反应和变态反应，如恶心、呕吐、荨麻疹、皮疹等。但程度都较轻，经适当处理后得到缓解；少数可出现 GPT、BUN 升高，颅内、消化道、皮下出血及血小板减少等。个别患者静脉滴注脑苷肌肽 3～4h 出现发冷、体温略有升高、头晕、烦躁，调慢滴速或停药后症状消失。

【注意事项】　与抗血小板聚集药、血栓溶解药及其他抗凝药合用可增强出血倾向；避免同含钙输液混合使用（出现白色浑浊）；肾功能不全者、孕妇慎用。

### （七）川芎嗪、马来酸桂哌齐特联合

【组方】　川芎嗪　　　　　　　40～80mg
　　　　　马来酸桂哌齐特　320mg

【用法】　川芎嗪稀释于 5％葡萄糖注射液或 0.9％氯化钠注射液 250～500ml 中静脉滴注，马来酸桂哌齐特溶于 10％葡萄糖注射液或生理盐水500ml 中静脉滴注，每日 1 次，10d 为 1 个疗程，一般使用 1～2 个疗程。

【作用机制】　川芎嗪具有抗血小板聚集，扩张小动脉，改善微循环，活血化瘀作用，并对已聚集的血小板有解聚作用。马来酸桂哌齐特为钙离子通道阻滞药，通过阻滞钙离子跨膜进入血管平滑肌细胞内，使血管平滑肌松弛，脑血管、冠状血管和外周血管扩张，从而缓解血管痉挛、降低血管阻力、增加血流量。本品能增强腺苷(cAMP)的作用，降低氧耗。本品能抑制 cAMP 磷酸二酯酶，使 cAMP 数量增加，本品还能提高红细胞的柔韧性和变形性，提高其通过细小血管的能力，降低血液的黏性，改善微循环。本品通过提高脑血管的流量，改善脑的代谢。

【适应证】　脑血管疾病：脑动脉硬化，一过性脑缺血发作，脑血栓形成，脑栓塞、脑出血后遗症和脑外伤后遗症。

【禁忌证】　脑出血及有出血倾向的患者忌用；白细胞减少者慎用。

【不良反应及注意事项】　不良反应：偶尔发生粒细胞减少，如有发热、头痛、无力等症状出现时，应立即停止用药，并进行血液检查；有时会发生白细胞减少，偶尔发生血小板减少时，应仔细观察症状并立即停止用药；有时有腹泻、腹痛、便秘、胃痛、胃胀等胃肠道功能紊乱等副作用；有时会出现头痛、头晕、失眠、神经衰弱等症状，偶尔有嗜睡症状；有时会出现皮疹、发痒等症状；

有时会出现肝酶值升高,如 AST、ALT、BUN,偶有 ALP 升高。注意事项:不宜与碱性注射剂一起配伍。

### (八)丁咯地尔、三磷腺苷联合

【组方】　丁咯地尔　0.2～0.4g

　　　　　三磷腺苷　20mg

【用法】　丁咯地尔溶于 0.9% 氯化钠注射液或 5%～10% 葡萄糖注射液 250～500ml 中静脉滴注,三磷腺苷用 5% 或 10% 葡萄糖注射液稀释后静脉滴注,每日 1 次,14d 为 1 个疗程。

【作用机制】　丁咯地尔为 α 肾上腺素能受体抑制药,并具有较弱的非特异性钙离子拮抗作用。通过抑制毛细血管前括约肌痉挛而改善大脑及四肢微循环血流。本品还具有抑制血小板聚集和改善红细胞变形性的功能。三磷腺苷为一种辅酶,有改善机体代谢的作用,参与体内脂肪、蛋白质、糖、核酸以及核苷酸的代谢,同时又是体内能量的主要来源。当体内吸收,分泌,肌肉收缩及进行生化合成反应等需要能量时,三磷腺苷即分解成二磷腺苷及磷酸基,同时释放出能量,适用于因细胞损伤后细胞酶减退引起的疾病。

【适应证】　用于慢性脑供血不足引起的症状:眩晕、耳鸣、智力减退、记忆力或注意力减退、定向障碍等。

【禁忌证】　对本品过敏者、急性心肌梗死、心绞痛、甲状腺功能亢进、阵发性心动过速、脑出血、有其他出血倾向或近期内大量失血患者禁用。正在服用降压药的患者慎用。

【不良反应】　主要有胃肠不适(胃灼热感、胃痛、恶心)、头晕、嗜睡、失眠、四肢灼热感、皮肤潮红或瘙痒,还可见头胀、胸闷及低血压。

【注意事项】　静脉注射宜缓慢,以免引起头晕、头胀、胸闷及低血压等。由于本品在终止室上性发作过程中,可发生多种心律失常和全身反应,尽管是瞬间反应,不需处理,但仍具有一定潜在危险;病态窦房结综合征或窦房结功能不全慎用;部分疗效不确切,应引起注意切勿滥用。

### (九)参芎葡萄糖、乙酰谷酰胺联合

【组方】　参芎葡萄糖　　100～200ml

　　　　　乙酰谷酰胺　　0.25～0.75g

【用法】　参芎葡萄糖注射液直接静脉滴注,乙酰谷酰胺以 5%～10% 葡萄糖注射液 250～500ml 稀释后静脉滴注,每日 1 次,14d 为 1 个疗程。

【作用机制】　参芎葡萄糖注射液有活血化瘀,通脉养心,控制血小板凝

集,扩张动脉,降低血液黏度,加快红细胞的流速,改善微循环,加快缺血区的血液灌注,改善心肌供血供氧等作用。乙酰谷酰胺为谷氨酰胺的乙酰化合物,能通过血-脑脊液屏障后分解为谷氨酸 γ-氨基丁酸(GABA)。谷氨酸参与中枢神经系统的信息传递。GABA 能拮抗谷氨酸兴奋性毒理作用,可改善神经细胞代谢,维持神经应激能力及降低血氨作用,改善脑功能。在体内分布广泛,脑、肝、肾浓度较高。本品无精神药物的不良反应,无依赖性。

【适应证】　适用于脑血管疾病如短暂性脑缺血发作(TIA)、脑血栓形成、脑栓塞、腔隙性梗死、椎-基底动脉供血不足、脑动脉炎等,周围血管性疾病如血栓塞性脉管炎等。老年记忆力减退及脑血管病后的记忆力减退;老年脑功能衰退的辅助治疗;慢性精神病、老年性精神障碍综合征、精神忧郁症等。

【禁忌证】　脑出血急性期及有出血倾向的患者忌用。

【不良反应】　未发现明显的毒性作用。偶见皮疹、血压下降。

【注意事项】　静脉滴注速度不宜过快;儿童及老年患者用药应按儿童及老年剂量使用;糖尿病患者在医生的指导下使用。

## (十) 银杏达莫、奥拉西坦联合

【组方】　银杏达莫　10～25ml

　　　　　奥拉西坦　4.0g

【用法】　银杏达莫加入 0.9％氯化钠注射液或 5％～10％葡萄糖注射液 500ml 中静脉滴注,奥拉西坦加入 0.9％氯化钠注射液或 5％葡萄糖注射液 100～250ml 中静脉滴注,每日 1 次,2 周为 1 个疗程。

【作用机制】　银杏达莫中银杏总黄酮能够扩张冠脉血管、脑血管,改善脑缺血产生的症状和记忆功能。双嘧达莫抑制血小板聚集,高浓度(50$\mu$g/ml)可抑制血小板释放。作用机制可能为抑制血小板、上皮细胞和红细胞摄取腺苷,治疗浓度(0.5～1.9$\mu$g/dl)时该抑制作用呈剂量依赖性。局部腺苷浓度增高,作用于血小板的 $A_2$ 受体,刺激腺苷酸环化酶,使血小板内环磷酸腺苷(cAMP)增多,通过这一途径,血小板活化因子(PAF)、胶原和二磷腺苷(ADP)等刺激引起的血小板聚集受到抑制;可以抑制各种组织中的磷酸二酯酶(PDE)。治疗浓度抑制环磷酸鸟苷磷酸二酯酶(cGMP-PDE),对 cAMP-PDE 的抑制作用弱,因而强化内皮舒张因子(EDRF)引起的 cGMP 浓度增高;可以抑制血栓素 $A_2$($TXA_2$)形成,$TXA_2$ 是血小板活性的强力激动剂;增强内源性 $PGI_2$ 的作用。奥拉西坦为促智药,是环 GABOB 衍生物。可促进磷酰胆碱和磷酰乙醇胺合成,促进脑代谢,透过血-脑屏障对特异性中枢神经有刺激作用。改善智力和记忆。

【适应证】　适用于缺血性脑血管病,轻、中度血管性痴呆,老年性痴呆以及脑外伤等症引起的记忆与智力障碍。

【不良反应】　偶有恶心、呕吐、头晕、皮肤变态反应发生;罕见心绞痛加重,一旦停药,症状立即消失。

【注意事项】　有出血倾向者慎用。

## (十一)复方右旋糖酐-40、依达拉奉联合

【组方】　复方右旋糖酐-40　　500～1000ml

　　　　　依达拉奉　　　　　　30mg

【用法】　复方右旋糖酐-40 静脉滴注,每日 1 次,依达拉奉加入适量生理盐水中稀释后静脉滴注,每日 1～2 次,14d 为 1 个疗程。

【作用机制】　复方右旋糖酐-40 为血容量扩充药,其分子量与人血白蛋白相近,静脉注射后能提高血浆胶体渗透压,吸收血管外水分而增加血容量,维持血压,其扩充血容量作用比右旋糖酐-70 弱且短暂,但改善微循环的作用比右旋糖酐-70 强,它可使已经聚集的红细胞和血小板解聚,降低血液黏滞性,改善微循环,防止血栓形成。此外,还具有渗透性利尿作用。依达拉奉是一种脑保护药(自由基清除剂),作用机制参见本节组方(四)相关内容。

【适应证】　用于各种原因导致的急性缺血及缺血性微循环障碍,可用于急性脑梗死的治疗。

【禁忌证】　重度肾衰竭的病人;既往对本品有过敏史的病人。复方右旋糖酐-40 禁用于充血性心力衰竭病人(循环血容量的增加可引起临床病症的恶化),同时禁用于高乳酸血症病人。轻、中度肾衰竭的病人慎用;肝功能损害病人慎用;心脏疾病病人慎用;高龄病人慎用。

【不良反应】　依达拉奉不良反应:严重不良反应有急性肾衰竭、肝功能异常、血小板减少、弥散性血管内凝血;其他不良反应有过敏症、红细胞减少、注射部位皮疹、红肿等。

## (十二)疏血通、马来酸桂哌齐特联合

【组方】　疏血通　　　　　　6ml

　　　　　马来酸桂哌齐特　　320mg

【用法】　疏血通溶于 5% 葡萄糖注射液(或 0.9% 氯化钠注射液)250～500ml 中静脉滴注,马来酸桂哌齐特溶于 10% 葡萄糖注射液或生理盐水

500ml 中静脉滴注,每日 1 次,14d 为 1 个疗程。

【作用机制】 临床前动物实验结果表明,疏血通可延长小鼠凝血时间、降低血小板黏附率;抑制大鼠体内、外静脉血栓的形成;增加栓塞犬的股动脉血流量;减轻结扎大鼠大脑中动脉引起的行为障碍。马来酸桂哌齐特为钙离子通道阻滞药,通过阻滞钙离子跨膜进入血管平滑肌细胞内,使血管平滑肌松弛,脑血管、冠状血管和外周血管扩张,从而缓解血管痉挛、降低血管阻力、增加血流量。本品能增强腺苷(cAMP)的作用,降低氧耗。本品能抑制 cAMP 磷酸二酯酶,使 cAMP 数量增加,本品还能提高红细胞的柔韧性和变形性,提高其通过细小血管的能力,降低血液的黏性,改善微循环。本品通过提高脑血管的流量,改善脑的代谢。

【适应证】 适用于急性期脑梗死、脑动脉硬化、短暂性脑缺血发作、脑栓塞、脑出血后遗症和脑外伤后遗症。

【禁忌证】 有过敏史及过敏性疾病史者禁用;孕妇禁用;有出血倾向者禁用。

【不良反应】 粒细胞减少;偶尔发生粒细胞减少,如有发热、头痛、无力等症状;有时会发生白细胞减少;有时有腹泻、腹痛、便秘、胃痛、胃胀等胃肠道功能紊乱等副作用;有时会出现头痛、头晕、失眠、神经衰弱等症状,偶尔有瞌睡症状;有时会出现皮疹、发痒等症状;有时会出现肝酶值升高,如 AST、ALT、BUN,偶有 ALP 升高。

【注意事项】 如有粒细胞减少等不良反应,应立即停止用药,并进行血液检查。

# 第二节　脑　出　血

## 一、疾 病 特 点

脑出血是指非外伤性脑实质内出血,占全部脑血管病的 20%～30%,病死率较高。脑出血的常见原因是高血压。

【发病机制】 由于长期的高血压,脑内可能形成粟粒样大小的瘤体扩张,在某些因素作用下,当血压突然升高时,就会使微小动脉瘤破裂而发生脑出血。长期的高血压,还可使脑小动脉内膜受损,脂质沉积,透明样变,管壁脆性增强,更易破裂出血。此外,脑动脉硬化、脑血管畸形也是脑出血的常见原因。凡是能使血压骤然升高的因素如情绪激动、剧烈活动、饮酒过度、大便用力等,都是脑出血的诱发因素。

【临床表现】 脑出血通常在活动和情绪激动时发生,大多数病例病前无预兆,少数可有头痛、头晕、肢体麻木等前驱症状。临床症状常在数分钟到数小时内达高峰,可因出血部位及出血量不同而临床特点各异,重症者发病时剧烈头痛,呕吐,数分钟转入意识模糊或昏迷。70%的高血压脑出血发生在基底节区的壳核及内囊区,约占脑出血的60%,其次为丘脑、脑干、脑叶及小脑齿状核区,各约占10%。

壳核出血后可出现典型"三偏"综合征:病变对侧中枢面瘫和肢体瘫痪、感觉障碍、同向偏盲。偏瘫先由弛缓性逐渐变成反射增强,张力增高,Babinski征阳性,头转向病侧。丘脑出血一般病情较为严重。通常在中到大量出血时表现为昏迷和对侧肢体的偏瘫。如果向内出血增多破入侧脑室,则有病情突然加重,出现高热、意识不清、四肢强直性抽搐等表现。前额叶出血时无偏瘫,仅为表情呆板、反应迟钝、记忆力减退、情感改变等轻微精神症状;极少数患者有摸索和强握现象;出血在运动区附近时,有前额头痛,出血对侧单肢无力或轻偏瘫,两眼向病灶侧凝视;主侧半球受累时有运动性失语,少数有癫痫发作。顶叶出血表现为颞顶部头痛、病灶对侧偏身感觉障碍,以皮质感觉障碍为主;颞叶出血可有颞部头痛,主侧颞叶出血有感觉性失语或多语;可有精神症状如兴奋、记忆力下降等;有象限盲等视野缺失;少数有对侧肢体无力和感觉障碍;枕叶出血有后枕部头痛,有视物模糊、同向偏盲或象限盲;巨大血肿时可有脑干和小脑体征。脑桥小量出血(出血灶直径在1.0cm以下),常常为非致死性的。意识障碍较轻(嗜睡等),有交叉性偏瘫或双侧瘫,有展神经等脑神经麻痹,瞳孔缩小。如果出血量较大,深昏迷、去大脑强直、双瞳孔针尖状和光反射消失、四肢瘫、中枢性高热,常在数天后死亡。小脑大量出血时突然头痛后即神志丧失,有呕吐,在小脑局灶损害体征出现前即可死亡。少量小脑出血时有眩晕和头晕,恶心和呕吐十分明显,后枕部或前额部严重头痛,因为躯干共济失调,故站立和行走困难,嗜睡。

【治疗要点】 脑出血的内科治疗主要包括以下几个方面。①调控高血压。我国脑血管防治指南规定:血压≥200/110mmHg时,在降颅压的同时可慎重平稳降血压治疗,使血压维持在略高于发病前的水平或180/105mmHg左右;收缩压在170~200mmHg或舒张压在100~110mmHg时,暂时不必使用降血压药物,先脱水降颅压,并密切观察血压情况,必要时再用降血压药物。理想的降血压药应是作用时间短、容易控制掌握,不增高颅内压或引起血管扩张效应,以免使血压过低和导致脑缺血的危险。②及早控制和减轻脑水肿。③保护脑细胞。④止血药物的应用。临床上对脑出血患者可适当使用,如氨甲苯酸(止血芳酸)、卡巴克洛(安络血)、巴曲酶(立止血)等。应根据情况决定是否需用止血药物;在用止血药物期间应经常检查凝血功能情况,用药时间不宜过长。⑤保持营养和水电解质、酸碱平衡。如患者意识障碍,呕吐频繁者应禁食1～2d。静脉补液不可过多过快,每日入量不超过2500ml,应用脱水药、利尿药或有高热时另计算;并发心脏病、心功能差者液体入量应限制在1500ml,以维持正常尿量和尿比重为宜。按化验指标维持水电解质和酸碱平衡。48h后可鼻饲流质,并补充各种维生素。因脑出血患者多有高血压,故应给予低盐饮食,鼻饲管应每周更换1次,以防引起食管炎。⑥积极防止和治疗并发症。

# 二、联合用药

## (一)甘露醇、脑苷肌肽联合

【组方】　　脑苷肌肽　　　4～20ml

20%甘露醇　　250ml 或 125ml

【用法】　脑苷肌肽溶于0.9%氯化钠注射液500ml中或5%葡萄糖注射液中静脉滴注,每日1次。甘露醇应视出血量多少及病情严重程度每日静脉滴注1次至每6小时1次。

【作用机制】　甘露醇为单糖,在体内不被代谢,经肾小球滤过后在肾小管内甚少被重吸收,起到渗透利尿作用。组织脱水作用:提高血浆渗透压,导致组织内(包括眼、脑、脑脊液等)水分进入血管内,从而减轻组织水肿,降低眼压、颅内压和脑脊液容量及其压力。1g甘露醇可产生渗透浓度为5.5mOsm,注射100g甘露醇可使2000ml细胞内水转移至细胞外,尿钠排泄50g。脑苷肌肽作用机制参见本章第一节组方(六)的相关内容。

【适应证】　用于治疗各种原因引起的脑水肿,降低颅内压,防止脑疝。用于脑出血导致的中枢神经及周围神经系统的结构和功能性损害以及脑出血急性期后神经功能恢复性治疗。

【禁忌证】　①已确诊为急性肾小管坏死的无尿患者禁用;②严重失水者禁用;③颅内活动性出血者禁用,因扩容加重出血(但颅内手术时除外);④急性肺水肿,或严重肺淤血禁用;⑤对脑苷肌肽过敏者、有遗传性糖代谢异常者禁用。

【不良反应】　甘露醇的不良反应:水和电解质紊乱最为常见。①快速大量静脉注射甘露醇可引起体内甘露醇积聚,血容量迅速大量增多(尤其是急、慢性肾衰竭时),导致心力衰竭(尤其有心功能损害时),稀释性低钠血症,偶可致高钾血症。②不适当的过度利尿导致血容量减少,加重少尿,大量细胞内液转移至细胞外可致组织脱水,并可引起中枢神经系统症状。可出现寒战、发热、排尿困难、血栓性静脉炎;甘露醇外渗可致组织水肿、皮肤坏死;过敏引起皮疹、荨麻疹、呼吸困难、过敏性休克;头晕、视物模糊;高渗引起口渴;渗透性肾病(或称甘露醇肾病),主要见于大剂量快速静脉滴注时。其机制尚未完全阐明,可能与甘露醇引起肾小管渗透压上升过高,导致肾小管上皮损伤有关。临床上出现尿量减少,甚至急性肾衰竭。渗透性肾病常见于老年肾血流量减少及低钠、脱水患者。

【注意事项】　除做肠道准备用,均应静脉内给药;甘露醇遇冷易结晶,故应用前应仔细检查。下列情况慎用:明显心肺功能损害者,因本药所致的突然血容量增多可引起心力衰竭,高钾血症或低钠血症,低血容量,应用后可因利尿而加重病情,或使原来低血容量情况被暂时性扩容所掩盖,严重肾衰竭而排泄减少使本药在体内积聚,引起血容量明显增加,加重心脏负荷,诱发或加重心力衰竭。对甘露醇不能耐受者,给大剂量甘露醇不出现利尿反应,可使血浆渗透压显著升高,故应警惕血高渗发生;须注意血压、肾功能、电解质浓度(尤其是 $Na^+$ 和 $K^+$)、尿量。甘露醇可增加洋地黄毒性作用,与低钾血症有关。

### (二)甘露醇、奥美拉唑、乙酰谷酰胺联合

【组方】　20%甘露醇　250ml 或 125ml

　　　　　奥美拉唑　　40mg

　　　　　乙酰谷酰胺　0.25~0.75g

【用法】　奥美拉唑加入 0.9%氯化钠注射液或 5%葡萄糖注射液 100~250ml 中静脉滴注,每日 1~2 次,乙酰谷酰胺以 5%~10%葡萄糖注射液 250~500ml 稀释后静脉滴注,每日 1 次,甘露醇应视出血量多少及病情严重程度每日静脉滴注 1 次至每 6 小时 1 次。

【作用机制】　甘露醇的作用机制参见本节组方(一)与脑苷肌肽的联合。奥美拉唑是一种取代的苯并咪唑化合物,是一种对活性旋光对映体的消旋物。奥美拉唑通过特殊机制作用于壁细胞中的质子泵而减少胃酸分泌,这种

作用是可逆的。奥美拉唑是一种弱碱,在壁细胞的酸性环境中被浓缩并转化为活性形式,抑制胃酸生成的最后环节 $H^+$-$K^+$-ATP 酶,该抑制作用呈剂量依赖性,对基础和刺激后的胃酸分泌都有作用,而与刺激物类型无关。奥美拉唑不作用于胆碱能及组胺受体,和 $H_2$ 受体阻滞药相似,奥美拉唑降低胃内酸度,进而使促胃液素与酸度降低成比例增加,这种增加是可逆的。乙酰谷酰胺为谷氨酰胺的乙酰化合物,能通过血-脑脊液屏障后分解为谷氨酸 γ-氨基丁酸(GABA)。谷氨酸参与中枢神经系统的信息传递。GABA 能拮抗谷氨酸兴奋性毒理作用,可改善神经细胞代谢,维持神经应激能力及降低血氨作用,改善脑功能。在体内分布广泛,脑、肝、肾浓度较高。本品无精神药物的不良反应,无依赖性。

【适应证】　甘露醇用于治疗各种原因引起的脑水肿,降低颅内压,防止脑疝。奥美拉唑能够预防重症脑出血引起的上消化道出血,昏迷患者防止胃酸反流合并吸入性肺炎。乙酰谷酰胺用于促进重症脑出血昏迷病人苏醒,能够治疗脑出血导致的中枢神经及周围神经系统的结构和功能性损害以及脑出血急性期后神经功能恢复性治疗。还能改善脑出血后的智力减退、记忆力障碍。

【禁忌证】　①已确诊为急性肾小管坏死的无尿患者禁用,包括对试用甘露醇积聚引起血容量增多,加重心脏负担;②严重失水者禁用;③颅内活动性出血者禁用,因扩容加重出血(但颅内手术时除外);④急性肺水肿,或严重肺淤血禁用;⑤对乙酰谷酰胺过敏者禁用;⑥对奥美拉唑过敏者禁用。

【不良反应】　甘露醇的不良反应见本节组方(一)与脑苷肌肽的联合。

### (三)甘油果糖、奥拉西坦联合

【组方】　甘油果糖　250ml

　　　　　奥拉西坦　4.0g

【用法】　奥拉西坦加入 0.9%氯化钠注射液或 5%葡萄糖注射液 100~250ml 中静脉滴注,甘油果糖直接静脉滴注,每日 1 次。

【作用机制】　甘油果糖是高渗制剂,通过高渗透性脱水,能使脑水分含量减少,降低颅内压。本品降低颅内压作用起效较缓,持续时间较长。奥拉西坦为促智药,是环 GABOB 衍生物。可促进磷酰胆碱和磷酰乙醇胺合成,促进脑代谢,透过血-脑屏障对特异性中枢神经通路有刺激作用,改善智力和记忆。

【适应证】　用于脑血管病、脑外伤、脑肿瘤、颅内炎症及其他原因引起的急慢性颅内压增高、脑水肿等症。

【禁忌证】　对遗传性果糖不耐症患者禁用。

【不良反应】　本品一般无不良反应,偶可出现溶血现象。

【注意事项】　使用前必须认真检查,如发现容器渗漏,药液浑浊、变色切勿使用;对严重循环系统功能障碍、尿崩症、糖尿病患者慎用。

# 第三节　蛛网膜下腔出血

## 一、疾 病 特 点

血液从破裂的血管直接进入蛛网膜下腔,称原发性蛛网膜下腔出血(subar achnoid hemorrhage,SAH)。外伤引起的称外伤性 SAH。脑内出血经脑实质破裂向脑表面或进入脑室而至蛛网膜下腔的称继发性 SAH。80% 的自发性 SAH 为动脉瘤破裂的结果。第二个常见原因为动静脉血管畸形(arterio venous malformation,AVM)。

【发病机制】　颅内动脉瘤或动静脉血管畸形,由于管壁破裂血液涌入蛛网膜下腔,可迅即发生颅内压升高。患者犹如发生脑震荡而昏迷,或甚至因脑推移而影响脑干以致暴死。血液刺激引起无菌性脑膜炎,不仅表现剧烈头痛,还由于刺激交感神经-肾上腺系统而出现高血压与心律失常等。血凝块和血液刺激脑膜分泌大量渗出液,引起蛛网膜粘连,影响脑脊液循环通道或与吸收脑脊液有关的矢状窦旁蛛网膜粒堵塞均可导致亚急性或慢性脑积水。动脉瘤破裂和血液刺激均可产生动脉痉挛,加上管壁水肿因素或血栓形成的参与,使其所供养的脑组织发生严重缺血,以致发生脑梗死,出现偏瘫等脑局灶受损的表现。血液可进入脑实质、脑室或硬脑膜下腔。

【临床表现】　50% 以上的囊形动脉瘤在 40 岁后发病。动脉瘤破裂的发生率在 35～65 岁为最高。动脉瘤破裂多数发生在日常活动状态时,有的因使劲用力、兴奋激动而诱发。在破裂的瞬间,颅内压接近平均动脉压而脑灌注压下降,病人短暂意识丧失。在意识未丧失前可能先有剧烈头痛。多数病人是在意识恢复清醒后才诉述头痛。少数病人可能因 SAH 严重而昏迷数日之久。大约一半的病人以严重头痛起病而无意识障碍。呕吐是个突出的症状,患者常有明显畏光、怕声、拒动等。

【治疗要点】　蛛网膜下腔出血治疗关键是避免再出血和防治血管痉挛

及其继发的脑梗死。手术前应安静卧床,避免各种形式的用力。用润肠药或缓泻药保持大便通畅。给予低渣饮食以减少大便。剧烈头痛可用镇痛药和镇静药。阿司匹林的抗血小板聚集作用可能触发再出血,应予以禁用。注意水和电解质的平衡,避免脱水而增加脑缺血的危险。必须维持适当的脑灌注压。注意血气监测,发现高碳酸血症时应给予辅助呼吸加强换气。可给予抗惊厥药以预防癫痫发作而引起再出血。抗高血压药物的效果不肯定,保证脑灌注压是前提。钙离子阻滞药尼莫地平和尼卡地平,口服或系统给药,可用于防治脑血管痉挛,其通常在 SAH 后 3～5d 发生,于 5～14d 达最重,可引起 15% 的病人发生脑梗死和死亡。对有发生脑血管痉挛危险患者,给予尼莫地平预防治疗至少 3 周。

## 二、联 合 用 药

### (一)尼莫地平、氨基己酸、甘油果糖联合

【组方】　尼莫地平　　20mg

氨基己酸　　4～6g

甘油果糖　　250ml

【用法】　尼莫地平以 5% 或 10% 葡萄糖注射液稀释后静脉滴注,成人开始每小时 0.5mg,2h 后可酌情增加剂量至每小时 1～2mg,5～14d 为 1 个疗程,以后改为口服。氨基己酸初始剂量为 4～6g,以 5%～10% 葡萄糖溶液或生理盐水 100ml 稀释,15～30min 滴完;维持量为每小时 1g,维持时间依病情而定,每日量不超过 20g,可连用 3～4d。甘油果糖静脉滴注:成人一般剂量为 1 次 250～500ml,每日 1～2 次静脉滴注,每次 500ml 需滴注 1～1.5h。根据年龄、症状可适当增减。

【作用机制】　尼莫地平是一种 $Ca^{2+}$ 通道阻滞药。正常情况下,平滑肌的收缩依赖于 $Ca^{2+}$ 进入细胞内,引起跨膜电流的除极。尼莫地平通过有效地阻止 $Ca^{2+}$ 进入细胞内、抑制平滑肌收缩,达到解除血管痉挛的目的。动物实验表明,尼莫地平对脑动脉的作用远较全身其他部位动脉的作用强许多,并且由于它具有很高的嗜脂性特点,易透过血-脑屏障。当用于蛛网膜下腔出血的治疗时,脑脊液中的浓度可达 $12.5\mu g/ml$。由此推论,临床上可用于预防蛛网膜下腔出血后的血管痉挛,然而在人体应用该药的作用机制仍不清楚。此外,尚具有保护和促进记忆、促进智力恢复的作用,所以可选择性地作用于脑血管平滑肌,扩张脑血管,增加脑血流量,显著减少血管痉挛引起的缺

血性脑损伤。甘油果糖是高渗制剂,通过高渗透性脱水,能使脑水分含量减少,降低颅内压。本品降低颅内压作用起效较缓,持续时间较长。氨基己酸是一种单氨基羧酸,为赖氨酸类似物,是特异性的抗纤维蛋白溶解药,能抑制纤维蛋白溶酶原的激活因子,使纤维蛋白溶酶原不能激活为纤维蛋白溶酶,从而抑制纤维蛋白的溶解,产生止血作用。高浓度时,本药对纤维蛋白溶酶还有直接抑制作用,对于纤维蛋白溶酶活性增高所致的出血有良好疗效。

【适应证】　尼莫地平适用于各种原因的蛛网膜下腔出血后脑血管痉挛和急性脑血管病恢复期的血液循环改善;老年性脑功能损伤、偏头痛、突发性耳聋等。甘油果糖防治急慢性颅内压增高、脑水肿等症。

【禁忌证】　对遗传性果糖不耐症患者禁用甘油果糖。下列情况禁用氨基己酸:弥散性血管内凝血的高凝期;怀疑有肾脏或输尿管出血的患者(因输尿管内有血块形成,可引起尿路阻塞);有血栓形成的危险且未使用肝素治疗者(国外资料)。

【不良反应】　大量临床实践证明,蛛网膜下腔出血患者应用尼莫地平治疗时约有 11.2% 出现不良反应。最常见的不良反应有:血压下降,血压下降的程度与药物剂量有关;肝炎;皮肤刺痛;胃肠道出血;血小板减少;偶见一过性头晕、头痛、面潮红、呕吐、胃肠不适等;此外,口服尼莫地平后,个别病人可发生碱性磷酸酶(ALP)、乳酸脱氢酶(LDH)、AKP 升高,血糖升高以及个别人血小板计数升高。甘油果糖一般无不良反应,偶可出现溶血现象。氨基己酸可见与剂量相关的胃肠道功能紊乱、头晕、耳鸣、头痛、鼻和结膜充血。大剂量长期给药后,可能导致肌肉损害,或发生肾衰竭。静脉快速给药可能因血管扩张导致低血压、心律失常。另外,有发生惊厥、射精障碍、心脏或肝脏损害的报道。

【注意事项】　对于以下情况,尼莫地平须慎用:脑水肿及颅内压增高患者须慎用;尼莫地平的代谢产物具有毒性反应,肝功能损害者应当慎用;本品可引起血压的降低。在高血压合并蛛网膜下腔出血或脑卒中患者中,应注意减少或暂时停用降血压药物,或减少本品的用药剂量;可产生假性肠梗阻,表现为腹胀、肠鸣音减弱。当出现上述症状时应当减少用药剂量和保持观察;避免与 β 受体阻滞药或其他钙通道阻滞药合用。甘油果糖使用前必须认真检查,如发现容器渗漏,药液浑浊、变色切勿使用;对严重循环系统功能障碍、尿崩症、糖尿病患者慎用。

【药物相互作用】　本品与其他作用于心血管的钙离子拮抗药联合应用

可增加其他钙离子拮抗药的效用;尼莫地平 90mg/d 与西咪替丁 1000mg/d 联合应用 1 周以上者,尼莫地平血药浓度可增加 50%,这可能与肝内细胞色素 P450 被西咪替丁抑制,尼莫地平代谢减少有关。

### (二)氨甲苯酸、盐酸法舒地尔联合

【组方】 盐酸法舒地尔 　30mg

氨甲苯酸 　　　　0.4～0.6g

【用法】 盐酸法舒地尔以 50～100ml 的生理盐水或葡萄糖注射液稀释后静脉滴注,每日 2～3 次,氨甲苯酸以 250ml 的生理盐水注射液稀释后静脉滴注,每日 1 次。

【作用机制】 氨甲苯酸为促凝血药。血循环中存在各种纤溶酶(原)的天然拮抗物,如抗纤溶酶素等。正常情况下,血液中抗纤溶物质活性比纤溶物质活性高很多倍,所以不致发生纤溶性出血。但这些拮抗物不能阻滞已吸附在纤维蛋白网上的激活物(如尿激酶等)的激活作用而形成纤溶酶。纤溶酶是一种肽链内切酶,在中性环境中能裂解纤维蛋白(原)的精氨酸和赖氨酸肽链,形成纤维蛋白降解物,并引起凝血块溶解出血。纤溶酶原通过其分子结构中的赖氨酸结合部位特异性地吸附在纤维蛋白上,赖氨酸则可以竞争性地阻抑这种吸附作用,减少纤溶酶原的吸附率,从而减少纤溶酶原的激活程度,以减少出血。氨甲苯酸的立体构型与赖氨酸相似,能竞争性阻抑纤溶酶原吸附在纤维蛋白网上,从而防止其激活,保护纤维蛋白不被纤溶酶降解而达到止血作用。盐酸法舒地尔可抑制平滑肌收缩最终阶段的肌球蛋白轻链磷酸化,使血管扩张。具有脑血管痉挛的缓解及预防作用;脑血流改善作用;脑葡萄糖利用率的改善作用;脑神经细胞损伤的抑制作用。其作用机制为使离体脑血管松弛,抑制因钙离子引起的离体血管的收缩,抑制细胞内钙离子引起的血管收缩。抑制血管收缩时肌球蛋白轻链磷酸化物的生成。

【适应证】 可改善和预防蛛网膜下腔出血后再出血以及术后的脑血管痉挛引起的脑缺血症状。

【不良反应】 会出现颅内出血、消化道出血、肺出血、鼻出血、皮下出血等出血;偶见低血压、颜面潮红;偶见贫血、白细胞减少、血小板减少;有时会出现肝功能异常,AST、ALT、ALP、LDH 升高等;偶见肾功能异常、多尿;腹胀、恶心、呕吐等较少见。

# 第四节　急性脊髓炎

## 一、疾病特点

急性脊髓炎是脊髓的一种非特异性炎性病变,多发生在感染之后,炎症常累及几个脊髓节段的灰质、白质及其周围的脊膜,并以胸髓最易受侵而产生横贯性脊髓损害症状。部分病人起病后,瘫痪和感觉障碍的水平均不断上升,最终甚至波及上颈髓而引起四肢瘫痪和呼吸肌麻痹,并可伴高热,危及病人生命安全,称为上升性脊髓炎。急性脊髓炎病因未明,临床多在某种病毒感染或疫苗接种之后出现神经系统症状,因此一般认为本病系自身免疫反应。

【临床表现】　脊髓受损部位多见上胸段和下胸段,临床占70％,尤以胸3～5节段最常受累。以胸髓受损害后引起的截瘫最常见,如颈髓受损则出现四肢瘫,并可伴有呼吸肌麻痹。早期脊髓休克阶段,病变水平以下呈弛缓性瘫痪、肌张力降低、深反射消失,病理反射也可引不出来。通常于2～3周后逐渐过渡到痉挛性瘫痪,肌张力逐渐升高,尤以伸肌张力增高较明显,深反射继而出现亢进,病理反射明显,与此同时有时肌力也可能开始有所恢复,恢复一般常需数周、数月之久,但最终常有一些体征残留。受损平面以下呈传导束型感觉障碍,有的病人在感觉减退或消失区的上缘有一感觉过敏区。有的有束带样疼痛感。

患者可以出现膀胱、直肠和自主神经功能障碍:病变早期大、小便潴留,在脊髓休克期,膀胱对尿液充盈无感觉。因逼尿肌松弛,尿液充盈到300～400ml时即自动排尿。脊髓休克期的肛门括约肌也松弛,大便失禁。病变水平以下出汗减少或无汗,皮肤营养障碍,表现为皮肤水肿、干燥、脱屑,足底皲裂、趾甲松脆等。

【治疗要点】　急性脊髓炎的药物治疗包括抗炎:早期静脉滴注氢化可的松200～300mg或地塞米松10～20mg(溶于5％或10％葡萄糖液500ml中),每日1次,7～10次为1个疗程。其后改为口服泼尼松30mg。病情缓解后逐渐减量。脱水:脊髓炎早期脊髓水肿肿胀,可适量应用脱水药,如20％甘露醇250ml静脉滴注,2次/日;或10％葡萄糖甘油500ml静脉滴注,1次/日;改善血液循环:右旋糖酐-40或羟乙基淀粉(706代血浆)500ml静脉滴注,1次/日,

7～10 次为 1 个疗程;改善神经营养代谢功能:B 族维生素、维生素 C、三磷腺苷(ATP)、辅酶Ⅰ、胞磷胆碱、泛癸利酮(辅酶 $Q_{10}$)等药物口服、肌内注射或静脉滴注。

【注意事项】 为预防并发症,须加强护理,定时翻身,保持皮肤清洁,严防压疮。防止泌尿系感染,在严格无菌下安置保留导尿管,每 2～4 小时放尿1 次,以训练膀胱功能,防止膀胱痉挛,给予膀胱冲洗,每日 2 次,并选用敏感抗生素。防止呼吸道感染,鼓励病人咳嗽,转换体位,注意保暖。

## 二、联 合 用 药

### (一) 氢化可的松、神经节苷脂联合

【组方】 氢化可的松　　200mg

　　　　　神经节苷脂　　60～100mg

【用法】 神经节苷脂稀释于生理盐水 250ml 中静脉滴注,每日 1 次,7～10 次为 1 个疗程。氢化可的松稀释于生理盐水 5%(或 10%)葡萄糖液500ml 中静脉滴注,每日 1 次,7d 为 1 个疗程,其后改为口服泼尼松 30mg,病情缓解后逐渐减量。

【作用机制】 氢化可的松在药理剂量下具有以下作用:①抗炎作用。糖皮质激素具有很强的抗炎作用,能抑制感染性、物理性、化学性、免疫性及无菌性炎症。可通过降低毛细血管的通透性等作用减轻渗出、水肿;通过抑制炎症细胞在炎症部位的集聚,并抑制吞噬作用、稳定溶酶体膜、阻止补体参与炎症反应以及炎症介质(如前列腺素、血栓素、白三烯)的合成与释放等作用,缓解红、肿、热、痛等症状。本药的抗炎作用为可的松的 1.25 倍,在药理剂量时对感染性和非感染性炎症均有抑制作用。②免疫抑制作用。糖皮质激素可防止或抑制细胞介导的免疫反应、迟发型变态反应。其抑制免疫的作用可能与诱导淋巴细胞 DNA 降解、影响淋巴细胞的物质代谢、诱导淋巴细胞凋亡及抑制核转录因子活性等因素有关。同时,糖皮质激素还能减少过敏介质的产生及释放,故可减轻过敏性症状。神经节苷脂具有较强的修复神经组织损害的潜力,能加速神经支配功能的恢复。氢化可的松为一种天然的短效糖皮质激素。糖皮质激素药可通过弥散作用进入靶细胞,与其受体相结合,形成类固醇-受体复合物,被激活的类固醇-受体复合物作为基因转录的激活因子,以二聚体的形式与 DNA 上特异性序列相结合,发挥其调控基因转录作用,增加 mRNA 的生成,以后者作为模板合成相应的蛋白质(绝大多数是酶

蛋白),合成的蛋白质在靶细胞内实现皮质激素的生理和药理效应。生理剂量时可影响机体各物质代谢过程,参与调节糖、蛋白质、脂肪、核酸等代谢,并有一定的盐皮质激素样作用,能够保钠排钾,但作用较弱。本药则兼有较强的糖皮质激素及盐皮质激素的特性,故较适用于肾上腺皮质功能不全及失盐型先天性肾上腺增生症。神经节苷脂是一种复合糖鞘脂,存在于哺乳类动物细胞,尤其是神经元的胞膜中,即大多数哺乳类动物细胞膜的组成部分。神经节苷脂参与神经元的生长、分化和再生过程。其主要作用机制是促进神经元的轴突再生,刺激突触形成、激发细胞膜上 $Na^+$-$K^+$-ATP 酶的活性,增强细胞内蛋白磷酸化过程并改善神经传导速度。神经节苷脂能明显促进外周神经损伤、脊髓损伤和糖尿病神经病变中受损神经的再生和功能恢复。

【适应证】　适用于急性脊髓炎的治疗。

【禁忌证】　对肾上腺皮质激素类药物过敏;有严重的精神病史;癫痫;角膜溃疡;活动性胃、十二指肠溃疡;新近胃肠吻合术后;肾上腺皮质功能亢进;较严重骨质疏松;严重糖尿病;严重高血压;未能用抗菌药物控制的病毒、细菌、真菌感染;青光眼;遗传性糖脂代谢异常(神经节苷脂贮积症);孕妇和哺乳期妇女忌用。

【不良反应】　大剂量或长期应用氢化可的松,可引起医源性库欣综合征,表现为满月脸、向心性肥胖、紫纹、出血倾向、痤疮、糖尿病倾向、高血压、骨质疏松或骨折(包括脊椎压缩性骨折、长骨病理性骨折)等,还可见血钾降低、广泛小动脉粥样硬化、下肢水肿、创口愈合不良、月经紊乱、股骨头缺血性坏死、儿童生长发育受抑制以及精神症状(如欣快感、激动、不安、谵妄、定向障碍)等。另外糖皮质激素还可并发和加重感染。其他不良反应还包括肌无力、肌萎缩、胃肠道刺激(恶心、呕吐)、消化性溃疡或肠穿孔、胰腺炎、水钠潴留、水肿、青光眼、白内障、眼压增高、良性颅内压升高综合征等。

静脉迅速给予大剂量时可能发生全身性的变态反应,表现为面部、鼻黏膜及眼睑肿胀,荨麻疹,气短、胸闷、喘鸣等。

糖皮质激素停药后综合征可有以下各种不同的情况:下丘脑-垂体-肾上腺轴功能减退,可表现为乏力、食欲缺乏、恶心、呕吐、血压偏低。长期治疗后此轴功能的恢复一般需要 9~12 个月;停药后原来疾病已被控制的症状可重新出现;有的患者在停药后出现头晕、头痛、晕厥倾向、腹痛或背痛、低热、食欲缺乏、恶心、呕吐、肌肉或关节疼痛、乏力等,经仔细检查如能排除肾上腺皮质功能减退和原来疾病的复发,则可考虑为对糖皮质激素的依赖综合征。

【注意事项】　以下情况患者应慎用:心脏病或急性心力衰竭患者;糖尿病患者;憩室炎;情绪不稳定和有精神病倾向患者;肝功能不全;眼单纯疱疹;高脂蛋白血症;高血压;甲状腺功能减退症(此时糖皮质激素作用增强);重症肌无力;骨质疏松;胃炎或食管炎等;肾功能损害或结石;儿童;孕妇及哺乳期妇女。

## (二) 甲泼尼龙、肌氨肽苷联合

【组方】　甲泼尼龙　　500mg

肌氨肽苷　　4~10ml

【用法】　甲泼尼龙溶于500ml生理盐水中静脉滴注,每日1次,5d为1个疗程,其后改为口服泼尼松30mg,每日1次,病情缓解后逐渐减量;肌氨肽苷加入500ml氯化钠注射液中静脉滴注,每日1次,14d为1个疗程。

【作用机制】　糖皮质激素扩散透过细胞膜,并与胞质内特异的受体相结合。此结合物随后进入细胞核内与DNA结合,启动转录,继而合成各种酶蛋白,据认为,糖皮质激素最终即靠这些酶得以发挥其多种全身作用,糖皮质激素不仅对炎症和免疫过程有重要作用,而且影响糖类、蛋白质和脂肪代谢,并且对心血管系统、骨骼和肌肉系统及中枢神经系统也有作用。作用于炎症和免疫过程:糖皮质激素的大部分治疗作用都与它的抗炎、免疫抑制和抗过敏特性有关。这些特性会导致下列结果:减少炎症病灶周围的免疫活性细胞;减少血管扩张;稳定溶酶体膜;抑制吞噬作用;减少前列腺素和相关物质的产生。肌氨肽苷的主要成分核苷酸和多种氨基酸(必需氨基酸)是参与人体生命活动的重要物质。对心血管系统疾病有改善血液循环障碍、降低血管阻力、增加心肌利用氧等作用,能促进造血系统活动增强、白细胞数量增多,同时有增加血管弹性、防止血管硬化的作用。

【适应证】　适用于急性脊髓炎急性期治疗。甲泼尼龙是一种合成的糖皮质激素。这种高浓度的水溶液特别适用于需用作用强、起效快的激素治疗的疾病状态,甲泼尼龙具有很强的抗炎、免疫抑制及抗过敏活性。

【禁忌证】　全身性真菌感染;对药物成分过敏者禁用。

【不良反应】　①体液与电解质紊乱。相对于可的松和氢化可的松,合成的衍生物(如甲泼尼龙)较少发生盐皮质激素作用。限钠、补钾的饮食可能是必要的,所有皮质类固醇都会增加钙离子的流失。钠滞留、体液滞留,在某些敏感患者促发充血性心力衰竭,钾离子流失,低钾性碱中毒,高血压。②肌肉骨骼系统。肌无力、类固醇性肌病,骨质疏松,压迫性脊椎骨折,无菌性坏死,病理性骨折。③胃肠道。可能穿孔或出血的消化道溃疡,消化道出血,胰腺炎,食管炎,肠穿孔。④皮肤。妨碍伤口愈合,皮肤薄脆,瘀点和瘀斑,反复局部皮下注射可能引起局部皮肤萎缩。⑤神经系统。颅内压升高,假性脑肿瘤,癫痫发作,服用皮质类固醇可能出现下列精神紊乱的症状:欣快感、失眠、情绪变化、个性改变及重度抑郁直至明显的精神病表现,眩晕。⑥内分泌。月经失调,出现库欣体态,抑制儿童生长,抑制垂体-肾上腺皮质轴,糖耐量降低,引发潜在的糖尿病,增加糖尿病患者对胰岛素和口服降糖药的需求。⑦眼。长期使用糖皮质激素可能引起后房囊下白内障、青光眼(可能累及视神经),并增加眼部继发真菌或病毒感染的概率。为防止角膜穿孔,糖皮质激素应慎用于眼部单纯疱疹,眼内压增高,眼球突出的患者。⑧代谢。因蛋白质分解造成负氮平衡。⑨免疫系统。掩盖感染,潜在感染发作,机会性感染,变态反应,可能抑制皮试反应。

【注意事项】　对下列特殊危险人群的患者,应采取严密的医疗监护并应尽可能缩短疗程:儿童;糖尿病患者;高血压患者;有精神病史者;有明显症状的某些传染性疾病,如肺结核,或有明显症状的病毒性疾病,如波及眼部的疱疹及带状疱疹。逐量递减用药量可减少因用药而产生的肾上腺皮质功能不全现象。这种相对功能不全的现象可在停药后持续数月,因而在此期间一旦出现紧急情况应恢复服药。

# 第五节　急性吉兰-巴雷综合征

## 一、疾病特点

急性吉兰-巴雷(格林-巴利)综合征(Guillain-Barre syndrome, GBS)即急性炎症性脱髓鞘性多发性神经病变,也是一种自身免疫性疾病。

【临床表现】　约50%以上病人在发病前数日到数周内常有感染史,如喉痛、鼻塞、发热等上呼吸道感染以及腹泻、呕吐等消化道症状,另外,还可有带状疱疹、流感、水痘、腮腺炎和病毒性肝炎等症状。临床上多表现为急性起病,症状逐渐加重,在1~2周达到高峰。80%以上病人首先出现双下肢无力,继之逐渐加重。严重者出现四肢瘫痪、呼吸麻痹而危及生命。多数在2~4周开始恢复,程度和快慢因病人个体情况差异较大。约1/3的病人可遗留有后遗症。如双下肢和(或)双上肢无力或肌肉萎缩、肌肉酸痛,足下垂。患肢有主观感觉异常,如麻木、蚁走感、针刺感和烧灼感,检查可见四肢远端"手套-短袜"型感觉减退或缺失。部分病人遗留有面瘫,或吞咽困难、构音障碍、呛咳和咳痰不能。一些病人自主神经功能障碍,可见手足少汗或多汗,肢端皮肤干燥,或有大小便潴留或失禁。

【治疗要点】 治疗上采用大剂量静脉滴注免疫球蛋白,Albala 1987 年报道用此法治 GBS 收到明显效果。剂量 $0.4g/(kg \cdot d)$,共用 5～7d。急性期患者无肾上腺皮质激素禁忌者可以应用地塞米松 10～15mg 或甲泼尼龙 500～1000mg 静脉滴注,每日 1 次,连续 5d 后逐步减量,以后改为口服泼尼松 30～50mg,隔日服用,视病情逐渐减量,疗程在 1 个月左右。然而,大剂量激素对本病的疗效有待证实。

## 二、联合用药

### 人免疫球蛋白、肌氨肽苷联合

【组方】 人免疫球蛋白　　0.4g/(kg · d)

肌氨肽苷　　　　　4～10ml

【用法】 人免疫球蛋白 $0.4g/(kg \cdot d)$ 静脉滴注,共用 5～7d;肌氨肽苷加入 500ml 氯化钠注射液中静脉滴注,每日 1 次,14d 为 1 个疗程。

【作用机制】 人免疫球蛋白是用乙型肝炎疫苗免疫健康人后,取其血浆或血清,经低温乙醇法纯化制备的免疫球蛋白制剂,含有 10％的蛋白质,其中 90％以上为丙种球蛋白,并含有一定量抗-HBs(RIA 法≥6U/g 蛋白质)及白喉抗体(PHA 法≥2HAU/g 蛋白质)。由于本药含有各种抗体,故可在短期内为机体提供被动免疫,加强其免疫状态。肌氨肽苷的主要成分核苷酸和多种氨基酸(必需氨基酸)是参与人体生命活动的重要物质。对心血管系统有改善血液循环障碍、降低血管阻力、增加心肌氧利用率等作用,能促进造血系统活动增强、白细胞数量增多,同时有增加血管弹性、防止血管硬化等作用。

【适应证】 适用于急性吉兰-巴雷综合征急性期患者。

【禁忌证】 对本品过敏者禁用。

【不良反应】 个别患者出现发冷、发热、体温略有升高,头晕、烦躁,调慢滴速或停药后症状可消失。

# 第六节　单纯疱疹病毒性脑炎

## 一、疾 病 特 点

单纯疱疹病毒性脑炎是由单纯疱疹病毒引起的中枢神经系统最常见的病毒感染性疾病。常累及大脑颞叶、额叶及边缘系统,引起脑组织出血性坏死和变态反应性脑损害。

【发病机制】　单纯疱疹病毒是一种嗜神经 DNA 病毒,分为Ⅰ型、Ⅱ型。单纯疱疹病毒性脑炎近 90％是由Ⅰ型病毒引起,余为Ⅱ型所致,病毒先引起 2～3 周的口腔和呼吸道原发感染,然后沿三叉神经分支经轴突逆行至三叉神经节,在此潜伏。机体免疫力下降时,诱发病毒激活,病毒由嗅球和嗅束直接侵入脑叶,或口腔感染后病毒经三叉神经入脑而引起脑炎。

【临床表现】　单纯疱疹病毒性脑炎可以在任何年龄发病,50％以上是 20 岁以上的成人,四季发病。前驱期有发热、头痛、肌痛、嗜睡、腹痛和腹泻等症状。多急性起病,可有口唇疱疹史,体温可达 38.4～40℃,并有头痛、轻微的意识和人格改变,有时以全身性或部分性运动性发作为首发症状。随后病情缓慢进展,精神症状表现突出,如注意力不集中、反应迟钝、言语减少、情感淡漠和表情呆滞,病人呆坐或卧床,行动懒散,甚至生活不能自理,或表现为木僵、缄默,或有动作增多、行为奇特及冲动行为,智力障碍也较明显,部分病人可因精神行为异常为首发或唯一症状而就诊于精神科。神经症状可表现为偏盲、偏瘫、失语、眼肌麻痹、共济失调、多动、脑膜刺激征等弥散性及局灶性脑损害。多数病人有意识障碍,约 1/3 的病人可出现全身性或部分性癫痫发作,重症者可因广泛脑实质坏死和脑水肿引起颅内压增高,脑疝形成而死亡。病程为数日至 1～2 个月。

【治疗要点】　治疗主要包括病因治疗,辅以免疫治疗和对症支持治疗。其中包括抗病毒药物治疗、免疫治疗、全身支持治疗等。全身支持治疗对危重病人及昏迷患者至关重要,注意维持营养及水、电解质的平衡,保持呼吸道畅通。必要时可少量输血,或给予静脉高营养或复方氨基酸,或大剂量免疫球蛋白静脉滴注,预防压疮和呼吸道感染等并发症。此外还要注意对症治疗,对高热的病人进行物理降温,以及抗惊厥镇静和脱水降颅压等,严重脑水肿的病人应早期大量及短程给予肾上腺皮质激素。恢复期可进行康复治疗。

# 二、联合用药

## (一)更昔洛韦、胞磷胆碱联合

【组方】　更昔洛韦　　10~15mg/kg

　　　　　胞磷胆碱　　250~500mg

【用法】　更昔洛韦溶于 250ml 0.9%氯化钠注射液中静脉滴注,每日 2~3 次,连用 10~21d,胞磷胆碱用 5%或 10%葡萄糖注射液稀释后静脉滴注,每日 1 次,连续用 2 周。

【作用机制】　更昔洛韦为核苷类抗病毒药,是鸟嘌呤核苷衍生物。与阿昔洛韦(ACV)是同系物,其抗病毒作用与 ACV 相似,但作用更强,尤其对艾滋病患者的巨细胞病毒有强大的抑制作用。进入细胞内后迅速被磷酸化形成单磷酸化合物,然后经细胞激酶的作用转化为三磷酸化合物;在已感染巨细胞病毒的细胞内,其磷酸化的过程较在正常细胞中更快。三磷酸盐可竞争性抑制 DNA 多聚酶,从而抑制 DNA 合成。对病毒 DNA 多聚酶的抑制作用比对宿主细胞 DNA 多聚酶强。胞磷胆碱为核苷衍生物,通过降低脑血管阻力,增加脑血流量,从而改善脑循环和脑组织代谢。还可增强脑干网状结构上行激活系统的作用,调节锥体系统生理功能,改善运动麻痹,故对促进大脑功能的恢复和苏醒有一定的作用。

【适应证】　用于治疗单纯疱疹病毒性脑炎。

【禁忌证】　对本药过敏者;严重中性粒细胞减少(少于 $0.5 \times 10^9$/L)或严重血小板减少(少于 $25 \times 10^9$/L)的患者(国外资料)。

【不良反应】　骨髓抑制为常见的不良反应,艾滋病患者长期维持用药后约 40%的患者中性粒细胞数减低至 $1 \times 10^9$/L 以下,约 20%的患者血小板计数减低至 $50 \times 10^9$/L 以下,此外可有贫血;中枢神经系统症状可有精神异常、紧张、震颤等,发生率约为 5%,偶有昏迷、抽搐等;还可出现皮疹、药物热、恶心、呕吐、腹痛、食欲缺乏、肝功能异常等;静脉给药时可发生静脉炎;循环系统:罕见一过性血压变化、休克;呼吸系统:罕见胸闷、呼吸困难;偶见用药后发热等。

## (二)更昔洛韦、地塞米松磷酸钠、甘露醇联合

【组方】　更昔洛韦　　　　　　10~15mg/kg

　　　　　地塞米松磷酸钠　　　10~20mg/kg

　　　　　甘露醇　　　　　　　125~250ml

【用法】　更昔洛韦溶于 250ml 0.9％氯化钠注射液中静脉滴注,每日 2～3 次,连用 10～21d,地塞米松磷酸钠溶于 250ml 0.9％氯化钠注射液中静脉滴注,每日 1 次,连用 10～14d,而后改为口服泼尼松 30 ～50mg,每日上午 1 次,病情稳定后每 3～5 日减 5 ～10mg,直至停止。甘露醇应视颅内出血量多少及病情严重程度每日静脉滴注 1 次至每 6 小时 1 次。

【作用机制】　甘露醇的作用机制见本章第二节组方(一)与脑苷肌肽联合。更昔洛韦见本节组方(一)与胞磷胆碱的联合。地塞米松磷酸钠是人工合成糖皮质激素的一种,为地塞米松的 21-磷酸钠盐,它比机体产生的可的松和氢化可的松消炎作用强,渗透性高,作用时间长,属长效皮质激素。其药效学与地塞米松相同,其 1.3mg 相当于地塞米松 1mg。对各种原因(物理、化学、生物、免疫等)引起的炎症都有很强的消炎作用。能减轻炎症的早期渗出、水肿、毛细血管扩张、白细胞浸润及吞噬反应;炎症后期,可抑制毛细血管和纤维母细胞的增生,延缓肉芽组织生长,防止粘连及瘢痕形成,减少后遗症。其消炎作用的机制,一般认为与稳定溶酶体膜,减少溶酶体内水解酶的释放有关。同时抑制致炎物质如缓激肽、5-羟色胺和前列腺素的产生;增加肥大细胞颗粒的稳定性,减少组胺的释放;收缩血管,抑制白细胞和巨噬细胞血管外移行等。

【适应证】　用于治疗重症单纯疱疹病毒性脑炎。对病情危重 CT 见出血性坏死灶,以及脑脊液白细胞和红细胞明显增多者可酌情使用。甘露醇通过组织脱水作用,用于治疗脑水肿,降低颅内压,防止脑疝。

【禁忌证】　①已确诊为急性肾小管坏死的无尿患者禁用,包括对试用甘梨醇积聚引起血容量增多,加重心脏负担;②严重失水者禁用;③颅内活动性出血者禁用,因扩容加重出血(但颅内手术时除外);④急性肺水肿,或严重肺淤血禁用。

【不良反应及注意事项】　甘露醇的不良反应及注意事项见本章第二节组方(一)与脑苷肌肽联合。

# 第七节　多发性硬化症

## 一、疾 病 特 点

多发性硬化症(multiple sclerosis,MS)是常见的脱髓鞘疾病,患者以

20～40 岁女性为多。临床病程数年至十余年不等。以发作与缓解反复交替为其特点,缓解期长短不一。神经系统的症状因累及部位不同而颇为多样。

【病因】　其病因不明,可能和下列因素有关:①遗传因素。在欧美白种人患者中 HLA-A$_3$,HLA-B$_7$ 和 HLA-DW$_2$ 抗原阳性者较多。②人文地理因素。本病在寒温带多见,热带则较少。欧洲人发病率高,而东方、非洲人患病率较低。③感染因素。曾怀疑麻疹病毒、疱疹病毒和 HIV 病毒与本病有关,但即使应用分子生物学方法检测病灶内及周围脑组织中的病毒基因组,亦未能得出明确的结论。

【临床表现】　多发性硬化症的早期通常表现为发作－缓解,有时病人常常会未经治疗自动痊愈或基本治愈。随后,随着时间的推延,病情进入不可逆阶段,从而引发多发性硬化症急性发作。病人可出现全身症状,其中包括:视觉障碍,严重者可引起失明;泌尿系、消化系统功能紊乱;性功能失调;肢体运动和感觉功能减退或丧失;大脑症状与共济失调;其他症状,如认知能力减退,疲倦,精神综合征。

多发性硬化肢体瘫痪最为多见。约 46% 以上的 MS 患者发生视神经炎,表现为视物模糊、中心暗点、视野缺损、色觉异常、眼球转动时球后疼痛等。多数患者视力障碍发生较急,有视力障碍者多有缓解－复发的特点。50% 患者有共济失调。约 50% 患者有眼球震颤,以水平性最多见,亦有水平加垂直、水平加旋转及垂直加旋转等。眼球震颤、意向性震颤和吟诗样语言称为 Charcot 三主征,先前认为此为 MS 临床诊断标准,但后来发现 Charcot 三主征仅见于部分 MS 晚期患者。部分患者可出现 Lhermitte 征或痛性强直性痉挛。Lhermitte 征为颈髓受累征象,即当颈部过度前屈时,自颈部出现并沿肩背部或脊柱向下扩散的针刺样或触电样不适感,可传导至大腿前内侧,甚至可到达小腿和足部。痛性强直性痉挛是四肢放射性异常疼痛感,使该部位发生强直性痉挛,经数十秒消失,可因手指运动或受刺激而诱发。MS 可有精神障碍,如抑郁、易怒、脾气暴躁,或淡漠、嗜睡、反应迟钝、猜疑、迫害妄想等,较少见的有欣快、兴奋等。脊髓受累时可发生膀胱直肠功能障碍,如尿流不畅、尿急、尿频和尿失禁等,尿潴留较少见。自主神经受累时,可出现性功能障碍、半身多汗和流涎等症状。

【治疗要点】　治疗目标包括缓解症状及预防发作两个方面。缓解症状可选用激素类的药物,预防药物包括免疫调节药和某些抗代谢药物。干扰素 β-1b(IFN-β,Betaseron)可将成人复发缓解型多发性硬化的复发率降低 1/3,

能产生对 IFN-β 中和抗体的患者对 IFN-β 同样起反应,尽管这种带有中和抗体的患者有较高的复发率。IFN-β 被认为可使那些反复加重,快速进展的严重多发性硬化症患者受益。尽管目前无大样本的病例对照研究,但许多临床观察表明皮质激素治疗是一种实用并有效的手段,可缩短发作至开始恢复及达到最大缓解的时间。目前尚无证据表明皮质激素能改变本病的病程,有关皮质激素治疗视神经脊髓炎的对照研究表明,静脉注射泼尼松龙 5mg/(kg·d)能加快恢复,延迟但不能完全阻止复发,此剂量以下无效甚至加重症状。对复发缓解型多发性硬化,每年发作在 2 次以内的,推荐的治疗手段为采用大剂量泼尼松龙静脉冲击治疗,20mg/(kg·d),最大用量为每次 1g,3～5 次为 1 个疗程,缓解或迟或早,一般在 3～5d 出现。首次给药时应密切监护,以防某些罕见的反应。接下来的 3 周采用口服泼尼松或静脉注射泼尼松龙首剂 2mg/(kg·d),最大 80mg,并逐渐减量。

## 二、联合用药

### 甲泼尼龙、干扰素 β-1b(IFN-β,Betaseron)、肌氨肽苷联合

【组方】　甲泼尼龙　　500mg

　　　　　IFN-β　　　30μg

　　　　　肌氨肽苷　　4～10ml,加入 500ml 0.9%氯化钠注射液中

【用法】　甲泼尼龙溶于 500ml 生理盐水中静脉滴注,每日 1 次,5d 为 1 个疗程,其后改为口服泼尼松 30mg,每日 1 次。病情缓解后逐渐减量;肌氨肽苷静脉滴注,每日 1 次,14d 为 1 个疗程;IFN-β 肌内注射,每周 1 次,持续 2 年。

【疗效】　甲泼尼龙是一种合成的糖皮质激素。这种高浓度的水溶液特别适用于需用作用强、起效快的激素治疗的疾病状态,甲泼尼龙具有很强的抗炎、免疫抑制及抗过敏活性。欧洲研究 IFN-β 治疗 MS 的结果显示不能推迟患者疾病进展,但高剂量 IFN-β 可降低患者复发率和住院率,并使患者糖皮质激素的用量降低。另外按性别分组分别进行比较后发现,IFN-β 明显推迟女性患者病情进展。IFN-β 治疗 MS 的疗效是否存在剂量和频次依赖性是选择最佳治疗方案的关键。在 PRISMS 实验中,观察了两种 Rebif 剂量(44μg 和 22μg)每周 3 次治疗 MS,结果高剂量疗效明显好于低剂量;比较每周 1 次应用 66μgRebif 和每周 3 次(每次 22μg)Rebif 治疗 RRMS 的效果也发现,分次治疗具有更好的疗效。IFN-β-1b 治疗 MS 研究结果同样显示有剂量

和频率依赖性。提示大剂量、高频次 IFN-β 治疗 MS 可取得更好疗效。

【作用机制】 糖皮质激素和肌氨肽苷的作用机制参见本章第四节组方(二)与肌氨肽苷联合。

IFN-β 治疗 MS 的机制主要与抑制 IFN-γ 表达从而下调自身免疫应答有关,主要包括:抑制 IFN-γ 表达,下调 MHC-Ⅱ类分子表达及抗原递呈,拮抗 IFN-γ 诱导的免疫激活作用;使 Th1、Th2 细胞功能恢复平衡,减少促炎细胞因子而增强抑制性细胞因子,从而抑制炎症反应;从以下几方面封闭免疫活性 T 细胞进入中枢神经系统并减少 MS 的炎症反应:①抑制巨噬细胞活化和黏附因子的表达;②抑制 MHC-Ⅰ和Ⅱ类分子在 T 细胞的表达;③通过降低 T 细胞表面 IL-2 受体与 IL-2 的亲和力,使基质金属蛋白内切酶生成减少;④增加抑制性 T 细胞的活性,减轻免疫应答。

【适应证】 适用于多发性硬化急性期治疗及预防复发。

【禁忌证】 全身性真菌感染;对药物成分过敏者禁用。

【不良反应】 甲泼尼龙不良反应参见本章第四节组方(二)与肌氨肽苷联合。

多数 IFN-β 副作用比较轻微,严重的或患者不能耐受的不良反应少见。最常见的副作用是流感样症状,主要表现为发热、寒战、肌痛、嗜睡、厌食、体重减轻和疲劳等;其次,常出现的不良反应是注射部位反应,表现为皮肤疼痛和瘙痒,高剂量组在治疗初期发生率为 80%,到第 4~5 年时降低到 44%~50%。迟发性副作用通常在开始治疗的 2~6 个月出现,包括中性粒细胞增多、贫血、低钙血症和心脏毒性等。出现上述副作用只需减量即可改善。IFN-β 另外一个可能的但比较严重的副作用是导致患者出现抑郁障碍或者加重原有抑郁症及增高自杀率等,应该注意抗抑郁和心理治疗,必要时停用IFN-β。虽然有上述副作用,但与免疫抑制药相比较,IFN-β 的副作用仍相对较轻。

【注意事项】 对下列特殊危险人群的患者应采取严密的医疗监护并应尽可能缩短疗程:儿童;糖尿病患者;高血压患者;有精神病史者;有明显症状的某些传染性疾病,如肺结核,或有明显症状的病毒性疾病,如波及眼部的疱疹及带状疱疹。逐量递减用药量可减少因用药而产生的肾上腺皮质功能不全现象。这种相对功能不全现象可在停药后持续数月,因而在此期间一旦出现紧急情况应恢复服药。

(刘嘉辉)

# 第2章 呼吸系统疾病的药物治疗

## 第一节 肺　　炎

### 一、疾病特点

肺炎指肺实质的炎症,有肺毛细血管充血、水肿、肺泡内纤维蛋白渗出和细胞浸润,肺实变等病理改变。其最常见的病因有感染、物理因素、化学因素和过敏等。其中感染引起的肺炎发病率最高。

【治疗要点】 抗感染治疗是肺炎治疗的最主要环节,包括经验性治疗和抗病原体治疗。前者主要根据本地区、本单位的肺炎病原体流行病学资料,选择可能覆盖病原体的抗生素;后者则根据呼吸道或肺组织标本的培养和药物敏感试验结果,选择体外试验敏感的抗生素。

重症肺炎的治疗首选广谱的强力抗病原体药物,足量、联合用药。因为单一药物常不能控制,且长期应用可能产生耐药性,而联合用药不但可快速有效地控制感染,而且出现耐药性的概率大大减少,同时可减少毒性较大药物的用药剂量以减少毒性反应。此外,初始经验性治疗不足或不合理,或而后根据病原学结果调整抗生素,其病死率均明显高于初始治疗正确者。社区获得性肺炎常用大环内酯类联合第三代头孢菌素,或联合广谱青霉素/β-内酰胺酶抑制药、碳青霉烯类;青霉素过敏者用喹诺酮类联合氨基糖苷类。医院获得性肺炎可用喹诺酮类或氨基糖苷类联合抗假单胞菌的 β-内酰胺类、广谱青霉素/β-内酰胺酶抑制药、碳青霉烯类的任何一种,必要时可联合万古霉素。

肺炎治疗常用的给药途径包括口服、肌内注射和静脉注射。常根据实际情况选择合理的给药途径。一般轻、中度感染者口服给药;严重感染者应注射给药,以避免各种因素对吸收的影响;也可序贯治疗,先静脉给药后局部注射。对于重症肺炎给药途径一般主张静脉给药,因危重症时外周循环不好,肌内注射影响药物吸收,口服给药吸收过慢。给药方式也影响药效,过快或过慢的给药方式均不能达到理想效果,前者短时间内浓度较高,但维持时间短,而后者始终不能达到有效的浓度。

虽然科学合理使用抗生素是治疗肺炎的关键环节,但在某些情况下,为更有效地治疗肺炎,抗生素常需与其他药物联用。也就是说,目前肺炎的治疗常需要采用多管齐下的治疗方法。以下是联合应用注射剂治疗肺炎的经验,可供参考。

## 二、联合应用

### (一)细辛脑、阿奇霉素联合应用

【组方】　阿奇霉素　　10mg/kg

　　　　　细辛脑　　　0.5～1.0mg/kg

【用法】　阿奇霉素 10mg/kg 静脉滴注,每日 1 次,连续 3d,停 4d 后再继续静脉滴注 3d,总疗程 10d。细辛脑注射液剂量为 0.5～1.0mg/kg,5% 葡萄糖注射液稀释成 0.01%～0.02% 的溶液静脉滴注,5d 为 1 个疗程。

【治疗目的】　迅速抑制咳嗽、喘息,明显缩短病程,疗效显著,减少患儿并发症。

【作用机制】　细辛脑可选择性地兴奋体内 $\beta_2$ 受体,使支气管平滑肌舒张,改善微循环障碍;能增强气管微纤毛运动,减少纤毛-黏液之间的黏合吸附,有利于痰液稀释及分泌、排送,还可作用于神经系统的咳喘中枢,解除组胺、乙酰胆碱引起的支气管平滑肌痉挛,有类似氨茶碱扩张支气管平滑肌的作用,但无其他相关副作用;还具有抗菌消炎、镇静作用而且安全、可靠、方便。阿奇霉素为十五元环类有氮红霉素,属第二代半合成大环内酯类抗生素,具有较广的抗菌谱,对于治疗没有细胞壁的支原体感染具有特殊作用,其特点是毒性低、副作用少。细辛脑注射液联合阿奇霉素治疗支原体肺炎疗效确切,作用协同,能迅速抑制咳嗽、喘息。

【适应证】　此方适用于治疗小儿支原体肺炎。

【禁忌证】　肝肾功能严重障碍者慎用,对其过敏者禁用。

【不良反应】　静脉注射细辛脑偶可产生轻微不良反应,如口干、头晕、恶心、胃不适、心慌及便秘等,罕见休克。静脉注射阿奇霉素常见的不良反应包括胃肠道反应:腹泻、恶心、腹痛、稀便、呕吐等;皮肤反应:皮疹、瘙痒等;过敏性休克;血管刺激症状;其他反应:如厌食、阴道炎、头晕或呼吸困难等。

【注意事项】　遇到上述不良反应立即停药,对症治疗。

### (二)阿奇霉素、复方丹参联合

【组方】　阿奇霉素　　10mg/kg

　　　　　复方丹参　　0.3ml/kg

【用法】　阿奇霉素剂量为 10mg/(kg·d),用 5％葡萄糖溶液配制,终浓度为 1～2mg/ml,静脉滴注 2h 以上。疗程:用 5d,停 3d,再用 3d,病情未愈者,停 3d 后可酌情再用 2～3d 或改口服。复方丹参注射液剂量为 0.3ml/kg,加入 100ml 的 5％葡萄糖注射液中静脉滴注,每日 1 次,疗程 14d。

【治疗目的】　可明显缩短咳嗽时间,缩短肺 X 线改变恢复时间,从而缩短病程,减少患者并发症。

【作用机制】　复方丹参的有效成分丹参酮Ⅱ-A 磺酸钠和丹参素能够扩张小血管,改善肺及毛细血管微循环,调节机体免疫状态,抑制炎性介质释放,从而起到抗炎和促进炎症消散作用。复方丹参联合阿奇霉素治疗支原体肺炎疗效确切,作用协同,能迅速缩短咳嗽时间,缩短肺 X 线改变恢复时间。

【适应证】　此方适用于治疗支原体肺炎。

【不良反应】　静脉注射复方丹参注射液可致免疫、心血管、消化、泌尿、神经等系统不良反应,以变态反应为主。

【注意事项】　在应用本品时,临床医生应了解其不良反应发生的特点,用药过程中应密切观察患者情况,一旦出现不良反应,须及时停药救治,进而达到安全、有效的治疗目的。静脉注射阿奇霉素常见的不良反应及注意事项参见本节组方(一)与细辛脑的联合。

### (三)阿奇霉素、磷酸川芎嗪联合

【组方】　阿奇霉素　　　0.5mg/(kg·d)

　　　　　磷酸川芎嗪　　0.2g/d

【用法】　阿奇霉素 0.5g/(kg·d),加入 5％葡萄糖注射液 250～500ml 中静脉滴注,每日 1 次。磷酸川芎嗪氯化钠注射液按 0.2g/d 静脉滴注。10d 为 1 个疗程,同时给予止喘、解痉、退热、支持等对症治疗。

【治疗目的】　可明显促进肺部炎症的吸收,迅速减轻咳嗽、喘憋症状,缩短病程,减少患者并发症。

【作用机制】　川芎嗪注射液的有效成分是四甲基吡嗪,其具有扩张支气管,提高通气功能的作用。此外,川芎嗪具有较强的抗血小板凝聚作用,其作用机制可能通过减少血小板血栓素 A 的生物合成,抑制血小板聚集、激活及活性释放,并能阻止免疫复合物的形成,对中性粒细胞释放溶解酶功能及趋化性均有明显抑制作用,发挥其止喘、抗非特异性炎症的作用。川芎嗪和阿奇霉素联合使用,可促进肺部炎症的吸收,迅速减轻咳嗽、喘憋症状,缩短病程。

【适应证】 此方适用于治疗支原体肺炎。

【禁忌证】 脑出血及有出血倾向的患者忌用。

【不良反应】 静脉注射阿奇霉素常见的不良反应参见本节组方(一)与细辛脑的联合。

【注意事项】 川芎嗪静脉滴注速度不宜过快,儿童及老年患者用药应按儿童及老年剂量使用。

### (四)痰热清、阿奇霉素联合

【组方】 阿奇霉素 5～10mg/(kg·d)

痰热清 0.3～0.5ml/(kg·d)

【用法】 在常规综合治疗的基础上加用痰热清注射液和阿奇霉素。痰热清注射液 0.3～0.5ml/(kg·d)加入 5％或 10％葡萄糖注射液 100～200ml 中静脉滴注,每日 1 次,共 7d,前 5d 同时联用阿奇霉素 5～10mg/(kg·d)静脉滴注。

【治疗目的】 能缩短解热、镇咳等对症治疗用药的使用时间,减少阿奇霉素的用量,从而也减少了因长时间使用解热、镇咳等药或大量应用抗生素而可能产生的不良反应;能缩短病程,提高治愈率,且使用安全,不良反应少,耐受性好。

【作用机制】 痰热清由黄芩、熊胆粉、山羊角、金银花、连翘等组成,具有广谱抗菌、抗病毒作用。对细菌内毒素引起的发热有较强的抑制作用,可以降低白细胞浸润及抑制吞噬细胞功能,从而减轻内毒素对机体的损害;具有化痰作用,能使痰液稀释有利于排出,改善通气功能,减轻咳喘等症状。因此,有利于加快控制感染,明显地缩短病程。两药合用能减少阿奇霉素用量,从而也减少了因长时间使用解热、镇咳等药或大量应用抗生素而可能产生的不良反应。

【适应证】 此方适用于治疗小儿支原体肺炎。

【不良反应】 静脉注射阿奇霉素不良反应参见组方(一)。

【注意事项】 使用痰热清前,在振摇时发现有漂浮物出现或产生浑浊,则不得使用。静脉滴注过程中,应注意观察不良反应。

### (五)刺五加、左氧氟沙星联合

【组方】 刺五加 100ml

左氧氟沙星　0.2g

【用法】　在常规综合治疗的基础上加用刺五加注射液和左氧氟沙星。刺五加注射液100ml,静脉滴注,每日1次;左氧氟沙星0.2g加入5%葡萄糖注射液或0.9%氯化钠注射液250ml中,每日2次静脉滴注,疗程为10d,也可视病情需要酌情延长。

【治疗目的】　刺五加注射液与左氧氟沙星联合治疗老年人社区获得性肺炎能提高疗效,缩短疗程,减少耐药菌株的产生。

【作用机制】　刺五加能扩张血管、增加心脏尤其是冠状动脉、大脑和肾脏等实质性脏器的血流量。促进和改善微循环,降低血小板凝集功能,降低血液黏稠度。能调节机体新陈代谢,并对白细胞有双向调节作用,增强及调节机体免疫功能。对中枢神经系统具有兴奋和抑制的双向调节平衡作用,具有抗疲劳、抗应激、抗炎的功效。有利于组织的修复、镇静、改善睡眠、增加食欲等。在人体发生炎症时,刺五加既可通过提高机体细胞免疫,吞噬细胞活性及诱生干扰素等途径抵抗外来致病因子的侵袭,又可通过增加人体超氧化物歧化酶及提高氧自由基清除率,减少组织器官耗氧,降低组织代谢,增加组织对缺氧的耐受性,促进核糖核酸、蛋白质的合成,增强垂体-肾上腺皮质系统的功能,降低体内外多种致病因子对机体的损害,以提高机体对有害刺激因子的非特异抵抗力,增强机体的适应性和耐受性,使机体在致炎反应与抗炎反应两方面达到动态平衡,以加快机体康复。左氧氟沙星为新型喹诺酮类药物,半衰期相对较长,表观分布容积值较大,体内分布广,组织药物浓度高,对下呼吸道感染效果较好,对革兰阳性菌、大肠埃希菌及铜绿假单胞菌的抗菌活性比氧氟沙星强2倍,且耐受性好,对支原体、衣原体及厌氧菌有作用。刺五加注射液与左氧氟沙星联合治疗老年人社区获得性肺炎,能提高疗效,缩短疗程,减少耐药菌株的产生。

【适应证】　此方适用于治疗社区获得性肺炎。

【不良反应】　刺五加注射液、左氧氟沙星静脉注射皆可发生过敏性休克等不良反应。

【注意事项】　在应用中注意观察,对过敏体质的患者应慎用。

## (六)痰热清、阿奇霉素联合应用

【组方】　痰热清　　20ml
　　　　　阿奇霉素　0.25g

【用法】　在常规综合治疗的基础上加用痰热清注射液和阿奇霉素。痰热清注射液 20ml 加入 5％葡萄糖注射液或生理盐水 250ml 内静脉滴注,阿奇霉素 0.25g,每日 2 次,静脉滴注,7d 为 1 个疗程,一般治疗 1～2 个疗程。

【作用机制】　痰热清注射液主要由黄芩、熊胆粉、山羊角、金银花、连翘组成,其中黄芩为君,其味苦性寒,归肺胃大肠经,具有清热燥湿、泻火解毒之功效;熊胆粉味苦性寒,入心肺大肠经,具有解毒、解痉、抑菌、镇咳、化痰、平喘等作用;山羊角味苦咸性寒,归肝心经,具有平肝息风、清热解毒作用;金银花味甘性寒,具有清热解毒、宣肺解表作用;连翘味性微寒,具有清热宣透作用。本方五味药相互配伍,具有抑菌、清热、抗病毒、化痰、免疫调节等作用,且由于痰热清注射液为中药静脉注射制剂,短时间内血药浓度上升到高峰而达治疗目的,发挥了中医急危重症用药迅速缓解症状和控制病情发展的效果。新大环内酯类阿奇霉素抗菌谱广,对支原体、衣原体有很好的抗菌活性,是治疗社区获得性肺炎的首选用药,两者联用治疗效果更加显著。

【适应证】　此方适用于治疗社区获得性肺炎。阿奇霉素联合痰热清注射液疗效明显,不良反应轻微,是一种安全有效的方法。

【不良反应及注意事项】　参见本节组方(四)与复方丹参的联合。

### (七)加替沙星、头孢曲松钠联合

【组方】　　加替沙星　　　200mg

　　　　　　头孢曲松钠　　2.0g

【用法】　在常规综合治疗的基础上加用加替沙星和头孢曲松钠。静脉滴注加替沙星 200mg,每日 2 次,头孢曲松钠 2.0g 静脉注射,每日 2 次。均用药 3～5d,然后根据痰培养结果,选择抗生素,总时间为 7～10d。

【作用机制】　加替沙星是新一代氟喹诺酮类药物,由于在 C7 位引入甲基,增强了对革兰阳性菌(特别是链球菌属)的抗菌作用,减少其他药物的交叉耐药。在 C8 位引入甲氧基,可双重作用于 DNA 旋转酶和Ⅳ型拓扑异构酶的 2 个靶位,增加了抗菌活性,降低了对革兰阳性菌突变株的选择性,故对金黄色葡萄球菌、链球菌、肠球菌的作用较环丙沙星强 2～4 倍,对梭状芽孢杆菌属和拟杆菌属等厌氧菌作用较环丙沙星强 4～16 倍,同时保留了对革兰阴性菌良好的抗菌活性。其特性主要在于细胞内的高浓度。头孢曲松钠属第三代头孢菌素,为 β-内酰胺类杀菌药,抗菌谱广,尤其对革兰阴性杆菌有强大的抗菌活性,对革兰阳性球菌也有较好的抗菌活性。对革兰阴性菌产生的 β-内酰胺酶稳定,对流感杆菌、大肠埃希菌、变形杆菌、铜绿假单胞菌相当敏感。二者联合应用可起协同抗菌作用。

【适应证】　此方适用于治疗社区获得性肺炎。加替沙星联合头孢曲松钠疗效明显,不良反应轻微,是一种安全有效的方法。

【禁忌证】　对加替沙星或喹诺酮类药物过敏者禁用。对头孢菌素类抗生素过敏者禁用。

【不良反应】　静脉注射加替沙星的不良反应多属轻度,主要见于静脉给药局部和胃肠道及神经系统,包括静脉炎、恶心、呕吐、腹泻、头痛及眩晕等。静脉注射头孢曲松钠不良反应与治疗的剂量、疗程有关。局部反应有静脉炎,此外,可有皮疹、瘙痒、发热、支气管痉挛和血清病等变态反应,头痛或头晕,腹泻、恶心、呕吐、腹痛、结肠炎、黄疸、胀气、味觉障碍和消化不良等消化道反应。

### (八)痰热清、头孢曲松钠联合

【组方】　痰热清　　　　0.3～0.5ml/kg

　　　　　头孢曲松钠　　30～60mg/kg

【用法】　在常规综合治疗的基础上加用痰热清注射液和头孢曲松钠。痰热清注射液 20ml 稀释于 5% 葡萄糖注射液 500ml 中静脉滴注,每日 1 次,头孢曲松钠溶于 100ml 生理盐水中静脉滴注,每日 1 次。10d 为 1 个疗程。

【作用机制】　痰热清注射液是国家实施中药指纹图谱检测标准后第一个批准上市的中药注射液。由黄芩、熊胆粉、山羊角、金银花、连翘组成,具有清热解毒、化痰解痉的作用。注射液配方以黄芩为君药,能清热燥湿、泻火解毒。上行泻肺火,下行泻膀胱之火,起到清热解毒、宣肺化痰作用;以熊胆粉、山羊角为臣药,清热解毒、化痰解痉、平肝息风,同时还有解热镇静、抗惊厥、增强免疫的作用;佐以金银花、连翘宣肺化痰、透肌解表。药理实验证明,黄芩有抗炎、抗变态反应作用,能缓解实验动物血管过敏性收缩,有较广的抑菌、抗病毒及解热作用;熊胆粉有解痉、解毒、抑菌、抗炎、镇咳、祛痰、平喘作用;山羊角有较强的解毒、镇静、免疫作用;金银花、连翘所含绿原酸和异绿原酸对多种病原微生物有抑制作用。痰热清注射液组方合理,切中病机。头孢曲松钠是长效、广谱第 3 代头孢菌素。具有很强的杀菌作用,对革兰阴性杆菌如大肠埃希菌、克雷伯菌、流感嗜血杆菌等具有高度抗菌活性。对革兰阳性球菌如肺炎球菌、化脓性链球菌、草绿色链球菌敏感。两药合用具有协同作用。

【适应证】　此方适用于治疗社区获得性肺炎。联合使用头孢曲松钠和痰热清注射液治疗社区获得性肺炎,疗效好,并且不良反应少,是一种安全有效的方法。

【不良反应】　静脉注射头孢曲松钠常出现恶心、腹泻等胃肠道反应;皮疹、瘙痒等变态反应;静脉炎和疼痛等注射部位反应;偶可使青少年、儿童发生胆结石;偶见肝肾功能异常及血液系统改变,如中性粒细胞下降、血小板下降等。

【注意事项】　对青霉素或头孢菌素过敏者慎用,严重肝功能不全者慎用。使用痰热清前,在振摇时发现有漂浮物出现或产生浑浊,则不得使用。静脉滴注过程中,应注意观察不良反应。

### (九)痰热清、头孢哌酮-舒巴坦钠联合

【组方】　　痰热清　　　　　　　　20ml

　　　　　头孢哌酮-舒巴坦钠　4.0g

【用法】　在常规综合治疗的基础上加用痰热清注射液和头孢哌酮-舒巴坦钠。痰热清注射液 20ml 加入 5% 葡萄糖注射液 250ml 静脉滴注,每日 1 次;同时给予头孢哌酮-舒巴坦钠 4.0g 溶于 0.9% 氯化钠注射液 250ml 静脉滴注,每日 1 次。

【作用机制】　痰热清具有较强的清热、化痰、解毒功效,而联合头孢哌酮-舒巴坦钠,增强了治疗效果。

【适应证】　此方适用于治疗老年社区获得性肺炎。联合使用头孢哌酮-舒巴坦钠和痰热清注射液治疗老年社区获得性肺炎,疗效好,并且不良反应少,是一种安全有效的方法。

【禁忌证】　对本药任何成分过敏者禁用;β-内酰胺类药物过敏者慎用;严重胆囊炎患者、严重肾功能不良者慎用。

【不良反应】　静脉注射头孢哌酮-舒巴坦钠可出现头孢哌酮单用药的某些不良反应,但病人对本药有较好的耐受性。

【注意事项】　参见本节组方(八)与头孢曲松钠的联合。用药期间禁酒及禁服含乙醇药物。

### (十)脉络宁、左氧氟沙星联合

【组方】　　脉络宁　　　　　　　30ml

　　　　　盐酸左氧氟沙星　0.2g

【用法】　在常规综合治疗的基础上加用脉络宁注射液、盐酸左氧氟沙星葡萄糖注射液。盐酸左氧氟沙星葡萄糖注射液 0.2g,静脉滴注,每日 2 次;脉络宁注射液 30ml 加入 0.9% 氯化钠注射液 250ml,静脉滴注,每日 1 次。7～

10d 为 1 个疗程。

【作用机制】　左氧氟沙星为氧氟沙星的左旋体,可抑制细菌 DNA 旋转酶和 DNA 复制。它对革兰阳性菌及革兰阴性菌均有较强的抗菌作用,对社区获得性下呼吸道感染的病原体,如流感嗜血杆菌、大肠埃希菌、肺炎克雷伯菌、肺炎链球菌以及肺炎衣原体、肺炎支原体、嗜肺军团菌均有良好的抗菌作用。在肺组织中浓度可达血药浓度的 3～4 倍。脉络宁注射液系从中药石斛、玄参、牛膝中提取的纯中药复方制剂,用以治疗老年社区获得性肺炎,能降低血液黏稠度、改善微循环,增加肺血流量,可加快炎症产物的清除和毒素的排出,使炎症较快吸收,缩短治疗周期。二者联用可增强各自的疗效,减少不良反应。

【适应证】　此方适用于治疗老年社区性肺炎。联合使用脉络宁、左氧氟沙星注射液治疗老年社区获得性肺炎,疗效显著,并且不良反应少,是一种安全有效的方法。

【不良反应及注意事项】　左氧氟沙星主要自肾排泄,肾功能减退时该药清除减少,肾功能减退患者应用本品时须谨慎,当肌酐清除率＜50ml/min 时须调整给药剂量,以免药物在体内积蓄。老年患者常有生理性肾功能减退,因此老年患者使用本品时应监测肾功能,必要时调整剂量,谨慎使用,以减少发生毒性作用的危险性。脉络宁注射液静脉滴注速度快时偶见有头晕、恶心、心悸等症状出现,偶见变态反应。孕妇及过敏体质者慎用。

## (十一)痰热清、哌拉西林钠和阿米卡星联合

【组方】　痰热清　　　　20ml

　　　　　哌拉西林钠　　4.0g

　　　　　阿米卡星　　　20mg/kg

【用法】　在常规综合治疗的基础上加用痰热清注射液、哌拉西林钠和阿米卡星。痰热清注射液 20ml,加入 5% 葡萄糖注射液 250ml 中静脉滴注,每日 1 次;注射用哌拉西林钠 4.0g,加入生理盐水 100ml 中静脉滴注,每日 2次;阿米卡星 20mg/kg 静脉滴注,每日 1 次。

【作用机制】　痰热清的主要成分是黄芩、熊胆粉、山羊角、金银花、连翘,能有效杀灭病原菌,其作用机制是显著抑制发热介质前列腺素 $E_2$($PGE_2$)的升高,并能抑制细菌和病毒内毒素释放,降低内毒素血症引起的炎性细胞因子的表达水平,减轻肺泡炎症的渗出,阻止肺泡上皮的炎性损伤。从中医角度分析,痰热清是治疗风温肺热、病以痰热阻证为主的中药注射剂,它具有清

热、解毒、化痰、解痉的功能,中药熊胆粉能清热、抗炎、镇咳、解痉,山羊角清热解毒平肝息风,其作用类似抗生素。同时与具有杀菌作用的抗生素联合应用,治疗效果则更加显著。

【适应证】　此方适用于治疗医院获得性肺炎。联合使用痰热清注射液、哌拉西林钠和阿米卡星治疗医院获得性肺炎,疗效好,并且不良反应少,是一种安全有效的方法。

【禁忌证】　对青霉素过敏者禁用哌拉西林。

【不良反应及注意事项】　使用痰热清注意事项参见本节组方(八)与头孢曲松钠的联合。哌拉西林钠易产生变态反应,与青霉素 G 有交叉变态反应。偶见有转氨酶一过性增高。用前应询问青霉素过敏史;使用前必须做皮肤过敏试验。阿米卡星可引起不可逆性耳毒效应;肾毒性甚微,为可逆性;神经肌肉阻滞罕见。对于肾功能减退、脱水、应用强利尿药的病人以及老年病人均应谨慎使用。

### (十二)痰热清、头孢哌酮/舒巴坦联合

【组方】　痰热清　　　　　　　20ml

　　　　　头孢哌酮/舒巴坦　　1.5g

【用法】　在常规综合治疗的基础上加用痰热清注射液和头孢哌酮/舒巴坦。头孢哌酮/舒巴坦粉针剂 1.5g 加入 0.9％氯化钠注射液 100ml 静脉滴注,每日 3 次;痰热清注射液 20ml 加入 5％葡萄糖注射液 250ml 静脉滴注,每日 1 次。

【作用机制】　痰热清的作用机制参见本节组方(十一)与哌拉西林钠和阿米卡星的联合。痰热清联合头孢哌酮/舒巴坦,增强了治疗效果。

【适应证】　此方适用于治疗医院获得性肺炎。联合使用痰热清注射液和头孢哌酮/舒巴坦治疗医院获得性肺炎,疗效好,并且不良反应少,是一种安全有效的方法。

【禁忌证】　对本药任何成分过敏者禁用;β-内酰胺类药物过敏者慎用;严重胆囊炎患者、严重肾功能不良者慎用。

【不良反应】　静脉注射头孢哌酮/舒巴坦可出现头孢哌酮单用药的某些不良反应,但病人对本药有较好的耐受性。

【注意事项】　用药期间禁酒及禁服含乙醇药物。痰热清的注意事项参见本节组方(八)与头孢曲松钠的联合。

### (十三)痰热清、头孢哌酮/舒巴坦联合

【组方】　痰热清　　　　　　　10ml

　　　头孢哌酮/舒巴坦　　　　100mg/(kg·d)

【用法】　在常规综合治疗的基础上加用痰热清注射液和头孢哌酮/舒巴坦。5%葡萄糖注射液 150ml 加痰热清注射液 10ml 静脉滴注,每日 1 次;头孢哌酮/舒巴坦 100mg/(kg·d)溶于 100ml 生理盐水,静脉滴注,每日 1 次。7~10d 为 1 个疗程。

【作用机制】　痰热清的作用机制参见本节组方(十一)与哌拉西林钠和阿米卡星的联合。痰热清联合头孢哌酮/舒巴坦,增强了治疗效果。

【适应证】　此方适用于治疗小儿支气管肺炎。联合使用痰热清注射液和头孢哌酮/舒巴坦治疗小儿支气管肺炎,疗效好,并且不良反应少,是一种安全有效的方法。

【不良反应及注意事项】　静脉注射头孢哌酮/舒巴坦及痰热清的注意事项及不良反应参见本节组方(十二)的相关内容。

### (十四)复方丹参、维生素 $K_1$ 联合

【组方】　复方丹参　0.25~0.5ml/kg

　　　　　维生素 $K_1$　5~10mg

【用法】　在常规综合治疗的基础上加用复方丹参注射液和维生素 $K_1$ 注射液。复方丹参注射液 0.25~0.50ml/kg,维生素 $K_1$ 注射液 5~10mg 加入 5%~10%葡萄糖注射液 50~100ml 中缓慢静脉滴注,每日 1 次,5~7d 为 1 个疗程。

【作用机制】　复方丹参的有效成分丹参素和丹参酮是良好的自由基清除剂,可阻断自由基对支气管壁的病理损伤;降低中性粒细胞的趋化性作用,抑制其溶酶体酶的释放,产生明显的抗感染、抗渗出、消肿作用,促进炎症吸收;具有抗过敏及稳定肥大细胞膜的作用,抑制生物活性物质的释放,降低呼吸道高反应性,改善肺通气功能;活血化瘀,解除肺血管痉挛,增加支气管毛细血管的流量和流速,改善组织缺氧,促进支气管病理损伤的修复。维生素 $K_1$ 的药理作用除参与凝血酶原的止血作用外,尚具有促进细胞活力和组织恢复、抗炎解痉和类激素的作用,可激活腺苷酸环化酶,促进细胞内 cAMP 的合成,使支气管平滑肌扩张,有平喘、解痉和镇咳作用。两药联用治疗婴幼儿支气管肺炎,有协同作用。

【适应证】　此方适用于治疗婴幼儿支气管肺炎。可迅速缓解肺炎症状,明显缩短治愈时间,且不良反应少。

【禁忌证】　严重肝脏疾患或肝功不良者禁用。

【不良反应】　静脉注射维生素 $K_1$ 偶见变态反应。静注过快,超过 5mg/min,可引起面部潮红、出汗、支气管痉挛、心动过速、低血压等,曾有快速静脉注射致死的报道。肌内注射可引起局部红肿和疼痛。新生儿应用本品后可能出现高胆红素血症、黄疸和溶血性贫血。丹参注射液不良反应常发生于过敏体质及剂量过大,输液速度过快者,其变态反应从用药即刻到连续应用多日都可发生。

【注意事项】　有肝功能损伤的患者,疗效不明显,盲目加量维生素 $K_1$ 可加重肝损伤;静脉注射宜缓慢,给药速度不应超过 1mg/min;此外,应避免冻结,如有油滴析出或分层则不宜使用,但可在避光条件下加热至 $70\sim80℃$ ,振摇使其自然冷却,如澄明度正常则仍可继续使用。在临床应用丹参时,须详细询问过敏史,掌握好用药剂量及滴注速度,以期用药安全有效。高敏体质需用此药应做皮肤试验阴性后方可应用。

### (十五)炎琥宁、头孢曲松钠联合

【组方】　头孢曲松钠　　50～80mg/(kg・d)
　　　　　炎琥宁　　　　　5～10mg/(kg・d)

【用法】　在常规综合治疗的基础上加用炎琥宁和头孢曲松钠。头孢曲松钠 50～80mg/(kg・d)加入 10%葡萄糖注射液 50～150ml 中静脉滴注,每日 1～2 次;炎琥宁 5～10mg/(kg・d)加入 10%葡萄糖注射液 80～150ml 中静脉滴注,每日 1 次。7～10d 为 1 个疗程。

【作用机制】　注射用炎琥宁冻干粉针剂是将传统中药穿心莲采用现代的制剂工艺,经半合成后制成具有高度生物化学活性的脱水穿心莲内酯琥珀酸半酯钾钠盐,为中药西制产品,稳定性好,无西药抗生素的耐药性。炎琥宁具有明显的解热、抗炎、促进肾上腺皮质功能及镇静作用,可促进中性粒细胞吞噬能力,增强体液免疫能力,提高 CD4/CD8 比值,提高血清溶菌酶含量。炎琥宁具有解热、抗病毒、抗菌作用。其解热作用主要是抑制细菌内毒素引起的发热,降低体温;抑制前列腺素(PG)的合成,使热敏神经的敏感性恢复,体温调定点下移,散热增强而起到解热作用;抗病毒作用主要是对腺病毒Ⅲ型、流感病毒甲Ⅰ型、甲Ⅲ型,呼吸道合胞病毒等均有灭活作用。可抑制肌苷酸-5-磷酸脱氢酶,阻断肌苷酸转化为鸟苷酸,进而抑制病毒 RNA/DNA 的合成;抑菌作用主要是对金黄色葡萄球菌、甲型链球菌、肺炎球菌、大肠埃希菌等均有抑制作用。头孢曲松钠是长效、广谱第 3 代头孢菌素,具有很强的杀菌作用,对革兰阴性杆菌如大肠埃希菌、克雷伯菌、流感嗜血杆菌等具有高度抗菌活性,对革兰阳性球菌如肺炎球菌、化脓性链球菌、草绿色链球菌敏感。两药合用具有协同作用。

【适应证】　此方适用于治疗小儿急性肺炎。联合使用炎琥宁和头孢曲松钠治疗小儿急性肺炎,临床症状改善快,疗效确切,治愈率高,未见明显不良反应发生,是一种安全有效的方法。

【禁忌证】　对青霉素变态反应或头孢菌素过敏者慎用,严重肝功能不全者慎用。禁用对该药任何成分过敏者,孕妇禁用。

【不良反应】　静脉注射头孢曲松钠常出现恶心、腹泻等胃肠道反应;皮疹、瘙痒等变态反应;静脉炎和疼痛等注射部位反应;偶可使青少年、儿童发生胆结石;偶见肝肾功能异常及血液系统改变,如中性粒细胞下降、血小板下降等。炎琥宁不良反应:变态反应,可表现为皮疹、瘙痒、斑丘疹、严重者甚至呼吸困难、水肿、过敏性休克,多在首次用药出现;消化道反应,恶心、呕吐、腹痛、腹泻,也有肝功能损害报道;血液系统反应,可见白细胞减少、血小板减少、紫癜等;致热原样反应,寒战、高热,甚至头晕、胸闷、心悸、心动过速、血压下降等。

【注意事项】　在使用过程中如有发热、气短现象,应立即停止用药;一旦出现过敏性休克表现,立即采取相应的急救措施。

### (十六)炎琥宁、阿莫西林联合

【组方】　阿莫西林　　50～100mg/(kg·d)

　　　　　炎琥宁　　　5～10mg/(kg·d)

【用法】　在常规综合治疗的基础上加用炎琥宁和阿莫西林。阿莫西林50～100mg/(kg·d),分 3～4 次静脉滴注;炎琥宁 5～10mg/(kg·d)加入5%葡萄糖注射液中分 1～2 次静脉滴注。5d 为 1 个疗程。

【作用机制】　注射用炎琥宁的作用机制参见本节组方(十五)与头孢曲松钠的联合。阿莫西林抗菌谱广,广泛适用于敏感革兰阳性、阴性菌,特别是对肺炎杆菌及某些阴性菌的杀灭速度快、作用强。两药合用具有协同作用。

【适应证】　此方适用于治疗小儿急性肺炎。联合使用炎琥宁和阿莫西林治疗小儿急性肺炎,临床症状改善快,疗效确切,治愈率高,未见明显不良反应发生,是一种安全有效的方法。

【禁忌证】　青霉素过敏及青霉素皮肤试验阳性患者禁用。

【不良反应】　阿莫西林的不良反应包括恶心、呕吐、腹泻及假膜性肠炎等胃肠道反应;皮疹、药物热和哮喘等变态反应;贫血、血小板减少、嗜酸性粒细胞增多等;血清氨基转移酶轻度增高;由念珠菌或耐药菌引起的二重感染;偶见兴奋、焦虑、失眠、头晕及行为异常等中枢神经系统症状。

【注意事项】 青霉素类药物偶可致过敏性休克,尤多见于有青霉素或头孢菌素过敏史的患者。用药前必须详细询问药物过敏史并做青霉素皮肤试验。如发生过敏性休克,应就地抢救,予以保持气道畅通、吸氧及应用肾上腺素、糖皮质激素等治疗措施。炎琥宁不良反应及注意事项参见本节组方(十五)与头孢曲松钠的联合。

### (十七)小剂量山莨菪碱与黄芪联合

【组方】 山莨菪碱　　　0.1～0.2mg/(kg·d)

　　　　　黄芪　　　　　1ml/(岁·d)

【用法】 在常规综合治疗的基础上加用黄芪注射液和山莨菪碱。山莨菪碱注射液 0.1～0.2mg/(kg·d)静脉滴注,连续使用 3～5d;黄芪注射液 1ml/(岁·d),最大剂量为 10ml/d,溶于 5% 葡萄糖注射液 100～250ml 中静脉滴注。连续使用 7～10d。

【作用机制】 山莨菪碱是我国学者从茄科植物唐古特莨菪中提出的生物碱。为 M 胆碱受体阻滞药,能够抑制乙酰胆碱的致平滑肌痉挛及腺体分泌作用。近年研究认为山莨菪碱具有改善微循环、减少内皮细胞损伤,稳定溶酶体膜,抗氧自由基,解除血小板凝聚,改善缺血区组织和器官的血液灌注等多种作用。小儿肺部炎症时因细胞变形,脱颗粒反应,释放溶酶体酶和过氧化物,使炎症反应加重,导致肺组织损伤,而山莨菪碱能稳定溶酶体膜,抗氧自由基,减少肿瘤坏死因子-α mRNA 在肺、肝、心、肾组织中的表达,起到有效地防治肺损伤的作用。黄芪注射液为纯中药制剂,具有补气升阳、固本生肌利水消肿之功效。近年研究表明:黄芪具有直接抗菌、抗病毒作用,并能诱导干扰素、自然杀伤细胞活性,减轻对细胞的损害,使机体 $IgG_1$、$IgG_2$ 升高达正常儿童水平,从而增强机体非特异性和特异性免疫功能,调节免疫并改善肺组织微循环。二者联合应用可起协同作用。

【适应证】 此方适用于治疗支气管肺炎。联合使用山莨菪碱和黄芪注射液辅助治疗支气管肺炎,临床症状改善快,疗效确切,治愈率高,未见明显不良反应发生,是一种安全有效的方法。

【禁忌证】 患有青光眼、前列腺肥大、血小板减少及出血倾向者禁用。对药物有过敏史患者禁用。

【不良反应】 山莨菪碱可引起兴奋,烦躁,心率加快,视物模糊,尿潴留等较为明显的副作用,宜高度注意,静脉注射黄芪注射液偶见变态反应。

【注意事项】　不宜在同一容器中与其他药物混用,且保存不当可能影响产品质量,所以使用前必须对光检查,发现药液出现浑浊、沉淀、变色、漏气等现象时不能使用。

### (十八)丙种球蛋白、痰热清联合

【组方】　丙种球蛋白　　　200~400mg/kg
　　　　　痰热清　　　　　0.5~1.0ml/kg

【用法】　在常规综合治疗的基础上加用丙种球蛋白和痰热清注射液。痰热清 0.5~1.0ml/kg 加入 5% 葡萄糖注射液中静脉滴注;丙种球蛋白 200~400mg/kg 静脉注射,重症者用药 1~2d 后相同剂量重复 1 次,共 1~2 次。

【作用机制】　免疫球蛋白是人体淋巴系统 B 细胞产生的蛋白,是能与特异性抗原起反应的抗体,其生物学功能主要是识别、清除抗原和参与免疫反应的调节。但当呼吸道感染病原体后,IgG 和其亚类产生能力不足,免疫功能下降。IgG 主要成分为中和抗体,能直接灭活病毒和细菌,减少呼吸道炎症,丙种球蛋白能使 IgG 水平上升,加速病情恢复。痰热清的作用机制参见本节组方(十一)与哌拉西林钠和阿米卡星的联合。二者联合应用可起协同作用。

【适应证】　此方适用于治疗小儿急性支气管肺炎。联合使用丙种球蛋白和痰热清注射液治疗小儿急性支气管肺炎,临床症状改善快,疗效确切,治愈率高,未见明显不良反应发生,是一种安全有效的方法。

【禁忌证】　对人免疫球蛋白过敏或有其他严重过敏史者禁用;有抗 IgA 抗体的选择性 IgA 缺乏者禁用。

【不良反应】　丙种球蛋白一般无不良反应,极个别病人在输注时出现一过性头痛、心慌、恶心等不良反应,可能与输注速度过快或个体差异有关。

【注意事项】　上述反应大多轻微且常发生在输液开始 1h 内,因此建议在输注的全过程定期观察病人的一般情况和生命体征,必要时减慢或暂停输注,一般无须特殊处理即可自行恢复。个别病人可在输注结束后发生上述反应,一般在 24h 内均可自行恢复。药液呈现浑浊、沉淀、异物或瓶子有裂纹、过期失效,不得使用。开启后,应一次输注完毕,不得分次或给第二人输用。有严重酸碱代谢紊乱的病人应慎用。使用痰热清注意事项参见本节组方(八)与头孢曲松钠的联合应用。

### (十九)头孢他啶、盐酸溴己新联合

【组方】　头孢他啶　　　80～100mg/(kg・d)

　　　　　盐酸溴己新　　≤6月龄每次2mg,>6月龄每次4mg

【用法】　在常规综合治疗的基础上加用盐酸溴己新注射液和头孢他啶。头孢他啶80～100mg/(kg・d)治疗;盐酸溴己新注射液静脉滴注,≤6月龄每次2mg,>6月龄每次4mg,每日1次,4～7d为1个疗程。

【治疗目的】　可迅速缓解咳嗽症状,减轻肺部体征,缩短病程,减少患者并发症。

【作用机制】　盐酸溴己新,又名盐酸溴苄环己胺、盐酸溴己胺,是一种气道黏液溶解药,为鸭嘴花碱(vasicine)衍生物,具有溶解黏液,清洁气管等作用,而没有催吐作用。盐酸溴己新能分解痰液中的黏多糖纤维,稀化痰液;抑制杯状细胞和黏液腺体合成糖蛋白,使痰液中酸性糖蛋白线状网溶解低分子化,降低痰黏度,便于排出;促进胃黏膜反射性引起呼吸道腺体浆液分泌增加,恢复呼吸道分泌的正常流变,并增强气道纤毛运动,活化纤毛运输系统,廓清呼吸道。盐酸溴己新在体内的活性代谢产物为氨溴索(溴环己胺醇)和溴凡克新(溴环己酰胺)。氨溴索具有高度肺组织亲和力,有调节肺泡巨噬细胞功能和抗氧化功能,并可增加肺表面活性物质的合成和分泌,对肺有保护作用;具有促进黏液和浆液分泌,促进黏痰溶解的作用,可显著降低痰黏度,降低痰液与纤毛的黏着力,增加痰液排出,改善通气功能和呼吸困难状况,其祛痰作用显著,且毒性小,耐受性好,长期使用能显著减少慢性支气管炎的急性发作,减少咳嗽。盐酸溴己新可增加抗菌药物在肺部的分布浓度,增加抗菌药物的抗菌作用,可提高免疫球蛋白和溶菌酶在支气管分泌液中的浓度,加强免疫能力。两药合用具有协同抗菌作用,可有效地控制临床症状,缩短病程。

【适应证】　此方适用于治疗支气管肺炎。

【禁忌证】　对青霉素过敏的患者应慎用,对本品过敏者禁用。禁用于对溴己新过敏者,胃溃疡者应慎用。

【不良反应】　头孢他啶的不良反应主要是皮疹。胃肠道反应一般较轻,如恶心、腹泻等,偶有血清转氨酶一过性升高。盐酸溴己新注射液偶有恶心,胃部不适及血清氨基转移酶升高。

### (二十)痰热清、头孢曲松钠联合

【组方】　痰热清　　　0.25～0.4ml/(kg・d)

　　　　　头孢曲松钠　20～50mg/(kg・d)

【用法】　在常规综合治疗的基础上加用痰热清注射液和头孢曲松钠。用痰热清注射液以 $0.25\sim0.4ml/(kg\cdot d)$ 加入 5% 或 10% 葡萄糖溶液静脉滴注；头孢曲松钠针剂，剂量为 $20\sim50mg/(kg\cdot d)$，溶于生理盐水中静脉滴注，连用 $5\sim7d$。

【作用机制】　痰热清及头孢曲松钠作用机制参见本节组方（八）与头孢曲松钠的联合。

【适应证】　此方适用于治疗小儿肺炎。联合使用头孢曲松钠和痰热清注射液治疗小儿肺炎，疗效好，并且不良反应少，是一种安全有效的方法。

【不良反应及注意事项】　参见本节组方（八）两药联合。

## (二十一)阿奇霉素、头孢曲松钠联合

【组方】　阿奇霉素　　　　10mg/(kg·d)

　　　　　头孢曲松钠　　20~80mg/(kg·d)

【用法】　在常规综合治疗的基础上加用头孢曲松钠和阿奇霉素。头孢曲松钠 $20\sim80mg/(kg\cdot d)$ 静脉滴注；阿奇霉素 $10mg/(kg\cdot d)$ 静脉滴注。两药连续治疗 7d。

【治疗目的】　迅速缓解咳嗽症状，减轻肺部体征，缩短病程，减少患者并发症。

【作用机制】　阿奇霉素是新一代大环内酯类抗生素，它除能抑制细菌蛋白合成外，还有很强的细胞穿透作用，能以高于细胞外 $20\sim30$ 倍的浓度在巨噬细胞内聚集，待巨噬细胞迁徙至炎症部位后再释放出来，发挥其抗感染特性，同时通过破坏敏感微生物的细胞壁和细胞膜的完整性，影响细菌的外排系统，可保持药物在细菌体内的较高浓度，更加有利于头孢曲松钠对细菌细胞壁的破坏，从而杀灭细菌。另外阿奇霉素具有较高的耐酸特性，其化学结构较稳定，被吸收后能迅速分布于组织，例如，在呼吸道等组织的药物浓度明显高于血药浓度，当血药浓度降低时，组织器官中的药物可以释放出来，从而使血药浓度升高，使作用部位的药物浓度在较长时间内保持在较高水平，使药物作用时间延长。此外，大环内酯类抗生素还能促进单核-巨噬细胞的增生、吞噬，促进自然杀伤细胞活性，提高中性粒细胞的趋化，尤其对细胞膜合成也具有抑制作用，当细菌细胞膜被大环内酯类抗生素破坏后，更加有利于 β-内酰胺类抗生素发挥抗菌作用。

【适应证】　此方适用于治疗支气管肺炎。

【不良反应及注意事项】　静脉注射阿奇霉素常见的不良反应及注意事

项参见本节组方(二)与复方丹参的联合。静脉注射头孢曲松钠不良反应及注意事项参见本节组方(八)与痰热清的联合。对青霉素变态反应或头孢菌素过敏者慎用,严重肝功能不全者慎用。

**(二十二)痰热清、头孢呋辛联合**

【组方】　　痰热清　　　　0.5～1ml/(kg·d)

　　　　　　头孢呋辛　　　50～100mg/(kg·d)

【用法】　在常规综合治疗的基础上加用头孢呋辛和痰热清注射液。头孢呋辛50～100mg/(kg·d),溶于5%或10%葡萄糖注射液中静脉滴注;痰热清0.5～1ml/(kg·d),加入5%或10%葡萄糖注射液中静脉滴注,两组均每日1次,连用7～10d。

【治疗目的】　迅速改善小儿急性肺炎症状,缩短疗程,提高有效治愈率。

【作用机制】　痰热清注射液具有抑菌、抗病毒、退热、止咳、化痰、抗痉作用,并能增加机体防御功能,促进白细胞吞噬功能,同时能有效提高血氧饱和度,减轻憋喘症状,加速炎症的吸收。其中黄芩清热燥湿,尤擅清上焦之热,长于泻肺热,行肌表、清大肠之热;金银花、连翘清热解毒;熊胆粉清热解毒、化痰解痉;山羊角具有显著的解热、镇静作用。头孢呋辛为第二代注射用头孢菌素。对阴性杆菌产生的广谱β-内酰胺酶稳定;抗阴性杆菌的作用比第一代强。对阳性球菌包括产青霉素酶葡萄球菌仍有较好作用,对革兰阳性菌的抗菌作用低于或接近于第一代头孢菌素。对流感嗜血杆菌、淋球菌、脑膜炎双球菌、布兰汉卡他球菌等均有较强抗菌作用。两药联用具有协同抗菌治疗肺炎的作用。

【适应证】　此方适用于治疗小儿急性肺炎。

【不良反应及注意事项】　头孢呋辛不良反应较少,有皮肤瘙痒、胃肠道反应、血红蛋白降低、血胆红素升高、肾功能改变等,肌内注射可致局部疼痛。偶见一过性转氨酶升高及 Coomb's 试验阳性。对青霉素过敏或过敏体质者慎用。使用痰热清注意事项参见本节组方(八)与头孢曲松钠的联合。

**(二十三)痰热清、头孢哌酮/他唑巴坦联合**

【组方】　　痰热清　　　　　　　　20ml

　　　　　　头孢哌酮/他唑巴坦　　2g

【用法】　在常规综合治疗的基础上加用头孢哌酮/他唑巴坦和痰热清注射液。用头孢哌酮/他唑巴坦2g加入生理盐水注射液100ml中静脉滴注,每8小时1次;痰热清注射液20ml加入5%葡萄糖注射液250ml中静脉滴注,每日 1 次。7d 为 1 个疗程。

**【治疗目的】** 迅速缓解肺炎的症状和体征,缩短病程,减少并发症。

**【作用机制】** 痰热清注射液是国家二类新药,由黄芩、熊胆粉、山羊角、金银花、连翘提取精制而成,方中黄芩清热燥湿,有抗炎、抗变态反应作用;金银花、连翘清热解毒,宣透郁热,对多种病原微生物有抑制和杀灭作用;熊胆粉、山羊角清热解毒、化痰解痉。合而共奏清热解毒、宣肺解表、化痰解痉之效。药理研究表明,痰热清注射液具有广谱的抗菌及较强的抗呼吸道病毒作用,对呼吸道有关病菌(肺炎链球菌、乙型溶血性链球菌、金黄色葡萄球菌)有一定的抑制作用,同时有解热、镇惊、祛痰、镇咳的作用。该药能有效减轻和抑制炎性渗出和肺间质的水肿,抑制或减轻炎性细胞的浸润,阻止急性肺泡上皮炎症损伤,改善低氧状态,同时可降低内毒素炎性细胞因子的表达水平,达到抗菌消炎的目的。头孢哌酮为第三代头孢菌素类抗生素,通过抑制敏感细菌细胞壁的生物合成而达到杀菌作用。他唑巴坦除对奈瑟菌科和不动杆菌外,对其他细菌无抗菌活性,但是他唑巴坦对由 β-内酰胺类抗生素耐药菌株产生的多数重要的 β-内酰胺酶具有不可逆性的抑制作用。他唑巴坦可防止耐药菌对青霉素类和头孢菌素类抗生素的破坏,并且他唑巴坦与青霉素类和头孢菌素类抗生素具有明显的协同作用。由于他唑巴坦可与某些青霉素结合蛋白相结合,因此,敏感菌株可能对本复方制剂的敏感性较单用头孢哌酮时更强。痰热清注射液与抗生素同时应用具有协同效应。

**【适应证】** 此方适用于治疗呼吸机相关性肺炎。

**【禁忌证】** 禁用于对该药任何成分或其他 β-内酰胺类抗生素过敏者。对青霉素类抗生素过敏者慎用。

**【不良反应】** 通常患者对头孢哌酮/他唑巴坦的耐受性良好,大多数不良反应为轻度,停药后,不良反应会消失。不良反应主要包括以下几种。胃肠道:最常见是稀便、腹泻,其次是恶心和呕吐;皮肤反应:可引起变态反应,表现为斑丘疹、荨麻疹、嗜酸性粒细胞增多和药物热;长期使用有导致可逆性中性粒细胞减少症、血小板减少、凝血酶原时间延长、凝血酶原活力降低,可见于个别病例,出血现象罕见,可用维生素 K 预防和控制;偶有出现头痛、寒战发热、输注部位疼痛和静脉炎。

**【注意事项】** 治疗中,如发生变态反应,应立即停药。严重变态反应者,应立即给予肾上腺素急救,给氧,静注皮质激素类药物。使用痰热清注意事项参见本节组方(八)与头孢曲松钠的联合。

### (二十四)痰热清、头孢哌酮联合

【组方】　痰热清　　　20ml

　　　　　头孢哌酮　　2.0g

【用法】　在常规综合治疗的基础上加用痰热清注射液和头孢哌酮。痰热清注射液20ml加入5％葡萄糖注射液250ml中静脉滴注,每分钟60滴,每日1次;头孢哌酮2.0g加入0.9％氯化钠注射液100ml静脉滴注,每日2次。

【治疗目的】　脑梗死合并老年性肺炎在常规治疗基础上,加用痰热清注射液和头孢哌酮,可明显缓解症状,缩短治疗周期,并减少了各自的毒性作用。

【作用机制】　痰热清注射液主要成分为黄芩、熊胆粉、山羊角、金银花、连翘。分析该药配方,首推黄芩为君药,具有清热解毒、宣肺化痰之本;熊胆粉、山羊角为臣药,具有清热解毒、化痰解痉等功效;金银花为佐药,具有清热解毒、宣肺解毒、广谱抗菌作用;连翘为使药,具有清热解毒、疏风散结作用。痰热清注射液也可减轻肺泡炎性渗出,阻止急性肺泡上皮炎性损伤,缩小肺泡渗出范围,降低毒素血症炎性细胞因子的表达水平。头孢哌酮为第三代头孢菌素。在慢性支气管炎的患者治疗中,单独使用抗生素疗程长,而抗生素过久使用可能造成耐药及菌群失调,且不良反应发生率较高,其与痰热清联合应用则加强了疗效,缩短了治疗周期,并减少了毒性作用。

【适应证】　此方适用于治疗脑梗死合并老年性肺炎。

【不良反应】　头孢哌酮和痰热清联合应用过程中未发现明显的不良反应。此外,注射头孢哌酮偶有皮疹、腹泻、腹痛、嗜酸性粒细胞增加,暂时性血清转氨酶、碱性磷酸酶、尿素氮或肌酐升高。

【注意事项】　对青霉素过敏者、哺乳期妇女及新生儿、早产儿慎用头孢哌酮。使用痰热清的注意事项参见本节组方(八)与头孢曲松钠的联合。

### (二十五)痰热清、头孢哌酮/舒巴坦联合

【组方】　痰热清　　　　　　　20ml

　　　　　头孢哌酮/舒巴坦　　3g

【用法】　在常规综合治疗的基础上加用痰热清注射液和头孢哌酮/舒巴坦。痰热清注射液20ml溶入0.9％氯化钠注射液250ml静脉滴注,每日1次;同时给予头孢哌酮/舒巴坦3g溶于0.9％氯化钠注射液100ml静脉滴注,每日2次。

【作用机制】　痰热清的作用机制参见本节组方(十一)与哌拉西林钠、阿米卡星的联合。痰热清联合头孢哌酮/舒巴坦,增强了治疗效果。

【适应证】　此方适用于治疗老年糖尿病合并肺炎。联合使用痰热清注射液和头孢哌酮/舒巴坦治疗老年糖尿病合并肺炎,疗效好,并且不良反应少,是一种安全有效的方法。

【禁忌证】　对本药任何成分过敏者禁用;β-内酰胺类药物过敏者慎用;严重胆囊炎患者、严重肾功能不良者慎用。

【不良反应】　静脉注射头孢哌酮/舒巴坦可出现头孢哌酮单用药的某些不良反应,但病人对本药有较好的耐受性。

【注意事项】　用药期间禁酒及禁服含乙醇药物。使用痰热清的注意事项参见本节组方(八)与头孢曲松钠的联合。

## (二十六)氨茶碱、纳洛酮联合

【组方】　氨茶碱　　5mg/kg

　　　　　纳洛酮　　0.1mg/kg

【用法】　在常规综合治疗的基础上加用氨茶碱和纳洛酮。氨茶碱5mg/kg 静脉滴注,每 12 小时给药 1 次;纳洛酮,首次 0.1mg/kg 静脉注射,然后以 $10\mu g/(kg \cdot h)$ 速度静脉持续滴注直至呼吸平顺,口唇无发绀,无呼吸暂停而停止。

【治疗目的】　迅速使呼吸平稳,口唇发绀消失,肺部体征明显好转,缩短病程,减少并发症。

【作用机制】　纳洛酮特异性结合阿片受体而使 β-内啡肽(β-EP)失活,降低血浆 β-EP 的水平,与分布在心、脑等部位的阿片受体结合后,可解除 β-EP对呼吸中枢及交感-肾上腺系统的抑制作用,从而兴奋呼吸,改善通气系统功能,降低 $PaCO_2$,缓解低氧性呼吸衰竭。逆转 β-EP 对呼吸中枢的抑制作用,减少肺间质水肿,改善通气功能。此外纳洛酮还有抗自由基作用;增加心排血量,使冠状动脉和心肌缺氧得到改善;亦能改善脑血流量,保证脑干等重要部位的血液供应,促进神经功能的恢复,阻断缺氧继发性脑损伤的发病过程,促进早产儿智力发育。氨茶碱主要作用机制是通过抑制磷酸二酯酶,使cAMP 的破坏减少,从而提高细胞内 cAMP 的含量;使支气管平滑肌松弛,以及减轻支气管黏膜的充血和水肿。纳洛酮与氨茶碱协同作用缩短氨茶碱用药的时间,并有心脑保护,稳定血压等作用。

【适应证】　此方适用于治疗早产儿吸入性肺炎。

【注意事项】 氨茶碱的有效血浓度范围很窄,而影响茶碱血浓度的因素又很多,所以应注意静脉给药的速度和药液浓度。静脉注射纳洛酮偶可有短暂的恶心、呕吐、血压升高及肺水肿,因此高血压及心功能不全者慎用。

## (二十七)酚妥拉明、东莨菪碱联合

【组方】 东莨菪碱 0.03mg/kg

酚妥拉明 1mg/kg

【用法】 在常规综合治疗的基础上加用酚妥拉明和东莨菪碱。酚妥拉明每次 1mg/kg(最高剂量为每次 10mg) 和东莨菪碱每次 0.03mg/kg,每日 2～3 次。

【治疗目的】 迅速缓解肺炎症状,明显缩短治愈时间,且不良反应少。

【作用机制】 酚妥拉明是一种速效 α 受体阻滞药,具有以下作用:①对抗儿茶酚胺的 α 效应而突出 β 效应,迅速松弛支气管平滑肌;②扩张小动脉,降低肺循环阻力,改善气体交换,减轻右心室负荷。东莨菪碱属抗胆碱药,其抗胆碱作用表现在对平滑肌的影响,既能松弛痉挛的支气管平滑肌,又能扩张小动脉,改善微循环,减轻呼吸道黏膜水肿,减少呼吸道腺体分泌,增加肺泡通气,促进炎症吸收。两者联合应用可以最大限度地减低肺楔压,开放关闭的毛细血管,降低外周阻力,使淤滞于肺内的血液迅速转移至体循环,改善通气及换气/血流比例,促使药物渗入和吞噬细胞的移行与纤毛的复原。从而促使痰液的排出,肺啰音的减少。

【适应证】 此方适用于治疗湿啰音难以吸收的小儿肺炎。

【不良反应】 静脉注射酚妥拉明较常见的有直立性低血压,心动过速或心律失常、鼻塞、恶心、呕吐等;晕厥和乏力较少见;突然胸痛(心肌梗死)、神志模糊、头痛、共济失调、言语含糊等极少见。

【注意事项】 静脉注射酚妥拉明速度宜慢,滴速一般不超过每分钟 30 滴,并注意监测血压、心率及治疗反应,随时调整药物的浓度。虽然应用东莨菪碱后患者气道通畅有利于缺氧改善,但如时间过长,气道干燥对清除分泌物不利,且可使分泌物在气道内结痂,反加重病情。东莨菪碱可引起兴奋,烦躁、心率加快、视物模糊、尿潴留等较为明显的副作用,宜高度注意。

## (二十八)清开灵、头孢曲松钠联合

【组方】 清开灵 0.4ml/(kg·d)

头孢曲松钠 20～50mg/(kg·d)

【用法】 在常规综合治疗的基础上加用清开灵注射液和头孢曲松钠。

清开灵注射液以 0.4ml/(kg·d) 加入 5％ 或 10％ 葡萄糖溶液静脉滴注；头孢曲松钠针剂，剂量为 20～50mg/(kg·d)，溶于生理盐水中静脉滴注，连用 5～7d。

【治疗目的】　既可迅速改善肺部微循环、解除支气管平滑肌痉挛而达到止咳、平喘作用，又有改善心肌功能的作用，明显缩短治愈时间，且不良反应少。

【作用机制】　清开灵注射液是由板蓝根、水牛角、金银花、黄芩、栀子、珍珠母、胆酸、猪去氧胆酸等组成的中药，具有抑菌、抗病毒、降热、抗惊厥等作用，还具有抗生素所没有的多种病毒抑制作用，并能增加机体的防御功能，促进白细胞吞噬功能；同时能有效提高血氧饱和度，减轻喘憋症状，加速炎症的吸收。头孢曲松钠是长效、广谱第 3 代头孢菌素，具有很强的杀菌作用，对革兰阴性杆菌如大肠埃希菌、克雷伯菌、流感嗜血杆菌等具有高度抗菌活性；对革兰阳性球菌如肺炎球菌、化脓性链球菌、草绿色链球菌敏感。清开灵注射液与头孢曲松钠针剂联合用药具有协同作用。

【适应证】　此方适用于治疗小儿肺炎。

【禁忌证】　对头孢菌素类抗生素过敏者禁用。

【不良反应】　清开灵注射液不良反应以各种类型变态反应为主，其中严重变态反应包括过敏性休克、急性喉头水肿、过敏性哮喘、过敏性间质性肾炎。一般变态反应，偶见皮疹、面红、局部疼痛等。

【注意事项】　有表证恶寒发热者、药物过敏史者慎用清开灵；如出现变态反应应及时停药并做脱敏处理；本品如产生沉淀或浑浊时不得使用，如经 10％ 葡萄糖或氯化钠注射液稀释后，出现浑浊亦不得使用；清开灵注射液稀释以后，必须在 4h 以内使用；输液速度：注意滴速勿快，儿童以每分钟 20～40 滴为宜，成年人以每分钟 40～60 滴为宜。静脉注射头孢曲松钠不良反应与治疗的剂量、疗程有关。局部反应有静脉炎，此外可有皮疹、瘙痒、发热、支气管痉挛和血清病等变态反应，头痛或头晕，腹泻、恶心、呕吐、腹痛、结肠炎、黄疸、胀气、味觉障碍和消化不良等消化道反应。

### (二十九) 复方丹参、门冬氨酸钾镁联合

【组方】　复方丹参　　　0.3～0.5ml/kg
　　　　　门冬氨酸钾镁　0.3～0.4ml/kg

【用法】　在常规综合治疗的基础上加用复方丹参注射液和门冬氨酸钾镁注射液。复方丹参注射液 0.3～0.5ml/kg、门冬氨酸钾镁注射液 0.3～

0.4ml/kg 静脉滴注,每日 1 次,5～7d 为 1 个疗程。

【治疗目的】　既可迅速改善肺部微循环、解除支气管平滑肌痉挛而达到止咳、平喘作用,又有改善心肌功能的作用,明显缩短治愈时间,且不良反应少。

【作用机制】　复方丹参注射液是中药丹参及降香经加工提取的灭菌水溶液,具有活血化瘀、通脉养心的功能。能扩张血管、抑制血小板黏附和凝集、加快血流、恢复毛细血管的舒张功能,对解除血管痉挛、梗阻和淤血状态,改善肺部微循环,提高肺部氧合能力,减轻心脏负荷,改善心功能方面有一定疗效。门冬氨酸钾镁注射液作为体内草酰乙酸的前体,在参与细胞三羧酸循环中有重要作用。钾和镁常被称为保护性阳离子,它们只有进入细胞内才能发挥作用。门冬氨酸是运送钾、镁的最好载体,对细胞亲和力强,作为耦合剂,与金属离子结合后,分离较慢,可作为镁离子、钾离子载体使其重返细胞内,提高钾离子细胞内浓度。镁是人体内不可缺少的微量元素,它可激活人体内 300 多个酶系统,参与各种能量的代谢活动,是人体一切生长过程,包括骨、细胞、核糖核酸、脱氧核糖核酸以及各种生物膜形成的重要物质。镁离子对心肌、神经肌肉及中枢神经系统等均起抑制作用,与钙对神经肌肉兴奋和抑制的作用相同。近年来研究表明,细胞质中游离镁离子具有调节心肌细胞的重要功能。门冬氨酸钾镁对细胞亲和力强,可作为钾、镁离子的载体,助其进入细胞内,提高细胞内钾镁浓度,加速细胞三羧酸循环,对改善细胞功能、减轻细胞毒性有一定作用。同时,门冬氨酸钾镁又参与鸟氨酸循环,使氨和二氧化碳结合生成尿素经肾排出体外。镁对血管平滑肌的抑制可使肺微、小动脉等扩张,解除肺动脉高压,减轻心脏前、后负荷,改善心脏功能;对支气管平滑肌的抑制作用,可解除平滑肌痉挛,扩张支气管,改善通气和机体缺氧。镁为人体最丰富的离子之一,关于镁离子扩张支气管的机制,一般认为,一方面镁能调节多种酶的活性,能激活腺苷环化酶,激活低下的肾上腺素能 β 受体的功能,并降低支气管平滑肌的紧张度,使支气管扩张而改善通气功能。另一方面,镁可抑制肥大细胞脱颗粒而释放组胺,抑制胆碱酯酶神经释放乙酰胆碱,可解除平滑肌痉挛,扩张支气管和周围血管,改善通气和机体缺氧。两药联用治疗小儿肺炎,有协同作用,既能改善肺部微循环、解除支气管平滑肌痉挛而达到止咳、平喘作用,又有改善心肌功能的作用。

【适应证】　此方适用于治疗小儿肺炎。

【不良反应】　门冬氨酸钾镁注射液滴注太快时可能出现恶心、呕吐、血管疼痛、面色潮红、血压下降等症状;极少数可出现心率减慢,减慢滴速或停药后即可恢复。

【注意事项】 高血钾、高血镁、肾功能不全及房室传导阻滞者慎用。未经稀释不得进行注射;滴注速度应缓慢。复方丹参注射液不良反应常发生于过敏体质及剂量过大,输液速度过快者,其变态反应从用药即刻到连续应用多日都可发生。在临床应用中,须详细询问过敏史,掌握好用药剂量及滴注速度,以期用药安全有效。高敏体质需用此药应做皮肤试验阴性后方可应用。

### (三十)头孢曲松钠、甲硝唑及双黄连联合

【组方】 头孢曲松钠　　　2.0g
　　　　　甲硝唑　　　　　100ml
　　　　　双黄连　　　　　1ml/kg

【用法】 在常规综合治疗的基础上加用头孢曲松钠、甲硝唑及双黄连注射液。头孢曲松钠 2.0g 加入 5% 葡萄糖溶液 100ml 中,静脉滴注,每日 1 次;甲硝唑 100ml,静脉滴注,每日 2 次;双黄连注射液 1ml/kg 加入 5% 葡萄糖溶液 500ml 中静脉滴注,每日 1 次,滴速控制在每分钟 45~60 滴,10~15d 为 1 个疗程。

【治疗目的】 迅速改善肺炎症状,明显缩短治愈时间,且不良反应少。

【作用机制】 头孢曲松钠为第三代头孢菌素,具有广谱抗菌作用,对革兰阳性菌有中度的抗菌作用,对革兰阴性菌的作用强,主要敏感菌有金黄色葡萄球菌、链球菌属、嗜血杆菌、奈瑟菌属及肺炎克雷伯杆菌等,而老年肺炎院外感染者,大多为革兰阳性菌感染,院内获得性肺炎大多是革兰阴性菌感染。甲硝唑广泛应用于抗厌氧菌感染,主要用于治疗或预防拟杆菌属、梭状杆菌属、部分真杆菌属、消化球菌和消化链球菌等所致的系统或局部感染。而老年人由于上呼吸道,喉部正常反射弱,在吞咽障碍或熟睡时,咽部过多的厌氧菌极易吸入下呼吸道。此外,老年肠道慢性炎症或女性生殖道感染时在病灶中的厌氧菌,常可循血行播散引起肺炎。双黄连注射液是由金银花、黄芩、连翘经提取制成的具有清热解毒,清宣风热,适用于病毒及细菌感染的上呼吸道感染、肺炎、扁桃体炎、咽炎等。这主要是由于双黄连对溶血性链球菌、肺炎球菌、金黄色葡萄球菌均有抑制作用,对合胞病毒、流感病毒也有直接抑制作用,还可增强人体对外周血 NK 细胞活性。

【适应证】 此方适用于治疗老年性肺炎。

【注意事项】　治疗时应对病情和诊断进行分析,如上述药物治疗 3d 后,症状未见改善,应及时更换药物,或针对痰培养和药物敏感试验的结果选用抗生素,因老年人病情发展较快,病死率较高,老年人肺炎常并发基础疾病或相关危险因素,而基层医院又缺乏痰培养和药物敏感试验条件,故我们主张老年人肺炎的治疗应联合用药,并且剂量要足够,疗程要充分;否则,不但不能杀死细菌,而且还会诱导耐药菌的产生;甲硝唑静脉滴注时速度要慢,以免胃肠道等不良反应发生;老年人由于脏器老化,尤其是肝肾等脏器功能减退,因此,用药时尽量选用对肝、肾影响较小的药物;或尽量不用氨基糖苷类药物;同时要对原有的基础疾病进行相应治疗。

### (三十一)酚妥拉明、多巴胺联合

【组方】　多巴胺　　　$5\mu g/kg$

　　　　　酚妥拉明　$0.5mg/kg$

【用法】　在常规综合治疗的基础上加用酚妥拉明、多巴胺注射液。酚妥拉明的剂量为每次 $0.5mg/kg$,多巴胺的剂量为每次 $5\mu g/kg$,加入 10% 葡萄糖注射液 20ml 内使用注射泵在 2h 内均匀输入,每日 2 次,间隔 8h,1～3d 为 1 个疗程。

【作用机制】　酚妥拉明为短效 α 受体阻滞药,能缓解支气管平滑肌痉挛,降低气道阻力,从而改善通气功能,提高氧分压,降低二氧化碳分压,扩张肺小动脉,降低右心室舒张末期压,使肺血流阻力降低,周围静脉血容量增高,减轻心脏前后负荷,降低耗氧量,增加心肌收缩力。多巴胺为去甲肾上腺素的前体,可激动心脏 α 和 β 受体以及多巴胺受体,使肺、肾、肠系膜、脑及冠状血管扩张,改善血循环,同时也有增强心肌收缩力,收缩外周血管的作用,使心排血量增加,外周阻力增加,心率加快,血压升高,与酚妥拉明联用后可使其收缩血管致升压作用部分地被抵消,还可弥补单用酚妥拉明时因血压下降反射性引起心率加快的不足,二者联用可增强各自的疗效,减少不良反应。

【适应证】　此方适用于治疗婴儿重症肺炎。联合使用酚妥拉明、多巴胺注射液治疗婴儿重症肺炎,疗效显著,并且不良反应少,是一种安全有效的方法。

【注意事项】　酚妥拉明、多巴胺在使用期间,一定要严密观察病情,严格控制输液速度(每次用注射泵匀速 2h 滴完),静脉穿刺成功后再加入药物,以免药液外漏,引起局部组织坏死。其次在滴注过程中还应经常观察有无腹胀、恶心、呕吐、鼻塞等不良反应的发生,必要时通知医生及时处理。

#### (三十二)丹参、酚妥拉明联合

【组方】　丹参　　　　　2~4ml

　　　　　　酚妥拉明　　 0.5~1.0mg/kg

【用法】　在常规综合治疗的基础上加用丹参注射液、酚妥拉明。丹参注射液(1 岁以下者每次 2ml,1 岁以上者每次 4ml)及酚妥拉明 0.5~1.0mg/kg,分别加入 10%葡萄糖注射液 30~50ml 静脉滴注,每日 2 次。

【作用机制】　丹参具有活血化瘀、凉血养血及改善微循环、降低血液黏滞性的良好作用,有利于改善肺循环和肺换气功能,且具扩张血管作用,可改善心肌的血供,降低心肌负荷,改善心肺功能。此外,丹参中的乙醚提取物——丹参酮可明显抑制白细胞在炎症区游走,因此与抗生素合用可增强抗炎疗效。酚妥拉明以扩张小动脉为主,降低外周阻力,减轻左心室射血阻抗,提高泵血功能,同时可增加去甲肾上腺素的释放,因而有增加心率和间接增强心肌收缩力的作用。此外,还可使肺动脉压、左心室舒张压及周围血管阻力降低,因而可改善重症肺炎合并左心衰竭、肺水肿的病变。又因其具有抗胆碱和组胺作用,而兴奋肠道平滑肌和扩张肠壁的微循环,改善肠道血氧供应,推动肠蠕动,排出肠腔积气,促使肠功能恢复。

【适应证】　此方适用于治疗小儿重症肺炎。可迅速缓解肺炎症状,疗效好,见效快,使用方便,副作用少。

【禁忌证】　严重动脉硬化及肾功能不全者,低血压、冠心病、心肌梗死、胃炎或胃溃疡以及对本品过敏者禁用。

【不良反应及注意事项】　静脉注射酚妥拉明的不良反应及注意事项参见本节组方(二十七)与东莨菪碱的联合。丹参注射液不良反应及注意事项见本节组方(二十九)与门冬氨酸钾镁的联合。

#### (三十三)左氧氟沙星、甲硝唑联合

【组方】　左氧氟沙星　 0.2g

　　　　　　甲硝唑　　　　0.5g/100ml

【用法】　在常规综合治疗的基础上加用甲硝唑注射液和左氧氟沙星注射液。左氧氟沙星注射液 0.2g 加入 0.9%氯化钠注射液 250ml 中静脉注射;甲硝唑注射液 0.5g/100ml,每日 1 次,共 5~10d。

【治疗目的】　迅速缩短咳嗽、喘息、发热、肺部啰音存在时间和住院时间,且不良反应少。

【作用机制】　左氧氟沙星主要作用机制是阻断细菌细胞壁 DNA 复制,

使细胞壁缺损,造成细胞内渗透压过高,破裂而死亡,呈杀菌作用,起效迅速。主要是其 C23 位甲基侧链所处位置不同,形成左、右 2 种旋光异构体,其右旋组分抗菌活性较弱且不良反应明显;而混旋体组分为抗菌活性的有效成分。左氧氟沙星是混旋旋光异构体,由于其抑制 DNA 旋转酶活性强于右旋体,因此,抗菌活性比右旋体强 8～10 倍。左氧氟沙星对大多数革兰阳性及阴性细菌均有良好的抗菌作用。甲硝唑主要对深部厌氧菌和革兰阳性菌有杀菌作用,细菌肺炎常常伴有梭形杆菌等厌氧菌感染。因此,两药合用具有协同作用,增强疗效。

【适应证】　此方适用于治疗肺炎。

【禁忌证】　有活动性中枢神经系统疾病和血液病者禁用甲硝唑。

【不良反应】　左氧氟沙星静脉注射可发生过敏性休克等不良反应。甲硝唑的不良反应为:消化道反应最为常见,包括恶心、呕吐、食欲缺乏、腹部绞痛,一般不影响治疗;神经系统症状有头痛、眩晕,偶有感觉异常、肢体麻木、共济失调、多发性神经炎等,大剂量可致抽搐;少数病例发生荨麻疹、潮红、瘙痒、膀胱炎、排尿困难、口中金属味及白细胞减少等,均属可逆性,停药后自行恢复。

【注意事项】　在应用中注意观察,对过敏体质的患者应慎用。

### (三十四)丹参、硫酸镁联合

【组方】　丹参　　　　　　　0.5ml/(kg・d)

　　　　　25％硫酸镁　　　　0.2～0.4ml/(kg・d)

【用法】　在常规综合治疗的基础上加用丹参注射液、25％硫酸镁。丹参注射液 0.5ml/(kg・d) 和 25％硫酸镁 0.2～0.4ml/(kg・d) 分别加入 10％葡萄糖注射液中静脉滴注,均每日 1 次,连用 5～7d。

【治疗目的】　迅速缩短咳嗽、喘息、发热、肺部啰音存在时间和住院时间,且不良反应少。

【作用机制】　丹参注射液是一种血管扩张药,具有活血化瘀、改善微循环、促进啰音吸收、缓解支气管平滑肌痉挛等作用;而硫酸镁有扩张血管平滑肌、缓解支气管痉挛、降低肺动脉阻力、改善肺循环作用,从而取得抗炎平喘的效果,使肺部啰音吸收,肺炎早日康复。另外,镁离子是体内多种酶(如腺苷酸环化酶、ATP 酶等)的激活药,当喘息时使用硫酸镁能激活腺苷酸环化酶使 ATP 转变成 cAMP,从而提高低下的 β 受体功能,使支气管扩张。两药合用可以提高疗效,减少不良反应。

【适应证】　此方适用于治疗小儿喘憋性肺炎。

【不良反应及注意事项】　采用 25％浓度的硫酸镁静脉滴注,除部分患儿面红、轻度嗜睡外,未发生呼吸抑制及血压下降等情况,经临床观察是安全有效的,但要注意硫酸镁静脉注射可能出现:收缩压轻度降低,平卧后血压即可恢复;部分病人用药后有全身温暖感和轻度嗜睡,少数人在静注部位有烧灼感;治疗时应监测深部腱反射和血压,静注速度不要过快,对伴有肾功能不全或低血压的急性哮喘患者禁用或慎用。丹参注射液不良反应及注意事项参见本节组方(二十九)与门冬氨酸钾镁的联合。

### (三十五)莪术油、酚妥拉明联合

【组方】　莪术油　　　　10mg/kg

　　　　　酚妥拉明　　　0.3～0.5mg/kg

【用法】　在常规综合治疗的基础上加用 0.4％莪术油葡萄糖注射液、酚妥拉明。0.4％莪术油葡萄糖注射液 10mg/kg 静脉滴注,每日 1 次,7d 为 1个疗程。酚妥拉明 0.3～0.5mg/kg 加 10％葡萄糖注射液 30～40ml 静脉滴注,6～8h 1 次。

【治疗目的】　迅速缓解肺炎症状,明显缩短治愈时间,且不良反应少。

【作用机制】　莪术油为活血化瘀中药制剂,对合胞病毒有直接抑制作用,对流感病毒有直接灭活作用,同时莪术油还可明显改善肺微循环,清除血小板聚集,清除肺部炎症。临床验证,莪术油还有活血化瘀,疏导血液,加快毒素的排泄作用。酚妥拉明能选择阻滞 α 受体,解除动脉痉挛,并可间接增加去甲肾上腺素的释放,增加心脏收缩力,同时使肺动脉压、左心室舒张压下降,起到减轻心脏前后负荷作用,改善全身微循环,纠正心力衰竭、减轻肺水肿。两药合用可以提高疗效,减少不良反应。

【适应证】　此方适用于治疗婴幼儿喘憋性肺炎。

【禁忌证】　对莪术油过敏者禁用,过敏体质者慎用。禁忌与头孢曲松、头孢拉定、头孢哌酮、庆大霉素、呋塞米配伍使用。

【注意事项】　莪术油葡萄糖注射液静脉滴注可引起严重的不良反应,建议临床医师严格掌握适应证,用药过程中避免给药速度过快,加强临床用药监护。静脉注射酚妥拉明不良反应及注意事项参见本节组方(二十七)与东莨菪碱的联合。

### (三十六)酚妥拉明与黄芪联合

【组方】　酚妥拉明　　　　0.5～1.0mg/kg

　　黄芪　　　　　　　　5～10ml

　　【用法】　在常规综合治疗的基础上加用酚妥拉明和黄芪注射液。酚妥拉明 0.5～1.0mg/kg，加入 10％葡萄糖注射液 20ml 中静脉缓注（15min 以上），每日 2 次；黄芪注射液 5～10ml 加入 5％葡萄糖注射液 50～100ml，每日 1 次静脉滴注（≤1 岁 5ml/d；>1 岁 10ml/d），两药联用 3～4d。

　　【作用机制】　酚妥拉明能竞争性地阻断去甲肾上腺素与 α 受体结合，兴奋肾上腺素能受体，故能解除支气管痉挛，减轻通气障碍，使喘憋症状得以缓解，酚妥拉明可改善肠壁微循环，并能兴奋胃肠道平滑肌，促使肠功能恢复，治疗中毒性肠麻痹。黄芪可提高机体细胞免疫和体液免疫功能，激活单核-巨噬细胞的活性，提高血液中的免疫球蛋白 IgG、IgA、IgM、IgE 水平，且能增强机体诱生干扰素的功能，从而增强患儿的自身免疫力，促进疾病的恢复，并能增强心肌收缩力，改善心功能，保护心肌，减轻心肌缺血并有利尿作用减轻心脏负荷。故黄芪与酚妥拉明联用对小儿喘憋性肺炎"标本兼治"的作用，在常规治疗不能奏效的情况下，往往取得较好疗效。

　　【适应证】　此方适用于治疗小儿喘憋性肺炎。酚妥拉明与黄芪注射液联合应用对小儿喘憋性肺炎"标本兼治"的作用，在常规治疗不能奏效的情况下，往往取得较好疗效。

　　【不良反应】　静脉注射黄芪注射液偶见变态反应，因此对药物有过敏史患者禁用。

　　【注意事项】　黄芪不宜在同一容器中与其他药物混用，且保存不当可能影响产品质量，所以使用前必须对光检查，发现药液出现浑浊、沉淀、变色、漏气等现象时不能使用。静脉注射酚妥拉明不良反应及注意事项参见本节组方（二十七）与东莨菪碱的联合。

### （三十七）静脉注射丙种球蛋白、氢化可的松联合

　　【组方】　丙种球蛋白　　　400mg/(kg·d)

　　　　　　　氢化可的松　　　4～8mg/(kg·d)

　　【用法】　在常规综合治疗的基础上加用丙种球蛋白和氢化可的松。丙种球蛋白 400mg/(kg·d) 和氢化可的松 4～8mg/(kg·d) 静脉滴注，每日 1 次，连用 3d。

　　【作用机制】　静脉注射丙种球蛋白可封闭靶细胞的受体，阻断抗原刺激和自身免疫反应，从而阻止特异性抗体对宿主靶细胞的损伤；通过可变区结合抗原作用，中止自身抗体产生，或与免疫复合物中抗体结合，改变免疫复合

物分子量的大小,增加其可溶性,使其更易被巨噬细胞吞噬;含广谱抗病毒和抗细菌的 IgG 抗体,内含与正常人一致的主要免疫球蛋白分子 G 及其亚类,对感染性疾病引起的继发性免疫球蛋白缺乏能够起到补充 IgG 抗体,中和病原体的作用;激活补体,促进细胞吞噬功能。糖皮质激素有较强的免疫抑制作用,可减少炎症渗出,解除支气管痉挛,改善血管通透性和微循环,可用于严重的喘憋发作的治疗。氢化可的松因其起效快,作用迅速而成为儿科急症用药的首选。二者联合应用可起协同作用。

【适应证】　此方适用于婴儿重症喘憋性肺炎。联合使用丙种球蛋白和氢化可的松治疗婴儿重症喘憋性肺炎,临床症状改善快,疗效确切,治愈率高,且在用药过程中,未见继发细菌感染等明显不良反应发生,是一种安全有效的方法。

【禁忌证】　对人免疫球蛋白过敏或有其他严重过敏史者禁用;有抗 IgA 抗体的选择性 IgA 缺乏者禁用。

【不良反应】　丙种球蛋白一般无不良反应,极个别病人在输注时出现一过性头痛、心慌、恶心等不良反应,可能与输注速度过快或个体差异有关。

【注意事项】　上述反应大多轻微且常发生在输液开始 1h 内,因此建议在输注的全过程定期观察病人的一般情况和生命体征,必要时减慢或暂停输注,一般无须特殊处理即可自行恢复。个别病人可在输注结束后发生上述反应,一般在 24h 内均可自行恢复。药液呈现浑浊、沉淀、异物或瓶子有裂纹、过期失效,不得使用。开启后,应一次输注完毕,不得分次或给第二人输用。有严重酸碱代谢紊乱的病人应慎用。氢化可的松可抑制儿童生长发育。

### (三十八)丙种球蛋白、双黄连联合

【组方】　丙种球蛋白　　　　400mg/(kg·d)

　　　　　双黄连　　　　　　60mg/(kg·d)

【用法】　在常规综合治疗的基础上加用丙种球蛋白、双黄连注射液。丙种球蛋白 400mg/(kg·d)缓慢静脉滴注,连用 3d;双黄连 60mg/(kg·d)静脉滴注,5～7d 为 1 个疗程。

【作用机制】　丙种球蛋白从众多献血者血液中提取,含有丰富的抗多种病毒的活性抗体,能直接中和致病微生物抗原,能形成抗原抗体免疫复合物,激活补体系统,能增强中性粒细胞的趋化,吞噬和杀菌功能。双黄连粉针剂主要成分是金银花、连翘、黄芩,属清热解毒药,有抗病毒、提高机体免疫力的作用,还可降低毛细血管通透性,有利于肺部炎症的控制。二者联用可增强

各自的疗效。

【适应证】　此方适用于治疗婴幼儿喘憋性肺炎。联合使用丙种球蛋白、双黄连注射液治疗婴幼儿喘憋性肺炎,疗效好,并且不良反应少,是一种安全有效的方法。

【不良反应】　静脉注射双黄连注射液可引起变态反应:以荨麻疹最为多见,少数出现花斑样改变;过敏性休克:一般于注射后数秒至5min内发生,先是局部瘙痒、皮疹,继而心慌、胸闷、呼吸困难、发绀、血压下降,很快出现意识丧失和肢体抽搐,个别出现呼吸、心搏骤停;消化系统:恶心、呕吐、肠痉挛、腹泻、黄疸等,一般为一过性,停药或常规处理即可恢复;循环系统:静脉炎、血管疼痛、血压升高、房颤、短暂心跳过速,停药后对症治疗均能恢复;神经系统:神志不清、头晕、头痛。

【注意事项】　使用前要认真询问病人对双黄连注射液的过敏史,对本品有过敏史的患者应慎用,对本品有过敏体质的患者应避免使用;咳喘病、严重血管神经性水肿、静脉炎患者对本品有过敏史的、年老体弱者、心肺严重疾病者应避免使用;使用本品时不应与其他药品混用,最好单用。15岁以下,50岁以上患者使用本品时应注意监护;不得超剂量或浓度(建议静脉滴注时药液浓度不应超过15%)应用,尤其是儿童,要严格按体重计算用量;静脉滴注双黄连注射液应遵循先慢后快的原则。开始滴注时应为每分钟20滴,15～20min后,患者无不适,可改为每分钟40～60滴,并注意监护病人有无不良反应发生;本品与生理盐水或5%～10%葡萄糖溶液配伍时如出现沉淀,请勿使用。首次用药应密切注意观察,一旦出现皮疹、瘙痒、颜面充血,特别是出现心悸、胸闷、呼吸困难、咳嗽等症状应立即停药,及时给予脱敏治疗。丙种球蛋白不良反应及注意事项参见本节组方(三十七)与氢化可的松的联合。

### (三十九)25%硫酸镁、甲泼尼龙联合

【组方】　25%硫酸镁　0.2～0.4ml/kg
　　　　　甲泼尼龙　　1～2mg/kg

【用法】　在保持呼吸道通畅、吸氧、化痰、氧流雾化吸入、平喘、镇静等常规综合治疗的基础上加用硫酸镁和超小剂量甲泼尼龙治疗,25%的硫酸镁每次0.2～0.4ml/kg加入5%～10%葡萄糖注射液稀释成2.5%浓度的液体静脉滴注,每分钟10～15滴,每日1次,3～5d为1个疗程;同时给予超小剂量甲泼尼龙治疗,剂量:1～2mg/(kg·d),分1～2次静脉滴注,3～5d为1个疗程。

【治疗目的】　两药有明显协同作用,无任何毒性作用,能明显缩短病程,

疗效显著,减少患儿并发症。

【作用机制】　硫酸镁是多种酶的激活药,能激活腺苷酸环化酶,使 ATP 转变成环磷酸腺苷,解除支气管平滑肌痉挛而缓解喘鸣,激活蛋白激酶及 ATP 酶,使细胞膜发生改变,阻止过敏物质释放,解除血管痉挛,改善肺循环,使呼吸通畅;硫酸镁对中枢神经系统有显著的抑制,起到镇静止咳作用,减少耗氧;硫酸镁能舒张因缺氧导致痉挛的毛细血管及小动脉,改善血液循环,降低心脏前后负荷,以减少心力衰竭的发生,减轻肺淤血,改善肺功能纠正缺氧,而缓解症状;硫酸镁还可以使呼吸道黏膜表面渗透压增加,使周围组织水分吸收到呼吸道而起到稀释痰液作用,有利于气道分泌物排出,有利于肺啰音的吸收。甲泼尼龙在治疗呼吸道疾病特别是喘憋性肺炎方面的疗效显著,主要是由于其抗炎作用强,药物在肺组织中浓度高,静脉滴注后迅速起效,而其醋酸酯分解缓慢故作用持久。但是,大剂量激素对小儿生长发育具有明显抑制作用,在保证疗效的前提下尽量减少甲泼尼龙的剂量具有重要意义。

【适应证】　此方适用于治疗小儿喘憋性肺炎。

【注意事项】　硫酸镁注射应调好滴速,并注意观察呼吸、血压、心率、尿量变化,同时备好有拮抗作用的钙剂,以防万一。如血压下降可减慢滴注速度,若有严重副作用应立即停用,并给 10% 葡萄糖酸钙 10ml 静脉滴注。甲泼尼龙可抑制儿童生长发育。

## (四十)细辛脑、甲泼尼龙联合

【组方】　细辛脑　　0.5mg/kg

　　　　　甲泼尼龙　1mg/kg

【用法】　常规综合治疗的基础上加用细辛脑和甲泼尼龙治疗。细辛脑注射液 0.5mg/kg,用 10% 葡萄糖注射液稀释成 0.01%~0.02% 静脉滴注,每日 1 次,3~5d 为 1 个疗程;甲泼尼龙注射液 1mg/kg,用 10% 葡萄糖注射液 20~30ml 稀释后静脉滴注,每日 2 次,3~5d 为 1 个疗程。

【治疗目的】　两药合用在减轻喘憋性肺炎患者咳嗽、喘憋症状和促进肺部喘鸣音体征消失和减少住院时间方面效果显著,且作用迅速,从而促使患儿更快痊愈。

【作用机制】　甲泼尼龙属中效糖皮质激素,具有抗炎、抗过敏及调节免疫等作用,其机制是减轻充血,抑制炎症细胞向炎症部位移动,阻止炎症介质发生反应,抑制吞噬细胞功能,稳定溶酶体膜,并能增强气道对受体激动药的敏感性,解除气道痉挛,使支气管舒张。同时甲泼尼龙达峰时间快,30min即可达血药浓度高峰。临床应用甲泼尼龙后可及时减轻患儿毛细支气管黏膜充血、水肿、渗出,使痰液稀释,易于通过咳嗽自主排出,通畅气道。重症毛细支气管炎患儿及时应用甲泼尼龙可降低呼吸衰竭的发生率。细辛脑为中药石菖蒲的主要有效成分,现代研究证明细辛脑通过抑制组胺、乙酰胆碱引起的支气管平滑肌痉挛,通过抑制外周血T淋巴细胞活化增殖和抑制气道嗜酸性粒细胞炎症,通过促进支气管纤毛运动及抑制金黄色葡萄球菌和肺炎球菌等效应而起到平喘、祛痰、止咳、抗炎和抗感染的作用,同时对咳嗽中枢有较强的抑制作用。由于毛细支气管炎患儿除病毒感染外还可能混有细菌感染,治疗时一般使用抗生素,使用细辛脑注射液后,可使痰液的黏稠度降低,可使抗生素及其他药物易于渗入,从而提高疗效。

【适应证】　此方适用于治疗婴幼儿喘憋性肺炎。

【禁忌证】　肝肾功能严重障碍者慎用细辛脑,对其过敏者禁用。

【不良反应】　注射细辛脑偶可产生轻微不良反应,如口干、头晕、恶心、胃不适、心慌及便秘等,罕见休克。甲泼尼龙可抑制儿童生长发育。

### (四十一)细辛脑、炎琥宁联合

【组方】　炎琥宁　5～8mg/(kg·d)

　　　　　细辛脑　0.5mg/kg

【用法】　常规综合治疗的基础上加用细辛脑和炎琥宁治疗。炎琥宁冻干粉针剂5～8mg/(kg·d),6个月以下患儿按5～8mg/(kg·d),6个月～2岁按8mg/(kg·d),分2次加入5%～10%葡萄糖注射液50～100ml中静脉滴注,细辛脑注射液用10%葡萄糖注射液稀释成0.01%～0.02%溶液,每次0.5mg/kg,每日2次静脉滴注。

【治疗目的】　两药合用在减轻喘憋性肺炎患者咳嗽、喘憋症状和促进肺部喘鸣音体征消失和减少住院时间方面效果疗效显著,是一种安全有效的治疗方法。

【作用机制】　炎琥宁冻干粉是从天然植物穿心莲叶中提取的有效成分穿心莲内酯经结构改造,人工半合成所得穿心莲内酯琥珀酸半酯(NAS)制成的钾钠盐,具有明显解热、抗炎镇痛的作用,可促进中性粒性细胞的吞噬功能,加强体液免疫功能,具有灭活呼吸道合胞病毒、腺病毒、流感病毒作用。对金黄色葡萄球菌、甲型链球菌、肺炎球菌、大肠埃希菌等均有抑制作用,因而有抗炎抗病毒双重功效。细辛脑注射液是从中药石菖蒲挥发油中提取的有效成分,对流感病毒 A 等有抑制作用。对金黄色葡萄球菌、甲型链球菌、肺炎链球菌、卡他球菌、淋球菌、流感杆菌、痢疾杆菌、伤寒杆菌、大肠埃希菌、铜绿假单胞菌等有杀灭和明显抑制作用。具有明显的止咳、平喘、祛痰作用及抗炎作用。两药合用协同作用,无明显的副作用,是一种安全有效的治疗方法。

【适应证】　此方适用于治疗婴幼儿喘憋性肺炎。

【不良反应及注意事项】　注射细辛脑不良反应及注意事项参见本节组方(四十)与甲泼尼龙的联合。注射炎琥宁不良反应及注意事项参见本节组方(十五)与头孢曲松钠的联合。

## (四十二)α-干扰素、复方丹参联合

【组方】　α-干扰素　　　　5 万～10 万 U/(kg·d)
　　　　　复方丹参　　　　0.5ml/(kg·d)

【用法】　常规综合治疗的基础上加用复方丹参注射液和 α-干扰素治疗。干扰素 5 万～10 万 U/(kg·d)肌内注射;复方丹参注射液 0.5ml/(kg·d),加入 5%葡萄糖注射液 100ml 中静脉滴注,1h 滴完。上述两药均每日 1 次,连用 3d。

【治疗目的】　两药合用可减轻喘憋性肺炎患者咳嗽、喘憋症状等,且疗程短,见效快,方便实用,是一种安全有效的治疗方法。

【作用机制】　α-干扰素抑制病毒复制和进入细胞,可减少细胞因子的异常分泌,减少引起喘息的 IgE 的产生;复方丹参可改善微循环,减轻心脏的负荷,清除自由基,减少炎性物质的渗出,加速肺内炎性物质的吸收,改善肺通气功能,纠正机体的缺氧状态。二者合用可减少炎性物质的产生,从而避免其对机体的进一步损害,调节机体的免疫功能,促进巨噬细胞处理抗原的能力,促进病体迅速康复,减少合并症的发生。

【适应证】　此方适用于治疗婴幼儿喘憋性肺炎。

【不良反应】　注射干扰素的最常见的不良反应为发热、寒战、头痛、肌肉痛、关节痛、全身不适、乏力等流感样反应,亦可见到注射部位疼痛、硬结、恶心、呕吐、手足麻木、毛发脱落、白细胞减少、血小板减少等,少数病人可引起出血、继发感染以及自身免疫性疾病,偶尔还可使原有肝病突然加重。复方丹参注射液不良反应常发生于过敏体质及剂量过大,输液速度过快者,其变态反应从用药即刻到连续应用多日都可发生。

【注意事项】　在临床应用中,须详细询问过敏史,掌握好用药剂量及滴注速度,以期用药安全有效。高敏体质需用此药应做皮肤试验阴性后方可

应用。

### (四十三)α-干扰素、炎琥宁联合

【组方】 α-干扰素 100万 U/d

炎琥宁 15mg/(kg•d)

【用法】 常规综合治疗的基础上加用炎琥宁和 α-干扰素治疗。干扰素 100万 U/d,肌内注射;炎琥宁粉针 15mg/(kg•d),静脉滴注。上述两药均每日1次,7d为1个疗程。

【治疗目的】 细支气管炎在常规治疗基础上,加用 α-干扰素联合炎琥宁针剂治疗,在减轻喘憋性肺炎患者咳嗽、喘憋症状和促进肺部喘鸣音体征消失和减少住院时间方面效果显著,而且使用中不良反应少,用药相对安全,是一种安全有效的治疗方法。

【作用机制】 干扰素是人体在外源或内源性诱生物作用下产生的一种具有广谱抗病毒活性的低分子糖蛋白,通过增强机体细胞免疫活性和促进体内抗病毒蛋白合成的双重作用发挥其生物学功能。具体说来,干扰素主要作用于以下几个环节:抑制病毒进入细胞,抑制病毒蛋白的翻译及病毒颗粒的装配,激活巨噬细胞及自然杀伤细胞,增强细胞因子的产生和调节免疫球蛋白的合成,同时通过和干扰素受体的结合进一步激化 2-5′寡聚 A 合成酶与蛋白酶,最终阻碍病毒蛋白质的转录,抑制病毒增殖。炎琥宁冻干粉剂是经人工半合成穿心莲内酯琥珀酸半酯(NAS)制成的钾钠盐,具有明显的解热、抗炎、促进肾上腺皮质功能及镇痛作用。可以促进中性粒细胞的吞噬功能,加强体液免疫能力,具有灭活呼吸道合胞病毒、腺病毒、流感病毒的作用。体外抑菌试验显示它对金黄色葡萄球菌、甲型链球菌、大肠埃希菌、肺炎球菌等均有抑制作用,因而具有抗病毒、抗菌的双重功效。

【适应证】 此方适用于治疗婴幼儿喘憋性肺炎。

【不良反应及注意事项】 注射干扰素不良反应及注意事项参见本节组方(四十二)与复方丹参的联合。注射炎琥宁不良反应及注意事项参见本节组方(十五)与头孢曲松钠的联合。

### (四十四)氨茶碱、硫酸镁联合

【组方】 氨茶碱 2～4mg/kg

25%硫酸镁 0.1～0.3g/kg

【用法】 在支持治疗和对症治疗的基础上加用氨茶碱和 25%硫酸镁治疗。25%硫酸镁每次 0.1～0.3g/kg 稀释成 2.5%浓度静脉滴注,每分钟

15～40 滴(视年龄大小和病情而定),继之静脉滴注氨茶碱,每次 2～4mg/kg。病情严重,喘息症状改善不明显,4～6h 后重复静脉滴注 1 次硫酸镁,用量同前。用药不超过 5d。

【治疗目的】　细支气管炎在常规治疗基础上,加用氨茶碱和硫酸镁治疗,在减轻喘憋性肺炎患者咳嗽、喘憋症状和促进肺部喘鸣音体征消失和减少住院时间方面效果显著。

【作用机制】　氨茶碱主要作用机制参见本节组分(二十六)与纳洛酮的联合。而镁离子是体内多种酶的激活药,哮喘时使用硫酸镁能激活腺苷环化酶使转变成 cAMP,从而提高低下的 β 受体功能,使支气管扩张。硫酸镁的作用是多方面的,它是多种酶的激活药,可激活腺苷酸环化酶,使 ATP 转变为 cAMP,并能抑制 $PGF_{2\alpha}$ 的生成,从而影响组织的能量代谢和细胞膜的通透性,阻止过敏介质的释放,解除支气管痉挛,改善肺循环,减轻支气管黏膜水肿而缓解哮喘发作。硫酸镁还能通过直接舒张外周血管平滑肌,改善肺血管痉挛状态,减轻肺血管床的阻力,从而间接缓解哮喘症状。显然硫酸镁与氨茶碱的平喘机制不同,分别作用两个不同的环节同时提高细胞内 cAMP 的含量。因此联合用药有协同作用。

【适应证】　此方适用于治疗婴幼儿喘憋性肺炎。

【不良反应及注意事项】　采用 25% 浓度硫酸镁静滴的不良反应及注意事项参见本节组方(三十四)与丹参注射液的联合。氨茶碱为常规剂量,未见严重副作用,但要注意氨茶碱的有效血浓度范围很窄,而影响茶碱血浓度的因素又很多,所以应注意静脉给药的速度和药液浓度。

## (四十五)山莨菪碱、硫酸镁联合

【组方】　山莨菪碱　　　　0.2mg/(kg・d)
　　　　　25%硫酸镁　　　0.2ml/(kg・d)

【用法】　在常规综合治疗的基础上加用山莨菪碱和硫酸镁。山莨菪碱 0.2mg/(kg・d),用时 1h;25%硫酸镁 0.2ml/(kg・d),用时 3h,分次微泵静脉滴注。

【治疗目的】　细支气管炎在常规治疗基础上,加用山莨菪碱和硫酸镁治疗,在减轻喘憋性肺炎患者咳嗽、喘憋症状和促进肺部喘鸣音体征消失和减少住院时间方面效果显著。

【作用机制】　山莨菪碱为 M 受体阻滞药,通过抗乙酰胆碱作用,抑制腺体分泌,黏液分泌物减少,舒张支气管平滑肌。具有解除支气管痉挛,降低气道阻力,改善肺泡通气,保持呼吸道通畅,同时可改善肺组织缺氧状态,减轻肺淤血,改善心脏功能,减少心力衰竭的发生。硫酸镁的作用机制参见本节组方(四十四)与氨茶碱的联合。两药联合具有显著平喘及减少支气管分泌物的协同作用,疗效优于单一使用。

【适应证】　此方适用于治疗婴幼儿喘憋性肺炎。

【禁忌证】　患有青光眼、前列腺肥大、血小板减少及出血倾向者禁用。

【不良反应及注意事项】　虽然应用山莨菪碱后患者气道通畅有利于缺氧改善,但如时间过长,则气道干燥对清除分泌物不利,且可使分泌物在气道内结痂,反而加重病情;山莨菪碱可引起兴奋、烦躁、心率加快、视物模糊、尿潴留等较为明显的副作用,应高度注意。硫酸镁静脉注射不良反应及注意事项参见本节组方(三十四)与丹参注射液的联合。

### (四十六)酚妥拉明、间羟胺联合

【组方】　酚妥拉明　　　　　0.5～1mg/kg

　　　　　间羟胺　　　　　0.25～0.5mg/kg

【用法】　在常规综合治疗的基础上加用酚妥拉明和间羟胺。酚妥拉明每次 0.5～1mg/kg,间羟胺每次 0.25～0.5mg/kg,加入 10% 葡萄糖注射液 30ml 静脉滴注,重症者 2～4h 重复用药 1 次,好转后改为每日 1～2 次,一般患儿每日用药 1 次,直到症状缓解、肺部喘鸣音消失为止。

【治疗目的】　细支气管炎在常规治疗基础上,加用酚妥拉明和间羟胺治疗,在减轻喘憋性肺炎患者咳嗽、喘憋症状和促进肺部喘鸣音体征消失和减少住院时间方面效果显著。

【作用机制】　酚妥拉明为 α 受体阻滞药,能扩张周围小动脉,改善肺微循环,促进肺部湿啰音的吸收,并能增进肺的通气与换气功能,减轻心脏的前、后负荷,故该药适用于喘憋较重,尤其是有心功能不全的患者。间羟胺有较强的 α 受体兴奋作用和较弱的 β 受体兴奋作用,升高血压作用温和而持久,对肾血管收缩作用较弱,不易引起少尿及心律失常,同时可增加冠脉供血,使心率稍减慢,恰好对抗酚妥拉明降血压及加快心率的副作用。酚妥拉明与间羟胺合用能相互抵消副作用,对心功能的改善起到协同作用。

【适应证】　此方适用于治疗婴幼儿喘憋性肺炎。

【不良反应】　用药后偶见呼吸困难加剧,发绀,鼻塞,心率加快等。易误认为病情加重,以致再次用药时又出现上述症状。此副作用发生平均年龄在 4～5 个月,可能与年龄及个体差异有关。

【注意事项】　对 6 个月以下婴儿联合应用酚妥拉明、间羟胺应慎重。用药期间应注意观察,若出现上述症状应及时停药,并予以吸氧、镇静及麻黄碱滴鼻液滴鼻等对症处理,并及时向家属说明病情,以免增加家属负担,引起不必要的误会。

### (四十七)阿奇霉素、氢化可的松联合

【组方】　阿奇霉素　　　10mg/(kg·d)

　　　　　氢化可的松　　5～8mg/(kg·d)

【用法】　在常规综合治疗的基础上加用阿奇霉素和氢化可的松。阿奇霉素 10mg/(kg·d)加入 10% 葡萄糖注射液 100～200ml 内静脉滴注,氢化可的松 5～8mg/(kg·d),加入 10% 葡萄糖注射液 100ml 内静脉滴注,均每日 1 次,其中阿奇霉素用至哮鸣音及湿啰音消失。氢化可的松最多不超过 5d。

【治疗目的】　细支气管炎在常规治疗基础上,加用阿奇霉素和氢化可的松,能缩短止咳、平喘等对症治疗用药的使用时间,缩短病程,提高治愈率,且使用安全,不良反应少,不失为一种安全有效的治疗方法。

【作用机制】　近年来研究发现"大环内酯类"可明显改善哮喘及患者呼吸道过敏状态的作用。经体外实验证明可呈剂量效应关系,可抑制人体末梢血混合淋巴细胞反应,中性粒细胞游走和超氧化物的产生。除抗菌作用外,尚可抑制淋巴细胞和中性粒细胞发挥抗炎作用。试验还发现可抑制黏液分泌,有助于呼吸道的治疗。红霉素的消化道副作用大,多数为小儿难以耐受,是疗效差的主要原因,阿奇霉素为同类新药,具有杀菌力强,组织浓度高(高出血液浓度 50 倍),半衰期长等特点。同时该药副作用小,患儿耐受性极好。对支原体具有强大的抗菌作用,尤其对支原体感染有特别疗效,可以列为支原体肺炎及难治性肺炎的首选药物。急性期应用氢化可的松起到阻断免疫反应,非特异抗炎降温作用。上述两药联用疗效显著、安全,实属有效方法。

【适应证】　此方适用于治疗婴幼儿喘憋性肺炎。

【不良反应及注意事项】　静脉注射阿奇霉素常见的不良反应及注意事项参见本节组方(一)与细辛脑的联合。氢化可的松可抑制儿童生长发育。

### (四十八)莪术油、氨溴索联合

【组方】　莪术油　　10mg/kg

　　　　　氨溴索　　0.75mg/kg

【用法】　在常规综合治疗的基础上加用莪术油葡萄糖注射液和氨溴索

注射液静脉滴注。莪术油葡萄糖注射液 10mg/kg,氨溴索注射液 0.75mg/kg,每日 1 次,3～6d 为 1 个疗程。

【治疗目的】　小儿喘憋性肺炎在常规治疗基础上,加用莪术油葡萄糖注射液和氨溴索注射液,一方面莪术油能有效抑制病毒,改善肺部微循环;另一方面氨溴索使喘憋性肺炎患儿呼吸道内不断产生和聚集的黏稠分泌物得以迅速清除,则更进一步改善了呼吸状况。二者联合治疗喘憋性肺炎疗效确切,是一种有效、安全的治疗方案。

【作用机制】　莪术油是从中药莪术中提取的挥发油,其主要成分为莪术醇和莪术酮,对呼吸道合胞病毒有直接抑制作用,对其他病毒如甲型流感病毒有直接灭活作用,对肺炎支原体也有抑制作用。莪术油中的莪术醇除对呼吸系统病毒有直接抑制作用外,还有调节和增强免疫作用,可有效改善肺部微循环,降低肺循环阻力,促进喘憋性肺炎症恢复和吸收,减轻支气管黏膜水肿等,有利于气体的交换。氨溴索注射液则具有黏液排出促进作用及溶解分泌物的特性,可以促进呼吸道内黏稠分泌物的排出及减少黏液的滞留,因而促进排痰,改善呼吸状况,同时使痰液的黏稠度降低,抗菌药物易于渗入,从而提高抗菌效果。二者联用具有协同作用。

【适应证】　此方适用于治疗小儿喘憋性肺炎。

【禁忌证】　对此药过敏者禁用莪术油,过敏体质者慎用。禁与头孢曲松、头孢拉定、头孢哌酮、庆大霉素、呋塞米配伍使用。对氨溴索过敏者禁用,过敏体质者慎用。

【不良反应】　两药联用未见明显的不良反应,但要注意莪术油葡萄糖注射液静脉滴注可引起严重的不良反应。氨溴索静脉滴注时常能很好耐受。偶见轻微的上消化道不良反应,主要为胃部灼热、消化不良和偶尔出现的恶心、呕吐等。变态反应极少出现,主要为皮疹,罕见出现严重的急性变态反应。

【注意事项】　建议临床医师严格掌握适应证,用药过程中避免给药速度过快,加强临床用药监护。

### (四十九)干扰素、细辛脑联合

【组方】　干扰素　20 万～100 万 U/d
　　　　　细辛脑　0.5～1mg/(kg・d)

【用法】　在常规综合治疗的基础上加用干扰素和细辛脑。干扰素每次 20 万～100 万 U/d,肌内注射,疗程 3～5d;细辛脑 0.5～1mg/(kg・d),浓度

0.01%～0.02%静脉滴注,疗程 3～7d。

【治疗目的】　小儿喘憋性肺炎在常规治疗基础上,加用干扰素和细辛脑,较快改变咳嗽喘息的症状,减少喘憋的发生,促进肺部啰音吸收,缩短疗程,未发现明显的副作用,是一种有效、安全的治疗方案。

【作用机制】　干扰素是人体中存在的具有抗病毒作用的低分子量糖蛋白,当感染病毒后,机体产生干扰素能力下降,加用外源性干扰素可增强机体抗病毒能力,并可增强免疫功能,促进机体的合成。干扰素为广谱抗病毒制剂,可阻断病毒的蛋白核酸合成和复制病毒所需要酶的合成,使病毒繁殖受到抑制,同时具有免疫调节作用,增强吞噬细胞的吞噬功能,以及 T 细胞、B 细胞免疫功能,从而干扰病毒复制,提高 T 细胞水平,细胞免疫功能提高,终止感染,对治疗毛细支气管肺炎起到积极作用。细辛脑是中药石菖蒲的主要成分,是近年来国内人工合成的唯一一种抗炎性中药单体制剂,其副作用轻,安全范围大。细辛脑可对抗组胺、乙酰胆碱、5-羟色胺、缓解支气管痉挛,起到平喘作用,对咳嗽中枢也有较强的抑制作用,能够减轻黏膜出血、水肿,缓解呼吸道阻塞,使喘息、喘憋得以减轻。细辛脑可引起分泌物增加,使浓度变稀,降低痰液黏稠,易于咳出。

【适应证】　此方适用于治疗小儿喘憋性肺炎。

【禁忌证】　肝肾功能严重障碍者慎用,对其过敏者禁用。

【不良反应】　两药联用偶见患儿用药后烦躁、轻微哭闹,将滴速减慢自行缓解。此外可出现恶心,面色潮红,口干,停药消失,余未见明显不良反应。注射干扰素的不良反应参见本节组方(四十二)与复方丹参的联合。注射细辛脑偶可产生轻微不良反应,如口干、头晕、恶心、胃不适、心慌及便秘等,罕见休克。

### (五十)干扰素 α-2b、利巴韦林联合

【组方】　干扰素 α-2b　　5 万 U/(kg·d)

　　　　　利巴韦林　　　10～15mg/(kg·d)

【用法】　在常规综合治疗的基础上加用干扰素 α-2b 和利巴韦林。利巴韦林 10～15mg/(kg·d),静脉滴注;干扰素 α-2b,5 万 U/(kg·d)肌内注射。疗程 3～5d。

【治疗目的】　小儿喘憋性肺炎在常规治疗基础上,加用干扰素 α-2b 和利巴韦林,患儿退热、止咳、喘憋缓解、哮鸣音消失、肺部啰音消失及住院时间均明显缩短,两药联用有协同作用,临床疗效好。

【作用机制】　利巴韦林为一种强单磷酸次黄嘌呤核苷(IMP)脱氢酶抑制药,抑制 IMP,从而阻碍病毒核酸的合成,具有广谱抗病毒活性。干扰素是一种具有生物活性的调节蛋白,作用于组织细胞抗病毒蛋白,阻碍病毒复制,保护宿主不受病毒侵害,有广谱抗病毒活性,是目前抗病毒谱最广的药物,毒性低、抗原性很弱。同时,干扰素可增强 T、B 细胞活性,具有促进吞噬细胞的吞噬作用及免疫调节功能。两药联用有协同作用。

【适应证】　此方适用于治疗小儿喘憋性肺炎。

【不良反应及注意事项】　两药联用未见明显不良反应。肌内注射干扰素除了常见的不良反应:发热畏寒、肌肉疼痛、头痛、疲乏、食欲缺乏、恶心外,还可能出现一些少见的、严重的不良反应,比如血糖升高、再生障碍性贫血、过敏性紫癜、胆汁淤积及过敏性休克等,因此,临床应予以足够的重视。利巴韦林副作用少,不良反应发生率低,但要注意大剂量长期使用本药可引起白细胞减少、贫血、血清转氨酶和胆红素升高。应避免盲目、超量用药。患儿肌内注射或静脉注射该药可出现变态反应,表现为红色丘疹、荨麻疹、支气管哮喘、输液样反应等。改用雾化吸入可减少变态反应的发生。

## (五十一)红霉素、痰热清联合

【组方】　红霉素　　　20～30mg/(kg・d)
　　　　　痰热清　　　5～10ml/(kg・d)

【用法】　在常规综合治疗的基础上加用红霉素和痰热清。红霉素 20～30mg/(kg・d)联合痰热清(<6 月龄 5ml/d,6 月龄～2 岁 10ml/d)每日 1 次,静脉滴注治疗,7～10d 为 1 个疗程。

【治疗目的】　小儿喘憋性肺炎在常规治疗基础上,加用红霉素和痰热清,患儿喘憋缓解、哮鸣音消失、肺部啰音消失,住院时间均明显缩短,两药联用有协同作用,临床疗效好。

【作用机制】　红霉素为大环内酯类抗生素,它不仅对革兰阳性细菌及支原体有效,还能增强 β-内酰胺类抗生素疗效,最近还发现红霉素可抑制白三烯 B4 的产生,降低肿瘤坏死因子 TNF-α 的生成等,调整气道过度反应性,发挥抗炎平喘作用。红霉素还可通过诱导嗜酸性细胞凋亡,对抗嗜酸性细胞局部浸润释放的介质和阳离子蛋白损伤气道上皮造成的微血管渗漏、黏膜水肿、气道反应性增高及自主神经功能紊乱等病理过程,有效减轻气道炎症反应,缩短病程,迅速改善患儿气道梗阻症状。同时红霉素能抑制支气管上皮表达和释放内皮素-1(ET-1),缓解平滑肌痉挛。痰热清注射液主要成分为黄芩、熊胆粉、山羊角、金银花、连翘。分析该药配方,首推黄芩为君药,具有清热解毒、宣肺化痰之本;熊胆粉、山羊角为臣药,具有清热解毒、化痰解痉等功效;金银花为佐药,具有清热解毒、宣肺解毒、广谱抗菌作用;连翘为使药,具有清热解毒、疏风散结作用。痰热清注射液也可减轻肺泡炎性渗出,阻止急性肺泡上皮炎性损伤,缩小肺泡渗出范围,降低毒素血症炎性细胞因子的表达水平。综上所述,红霉素和痰热清均发挥着抗炎和免疫调节双重作用。

【适应证】　此方适用于治疗小儿喘憋性肺炎。

【不良反应】　红霉素和痰热清联合应用过程中未发现过敏等不良反应。

【注意事项】　在使用痰热清前,在振摇时发现有漂浮物出现或产生浑浊,则不得使用。静脉滴注过程中,注意观察不良反应。

### (五十二)硫酸镁、川芎嗪联合

【组方】　25%硫酸镁　　50～100mg/kg

川芎嗪　　　　3～6mg/kg

【用法】　在常规综合治疗的基础上加用 25%硫酸镁注射液和川芎嗪注射液。25%硫酸镁每日 50～100mg/kg 加入 10%葡萄糖溶液(浓度<2.5%),以每日 2.5mg/kg 均匀静脉泵入,每日 1 次。川芎嗪 3～6mg/kg 加入 10%葡萄糖溶液(浓度<0.1%)静脉滴注,每日 1 次,5d 为 1 个疗程。

【治疗目的】　小儿喘憋性肺炎在常规治疗基础上,加用 25%硫酸镁注射液和川芎嗪注射液,可明显缩短病程,改善呼吸困难症状,减少心肺等重要器官衰竭的发生,同时也避免了为纠正心功能不全使用洋地黄类药物之后容易出现中毒等不良反应事件的发生,是一种有效、安全的治疗方案。

【作用机制】　治疗小儿喘憋性肺炎给予硫酸镁不但可以补充镁离子,纠正低镁血症,同时镁具有解除支气管痉挛,降低肺动脉阻力,提高血氧分压($PaO_2$),降低血二氧化碳分压($PaCO_2$),改善患儿缺氧状况的作用。另外,镁还能起到镇静、止痉、减轻氧耗,缓解喘憋症状的作用。镁作为细胞内重要的阳离子之一,是心肌细胞膜上 $Na^+$-$K^+$-ATP 酶的激活因子。补充镁离子后可以改善心肌传导,恢复心肌线粒体的完整性和能量供应,使心肌收缩力增强、扩张冠状动脉、减轻心脏后负荷和改善心肌供血,使心排血量增加,从而预防和改善心功能不全的发生和进展。川芎嗪具有扩张血管(包括冠状血管和肺血管),改善组织微循环和组织灌注量,清除自由基和免疫调节作用。二者联合应用可以起到协同作用。

【适应证】　此方适用于治疗小儿喘憋性肺炎。

【禁忌证】　脑出血及有出血倾向的患者忌用川芎嗪。对伴有肾功能不全或低血压的急性哮喘患者禁用或慎用。

【不良反应】　25%硫酸镁和川芎嗪联合应用过程中未发现明显不良反应。硫酸镁静脉注射可能出现收缩压轻度降低,平卧后血压即可恢复;部分病人用药后有全身温暖感和轻度嗜睡,少数人在静注部位有烧灼感。

【注意事项】　川芎嗪静脉滴注速度不宜过快,儿童及老年患者用药应按儿童及老年剂量使用。治疗时应监测深部腱反射和血压,静注速度不要过快。

### (五十三)痰热清、细辛脑联合

【组方】　痰热清　　　0.5~1ml/(kg·d)
　　　　　细辛脑　　　0.05mg/kg

【用法】　在常规综合治疗的基础上加用痰热清注射液和细辛脑注射液。痰热清注射液以0.5~1ml/(kg·d)加入5%的葡萄糖溶液静脉滴注,每日2次。细辛脑用10%葡萄糖注射液稀释成0.01%~0.02%溶液,0.05mg/kg静脉滴注,每日2次。

【治疗目的】　急性喘憋性肺炎在常规治疗基础上,加用细辛脑和痰热清,患者咳嗽消失时间、喘憋缓解时间、气促消失时间及肺部啰音消失时间均明显缩短,两药联用有协同作用,临床疗效好。

【作用机制】　痰热清注射液作用机制参见本节组方(五十一)与红霉素的联合应用。细辛脑作用机制:①松弛支气管平滑肌,降低气道阻力,改善通气;②降低痰液黏度,增强气管纤毛运动,改善膈肌收缩力,使痰液易排出;③镇痛,降低耗氧量,缓解氧供需矛盾。两药联用有协同作用。

【适应证】　此方适用于治疗急性喘憋性肺炎。

【禁忌证】　肝肾功能严重障碍者慎用,对其过敏者禁用。

【不良反应】　静脉输注细辛脑时,偶见患者出现面部发红,减慢输液速度后上述症状消失,输注细辛脑偶见产生轻微不良反应,如口干、头晕、恶心、胃不适、心慌及便秘等,罕见休克。

【注意事项】　在使用痰热清前,在振摇时发现有漂浮物出现或产生浑浊,则不得使用。静脉滴注过程中,应注意观察不良反应。

### (五十四)细辛脑、氨溴索联合

【组方】　盐酸氨溴索　　0.5mg/kg
　　　　　细辛脑　　　　0.5mg/kg

【用法】　在常规综合治疗的基础上加用盐酸氨溴索和细辛脑注射液。盐酸氨溴索 0.5mg/kg，每日 1 次，10% 葡萄糖注射液稀释后静脉滴注；细辛脑 0.5mg/kg，每日 1 次，10% 葡萄糖注射液稀释后静脉滴注。

【治疗目的】　小儿喘憋性肺炎在常规治疗基础上，加用盐酸氨溴索和细辛脑注射液，针对气管细支气管痉挛，痰液黏稠阻塞可起到很好的治疗作用，两药联用有协同作用，临床疗效好，未发现不良反应。是一种有效、安全的治疗方案。

【作用机制】　细辛脑注射液，化学名称为 2,4,5-三甲氧基-1-丙烯基苯，药理作用研发显示细辛脑能对抗组胺、乙酰胆碱，缓解支气管痉挛，起到平喘作用，对咳嗽中枢也有较强的抑制作用。同时可引起分泌物增加，使浓痰变稀，降低痰液黏滞易于咳出，细辛脑有类似氨茶碱松弛支气管平滑肌的作用。盐酸氨溴索，化学名称为盐酸溴环己胺醇，氨溴索具有黏液排出促进作用及溶解分泌物的特性。它可促进呼吸道内黏稠分泌物的排出及减少黏液的滞留，从而显著促进排痰，改善呼吸状况。应用盐酸氨溴索治疗时，病人黏液的分泌可恢复正常状况，咳嗽及痰量通常显著减少，呼吸道黏膜的表面活性物质因而发挥其正常的保护功能。

【适应证】　此方适用于治疗小儿喘憋性肺炎。

【禁忌证】　对盐酸氨溴索过敏者禁用。

【不良反应】　静脉输注细辛脑不良反应及注意事项参见本节组方（五十三）与痰热清的联合。盐酸氨溴索可能引起胃肠道副作用及变态反应，一旦出现以上副作用，应立即停药并与医生联系。

【注意事项】　盐酸氨溴索不能与 pH>6.3 的其他溶液混合，因为 pH 的增加会产生氨溴索游离碱沉淀。

（孙明立　魏敏杰）

# 第二节　哮　　喘

## 一、疾病特点

哮喘是一种常见病、多发病，是由于气道对各种激发因子的高反应性引发，由嗜酸性粒细胞（EOS）、肥大细胞和 T 淋巴细胞等多种炎性细胞参与的气道变态性炎症，表现为反复发作性的哮喘、呼吸困难、胸闷或咳嗽等症状。

【治疗要点】　哮喘治疗应科学地使用平喘药,并根据病情,采用多管齐下的治疗方法。常用的支气管扩张药物有沙丁胺醇(舒喘灵)、特布他林等β肾上腺素激动药,以及氨茶碱、二羟基丙茶碱等磷酸二酯酶抑制药。这些药物通过松弛支气管平滑肌,改善支气管黏液纤毛清除作用,直接起到平喘效果。

单一地使用支气管扩张药物虽能缓解喘息症状,但同时也会掩盖了炎症的发展过程,使治疗难以获得理想效果。研究表明,气道变态性炎症是哮喘发病的主要原因,因此抗气道变态性炎症已成为治疗哮喘的关键。肾上腺皮质激素能抑制支气管渗出物,消除支气管痉挛,是迄今为止最有效的抗炎类治疗哮喘药物。常用的有倍氯米松、布地奈德等,能消除气道变态性炎症。5岁以上儿童或成人可使用此类药物治疗哮喘,主要以气雾剂定量吸入的方法。使用时应严格按照正常剂量用药,否则会伴随骨质疏松、影响儿童生长发育及代谢抑制等副作用。吸入药粉后要坚持漱口,以避免口腔真菌和声嘶等反应,减少气道以外的吸收。肾上腺皮质激素可以抑制炎症,但即刻平喘作用较弱,患者在哮喘发作时,还应联合使用气管扩张药,以缓解和消除喘息症状,治疗效果较理想。

治疗哮喘,最佳的用药方法是吸入疗法,气雾剂平喘药是控制急性发作期哮喘的首选药物剂型。通过气雾吸入,可以使药物直接作用于气道黏膜的靶细胞。这样不仅起效迅速、用药量少,避免全身用药的副作用,而且这种用药方法避免了哮喘儿童不愿服药的麻烦。年幼的儿童或者对使用气雾剂有困难的患者还可借助干粉吸纳器(即干粉碟)或储雾器帮助药物吸收。另外对于重症哮喘可采用静脉滴注,中轻型哮喘可口服片剂。对于易在夜间发作的哮喘者,还可针对性地使用一些缓释片、控释片等长效制剂,有效控制哮喘夜间发作。

由于目前尚无根治哮喘的理想方法及特效药物,因此哮喘的治疗还主要以对症治疗为主,如减少哮喘发作次数,延长缓解期等,尽量提高患者生活质量。这就需要根据病情科学使用平喘药,患者切莫急于根治疾病而盲目自行滥用药,以免造成不良的后果。以下是联合应用注射剂治疗哮喘的经验,仅供参考。

## 二、联 合 应 用

### (一)多巴胺、硫酸镁、西咪替丁联用

【组方】　多巴胺　　　　10mg

　　　　硫酸镁　　　　2.5g

　　　　西咪替丁　　　0.8g

【用法】　在常规综合治疗的基础上加用多巴胺、硫酸镁和西咪替丁。多巴胺 10mg、硫酸镁 2.5g、西咪替丁 0.8g 加入 10% 葡萄糖注射液 250ml 中静脉滴注,速度每分钟 10～20 滴,每日 1 次。直至临床症状消失或减轻后 3～5d 停药。

【治疗目的】　多巴胺、硫酸镁和西咪替丁联合治疗重度支气管哮喘,可使哮喘发作在短时间内迅速得以缓解,其疗效显著,不良反应少。

【作用机制】　支气管平滑肌以 $\beta$ 受体占优势,而多巴胺为内源性儿茶酚胺,是体内合成去甲肾上腺素的前体;多巴胺还可直接兴奋 $\beta$ 受体,提高气道平滑肌细胞内环磷酸腺苷浓度,稳定支气管平滑肌细胞膜电位,使气管扩张。有学者指出 $Ca^{2+}$ 在哮喘中起重要作用。哮喘发作时,气道平滑肌细胞内 $Ca^{2+}$ 流量通过各种途径增加,阻止 $Ca^{2+}$ 内流有助于解除平滑肌痉挛。$Mg^{2+}$ 为天然的钙拮抗药,可代替 $Ca^{2+}$ 或竞争 $Ca^{2+}$ 载体系统,并阻止 $Ca^{2+}$ 内流,使平滑肌兴奋-收缩脱偶联,起到直接松弛支气管平滑肌的作用,解除支气管痉挛以阻止哮喘发作。$Mg^{2+}$ 能激活腺苷酸环化酶,使三磷腺苷生成环磷酸腺苷增加,提高环磷酸腺苷与环磷酸鸟苷之比值,使肥大细胞介质不易释放,支气管平滑肌舒张。$Mg^{2+}$ 有镇静作用,能减轻哮喘病人的兴奋焦虑状态;$Mg^{2+}$ 影响神经肌肉的兴奋性,对平滑肌有抑制作用,可降低支气管平滑肌的紧张度;$Mg^{2+}$ 可舒张由于缺氧所致痉挛的毛细血管与小动脉,改善循环,降低心脏负荷,缓解肺淤血,改善缺氧。西咪替丁为 $H_2$ 受体拮抗药,可抑制肥大细胞释放组胺,减轻支气管平滑肌痉挛;增强细胞免疫功能;改善支气管哮喘患者消化道症状如食管反流、误吸等。三药合用,协同发挥扩张支气管的作用,改善气道的通气功能,改善体内缺氧。

【适应证】　此方适用于治疗重度支气管哮喘。

【禁忌证】　对伴有肾功能不全或低血压的急性哮喘患者禁用或慎用。嗜铬细胞瘤患者不宜使用;闭塞性血管病(或有既往史者),包括动脉栓塞、动脉粥样硬化、血栓闭塞性脉管炎、冻伤(如冻疮)、糖尿病性动脉内膜炎、雷诺现象等慎用。器质性脑病慎用西咪替丁。

【不良反应】　硫酸镁静滴可能出现收缩压轻度降低,平卧后血压即可恢复;部分病人用药后有全身温暖感和轻度嗜睡,少数人在静注部位有烧灼感;治疗时应监测深部腱反射和血压,静注速度不要过快,多巴胺常见的有胸痛、呼吸困难、心悸、心律失常（尤其用大剂量）、全身软弱无力感；心跳缓慢、头痛、恶心呕吐者少见。长期应用大剂量或小剂量用于外周血管病患者，出现的反应有手足疼痛或手足发凉；外周血管长时期收缩，可能导致局部坏死或坏疽。

【注意事项】　多巴胺使用过量时可出现血压升高，此时应停药，必要时给予 α 受体阻滞药。存在交叉变态反应，对其他拟交感胺类药高度敏感的病人，可能对其也异常敏感。对肢端循环不良的病人，须严密监测，注意坏死及坏疽的可能性；频繁的室性心律失常时应用本品也须谨慎；在滴注本品时须进行血压、心排血量、心电图及尿量的监测。西咪替丁用药期间应注意检查肾功能和血常规；应避免本品与中枢抗胆碱药同时使用，以防加重中枢神经毒性作用；应禁用咖啡因及含咖啡因的饮料；慢性消化性溃疡突然停药可能导致穿孔，估计为停用后回跳的高酸度所致，故完成治疗后尚需继续服药（每晚 400mg）3 个月。对严重心脏及呼吸系统疾病；肝、肾功能不全患者慎用；慢性炎症，如系统性红斑狼疮（SLE），西咪替丁的骨髓性可能增高。

### （二）酚妥拉明、硫酸镁联合

【组方】　　酚妥拉明　　　　10mg

　　　　　　25％硫酸镁　　　10ml

【用法】　　在常规综合治疗的基础上加用酚妥拉明、硫酸镁。酚妥拉明 10mg，25％硫酸镁 10ml，加入 5％葡萄糖注射液 250ml 中静脉滴注，每分钟 20～30 滴，每日 1 次，7～10d 为 1 个疗程。

【治疗目的】　酚妥拉明和硫酸镁联合治疗重症支气管哮喘能迅速缓解哮喘的症状和体征，具有疗效高，副作用少等优点。

【作用机制】　酚妥拉明是一种非选择性 α 肾上腺素受体阻滞药，有拟交感神经作用、拟副交感神经作用和组胺作用。它既可以扩张动脉，又可扩张静脉，并有支气管解痉作用，可改善微循环，减轻心脏的前负荷和后负荷，改善支气管哮喘病人的心脏功能，增加心排血量，降低肺血管阻力，从而改善机体的氧输送和氧摄取，进而减少患者因缺氧所致的窒息感，缓解精神过度紧张所致的频繁呼吸，使呼吸更加有效，呼吸周期延长，又进一步降低气道阻力，使哮喘得到缓解。镁离子：①可激活腺苷酸环化酶，使 cAMP 生长增加，提高 cAMP/cGMP 的比值；②可舒张由于缺氧引起的毛细血管和小动脉痉挛，改善微循环，降低心脏负荷，减轻肺淤血，改善呼吸功能，纠正缺氧；③激活哮喘患者低下的 β 受体功能；④有镇静作用；⑤镁是一种天然的钙拮抗药，有抗凝和降低血液黏稠度的作用,故能缓解支气管痉挛而使气道阻力下降。

【适应证】　此方适用于治疗重症支气管哮喘。

【禁忌证】　严重动脉硬化及肾功能不全者,低血压、冠心病、心肌梗死、胃炎或胃溃疡以及对本品过敏者禁用。

【不良反应】　硫酸镁不良反应及注意事项参见本节组方(一)与多巴胺、西咪替丁的联合。静脉注射酚妥拉明不良反应较常见的有直立性低血压,心动过速或心律失常,鼻塞、恶心、呕吐等;晕厥和乏力较少见;突然胸痛(心肌梗死)、神志模糊、头痛、共济失调、言语含糊等极少见。

【注意事项】　速度宜慢,滴速一般不超过每分钟 30 滴,并注意监测血压、心率及治疗反应,随时调整药物的浓度。

### (三)硫酸镁、多巴胺、酚妥拉明联合

【组方】　多巴胺　　　　　　20mg

　　　　　25％硫酸镁　　　　10ml

　　　　　酚妥拉明　　　　　10mg

【用法】　在常规综合治疗的基础上加用多巴胺、25％硫酸镁和酚妥拉明。25％硫酸镁 10ml,多巴胺 20mg,酚妥拉明 10mg 加入 5％葡萄糖注射液250ml 静脉滴注,开始每分钟 5～10 滴,以后根据血压调整滴速,以血压不低于 90/60mmHg(12.0/8.0kPa)为宜,速度每分钟 10～30 滴,每日 1 次,直到症状消失或明显减轻后 2～4d 停药。用药最短 4d,最长 7d。用药期间密切观察血压、呼吸、心率等情况。

【治疗目的】　多巴胺、硫酸镁和酚妥拉明联合治疗重症哮喘,能有效地控制重度哮喘的急性发作,其疗效显著,不良反应少。

【作用机制】　硫酸镁扩张支气管的机制可能为:①镁离子可通过调节细胞膜钙离子通道,阻止钙离子内流,使平滑肌松弛;②支气管哮喘患者副交感神经功能亢进,乙酰胆碱释放增加,而镁离子使胆碱能神经末梢的乙酰胆碱释放减少,阻止支气管哮喘的发生;③镁离子能激活腺苷酸环化酶,加快ATP 转化为 cAMP 的速度,使 cAMP 浓度升高,支气管平滑肌趋向于扩张状态;④支气管哮喘患者常处于兴奋焦虑状态,尤其使用茶碱和激素后,而镁离子有镇静作用;⑤镁离子可激活支气管哮喘患者支气管壁中功能低下的 β 受体,抑制哮喘发生;⑥镁离子可舒张缺氧的毛细血管和痉挛的小动脉,改善肺循环,降低心脏后负荷,随着肺淤血的减轻间接改善呼吸功能和缺氧。支气管哮喘时,支气管平滑肌 α 受体的比例增大,酚妥拉明为短效的 α 受体阻滞

药,能阻断支气管平滑肌的 α 受体,从而解除肺血管痉挛,改善肺循环;同时还直接舒张支气管平滑肌,改善通气功能。支气管平滑肌以 β 受体占优势,多巴胺为内源性儿茶酚胺,是体内合成去甲肾上腺素的前体,可直接兴奋 β 受体,提高支气管平滑肌细胞内 cAMP 浓度,稳定气道平滑肌细胞膜电位,使支气管扩张。小剂量多巴胺[$2\sim5\mu g/(kg \cdot min)$]对外周血管有选择作用,使肾、肠系膜、冠状动脉及脑血管扩张,重要脏器循环得以改善,硫酸镁与多巴胺、酚妥拉明联合治疗支气管哮喘,即能发挥三者松弛平滑肌扩张支气管的协同平喘作用,又可通过酚妥拉明的扩张肺阻力血管,改善肺循环的作用,使呼吸功能进一步改善;多巴胺可使血压升高、心率增快,抵消了硫酸镁引起的血压下降、心率减慢的副作用。

【适应证】 此方适用于治疗重症哮喘。

【不良反应】 硫酸镁静滴不良反应及注意事项参见本节组方(一)与多巴胺、西咪替丁的联合。

【注意事项】 酚妥拉明、多巴胺在使用期间,一定要严密观察病情,严格控制输液速度,静脉穿刺成功后再加入药物,以免药液外漏,引起局部组织坏死。其次在滴注过程中还应经常观察有无腹胀、恶心、呕吐、鼻塞等副作用的发生,必要时通知医生及时处理。

## (四)甲泼尼龙、二羟丙茶碱联合

【组方】　甲泼尼龙　　80~240mg/d

　　　　　二羟丙茶碱　0.5g/d

【用法】 在常规综合治疗的基础上加用甲泼尼龙和二羟丙茶碱注射液。甲泼尼龙 80~240mg/d,二羟丙茶碱 0.5g/d,静脉滴注 6d。

【治疗目的】 甲泼尼龙与二羟丙茶碱联用对于改善重症支气管哮喘患者临床症状及缩短病程均有明显作用,临床应用是安全有效的。

【作用机制】 二羟丙茶碱作用机制为舒张气道平滑肌,抑制组胺引起的气道高反应性;抗炎作用。甲泼尼龙使微小血管收缩,减轻炎症渗出、水肿,毛细血管扩张,抑制炎症细胞聚集,抑制炎症介质聚集,同时稳定溶酶体酶,阻止炎症反应,抑制炎症后组织损伤的修复,抑制细胞因子释放;同时具有抗过敏作用,增加气管平滑肌对 $\beta_2$ 受体的反应性。

【适应证】 此方适用于治疗严重支气管哮喘发作或持续状态,尤其具有缺氧、呼吸性的酸中毒者,肾上腺皮质功能不全者。

【不良反应】 静脉注射二羟丙茶碱偶有口干、恶心、心悸、多尿等不良反应。

【注意事项】　不宜与氨茶碱同用;大剂量可致中枢兴奋,可给予镇静药防止。伴有高血压、糖尿病、胃与十二指肠溃疡病及心力衰竭的哮喘患者慎用甲泼尼龙,如遇甲泼尼龙有结晶析出,可加温溶解后使用。

### (五)甲泼尼龙、氨茶碱联合

【组方】　甲泼尼龙　　2mg/kg

　　　　　氨茶碱　　　6～9mg/kg

【用法】　在常规综合治疗的基础上加用甲泼尼龙和氨茶碱。甲泼尼龙静脉滴注开始剂量:每次 2mg/kg,每隔 4～6h 1 次,连用 1～3d,随病情缓解,甲泼尼龙逐渐减量至每隔 8h、12h、24h 1 次,然后改口服,1 周内减停。氨茶碱治疗:负荷量,6～9mg/kg,30min 静脉输入,然后给予维持量 1mg/(kg·h),有效血药浓度 10～20μg/ml,至哮喘缓解,肺内喘鸣消失,停静脉用药,改口服剂量:每次 5mg/kg,每隔 6h 1 次。

【治疗目的】　甲泼尼龙联合氨茶碱持续静脉输入治疗小儿重症哮喘,有显著改善患者哮喘症状、体征的作用。

【作用机制】　甲泼尼龙是合成的糖皮质激素,起效快,30min 达血药浓度高峰,具有强力抗炎、免疫抑制作用及抗过敏作用。是消除气道变态反应性炎症的最有效的药物。Klaustermeyer 报道应用甲泼尼龙 1～2h 支气管痉挛可改善。而其他糖皮质激素的平喘起效时间一般认为要 4～6h,提示甲泼尼龙平喘起效时间较其他糖皮质激素快。甲泼尼龙在体内能迅速清除,盐皮质激素样作用微弱,短期使用对肾上腺皮质功能无抑制作用,副作用小。但使用剂量大,或突然停药,可能抑制肾上腺皮质功能,为预防起见,1 周内减停。氨茶碱是黄嘌呤碱类药物,临床主要用于治疗哮喘,有效血药浓度为10～20μg/ml。对支气管黏膜的充血、水肿也有缓解作用。两药联用治疗哮喘有协同作用。

【适应证】　此方适用于治疗小儿重症哮喘。

【注意事项】　静脉注射氨茶碱要注意其有效血浓度范围很窄,而影响茶碱血浓度的因素又很多,所以应注意静脉给药的速度和药液浓度,并密切观察病情,及时调整给药速度和药物浓度。甲泼尼龙用药注意事项参见本节组方(四)与二羟丙茶碱的联合应用。

### (六)硫酸镁、氨茶碱联合

【组方】　硫酸镁　　　(25±1)mg/kg

氨茶碱　　(3.0±0.1)mg/kg

【用法】　在常规综合治疗的基础上加用硫酸镁和氨茶碱。硫酸镁 1.5g、氨茶碱 0.18g 各加 25％葡萄糖注射液 40ml,给药量按硫酸镁(25±1) mg/kg 体重、氨茶碱(3.0±0.1)mg/kg 体重,缓慢静脉注射。首先静脉注射硫酸镁 5min,随后氨茶碱 5min,以后每 5min 交替给药。给药速度:前 5min,每分钟均给药 3.0ml;后 16min 均给药 2.0ml。病情缓解后慢性持续期治疗。

【治疗目的】　硫酸镁、氨茶碱联合治疗支气管哮喘急性重度发作,可迅速解除支气管平滑肌痉挛、抑制黏膜腺体分泌及炎症反应,使哮喘发作在短时间内得以缓解,其疗效显著。

【作用机制】　氨茶碱能抑制磷酸二酯酶,提高平滑肌细胞内 cAMP 浓度;同时具有腺苷受体的拮抗作用;刺激肾上腺分泌肾上腺素,增强呼吸肌收缩;增强气道纤毛上皮的清除功能和抗炎作用。其松弛平滑肌的作用对于处于痉挛状态的支气管更为突出。关于硫酸镁控制哮喘急性重度发作的作用机制,我们认为主要与 $Ca^{2+}$ 有关。众所周知,$Ca^{2+}$ 与 $Mg^{2+}$ 同为二价阳离子,其化学结构相似,但功能却相反,即所谓"钙镁拮抗"。静脉注射硫酸镁,使细胞外液中的 $Mg^{2+}$ 浓度升高,可竞争性抑制 $Ca^{2+}$ 的生理功能,具体有:①抑制生物活性介质的释放;②抑制乙酰胆碱的释放;③抑制支气管平滑肌的兴奋与收缩偶联。此外,硫酸镁可抑制氨茶碱不良反应:①抗心律失常。静脉注射氨茶碱往往在哮喘发作时原有心动过速的基础上诱发致命的心动过速、期前收缩等严重心律失常。静脉注射硫酸镁,给药 5min 后心率开始减慢,20min 可减至 80～100 次/分,同时伴期前收缩者其每分次数亦可明显减少或消失。这主要由于支气管平滑肌痉挛解除,肺通气功能改善。血氧含量升高,心脑等组织供氧恢复;同时 $Mg^{2+}$ 可使心肌自律细胞自动除极速度减慢、延长窦-房及房室交界传导、延长心肌复极 2 期及有效不应期,使心率减慢、期前收缩减少乃至消除。②抑制中枢神经系统兴奋性中毒症状。静脉注射氨茶碱可在哮喘发作时原有的焦虑、烦躁基础上出现躁动、谵妄、抽搐等严重中枢神经系统兴奋性中毒症状。静脉注射硫酸镁使细胞外液 $Mg^{2+}$ 浓度升高,$Mg^{2+}$ 可能通过阻滞中枢内兴奋性氨基酸受体之一的 N-甲基-D 天冬氨酸型受体而产生中枢神经系统抑制作用,从而抑制氨茶碱引起的中枢兴奋性中毒症状的产生,使患者情绪稳定,以利哮喘缓解。综上所述,在支气管哮喘急性重度发作时,静脉注射硫酸镁、氨茶碱,通过硫酸镁的抗心律失常及中枢神经系统的抑制作用,可有效减轻或消除氨茶碱的不良反应。两药联用增强疗效,减少不良反应。

【适应证】　此方适用于治疗支气管哮喘急性重度发作。

【不良反应】　硫酸镁静脉滴注不良反应及注意事项参见本节组方（一）与多巴胺、西咪替丁的联合。氨茶碱有效血浓度范围很窄,常见的不良反应为烦躁不安、惊厥和昏迷、恶心、呕吐、心动过速及心律失常,严重心律失常可致猝死。

【注意事项】　静脉注射氨茶碱应注意给药的速度和药液浓度,并密切观察病情,及时调整给药速度和药物浓度。

### (七)氨茶碱、硫酸镁及尼可刹米联合

【组方】　25％硫酸镁　　　　　1.25～2.5g
　　　　　氨茶碱　　　　　　　0.5～0.75g
　　　　　尼可刹米　　　　　　0.75～1.125g

【用法】　在常规综合治疗的基础上加用氨茶碱、25％硫酸镁及尼可刹米。用硫酸镁1.25～2.5g加入10％葡萄糖注射液250～500ml静脉滴注,每日1次,每分钟20～30滴,氨茶碱0.5～0.75g、尼可刹米0.75～1.125g加入0.9％氯化钠注射液250～500ml静脉滴注,每日1次,每分钟20～30滴。临床症状减轻后3～5d停药。

【治疗目的】　氨茶碱与硫酸镁治疗哮喘持续状态具有协同作用,尼可刹米在支气管扩张的状况下,兴奋呼吸中枢,改善患者通气,三药联用效果显著,且无明显的副作用。

【作用机制】　氨茶碱为一种有效的平喘药,作用机制在于抑制磷酸二酯酶活性,阻断肌苷酸受体的作用,增加儿茶酚胺的释放,使平滑肌张力降低,气道扩张,亦能使血浆中肾上腺素、去甲肾上腺素含量提高,抑制 $Ca^{2+}$ 内流,增加呼吸肌收缩力,兴奋呼吸中枢,而且还有抗炎及免疫调节作用,能减轻支气管对吸入变应原所诱发的炎症反应,因此为目前唯一具有扩张支气管和减轻支气管炎症反应双重效应的抗哮喘药。哮喘持续状态存在低 $O_2$ 和高碳酸血症,而尼可刹米为呼吸中枢兴奋药,直接兴奋延髓呼吸中枢,同时通过刺激颈动脉窦和主动脉体的化学感受器提高呼吸中枢对 $CO_2$ 的敏感性,排出 $CO_2$ 使 $PaO_2$ 升高,纠正酸碱失衡。镁离子扩张支气管的机制主要有以下几个方面:硫酸镁中的 $Mg^{2+}$ 为天然 $Ca^{2+}$ 拮抗药,能阻止 $Ca^{2+}$ 内流,使平滑肌兴奋收缩脱偶联,起到直接松弛平滑肌的作用;$Mg^{2+}$ 可使哮喘患者副交感神经功能亢进,乙酰胆碱释放减少,以阻止哮喘发生;$Mg^{2+}$ 能激活腺苷酸环化酶,

提高 cAMP、cGMP 比值,使肥大细胞介质不易释放,支气管平滑肌处于舒张状态,从而制止哮喘;$Mg^{2+}$ 还具有中枢镇静作用,能解除患者紧张心理,稳定情绪,减少氧耗量;$Mg^{2+}$ 可以降低血黏滞度,舒张由于缺 $O_2$ 而致痉挛的毛细血管与小动脉,改善肺部微循环,减轻肺淤血,降低心脏负荷,间接改善呼吸功能,纠正缺氧状态,有利于局部炎症的吸收,故对哮喘的控制极为有利。氨茶碱与硫酸镁治疗哮喘持续状态具有协同作用,尼可刹米在支气管扩张的状况下,兴奋呼吸中枢,改善患者通气,三药联用效果显著。

【适应证】　此方适用于治疗哮喘持续状态。

【禁忌证】　对伴有肾功能不全或低血压的急性哮喘患者禁用,或慎用硫酸镁。

【不良反应】　采用 25％浓度的硫酸镁静脉滴注,除部分患者面红、轻度嗜睡外,未发生呼吸抑制及血压下降等情况,经临床观察是安全有效的,但要注意硫酸镁静脉注射可能出现:收缩压轻度降低,平卧后血压即可恢复;部分病人用药后有热感,少数人在静注部位有烧灼感。

【注意事项】　治疗时应监测深部腱反射和血压,硫酸镁静注速度不要过快,氨茶碱为常规剂量,未见严重副作用,应注意静脉给药的速度和药液浓度。

### (八)丹参、硫酸镁联合

【组方】　25％硫酸镁　　　10～20ml

　　　　　丹参　　　　　　14～20ml

【用法】　在常规综合治疗的基础上加用 25％硫酸镁和复方丹参注射液。复方丹参注射液 14～20ml,25％硫酸镁 10～20ml 分别加入 5％葡萄糖注射液 500ml 中静脉滴注,均为每日 1 次,7d 为 1 个疗程。

【治疗目的】　硫酸镁与丹参注射液联用对于改善急性支气管哮喘患者临床症状及缩短病程均有明显作用,临床应用是安全有效的。

【作用机制】　丹参具有扩张血管、降低血压、降低血脂、增加血流量、增强心肌收缩力、减慢心率等作用。现代医学研究认为:丹参为自由基的强力清除剂,复方丹参注射液尚可使慢性支气管炎、哮喘、肺心病患者的 T 淋巴细胞百分率上升,丹参注射液还能增加毛细血管开放,加快血液流速,改善微循环。硫酸镁可激活腺苷环化酶,使 cAMP 含量增加,从而稳定膜电位,阻止肥大细胞生物活性物质释放,抑制腺体分泌,解除支气管平滑肌痉挛,增加通气功能,也能减轻心脏前后负荷,减轻肺淤血而间接改善呼吸功能。丹参注射液作为一种抗氧化物质可提高机体内的抗氧化酶的活力,而硫酸镁可减轻或抑制炎症过程,减轻或终止气道阻塞及气道高反应性,两药联用治疗急性支气管哮喘有协同作用。

【适应证】　此方适用于治疗急性支气管哮喘。

【不良反应】　采用 25％浓度的硫酸镁静脉滴注,不良反应及注意事项参见本节组方(七)与氨茶碱、尼可刹米的联合。静脉注射复方丹参注射液可致免疫、心血管、消化、泌尿、神经等系统不良反应,以变态反应为主。

【注意事项】　在应用复方丹参注射液时,临床医生应了解其不良反应发生的特点,用药过程中应密切观察患者情况,一旦出现不良反应,须及时停药救治,进而达到安全、有效的治疗目的。

### (九)多巴胺、硫酸镁联合

【组方】　多巴胺　　　10mg

　　　　　硫酸镁　　　2.5g

【用法】　在常规综合治疗的基础上加用多巴胺、硫酸镁。多巴胺10mg、硫酸镁 2.5g 加入 5％葡萄糖注射液 250ml 中静脉滴注,速度每分钟10～20 滴,每日 1 次,直至临床症状消失或减轻后 3～5d 停药。

【治疗目的】　多巴胺和硫酸镁联合治疗支气管哮喘能迅速缓解哮喘的症状和体征,其疗效显著,不良反应少。

【作用机制】　多巴胺可直接兴奋气道平滑肌和肥大细胞膜表面的 β 受体,舒张支气管平滑肌,减少肥大细胞和嗜碱性粒细胞脱颗粒和介质的释放,降低微血管的通透性。小剂量多巴胺[$2\sim5\mu g/(kg\cdot min)$]对外周血管有选择作用,可使肾血管、肠系膜血管、冠状动脉、脑血管扩张,使微循环得到改善,心脏前后负荷减轻,起到强心、利尿,保护生命器官血流灌注的作用。哮喘发作时,气管平滑肌细胞内 $Ca^{2+}$ 内流增加,$Mg^{2+}$ 为天然的钙通道拮抗药,阻止 $Ca^{2+}$ 内流,起到直接松弛支气管平滑肌作用,哮喘患者副交感神经功能亢进,乙酰胆碱释放增多,而 $Mg^{2+}$ 能使胆碱能神经末梢的乙酰胆碱释放减少,阻止哮喘发作。硫酸镁因用量小,血清镁的浓度还达不到抑制呼吸的水平,但可使血压下降,心率减慢,而小剂量多巴胺可使血压轻度升高,心率稍增快,二者作用相互抵消,因而对血压、心率无明显影响。

【适应证】　此方适用于治疗支气管哮喘。

【不良反应及注意事项】　硫酸镁、多巴胺静脉滴注不良反应及注意事项参见本节(一)两药与西咪替丁的联合。

### (十)黄芪、硫酸镁联合

【组方】　黄芪　　　　　　　20～30ml

　　　　　25％硫酸镁　　　 10～20ml

【用法】　在常规综合治疗的基础上加用25％硫酸镁和黄芪注射液。黄芪注射液20～30ml,加入生理盐水250ml中,静脉滴注;25％硫酸镁10～20ml,加入5％～10％葡萄糖注射液中,静脉滴注,速度每分钟10～15滴,每日1次,直到临床症状消失或明显减轻后2～3d停药。

【治疗目的】　硫酸镁和黄芪注射液联合治疗支气管哮喘能迅速缓解哮喘的症状和体征,具有疗效高,副作用少等优点。

【作用机制】　$Mg^{2+}$为天然的钙拮抗药,尚有以下作用:①哮喘发作副交感神经功能亢进,乙酰胆碱释放增加,$Mg^{2+}$有阻断作用;②$Mg^{2+}$能激活腺苷环化酶,使三磷腺苷生成cAMP增多,也有利于减轻支气管痉挛和黏膜的充血与水肿;③哮喘患者的受体功能低下,$Mg^{2+}$可激活低下的β受体功能从而缓解哮喘;④$Mg^{2+}$影响神经肌肉的兴奋性,对平滑肌有抑制作用,降低支气管平滑肌的紧张度;⑤$Mg^{2+}$具有镇静作用,可消除患者的兴奋焦虑状态;⑥$Mg^{2+}$可舒张由于缺氧所致的毛细血管和小动脉痉挛,改善循环,降低心脏负荷,间接改善呼吸功能。黄芪在中医属补气药,它具有如下作用:①对非特异性免疫、体液免疫、细胞免疫均有明显的增强作用。同时,黄芪注射液的主要成分黄芪,抑制磷酸二酯酶(PDE)活性,使cAMP分解减少,所以既能解除支气管平滑肌痉挛,又能减轻黏膜的充血和水肿。②抗缺氧,能抵抗因哮喘引起的机体缺氧;能扩张外围血管,减轻心脏负荷。③对葡萄球菌、肺炎双球菌、溶血性链球菌等有抗菌作用,能防止呼吸道的继发感染。两药联合应用,具有协同作用。

【适应证】　此方适用于治疗支气管哮喘。

【禁忌证】　对黄芪有过敏史者禁用。

【不良反应】　静脉注射黄芪注射液偶见变态反应。

【注意事项】　黄芪注射液不宜在同一容器中与其他药物混用,且保存不当可能影响产品质量,所以使用前必须对光检查,发现药液出现浑浊、沉淀、变色、漏气等现象时不能使用。

### (十一)阿奇霉素、盐酸氨溴索联合

【组方】　阿奇霉素　　　　　10mg/(kg·d)

　　　　　盐酸氨溴索　　　　15mg(每次)

　　**【用法】**　在常规综合治疗的基础上加用阿奇霉素和盐酸氨溴索。阿奇霉素 $10mg/(kg \cdot d)$，加入 5% 葡萄糖注射液按 $1mg/ml$ 浓度静脉滴注，每日 1 次；盐酸氨溴索每次 $15mg$，加入 10% 葡萄糖注射液 $50ml$ 静脉滴注，每日 $1 \sim 2$ 次，疗程 $3 \sim 5d$。

　　**【治疗目的】**　阿奇霉素和盐酸氨溴索注射液联合治疗小儿哮喘能迅速缓解哮喘的症状和体征，具有疗效高，副作用少等优点。

　　**【作用机制】**　阿奇霉素具有糖皮质激素样抗炎作用。在白细胞、巨噬细胞及成纤维细胞内浓度较高，组织中浓度高出血药浓度达 50 倍，通过抑制肥大细胞脱颗粒，使肿瘤坏死因子的水平降低，组胺等致敏物质的释放减少，并促进巨噬细胞和中性粒细胞的凋亡及细胞钙离子内流，升高细胞内环磷腺苷的水平，抑制内毒素诱导的一氧化氮合酶蛋白过度表达和一氧化氮的产生，使支气管哮喘患儿外周血单核细胞中辅助淋巴细胞的过度活化和 Th2 类因子的偏移状态得到纠正，$CD4^+/CD8^+$ 的比例上升，兼具使气道黏膜的黏液分泌减少、纤毛运动增强、排痰速度加快、嗜酸性粒细胞浸润减少等一系列非抗菌作用，有助于哮喘的缓解和气道炎症的消退。阿奇霉素抗菌谱广，组织渗透性好，在呼吸道内浓度可达同期血浓度的 $10 \sim 100$ 倍，具有抗生素后效应。非典型微生物感染是哮喘急性发作难以缓解或恶化的重要原因，尤其是支原体、衣原体、幽门螺杆菌等的感染。阿奇霉素是胃动素拟似剂，能通过竞争性地与胃动素受体结合而发挥胃动力作用，从而促进胃排空，减少胃食管反流所致的哮喘发生。哮喘合并感染时，由于气道炎症的急性加剧，气道内形成的黏液栓和细胞碎片增多，使气道堵塞，常出现咳痰不畅、祛痰困难的现象。盐酸氨溴索是一种新型的黏液溶解药，主要作用于气道分泌细胞，调节浆液和黏液分泌，增加溶胶层厚度，使纤毛活动空间增加，加强纤毛摆动频率，最终使痰液纤毛装置运输能力提高，有利排痰。盐酸氨溴索可刺激肺泡 Ⅱ 型上皮细胞合成和分泌表面活性物质，保持肺泡和气道通畅。在与抗生素合用时，盐酸氨溴索可增加抗生素在肺组织中的浓度，从而减少抗生素的用量。

　　**【适应证】**　此方适用于治疗小儿哮喘。

　　**【禁忌证】**　禁用于对盐酸氨溴索或其他配方成分有过敏史的患者。

　　**【不良反应及注意事项】**　静脉注射阿奇霉素常见的不良反应及注意事项参见本章第一节组方（一）与细辛脑的联合。盐酸氨溴索有轻度胃肠道副作用报道，主要为胃部灼热、消化不良和偶尔出现恶心、呕吐，多发生在肠道外给药时。变态反应极少出现，主要为皮疹。极少病例报道出现严重的急性变态反应。使用时一旦出现以上副作用,应立即停药并与医生联系。

### (十二)细辛脑、地塞米松联合

【组方】    细辛脑        16～24mg

地塞米松    10mg

【用法】    在常规综合治疗的基础上加用细辛脑和地塞米松。细辛脑 16～24mg 加入 5%葡萄糖注射液 250ml 静脉滴注,每分钟 40～60 滴,再以 5%葡萄糖注射液 100ml 加地塞米松 10mg 静脉滴注,每分钟 30 滴,每日 2 次。3～10d 为 1 个疗程。

【治疗目的】    细辛脑、地塞米松联合治疗咳嗽变异性哮喘有着显著改善哮喘症状、体征的作用,且无严重的不良反应,临床应用是安全有效的。

【作用机制】    细辛脑可对抗组胺、乙酰胆碱,缓解支气管痉挛而起到平喘止咳作用,对咳嗽中枢也有较强的抑制作用。除此之外,细辛脑可引起支气管杯状细胞分泌增加,使痰液变稀,降低痰液黏滞性,使其易于咳出,而且其有类似氨茶碱松弛支气管平滑肌的作用。此外,细辛脑的作用与地塞米松作用有关(即抗炎、抗过敏、抗休克、抗中毒作用)。地塞米松有明显解除支气管平滑肌痉挛的作用,改善通气;减轻支气管内膜水肿;抑制各种致炎致敏因子的作用;抗组胺作用。两药联用治疗哮喘有协同作用。

【适应证】    此方适用于治疗咳嗽变异性哮喘。

【禁忌证】    肝肾功能严重障碍者慎用细辛脑,对其过敏者禁用。对地塞米松及肾上腺皮质激素类药物有过敏史患者禁用;结核病、急性细菌性或病毒性感染患者慎用,必要应用时,必须给予适当的抗感染治疗;糖尿病、骨质疏松症、肝硬化、肾功能不良、甲状腺功能低下患者慎用。

【不良反应】    注射细辛脑偶可产生轻微不良反应,如口干、头晕、恶心、胃不适及心慌等,地塞米松大剂量易引起糖尿病、消化道溃疡和类库欣综合征症状,对下丘脑-垂体-肾上腺轴抑制作用较强,并发感染等。

【注意事项】    高血压、血栓症、胃与十二指肠溃疡、精神病、电解质代谢异常、心肌梗死、内脏手术、青光眼等患者一般不宜使用;特殊情况下权衡利弊使用,但应注意病情恶化的可能;长期服药后,停药前应逐渐减量。

(魏敏杰)

# 第三节　支气管炎

## 一、疾病特点

支气管炎按病程可分为急性和慢性两种,急性支气管炎是指生物性及非生物性因素引起的气管、支气管的急性炎症。临床上主要表现为鼻塞、流涕、喷嚏、咽痛及声音嘶哑等症状,如迁延不愈或反复发作可演变成慢性支气管炎。慢性支气管炎是指气管、支气管黏膜及其周围组织的慢性非特异性炎症。临床上以长期咳嗽、咳痰或伴有喘息及反复发作为特征,慢性支气管炎常可急性发作。

【治疗要点】　支气管炎急性发作期的治疗及慢性迁延期的治疗应以控制感染和祛痰、镇咳为主,伴喘息时加用解痉平喘药物,可视感染的主要致病菌和严重程度选用敏感的抗菌药物治疗。单一用药或联合用药,肌内、静脉注射或口服。青霉素与链霉素合用,为慢性支气管炎急性发作时的常用药。青霉素每日 2～3 次,每次 80 万～160 万 U,肌内注射。链霉素每日 2 次,每次 0.5g,肌内注射。感染较重者可用青霉素 400 万～600 万 U 静脉滴注。复方磺胺甲噁唑每日 2 次,每次 2 片,口服。严重感染时,可选用氨苄西林、羧苄西林,或头孢菌素类,注射给药,或者根据痰培养选择敏感的抗生素。感染彻底控制后,及时停用广谱抗菌药物,以免长期应用引起副作用,如菌群失调、双重感染,或细菌产生耐药性。对急性发作期患者在抗感染治疗同时,应用祛痰、止咳药物,以改善症状。迁延期患者尤应坚持用药,以求消除症状。本病不宜单用止咳药物,因痰液不能咳出,反可加重病情。应用祛痰药促进痰液排出,有利于感染的控制。临床常用的药物有氯化铵、溴己新等。喘息型慢性支气管炎常选用解痉平喘药物,如氨茶碱每日 3 次,每次 0.1g,口服,或沙丁胺醇每日 3 次,每次 2～4mg,口服,或二羟丙茶碱每日 3 次,每次 0.2g,口服,或氨茶碱 0.25g,加入 50% 葡萄糖注射液 40ml 静脉缓慢注射。此外,糖皮质激素如泼尼松、地塞米松等,可改善喘息型慢支患者的通气功能,从而减轻症状。但必须是在有效抗菌药物应用的前提下使用。气雾湿化吸入或加复方安息香酊,可稀释气管内的分泌物,有利排痰。如痰液黏稠不易咳出,目前超声雾化吸入采用抗生素加祛痰药对呼吸道排痰有帮助,每日 2～3 次,以加强局部消炎及稀化痰液的作用。缓解期可预防复发,可采用增强体质,提高机体免疫力,加强个人卫生,避免各种诱发因素的接触和吸入,并进行呼吸和耐寒锻炼,预防感冒。亦可酌情选用气管炎菌苗、核酪等,以提高机体免疫力,减少复发。

由于目前还没有彻底根治支气管炎的理想方法和特效药物,因此支气管炎的治疗还主要以对症治疗为主,如减少发作次数,延长缓解期等,尽量使患者提高生活质量。这就需要根据病情科学使用药物,采用多管齐下的治疗方法。患者也切莫急于根治疾病,而盲目自行用药,随意滥用药物,以免造成不良的后果。以下是联合应用注射剂治疗支气管炎的经验,仅供参考。

## 二、联合用药

### (一)氨茶碱、山莨菪碱联合

【组方】　氨茶碱　　　　2～4mg/kg

山莨菪碱　　0.2～2mg/kg

【用法】　在支持治疗和对症治疗的基础上加用氨茶碱和山莨菪碱治疗。氨茶碱每日 2～4mg/kg 加入适量的 5%葡萄糖注射液内缓慢静脉滴注,山莨菪碱每日 0.2～2mg/kg,与氨茶碱同时并用,3d 为 1 个疗程。

【治疗目的】　细支气管炎在常规治疗基础上,加用氨茶碱和山莨菪碱治疗,在减轻毛细支气管炎患者咳嗽、喘憋症状和促进肺部喘鸣音体征消失和减少住院时间方面效果显著。

【作用机制】　氨茶碱主要作用机制是通过抑制磷酸二酯酶,使 cAMP 的破坏减少,从而提高细胞内 cAMP 的含量。使支气管平滑肌松弛,以及减轻支气管黏膜的充血和水肿。山莨菪碱为 M 受体阻滞药,通过抗乙酰胆碱作用,抑制腺体分泌,使黏液分泌物减少,舒张支气管平滑肌,具有解除支气管痉挛,降低气道阻力,改善肺泡通气,保持呼吸道通畅,同时可改善肺组织缺氧状态,减轻肺淤血,改善心脏功能,减少心力衰竭的发生。两药联合具有显著平喘及减少支气管分泌物的协同作用,疗效优于单一使用。

【适应证】　此方适用于治疗婴幼儿毛细支气管炎。

【不良反应】　山莨菪碱可引起兴奋、烦躁、心率加快、视物模糊、尿潴留等较为明显的副作用,应高度注意。氨茶碱为常规剂量,未见严重副作用。

【注意事项】　应注意氨茶碱的静脉给药速度和药液浓度。

### (二)参麦、鱼腥草联合

【组方】　参麦　　　　0.3ml/(kg・d)

　　鱼腥草　　　0.5ml/(kg·d)

　　【用法】　在常规综合治疗的基础上加用参麦注射液和鱼腥草注射液。参麦注射液剂量为 0.3ml/(kg·d),鱼腥草注射液剂量为 0.5ml/(kg·d),分别加入 5%～10%葡萄糖注射液 30～50ml 中静脉滴注,1 周为 1 个疗程。

　　【治疗目的】　小儿喘息型支气管炎在常规治疗基础上,加用参麦、鱼腥草注射液,能迅速使症状缓解,控制心力衰竭,扩张支气管平滑肌,恢复通气功能,明显缩短疗程,是一种有效、安全的治疗方案。

　　【作用机制】　参麦能增强机体抗病能力,增加心肌收缩力,有强心作用,还有促性腺激素样作用,调整机体免疫状态;扩张支气管,缓解支气管痉挛状态,鱼腥草具有清热解毒,化痰止喘作用,对多种病毒和细菌均有抑制作用。参麦和鱼腥草注射液联合治疗小儿喘息型支气管炎,能迅速使症状缓解,控制心力衰竭,扩张支气管平滑肌,恢复通气功能,明显缩短疗程。

　　【适应证】　此方适用于治疗小儿喘息型支气管炎。

　　【禁忌证】　对参麦注射液有变态反应或严重不良反应病史者禁用。

　　【不良反应】　参麦注射液静脉注射偶有患者丙氨酸转氨酶升高。少数患者有口干、口渴、舌燥。很少见变态反应,患者大多可耐受。

　　【注意事项】　鱼腥草注射液静脉滴注时除非有特殊要求,应注意控制给药速度,尤其对某些刺激性大的药物更应注意。速度不要过快(每分钟≤40滴)。因不良反应大多发生在 30min 内,此间应密切观察有无异常,以便及时抢救。此外,应详细询问其药物及食物过敏史,对有过敏史者要慎用。

### (三)清开灵、青霉素钠联合

　　【组方】　清开灵　　　20～40ml

　　　　　　青霉素钠　　　800 万 U

　　【用法】　在常规综合治疗的基础上加用清开灵注射液和青霉素钠注射液。青霉素钠注射液 800 万 U,加入生理盐水 250ml 中静脉滴注,每日 1 次;清开灵注射液 20～40ml,以 5%葡萄糖注射液 250ml 稀释后静脉滴注,每日 1 次。5d 为 1 个疗程。

　　【治疗目的】　急性气管-支气管炎在常规治疗基础上加用清开灵注射液和青霉素钠注射液,疗效显著,患者发热等症状体征明显消退,病程明显缩短。

　　【作用机制】　清开灵注射液是由板蓝根、金银花、栀子、水牛角(粉)、珍珠母(粉)、黄芩苷、胆酸、猪去氧胆酸等组成的中药制剂,具有清热解毒、化痰通络、醒神开窍的功能。现代药理研究证明,其具有抑菌、抗病毒、降热和抗惊厥等作用。特别是在发热疾病治疗中运用有明显的退热效果。板蓝根及金银花味苦、甘、寒,入心、胃、肺经。具有清热解毒的功能,对多种革兰阳性和阴性细菌均有抗菌作用,对多种病毒性感染疗效良好,体外实验对流感病毒有抑制作用。栀子味苦、寒,入心、肝、胃、肺经,具有清热解火,凉血解毒,除烦利尿的功能,能够抑制发热中枢,达到降温功效,还具有镇静及抗菌功能。黄芩苷味苦、寒,入肺、脾、胆、大小肠经。清热燥湿,同样具有解热、镇静、利尿、抗菌、抗病毒、抗真菌等功能。胆酸及猪去氧胆酸味苦、寒,入肝、胆、心经。具有清热、消炎、镇痛及镇静作用。水牛角及珍珠母具有清热、凉血、解毒、定惊、安神等功能,可用于高热引起抽搐者。本方八味中药相互配合,共奏清热解毒、化痰通络、醒神开窍的功效。作为一个辅助性抗菌抗炎及减轻发热症状中成药,与青霉素联用更具有减少耐药菌株产生及降低青霉素药物用量、并相应减少其毒性作用。

【适应证】　此方适用于治疗急性气管-支气管炎。

【不良反应】　清开灵注射液不良反应以各种类型变态反应为主,其中严重变态反应包括过敏性休克、急性喉头水肿、过敏性哮喘、过敏性间质性肾炎。一般变态反应,偶见皮疹、面红、局部疼痛等。

【注意事项】　有表证恶寒发热者、药物过敏史者慎用清开灵;如出现变态反应应及时停药并做脱敏处理;本品如产生沉淀或浑浊时不得使用,如经10%葡萄糖或氯化钠注射液稀释后,出现浑浊亦不得使用;清开灵注射液稀释以后,必须在 4h 以内使用;输液速度:注意滴速勿快,儿童以每分钟 20~40滴为宜,成年人以每分钟 40~60 滴为宜。青霉素静脉滴注时,应注意控制给药速度,因不良反应大多发生在 30min 内,此间应密切观察有无异常,以便即时抢救。此外,应详细询问其药物过敏史,对有过敏史者要慎用。

### (四)痰热清、青霉素联合

【组方】　痰热清　　0.5ml/(kg·d)

　　　　　青霉素　　20 万 U/(kg·d)

【用法】　在常规综合治疗的基础上加用痰热清注射液和青霉素注射液。痰热清注射液按 0.5ml/(kg·d)加入 10%葡萄糖注射液 100~150ml 内(最小用量 6ml,最大用量 14ml)静脉滴注每日 1 次;青霉素注射液 20 万 U/(kg·d)分 2 次加入 10%葡萄糖注射液 50~100ml,分 2 次静脉滴注,5d 为 1个疗程。

【治疗目的】　痰热清注射液和青霉素注射液联合应用可迅速缓解发热、咳嗽、咳痰等主要症状,且副作用轻,是一种安全有效的治疗方法。

【作用机制】　痰热清注射液配方以黄芩为君药,能清热燥湿、泻火解毒。上行泻肺火,下行泻膀胱之火,起到清热解毒、宣肺化痰作用;以熊胆粉、山羊角为臣药,清热解毒、化痰解痉、平肝息风,同时还有解热镇静、抗惊厥、增强免疫的作用;佐以金银花、连翘宣肺化痰、透肌解表。药理实验证明,黄芩有抗炎、抗变态反应作用,能缓解实验动物血管过敏性收缩,有较广的抑菌、抗病毒及解热作用;熊胆粉有解痉、解毒、抑菌、抗炎、镇咳、祛痰、平喘作用;山羊角有较强的解毒、镇静、免疫作用;金银花所含绿原酸和异绿原酸,连翘对多种病原微生物有抑制作用。痰热清注射液组方合理,切中病机。作为辅助性抗菌抗炎及减轻发热症状中成药,与青霉素联用更具有减少耐药菌株产生及降低青霉素药物用量、并相应减少其不良反应的作用。

【适应证】　此方适用于治疗小儿急性支气管炎。

【注意事项】　使用痰热清前,在振摇时发现有漂浮物出现或产生浑浊,则不宜使用。静脉滴注过程中,应注意观察不良反应。青霉素静脉滴注时,应注意控制给药速度,详细询问其药物过敏史,对有过敏史者要慎用。

### (五)痰热清、头孢他啶联合

【组方】　痰热清　　20ml

　　　　　头孢他啶　2g

【用法】　在常规综合治疗的基础上加用痰热清注射液和头孢他啶。头孢他啶2g加入生理盐水250ml,静脉滴注,每日1次;痰热清注射液20ml加入5%葡萄糖注射液500ml内静脉滴注,每日1次。7d为1个疗程。

【治疗目的】　痰热清注射液和头孢他啶联合应用可迅速缓解发热、咳嗽、咳痰等主要症状,且副作用轻,是一种安全有效的治疗方法。

【作用机制】　痰热清注射液作用机制参见本节组方(四)与青霉素的联合应用。头孢他啶为第三代头孢菌素类抗生素。抗菌谱广,对多数革兰阳性菌和阴性菌有效。对大肠埃希菌、肺炎杆菌等肠杆菌科细菌和流感嗜血杆菌、铜绿假单胞菌等有高度抗菌活性,对硝酸盐阴性杆菌、产碱杆菌等亦有良好抗菌作用。两药联用具有协同抗菌作用。

【适应证】　此方适用于治疗急性支气管炎。

【禁忌证】　对头孢他啶过敏者禁用。

【不良反应】　头孢他啶的不良反应主要是皮疹。胃肠道反应一般较轻,如恶心、腹泻等,偶有血清转氨酶一过性升高。

【注意事项】 对青霉素过敏的患者应慎用。

### (六)蟾酥、青霉素联合

【组方】 蟾酥　　　　　0.2ml/(kg·d)

　　　　 青霉素　　　　20万U/(kg·d)

【用法】 在常规综合治疗的基础上加用蟾酥注射液和青霉素。蟾酥注射液按每日0.2ml/kg分2次加入10%葡萄糖注射液100~150ml内(最小用量2ml,最大用量4ml),静脉滴注;青霉素针按20万U/(kg·d)分2次加入0.9%氯化钠注射液50~100ml内静脉滴注。5d为1个疗程。

【治疗目的】 小儿急性支气管炎在常规治疗基础上,加用蟾酥注射液和青霉素,能迅速使症状缓解,恢复通气功能,明显缩短疗程,是一种有效、安全的治疗方案。

【作用机制】 蟾酥注射液是从蟾蜍科动物皮肤腺、耳后腺分泌物中提炼,具有生理活性的水溶性吲哚类生物碱精制而成。对金黄色葡萄球菌、白色葡萄球菌、肺炎双球菌、铜绿假单胞菌、链球菌A群、伤寒杆菌、宋氏志贺菌、福氏志贺菌、产气杆菌、消化链球菌(厌氧)、甲型链球菌、大肠埃希菌、变形杆菌有较强的广泛的抑菌作用。作为一个辅助性抗菌抗炎及减轻发热症状中成药,与青霉素联用更具有减少耐药菌株产生及降低青霉素药物用量、并相应减少其不良反应的作用。

【适应证】 此方适用于治疗小儿急性支气管炎。

【禁忌证】 对本品有过敏或严重不良反应病史禁用。

【不良反应】 两药联用未见明显的不良反应。

【注意事项】 注意蟾酥注射液静脉滴注剂量过大,输液部位可能会有疼痛。青霉素静脉滴注时,应详细询问其药物过敏史,对有过敏史者要慎用。

### (七)痰热清、头孢哌酮联合

【组方】 痰热清　　　　20ml

　　　　 头孢哌酮　　　 4.0g

【用法】 在常规综合治疗的基础上加用痰热清注射液和头孢哌酮。痰热清注射液20ml加入5%葡萄糖注射液250ml,头孢哌酮4.0g加入0.9%氯化钠注射液250ml静脉滴注,每日1次。10d为1个疗程。

【治疗目的】 慢性支气管炎急性发作在常规治疗基础上,加用痰热清注射液和头孢哌酮,可明显缓解症状,缩短治疗周期,并减少各自的毒性作用。

【作用机制】　痰热清注射液主要成分有黄芩,具有清热解毒、宣肺化痰的功效,另外,还有熊胆粉、山羊角,具有清热解毒、化痰解痉等功效;金银花,具有清热解毒、宣肺解毒、广谱抗菌作用;连翘,具有清热解毒、疏风散结作用。痰热清注射液也可减轻肺泡炎性渗出,阻止急性肺泡上皮炎性损伤,缩小肺泡渗出范围,降低毒素血症炎性细胞因子的表达水平。头孢哌酮为第三代头孢菌素,在慢性支气管炎的患者治疗中,单独使用抗生素疗程长,而抗生素过久使用可能造成耐药及菌群失调,且不良反应发生率较高,其与痰热清联合应用则加强了疗效,缩短了治疗周期,并减少了毒性作用。

【适应证】　此方适用于治疗慢性支气管炎急性发作。

【不良反应】　头孢哌酮和痰热清联合应用过程中未发现明显的不良反应。

【注意事项】　在使用中应注意观察不良反应。此外,注射头孢哌酮偶有皮疹、腹泻、腹痛、嗜酸性粒细胞增加、暂时性血清转氨酶、碱性磷酸酶、尿素氮或肌酐升高;对青霉素过敏者、哺乳期妇女及新生儿、早产儿慎用。

### (八)痰热清、哌拉西林联合

【组方】　　痰热清　　　　　　　　　20ml

　　　　　　哌拉西林(氧哌嗪青霉素)　4g

【用法】　在常规综合治疗的基础上加用痰热清注射液和哌拉西林。哌拉西林 4.0g 加入 0.9% 氯化钠注射液 100ml 静脉滴注,每日 2 次;痰热清注射液 20ml 加入 5% 葡萄糖注射液 250ml 静脉滴注,每日 1 次。7d 为 1 个疗程。

【治疗目的】　慢性支气管炎急性发作在常规治疗基础上,加用痰热清注射液和哌拉西林,可明显缓解症状,缩短治疗周期,并减少了各自的毒性作用。

【作用机制】　痰热清注射液作用机制参见本节组方(七)与头孢哌酮的联合。哌拉西林为第三代半合成青霉素具广谱抗菌作用,其与痰热清注射液联合应用则加强了疗效,缩短了治疗周期,并减少了毒性作用。

【适应证】　此方适用于治疗慢性支气管炎急性发作。

【不良反应】　哌拉西林和痰热清注射液联合应用过程中未发现明显的不良反应。静注过快可致恶心、胸部不适、咳嗽、发热、口腔异味、眼结膜充血等,减慢给药速度可减轻反应;偶有发热、头晕、麻木、血尿,少数病人可有肝功能异常和血象改变,以上均为一过性反应,一般不影响用药。

【注意事项】　出现严重反应时,则应立即停药。哌拉西林用前应做青霉素皮试。

### (九)左氧氟沙星、痰热清联合

【组方】　痰热清　　　　　　20ml

　　　　　左氧氟沙星　　　0.3g

【用法】　在常规综合治疗的基础上加用痰热清注射液和左氧氟沙星。左氧氟沙星0.3g,加入5%葡萄糖注射液250ml中静脉滴注,每日1次;痰热清注射液20ml加入5%葡萄糖注射液250ml中静脉滴注,每日1次。两组均7d为1个疗程。

【治疗目的】　慢性支气管炎急性发作在常规治疗基础上,加用痰热清注射液和左氧氟沙星,可明显缓解症状,缩短治疗周期,并减轻单独应用抗生素产生的耐药性。

【作用机制】　痰热清注射液作用机制参见本节组方(七)与头孢哌酮的联合。左氧氟沙星属于人工合成的喹诺酮类药物,能够治疗敏感菌(主要有大多数革兰阳性、阴性菌以及某些支原体、衣原体、军团菌等)造成的感染及引发的炎症,具有较广谱的抗菌作用,不良反应比其他同类药物低,因此可作为控制慢性支气管炎急性感染期的抗菌药。与痰热清联合应用则加强了疗效,缩短了治疗周期,并减少了毒性作用。

【适应证】　此方适用于治疗慢性支气管炎急性发作。

【不良反应】　左氧氟沙星和痰热清联合应用过程中未发现明显的不良反应。

【注意事项】　在使用痰热清前,在振摇时发现有漂浮物出现或产生浑浊,则不得使用。静脉滴注过程中,应注意观察不良反应。因左氧氟沙星主要自肾排出,肾功能减退时该药清除减少,肾功能减退患者应用本品时须谨慎,当肌酐清除率<50ml/min时须调整给药剂量,以免药物在体内积蓄。老年患者常有生理性肾功能减退,因此,老年患者使用本品时应监测肾功能,必要时调整剂量谨慎使用,以减少发生毒性反应的危险性。

### (十)痰热清、头孢曲松钠联合

【组方】　痰热清　　　　　　20ml

　　　　　头孢曲松钠　　　2.0g

【用法】　在常规综合治疗的基础上加用痰热清注射液和头孢曲松钠。头孢曲松钠2.0g加入0.9%氯化钠注射液150ml中静脉滴注,每日1次;痰热清注射液 20ml 加入 5%葡萄糖注射液 250ml 静脉滴注,每日 1 次。

【治疗目的】　痰热清注射液和头孢曲松钠联合应用可迅速缓解发热、咳嗽、咳痰等主要症状,且副作用轻,是一种安全有效的治疗方法。

【作用机制】　痰热清注射液作用机制参见本节组方(四)与青霉素的联合。头孢曲松钠为半合成的第三代头孢菌素,对大多数革兰阳性菌和阴性菌都有强大抗菌活性;抗菌谱包括铜绿假单胞菌、大肠埃希菌、肺炎杆菌、流感嗜血杆菌、产气肠细菌、变形杆菌属、双球菌属及金葡菌等。两者联用有协同抗菌作用。

【适应证】　此方适用于治疗慢性支气管炎急性发作。

【不良反应】　静脉注射头孢曲松钠常出现恶心、腹泻等胃肠道反应;皮疹、瘙痒等变态反应;静脉炎和疼痛等注射部位反应;偶可使青少年、儿童发生胆结石;偶见肝肾功能异常及血液系统改变,如中性粒细胞下降、血小板下降等。

【注意事项】　对青霉素变态反应或头孢菌素过敏者慎用,严重肝功能不全者慎用。

(孙明立)

# 第四节　肺　结　核

## 一、疾病特点

结核病是由结核杆菌引起的慢性传染病,可累及全身多个器官,但以肺结核最为常见。

【传染途径】　其主要传染途径为通过呼吸道传播,传染源主要是排菌病人的痰;次要传染途径是经消化道进入体内;其他感染途径如皮肤、泌尿生殖道则很少见。

【诊断】　确诊肺结核的主要依据是在痰中找到结核菌。其他依据还有:结核菌素试验呈阳性;胸部 X 线和 CT 检查不但可早期发现肺结核,而且可对病灶部位、范围、性质、发展情况和治疗效果作出判断,对确定治疗方案很有帮助;对于活动性肺结核患者,其红细胞沉降率(简称血沉)可增快。另外,结核病与人体免疫有关。结核病的免疫主要是细胞免疫,表现为淋巴细胞的致敏和细胞吞噬作用的增强。

【病程】　当人体抵抗力强且接受合理化疗时,病变可吸收消散或钙化而趋于痊愈;当人体抵抗力薄弱而未接受合理化疗时,病变可干酪样坏死、液化、形成空洞而向恶化发展。

【分型】　结核病又分原发性和继发性,初染时多为原发(Ⅰ型);而原发性感染后遗留的病灶,在人抵抗力下降时,可能重新感染,通过血循环播散或直接蔓延而致继发感染(Ⅱ～Ⅳ型)。

【治疗要点】　治疗肺结核主要依靠化学药物治疗,常用的药物有异烟肼(简写为 INH 或 H)、利福平(RFP 或 R)、链霉素(SM 或 S)、吡嗪酰胺(PZA 或 Z)、乙胺丁醇(EMB 或 E)、对氨基水杨酸(PAS 或 P)。应用化疗应遵照早期、联合、适量、规律、全程的原则。抗结核化学药物治疗对结核的控制起着决定性的作用,合理的化疗可使病灶全部灭菌、痊愈。病情的轻重,痰菌的有无和细菌耐药情况常是选择化疗方案的考虑因素。初治痰菌涂片呈阳性的病例,可以用 INH、RFP 和 PZA 组合为基础的 6 个月短化疗方案,如 2S(E)HRZ/4HR,2S(E)HRZ/4H$_3$R$_3$,2S$_3$(E$_3$)H$_3$R$_3$Z$_3$/4H$_3$R$_3$ 和常规化疗方案,如 2HSP(E)/10HP(E) 和 1HS/11H$_2$S$_2$ 等。复治病例可用 2S(E)HRZ/4HR 或 2S$_3$H$_3$R$_3$Z$_3$E$_3$/6H$_3$R$_3$E$_3$。慢性排菌者可用敏感的一线药与二线药联合应用,如卡那霉素(KAN 或 K)、丙硫异烟胺(Th1321)、卷曲霉素(CPM 或 C)等,在严密观察不良反应情况下进行治疗,疗程以 6～12 个月为宜。氟喹诺酮类有中等强度的抗结核作用,在常用药物已经耐药的病例可以加入联用方案。传统的休息和营养只起辅助作用,亦可同时进行对症治疗,包括对毒性症状、咯血等的治疗以及手术治疗等。

由于本书以注射药联合应用为主要内容,故主要涉及化疗方案中含有两种或两种以上注射用药的抗结核化疗方案,当然在注射用药的同时,其他口服给药的化疗用药也要维持应用,以确保化疗方案的成功和延缓耐药性的产生。另外,本章节也涉及一些肺结核可能引起的并发症的治疗,如气胸、咯血等。

## 二、联 合 用 药

### (一)异烟肼、卷曲霉素、对氨基水杨酸钠和利福平

【组方】　异烟肼　　　　　　　　　0.3g
　　　　　注射用对氨基水杨酸钠　　1.0g
　　　　　硫酸卷曲霉素　　　　　　1.0g

　　利福平　　　　　　　　　　　　　　　0.45g

　　【用法】　患者用 2RHPC/6RHE 方案,即前 2 个月强化期每日异烟肼(INH)0.3g 和对氨基水杨酸钠(PAS)1.0g 静脉滴注,卷曲霉素(CPM)1.0g 肌内注射,利福平(RFP)0.45g 早饭前 1h 空腹顿服(RFP 和 PAS 间隔 6h);后 6 个月巩固期 RFP 0.45g/d 空腹顿服,INH 0.3g/d 顿服,乙胺丁醇(EMB)0.75g/d 顿服。

　　【作用机制】　复治痰菌阳性结核是由于初治化疗不合理,结核菌产生继发耐药性而引起的,其病变迁延反复。故应选择联用两种或两种以上的敏感药物进行化疗。异烟肼、利福平、对氨基水杨酸钠是抗结核化疗方案的常用药物,联合应用不仅可以杀灭病灶中的结核杆菌,还可以减少耐药性的产生。由于复治结核可使结核菌产生继发耐药性,故常采用一线药物与二线药物联合应用,以增强对常用抗结核药物耐药的结核菌的药理作用。

　　异烟肼和利福平是治疗结核病的首选药物,二者抗结核作用强,但单用可产生耐药性,一般联用可延缓耐药性的产生。异烟肼可抑制结核菌 DNA 的合成,并阻碍细胞壁的合成,对胞内、外代谢活跃持续繁殖或近乎静止的结核菌均有杀菌作用,小分子的异烟肼可渗入全身各组织中,可通过血-脑屏障,胸腔积液、干酪样病灶中药物浓度很高。利福平对胞内和胞外代谢旺盛和偶尔繁殖的结核菌均有杀菌作用,通过抑制 RNA 聚合酶,阻止 mRNA 合成发挥杀菌活性。利福平在组织中浓度高,能穿透干酪样病灶和进入巨噬细胞内。对氨基水杨酸对结核菌抑菌作用较弱,仅作为辅助抗结核治疗药物,可能通过与对氨苯甲酸竞争影响叶酸合成影响结核菌代谢而达到抑菌作用。与其他抗结核药物合用,可延缓耐药性的发生。卷曲霉素为多肽复合物,为链霉素的替代品,主要应用于链霉素耐药的结核病治疗,单独应用时细菌易产生耐药性,一般与其他抗结核药物联合应用。卷曲霉素对结核分枝杆菌有抑制作用,其机制尚不明确,可能与抑制细菌蛋白合成有关。乙胺丁醇与其他抗结核药物无交叉耐药性,可延缓细菌对其他药物的耐药性的产生。

　　本化疗方案在强化期和巩固期均采用抗结核作用强的一线药物异烟肼和利福平控制结核菌,不同的是,在强化期加入了对氨基水杨酸和卷曲霉素联合应用以延缓结核菌对其他抗结核药物耐药性的产生,这点对于复治肺结核的治疗是非常有利的。由于巩固期时间一般较长,为了避免不良反应的发生,故将卷曲霉素和对氨基水杨酸换成乙胺丁醇来延缓耐药性的产生。

【适应证与疗效】 适用于治疗复治痰菌阳性肺结核。在结束疗程时痰菌可转阴,病灶明显吸收,空洞消失。

【禁忌证】 对卷曲霉素过敏者及孕妇禁用。

【不良反应及注意事项】 ①本方案应用时,不良反应主要为肝功能异常,转氨酶升高,如停药,静脉滴注强力宁,口服西利宾胺、联苯双酯,1个月后肝功恢复正常。②其他可能的不良反应和注意事项为:异烟肼在体内主要通过乙酰化灭活,乙酰化速度存在个体差异,因而治疗效果存在个体差异。不良反应少见,偶见周围神经炎、中枢神经系统中毒、转氨酶升高等。利福平不良反应一般轻微,有消化道不适、流感症候群、短暂性肝损伤、转氨酶升高等。乙胺丁醇不良反应很少,偶发胃肠道不适,球后视神经炎,停药后可恢复。对氨基水杨酸需新鲜配制和避光静脉滴注。肾功能不全患者慎用。主要不良反应有胃肠道刺激、肝功能损害,变态反应包括皮疹、剥脱性皮炎、溶血性贫血等。卷曲霉素具显著肾毒性,表现为肌酐、尿素氮升高,肌酐清除率减低、蛋白尿、管型尿等,用药期间需监测肾功能和尿常规。对第Ⅷ对脑神经有损害,一般在用药至2~4个月时可出现前庭功能损害,而听觉损害则较少。另外卷曲霉素还有一定神经肌肉阻滞作用,并有皮疹、瘙痒、皮肤红肿等变态反应。听力减退、重症肌无力、帕金森病、肾功能不全者慎用。用药期间应注意检查听力、前庭功能及肝肾功能测定,尤其是肾功能减退或第Ⅷ对脑神经病变患者。单用时细菌可迅速产生耐药,故只能与其他抗菌药联合用于结核病的治疗。与卡那霉素有交叉耐药性,但与其他抗结核药无交叉耐药性。注射时须做深部肌内注射,注射过浅可加重疼痛并发生无菌性脓肿。

## (二)卷曲霉素、异烟肼、对氨基水杨酸钠、丙硫异烟胺联合

【组方】

| | |
|---|---|
| 异烟肼 | 0.5g |
| 注射用对氨基水杨酸钠 | 8.0g |
| 硫酸卷曲霉素 | 0.75g |
| 丙硫异烟胺 | 0.2g |

【用法】 异烟肼0.5g,对氨基水杨酸钠8.0g,卷曲霉素0.75g,三联静脉给药;丙硫异烟胺0.2g,每日3次,口服。

【作用机制】 方中异烟肼、对氨基水杨酸和卷曲霉素的药理机制参见本节组方(一)的相关内容。丙硫异烟胺(Th1321)为异烟酸的衍生物,其作用机制不明,可能对肽类合成具有抑制作用。对结核分枝杆菌的作用取决于感染部位的药物浓度,低浓度时仅具有抑菌作用,高浓度具有杀菌作用,常与其

他抗结核药联合应用以增强疗效和避免病菌产生耐药性。

难治性肺结核主要是由于结核杆菌对常用抗结核药物产生耐药性而导致肺结核迁延难治,因此治疗难治性肺结核的重点就是要降低结核菌对抗结核药物的耐药性,本方案中选用常用的抗结核首选药物异烟肼、抗结核二线药物对氨基水杨酸和卷曲霉素三联注射和丙硫异烟胺口服,一方面以强效抗结核药物异烟肼静脉注射使其瞬时血药浓度增高,对未产生耐药性的病菌产生杀灭作用;另一方面 PAS,CPM 和 Th1321 的应用可对已经耐药的结核菌产生作用,并延缓病菌耐药性的产生。

【适应证与疗效】　适用于治疗难治性肺结核。用药后痰菌阴转率、空洞关闭率、症状改善程度都明显升高,不良反应少。

【不良反应及注意事项】　①异烟肼、对氨基水杨酸和卷曲霉素的不良反应及注意事项参见本节组方(一)的相关内容。②丙硫异烟胺不良反应为精神忧郁(中枢神经系统毒性)、步态不稳或麻木、针刺感、烧灼感、手足疼痛(周围神经炎)、精神错乱或其他精神改变(中枢神经系统毒性)、眼或皮肤黄染(黄疸、肝炎)。

### (三)DNA 单核苷酸钠、强力宁等联合

【组方】

| | |
|---|---|
| 强力宁 | 80ml |
| 葡醛内酯(肝泰乐) | 0.2g |
| 维生素 C | 3.0g |
| DNA 单核苷酸钠 | 150mg |

【用法】　抗结核标准化疗方案为 2RHZ(S)/4RH 方案,即 INH,RFP,PZA,EMB(或 SM)2 个月为强化期,INH,RFP 4 个月为巩固期,共 6 个月疗程。在上述抗结核标准化疗方案治疗基础上,强力宁 80ml 加入 250ml 的 5%葡萄糖注射液中静脉滴注,每日 1 次;葡醛内酯(肝泰乐)0.2g 口服,每日 2 次;维生素 C 3.0g 静脉滴注,每日 1 次;连用 2 周。用 DNA 单核苷酸钠注射液 150mg,加入到 250ml 的 5% 葡萄糖注射液中,缓慢静脉滴注(2ml/min),每日 1 次,30d 为 1 个疗程。

【治疗目的】　经抗结核治疗后,肝功能无损害,且细胞免疫及体液免疫指标均较治疗前明显升高。

【作用机制】　①DNA 单核苷酸钠注射液是以生物技术提取的脱氧核糖核酸为原料,经多种生物酶的作用而形成的,富含腺嘌呤核苷酸、鸟嘌呤核苷酸、胞嘧啶核苷酸、胸腺嘧啶核苷酸 4 种核苷酸成分,参与体内核酸代谢过

程,对肝脏、心脏、血液系统、免疫系统等多器官、系统具有广泛的药理作用。对于肝脏而言,DNA 单核苷酸钠注射液的主要作用有:提高细胞酶活性和生物电活性,维持肝细胞膜稳定性,促进体内半胱氨酸、谷胱甘肽、辅酶Ⅰ等重要物质的合成,提高肝脏的解毒功能,促进肝功能恢复;促进肝细胞 DNA 的合成和有丝分裂,提高肝细胞再生能力,提供代谢支持,维持肝内环境相对稳定,避免肝衰竭;直接补充核苷酸,调动机体通过"补救合成途径"合成核苷酸,减轻受损肝脏负担,有利于恢复肝脏功能。此外,DNA 单核苷酸钠注射液还具有调节机体免疫力的作用。核酸是维持正常细胞免疫所必需的营养物质,由于免疫系统没有"从头合成途径"合成核苷酸的能力,补充外源性核苷酸可有效地促进机体维持正常免疫功能。DNA 单核苷酸钠注射液具有调节外周淋巴细胞功能,促进淋巴细胞分泌白介素-2(IL-2)和 α-干扰素(IFN-α);促进自然杀伤细胞(NK)的细胞杀伤活性,调节 T 细胞功能;增强单核细胞的趋化及吞噬作用等。因此,DNA 单核苷酸钠注射液在抗肿瘤和抗感染治疗中也发挥重要作用。②强力宁注射液含甘草甜素 0.2%,半胱氨酸 0.1%和甘氨酸 2.0%。甘草甜素是从甘草根提取的有效成分之一,具有抗炎、抗过敏、保护四氯化碳及缺血再灌注所致的肝细胞损害作用,能增加单核细胞、NK 细胞活性,诱导 γ-干扰素(IFN-γ)的产生及抗病毒作用。③葡醛内酯,又名肝泰乐,能降低肝脏淀粉酶活性,阻止糖原分解,使肝糖原量增加,脂肪量减少,并能解除肝脏毒素,促进肝细胞再生。

肺结核的发病及转归与机体免疫功能状态密切相关,多数肺结核患者在发病和治疗过程中伴有不同程度的免疫功能低下,提高患者免疫功能对于彻底清除结核菌、减少耐药菌产生和残留、提高治愈率、降低复发率都具有重要意义。因此,将 DNA 单核苷酸钠注射液联合其他保肝药物一起用于治疗抗结核药物引起的肝损害中,不仅可以起到保肝降酶的作用,而且对机体免疫力的调节和感染都可起到一定作用。

抗结核标准化疗方案为 2RHZ(S)/4RH 方案,RFP 和 INH 的药理作用机制参见本节组方(一)相关内容。INH 和 RFP 在组织中浓度高,能穿透干酪样病灶内,从而增加疗效。吡嗪酰胺(PZA)为类似于 INH 的烟酸衍生物,但与 INH 之间无交叉耐药性。PZA 能杀灭巨噬细胞内,尤其是酸性环境中的结核菌,已成为结核病短程化疗中不可缺少的主要药物。链霉素(SM)可通过抑制蛋白质合成来杀灭结核菌。对于空洞内胞外结核菌作用强,pH 中性时起效。

【适应证与疗效】　适用于既往无肝病史,肝炎标志物阴性,诊断肺结核并经过抗结核治疗后出现肝损害的初治肺结核患者。

【禁忌证】　肾功能减损者及对其过敏者禁用。

【不良反应及注意事项】　①异烟肼、对氨基水杨酸和卷曲霉素的不良反应及注意事项参见本节组方(一)相关内容。②吡嗪酰胺最常见不良反应为肝毒性反应(转氨酶升高和黄疸)、高尿酸血症,皮疹和胃肠道症状少见。③链霉素主要不良反应为不可逆的第Ⅷ对脑神经损害,包括共济失调、眩晕、耳鸣、耳聋等。与其他氨基糖苷类相似,可引起肾脏毒性反应。④强力宁注射液有个别偶然出现胸闷、口渴、低血钾或血压升高,一般停药后即消失。长期应用,应监测血钾、血压等变化。

### (四)新四联抗结核加甘利欣保肝联合

【组方】

| | |
|---|---|
| 力克肺疾 | 0.2g |
| 阿米卡星(丁胺卡那霉素) | 0.4g |
| 利福喷丁 | 0.6g |
| 氧氟沙星 | 0.2g |
| 甘利欣 | 150mg 或 250mg(视病情而定) |

【用法】　①抗结核新四联组合:力克肺疾(D)0.2g,口服,每日 3 次,共 6 个月;利福喷丁(L)0.6g,口服,每周 3 次,疗程 6 个月;氧氟沙星(O)0.2g,静脉滴注,每日 2 次或 0.2g 口服,每日 3 次,疗程 2 个月;阿米卡星(K)0.4 g,静脉滴注,每日 1 次,疗程 1 个月。②保肝治疗。乙肝病毒携带者:甘利欣 150mg 静脉滴注,每日 1 次,1 个月后改口服 50mg,每日 3 次,维持 6 个月;乙型肝炎者:加大甘利欣剂量 250mg 静脉滴注,每日 1 次,肝功能正常后改 50mg 口服,每日 3 次,若丙氨酸转氨酶>120U/L,或出现重症肝损害暂停抗结核治疗,加强保肝措施,肝功正常后恢复抗结核。

【作用机制】　结核病和乙型肝炎两者均为较严重和常见传染病,两者同时发病时,病情互为加重,治疗也有很多矛盾之处,常规抗结核药对肝功能损害较大,在含有 INH,RFP,PZA 三种药物的化疗方案中肝功能损害的发生率为 0.2%~0.8%。

力克肺疾(D)为异烟肼(INH)与对氨基水杨酸(PAS)的化学合成物。INH 主要对生长繁殖期的分枝杆菌有效。其作用机制尚未阐明,可能抑制敏感细菌分枝菌酸的合成而使细胞壁破裂。PAS 有效地延缓和阻滞了 INH 在体内的乙酰化过程。因此,力克肺疾可在血液中维持较高、较久的 INH 浓度,这不仅增强了药物的杀菌作用,同时也延迟了细菌耐药性的产生,并且降低了对肝脏的毒性。临床证实,在与其他抗结核药联合治疗中,力克肺疾的抗结核疗效显著优于 INH;而胃肠道反应、肝功能损害和白细胞少等不良反应发生率显著低于 INH。

利福喷丁(L)为半合成广谱杀菌剂,其作用机制与利福平相同,为与依赖DNA 的 RNA 多聚酶的亚单位牢固结合,抑制细菌 RNA 的合成,防止该酶与 DNA 连接,从而阻断 RNA 转录过程,使 DNA 和蛋白的合成停止。

氧氟沙星(O)具广谱抗菌作用,为杀菌剂,通过作用于细菌 DNA 螺旋酶的 A 亚单位,抑制 DNA 的合成和复制而导致细菌死亡,用于常用药物耐药的病例。

阿米卡星(丁胺卡那霉素,K)是一种氨基糖苷类抗生素。作用机制为:①阻碍细菌蛋白质的合成,作用于蛋白质合成的各个过程,包括:抑制核蛋白体 70S 亚基始动复合物的形成;选择性地与核蛋白体 30S 亚基上的靶蛋白结合,导致异常无功能的蛋白质合成;阻止肽链释放因子进入 A 位,使已合成的肽链不能释放,最终使核蛋白体循环受阻,细菌蛋白质合成受抑制。②使胞膜缺损通透性增加。阿米卡星是氨基糖苷类抗生素中抗菌谱最广的,由于它对许多细菌产生的钝化酶稳定,故主要用于对其他氨基糖苷类抗生素耐药菌株所引起的感染。

甘利欣,又称甘草酸二胺,具有激素样抗炎、抗变态反应作用。不仅能促进胸腔积液的吸收,防止胸膜粘连,减轻结核中毒症状,而且能有效地阻断利福平及其他抗结核药所致变态反应,减少激素用量,使急性期用较小剂量激素时即能较快地缓解症状,控制病情,又能使病情较快稳定后保障激素递减顺利,缩短了激素的疗程。因而避免了激素用量过大,时间拖长而出现明显的副作用。另外,甘草酸二胺具有调节免疫功能,增强巨噬细胞的功能,避免了因激素抑制机体免疫功能而使结核扩散,同时降低了合并肺部感染及真菌感染的可能。甘草酸二胺能降低抗结核药所致肝损害,保护肝细胞膜和改善肝功能,使肺结核治疗不会因为肝功能损害中断治疗,保证了结核病的化疗效果。

新四联抗结核治疗是在原有传统抗结核方案的基础上经过多年的实践经验摸索,并结合新的有效抗结核药物的诞生,通过合理的科学搭配和设计而成新的治疗方法,具有抗结核效果好,肝损害小,患者易于接受的特点,加上甘利欣本身具有保肝、降酶、抗炎、增强免疫功能作用,同时也能间接促进肺部病灶愈合,临床应用收到了较佳的效果。

【适应证与疗效】 适用于治疗肺结核合并乙型肝炎。用药后肝功能基本正常,肺病灶吸收或钙化,空洞闭合,胸腔积液吸收,症状消失,痰菌转阴。

【禁忌证】 精神病及癫痫患者禁用。严重肝功能障碍患者禁用。氨基糖苷类抗生素过敏者禁用阿米卡星。严重低钾血症、高钠血症、高血压、心力衰竭、肾衰竭患者禁用甘利欣。孕妇不宜使用。

【不良反应及注意事项】 ①力克肺疾不良反应主要为偶有头晕、头痛、失眠、发热、皮疹、恶心、乏力、黄疸、周围神经炎、视神经炎及血细胞减少等。②利福喷丁不良反应比利福平轻微,少数病例可出现白细胞、血小板减少;丙氨酸氨基转移酶升高;皮疹、头晕、失眠等。胃肠道反应较少。应用本品未发现流感症候群和免疫性血小板降低,也未发现过敏性休克样反应。如果出现这类不良反应须及时停药。③氧氟沙星不良反应为:胃肠道反应如腹部不适或疼痛、腹泻、恶心或呕吐;中枢神经系统反应可有头晕、头痛、嗜睡或失眠;变态反应如皮疹、皮肤瘙痒,偶可发生渗出性多形性红斑及血管神经性水肿;光敏反应较少见。少数患者可发生血清转氨酶升高、血尿素氮增高及周围血象白细胞降低,注射部位刺激症状,多属轻度,并呈一过性。应避免与增加耳毒性的药物合用,也应避免与能掩盖其耳毒性的药物合用。年老、剂量过高以及合用两性霉素 B、杆菌肽、头孢噻吩、环丝氨酸、多黏菌素 B 或万古霉素可增加肾毒性的发生。神经肌肉接头的阻滞:可引起神经肌肉麻痹,严重可致呼吸停止,这是由于药物能与突触前膜钙结合部位结合,阻止钙离子参与乙酰胆碱的释放所致,可用新斯的明治疗。④甘利欣的不良反应主要有食欲缺乏、恶心、呕吐、腹胀,以及皮肤瘙痒、荨麻疹、口干和水肿,心脑血管系统常见头痛、头晕、胸闷、心悸及血压增高,以上症状一般较轻,不影响治疗。甘利欣注射液未经稀释不得进行注射。治疗过程中应定期检测血压,血清钾、钠浓度,如出现高血压、血钠潴留、低血钾等情况应停药或适当减量。

### (五)灯盏花素和还原型谷胱甘肽联合

【组方】 灯盏花素　　　　　　30ml

　　　　　还原型谷胱甘肽　　1.8g

【用法】 ①抗结核治疗:按 2HRZS/4HR 方案治疗,即前 2 个月强化期 INH 口服每次 0.3g,每日 1 次;RFP 口服每次 0.45g,每日 1 次;PZA 口服每次 1.5g,每日 1 次;链霉素肌注每次 0.75g,每日 1 次。后 4 个月为巩固期,INH 口服每次 0.3g,每日 1 次;RFP 口服每次 0.45g,每日 1 次。②保肝治疗:当发现药物性肝损伤且达到停药标准时,每天联合应用 1.8g 还原型谷胱甘肽和 30ml 灯盏花素注射液,加入生理盐水 250ml 中静脉滴注,25～30d 为1 个疗程。

【作用机制】　抗结核药物致药物性肝损伤的机制主要为内源性肝毒性和特异性反应。抗结核药物和药酶氧化反应所产生的氧反应产物,不仅能通过传递电子直接氧化细胞的大分子物质,造成脂质、蛋白质、核酸等氧化或再氧化损害,破坏细胞功能及完整性,直接损害肝组织导致肝细胞损伤,尚能诱使中性粒细胞、淋巴细胞、巨噬细胞对脂质的趋化产生炎症浸润,还能激活巨噬细胞与星形细胞促进纤维化。

灯盏花素是从中药灯盏细辛中提取的一种黄酮类物质,黄酮类化合物是由一些酚羟基连接在环状结构上组成的,黄酮自由基的还原电位比氧反应产物低,使这些氧反应产物失活,这意味着黄酮具有清除氧反应产物的能力,从而防止后者对 DNA 的损伤。灯盏花素能降低血浆黏度、血细胞比容、血小板聚集率和纤维蛋白原,改善机体微循环、增加组织灌注,这些对清除体内的毒性中间代谢产物,提高肝细胞内血氧含量均有作用。

肝脏是还原型谷胱甘肽合成的主要场所,且还原型谷胱甘肽在肝内浓度最高,是肝脏重要的过氧化酶,在肝脏生化代谢中起重要作用。当肝脏病变、低氧血症时,还原型谷胱甘肽水平下降,因此加重了肝细胞的变性和坏死。药物性肝损伤时,氧化作用及由此生成的自由基将导致各种形式的肝损害和坏死。当生成的自由基数量明显超出谷胱甘肽的清除能力时,肝细胞就会进一步受到损伤。由肝损伤引起的还原型谷胱甘肽耗竭又可使腺苷蛋氨酸合成酶灭活,影响转巯基作用,导致还原型谷胱甘肽进一步减少,形成恶性循环。静脉注射还原型谷胱甘肽除了加强对自由基的清除、保护肝细胞外,还通过 γ-谷氨酰胺循环维持肝脏的蛋氨酸含量,保证转甲基及转丙氨基反应,改善肝脏的合成、解毒、脂肪代谢、胆红素代谢及灭活激素等功能,促进胆酸代谢,从而加快肝功能的恢复。

抗结核治疗方案为常规的 2HRZS/4HR 方案,其中异烟肼和利福平是抗结核的首选药物,吡嗪酰胺和链霉素的加入使结核菌对其他抗结核药物的耐药性的产生起到延缓作用,从而增强疗效,降低耐药性的产生。

【适应证与疗效】　适用于治疗抗结核药物性肝损伤。患者疗程满后临床症状、体征消失或明显改善。

【不良反应及注意事项】　①灯盏花素不良反应较少,个别有皮疹、乏力、口干等。②还原型谷胱甘肽即使大剂量、长期使用亦很少有不良反应,罕见突发性皮疹。③异烟肼常规剂量时毒性作用发生率低,主要包括周围神经炎、中枢神经系统中毒和肝功能下降。④利福平主要不良反应有胃肠道不适、肝功能损害(转氨酶升高、黄疸)、皮疹和发热等。应用高剂量、间歇疗法(600～1200mg/d)易产生免疫介导的流感样反应、溶血性贫血、进行性肾衰竭和血小板减少症,一旦发生,应予停药。⑤吡嗪酰胺最常见不良反应为肝毒性反应(转氨酶升高和黄疸)、高尿酸血症,皮疹和胃肠道症状少见。⑥链霉素主要不良反应为不可逆的第Ⅷ对脑神经损害,包括共济失调、眩晕、耳鸣、耳聋等。与其他氨基糖苷类相似,可引起肾脏毒性反应。

### (六)痰热清和头孢曲松钠联合

【组方】　　痰热清　　　　　　　　20ml
　　　　　　头孢曲松钠　　　　　　2.0g

【用法】　痰热清20ml稀释于250ml 5%葡萄糖注射液中,2h滴完,每日1次;头孢曲松钠2.0g加入0.9%氯化钠注射液150ml静脉滴注,每日1次;并给予抗结核的相应治疗。

【作用机制】　肺结核俗称肺痨,中医学认为发病原因系正气不足,结核菌乘虚侵袭所致,临床上以阴虚火旺多见,特别是老年肺结核患者常并发慢性支气管炎、肺气肿、糖尿病等疾病,多数病人管壁结缔组织增生,支气管黏膜腺体萎缩,纤毛发生粘连、倒伏甚至脱失,上皮细胞空泡变性、坏死、脱落,黏液腺增生肥大,环状细胞增多,分泌功能亢进,痰液分泌量增加,痰液积聚于支气管管腔内,排痰困难,致病菌容易在肺组织内繁殖进而继发感染,单纯应用抗生素治疗效果差。

痰热清注射液是由黄芩、熊胆粉、山羊角、金银花和连翘组成。该方以黄芩为君,其味苦性寒,归肺、胃、大肠经,具有清热燥湿、泻火解毒之功效;熊胆粉味苦性寒,入心、肺、大肠经,具有解惊、解毒、抑菌、镇咳、化痰、平喘等作用;山羊角味苦咸性寒,归肝、心经,具有平肝息风、清热解毒作用;金银花味甘性寒,具有清热解毒、宣肺解表的功用;连翘味性微寒,具有清热宣透作用。本方五味相互配伍,大大提高了清热解毒化痰的作用。痰液稀释后容易排出,病人的通气功能改善,减轻了咳喘,加速控制感染。加之抗生素头孢曲松钠通过破坏细菌细胞壁杀灭细菌的作用,两者联合用药可收到良好疗效,缩短疗程。

【适应证与疗效】　适用于治疗老年肺结核并发感染。用药后体温正常,症状和体征消失,白细胞计数正常,胸片肺部炎症吸收,痰病原菌培养阴转总有效率达 97%。

【禁忌证】 对头孢菌素类抗生素过敏者禁用。

【不良反应及注意事项】 ①痰热清注射液不得与含酸性成分的注射剂混合使用。使用前,在振摇时发现有漂浮物出现或产生浑浊,则不得使用。②头孢曲松钠不良反应与治疗的剂量、疗程有关。局部反应有静脉炎,此外可有皮疹、瘙痒、发热、支气管痉挛和血清病等变态反应,头痛或头晕,腹泻、恶心、呕吐、腹痛、结肠炎、黄疸、胀气、味觉障碍和消化不良等消化道反应。血液学检查异常包括嗜酸性粒细胞增多,血小板增多或减少和白细胞减少。肝肾功能异常。应用期间饮酒或服含乙醇药物,在个别病人可出现双硫仑样反应,故在本品期间和以后数天内,应避免饮酒和服乙醇的药物。

### (七)化疗并用黄芪联合

【组方】 氧氟沙星 0.2g(体重≤50kg)或 0.4g(体重>50kg)

吡嗪酰胺 0.5g

利福喷丁 0.6g

力克肺疾片 0.4g

黄芪 20～30ml

【用法】 采用 $2OZL_2D/8L_2D$ 化疗方案:氧氟沙星(O),体重≤50 kg 0.2g/d,体重>50 kg 0.4g/d 静脉滴注。吡嗪酰胺(Z)0.5g,每日 3 次;利福喷丁(L)0.6g,每周 2 次;力克肺疾片(D)0.4g,每日 3 次。黄芪注射液 20～30ml 加入 10%葡萄糖注射液静脉滴注,每日 1 次,全程 8 个月。

【作用机制】 力克肺疾、利福喷丁、氧氟沙星及吡嗪酰胺的药理机制分别见本节组方(三)和组方(四)的相关内容。化疗方案中力克肺疾和利福喷丁的抗结核作用明显优于传统方案中的异烟肼、利福平及对氨基水杨酸联用效果,又合并使用吡嗪酰胺使结核菌对其他抗结核药物的耐药性延缓,并同时引入氧氟沙星以应对已经发生耐药性的结核杆菌,数种药物联合应用使本方案抗结核作用更强,耐药性产生减慢。

黄芪能增强网状内皮吞噬细胞功能,促进淋巴细胞转化,对 IFN 系统有明显刺激和诱发作用,还可促进肝脏蛋白合成功能,保护肝细胞膜,对抗结核药物引起的肝损害有预防作用,佐治肺结核可起到保肝而延长抗结核药物作用时间,增加患者依从性,提高患者免疫功能的效用。

【适应证与疗效】 适用于治疗肺结核,尤其是免疫功能低下者。用药后肺病灶吸收或钙化,空洞闭合,胸腔积液吸收,症状消失,痰菌转阴。

【不良反应及注意事项】　①抗结核药物的不良反应和注意事项详见本节组方(三)和组方(四)相关内容。②黄芪注射液可导致过敏性休克、发热、皮肤反应等不良反应。过敏体质者慎用。注意滴注速度,宜慢不宜快,剂量不宜过大,注意配伍等。

### (八)黄芪、丹参联合

【组方】　黄芪　　　20ml

　　　　　丹参　　　20ml

【用法】　采用标准短程化疗方案(2HREZ/4HR)进行抗结核治疗,在抗结核治疗的基础上加用丹参 20ml/d,黄芪 20ml/d,分别加入 10%葡萄糖注射液 250ml 中静脉滴注(每分钟 30 滴),疗程 1 个月。并进行其他辅助治疗措施。

【作用机制】　目前认为,肺纤维化的形成机制是由于肺常驻细胞及浸润的炎性细胞释放的多肽介质或细胞因子刺激成纤维细胞增殖、胶原等细胞外基质(ECM)合成增多,ECM 在肺内存积而导致肺泡壁间质发生纤维化。细胞外基质有多种成分,肺纤维化以胶原的聚集最为显著。因此,选择适当方法控制胶原的合成和聚集,使肺组织进行正常的修复,让肺部病灶在短期内有明显吸收甚至消失,会使肺结核病人的预后得到极大改善。肺纤维化早期改变为炎症细胞浸润,晚期则为肺内成纤维细胞积聚,胶原、透明质酸等细胞外基质的大量合成和沉积,取代了正常的功能性肺实质结构。ECM 主要由纤维连接素、糖胺聚糖和胶原三种大分子构成,其中透明质酸是糖胺聚糖中的主要成分。很多间质细胞可以合成透明质酸,特别是受不同因子刺激的成纤维细胞可以合成大量透明质酸。

丹参具有活血化瘀、改善微循环、护肝降酶、促进肝细胞再生、抗脂质过氧化及抗肝纤维化的作用。黄芪除具有扩张血管作用外,还能提高机体免疫功能、保护红细胞的正常形态、修复和激活损伤的红细胞以及降低血小板黏附率的作用。

在正规抗结核治疗的基础上早期应用丹参、黄芪,使痰菌阴转加快,肺部病灶吸收迅速,可能与丹参、黄芪活跃患者肺微循环、扩张结核病灶部位的血管,有利于改善病灶组织的缺氧及提高局部抗结核药物的浓度有关。并可减轻患者的咳嗽、胸痛、胸闷等症状和降低结核性支气管扩张的发生率,改善患者的肺功能。除此之外,两种药物合用还有预防抗结核药物所致肝功能损害的作用,可能与丹参、黄芪具有抗氧化、清除氧自由基、改善肝微循环等作用有关。

【适应证与疗效】 适用于预防肺结核肺纤维化。用药后肺病灶吸收或钙化,空洞闭合,胸腔积液吸收,症状消失,痰菌转阴,肺功能好转。

【不良反应及注意事项】 黄芪注射液不良反应及注意事项详见本节组方(七)相关内容。丹参注射液可导致变态反应,过敏性休克,发热,皮肤反应,结膜出血等不良反应。过敏体质者慎用。

### (九)洛美沙星、阿米卡星联合

【组方】　洛美沙星　　　　　　　　　0.4g(静脉滴注)或 0.6g(口服)

　　　　　阿米卡星(丁胺卡那霉素)　0.4g

　　　　　力克肺疾　　　　　　　　　0.6g

　　　　　丙硫异烟胺　　　　　　　　0.2g

　　　　　吡嗪酰胺　　　　　　　　　1.5g

【用法】 采用化疗方案为 3DThKZ /12DTh,加入洛美沙星联合抗结核,疗程为 15 个月。用法:洛美沙星 0.4g,每日 1 次,前 3 个月静脉滴注,以后改为口服,0.6g 顿服每日 1 次或分 2 次服用。力克肺疾(D) 0.6g,每日 1 次,或 0.3g,每日 3 次;丙硫异烟胺(Th)0.2g,每日 1 次;阿米卡星(K) 0.4g,每日 1 次,静脉滴注;吡嗪酰胺(Z)1.5g,每日 1 次。

【作用机制】 氟喹诺酮类药物是一种新型的抗结核药物,它能通过抑制结核分枝杆菌旋转酶而使其 DNA 复制受阻。因其抗菌机制独特,与其他一、二线抗结核药物之间无交叉耐药性,所以当今广泛用于耐药结核病的治疗。洛美沙星是新的第三代喹诺酮类衍生药物,具有非常显著的生理活性。其体内代谢半衰期长达 8h,抗菌活性强,抗菌效果明显优于环丙沙星和氧氟沙星等。洛美沙星与一线或二线抗结核药物联合应用时,可提高药物的活性,与其他抗结核药物可呈协同作用。另一方面,该药副作用较少。所以,洛美沙星是一种高效低毒的抗结核新药,可以作为多药耐药性结核病(MDR-TB)联合治疗方案的组合药物。

　力克肺疾、吡嗪酰胺和阿米卡星的药理机制分别见本节组方(三)和组方(四)的相关内容。丙硫异烟胺为异烟酸的衍生物,其作用机制不明,可能对肽类合成具有抑制作用。对结核分枝杆菌的作用取决于感染部位的药物浓度,低浓度时仅具有抑菌作用,高浓度具有杀菌作用。与乙硫异烟胺有部分交叉耐药现象。

【适应证与疗效】　适用于治疗肺结核,尤其是多药耐药结核(MDR-TB)。用药后症状和肺部体征消失,痰菌转阴,病灶吸收或基本吸收,空洞缩小。

【禁忌证】　孕妇、婴幼儿及 18 岁以下患者禁用洛美沙星。

【不良反应及注意事项】　①阿米卡星的不良反应及注意事项分别见本节组方(四)的相关内容。②丙硫异烟胺不良反应为精神忧郁(中枢神经系统毒性)、步态不稳或麻木、针刺感、烧灼感、手足疼痛(周围神经炎)、精神错乱或其他精神改变(中枢神经系统毒性)、眼或皮肤黄染(黄疸、肝炎)。③洛美沙星胃肠道反应较为常见,可表现为腹部不适或疼痛、腹泻、恶心或呕吐;中枢神经系统反应可有头晕、头痛、嗜睡或失眠;变态反应可有皮疹、皮肤瘙痒,偶可发生渗出性多形性红斑及血管神经性水肿,其中光敏反应较其他常用喹诺酮类多见。少数患者可发生血清氨基转移酶、BUN 值升高及周围血象白细胞降低,多属轻度,并呈一过性。

### (十)磷霉素钠、加替沙星联合

【组方】　磷霉素钠　　8.0g

　　　　　加替沙星　　0.4g

【用法】　患者接受常规抗结核治疗,根据病情可适当吸氧及应用解痉、平喘和祛痰药,注意维持水、电解质及酸碱平衡。磷霉素钠粉针剂 8.0g 加 5% 葡萄糖溶液 500ml,静脉滴注,每分钟 50～60 滴,每日 1 次,1h 后加替沙星注射液 0.4g,静脉滴注,每分钟 30～40 滴,每日 1 次,10～14d 为 1 个疗程。

【作用机制】　重症肺结核患者使用抗结核药物治疗疗效欠佳。其原因:患者免疫功能减低,机体抵抗力差;肺部结核病灶多为纤维化性病变,毛细血管床减少,血液循环差,难以达到有效的药物浓度;长期反复应用多种抗菌药物易增强细菌耐药性,且易致菌群失调;随着新的抗菌药物的大量应用,革兰阴性杆菌的染色体发生突变,改变了细胞壁黏肽合成酶的结构,使抗菌药物失去活性,出现新的耐药问题。重症肺结核合并感染易引起呼吸衰竭是死亡的主要原因之一,而尽早选用安全、有效的抗菌药物治疗是改善预后的重要措施之一。

磷霉素化学结构简单而独特,不易被细菌转化为菌体内有用的物质,与其他抗菌药无交叉耐药性;分子小,渗透性强,细菌改变膜通透性,对其作用影响不大;在体内不降解,以原型排出,细菌的灭活酶对其作用甚微;抑制细胞壁,使其失去完整性,有利于联用药物的进入;增强机体免疫功能,抑制炎症因子的产生,加速细菌的清除;对革兰阳性菌及阴性菌均有良好的抗菌活性,临床应用时间短,耐药菌株少。另外,能抑制细菌在感染部位形成细菌膜(菌群在感染部位形成膜样结构,影响药物对细菌的作用)。

加替沙星是第四代氟喹诺酮类药物,为 8-甲氧基氟喹诺酮类外消旋体化合物,抗结核作用更强,抗菌作用是通过抑制细菌的 DNA 旋转酶和拓扑异构酶Ⅳ,从而抑制细菌 DNA 的复制、转录、修复过程。肝毒性更小,引起明显转氨酶升高(5 倍于正常高限)的发生率低于 0.1%,致胆红素升高的发生率低于 0.4%。加替沙星肝毒性小与其在肝脏代谢量小及特殊结构有关,主要以原型经尿路排出,占 82%～88%。

本组将磷霉素与加替沙星联合用于重症肺结核并发感染的治疗。在磷霉素应用 1h 后再给予加替沙星(时间差攻击疗法),在临床疗效和细菌学疗效方面均明显优于单用加替沙星。其机制是先使用磷霉素后,细菌细胞壁变薄,通透性增加,从而更有利于加替沙星进入菌体内通过影响相关 DNA 酶,抑制 DNA 复制而产生抗菌作用。

【适应证与疗效】　适用于治疗重症肺结核合并感染。用药后症状和肺部体征消失,痰菌转阴,病灶吸收或基本吸收,空洞缩小。

【不良反应及注意事项】　①磷霉素的不良反应主要为轻度胃肠道反应,如恶心、食欲缺乏、中上腹不适、稀便或轻度腹泻,一般不影响继续用药。偶可发生皮疹、嗜酸性粒细胞增多、周围血象红细胞、血小板一过性降低、白细胞降低、血清氨基转移酶一过性升高、头晕、头痛等反应。注射部位静脉炎。极个别患者可能出现休克。静脉滴注速度宜缓慢,每次静脉滴注时间应在 1～2h。肝、肾功能减退者慎用。②加替沙星常见的不良反应为恶心、阴道炎、腹泻、头痛、眩晕等。

### (十一)氧氟沙星、山莨菪碱液、18 种复合氨基酸、人血白蛋白联合

【组方】　
氧氟沙星　　　　　　0.2g
山莨菪碱　　　　　　15mg
18 种复合氨基酸　250ml
人血白蛋白　　　　　5g

【用法】　氧氟沙星注射液静脉滴注 0.2g/次,每日 2 次,2 周后改空腹口服 300～600mg/次,每日 1 次,同时应用山莨菪碱注射液 15mg 加生理盐水 500ml 静脉滴注,每日 1 次,2 个月为 1 个疗程;应用 18 种复合氨基酸 250ml,静脉滴注,每日 1 次;人血白蛋白静脉滴注 5g,每周 1 次;根据以往用

药情况联用 HR（或 D）、S（或 K 或 E）Z 等方案,治疗不少于 4 个月。痰菌涂片连续 2 次阴性;胸片示病灶稳定清楚、趋于硬结、空洞缩小变形、变薄、愈合;自觉症状消失,体重有增加趋势,停用氧氟沙星和山莨菪碱。

【作用机制】 氧氟沙星为氟喹诺酮类抗菌药,其抗结核菌 MIC 值为 $0.25\sim2.00\mu g/ml$,当浓度 $\geqslant 2.00\mu g/ml$ 时可杀死巨噬细胞内外的结核菌。口服 400mg 后的血浓度峰值为 $3.5\sim5.3\mu g/ml$,能有效杀死结核菌。并根据以往用药情况加用敏感或未用过的两种抗结核药,三者之间的协同作用使细胞内外的结核菌、高度繁殖或缓慢繁殖的结核菌很快被消灭。

山莨菪碱(654-2)为微循环障碍有效疏通剂,能扩张小动脉,改善微循环,通过拮抗乙酰胆碱所致的气道平滑肌收缩,降低气道阻力,使肺泡通气得到改善,并能纠正体液分配失调,使有效循环血容量增加,增加肺灌流量,使通气血流比正常。

应用氨基酸、人血白蛋白主要是为了纠正营养不良,改善机体的负氮平衡,增强免疫力和抗病能力;奠定难治肺结核患者的体质基础和增加血中所起的药物载体作用,保证血中抗结核药物的有效杀菌浓度,促进痰菌转阴。

【适应证与疗效】 适用于治疗难治性肺结核。在结束疗程时临床症状和体征消失,病灶基本吸收,空洞缩小或闭合,痰菌转阴。

【不良反应】 氧氟沙星不良反应有胃肠道反应(腹部不适或疼痛、腹泻、恶心或呕吐)、中枢神经系统反应(头晕、头痛、嗜睡或失眠)、变态反应(皮疹、皮肤瘙痒,偶可发生渗出性多形性红斑及血管神经性水肿,光敏反应较少见)。偶可发生癫痫发作、精神异常、烦躁不安、意识混乱、幻觉、震颤;血尿、发热、皮疹等间质性肾炎表现;静脉炎;结晶尿,多见于高剂量应用时;关节疼痛。少数患者可发生血清转氨酶升高、血尿素氮增高及周围血象白细胞降低,注射部位刺激症状,多属轻度,并呈一过性。偶见口干、面部潮红,经休息可自动缓解。

## (十二)力克肺疾、左氧氟沙星及白细胞介素-2 等联合

【组方】
| | |
|---|---|
| 阿米卡星 | $0.4\sim0.6g$ |
| 丙硫异烟胺 | 0.6g |
| 对氨基水杨酸钠 | $8\sim12g$ |
| 乙胺丁醇 | 0.75g |
| 卷曲霉素 | 0.75g |

| 吡嗪酰胺 | 1.5g |
|---|---|
| 链霉素 | 0.75～1.0g |
| 力克肺疾 | 15mg/kg |
| 左氧氟沙星 | 0.4g/d |
| IL-2 | 50 000U |

【用法】　力克肺疾(D)每日 15mg/kg,顿服;左氧氟沙星(V)0.4g/d,分 2次口服;阿米卡星(K)0.4～0.6g/d,静脉滴注;丙硫异烟胺(Th)0.6g/d,分 3次口服;乙胺丁醇(E)0.75g/d,顿服;对氨基水杨酸钠(P)8～12g/d,静脉滴注或分次口服;吡嗪酰胺(Z)1.5g/d,分 3 次口服;卷曲霉素(C)0.75g/d,肌内注射;链霉素(S)0.75～1.0g/d,肌内注射。IL-2 每次 50 000U,肌内注射,每周 2 次,连用 4 周后停 1 周,共 6 个月(共注射 40 支)。若抗结核治疗 6 个月痰菌仍阳性,则做失败处理。痰菌阴转的病人,以力克肺疾为基础,根据最近1 次药敏结果选用 2 种以上的抗结核药物,继续巩固治疗至少 12 个月,总疗程为 18 个月。

【作用机制】　力克肺疾、阿米卡星、丙硫异烟胺、乙胺丁醇、对氨基水杨酸钠、吡嗪酰胺、链霉素及卷曲霉素的药理机制详见本节组方(一)、组方(三)和组方(四)的相关内容。氟喹诺酮类具有较强的抗结核作用,其中氧氟沙星已被广泛应用于结核病的治疗。而左氧氟沙星与其相比具有在下呼吸道组织浓度高于血清浓度、支气管肺泡液中浓度高、抗菌作用更强,且服药量减少近一半使毒性反应明显降低的优点。为此,力克肺疾、左氧氟沙星与其他尚可供配伍的药物一起用于治疗耐多药肺结核,能明显提高痰菌阴转率。

IL-2 来源于 $CD_4^+$ 细胞,在免疫调节中起关键作用,能诱导 NK 细胞增殖、分化,并刺激 NE 细胞产生 IFN-γ,促进细胞毒性 T 细胞 (TCL)转变并增强其活性。SIL-2R 是一种重要的免疫物质,与细胞膜白介素-2 受体 (mIL-2R)竞争 IL-2,抑制 IL-2 正常免疫功能的发挥。细胞免疫是 T 淋巴细胞在抗原刺激下的一种特殊变态反应,在此反应过程中释放多种可溶性淋巴激活素,诱发大量淋巴细胞与吞噬细胞聚集,发挥其防御作用。另外,T 淋巴细胞活化程度与 SIL-2R 释放成正比。结核感染引起迟发型变态反应,抑制淋巴细胞活化,机体产生免疫反应并导致淋巴细胞 SIL-2R 释放增加,抑制机体正常免疫功能。T 细胞受结核抗原刺激产生特异性的变态反应,使变态反应占上风,病灶加重。而且 T 细胞功能受损后又难于修复,致病程延长,免疫功能进一步受损,二者互为因果,构成结核病的特殊免疫状态。因此,应用免疫调节剂治疗 MDR-TB 非常必要。MDR-TB 病人存在免疫功能低下,单纯化疗能直接纠正和启动其异常的免疫功能,免疫调节治疗至少 6 个月才能显出疗效。早期痰菌阴转仍要取决于抗结核药物的敏感性。

【适应证与疗效】 适用于治疗多药耐药肺结核(MDR-TB)。在结束疗程时临床症状和体征消失,病灶基本吸收,空洞缩小或闭合,痰菌转阴。

【不良反应及注意事项】 ①力克肺疾、阿米卡星、丙硫异烟胺、乙胺丁醇、对氨基水杨酸钠、吡嗪酰胺、链霉素及卷曲霉素的不良反应及注意事项详见本节组方(一)、组方(二)、组方(三)和组方(四)的相关内容。②左氧氟沙星用药期间可能出现恶心、呕吐、腹部不适、腹泻、食欲缺乏、腹痛、腹胀等胃肠道症状,失眠、头晕、头痛等神经系统症状以及皮疹、瘙痒等。亦可出现一过性肝功能异常,如血清氨基转移酶升高、血清总胆红素高。偶见血中尿素氮升高、倦怠、发热、心悸、味觉异常。一般均能耐受,疗程结束后不良反应迅速消失。部分病人出现发热反应,其他不良反应较轻,可能与变态反应增强有关,停药 1 周再次使用无发热反应。③IL-2 的不良反应:包括胃肠道反应有恶心、呕吐、腹泻等;少数病人有发热不适、呼吸困难、嗜伊红细胞增多、贫血、水潴留(毛细管漏出综合征)、瘙痒、胆红素和肌酐水平短暂增高、鼻出血、舌炎、口干、精神状态改变、精神错乱、定向力障碍和精神变态;血小板减少、红斑或皮疹、低血压、尿少、脱发和心肌梗死等。

### (十三)垂体后叶素、氨基己酸及卡巴克洛联合

【组方】　垂体后叶素　　　　　　　10～20U

氨基己酸　　　　　　　　8g

卡巴克洛(安络血)　　　10mg

【用法】 给予垂体后叶素 10～20U,加氨基己酸 8g,静脉滴注,每日 1 次。卡巴克洛 10mg,肌内注射,每日 2 次。对于大量咯血者,晚上加静推 1 次垂体后叶素 10U、氨基己酸 4 g。止血 3d 后方可让病人起床,若痰中不带血,可适当在室内活动,咯血停止 1～2 周方可停止静脉用药。另外,继续强化抗结核、抗感染及对症治疗。

【作用机制】 垂体后叶素是一种血管收缩药,内含缩宫素和加压素,加压素直接兴奋平滑肌,使小动脉收缩,肺血管收缩,从而减少肺循环血量,并促进血小板凝集形成血栓而止血,是治疗大咯血最有效的止血药。氨基己酸,能抵制纤维蛋白溶酶原的激活因子,从而抑制纤维蛋白的溶解,达到止血目的;普鲁卡因兴奋迷走神经,扩张外周血管,降低肺循环压力,减少肺循环

血量而达到止血的目的。垂体后叶素与氨基己酸联用,既使肺小动脉收缩,又抵制纤维蛋白的溶解,使血小板凝集更快形成血栓,止血作用加强。两种药物联合应用起到协同止血作用,增强止血效果。

【适应证与疗效】 本法适用于肺结核咯血的对症治疗。

【禁忌证】 泌尿科术后有血尿的患者应慎用氨基己酸,并禁用于尿毒症。有心、肝、肾疾病的患者应慎用。有血栓形成倾向或有栓塞性血管病史者禁用或慎用,孕妇慎用。有癫痫史及精神病史者应慎用卡巴克洛。

【不良反应及注意事项】 ①本法滴注速度过快时可引起胸闷、面部潮红伴灼热感,甚至出现心动过缓、心律失常及低血压,少数人可发生惊厥及心脏或肝损害。大剂量可产生肌痛、软弱、疲劳、肌红蛋白尿,甚至肾衰竭等,停药后可缓解恢复。②氨基己酸常见的不良反应为恶心、呕吐和腹泻,其次为眩晕、瘙痒、头晕、耳鸣、全身不适、鼻塞、皮疹、红斑等。③氨基己酸从尿排泄快,尿浓度高,能抑制尿激酶的纤溶作用,可形成血凝块,阻塞尿路。④易发生血栓和心、肝、肾功能损害。使用避孕药或雌激素的妇女,服用氨基己酸时可增加血栓形成的倾向。⑤用药后如出现面色苍白、出汗、心悸、胸闷、腹痛、过敏性休克等,应立即停药。⑥卡巴克洛中含水杨酸,长期反复应用可产生水杨酸反应。

## (十四)普鲁卡因、维生素 C 联合

【组方】 盐酸普鲁卡因 400mg

维生素 C 3g

【用法】 将盐酸普鲁卡因 400mg,维生素 C 3g,10％葡萄糖注射液200ml混合后,每分钟 20～30 滴静脉滴注。中等量咯血每日 1 次,大量咯血每日 2 次,连用 5d。在应用本复合液治疗咯血的同时,一定要加强病因治疗,即积极抗结核。不能口服者可采用异烟肼注射液 0.4～0.6g 加 5％葡萄糖注射液中静脉滴注,每日 1 次,连续 10d,再改为口服治疗,可有助于止血。抗炎、对症治疗连续进行。

【作用机制】 根据咯血量的多少可分为小量、中量和大量咯血。小量咯血是指痰中带血或咯血量在 100ml 以内。中量咯血为咯血量在 100～500ml。大量咯血是咯血量在 600ml 以上。不同程度的咯血量在肺结核患者咯血时均可见到。

普鲁卡因治疗咯血的作用是因其能抑制血管运动中枢,兴奋迷走神经,扩张外周血管,减少肺循环血量,致使肺动脉压下降而止血。其优点是肺心

病、冠心病、心力衰竭、高血压、中晚期妊娠合并咯血者选用本药较为安全。在使用其他止血药无效时选用本药效果仍显著。维生素 C 缺乏时可导致毛细血管通透性和脆性增加，易出血。维生素 C 可参与细胞间质的形成，降低毛细血管的通透性和脆性，加速肉芽组织生长，加速血液凝固，并且可增强人体的抵抗力。另外，维生素 C 用于止血可能也与维生素 C 多与机体的解毒功能、参与肾上腺皮质激素合成有关。

【适应证与疗效】　本复合液适用于肺结核咯血的对症治疗。普鲁卡因加维生素 C 治疗肺结核咯血，疗效满意，并且在脑垂体后叶素有禁忌或治疗无效时，应用普鲁卡因加维生素 C 治疗，仍然能收到较好效果。

【禁忌证】　有呼吸衰竭、肺性脑病及二度以上房室传导阻滞应禁用普鲁卡因。

【不良反应及注意事项】　本复合液治疗咯血一般无副作用。但如普鲁卡因用量过大，吸收过快时，也可能出现中毒反应，主要表现为先兴奋后抑制。另外，维生素 C 量大时可促进普鲁卡因的排泄从而降低疗效。

## (十五)冬眠Ⅱ号

【组方】　盐酸哌替啶　　　50mg
　　　　　盐酸异丙嗪　　　25mg
　　　　　双氢麦角碱　　　0.3mg
　　　　　注射用水　　　　9ml

【用法】　每次取上述复合液 2ml，肌内注射，2～4h 1 次。间隔时间视病人反应及病情需要而定，以使病人精神完全放松，情绪安定，睡眠充足，生活自理为宜。待咯血完全停止后再继续 3d，如连用 5d 无效即停用。

【作用机制】　难治性咯血是指咯血量较多且反复咯血持续时间在 72h以上，或经过一般综合治疗无效。

方中哌替啶为中枢性镇静药，可以减少患者恐惧，使其产生欣快感，对呼吸中枢的抑制作用轻，可用于缓解咯血引起的剧烈胸痛，稳定患者的情绪。异丙嗪有中枢催眠及镇痛作用，能强化哌替啶的作用，有显著的抗组胺及抗胆碱作用，对于改善微循环有所帮助。双氢麦角碱有中枢性镇痛作用，能强化哌替啶及异丙嗪的作用。尚有中枢性心率缓慢及抑制颈动脉窦的反射作用，其末梢作用为交感神经阻滞药，可抑制肾上腺素的分泌。可降低心肌的应激性，有良好的保护心脏的作用。三者合用可抑制血管运动中枢，兴奋迷走神经中枢，扩张外周血管、减少肺循环血量，降低肺动脉压等，从而有利于咯血停止。另外,本方各药有明显的镇静作用,可消除患者的恐惧焦虑和紧张情绪,也有助于止血。

【适应证与疗效】 适用于治疗肺结核引起的难治性咯血。对原发病为慢性支气管炎和支气管扩张,心血管病,肺部感染,肺出血肾炎综合征等引起的难治性咯血均有良好的治疗效果。

【禁忌证】 本法不适宜于严重呼吸衰竭、严重动脉硬化、低血压、心肌梗死患者及肾功能减退的老年人。

【不良反应及注意事项】 ①哌替啶和双氢麦角碱等剂量大时可有较明显的呼吸抑制、低血压等副作用。特别在血容量不足时易出现低血压,应予以注意补充血容量后方可应用本法治疗咯血。②用本复合液治疗起到镇静作用的同时,有时咳嗽反射也受到部分抑制,再咯血时不利于上气道内血的清除,必要时应使用吸痰器吸引,防止窒息。③孕妇使用时,应加强观察。④在积极治疗咯血的同时,应注意咯血病因的诊断和治疗。咯血的病因很多,涉及呼吸系统,心血管系统、血液系统疾病以及某些全身性疾病,应力求做出病因诊断,切不能以止血为最终治疗目的。

### (十六)山莨菪碱、氯丙嗪联合

【组方】 盐酸山莨菪碱 10mg

盐酸氯丙嗪 10mg

【用法】 咯血时立即肌内注射本复合液。如2～3h后仍有咯血,则再肌注1次,不用其他任何止血药。

【作用机制】 山莨菪碱通过扩张外周血管的作用,使淤滞于肺的血液转流到四肢及其他部位,而起到"内放血"作用,使肺血管压力下降而止血。氯丙嗪(冬眠灵)可阻断α肾上腺素能受体,有直接扩张血管作用,可引起小动、静脉扩张,尤其是支气管动脉扩张,从而降低心脏前、后负荷,使前负荷作用大于后负荷,使肺充血明显改善。另外,氯丙嗪的镇静作用能很好地解除患者的焦虑亦有利于止血。

【适应证与疗效】 本法用于治疗肺结核引起的少量咯血。

【不良反应及注意事项】 ①山莨菪碱与氯丙嗪合用可增强山莨菪碱的抗胆碱作用,并可延长其作用时间。因而使用本复合液治疗时,患者易出现口干、面部潮红、视物模糊等副作用。②老年患者应用本复合液进行治疗时易出现嗜睡现象,提示应提防老年患者用本复合液治疗咯血时出现咳嗽反射被抑制,引发窒息。

### (十七)止血合剂联合

【组方】 维生素 K₁       30mg

              维生素 C          3g

              10％葡萄糖酸钙     30ml

【用法】 将维生素 $K_1$ 注射液 30mg,维生素 C 注射液 3g,10％葡萄糖酸钙注射液 30ml 及 10％葡萄糖注射液混合成止血合剂,静脉滴注,每日 1 次。

【作用机制】 引起咯血的最常见疾病是肺结核与支气管扩张,其次为支气管肺癌以及其他全身性疾病等。咯血原因不外乎肺组织血管破裂,血管壁通透性改变,血管损伤,血管内压增高,血液渗出等。本复合液各药物作用于以上各个环节而起到止血效果。维生素 $K_1$ 参与肝内凝血酶原的合成和促进肝脏合成 Ⅱ、Ⅶ、Ⅸ、Ⅹ 等血浆凝血因子,有助于止血。维生素 C 能参与细胞间质的生成,减低毛细血管脆性,加速凝血过程。维生素 C 与维生素 $K_1$ 合用对增强毛细血管抵抗力有协同作用。葡萄糖酸钙用于止血,主要是钙离子起作用。钙离子能增加毛细血管的致密度,降低其通透性,使出血减少。所以,本复合液用于咯血患者的止血是 3 种药物共同作用,互相协同的结果。

【适应证与疗效】 本复合液治疗各种原因引起的咯血。除特殊因素引起出血(如血友病)外,临床大多数咯血患者,即使是伴有血压异常和(或)心力衰竭,均可用本复合液止血治疗。

【不良反应及注意事项】 本复合液副作用少。偶有变态反应;静脉滴注速度过快,可引起面部潮红、出汗、味觉异常、呼吸困难、发绀、脉搏细速等。

### (十八)巴曲酶、垂体后叶素、酚妥拉明联合

【组方】 垂体后叶素       5～10U 或 10～20U

              酚妥拉明          20mg

              巴曲酶(立止血)    1000U

【用法】 基础治疗:异烟肼、利福平、吡嗪酰胺及乙胺丁醇等药物进行正规有效的抗结核治疗,以及抗感染、支持对症治疗,同时给予云南白药、酚磺乙胺及氨甲苯酸等一般止血药物治疗。垂体后叶素首剂量 5～10U 加入生理盐水 20ml,缓慢静脉注射,然后 10～20U 加入 5％葡萄糖注射液 500ml中,每分钟 20～30 滴静脉滴注,24h 维持。酚妥拉明 20mg 加入 5％葡萄糖注射液 500ml 中,每分钟 20～30 滴静脉滴注,24h 维持。同时,给予巴曲酶1000U 肌内注射,1000U 静脉推注治疗,每日 1～2 次,连续 1～3d。根据病情

及有无药物不良反应酌情调整。咯血停止后,按上述浓度静脉滴注每日 1～2 次,逐渐停药,一般用 5～7d。根据病情及有无药物不良反应酌情调整。

【作用机制】 垂体后叶素药理机制见本节组方(十三)的相关内容。巴曲酶是由巴西蛇毒中分离、提纯出来的血凝素,含有类凝血酶和类凝血激酶,作用于内、外源性凝血系统,使血液快速凝固形成血凝块,同时促进血小板在出血处黏附、聚集,形成血栓,从而发挥快速止血作用。其凝血酶样作用能促进出血部位(血管破损部位)的血小板聚集,释放一系列凝血因子,其中包括血小板因子 3($PF_3$),能促进纤维蛋白原降解生成纤维蛋白 I 单体,进而交联聚合成难溶性纤维蛋白,促进在出血部位的血栓形成和止血。其类凝血激酶样作用是由于释放的 $PF_3$ 引起,就像血液中的凝血激酶依靠 $PF_3$ 激活那样,凝血激酶被激活后,可加速凝血酶的生成,因而促进凝血过程。在酚妥拉明、垂体后叶素的基础上加用巴曲酶治疗,具有早期快速止血作用。

【适应证与疗效】 适用于治疗肺结核大咯血。用后咯血间隔时间延长或咯血停止,痰中带血消失或减轻。

【不良反应及注意事项】 ①垂体后叶素、酚妥拉明不良反应参考组方(十九)、组方(十三)的相关内容;②动脉及大静脉出血时,仍须进行手术处理,使用巴曲酶可减少出血量;③弥散性血管内凝血(DIC)导致的出血禁用巴曲酶;④血液中缺乏某些凝血因子时,巴曲酶的作用可被减弱,宜补充后再用;⑤在原发性纤溶系统亢进的情况下,宜与抗纤溶酶药物合用;⑥治疗新生儿出血,宜与维生素 K 合用。

## (十九)巴曲酶、酚妥拉明、山莨菪碱联合

【组方】

| | |
|---|---|
| 巴曲酶 | 1000U |
| 酚妥拉明 | 5～10mg 或 20mg |
| 山莨菪碱(654-2) | 10mg |

【用法】 经常规异烟肼、利福平、乙胺丁醇联合抗结核、抗感染、对症及一般止血处理(应用云南白药、卡巴克洛、酚磺乙胺、氨甲苯酸等),视情况适当补充新鲜全血。酚妥拉明 5～10mg 加入 10%葡萄糖液 20ml 中缓慢静注后,以 20mg 加入 0.9%氯化钠注射液 500ml 中,每分钟 20～30 滴静脉滴注,并根据血压调整滴速,以血压不低于 86/52mmHg(11.5/7 kPa)为宜,每日 1次;山莨菪碱 10mg 每日 2 次静脉滴注;巴曲酶 1000U 静脉注射,每日 1～2次。治疗前后注意监测血压、心率。

【作用机制】 巴曲酶、酚妥拉明药理机制详见本节组方(十八)。山莨菪

碱(654-2)为抗胆碱、抗迷走神经,扩张周围血管,使肺循环血转向体循环动脉端,从而降低肺血管压力,与酚妥拉明共同起到止血作用。

【适应证与疗效】　适用于治疗肺结核大咯血。用后咯血间隔时间延长或咯血停止,痰中带血消失或减轻。

【不良反应及注意事项】　①酚妥拉明不良反应主要有低血压,有时可引起心动过速、心律失常、心绞痛。由于其拟胆碱作用,偶尔出现胃肠道平滑肌兴奋而致的腹痛、恶心、呕吐等症状。②动脉及大静脉出血时,仍须进行手术处理,使用巴曲酶可减少出血量。③DIC 导致出血时,禁用巴曲酶。血液中缺乏某些凝血因子时,巴曲酶的作用可被减弱,宜补充后再用。在原发性纤溶系统亢进的情况下,宜与抗纤溶酶药物合用。治疗新生儿出血,宜与维生素 K 合用。④在有效止血同时,不可忽视抗结核、抗感染及对症支持治疗,有血容量不足者宜补充新鲜全血,少数早期止血效果不满意者,连续应用后仍能取得良好效果,且不良反应小,偶有心动过速、低血压、胃肠道反应等,减缓滴速或停药后即可消失,值得临床推广应用。

### (二十)巴曲酶、硝酸甘油联合

【组方】　巴曲酶　　　　　　　1000U

硝酸甘油　　　　　　20mg

【用法】　患者卧床休息,给予必要的镇静、止咳、抗感染、四联抗结核治疗及支持治疗。应用巴曲酶 1000U 静脉注射,每日 2 次,硝酸甘油 20mg 加入 5% 葡萄糖注射液 500ml 静脉滴注,滴速每分钟 10～15 滴,每日 1 次。

【作用机制】　老年肺结核并咯血的病人,止血药物须慎重选用。脑垂体后叶素因其较强的缩血管作用且易形成血栓而不宜使用。硝酸甘油属硝酸酯制剂,通过释放一氧化氮(NO),NO 与内皮舒张因子相同,激活鸟苷酸环化酶,使平滑肌和其他组织内的环鸟苷酸(cGMP)增多,导致肌球蛋白轻链去磷酸化,调节平滑肌收缩状态,引起血管扩张。因此,硝酸甘油能松弛血管平滑肌,扩张周围血管,可使回心血量减少,心排血量降低,减轻心脏负荷,降低心肌耗氧量,同时减少肺循环血量,降低肺循环压力,从而能控制咯血。而巴曲酶是高纯度凝血酶类制剂,含有类凝血酶和类凝血激酶,能直接增强血小板的功能,启动内外源凝血系统,加速凝血过程,对血液具有凝血和止血的双重作用。因此,两药联合应用能产生协同的止血效果,显著提高止血作用,缩短止血时间,减少出血,无明显副作用。

【适应证与疗效】　适用于治疗老年肺结核大咯血。用药 3d 后咯血停止或无新鲜血痰。

【禁忌证】　禁用于心肌梗死早期(有严重低血压及心动过速时)、严重贫血、青光眼、颅内压增高和已知对硝酸甘油过敏的患者。应慎用于血容量不足或收缩压低的患者。

【不良反应及注意事项】　①动脉及大静脉出血时,仍须进行手术处理,使用巴曲酶可减少出血量。DIC导致出血时,禁用巴曲酶。血液中缺乏某些凝血因子时,巴曲酶的作用可被减弱,宜补充后再用。在原发性纤溶系统亢进的情况下,宜与抗纤溶酶药物合用。治疗新生儿出血,宜与维生素K合用。②硝酸甘油不良反应有头痛,偶可发生眩晕、虚弱、心悸和其他直立性低血压的表现,尤其在直立、制动的患者。治疗剂量可发生明显的低血压反应,表现为恶心、呕吐、虚弱、出汗、苍白和虚脱。晕厥、面红、药疹和剥脱性皮炎均有报道。发生低血压时可合并心动过缓,加重心绞痛。加重肥厚梗阻型心肌病引起的心绞痛。易出现药物耐受性。如果出现视物模糊或口干,应停药。静脉滴注本品时,由于许多塑料输液器可吸附硝酸甘油,因此应采用非吸附本品的输液装置,如玻璃输液瓶等。静脉使用本品时须采用避光措施。

## (二十一)硝普钠与垂体后叶素联合

【组方】　垂体后叶素　6U或24U

　　　　　硝普钠　　　50mg

【用法】　患者入院后除绝对卧床休息、抗结核、心理治疗及营养治疗之外,先给硝普钠50mg加入5%葡萄糖液500ml中(避光)持续静脉滴注,30min后另开通路用垂体后叶素6U加入25%葡萄糖液20ml中缓慢静脉推注,然后用垂体后叶素24U加入5%葡萄糖500ml中静脉滴注(滴速每分钟10～40滴),根据血压调整滴速,以血压≥90/60mmHg为宜,每日1次,3～5d后根据病情停药。用药过程中监护患者血压、心率、心电图以便掌握用药速度。严密观测患者药物不良反应,如面色、胃肠反应、头痛、心率等,并观察咯血量、咯血频度及持续时间等。

【作用机制】　临床上不论咯血时间的长短与咯血量的多少,都首先采用止血常规治疗。最常用的首选药物有垂体后叶素,可直接兴奋平滑肌,使内脏小动脉收缩,减少肺循环血量,使肺循环血压降低,体循环血压升高,促进血小板凝聚形成血栓而止血,但不良反应较多,高血压、冠心病及妊娠等为禁忌证,限制了其应用范围。经常规治疗不能控制的顽固性咯血,咯血合并高血压、冠心病、肺心病、心力衰竭等不能应用或慎用垂体后叶素治疗者,临床上有用异山梨酯(消心痛)、硝苯地平、酚妥拉明、亚硝酸异戊酯等。它们可降低肺动脉压,扩张全身血管使血液分流至全身其他部位,达到"内放血"目的而止血,止血效果亦确切。而扩、缩血管两种药联用,则可降低肺动脉压力,减少肺血流量,收缩肺小动脉,有利于止血,又能防止血压下降,达到相辅相成的目的,同时能减少血管活性药物的用量。

硝普钠是一种强有力的血管扩张药,通过血管内皮细胞产生 NO,同时作用于小动脉和小静脉,扩血管降压作用迅速,并降低了心脏前后负荷,从而改善心功能和全身组织灌注,疗效确切。不良反应主要表现为恶心、呕吐、头晕、面部潮红、出汗、心率增快等。只要能保证血容量充足,定时监测血压、心率可以避免或减轻不良反应。尤其对那些合并高血压、心功能不全的患者,特别是老年患者又不易行介入栓塞或外科手术治疗的顽固性咯血患者,硝普钠可克服垂体后叶素的应用限制。

硝普钠与垂体后叶素联合治疗对肺结核顽固性咯血临床疗效较肯定,且比较安全、价廉,临床可以推广。

【适应证与疗效】　适用于治疗肺结核顽固性大咯血。用药后 12h 内大咯血停止,转变成间断小量咯血及痰中带血,继而转变成陈旧性血痰,并保持 72h 以上。

【不良反应】　垂体后叶素应用中,常可引起全身血管收缩和心排血量减低,出现高血压、冠状动脉供血不足及心功能不全等;硝普钠不良反应主要表现为恶心、呕吐、头晕、面部潮红、出汗、心率增快等。

### (二十二)地塞米松、垂体后叶素联合持续静脉滴注

【组方】　　垂体后叶素　　　　15U

　　　　　　醋酸地塞米松　　　10mg

【用法】　以垂体后叶素 15U 和地塞米松 10mg 加入 5% 葡萄糖注射液 500ml,每分钟 20～30 滴持续静脉滴注,每 8 小时 1 次。咯血停止后按原治疗方案继续用药 2～3d。

【作用机制】　垂体后叶素是一种血管收缩药,直接兴奋血管平滑肌,使毛细血管、小动脉、小静脉收缩。由于肺小动脉血管收缩,从而减少肺循环血量,并促进血小板凝集形成血栓而止血,是治疗大咯血最有效的止血药。肾上腺皮质激素可使炎症减轻,毛细血管通透性降低,还可使肥大细胞脱颗粒减轻,从而降低肝素水平及组胺水平,激素还可增加血小板及纤维蛋白原的作用。垂体后叶素和肾上腺皮质激素合用,有协同止血效果。

【适应证与疗效】　适用于治疗肺结核大咯血。用药后 24h 内咯血停止或未见新鲜咯血。

【不良反应及注意事项】　垂体后叶素不良反应见本节组方(二十一)的相关内容。长期大量应用激素可引起的不良反应包括皮质功能亢进综合征，诱发或加重感染及溃疡病，诱发高血压和动脉硬化，骨质疏松、肌肉萎缩、伤口愈合延缓，诱发精神病和癫痫。另外，停用激素可能存在停药反应。

### (二十三)前列腺素 $E_1$、垂体后叶素联合

【组方】　　垂体后叶素　　　　10～20U

　　　　　　前列腺素 $E_1$　　　　100ng

【用法】　患者入院后均在抗结核、选择性抗感染、改善通换气功能等基础上，立即给予前列腺素 $E_1$ 100ng 及脑垂体后叶素 10～20U 静脉滴注，每日1 次或每日 2 次。

【作用机制】　垂体后叶素作用机制参见本节组方(二十二)相关内容。前列腺素 $E_1$ 抑制血管平滑肌细胞的游离 $Ca^{2+}$ 内流，具有较强的直接舒张血管平滑肌的作用，且能控制血管交感神经末梢释放去甲肾上腺素，使血管平滑肌进一步舒张，外周阻力降低。这对抵消了脑垂体后叶素收缩血管而使患者血压上升及冠状动脉供血不足所造成的不良后果具有一定意义。由于前列腺素 $E_1$ 主要在肺脏灭活，对于扩张肺循环的作用更为明显，最大限度地降低肺动脉压达到止血目的。前列腺素 $E_1$ 有中枢镇静作用，可增加肺通气量，而镇静治疗在肺大咯血是极其重要的。其次，与前列腺素 $E_1$ 能作用于腺苷酸环化酶，催化 ATP 合成 cAMP，也能抑制组胺、慢反应物质、缓激肽等引起的支气管痉挛，有较明显的平喘作用。此外，前列腺素 $E_1$ 能兴奋细胞膜上前列腺 $E_1$ 受体而降低气道反应性。上述药理作用是脑垂体后叶素和其他血管扩张药所不具备的，故前列腺素 $E_1$ 联合脑垂体后叶素在肺结核大咯血治疗中有着较好的协同作用，既能达到很好的止血效果，又能避免和减轻脑垂体后叶素的副作用。

【适应证与疗效】　适用于治疗肺结核大咯血。用药后 2～4d 咯血停止或未见新鲜咯血。

【不良反应及注意事项】　垂体后叶素不良反应参见本节组方(二十一)相关内容。前列腺素 $E_1$ 注入肢体有疼痛感觉，有肿胀、发热、发红、瘙痒感觉，应减慢输入速度或暂停给药。青光眼、眼压亢进患者慎用。

### (二十四)止血合剂联合

【组方】　氨甲苯酸(止血芳酸)　　　0.2g

　　　酚磺乙胺(止血敏)　　　2.0g

　　　维生素 C　　　　　　　2.0g

　　　2%普鲁卡因　　　　　12ml

　　**【用法】**　以止血合剂(氨甲苯酸 0.2g,酚磺乙胺 2.0g,维生素 C 2.0g)加 10%葡萄糖注射液 200ml,每日 2 次,8:00、20:00 时静脉滴注,2%普鲁卡因 12ml 加入生理盐水 500ml,每日 1 次,注射前做皮试,阴性者使用。有效后继续用药 3～5d。

　　**【作用机制】**　盐酸普鲁卡因抑制血管运动中枢,兴奋迷走中枢,扩张外周血管,降低肺循环压力,改善肺微循环,减轻病变部位炎性充血水肿,降低肺动脉压,达到止血效果。同时可解除支气管平滑肌痉挛,减少支气管分泌物。普鲁卡因还有镇静作用,消除咯血患者紧张情绪,有利于止血。止血合剂中酚磺乙胺能减少毛细血管通透性,增加血小板数量,增强血小板功能及血小板黏合力,缩短凝血时间达到止血效果。氨甲苯酸有较强抑制纤维酶原激活因子的作用,使纤维蛋白溶酶原不能被激活为纤维蛋白溶酶,从而抑制纤维蛋白溶解,促进血液凝固,加上维生素 C 有参与胶原蛋白的合成,减少毛细血管壁脆性,促进伤口愈合等作用。以上药物联用起到协同止血作用,增强止血效果。大咯血者在禁用垂体后叶素时,建议用该药治疗。

　　**【适应证与疗效】**　适用于治疗肺结核咯血。用药后 24h 内咯血停止或新鲜咯血明显减少。

　　**【禁忌证】**　心、肾功能不全,重症肌无力等患者禁用普鲁卡因。有血栓形成倾向或有血栓栓塞病史者禁用或慎用氨甲苯酸。肾功能不全者慎用。

　　**【不良反应及注意事项】**　①普鲁卡因可有高敏反应和变态反应,个别病人可出现高铁血红蛋白症;剂量过大,吸收速度过快或误入血管可致中毒反应。给药前必须做皮内敏感试验,遇周围有较大红晕时应谨慎,必须分次给药,有丘肿者应作较长时间观察,每次不超过 30～50mg,证明无不良反应时,方可继续给药;有明显丘肿者主诉不适者,立即停药。营养不良、饥饿状态更易出现毒性反应,应予以减量。注射器械不可用碱性物质(如肥皂、煤酚皂溶液等)洗涤消毒,注射部位应避免接触碘,否则会引起普鲁卡因沉淀。②氨甲苯酸用量过大可促进血栓形成。酚磺乙胺毒性低,偶有恶心、头痛、皮疹、暂时性低血压等。偶有静脉注射后发生休克的报道。

## (二十五)垂体后叶素、酚妥拉明联合

　　**【组方】**　垂体后叶素　　　　12U

酚妥拉明　　　　　20mg

【用法】　患者住院后，给予异烟肼、利福平、吡嗪酰胺及乙胺丁醇等药物进行正规有效的抗结核治疗，以及抗感染、支持对症治疗，同时给予云南白药、酚磺乙胺及氨甲苯酸等一般止血药物治疗。在此基础上加用垂体后叶素12U加入5％葡萄糖注射液500ml，每分钟20～30滴静脉滴注，维持24h。同时给予酚妥拉明20mg加入5％葡萄糖注射液500ml，每分钟20～30滴静脉滴注，维持24h。对精神高度紧张者，可酌情给少量镇静药，疗程为5～7d。用药期间，密切观察患者病情变化，根据血压、脉搏、神志、咯血等情况，可视个体差异、病情适当增减药量。同时，还要注意防治患者因咯血所致的窒息。

【作用机制】　垂体后叶素作用机制参见本节组方（二十一）相关内容。酚妥拉明为α肾上腺素能受体阻滞药，能直接扩张血管平滑肌，使血管阻力降低，血流从肺转向周围血管，减轻肺淤血，使咯血停止。因两者都具有良好效果，目前都作为咯血治疗的常用药物。二者联用后，能使肺血管阻力降低，肺内血流量进一步减少，肺静脉压进一步降低，从而更利于止血，另外，垂体后叶素缩血管作用和酚妥拉明扩血管作用产生的副作用相互拮抗，大大降低二者所产生的副作用。

【适应证与疗效】　适用于治疗肺结核大咯血。用后咯血间隔时间延长或咯血停止，痰中带血消失或减轻。

【禁忌证】　高血压、冠心病及孕妇应慎用或忌用垂体后叶素。

【不良反应】　垂体后叶素应用中，常可引起全身血管收缩和心排血量减低，出现高血压、冠状动脉供血不足及心功能不全等。酚妥拉明主要引起血压下降。

（魏敏杰）

# 第五节　胸　膜　炎

## 一、疾病特点

胸膜炎又称"肋膜炎"，是致病因素（通常为病毒或细菌）刺激胸膜所致的胸膜炎症。炎症消退后，胸膜可恢复至正常，或发生两层胸膜相互粘连。胸膜炎是各种原因引起的壁胸膜和脏胸膜的炎症。大多为继发于肺部和胸部的病变，也可为全身性疾病的局部表现。临床上胸膜炎有多种类型，以结核性胸膜炎最为常见,故本章以结核性胸膜炎为主要阐述内容,其他原因引起的胸膜炎所需的注射药联合应用治疗,请参考其他章节的相关内容。

【临床表现】　结核性胸膜炎时,胸腔内可有液体积聚(渗出性胸膜炎)或无液体积聚(干性胸膜炎)。干性胸膜炎时,胸膜表面有少量纤维渗出,表现为剧烈胸痛,似针刺状,胸部检查可发现呼吸运动受限,局部压痛,呼吸音减弱,可闻及胸膜摩擦音等改变。X线检查病变局限者可无明显变化。渗出性胸膜炎时,随着胸膜腔内渗出液的增多,胸痛减弱或消失,病人常有咳嗽,可有呼吸困难。此外常有发热、消瘦、疲乏、食欲缺乏等全身症状。胸部检查可发现积液量多时心、肺受压的表现,患侧呼吸运动受限,甚则强迫体位,呼吸急促,心率加快,胸廓饱满,气管向健侧移位,叩诊呈实音,语颤、呼吸减弱或消失等。X线检查胸腔积液较少时,见肋膈角模糊变钝。胸腔积液较多时,可见肺下野密度增加,阴影上缘自腋下向内下方呈弧形分布。超声波检查可发现透声良好的液性暗区,可提示穿刺的范围、部位、深度。实验室检查通过胸腔积液常规、生化、培养可判断积液的性质及发现结核菌或其他致病菌。结核菌素试验及结核杆菌抗体阳性有助于结核性胸膜炎的诊断。

【治疗要点】　胸膜炎的治疗视其病因而定。细菌感染所致者,应给予抗生素治疗。病毒感染所致者,无须抗感染治疗。自身免疫疾病所致者,治疗基础疾病可使胸膜炎消退。结核性胸膜炎的治疗主要包括对因及对症治疗。对因治疗主要是对结核的药物治疗;对症治疗主要包括加速胸液的吸收,必要时的抽液以及防止和减少胸膜增厚和粘连等治疗。

## 二、联 合 用 药

### (一)甘露醇、维脑路通联合

【组方】　20%甘露醇　　　　250ml
　　　　　维脑路通　　　　　0.6g

【用法】　维脑路通注射液0.6g加入20%甘露醇注射液250ml混合形成复合液,每分钟50~60滴静脉滴注,胸腔积液大量者每日2次,中量者每日1次,7d为1个疗程。同时继续抗结核治疗,并应用糖皮质激素。

【作用机制】　一般临床上治疗结核性渗出性胸膜炎有3条原则:积极抽液,强力抗结核以及适当使用糖皮质激素。通过治疗可望1个月左右消除胸腔积液。本法与传统疗法不同,其机制是大量胸腔积液压迫肺、心和大血管,可导致和加重组织缺血。组织缺血和缺血再灌注后氧自由基增加,氧自由基对肺组织细胞及微血管产生破坏作用。加之,胸膜炎变态反应性炎症对血管的损害,使微血管通透性进一步增加,这也是胸液渗出增加,回收障碍的主要原因之一。

甘露醇不仅能提高血浆渗透压,有利于胸液吸收和渗出减少,而且还有很强的清除氧自由基,抑制氧自由基对组织细胞和微血管损害的作用,还可以增加心排血量及钠、水排出,降低血黏度,改善循环。维脑路通有保护血管内皮细胞,防止血管通透性增加和组织水肿的作用,从而抑制胸液的渗出。两药合用改善了肺组织和胸膜血液供应及缺氧状态,有利于脏层毛细血管网对液体的回吸收,从而使临床症状得以改善。

【适应证与疗效】　本法适用于结核性渗出性胸膜炎合并中到大量胸腔积液的治疗。使用本法治疗结核性渗出性胸膜炎可使发热、气急等临床症状消失或缓解,胸液显著被吸收,疗效显著。

【注意事项】　用本复合液治疗时,必须防止水、电解质紊乱,尤其应注意补钾。有学者主张应用甘露醇后,当24h尿量少于2000ml时,可按1000ml尿量静脉滴注氯化钾1g,同时适当补充钠盐,以免发生低钾、低钠血症。

### (二)异烟肼、地塞米松、短小棒状杆菌菌苗、利多卡因

【组方】
异烟肼 300～400mg
短小棒状杆菌菌苗 14mg
醋酸地塞米松 10mg
盐酸利多卡因 50mg

【用法】　异烟肼注射液300～400mg,短小棒状杆菌菌苗14mg,醋酸地塞米松注射液10mg,盐酸利多卡因注射液50mg与生理盐水50ml混合,形成复合液。先抽胸腔积液800～1200ml后,将上述复合液1次注入胸腔内,5～7d1次,直至胸腔积液消失为止。注入复合液后,嘱病人平卧2～3h,并不断变换体位,使药液在胸膜腔内均匀分布,常规全身抗结核治疗继续进行。

【作用机制】　短小棒状杆菌为一非特异性免疫增强剂,其作用机制可能主要是通过激活巨噬细胞,使其吞噬活性增强,调节免疫反应达到治疗目的。地塞米松为糖皮质激素,有减轻胸膜的结核性变态反应,促进胸腔积液吸收及抑制纤维结缔组织增生,早期防止胸膜粘连增厚等作用。同时,对注入短小棒状杆菌后有时出现的发热反应也有对抗作用。由于胸膜腔内注射药物,常可引起胸痛等刺激反应,因而加用利多卡因有消除疼痛之效,又不降低异

烟肼等药的治疗作用。异烟肼、短小棒状杆菌及地塞米松胸膜腔内注射治疗结核性胸膜炎可以相互扬长避短,充分发挥抗结核药的作用,具有缩短疗程,近期疗效好,不良反应少等优点。

【适应证】　本法适用于治疗结核性胸膜炎合并胸腔积液者。

【不良反应及注意事项】　①胸膜腔内注药后,嘱患者交换不同体位是一发挥疗效的重要措施。为确保注射无胸痛,必要时要在注药前口服镇痛药,如吲哚美辛(消炎痛)25mg 等。②短小棒状杆菌常见的副作用有寒战、发热、转氨酶升高、血压波动等,虽然地塞米松可起到防治作用,但还应注意监测,并向患者说明。③糖皮质激素类药物在一般剂量时均为肝药酶诱导剂,地塞米松与异烟肼合用可加速异烟肼在肝脏代谢为乙酰异烟肼,可诱发中毒性肝炎。本法为一次性合用治疗,一般不会带来严重后果,但还是应检测肝功能以防万一。

### (三)β-七叶皂苷钠和地塞米松联合

【组方】　注射用 β-七叶皂苷钠　　10mg
　　　　　醋酸地塞米松　　　　　5mg

【用法】　患者经确诊后予以中心静脉导管留置引流,每日间隙放液 1~3 次,直至无液体引出,并行 B 超检查证实胸液消失后拔除引流管。β-七叶皂苷钠 10mg 加入 5％葡萄糖注射液 250ml 中,静脉滴注,每日 1 次。并每天于末次放液后给予胸腔内注射生理盐水 20ml 和地塞米松 5mg。并于用药期间坚持 2SHRZ/4HR 方案抗结核治疗。

【作用机制】　β-七叶皂苷钠是从中药娑罗子的干燥成熟果实中提取的三萜皂苷的钠盐,具有抗炎、抗渗出、提高静脉张力、改善微循环、促进脑功能恢复、促进血肿溶解和吸收、促进肾上腺皮质分泌皮质类固醇及清除氧自由基等广泛的药理作用。β-七叶皂苷钠能使机体提高促肾上腺皮质激素的血浆浓度,抑制组胺所致毛细血管通透性增加。具有增加 PGF 分泌,阻滞细胞的腺苷三磷酸酯酶的作用,并可延缓 $Na^+$ 的交换,恢复毛细血管的通透性,从而起到抗炎、抗渗出的作用。另外,β-七叶皂苷钠的结构式中含有 7 个羟基,能捕获氧自由基,抑制脂质过氧化反应,还具有稳定血管内皮细胞,消除细胞内水肿,扩张动脉,提高静脉张力,加快静脉血流,改善微循环的血液淤滞状态,加快微循环,清除炎性介质,促进淋巴回流的作用,从而达到改善肺部血液循环,减少胸液渗出,促进胸腔积液吸收的目的。地塞米松可对各种原因引起的炎症(物理性、化学性、机械性、生物性和免疫性等引起的炎症)和各种类型的炎症都有强大的对抗作用;另外,地塞米松还能缓和胸膜腔浆膜的胸膜刺激反应,增强机体对病理损害的适应性和抵抗能力;有减轻胸膜的结核性变态反应,促进胸腔积液吸收及抑制纤维结缔组织增生,早期防止胸膜粘连增厚等作用。对于发热患者,还可以通过调节体温中枢对内源性和外源性致热原的敏感性,从而使热度下降或防止体温升高。

【适应证与疗效】 本法适用于治疗结核性渗出性胸膜炎者。使用本法治疗后,平均退热时间和胸液吸收时间明显缩短,胸膜粘连肥厚及包裹性积液发生率与经典疗法无显著性差异,不良反应发生率明显降低。β-七叶皂苷钠配合治疗结核性渗出性胸膜炎时,作用温和,可降低激素的治疗剂量,从而使毒性作用降低,单独应用也可替代激素治疗,适合对激素敏感或不能使用激素的结核性渗出性胸膜炎患者。

【不良反应及注意事项】 ①胸膜腔内注药后,嘱患者交换不同体位是一发挥疗效的重要措施;②糖皮质激素类药物在一般剂量时均为肝药酶诱导剂,地塞米松与其他药物合用时,可加速其在肝脏代谢;③可出现轻度消化道症状。

### (四)山莨菪碱和地塞米松胸腔内注射

【组方】 山莨菪碱(654-2)　　　　20～30mg
　　　　　地塞米松　　　　　　　　5～10mg

【用法】 患者在综合治疗的基础上,注射山莨菪碱,每次 20～30mg,地塞米松每次 5～10mg,胸腔内注射后变换体位,便于药物充分接触,每周用药 3 次,2 周为 1 个疗程。

【作用机制】 山莨菪碱及地塞米松联合胸腔内注射能明显加快胸腔积液的吸收,且发热,呼吸困难症状消失时间明显缩短。分析其机制可能为:①山莨菪碱为阻断 M 胆碱受体的抗胆碱药,作用与阿托品相似或稍弱。可拮抗乙酰胆碱、儿茶酚胺、5-羟色胺等活性物质,使平滑肌明显松弛,并通过解除微血管前括约肌的痉挛,从而解除血管(尤其是微血管)痉挛,可改善胸膜病灶区的微循环,使抗结核药容易进入病灶区,扩大了药物与病灶的接触面积,有利于药物效应发挥。山莨菪碱胸腔内注射有利于血液流变学的改善,从而加速胸腔积液的吸收。结核杆菌感染时,儿茶酚胺分泌增加,血管平滑肌收缩,微循环障碍,胸膜缺血缺氧,渗出增加。山莨菪碱能改善微循环,阻断炎症渗出的环节。②地塞米松抑制炎症反应,降低血管的通透性,能明显减少液体渗出。地塞米松还能缓和胸膜腔浆膜的胸膜刺激反应,增强机体对病理损害的适应性和抵抗能力;有减轻胸膜的结核性变态反应,促进胸腔积液吸收及抑制纤维结缔组织增生,早期防止胸膜粘连增厚等作用。对于发热患者,还可以通过调节体温调节中枢对内源性和外源性致热原的敏感性,从而使热度下降或防止体温升高。

【适应证与疗效】　本法适用于治疗结核性胸膜炎者,可获得良好的治疗效果。用后可使发热、咳嗽、呼吸困难等临床症状消失加快,胸腔积液吸收加快(X线示肋膈角模糊变钝或无积液征象),总有效率为 100%,随访患者无胸膜肥厚、粘连及包裹性积液形成,预后好。山莨菪碱与地塞米松胸膜注射可使结核性渗出性胸膜炎胸腔积液吸收显著加速,后遗症少,疗效确切,且无明显不良反应,安全易行,可作为结核性渗出性胸膜炎的综合治疗措施之一。

【不良反应及注意事项】　胸膜腔内注药后,嘱患者交换不同体位是发挥疗效的重要措施。用山莨菪碱后偶见口干、面部潮红,经休息可自动缓解。

### (五)山莨菪碱和卡提素胸腔内注入

【组方】　山莨菪碱　　10~20mg

　　　　　卡提素　　　5~10mg

【用法】　患者经常规治疗,包括休息、抗结核(用 2HRZS/4HR 方案抗结核)、对症和抽胸腔积液治疗。每 2~3 天抽胸腔积液 1 次,共抽胸腔积液 4~6次。于每次抽胸腔积液后以山莨菪碱 10~20mg、卡提素 5~10mg 注入胸腔,并于注药后嘱病人反复转侧身,使药物与胸膜广泛接触。2 周为 1 个疗程。

【作用机制】　山莨菪碱为阻断 M 胆碱受体的抗胆碱药,作用与阿托品相似或稍弱。胸腔内注射能加速胸膜的血流速度,有利于加快胸腔积液的吸收。山莨菪碱还可通过解除微血管前括约肌的痉挛而解除血管(尤其是微血管)痉挛,可改善胸膜病灶区的微循环,降低毛细血管通透性,使渗出减少,另外还可使抗结核药容易进入病灶区,扩大了药物与病灶的接触面积,有利于药物效应发挥。另外,山莨菪碱还可通过对磷脂酶 $A_2$ 的抑制,具有明显的抗炎作用。卡提素是一种新型的生物免疫调节药,是卡介苗菌体的热酚乙醇提取物的灭菌 0.9%氯化钠注射液,其主要成分为核酸、多糖等免疫活性物质。卡提素能增强体细胞免疫能力,促进单核巨噬细胞的增生,提高巨噬细胞吞噬与消化结核菌的活力,并能激活 T 淋巴细胞,使之释放各种淋巴因子,从而调节机体免疫力。而结核病人的临床免疫特征是细胞免疫功能低下,体液免疫水平升高。因此,卡提素既可特异性地增强抗结核免疫功能,又可非特异性地提高细胞免疫功能。以山莨菪碱加卡提素联合胸腔注入,不但能加快结核性胸膜炎胸腔积液的吸收,抑制胸腔积液的生成和胸膜的炎症反应,还能提高机体细胞免疫水平。

【适应证与疗效】　本法适用于治疗结核性胸膜炎者,可获得良好的治疗效果。用后可使发热、咳嗽、呼吸困难等临床症状消失或减轻,胸腔积液吸收加快。山莨菪碱、卡提素联合胸腔内注射治疗结核性渗出性胸膜炎,具有胸腔积液吸收快、症状消失早、不良反应少等优点,是一种经济且有效的治疗方法。

【不良反应及注意事项】　用山莨菪碱后偶见口干、面部潮红、心率加快,于用药后数小时即消失,病人均能耐受;有轻度胸膜粘连肥厚。胸膜腔内注药后,应嘱患者变换不同体位。

### (六)呋塞米和山莨菪碱胸腔内注入

【组方】　呋塞米　　　　20mg
　　　　　山莨菪碱　　　20mg

【用法】　采用 $2H_3R_3E_3Z_3/4H_3R_3$ 方案,坚持早期、联合、适量、规律、全程用药的化疗原则。患者抽胸腔积液后胸腔注入呋塞米注射液和山莨菪碱注射液各 20mg。注药后嘱患者适当变换体位,使药物和胸膜广泛接触。另外需要口服泼尼松片 20mg,每日晨顿服,2 周后减量,每周减 5mg。疗程为 1 个月。

【作用机制】　呋塞米和山莨菪碱注入胸腔,治疗结核性胸腔积液的主要机制:①呋塞米为强利尿药,它通过抑制髓襻升支重吸收 $Na^+$、$Cl^-$ 产生利尿作用,减少血容量,使血浆胶体渗透压升高;降低胸膜毛细血管的通透性,以减少胸腔积液形成。②山莨菪碱为 M 受体阻滞药,能增加胸膜的血流速度,加快胸腔积液的吸收;改善微循环,降低毛细血管的通透性;通过对磷脂酶 $A_2$ 的抑制,而具有明显的抗炎症作用;另外,还有免疫调节功能,可增加机体的免疫力。两药协同作用可使胸腔积液生成减少和促进吸收。同时,两药注入后,由于局部药物浓度高,能使药效得到充分发挥,进一步提高疗效。

【适应证与疗效】　本法适用于治疗结核性胸腔积液者,可获得良好的治疗效果。用后可使发热、气短、呼吸困难、胸痛等临床症状消失加快,胸腔积液减少明显,总有效率可达 96.9%,胸膜粘连率低,未见明显不良反应。

【不良反应及注意事项】　本方使用未见明显不良反应。可能出现的不良反应为:偶见口干、面部潮红,经休息可自动缓解。对磺胺药及噻嗪类利尿药过敏者,可能对呋塞米存在交叉过敏。肝肾功能损害严重者,糖尿病患者,高尿酸血症或有痛风史者,胰腺炎或有胰腺炎病史者,低钾血症倾向者,红斑狼疮者,前列腺肥大者,应慎用本方。

### (七)环磷酰胺和地塞米松胸腔内注入

【组方】　环磷酰胺　　　200mg

　　　　　地塞米松　　　10mg

【用法】　每次抽胸液后,向胸膜腔内注射地塞米松 10mg,环磷酰胺 200mg。在每次胸膜腔穿刺抽液后观察 30min 有无不良反应。在每次胸膜腔穿刺抽胸液完毕后每隔 5d 复查 B 超,了解胸膜腔积液吸收情况,根据胸膜腔积液吸收情况再行下次胸膜腔穿刺抽胸液。胸膜腔穿刺抽胸液直至胸膜腔积液吸收为止。同时,采用 $2H_3R_3E_3Z_3/4H_3R_3$ 方案抗结核治疗,即前 2 个月联合应用异烟肼、利福平、乙胺丁醇、吡嗪酰胺每周 3 次,后 4 个月联合应用异烟肼、利福平,每周 3 次。坚持早期、联合、适量、规律、全程用药的化疗原则。

【作用机制】　结核性渗出性胸膜炎是结核菌侵入机体后,在胸膜产生变态反应的结果,属第Ⅳ型(迟发型)反应。机体变态反应越占优势,渗出液就越多。当机体高度敏感时,不仅结核菌,还有含有结核蛋白干酪样物质侵犯胸膜时,同样可导致大量渗液。地塞米松为糖皮质激素,与环磷酰胺又同属免疫抑制药。两者均能有针对性地抑制结核杆菌及其衍生蛋白对敏感机体导致变态反应,从而减轻胸膜靶细胞的渗出,使胸腔积液形成减少。同时,作为糖皮质激素的地塞米松,在超生理剂量的冲击使用(每次 10mg)下,能稳定溶酶体膜,减少溶酶体中蛋白因子和水解酶类的释放,使濒临病理毁损的机体细胞免遭破坏,恢复机体对刺激的耐受性。这种作用有利于胸膜血管内皮细胞对炎性胸液的吸收,使胸膜腔积液吸收时间明显加快。加之,溶酶体膜的稳定性增强,减少了毒素进入细胞内,从而避免或减轻了胸膜和全身炎症反应及组织损伤,使临床症状的改善明显。此外,糖皮质激素可通过阻止内源性致热原的释放,同时又作用于下丘脑体温调节中枢,降低其对致热原的敏感性,使体温下降。

【适应证与疗效】　本法适用于治疗结核性渗出性胸膜炎者,尤其是合并有中等、大量胸腔积液者,可获得良好的治疗效果。用后可使发热、气短、呼吸困难、胸痛、盗汗、咳嗽等临床症状消失加快,胸腔积液减少明显,血沉恢复正常提前。

【不良反应】　糖皮质激素可引起出血、感染,环磷酰胺可致白细胞减少等不良反应。本方法未发现明显的不良反应,只有少数病例患者出现轻度心悸、气短、恶心、呕吐,经休息大都可在 30min 内症状逐渐消失。可能与单次局部冲击疗法及疗程短、使用次数少、给药量小有关。

### (八)异烟肼、醋酸曲安奈德胸腔内注射

【组方】　醋酸曲安奈德　50mg

异烟肼　　　　　0.2g

【用法】　给予患者抗结核治疗($2H_3RZ_3/2H_3R_3$,即异烟肼 0.6g,利福平 0.6g,吡嗪酰胺 2.0g,隔日 1 次顿服)及抽液,在抽液后及时胸腔内注射药物:曲安奈德 50mg,异烟肼 0.2g。抽液由积液低位进针,以每分钟 30~50ml 的速度抽吸,如患者出现咳嗽、胸闷等胸膜反应,停止片刻待症状消失后再抽,至抽不出为止。每周抽 2 次。

【作用机制】　曲安奈德是一种含氟长效糖皮质激素,具有强大的抗炎、抗过敏作用,且水、钠潴留轻,作用时间长,脂溶性强,穿透力大,生物活性高,无须在肝内转化,可直接在局部发挥作用,也无破坏肝功能之忧。由于该药为一种混悬剂,进入血流慢,胸腔内注射局部浓度高,持续作用时间可长达 2~4 周,能有效阻止炎症介质释放,故可减轻充血水肿,降低毛细血管通透性,减少渗出促进吸收;能抑制中性粒细胞、淋巴细胞、嗜酸性粒细胞、巨噬细胞胸腔内迁移,减轻炎症反应及内源性致热原,有利于正常体温的恢复;能抑制纤维细胞及结缔组织增生,防止纤维蛋白沉积,可减少胸膜肥厚粘连的发生;由于积液吸收快,胸穿次数少,减少了对胸腔的反复刺激,可降低包裹性积液的发生。异烟肼能抑制结核杆菌脱氧核糖核酸的合成,产生杀菌作用。对结核杆菌杀菌作用最强,对繁殖期和静止期的细菌均有效,对急性浸润型肺结核疗效较高。具有很强的穿透力,易通过血-脑屏障并可通过细胞膜进入细胞内及干酪样病灶中,局部给药有利于药效的发挥。两药合用不仅可以对因杀灭病灶中的结核杆菌,而且可以对症减少胸液渗出,降温,防止胸膜粘连。

【适应证与疗效】　本法适用于治疗结核性渗出性胸膜炎者,可获得良好的治疗效果,尤其适用于胸液渗出多,变态反应强的胸膜炎症。治疗后近期并发症(如胸膜肥厚、包裹性积液等)发生率低。

【禁忌证】　不用于合并有活动性胃溃疡、糖尿病、结核病、精神病、急性肾小球肾炎或任何抗生素未控制的感染或真菌感染;合并有一些进行性病毒感染,如疱疹、风疹、眼部带状疱疹和急性病毒性肝炎以及自发性血小板缺乏性紫癜患者也禁使用。孕期、哺乳期及 6 岁以下儿童禁用。

【不良反应及注意事项】　①胸膜腔内注药后,嘱患者注意变换不同体位。②本方在使用中未见不良反应发生的报道。③异烟肼常用剂量不良反应的发生率较低,偶见周围神经炎、肝脏毒性及变态反应。一旦发生,应立即停药。④曲安奈德可能发生的不良反应有:肥胖、高血压、低血钾、多毛、水肿等。因局封(局部注射)曲安奈德所致的皮肤变白及肌肉萎缩(凹陷),药物是无法挽救的。可通过多活动注射部位、按摩萎缩处肌肉等,促进萎缩肌肉的局部血液循环,一年左右,萎缩可适当得到缓解。少数病例在用药部位发痒、发红。

## (九)蜂毒和地塞米松联合

【组方】　蜂毒　　　　　1mg

　　　　　地塞米松　　　2mg

【用法】　患者常规应用 2HRZE/4HR 方案抗结核治疗,异烟肼、利福平、吡嗪酰胺、乙胺丁醇。抽液前行超声检查以确定穿刺部位,每周胸腔穿刺抽液 2 次,每次胸腔穿刺抽液量不超过 1000ml,直至超声显示胸腔积液厚度<0.5cm 停止抽液(采用坐位于胸液最厚处测量观察)。于每次胸穿后胸腔注入蜂毒注射液 1mg,地塞米松 2mg(用 0.9％氯化钠注射液 20ml 稀释)。首次用蜂毒注射液前,做皮肤试验,结果阴性后方可应用。

【作用机制】　蜂毒注射液一方面有抗凝、抗纤溶作用,能直接作用于纤维蛋白酶原,使之变成纤维蛋白酶,部分药物尚能迅速渗入纤维蛋白组织深部,起到深部纤维蛋白溶解作用,结果使纤维蛋白原分解,以至清除。另一方面蜂毒主要成分蜂毒肽由 26 个氨基酸组成,其分子结构高度不对称,含有较多的疏水性组分和有较强的碱性,因此,对脂质及细胞膜具有较强的亲和性,一定量的蜂毒肽结合到红细胞膜上,不仅能降低红细胞膜的微黏度,增加其流动性,而且能使红细胞膜上的负电荷增加,加快红细胞的电泳速度,表现为活血化瘀作用。由此可见,结核性渗出性胸膜炎在有效抗结核和早期抽取胸腔积液的基础上,胸腔注入蜂毒注射液,可以改善胸膜吸收功能,防止纤维蛋白沉积于胸膜,明显缩短胸腔积液吸收时间,避免或减轻胸膜肥厚和胸膜粘连的发生。

地塞米松可对各种原因引起的炎症(物理性、化学性、机械性、生物性和免疫性等引起的炎症)和各种类型的炎症都有强大的对抗作用;另外,地塞米松还能缓和胸膜浆膜的胸膜刺激反应,增强机体对病理损害的适应性和抵抗能力;有减轻胸膜的结核性变态反应,促进胸腔积液吸收及抑制纤维结缔组织增生,早期防止胸膜粘连增厚等作用。对于发热患者,还可以通过调节体温调节中枢对内源性和外源性致热原的敏感性,从而使热度下降或防止体温升高。

【适应证与疗效】　本法适用于治疗结核性渗出性胸膜炎者。治疗后胸腔积液吸收时间缩短,胸膜厚度变薄,几乎无胸膜粘连等反应。

【不良反应】　本法治疗的患者耐受性良好,有少数患者出现胸内发热,胸痛,未经特殊处理自行缓解,未见皮疹及出血现象。

### (十)复方丹参、地塞米松、异烟肼联合

【组方】　　复方丹参　　　　20ml

　　　　　　5%葡萄糖　　　　250ml

　　　　　　异烟肼　　　　　0.2g

　　　　　　醋酸地塞米松　　2mg

【用法】　患者给予 2HRZE/7HRE 抗结核方案:其中异烟肼(H)0.4g/d,利福平(R)0.45g/d,吡嗪酰胺(Z)1.5g/d,乙胺丁醇(E)0.75g/d,并口服泼尼松片 30mg/d(每周递减 5mg,共服 6 周),同时胸腔穿刺抽液,每周 2 次,均在 B 超定位下进行。每次抽液不超过 1000ml,缓慢抽尽后在胸腔内注入异烟肼 0.2g 及地塞米松 2mg。在上述治疗基础上加用复方丹参注射液 20ml 加入 5%葡萄糖注射液 250ml 中静脉滴注,每日 1 次,2 周为 1 个疗程,可连用 2 个疗程。并进行对症支持治疗。

【作用机制】　地塞米松抑制炎症反应,降低血管的通透性,能明显减少液体渗出;还能缓和胸膜腔浆膜的胸膜刺激反应,增强机体对病理损害的适应性和抵抗能力;有减轻胸膜的结核性变态反应,促进胸腔积液吸收及抑制纤维结缔组织增生,早期防止胸膜粘连增厚等作用。对于发热患者,还可以通过调节体温调节中枢,从而降低升高的体温。异烟肼能抑制结核杆菌脱氧核糖核酸的合成,产生杀菌作用。对结核杆菌杀菌作用最强,对繁殖期和静止期的细菌均有效,对急性浸润型肺结核疗效较高。具有很强的穿透力,易通过血-脑屏障,并可通过细胞膜进入细胞内及干酪样病灶中。复方丹参注射液能增加纤维蛋白溶解酶的活性,促进纤维蛋白的溶解,阻止纤维蛋白沉积于胸腔,从而防止胸膜肥厚粘连及包裹形成。复方丹参注射液是由中药丹参与降香经科学加工提炼而成。其中丹参具有活血化瘀、扩张血管、改善微循环的作用,可以较好地降低毛细血管通透性,促进炎性渗出物吸收,能提高机体免疫功能、增强抗病能力,对结核杆菌也有一定的抑制作用;降香则具有

活血、止痛之功效,可以减轻胸膜炎患者的胸痛。结核性胸膜炎患者加用复方丹参注射液治疗,能够改善病变局部血液循环,减少胸腔积液渗出,促进胸膜炎症吸收及组织修复,从而能有效缩短胸腔积液吸收时间,提高疗效。此外,丹参还具有明显的降低血清转氨酶及保护肝功能的作用,能减轻抗结核药物的毒性作用。

【适应证与疗效】 本法适用于治疗结核性胸膜炎者,可获得良好的治疗效果。用后胸腔积液吸收时间明显缩短,胸膜肥厚粘连发生率降低。实践证明,加用复方丹参注射液治疗结核性胸膜炎不仅能增强疗效,减少后遗症,而且能减轻抗结核药物的毒性作用。

【不良反应】 本方在使用中未见不良反应发生的报道。

### (十一) 立复欣和地塞米松胸腔注射

【组方】 立复欣　　　　　　　　0.25g

　　　　　醋酸地塞米松　　　　　5mg

【用法】 患者采用常规抗结核治疗及对症抽液治疗,每次抽液后在胸膜腔内注射立复欣注射液 0.25g,同时注射地塞米松注射液 5mg,直至胸腔积液吸收。

【作用机制】 立复欣为利福霉素钠的水溶液,是半合成利福霉素类中的广谱抗菌药,对结核杆菌有较强的抗菌作用。其作用机制是抑制菌体内核糖核酸聚合酶的活性,从而影响核糖核酸的合成和蛋白质代谢,导致细菌生长繁殖停止而达到杀菌作用。在人体组织中分布良好,在胸膜腔中亦可达到有效杀菌浓度。地塞米松为皮质激素类药物,作用机制参见本节组方(九)的相关内容。两药联合应用,可有效促进胸腔积液吸收,防止胸膜粘连,促进肺功能恢复,是防止结核性胸膜炎转为难治性复发性胸膜炎的好方法。

【适应证与疗效】 本法适用于治疗结核性渗出性胸膜炎者。治疗后胸腔积液吸收时间缩短,胸膜肥厚发生率低,几乎无胸膜粘连等反应。

【不良反应及注意事项】 胸膜腔内注药后,嘱患者经常变换不同体位。本法应用时未见明显的不良反应。孕妇及哺乳期妇女慎用。肝功能不全、胆道梗阻、慢性酒精中毒者用立复欣应适当减量。

### (十二) 异烟肼、地塞米松和甘利欣联合

【组方】 注射用甘利欣　　　　　200mg

　　　　　醋酸地塞米松　　　　　5mg

　　　　　异烟肼　　　　　　　　0.2g

**【用法】** 胸腔穿刺抽液在 B 超引导下,每周 2～3 次,胸腔内注入异烟肼针剂 0.2g 和地塞米松针剂 5mg。每次抽液以"尽量彻底"为原则,直至积液不易抽出为止。用泼尼松片每天 30mg(体温正常,全身中毒症状消除,积液日渐吸收后激素逐渐减量)。并加用甘草酸二铵(甘利欣)200mg 加入 10% 葡萄糖注射液 250ml 中静脉滴注,每日 1 次,治疗 1 个月后,改为口服甘利欣胶囊,每次 100mg,每日 3 次,口服。在治疗期间,患者常规用 $2HRZE/6H_3R_3$ 抗结核方案,即异烟肼片 0.3g/d,利福平胶囊 0.6g/d,乙胺丁醇片 0.75g/d,均一次口服,吡嗪酰胺片 0.75g,每日 2 次,口服。治疗 2 个月后改为异烟肼片 0.6g,利福平胶囊 0.6g,每周 3 次,治疗 6 个月。

**【作用机制】** 异烟肼能抑制结核杆菌脱氧核糖核酸的合成,产生杀菌作用。具有很强的穿透力,易通过血-脑屏障并可通过细胞膜进入细胞内及干酪样病灶中。胸腔内给药,药物能直达病灶,浓度高,可有效灭活胸膜及胸液内结核杆菌。地塞米松作用机制参见本节组方(九)的相关内容。甘利欣,又称甘草酸二铵,具有激素样抗炎、抗变态反应作用。不仅能促进胸腔积液的吸收,防止胸膜粘连,减轻结核中毒症状,而且能有效地阻断利福平及其他抗结核药所致变态反应,减少激素用量,使急性期用较小剂量激素时即能较快地缓解症状,控制病情,又能使病情较快稳定后保障激素递减顺利,缩短了激素的疗程。因而避免了激素用量过大,时间拖长而出现明显的副作用。另外,甘草酸二铵具有调节免疫功能,增强巨噬细胞的功能,避免了因激素抑制机体免疫功能而使结核扩散,同时降低了合并肺部感染及真菌感染的可能。甘草酸二铵能降低抗结核药所致肝损害,保护肝细胞膜和改善肝功能,使肺结核治疗不会因为肝功能损害中断治疗,保证了结核病的化疗效果。

**【适应证与疗效】** 本法适用于治疗结核性渗出性胸膜炎者。治疗后胸腔积液吸收时间缩短,胸膜肥厚发生率低,几乎无胸膜粘连等反应。

**【禁忌证】** 严重低钾血症、高钠血症、高血压、心力衰竭、肾衰竭患者禁用甘利欣。孕妇不宜使用。

**【不良反应及注意事项】** 本法使用中未见不良反应发生。可能发生的不良反应为:糖皮质激素类药物在一般剂量时均为肝药酶诱导剂,地塞米松与其他药物合用时,可加速其在肝脏代谢。异烟肼常用剂量不良反应的发生率较低,偶见周围神经炎、肝脏毒性及变态反应。一旦发生,应立即停药。甘利欣主要有食欲缺乏、恶心、呕吐、腹胀,以及皮肤瘙痒、荨麻疹、口干和水肿,心脑血管系统常见头痛、头晕、胸闷、心悸及血压增高,以上症状一般较轻,不影响治疗。甘利欣注射液未经稀释不得进行注射。治疗过程中应定期检测血压,血清钾、钠浓度,如出现高血压、血钠潴留、低血钾等情况应停药或适当减量。

### (十三) 免疫调节药斯奇康联合抗结核药物

【组方】　斯奇康(BCG-PSN)　　　　　每次 2.5mg

（卡介菌多糖核酸注射液）

左氧氟沙星　　　　　0.3g,每日 1 次

利福喷丁　　　　　　0.6g

异烟肼　　　　　　　0.3g

乙胺丁醇　　　　　　0.75g

【用法】　每次胸穿时加卡介菌多糖核酸 2.5mg 胸腔注射,每周抽液 2～3 次,直至胸腔积液完全消失。另外,同时进行抗结核治疗。利福喷丁 0.6g (体重 55kg 以下者应酌减),每日 1 次,异烟肼 0.3g,每日 1 次,乙胺丁醇 0.75g,每日 1 次,3 个月为 1 个疗程;左氧氟沙星注射液 0.3g,每日 1 次,静脉注射,2 周为 1 个疗程。

【作用机制】　卡介菌与致病结核菌具有相似的共同抗原,是预防结核的疫苗,其有效成分之一是致敏原,可使机体产生抵抗结核菌其他疾病的特异性及非特异性免疫力;另一有效成分是变应原可使已感染结核菌的致敏机体产生Ⅳ型变态反应。虽然应用卡介菌制剂预防、治疗多种疾病已有数十年的历史,但因其引起局部、甚至全身性变态反应,而使其应用受限。卡介菌多糖核酸系经热酚法除去其中的蛋白质变应原,仅取有效免疫成分,而保留其疫苗作用,其中主要成分为脂糖占 70%,核酸占 25%。生物学检测表明无急慢性毒性,无热原性。卡介菌多糖核酸可激活 T 淋巴细胞,使其释放免疫活性物质如各种淋巴因子,进而促进单核-巨噬细胞系统增生,增强巨噬细胞的吞噬与消化活力,增强机体细胞免疫功能,同时亦能调节体液免疫,使其恢复正常功能,从而起抗过敏、抗炎作用。BCG-PSN 作用机制为:①能增加血清溶菌酶、腹腔巨噬细胞的数量,使杀菌能增加;②能增强自然杀伤细胞(NK)的活性;③显著提高 ConA(刀豆素)诱生干扰素;④显著提高 ConA 诱生 IL-2 (白细胞介素-2);⑤对 IL-CFU(细胞集落形成)及 IL(白细胞介素-2 受体)的表达作用。结核病的发生、发展主要与细胞免疫功能降低有关,表现为淋巴细胞的致敏与吞噬细胞能将抗原信息传递给 T 淋巴细胞,使之致敏。当致敏的淋巴细胞再次接触结核杆菌时可释放出多种淋巴因子,使巨噬细胞聚集在细菌周围吞噬并杀灭细菌,然后变成类上皮细胞及郎汉斯巨细胞,形成结核结节

使病变局限化。故化学疗法联合应用免疫调节药,可使治疗效果显著提高。卡介菌多糖核酸不是免疫活性物质,故无抑制机体免疫活性物质产生之忧。

异烟肼对结核杆菌杀菌作用最强,对繁殖期和静止期的细菌均有效,具有很强的穿透力,可通过细胞膜进入细胞内及干酪样病灶中,但单用易产生耐药性,故常与其他抗结核药物联合应用。利福喷丁为半合成广谱杀菌药,体外对结核杆菌有很强的抗菌活性,最低抑菌浓度(MIC)为 $0.12\sim$ $0.25mg/L$,比利福平强 $2\sim10$ 倍;其作用机制与利福平相同,为与依赖 DNA 的 RNA 多聚酶的亚单位牢固结合,抑制细菌 mRNA 的合成,从而阻断 RNA 转录过程,使 DNA 和蛋白的合成停止。与异烟肼联合,对结核杆菌的作用大大增强。左氧氟沙星是氧氟沙星 L-光学异构体,是广谱抗生素,对抗酸杆菌有良好的抗菌作用。其主要药理作用为抑制细菌 DNA 回旋酶的活性,阻止 DNA 复制,从而达到抗菌作用,临床上经常用于治疗难治性结核。并且与其他抗结核药无交叉耐药性,且与其他抗结核药联用有协同相加作用。乙胺丁醇为合成抑菌抗结核药,只对生长繁殖期的分枝杆菌有效。与其他抗结核药物无交叉耐药性,并可延缓其他抗结核药物的耐药性产生。

【适应证与疗效】 本法适用于治疗结核性渗出性胸膜炎者。治疗后胸腔积液吸收时间缩短,胸膜肥厚发生率低,几乎无胸膜粘连等反应。

【禁忌证】 患急性传染病(如麻疹、百日咳、肺炎等)、急性眼结膜炎、急性中耳炎及有对本品过敏史者暂不宜使用。

【不良反应及注意事项】 ①斯奇康应用后偶见红肿、结节,热敷后 1 周内自然消退。②左氧氟沙星用药期间可能出现恶心、呕吐、腹部不适、腹泻、食欲缺乏、腹痛、腹胀等胃肠道症状,失眠、头晕、头痛等神经系统症状以及皮疹、瘙痒等。亦可出现一过性肝功能异常,如血清氨基转移酶增高、血清总胆红素增高等。上述不良反应发生率在 $0.1\%\sim5\%$。偶见血中尿素氮升高、倦怠、发热、心悸、味觉异常等。一般均能耐受,疗程结束后迅速消失。③异烟肼常用剂量不良反应的发生率较低,偶见周围神经炎、肝脏毒性及变态反应。一旦发生,应立即停药,如需再用,应从小剂量开始,逐渐增加剂量。④利福喷丁不良反应比利福平轻微,少数病例可出现白细胞、血小板减少;丙氨酸氨基转移酶升高;皮疹、头晕、失眠等。胃肠道反应较少。未发现流感症候群和免疫性血小板降低,也未发现过敏性休克样反应。如果出现这类不良反应须及时停药。⑤乙胺丁醇不良反应发生率较多者为视物模糊、眼痛、红绿色盲或视力减退、视野缩小(视神经炎每日按体重剂量 25mg/kg 以上时易发生)。视力变化可为单侧或双侧;发生率较少者为畏寒、关节肿痛(尤其踇趾、髁、膝关节)、病变关节表面皮肤发热拉紧感(急性痛风、高尿酸血症);发生率极少者为皮疹、发热、关节痛等变态反应;或麻木、针刺感、烧灼痛或手足软弱无力(周围神经炎)。

### (十四)异烟肼、地塞米松胸腔内注射和蝮蛇抗栓酶静脉滴注联合

**【组方】**　醋酸地塞米松　　5mg

　　　　　　异烟肼　　　　　0.4g

　　　　　　蝮蛇抗栓酶　　　0.75U

**【用法】**　患者给予抗结核治疗(2SHRZ/7HR 方案),同时胸穿抽液,每周 2 次,均于抽液前进行 B 超检查,选择最近穿刺点。首次抽液控制在800ml 左右,以后每次尽量抽尽,直至胸腔积液消失或微量抽不出为止,并应用 0.9% 氯化钠注射液 100ml 进行胸腔冲洗,冲洗后注入地塞米松 5mg＋异烟肼0.4g。并同时输注蝮蛇抗栓酶(0.75U)加入生理盐水 250ml,每日 1 次,静脉滴注,21d 为 1 个疗程。休息 7d 再行治疗,共 3 个疗程。

**【作用机制】**　蝮蛇酶属于复合酶制剂,含有纤维蛋白溶酶使渗液中的纤维蛋白分解,透明质酸可促进瘢痕组织软化吸收,激肽酶有舒张血管平滑肌,使小动脉和毛细血管扩张,改善微循环的作用,从而促进渗液的吸收。亦可使纤维化胸腔积液的小房隔及胸膜上的纤维蛋白溶解,使积液自由流动,从而减轻胸膜粘连。异烟肼作用机制参见本节组方(十)的相关内容。地塞米松作用机制参见本节组方(九)的相关内容。

**【适应证与疗效】**　本法适用于治疗结核性胸膜炎合并胸膜肥厚者。可获得良好的治疗效果,使用后胸腔积液减少,抽液次数减少,吸收时间缩短,无胸膜增厚,胸液包裹等形成。

**【禁忌证】**　脑出血或有出血倾向者、活动性肺结核、溃疡病、严重高血压、亚急性细菌性心内膜炎、肝肾功能不全者以及月经期妇女忌用本法。

**【不良反应及注意事项】**　本法使用后常见不良反应为皮疹及发热,个别有过敏性休克产生。出现出血倾向或变态反应须立即停药,或用抗蝮蛇血清中和。

### (十五)尿激酶与微卡联合

**【组方】**　注射用尿激酶　　10 万 U

　　　　　　微卡　　　　　　22.5$\mu$g

**【用法】**　患者给予抗结核治疗(2SHRZ/4HRE 方案),同时胸穿抽液,开

始隔日连续＜1500ml抽1次,随着胸腔积液量的减少,抽液时间适当延长,每周不少于2次,每次尽量将胸液抽尽,直至B超检查胸液消失或微量抽不出为止,口服泼尼松30mg/d,2~3周后减量,疗程不超过6周。同时,用尿激酶10万U溶于生理盐水30ml中,于5min内,注入胸膜腔和用微卡22.5μg,肌内注射,10d1次。

【作用机制】　尿激酶可直接作用于内源性纤维蛋白溶解系统,能催化裂解纤溶酶原成纤溶酶,后者能降解胸液中的纤维蛋白,裂解纤维分隔,降低胸液黏稠性,利于胸液充分引流,使纤维素不易沉积,预防胸膜粘连和间隔形成,故尿激酶注入后胸液量显著增加,胸膜腔内注入尿激酶可降低胸液的黏稠性,有利于胸液的充分引流,可以及时排出胸液,改善胸膜的吸收功能,避免纤维蛋白沉着,减少胸膜肥厚和包裹积液形成。

微卡,通用名为“冻干治疗用母牛分枝杆菌菌苗”,具有双向免疫调节功能,对免疫功能低下和亢进者均有调节和治疗作用。能促进T淋巴细胞转化及增殖,改善患者的细胞免疫功能,使$CD_3$和$CD_4$值升高,$CD_8$值降低,调节Th1/Th2平衡;提高巨噬细胞产生过氧化氢和一氧化氮的水平,增强吞噬功能,增强机体抵抗力。能有效抑制结核杆菌等感染,增强结核病化疗的疗效,缩短疗程,加快痰菌的阴转及结核病灶的吸收,同时能显著抑制和减轻变态反应所致的病理性损害。与异烟肼、利福平、吡嗪酰胺、乙胺丁醇等抗结核药物合用可增强疗效。因此,微卡能抑制结核菌侵入胸膜腔后胸膜对结核菌及其代谢产物的超敏反应,抑制和减少胸液渗出,从而减少胸膜肥厚的可能。

【适应证与疗效】　本法适用于治疗结核性渗出性胸膜炎者,可获得良好的治疗效果。使用后发热、食欲缺乏、胸痛、气短、乏力、盗汗等结核中毒症状改善,胸液吸收时间明显缩短,未见胸膜增厚,复发率低。实践证明,在传统治疗方法(化疗＋抽液＋激素方案)的基础上联用胸膜腔内注入尿激酶和肌注微卡能显著增加胸液引流量,缩短胸液吸收时间,能有效降低胸膜肥厚和粘连发生的机会和程度,有效地降低复发率,而且毒性作用低,两者合用起到相辅相成的作用,值得临床推广应用。

【禁忌证】　急性内脏出血、急性颅内出血、陈旧性脑梗死、近2个月内进行过颅内或脊髓内外科手术、颅内肿瘤、动静脉畸形或动脉瘤、出血、严重难控制的高血压患者,延长的心肺复苏术、严重高血压、近4周内的外伤、3周内手术或组织穿刺、妊娠、分娩后10d、活跃性溃疡病者禁用尿激酶。哺乳期妇女慎用本品。年龄＞70岁者慎用。除非急需用,否则孕妇不用。

【不良反应及注意事项】　胸膜腔内注药后，嘱患者经常变换不同体位，使用过程中出现一过性高热，可自行缓解。或有局部硬结产生。应用前，应对病人进行血细胞比容、血小板计数、凝血酶时间（TT）、凝血酶原时间（PT）、激活的部分凝血致活酶时间（APTT）测定。TT 和 APTT 应小于 2 倍延长的范围内。用药期间应密切观察病人反应，如脉率、体温、呼吸频率和血压、出血倾向等。一旦出现出血症应立即停药，按出血情况和血液丧失情况补充新鲜全血，纤维蛋白原血浆水平＜100mg/dl 伴出血倾向者应补充新鲜冷冻血浆或冷沉淀物，不宜用右旋糖酐、羟乙基淀粉。氨基己酸的解救作用尚无报道，但可在紧急情况下使用。极个别患者可能出现局部皮疹、硬结或发热。严重心脏病、极度衰弱、妊娠期妇女及对菌苗有过敏史者慎用。

### （十六）人胎盘组织液肌内注射联合异烟肼

【组方】　异烟肼　　　　　　0.1～0.2g

人胎盘组织液　2～4ml

【用法】　患者病因治疗相同，均采用 2HREZ/4HR 方案，即异烟肼 0.3g，每日 1 次；利福平 0.45g，每日 1 次；乙胺丁醇 0.75g，每日 1 次；吡嗪酰胺 0.5g，每日 3 次。所有患者均行胸腔 B 超探查定位，尽量行胸穿抽出胸液，胸液较多时分次抽出，并向胸腔内注射异烟肼 0.1～0.2g（穿刺前查出血、凝血时间），抽液后 2～3d 复查 B 超，严密观察患者的病情变化；同时给予肌内注射人胎盘组织液 2～4ml，隔日 1 次，3 个月为 1 个疗程。

【作用机制】　结核性胸膜炎目前发病率高，早期正规抗结核治疗及胸穿抽液，多能取得满意效果，但部分患者就诊时间晚，胸腔积液处理不及时，渗出的纤维蛋白必然沉积于胸膜表面形成纤维苔，造成胸膜肥厚，使肺功能受限，出现限制性通气功能障碍。异烟肼对结核杆菌杀菌作用最强，具有很强的穿透力，可通过细胞膜进入细胞内及干酪样病灶中。胎盘组织液是胎盘组织经酸水解后的混合物，含有在胎盘中提取的干细胞、免疫蛋白、氨基酸、蛋白水解物等，临床常用于妇科、皮肤科一些慢性炎症，对手术后粘连、瘢痕挛缩、支气管炎、慢性肝炎等有一定治疗作用；胎盘组织液中含有一种蛋白水解酶，可直接将纤维蛋白溶解酶转变为纤维蛋白溶酶，达到防止或减轻胸膜肥厚、粘连的作用。肌注人胎盘组织液安全、有效、经济，临床应用方便，尤其可能使不少结核性胸膜炎、胸膜肥厚、粘连患者避免手术治疗。

【适应证与疗效】　本法适用于治疗结核性肥厚、粘连者。用后胸腔积液迅速减少并变清稀。

【不良反应及注意事项】　异烟肼常用剂量不良反应的发生率较低。剂量加大至 6mg/kg 时，不良反应发生率显著增加，主要为周围神经炎、肝毒性及变态反应。一旦发生，应立即停药，如需再用，应从小剂量开始，逐渐增加剂量。其他毒性反应如兴奋、欣快感、失眠、丧失自主力、中毒性脑病或中毒性精神病则均属少见，视神经炎及萎缩等严重毒性反应偶有报道。人胎盘组织液肌内注射后可能出现发热、臀部肌肉疼痛等不良反应。

### （十七）胸腺肽、左氧氟沙星联合

【组方】　胸腺肽　　　　　　　100mg

　　　　　左氧氟沙星　　　　　0.3g

【用法】　患者采用 2HREZ/4HR 方案治疗，即异烟肼 0.3g，利福平 0.45g，乙胺丁醇 0.75g，吡嗪酰胺 1.5g，每日 1 次；强化期 2 个月后，继续使用异烟肼 0.3g，利福平 0.45g，每日 1 次治疗 4 个月。并在上述方案基础上加用胸腺肽 100mg 加入 5% 葡萄糖注射液 250ml 中静脉滴注，左氧氟沙星 0.3g 加入 5% 葡萄糖注射液 250ml 中静脉滴注，均为每日 1 次，共用 4 周；后改为左氧氟沙星片 0.2g，口服，每日 2 次，用至疗程结束。

【作用机制】　胸腺肽作为免疫调节药，具有调节和增强人体细胞免疫功能的作用，能促使 T 淋巴细胞成熟，常用于治疗各种细胞免疫功能低下疾病，可提高结核病患者免疫功能。左氧氟沙星作用机制参见本节组方（十三）的相关内容。左氧氟沙星比氧氟沙星副作用轻、不良反应小，在肺组织和呼吸道黏膜上有蓄积性，局部浓度超过结核分枝杆菌最小抑菌浓度（MIC）。与其他抗结核药无交叉耐药性，且与其他抗结核药联用有协同相加作用。二者联合应用既起到了抗结核杆菌的作用，又使病患的免疫状态得到了改善和提高，有利于防止肺结核的复发。

【适应证与疗效】　本法适用于治疗结核性渗出性胸膜炎者。治疗后发热、乏力、食欲缺乏、盗汗、体重降低、咳嗽、胸闷等症状改善，胸腔积液吸收时间缩短，胸膜肥厚发生率低，几乎无胸膜粘连等反应。

【不良反应及注意事项】　左氧氟沙星不良反应及注意事项参见本节组方（十三）的相关内容。对于过敏体质者，胸腺肽注射前或治疗终止后再用药时须做皮内敏感试验（配成 $25\mu g/ml$ 的溶液，皮内注射 0.1ml），阳性反应者禁用。如出现浑浊或絮状沉淀物等异常变化，禁忌使用。

（刘明妍）

# 第六节　肺源性心脏病

## 一、疾病特点

肺源性心脏病包括急性肺源性心脏病（acute corpulmonale）和慢性肺源性心脏病（chronic corpulmonale）。

### (一)急性肺源性心脏病

【发病机制】　急性肺源性心脏病主要病因是肺动脉总干或大分支的栓塞，导致心排血量减少，引起右心室急剧扩张和急性右心衰竭。部分患者因血压降低和冠状动脉痉挛，可发生类似心绞痛的症状。大面积肺梗死，可使病人发生猝死。

【治疗要点】　氧气吸入，必要时做气管插管给氧和人工呼吸。抗休克治疗，可选用多巴胺、多巴酚丁胺、间羟胺等血管活性药物（参见休克治疗）。再给予溶栓和抗凝治疗，病情严重者可考虑在体外循环下切开肺动脉取出栓子，术前不用溶栓或抗凝治疗。

### (二)慢性肺源性心脏病

慢性肺源性心脏病（chronic corpulmonale）简称慢性肺心病，是指由于肺部、胸廓或肺动脉的慢性病变引起的肺循环阻力增高，导致肺动脉高压和右心室肥大、伴有或不伴有右心衰竭的一类心脏病。

【发病机制】　慢性肺心病随着病程的进展和某些诱发因素的存在，最终将导致心肺衰竭外，其他器官如脑、肝、肾、消化道、血液系统等也常相继受到损害而发生功能衰竭。感染、电解质紊乱、酸碱失衡、营养障碍、低蛋白血症、高黏度血症等也是促使肺心病并发多脏器功能衰竭的原因。

重症肺心病多缺氧严重，由于长期慢性缺氧，肾小球旁细胞产生促红细胞生成素因子，作用于红细胞生成素原，使其转变为红细胞生成素，刺激骨髓引起继发性红细胞增多，红细胞聚集，以致血液黏稠度增加，血流阻力也随之增加，血流缓慢造成微循环淤滞，常并发有血容量的增加而加重肺动脉高压，使心脏负担加重，又进而加重缺氧，造成恶性循环。因此，肺心病患者血液流变学具有"黏、聚、缓"的特点。

# 二、联合用药

## （一）复方丹参和黄芪联合

【组方】　复方丹参　　　20ml

　　　　　黄芪　　　　　40ml

【用法】　加入 10% 葡萄糖注射液 250ml 中，缓慢静脉滴注.每日 1 次，15d 为 1 个疗程。其他治疗如限制钠盐、低流量吸氧、抗感染、强心、利尿、纠正水电解质等综合疗法同时进行。

【作用机制】　丹参具有活血化瘀、抑制血小板聚集、降低肺动脉高压、缓解肺心病的作用。丹参是活血祛瘀药,试验证明:丹参抑制血小板合成前列腺素,从而抑制血小板的黏附和聚集,降低血黏度,抑制血栓形成;还能促进纤维蛋白降解作用,加快已形成的微血栓溶解,改善微循环加快血流速度,改善淤血状况;丹参能扩张肺血管解除血管痉挛,降低肺动脉压;丹参还能扩张冠状动脉,使之阻力下降,血流量增加,同时提高心肌抗缺氧能力;另外,丹参对革兰阳性菌及部分革兰阴性菌有抑制作用,并增强机体免疫功能。

黄芪具有扩张冠状动脉、增强抗缺氧能力、防止脂质过氧化、改善心功能等作用;黄芪注射液是从中药豆科植物黄芪中提取的有效成分,具有多种药理作用。有报道黄芪具有较强的正性肌力作用,通过抑制磷酸二酯酶的活性,使环磷腺苷分解减少,心肌细胞的兴奋-收缩偶联活动加强,从而改善肺心病患者心排血量、心排血指数、每搏量及每搏指数,改善心功能;黄芪还能抑制血小板聚集,降低血液黏稠度,增加纤溶酶活性,松弛平滑肌,扩张肺、心、脑血管,降低血管阻力,改善血液循环,尤其是微循环,从而改善心肺功能,促进肺换气、组织换气,改善缺氧。肺心病是一种慢性病理过程,黄芪能有效地降低脂质氧化作用,减少丙二醛的生成,对自由基有明显的清除作用,进而减轻缺血-再灌注过程引起的肺损伤,保护机体对抗氧自由基和脂质过氧化物在肺心病的病理生理过程中的作用,延缓疾病的发展;同时黄芪还具有益卫固表、利水消肿、脱毒生肌及补中益气作用,所以黄芪注射液和复方丹参注射液联合使用,辅助治疗肺心病能起到相辅相成、增强疗效的作用。

【适应证与疗效】　此法治疗肺心病相对于病情相似、仅用综合治疗的疗效明显为优。改善心功能,减轻水肿、咳嗽、气喘、发绀等症状。

【不良反应及注意事项】　复方丹参注射液引起不良反应发生率,男性高于女性,高龄高于低龄。不良反应以速发型变态反应为主。皮肤反应占

50％。多数患者经对症治疗或停药后可在较短时间内恢复正常。变态反应中以过敏性休克危害最大,不良反应常发生于过敏体质及剂量过大、输液速度过快者,其变态反应从用药即刻到连续应用多日都可发生。由于球结膜血管丰富,复方丹参注射液静脉滴注后,可能因其促使微血管扩张、充血而致管壁破裂出血。应警惕其深部组织潜在出血的可能性。

在临床应用中,须详细询问过敏史,掌握好用药剂量及滴注速度,以期用药安全有效。高敏体质需用此药,应做皮肤试验阴性后方可应用。

### (二)酚妥拉明、肝素联合

【组方】　酚妥拉明　　10mg

　　　　　肝素　　　　100mg

【用法】　对于肺心病加重期的患者,首先控制呼吸道感染,改善呼吸功能,纠正右心衰竭、纠正酸碱平衡及电解质紊乱、减轻脑水肿、治疗并发症。在此基础上用酚妥拉明 10mg,肝素 100mg 加入 5％葡萄糖注射液 500ml 中缓慢静脉滴注,每日 1 次,1 周为 1 个疗程。

【作用机制】　肺心病发生的先决条件是肺动脉高压,它使右心负荷加重,发生右心衰竭和呼吸衰竭。肺动脉高压的形成与肺血管阻力增加、血容量增加和血液黏稠有关。肺心病患者长期缺氧使血液中某些黏附因子增多,激活后可在细胞膜表面促进血小板与中性粒细胞、内皮细胞黏附,导致血管内皮炎性细胞浸润及微血栓形成,使血管充血、水肿、痉挛、管腔狭窄,加之二氧化碳滞留使血中 $H^+$ 浓度增高,均可以引起肺动脉高压。肺心病加重期患者应用酚妥拉明、肝素治疗,可改善肺心病的血液循环障碍,改善心肺功能。

酚妥拉明为 α 肾上腺素能受体阻滞药,有扩张动、静脉的作用,可使周围静脉容量增高,降低右心室舒张末压并减少肺循环阻力,使肺动脉压下降,减轻肺水肿和心脏前后负荷,降低氧耗量,增加心肌收缩力。同时,酚妥拉明还具有抗 5-羟色胺的作用,它能解除支气管痉挛,降低气道阻力,改善通气和换气功能,降低二氧化碳分压,提高氧分压,改善脑循环,使呼吸中枢兴奋性增高,从而改善心肺功能。

肝素为强有力的抗凝药,能降低血液黏稠度,降低血流阻力,促进血流,促进内皮细胞释放内源性类肝素和纤维溶酶原活化素,加速血栓溶解,因而有抗血栓作用,可改善微循环,防止弥散性血管内凝血,并有抗炎、抗过敏、抗补体、清除痰液、解除支气管痉挛、缓解气道阻力、改善通气、促进组织呼吸、改善低氧血症、利尿等生物效应,可以改善心肺功能。

【适应证与疗效】　治疗慢性支气管炎合并肺心病的急性加重期。患者的症状和体征,有不同程度的改善,氧分压上升不足或超过 1.33kPa(10mmHg),PCO$_2$ 下降不足或超过 1.33kPa(10mmHg),咳嗽,咳痰,呼吸困难等症状改善,心力衰竭基本得到控制,发绀症状减轻,肺部干、湿啰音减少。酚妥拉明主要适用于慢性阻塞性肺疾病引起的肺心病。对限制性肺疾病,肺部存在大面积非通气组织及肺血管床有解剖学上的阻塞病变者,可能无效。

【不良反应及注意事项】　肺心病急性加重期,多属危重型,使用酚妥拉明时应缓慢静脉滴注,剂量宁小勿大,并在密切观察中调整剂量,以血压下降不超过 20mmHg 或不低于正常为宜。若血压显著下降,应立即停药。肺心病合并冠心病者慎用。肝素副作用一般少见,但须定期(每隔 2d)复查出凝血时间及凝血酶原时间。

### (三)参麦、血塞通联合

【组方】　参麦　　　　　40ml
　　　　　血塞通　　　　600mg

【用法】　给予抗感染、解除支气管痉挛、稀释痰液、保持呼吸道畅通、吸氧、利尿等常规治疗基础上,加参麦注射液 40ml(内含人参、麦冬各 4g)和血塞通注射液 600mg ,0.9%氯化钠液或 5%葡萄糖液 150ml 静脉滴注,每日 1次,治疗 2 周。

【作用机制】　肺心病患者多发生低氧血症和高碳酸血症,患者长期缺氧,促使肾脏的肾小球旁器释放红细胞生成素,刺激骨髓使红细胞生成增多,血细胞比容也随之提高,导致血黏度、红细胞聚集指数均升高。肺心病急性发作期患者血黏度、红细胞聚集指数均升高,红细胞变形能力下降,血液淤滞,影响血液对组织灌注和供氧,随着血黏度增加,肺动脉压力升高,肺血管阻力增加,进一步加重肺心病。

参麦注射液由人参、麦冬组成。人参不但能增加红细胞中 2,3 - 二磷酸甘油酸的浓度,而且能降低血红蛋白对氧的亲和力,从而向组织释放更多的氧,以满足受损组织的需要。人参皂苷的 Rg1 对血栓素 A$_2$(TXA$_2$)有明显抑制作用,有扩张血管的作用,可以减轻心脏负荷,减少心肌缺氧;麦冬能降低心肌耗氧量。血塞通能扩张血管,降低肺动脉高压,增加心排血量,改善右心功能,改善微循环及血液流变性,提高氧分压,两药合用相得益彰。

【适应证与疗效】　参麦注射液和血塞通注射液在联合治疗肺心病急性发作时,可以改善血液黏稠度,明显提高疗效。安静状态下咳嗽、喘息、咳痰、心悸、食欲缺乏、水肿、发绀等症状缓解,肝颈回流征减轻,增大的肝脏缩小,肺部啰音减少或消失,心率降至 100 次/分以下,心功能改善。

【禁忌证】　血塞通:孕妇慎用;脑血管破裂者禁用;动物实验中出现嗜睡现象,故禁用于驾驶员和高空作业人员。

【不良反应及注意事项】　参麦注射液用量过大,易出现不良反应。多见速发型变态反应,开始输液后 2~5min 出现,输液初期应特别留意,表现为胸闷、气促、心悸,经停药、吸氧、地塞米松 5mg 静脉滴注后症状缓解。少部分患者出现皮疹,停药、抗变态反应治疗有效。血塞通注射液偶见有皮疹,个别病人出现咽干、头晕和心慌症状,停药后均能恢复正常。

### (四)丹参、酚妥拉明联合

【组方】　丹参　　　　20ml

酚妥拉明　　10~20mg

【用法】　给予低流量持续吸氧、抗感染、呼吸道净化(包括湿化、吸痰)、电解质监测等常规治疗基础上,丹参注射液 20ml 加 10% 葡萄糖注射液 250ml,静脉滴注;酚妥拉明 10~20mg 加 10% 葡萄糖注射液 250ml,静脉滴注,均每日 1 次,7~10d 为 1 个疗程,憋喘症状重、心力衰竭明显的患者,应用毛花苷 C(西地兰)0.2~0.4mg 稀释后,缓慢静脉推注。

【作用机制】　肺心病长期反复发作造成机体缺氧,继发性红细胞增多,使血液黏稠度增加,血流减慢。急性发作期血浆组织型纤溶酶原激活物活性显著降低,血浆纤维蛋白原含量升高,血浆纤溶酶活性降低,血液处于高凝状态。

丹参、酚妥拉明联合治疗肺心病发作有协同作用。丹参是活血化瘀中药,具有抗凝,抑制血小板功能,促进纤溶,改善血液黏稠,改善微循环,加快血液流速,并具有抗凝血酶原Ⅲ样活性,抑制凝血酶功能。同时还具有抑制钙离子内流的作用,使周围血管及支气管扩张,改善动脉血氧分压,使 $PaO_2$ 增高,$PaCO_2$ 降低,因而有利于肺心病的治疗。另外,肺心病患者由于长期缺氧,肺循环压力高,易致心肺功能不全,形成恶性循环,酚妥拉明可阻断 α 受体,使血管扩张,降低心脏后负荷,增加心搏出量,同时又可降低左心室舒张末期压、肺动脉压。

【适应证与疗效】　治疗慢性支气管炎合并肺心病急性发作。慢性支气管炎合并肺心病多见于老年人,急性发作时憋喘重,缺氧明显,部分患者反复发作,一般情况较差,若不及时控制发作,多很快进入呼吸衰竭状态。丹参联用酚妥拉明用药 12～24h,憋喘症状有不同程度缓解。

【禁忌证】 严重动脉硬化及肾功能不全者,低血压、冠心病、心肌梗死、胃炎或胃溃疡以及对本品过敏者禁用酚妥拉明。

【不良反应及注意事项】 丹参注射液引起不良反应以速发型变态反应为主,不良反应常发生于过敏体质及剂量过大,输液速度过快者,其变态反应从用药即刻到连续应用多日都可发生。在临床应用中,须详细询问过敏史,掌握好用药剂量及滴注速度,以期用药安全有效。高敏体质用此药时,应做皮肤试验结果为阴性后方可应用。

酚妥拉明较常见的不良反应有直立性低血压,为了预防,建议患者输液后卧床 1～2h;心动过速或心律失常、鼻塞、恶心、呕吐等;晕厥和乏力较少见;突然胸痛(心肌梗死)、神志模糊、头痛、共济失调、言语含糊等极少见。

### (五)低分子肝素钙、多巴酚丁胺及酚妥拉明联合

【组方】 低分子肝素钙 4100U

多巴酚丁胺 50～150mg

酚妥拉明 10mg

【用法】 有效抗生素,并给予吸氧、祛痰、止咳、平喘、间断性利尿及强心等综合性治疗基础上,加用低分子肝素钙 4100U,每日 2 次,腹部皮下注射,疗程 7d;多巴酚丁胺 50～150mg 溶于 5% 葡萄糖注射液 250ml 或生理盐水 250ml 中,按 2.5～10μg/min 静脉滴注,酚妥拉明 10mg 溶于 5% 葡萄糖注射液 250ml 中,以每分钟 10～15 滴速度静脉滴注,连续 7～10d 为 1 个疗程。

【作用机制】 慢性肺心病心力衰竭患者长期持续性缺氧,引起血液高黏稠度、高聚集、高凝状态及微血栓形成,促进肺动脉压升高,加重心力衰竭并呼吸衰竭。

低分子肝素钙有保护血管内皮细胞、降低血液黏稠度、抑制血小板聚集、抗血栓形成而改善肺部微循环的作用,还有强心利尿作用,可减轻心脏前负荷而改善心脏的泵血功能。临床上具有快速持续的抗血栓形成作用,对血液凝固改变较小,对出血和血小板功能无明显影响,不需要实验室特殊监测的优点,因此更具安全性。同时酚妥拉明可减少回心血量,减轻心脏前、后负荷;减轻心肌耗氧量及支气管解痉作用,改善呼吸功能。合并使用非强心苷类正性肌力药多巴酚丁胺,多巴酚丁胺是 β 受体激动药,其对 $\beta_1$ 受体的激动作用强于 $\beta_2$ 受体。较小剂量时 2.5～10μg/min 能增加心肌收缩力和心排血量,有利于心力衰竭症状的改善。

【适应证与疗效】　在常规治疗的基础上,加用低分子肝素钙、多巴酚丁胺与酚妥拉明联合治疗慢性肺心病心力衰竭,1 周后心力衰竭症状明显改善,3 药具有协同增效作用。缓解心悸、气促,减轻双下肢水肿,改善心功能,减轻颈静脉怒张,肝缩小 2cm 以上,肺部湿啰音明显减少。

【禁忌证】　对多巴酚丁胺过敏者禁用;急性细菌性心内膜炎患者禁用;血小板减少症,在用本品时体外凝集反应阳性者禁用。

【不良反应及注意事项】　低分子肝素钙出血倾向低,但用药后仍有出血的危险,本品偶可发生变态反应(如皮疹、荨麻疹);罕见中度血小板减少症和注射部位轻度血肿和坏死。①不能用于肌内注射(肌注可致局部血肿)。硬膜外麻醉方式者术前 2～4h 慎用。②对下列患者要慎用并注意监护(因为可能发生变态反应或出血):有过敏史者;有出血倾向及凝血机制障碍者,如胃、十二指肠溃疡,卒中,严重肝、肾疾病,严重高血压,视网膜血管性病变,先兆流产;已口服足量抗凝药者。③治疗前应进行血小板计数,本品较少诱发血小板减少症,但仍有可能在用药 5～8d 后发生,故应在用药初 1 个月内定期血小板计数。妊娠初 3 个月或产后妇女使用本品,可能增加母体出血危险,须慎用。60 岁以上老年人(特别是女性)对肝素较敏感,使用本品期间可能易出血,须慎用。多巴酚丁胺可有心悸、恶心、头痛、胸痛、气短等不良反应。如出现收缩压增加,多数增高 10～20mmHg(1.33～2.67 kPa),少数升高 50mmHg(6.67kPa)或更多,心率增快(多数在原来基础上每分钟增加 5～10 次,少数可增加 30 次以上),与剂量有关,应减量或暂停用药。注意事项:交叉变态反应,对其他拟交感药过敏,可能对本品也敏感。梗阻性肥厚型心肌病不宜使用,以免加重梗阻。下列情况应慎用:①心房颤动,多巴酚丁胺能加快房室传导,心室率加速,如须用本品,应先给予洋地黄类药;②高血压,高血压可能加重;③严重的机械梗阻,如重度主动脉瓣狭窄,多巴酚丁胺可能无效;④低血容量时应用本品可加重,用前须先加以纠正;⑤室性心律失常可能加重;⑥心肌梗死后,使用大量本品可能使心肌耗氧量增加而加重缺血。用药期间应定时或连续监测心电图、血压、心排血量,必要或可能时监测肺毛细血管楔压。

## (六)低分子肝素钙、丹参联合

【组方】　低分子肝素钙　5000U

　　　　　丹参　　　　　　20ml

【用法】　持续低流量吸氧,严重者给予无创正压通气,在抗感染、祛痰、平喘、强心、利尿,纠正电解质、酸碱平衡紊乱等常规治疗基础上,给予低分子肝素钙 5000U 皮下注射,每 12 小时 1 次;丹参注射液 20ml 加生理盐水 250ml 静脉滴注,每日 1 次,7d 为 1 个疗程。

【作用机制】 慢性阻塞性肺疾病(COPD)合并肺源性心脏病,由于长期存在缺氧及二氧化碳潴留,导致血细胞比容、全血及血浆黏度增高,纤维蛋白原含量增加,肺血流缓慢,诱发肺小动脉原位血栓形成,导致肺动脉高压、右心衰竭。另外,血液高凝状态抗生素不能达到有效的血药浓度,抗菌效果差,因此抗凝治疗是其治疗的重要措施。

肝素具有抗凝、防止血小板凝聚、降低血黏度和肺高压作用,还能缓解支气管痉挛,降低痰液黏度,抗炎,抗过敏,利尿,促进肾脏排钠潴钾,减轻肺水肿。丹参注射液具有降低血黏度,增加红细胞膜顺应性及白细胞的变形能力,抑制血小板凝集及促进纤维蛋白降解,抑制血小板及中性粒细胞黏附凝集,增加血流速度,改善微循环的作用。体外实验证实,丹参酮对金黄色葡萄球菌有抑制作用,可降低炎性渗出,降低血中 $PGE_2$ 含量,抗自由基,抑制脂质过氧化反应。故丹参与低分子肝素钙联合治疗 COPD 合并肺心病特别是急性加重期的患者疗效显著。

【适应证与疗效】 低分子肝素钙皮下注射联合丹参注射液静脉滴注,可降低肺心病肺动脉压,改善肺功能,治疗慢性阻塞性肺疾病(COPD)合并肺心病急性加重。呼吸困难、发绀等症状减轻,意识清楚,低氧血症和高碳酸血症由中度转为轻度,或由重度转为中度。升高动脉血氧分压 $PO_2$,动脉血二氧化碳分压 $PCO_2$ 有下降。

【不良反应及注意事项】 低分子肝素钙不良反应及注意事项参见本节组方(五)相关内容。丹参注射液引起不良反应以速发型变态反应为主,在临床应用中,须详细询问过敏史,高敏体质需用此药时,应做皮肤试验结果为阴性后方可应用。

### (七)低分子肝素钙、硫酸镁联合

【组方】 低分子肝素钙　　4100U

　　　　　25%硫酸镁　　　10ml

【用法】 给予低流量持续吸氧,保持呼吸道通畅,控制感染,在支气管解痉、祛痰、止咳平喘、纠正并发症改善心肺功能等常规治疗的基础上,加用低分子肝素钙 4100U 皮下注射,每日 2 次;25%硫酸镁 10ml 加入 5%葡萄糖注射液 250ml 中静脉滴注,每日 1 次,10d 为 1 个疗程。

【作用机制】　慢性阻塞性肺疾病(COPD)所致慢性肺源性心脏病急性发作期,多伴有肺小动脉栓塞。肝素能降低肺动脉压,具有抗凝、防止血小板凝集、降低血液黏滞性、缓解支气管痉挛、降低痰液黏稠性及抗炎、抗过敏、扩张冠状动脉的作用。近几年来发现肝素还有利尿作用,可减轻心脏前负荷而改善心脏泵血功能,减轻肺水肿。镁离子可激活腺苷酸环化酶使三磷腺苷生成环磷酸腺苷,从而影响组织内能量代谢和细胞膜的通透性,阻止过敏介质释放,解除支气管痉挛;镁可以舒张由于缺氧而致痉挛的毛细血管和小动脉,减轻心脏后负荷,随着肺淤血现象的减轻而间接改善呼吸功能,纠正缺氧。此外硫酸镁还有纠正低镁血症,改善心肌代谢,增加心肌收缩力,扩张血管,增强利尿的作用。

【适应证与疗效】　肺心病加重期患者处于高凝、血栓前状态,肺心病加重期治疗过程中积极控制感染,纠正低氧血症等综合治疗的同时,加用低分子肝素钙与硫酸镁治疗,二药具有抑制血小板活性,改善高凝低纤溶状态,减少血栓形成,同时促纤溶,改善肺循环的作用。加用低分子肝素钙与硫酸镁治疗后 GMP-140、TAT 及 PAI-1 较治疗前降低,t-PA 活性较治疗前升高;改善肺循环,降低肺动脉高压,对于治疗肺心病心力衰竭及多脏器衰竭有重要的意义。

【不良反应及注意事项】　下列情况应慎用硫酸镁注射剂:心脏传导阻滞、心肌损害、严重的肾功能不全、呼吸道疾病。注射硫酸镁应注意监测:①治疗前及治疗中定期监测心功能、肾功能、血镁;②膝腱反射检查:在重复用药前如膝腱反射已抑制明显者,则不能再给药;③每次静注前应测定呼吸频率,若每分钟低于 16 次则应减量甚至停用。低分子肝素钙出血倾向低,但用药后仍有出血的危险,本品偶可发生变态反应(如皮疹、荨麻疹);罕见中度血小板减少症和注射部位轻度血肿和坏死。

### (八)低分子肝素钙、香丹联合

【组方】　低分子肝素钙　　5000U

　　　　　　香丹　　　　　　20ml

【用法】　在常规综合治疗(如控制感染、纠正缺氧及二氧化碳潴留、强心、利尿等)基础上,加用低分子肝素钙 5000U,腹壁脐旁 2cm 处皮下垂直注射,每日 1 次;香丹注射液 20ml 加入 5% 葡萄糖溶液 250ml 中静脉滴注,每日 1 次,7d 为 1 个疗程。

【作用机制】　肺心病患者由于慢性缺氧可引起代偿性红细胞增多,使血液黏滞度明显增加,从而造成肺动脉压的增高及通气/血流比例的严重失调,进一步加重缺氧,导致严重的右心衰竭或全心衰竭。抗凝治疗能降低肺动脉高压和肺心病患者病死率。低分子肝素钙主要通过与抗凝血酶Ⅲ(ATⅢ)结合后灭活凝血因子 Xa 而发挥抗凝作用,其与血浆蛋白结合少,不易与内皮细胞结合,清除较快,故而生物利用率高,半衰期较短,且与血管假性血友病因子(VWF)亲和力低,引起出血的副作用小,对血小板功能无明显影响。此外它还能抗炎、抗过敏、缓解支气管痉挛、增加肺泡通气,改善通气/血流比例,提高 $PaO_2$,改善心功能。香丹注射液具有活血化瘀,理气止痛,降低血黏度,减轻心肌损伤及促使心肌缺血或损伤加速恢复的功能;能恢复毛细血管的舒张功能,解除肺小动脉痉挛,加快流速,降低肺动脉高压。二药合用相辅相成,活血化瘀,抗凝,降低血黏度,解除肺小动脉痉挛和血栓形成,改善肺循环,降低肺动脉高压,缓解支气管痉挛,改善肺泡通气,提高氧分压,从而改善心肺功能。

【适应证与疗效】 低分子肝素钙与香丹注射液联合治疗慢性肺心病急性加重期的患者。改善患者的心悸、气短、水肿及肺部啰音和心功能。

【禁忌证】 消化道出血、血尿、鼻出血、牙龈出血及注射部位皮肤紫癜的有出血倾向的慢性肺心病患者,对组方药物有过敏或严重不良反应病史患者禁用。

【不良反应及注意事项】 香丹注射液偶见变态反应。注意:①本品不宜与下列药物混用:氨基糖苷类抗生素,如硫酸庆大霉素、硫酸阿米卡星、硫酸妥布霉素、硫酸奈替米星(尼泰欣)等注射液;生物碱盐类,如盐酸罂粟碱、利舍平(利血平)、盐酸洛贝林(盐酸山梗菜碱)、硫酸阿托品、硫酸麻黄碱、硝酸士的宁等注射液;人工合成的含氮杂环类有机盐类化合物,如盐酸雷尼替丁、盐酸硫胺(维生素 $B_1$)、盐酸吡哆辛(维生素 $B_6$)、盐酸氯丙嗪(冬眠灵)、盐酸异丙嗪(非那根)、乳酸环丙沙星、普萘洛尔(心得安)等注射液;其他:蛋白质和重金属盐类。②本品不宜在同一容器中与其他药物混用。③本品是纯中药制剂,保存不当可能影响产品质量,所以使用前必须对光检查,发现药液出现浑浊、沉淀、变色、漏气等现象时不能使用。

低分子肝素钙出血倾向低,但用药后仍有出血的危险,注意监测血小板计数、凝血时间、凝血酶原时间。偶可发生变态反应(如皮疹、荨麻疹);罕见中度血小板减少症和注射部位轻度血肿和坏死。

### (九)酚妥拉明、多巴胺联合

【组方】 酚妥拉明 20mg

多巴胺　　40mg

【用法】　给予舒张支气管,吸氧、祛痰、利尿,纠正水、电解质及酸碱失衡等基础治疗,采用抗生素抗感染等治疗外,停用强心药和其他扩血管药物的基础上给予酚妥拉明 20mg、多巴胺 40mg 加入 5% 葡萄糖注射液 250ml 中,缓慢静脉滴注,每分钟 10～15 滴,每日 1 次,1 周为 1 个疗程。或采用微泵以 5ml/h,泵入酚妥拉明及多巴胺(生理盐水 50ml＋酚妥拉明 20mg＋多巴胺 40mg),每日 1 次,7d 后观察疗效。也可应用小剂量多巴胺 20mg,酚妥拉明 10mg 溶于 5% 葡萄糖注射液 100ml 静脉滴注,每日 1 次,每分钟 8～10 滴,每日 1 次,7～10d 为 1 个疗程。

【作用机制】　肺心病患者由于长期缺氧、二氧化碳潴留,导致肺血管收缩,进而形成肺动脉高压,随着病情进展肺动脉高压逐渐加重,因此早期及时控制肺动脉高压对缓解病情及改善预后有重要意义。酚妥拉明是 $\alpha_2$ 肾上腺素能受体阻滞药,有缓解支气管平滑肌痉挛,降低气道阻力,从而改善通气功能,降低肺毛细血管楔压和右心室舒张期末压,使血管阻力降低,肺循环得以改善,对促进肺部炎症吸收,肺功能恢复创造有利条件,减轻心脏前后负荷,降低心肌耗氧量,增加冠状动脉血流量,改善心肌供血,增加心肌收缩力。同时周围静脉血容量增加,使肾脏的微循环改善,使肾小球过滤增加起到利尿作用。故可使肺心病心力衰竭患者心功能得以改善。

多巴胺是去甲肾上腺素的前体,能兴奋 α 受体与 β 受体,其作用随剂量不同有所差异,小剂量多巴胺 2～5μg/(kg·min) 主要产生肾、肠系膜、脑及冠状动脉血管的扩张作用。中等剂量 6～10μg/(kg·min) 可使心肌和周围血管收缩,具有明显正性肌力作用和轻度升压作用,由于支气管平滑肌以 β 受体占优势,所以多巴胺还有解除支气管痉挛的作用。两药合用具有协同作用,可增强扩张肾血管的作用,增加肾血流量,提高肾小球滤过率,有利尿作用,减轻心脏负荷及降低肺循环阻力,同时多巴胺还可防止酚妥拉明导致血压下降的副作用。两药合用对慢性肺心病心脏衰竭、呼吸衰竭均有效。

【适应证与疗效】　酚妥拉明联合多巴胺治疗肺心病,有资料显示总有效率达 90.2%。安静状态下肺心病患者咳嗽、气促、发绀、呼吸困难消失或减少,水肿消失,肝脏缩小,肺部啰音消失或明显减少,肺型 P 波电压明显降低,血气分析 $PaO_2$、$PaCO_2$ 基本恢复正常。

【禁忌证】　严重动脉硬化及肾功能不全者,低血压、冠心病、心肌梗死、胃炎或胃溃疡以及对本品过敏者禁用。

【不良反应及注意事项】 多巴胺过量时(尤其用大剂量时)可出现血压升高,还有胸痛、呼吸困难、心悸、心律失常、全身软弱无力感;心跳缓慢、头痛、恶心呕吐者少见。酚妥拉明的不良反应有直立性低血压,心动过速或心律失常,鼻塞、恶心、呕吐等;晕厥和乏力较少见;突然胸痛、神志模糊、头痛、共济失调、言语含糊等极少见。联合应用酚妥拉明和多巴胺减少各自的不良反应的发生。

### (十)多巴胺、硫酸镁联合

【组方】　多巴胺　　20mg

　　　　　硫酸镁　　2.5g

【用法】　休息、吸氧、限盐,在用洋地黄、利尿药、激素、氨茶碱及抗生素等常规治疗基础上,加用多巴胺 20mg、硫酸镁 2.5g 于 5%～10%葡萄糖溶液 300ml 中,每日 1 次,每分钟 20～30 滴,静脉滴注。

【作用机制】　多巴胺是去甲肾上腺素和肾上腺素生物合成的前体,是人类内源性儿茶酚胺之一,是锥体外系的神经递质,对维持机体正常生理活动起着重要作用。多巴胺小剂量主要兴奋 β 受体,使动静脉血管扩张,改善微循环, 降低心脏前后负荷,增加肾血流量,提高肾小球滤过率,有利尿利钠作用。另外,支气管平滑肌 β 受体占优势,所以多巴胺还有解除支气管平滑肌痉挛的作用。镁是机体必需的微量元素之一,充血性心力衰竭常并发低镁血症,影响心肌代谢和功能亦被临床证实。肺心病心力衰竭患者胃肠道血液供应不足,镁的摄入和吸收减少,加之应用洋地黄、利尿药以及继发性醛固酮增多和组织缺氧等均可增加镁的丢失,而洋地黄和低镁均能抑制 $Na^+$-$K^+$-ATP 酶的活性,导致细胞膜离子运转中断,使细胞内失钾,使心律失常和洋地黄中毒发生,补镁能激活 $Na^+$-$K^+$-ATP 酶及心肌腺苷环化酶,并能维持心肌线粒体的完整性与促进其氧化磷酸化过程,进而改善心肌代谢,增强心肌收缩力,增加心排血量。此外,镁还有扩张血管、松弛支气管平滑肌的紧张性及缓解哮喘、利尿作用,从而减轻心脏的前后负荷,改善心功能,提高有效循环血量及改善通气功能。

【适应证与疗效】　肺心病心力衰竭在常规治疗无效时,加用多巴胺和硫酸镁,疗效显著可靠,副作用小,方便易行。高度水肿的先用利尿药无效,加用此两药后收到了满意的利尿效果。咳嗽、气促、水肿、肺部湿啰音消失或显著减少,发绀明显减轻。肺部有明显哮鸣音者,在治疗 24h 后哮喘及哮鸣音明显减轻或消失。

【不良反应及注意事项】　多巴胺滴速过快时自觉心悸、头晕,减慢滴速,症状消失。常见的还有胸痛、呼吸困难、心律失常(尤其用大剂量)、全身软弱无力感;心跳缓慢、头痛、恶心呕吐者少见。过量时可出现血压升高,此时应停药,必要时给予 α 受体阻滞药。硫酸镁不良反应及注意事项参见本节组方(七)的相关内容。

### (十一)多巴酚丁胺、肝素联合

【组方】　多巴酚丁胺　　20mg

　　　　　肝素　　　　　50mg

【用法】　常规综合治疗(强心、利尿、扩张血管、止咳、平喘、抗感染、低流量吸氧等)基础上,加用多巴酚丁胺 20mg 加入 5%～10% 葡萄糖注射液 200ml 内静脉滴注,速度 5～10μg/(kg·min)。肝素 50mg 加入 5%～10% 葡萄糖注射液 150ml 内静脉滴注,滴数以每分钟 30 滴为宜,每日 1 次,7d 为 1 个疗程。

【作用机制】　慢性肺心病并发心力衰竭的患者大多存在着高黏血症,同时缺氧会兴奋交感神经,引起支气管平滑肌收缩进一步加重缺氧。多巴酚丁胺选择作用 $\beta_1$ 受体时,加强心肌收缩力、增加心排血量;兴奋 $\beta_2$ 受体时,缓解支气管平滑肌痉挛,对肺毛细血管楔压、右心房压、心排血指数、外周阻力都有明显改善。肝素能降低肺动脉压,加速抗凝血酶作用。促进凝血酶灭活,抑制血小板及红细胞黏附、聚集,影响血小板磷脂释放,降低血液黏滞度,缓解支气管痉挛及降低痰液黏稠度及抗炎、抗过敏、扩血管、促进肾脏排钠储钾。两药联用,能有效地阻断缺氧引起的各种病理改变,增加供氧量,减少耗氧量,降低心脏负荷,使心力衰竭得到改善。

【适应证与疗效】　多巴酚丁胺联合肝素治疗肺心病心力衰竭,患者主要症状和体征得到改善和减轻,神志转清,咳嗽、呼吸困难、发绀、水肿、颈静脉怒张、肺部啰音减轻,肝脏缩小,心功能改善。

【禁忌证】　对肝素过敏、有自发出血倾向者、血液凝固迟缓者(如血友病、紫癜、血小板减少)、溃疡病、创伤、产后出血者及严重肝功能不全者禁用。

【不良反应及注意事项】　多巴酚丁胺可致心动过速、心律失常和血压波动;可诱发心肌缺血,尤其在心动过速时。患者出现头痛、恶心、震颤和低血钾。肝素最常见不良反应为出血,故每次注射前应测定凝血时间。如注射后引起严重出血,可静注硫酸鱼精蛋白进行急救。肝素常见不良反应为寒战、发热、荨麻疹等变态反应,少见气喘、鼻炎、流泪、头痛、恶心、呕吐、心前区紧迫感、呼吸短促甚至休克。本品不能采用肌内注射。偶可引起血小板减少，常发生在用药初 5～9d,故开始治疗 1 个月内应定期监测血小板计数。偶见一次性脱发和腹泻。尚可引起骨质疏松和自发性骨折。肝功能不良者长期使用可引起抗凝血酶-Ⅲ耗竭而出现血栓形成倾向。

### (十二)酚妥拉明、多巴胺、硫酸镁联合

【组方】　酚妥拉明　　　　40mg

　　　　　多巴胺　　　　　40mg

　　　　　25％硫酸镁　　　40ml

【用法】　在综合治疗(包括:持续缓慢低流量吸氧 2～3L/min,保持呼吸畅通、纠正水电解质及酸碱平衡失调、治疗心律失常、合理应用强心利尿药、控制感染)的基础上,加用酚妥拉明 40mg 加入 5％葡萄糖液 500ml 中静脉滴注,每日 1 次;多巴胺 40mg,25％硫酸镁 40ml 加入 5％葡萄糖液 500ml 中静脉滴注,每日 1 次。

【作用机制】　肺心病心力衰竭患者多见反复咳嗽、咳痰及不同程度的胸闷、气短,甚至呼吸困难、发绀、双下肢水肿,肺部可闻及干湿啰音。酚妥拉明、多巴胺、硫酸镁联合用药较单纯使用酚妥拉明治疗此病,疗效更显著,更安全。血管扩张药酚妥拉明是 α 肾上腺素能受体阻滞药,有效缓解支气管平滑肌痉挛,降低气道阻力,从而改善通气功能,降低二氧化碳分压,提高氧分压,扩张肺小动脉,使肺血流阻力降低,减轻心脏前负荷,增加心肌收缩力,从而达到治疗肺心病、心功能不全的目的。多巴胺可使心肌收缩力加强,增加心排血量;另外还可以降低肾血管阻力,增加肾血流量并产生利尿作用,从而减轻水肿以及心脏前负荷,使心力衰竭得以纠正。慢性肺心病心功能不全病人胃肠道淤血,镁摄入和吸收减少,加之应用利尿药以及继发性醛固酮增多和组织缺氧均可造成镁的丢失。补充镁可逆转细胞因低镁离子或低钾离子所致心肌代谢障碍,使心肌组织和心功能损伤得以恢复,增加心排血量,从而减轻心脏前后负荷,控制心力衰竭的进一步发展。此外镁离子可降低肺循环阻力而间接改善呼吸功能。总之,酚妥拉明与多巴胺联合用药既保证了多巴胺正性肌力作用发挥,又减少了酚妥拉明副作用,而加用了硫酸镁又使心功能得到明显改善。

【适应证与疗效】　酚妥拉明、多巴胺、硫酸镁联合治疗肺心病心力衰竭,病人自觉症状缓解,能平卧,咳嗽及呼吸困难、下肢水肿、肺部干湿啰音、发绀减轻,心率＜ 100 次/分 、尿量增加,心功能改善。

【禁忌证】　严重动脉硬化及肾功能不全者,低血压、冠心病、心肌梗死、胃炎或胃溃疡以及对本品过敏者禁用。

【不良反应及注意事项】　多巴胺常见的不良反应有胸痛、呼吸困难、心悸、心律失常(尤其用大剂量)、全身软弱无力感;心跳缓慢、头痛、恶心呕吐者少见。过量时可出现血压升高,此时应停药,必要时给予 α 受体阻滞药。酚妥拉明较常见的不良反应有直立性低血压,为了预防,建议患者输液后卧床 1~2h;心动过速或心律失常、鼻塞、恶心、呕吐等;晕厥和乏力较少见;突然胸痛、神志模糊、头痛、共济失调、言语含糊等极少见。

静脉注射硫酸镁常引起潮红、出汗、口干等症状,快速静脉注射时可引起恶心、呕吐、心慌、头晕,个别出现眼球震颤,减慢注射速度症状可消失。肾功能不全,用药剂量大,可发生血镁积聚,血镁浓度达 5 mmol/L 时,可出现肌肉兴奋性受抑制,感觉反应迟钝,膝腱反射消失,呼吸开始受抑制,血镁浓度达 6mmol/L 时可发生呼吸停止和心律失常,心脏传导阻滞,浓度进一步升高,可使心跳停止。连续使用硫酸镁可引起便秘,部分病人可出现麻痹性肠梗阻,停药后好转。极少数血钙降低,出现低钙血症。

## (十三)酚妥拉明、多巴胺、肝素联合

【组方】　酚妥拉明　　20mg
　　　　　多巴胺　　　40mg
　　　　　肝素　　　　5000U

【用法】　在常规治疗基础上,应用酚妥拉明 20mg、多巴胺 40mg、肝素 5000U,加入 5% 葡萄糖注射液 500ml 中静脉滴注,3~5h 滴完,每日 1 次,10d 为 1 个疗程。

【作用机制】　慢性肺心病患者由于长期缺氧,二氧化碳潴留,导致低氧血症和高碳酸血症引起代偿性红细胞增多、血细胞比容升高、血流处于高凝状态,造成红细胞携氧能力明显下降,并诱发凝血机制亢进,肺部微血栓形成,反射性地引起肺小动脉痉挛,加重右心功能不全。加之难以咳出的黏痰,有的合并冠心病,有的由于病毒感染,造成肺动脉高压和某些患者血压偏低。

肝素可降低血液黏滞度、阻碍红细胞聚集,防止微小血管内血栓形成和扩大、改善微循环、增强肺泡气体交换、防止 DIC 的发生发展和血小板释放 5-羟色胺、组胺,缓解支气管痉挛,改善通气功能。肝素还具有抗炎、抗渗出、抗过敏、利尿等作用,有利于改善慢性肺心病的临床症状。酚妥拉明为肾上腺 α 受体阻滞药,具有直接扩张血管平滑肌的作用,主要扩张动脉血管,轻度扩

张小静脉,降低射血阻抗和左心室舒张末期压,增加心排血指数,在周围血管阻力增加和左心室充盈增高的患者用药后心排血量明显增加,特别是对左心室扩大及容量后负荷过重的心力衰竭疗效较好。同时兴奋 β 受体、扩张气管,改善肺部通气。多巴胺是去甲肾上腺素生物合成的前体,主要兴奋心脏 $β_1$ 受体,血管的 α 受体和多巴胺受体,能使内脏血管扩张改善微循环,有收缩心肌血管、周围血管作用,故有增强心肌功能、升压和改善肾血流,提高肾小球滤过率及利尿利钠作用。

【适应证与疗效】 在常规治疗基础上,应用酚妥拉明、多巴胺联合肝素治疗慢性肺心病顽固性心力衰竭,疗效显著,不良反应少,方便易行,适用于基层治疗。总有效率 92.8%,4~10d 咳嗽、气促、肺内啰音、水肿减轻或消失,发绀明显减轻,心率降至 100 次/分以下。

【不良反应及注意事项】 酚妥拉明和多巴胺不良反应及注意事项参见本节组方(十二)的相关内容。

肝素最常见不良反应为出血。其他不良反应及注意事项参见本节组方(十一)的相关内容。

### (十四)肝素、尿激酶、酚妥拉明、右旋糖酐-40 联合

【组方】　肝素　　　　　50mg

酚妥拉明　　　10~20mg

尿激酶　　　　5 万~10 万 U

右旋糖酐-40　250~500ml

【用法】　在氧疗、改善通气、控制感染、强心、利尿治疗基础上,加用肝素 50mg,右旋糖酐-40 250~500ml 静脉滴注,每日 1 次,共 7~10d;酚妥拉明 10~20mg,5% 葡萄糖注射液 500ml,缓慢静脉滴注,每日 1 次,共 7~10d;经上述治疗 1~2d 后如病情无明显改善,则加用尿激酶 5 万~10 万 U 静脉滴注,每日 1 次,共 3~5d。

【作用机制】　肺心病发病的先决条件是肺动脉高压,低氧血症是形成肺动脉高压的主要原因。病人由于缺氧刺激肾脏产生促红细胞生成素,后者刺激骨髓使红细胞生成增多,使血液黏稠度增加,加之缺氧又使血管内皮细胞损伤及右心衰竭,使血液淤滞、缓慢,易合并肺动脉血栓而发生 DIC,从而导致微循环障碍。故血液黏稠度增加及肺细小动脉原位血栓,构成了肺心病急性加重期的一个突出的病理学特点,加重了肺动脉高压,从而发生心力衰竭及呼吸衰竭。

酚妥拉明通过血管舒张作用降低肺动脉高压,小剂量尿激酶能溶解微小血栓和抑制血小板聚集,肝素具有抗凝、抑制血小板活性、降血脂、抗炎、抗补体作用,能增强纤维蛋白溶解,减弱纤维蛋白原对红细胞、血小板的聚集桥联作用,能够有效地降低血黏稠度,溶解肺小动脉及毛细血管内的微血栓,改善微循环,降低肺血管阻力,减轻肺动脉高压,缓解支气管痉挛,减轻气道阻力,改善低氧血症及二氧化碳潴留,对快速改善肺心病急性加重期患者的心肺功能、血液性状、改善通气和提高氧的利用率,起到了积极的作用。

【适应证与疗效】　肝素、尿激酶联合酚妥拉明三药联用治疗肺心病急性加重期,心肺功能恢复显著。心悸、气短明显减轻,水肿基本消退;血细胞比容、全血黏度显著降低;$PaCO_2$ 显著降低,$PaO_2$ 显著升高;住院天数显著缩短;病死率显著下降,对严重肺心病患者,越早使用尿激酶效果越好。本方法安全性较好,副作用少,为治疗肺心病、改善预后的一种好方法。

【禁忌证】　已知对酚妥拉明和有关化合物过敏,已知对亚硫酸酯过敏、血压过低、有心肌梗死病史、冠状动脉功能不全、心绞痛或其他显著的冠状动脉疾病禁用。下列情况的病人禁用尿激酶:急性内脏出血、急性颅内出血、陈旧性脑梗死、近 2 个月内进行过颅内或脊髓内外科手术、颅内肿瘤、动静脉畸形或动脉瘤、血液凝固异常、严重难控制的高血压患者。相对禁忌证包括延长的心肺复苏术、严重高血压、近 4 周内的外伤、3 周内手术或组织穿刺、妊娠、分娩后 10d、活动性溃疡病及重症肝脏疾病。对肝素过敏、有自发出血倾向者、血液凝固迟缓者(如血友病、紫癜、血小板减少)、溃疡病、创伤及严重肝功能不全者禁用。

【不良反应及注意事项】　酚妥拉明经常出现直立性低血压和心动过速;偶然出现急性或延长性低血压、心肌梗死、脑血管痉挛,在这些情况下可能出现脑血管闭塞;极少出现胸痛、心绞痛。偶尔出现头晕和衰弱,恶心、呕吐和腹泻,鼻塞。应监护病人的血压变化,已报道使用本药后会发生心肌梗死、脑血管痉挛和脑血管闭塞,通常这些疾患都与明显的血压过低有关。由于本药对胃肠道(包括胃分泌)有刺激作用,胃炎和胃溃疡患者应慎用。本药可能引起中枢神经某些症状的出现,而这些症状可能损害患者的反应能力,驾车者和操作机器者慎用。

尿激酶最常见的不良反应是出血倾向。以注射或穿刺局部血肿最为常见,其次为组织内出血,发生率 5%～11%,多轻微,严重者可致脑出血。本品抗原小,变态反应发生率极低。但有报道,曾用链激酶治疗病人使用本品后少数人引发支气管痉挛、皮疹和发热。也可能出现头痛、头重感,食欲缺乏、恶心、呕吐等胃肠症状。肝素最常见不良反应为皮肤、黏膜出血。须定时复查出凝血时间及凝血酶原时间。偶可引起血小板减少,常发生在用药初5～9d,故开始治疗1个月内应定期监测血小板计数。肝功能不良者长期使用可引起抗凝血酶-Ⅲ耗竭而出现血栓形成倾向。

### (十五)硫酸镁、藻酸双酯钠联合

【组方】　25％硫酸镁　　10ml

藻酸双酯钠　100mg

【用法】　给予抗感染、止咳、祛痰平喘、持续吸氧、强心利尿等常规治疗,在此基础上加用:①5％葡萄糖注射液250ml＋25％硫酸镁10ml静脉滴注,每日1次,10d为1个疗程;②5％葡萄糖注射液250ml＋藻酸双酯钠100mg静脉滴注,每日1次,10d为1个疗程。

【作用机制】　慢性肺源性心脏病系由于反复的气管感染和低氧血症,导致一系列体液因子和肺血管的变化,使肺血管阻力增加、肺动脉高压、右心负荷加重,发展为右心衰竭和肺心病。治疗重症肺心病,在常规治疗的基础上,既要解决肺动脉高压,减轻心脏负荷,又要稀释血液黏度,抗凝,改善微循环,预防肺血管微血栓的形成。镁离子是参与体内多种代谢过程的一种重要物质,它既能激活 $Na^+$-$K^+$-ATP 酶及心肌腺苷酶,又能维持心肌线粒体的完整性,促进氧化磷酸化过程,从而改善心肌代谢,增加心肌收缩力和心排血量。镁离子还在血管平滑肌膜上与钙离子竞争共同通道,减少钙离子内流,扩张血管,从而缓解肺动脉高压,减轻心肌负荷及心肌耗氧量;同时镁离子还具有镇静及解除支气管痉挛的作用,促进气体交换,改善缺氧状态,有利于心功能的恢复。

藻酸双酯钠是类肝素药,具有强分散乳化性能,可增加红细胞表面的阴性电荷,增强相互间排斥力,故能阻抗红细胞之间或红细胞与血管壁之间的黏附,因而具有明显降低血黏度的作用;同时具有抗凝血作用,可抑制红细胞和血小板聚集,有明显扩血管及改善微循环等作用。静滴藻酸双酯钠与传统的肝素比较,具有起效快、疗效好,而无明显出血倾向等优点。硫酸镁、藻酸双酯钠联合治疗重症肺心病,既能缓解肺动脉高压,减轻心脏负荷,增加心肌收缩力,降低耗氧量,又能降低血液黏度,抗血凝,防止肺血管微血栓形成,疗效肯定。

【适应证与疗效】　治疗重症慢性肺源性心脏病。咳嗽、咳痰、呼吸困难改善,发绀减轻,肺部干湿啰音减少,心功能改善。

【不良反应及注意事项】　藻酸双酯钠不良反应的发生率为 5%～23%,主要表现为心悸、心绞痛、低血压及心电图异常。有白细胞减少、血小板降低,牙龈、子宫或结合膜下出血,也有引起脑出血和上消化道出血并休克的报道。口干、恶心、呕吐、腹泻、腹痛、便秘及食欲缺乏等消化系统的不良反应;有时出现肝功异常,表现为 AST(门冬氨酸转氨酶)增高或 ALT(丙氨酸转氨酶)增高。有皮肤发红、瘙痒、皮疹、环形红斑、剥脱性皮炎、肢端静脉扩张、四肢末梢神经性水肿、急性喉头水肿和过敏性休克等变态反应。头痛、头晕、嗜睡、烦躁不安等神经系统不良反应。其他不良反应:乏力、发热、关节肌肉疼痛、听力下降以及脱发等。注意应用本品前,应明确诊断,严格排除出血性疾病,测试有关实验室指标,如血液黏度、血小板聚集度、凝血酶原时间等。有下列病症者慎用:①低血压、血容量不足;②血小板减少症;③非高黏滞血症、非血小板聚集亢进;④过敏性体质。本品禁用于静脉注射或肌内注射。使用时严格控制剂量和滴速。

静脉注射硫酸镁不良反应及注意事项参见本节组方(七)和组方(十二)的相关内容。

### (十六)酚妥拉明、硫酸镁复合液联合

【组方】　甲磺酸酚妥拉明　　10mg
　　　　　25%硫酸镁　　　　　10ml

【用法】　静脉滴注每分钟 30 滴,每日 1 次,7～10d 为 1 个疗程。其他治疗如选择有效抗生素,适合给予平喘、祛痰、吸氧、强心和利尿等综合疗法同时进行。重症患者先用 10% 葡萄糖注射液 40ml 加硫酸镁 2.5～3g,酚妥拉明 5mg,静脉缓注,再用 10% 葡萄糖注射液 500ml 加 25% 硫酸镁注射液 10ml,酚妥拉明 10mg 复合液维持。

【作用机制】　酚妥拉明具有:①通过 α 受体阻断作用,使支气管和肺动脉平滑肌舒张,起到平喘和降低肺动脉压的疗效。②老年肺心病患者常合并高血压、冠心病或心肌病,而使左、右心的心功能同时受损。酚妥拉明有扩张体循环小动脉和小静脉平滑肌的作用,用药后可降低心脏前、后负荷,改善心功能。③酚妥拉明通过扩张肾小动脉,使肾血流量增多,肾小球滤出量及尿量增多,有利于消除水肿。根据上述作用,故临床上酚妥拉明可用于治疗肺心病、心力衰竭。

此外,充血性心力衰竭的患者常并发低镁血症,影响心肌的代谢和功能,

使常规治疗难以奏效。给予镁剂治疗后,激活 $Na^+$-$K^+$-ATP 酶及心肌腺苷环化酶,维护心肌细胞线粒体的完整性并促进其氧化磷酸化过程,进而改善心肌代谢。同时镁还有扩血管及利尿作用,以减轻心脏的前后负荷,改善心功能,增加心肌收缩力与心排血量,提高有效循环血量。因而酚妥拉明与硫酸镁合用,能有效阻断上述缺氧引起的各种病理生理变化,增加供氧,减少耗氧,降低右心负荷,使心力衰竭得以改善。因同时降低左心负荷,对合并冠心病及高血压者更为有益。

【适应证与疗效】 酚妥拉明、硫酸镁复合液治疗肺心病相较于病情相似、仅用综合治疗的疗效明显更优。咳嗽、咳痰、呼吸困难改善,发绀减轻,肺部干湿啰音减少,心功能改善。

【不良反应及注意事项】 应用本复合液治疗时,主要注意酚妥拉明的副作用,如心动过速、心律失常、血压下降、皮肤潮红、鼻塞等。但有少数患者可出现血压升高等药物矛盾反应。因为酚妥拉明既可使血管舒张,又对心脏有拟交感作用,使心肌兴奋收缩力增强,心排血量增加。一般情况下,前者作用大于后者,故血压下降。但在机体缺氧时,血管平滑肌对儿茶酚胺作用相对不敏感,使后者作用大于前者,故使血压升高。

### (十七)CNH 复合液联合

【组方】 可拉明(C)         0.375g×3 支

       硝酸甘油溶液(N)    10mg

       肝素钠(H)    30mg

【用法】 在持续低流量吸氧、积极抗感染和祛痰、利尿的基础上,上述复合液加入 10% 葡萄糖注射液 250ml 静脉滴注,每日 1 次,连用 3d。同时用 10% 氯化钾 15ml,25% 硫酸镁 20ml 加入 5% 葡萄糖注射液 500ml,静脉滴注,每日 1 次,连用 7d。

【作用机制】 CNH 复合液即可拉明(Coramine)、硝酸甘油(Nitroglycerin)和肝素(Heparin)复合液。其中可拉明能直接兴奋延髓呼吸中枢,也可通过颈动脉体化学感受器反射性地兴奋呼吸中枢,使呼吸加深加快,较好地改善通气,降低体内二氧化碳潴留。硝酸甘油在扩张血管,改善心功能,增进肺部血流灌注降低肺动脉压的同时,能显著地改善肺通气和增加氧的摄入,有利抗生素作用的发挥。二药合用可较好地降低二氧化碳和改善缺氧,缓解缺氧性肺动脉高压,因而避免了因单纯使用呼吸兴奋药增加呼吸肌功率而增加耗氧的影响。有学者认为硝酸甘油在降低肺动脉和改善心功能的同时会使

V/Q 比例失调,而本法治疗结果表明,用 CNH 复合液治疗肺心病后患者的 $PaO_2$ 升高,缺氧症状很快改善,提示二药合用并不影响肺氧合功能。CNH 复合液中的微量肝素能有效地降低血液黏滞度和血小板聚集性。

【适应证与疗效】　治疗慢性肺心病急性加重期,疗效满意。明显减少患者咳嗽、咳痰、气促、发绀、水肿和肺部啰音;血液流变学、血浆肾素-血管紧张素和心钠素及血液电解质均有改善,缺氧和二氧化碳潴留迅速缓解。通过临床观察,认为 CNH 复合液中可拉明(通用名称:尼可刹米)、硝酸甘油和肝素三药组方合理,既能兴奋呼吸中枢改善肺通气,又能降低肺动脉高压减轻心脏负荷,还能改善血液黏滞度,疏通肺的微循环,功效有协同作用。有利于肺心病急性加重期患者心肺功能的恢复。

【不良反应及注意事项】　可拉明不良反应少见,大剂量可引起血压升高、心悸、出汗、呕吐、震颤及肌僵直,应及时停药以防惊厥。肝素与硝酸甘油同时静注,后者可阻碍肝素的抗凝作用,使凝血活酶时间缩短,应适当增加肝素的用量(50mg 可能效果会更好)。

### (十八)硫酸镁、西咪替丁复合液联合

【组方】　25％硫酸镁　　10～20ml

　　　　　西咪替丁　　　0.8～1.2g(16～24ml)

【用法】　将上述药液混合后加入 5％～10％葡萄糖注射液 500ml 内静脉滴注,每日 1 次,同时加用小剂量利尿药,连用 3～5d,无效者停用。常规治疗继续进行。

【作用机制】　西咪替丁又称甲氰咪胍,为组胺 $H_2$ 受体拮抗药,具有广泛的药理作用,有抗病毒、抗肿瘤、抗过敏、抗雄性激素、抗心律失常及免疫调节和抑制分泌等作用。并能明显降低心肌动作电位 0 相最大上升速率,延长有效不应期。同时还可增强细胞免疫功能及减少胃和胸部合并症,对应激性溃疡和上消化道出血也有明显疗效。给予硫酸镁治疗后,激活 $Na^+$-$K^+$-ATP 酶及心肌腺苷环化酶,维护心肌细胞线粒体的完整性与促进其氧化磷酸化过程,进而改善心肌代谢。同时镁还有扩张血管及利尿作用,以减轻心脏的前后负荷,改善心功能,增加心肌收缩力与心排血量,提高有效循环血量。

硫酸镁加西咪替丁静脉滴注治疗肺心病心力衰竭,可增强心肌收缩力,扩张血管,增强利尿,减轻心脏前、后负荷,松弛气道平滑肌,降低气道阻力,改善通气功能,减少心律失常及胃肠并发症发生。

【适应证与疗效】　治疗慢性肺源性心脏病(肺心病),肺心病急性发作、水肿、发绀消退,肝脏回缩,肝颈反流征(±),疗效满意,适用于肺心病心力衰竭合并洋地黄中毒、心律失常、低血钾、低血镁、胃肠出血及严重喘息者,对肺心病有消化道症状者较佳。

【不良反应及注意事项】　西咪替丁不良反应广泛。这是因为组胺 $H_2$ 受体广泛存在于中枢系统、心房肌、支气管平滑肌、胃肠道。心血管系统可有心动过缓、面部潮红等。静脉注射时偶有血压骤降、房性期前收缩、心跳呼吸骤停。$H_2$ 受体被西咪替丁阻断后,导致组胺 $H_1$ 受体兴奋性增高,引起组胺释放可使少数患者支气管平滑肌收缩,加重病情。

本复合液中因有硫酸镁,治疗中应注意病人的血压,宜备 10％葡萄糖酸钙应急,并定期检测血清钾、钠、镁离子。如膝腱反射消失、呼吸少于每分钟16 次,应即刻停药。凡有肾衰竭及二度以上的房室传导阻滞以及严重脱水者慎用此复合液。

## (十九)参附、川芎嗪复合液联合

【组方】　参附　　　40ml

　　　　　川芎嗪　　4ml

【用法】　将复合液加入 10％葡萄糖注射液 500ml 中静脉滴注,每日 1次,15d 为 1 个疗程。常规治疗抗感染、解痉、平喘、吸氧、强心、利尿以及扩张血管等继续进行。1 个疗程后评价疗效。

【作用机制】　参附注射液 40ml 内含人参皂苷 20mg,乌头碱 4mg。人参皂苷可增强中枢系统、垂体-肾上腺系统的兴奋性,提高机体对有害刺激的抵抗力;有强心、利尿作用,可减轻肺心病心脏负荷,改善机体应激性。乌头碱有强心、扩张冠状动脉等作用,有利于缺氧纠正。药理研究表明,川芎嗪具有钙拮抗作用,为一种新型钙拮抗药,具有多种功能,如降血压,能扩张血管,增加冠状血流量,改善微循环,保护缺血心肌,增加心肌营养供给,增强左心功能;抑制血小板黏附、聚集和血栓形成,抑制平滑肌细胞和成纤维细胞增生,调节脂质代谢,抗脂质过氧化的作用和一定的调节免疫作用。川芎嗪能明显提高缺血性脑血管病患者的超氧化物歧化酶的含量,增强对活性氧自由基的清除,减轻脑组织的脂质过氧化损伤。该复合液是将参附、川芎嗪一起使用,发挥了附子温煦心阳,人参补益心气,川芎嗪活血化瘀作用,三药共奏益气回阳、活血复脉之功。同时在平喘、吸氧、强心利尿、扩张血管等常规治疗的基础上用药,作用更易发挥,较单纯常规西药治疗,有更好的临床效果。

【适应证与疗效】　该复合液适用于治疗肺心病合并冠心病,高血压以及高黏血症等病人。治疗肺心病急性发作疗效满意。血气分析比较,$PaO_2$ 升高,$PaCO_2$ 降低。血细胞比容、全血黏度、血浆黏度降低,红细胞电泳时间缩短,明显改善了肺心病的微循环。

【不良反应及注意事项】　参附、川芎嗪无明显的副作用,其主要不良反应为变态反应。仅在肺心病急性发作有出血倾向时,应忌用川芎嗪,以免加重出血。

### (二十)右旋糖酐-40、肝素、复方丹参复合液联合

【组方】　　复方丹参　　　　　6～8ml

肝素钠　　　　　　50～100mg

右旋糖酐-40　　　250～500ml

【用法】　在综合治疗(如持续低流量吸氧,强力抗生素,纠正电解质紊乱,改善通气功能,强心利尿等)的基础上静脉滴注以上复合液,每日 1 次或隔日 1 次,7～10d 为 1 个疗程。

【作用机制】　本复合液有效治疗血液高凝状态。肺心病血液高黏度可造成微循环灌注量不足,是引起一系列病理变化以及肺心病并发多脏器损害的重要原因。右旋糖酐-40 具有降低全血黏度、血小板及血细胞聚集作用,并有渗透性利尿作用。肝素是一种硫酸多糖酯,作用于凝血机制中多个环节,如加强和加速抗凝血酶Ⅲ的效应,可阻断凝血酶的形成,有效地预防血栓和栓塞;肝素可减少红细胞黏附,降低血液黏度,活化酯化酶,降低血脂,从而改善微循环;肝素能促使肺内吞噬细胞增多,增强吞噬能力,有助于控制感染;肝素能激活和释放肺泡壁的脂蛋白酶,使呼吸道黏稠的分泌物水解,有利于痰液清除;肝素可降低肺动脉高压,有助于右心衰竭的控制,能解除支气管痉挛,降低气道阻力,改善通气,有利于纠正呼吸衰竭。复方丹参注射液为中药丹参、降香经提取制成的灭菌溶液,每毫升相当于丹参、降香各 1g,有活血化瘀的作用,可抑制血栓素 $TXA_2$ 的合成,减少血细胞的聚集,增加毛细血管的开放,有利于改善微循环。

【适应证与疗效】　治疗肺心病高凝状态及呼吸衰竭。治疗后高凝状态可以消失,改善血气分析参数,减轻临床症状和体征。

【不良反应及注意事项】　治疗期间用试管法监测凝血时间以保持在25min 之内。右旋糖酐-40 与肝素合用时,抗凝作用增强,但发生出血的危险性也增大。少数人用肝素后可出现变态反应,对过敏体质者,可先给 100U

试用观察,半小时内无反应,再行全量治疗。

### (二十一)DPDS 复合液联合

【组方】　　盐酸多巴胺(D)　　　　20mg

　　　　　　甲磺酸酚妥拉明(P)　　20mg

　　　　　　右旋糖酐-40(D)　　　　20mg

　　　　　　复方丹参(S)　　　　　　6ml

【用法】　将上述药液混合后加入 5％～10％ 葡萄糖注射液 500ml 静脉滴注,每日 1 次。继续进行抗感染,低流量吸氧,氨茶碱 0.1g,每日 3 次口服等基础治疗。

【作用机制】　本法是多巴胺、酚妥拉明、右旋糖酐-40 以及复方丹参等复合液为主的综合疗法。本书中多次提到这些药物在治疗肺心病及心力衰竭中的作用。这些药物的联用,可使心肌顺应性、心脏前后负荷、微循环、血液流变学异常获得一定程度的综合性改善。各药单用的缺点较多,如右旋糖酐-40 扩容增加前负荷;多巴胺增加后负荷和心肌氧耗;酚妥拉明降低血压并因此反射性加快心率,使肺血分流量增多,$PaO_2$ 下降,外周末梢循环交通支亦开放,组织摄氧率降低。多巴胺与酚妥拉明联用有类多巴酚丁胺和吡丁醇样效应,尚有后二者不具备的明显利尿消肿作用。这种作用又不同于肾小管襻性利尿药,近似生理泌尿过程,并因血流动力学改善,促使组织间液回流,因此很少发生血液浓缩、酸碱失衡的不良反应。

由于血流动力学和微循环改善,间接促进组织器官缺氧的纠正,减少酸碱失衡,防治心脏和其他器官衰竭以及弥散性血管内凝血的发生,所以本复合液是循环系统多环节障碍的有效药物和纠正呼吸衰竭的辅助剂。

【适应证与疗效】　用于肺心病急发作期呼吸衰竭(中、重度),并发心力衰竭(中、重度)的患者。部分纠正酸碱失衡;病情缓解天数增加;达显效的近期临床缓解率增加。临床应用证明,小量 DPDS 复合剂明显降低急发期呼吸衰竭时急剧升高的肺动脉高压和心力衰竭时的外周循环高阻抗,改善左心收缩期功能;防治高黏度综合征、改善微循环,促使 $CO_2$ 排出,减少强心利尿药的用量与相应的副作用。

【不良反应及注意事项】　本复合液酚妥拉明剂量稍大,注意调整滴速,如有血压下降,心慌不适者,可将酚妥拉明减为 10mg。右旋糖酐-40 与肝素合用时,抗凝作用增强,但发生出血的危险性也增大;少数人用肝素后可出现变态反应。

### (二十二)酚妥拉明、多巴胺及山莨菪碱联合

【组方】　酚妥拉明　　20～30mg

　　　　　多巴胺　　　10～40mg

　　　　　山莨菪碱　　20～40mg

【用法】　常规治疗低流量吸氧、限盐,用洋地黄、利尿药、激素、氨茶碱及抗生素等治疗基础上,加用酚妥拉明 20～30mg、多巴胺 10～40mg、山莨菪碱 20～40mg,加入 5%～10%葡萄糖注射液 500ml 静脉滴注,3～4h 滴完,每日 1 次,7d 为 1 个疗程。

【作用机制】　酚妥拉明通过 α 受体阻滞作用,使支气管和肺动脉平滑肌舒张,起到平喘和降低肺动脉压的疗效。老年肺心病患者常合并高血压、冠心病或心肌病,而使左、右心的心功能同时受损。酚妥拉明有扩张体循环小动脉和小静脉平滑肌作用,因而可降低心脏前后负荷使心功能得到改善。还能扩张肾小动脉,使肾血流量增多,滤过量及尿量增加,有利于消除水肿。酚妥拉明还具有拮抗 5-羟色胺的作用,可解除支气管痉挛,改善肺通气及换气功能。也有利于脑循环改善,使呼吸中枢兴奋性增高。另外,由于扩张血管,降低血液黏度,提高红细胞变形能力,加速了血液速度,改善循环,有助于肺心病心力衰竭的好转。

多巴胺是去甲肾上腺素和肾上腺素生物合成的前体,是人类内源性儿茶酚胺之一,是锥体外系的神经递质,对维持机体正常生理活动起着重要作用。多巴胺小剂量主要兴奋 β 受体,使动静脉血管扩张,改善微循环,降低心脏前后负荷,增加肾血流量,提高肾小球滤过率,有强心利尿作用。

山莨菪碱:①能解除支气管平滑肌痉挛,增加肺循环的血流速度,降低肺循环阻力;抑制病理性腺体分泌,减轻支气管黏膜水肿和微循环障碍,消除肺水肿。②阻滞 α 受体,延长心肌动作电位的有效不应期,使病理状态下的心动过速减慢。③改善纤毛功能,有利于排除痰液。④兴奋呼吸中枢,降低 $PaCO_2$,改善 $PaO_2$ 及血氧饱和度,增加呼吸气流量。⑤抑制大脑皮质,降低耗氧量,保护缺氧的脑组织。山莨菪碱与酚妥拉明合用,两者有一定的协同作用。

【适应证与疗效】　治疗慢性肺心病心力衰竭疗效满意。对于心力衰竭 Ⅱ～Ⅳ度的患者,按上法治疗,见效时间最短 3d,平均 6.5d,明显改善咳喘、气促、发绀、水肿、心悸等症状,肥大的肝脏缩小,尿量增加,下肢水肿减轻或消失,胸部 X 线示双肺小片状阴影均减少,增粗的右下肺动脉变细,增宽的心

脏横径较前缩小。

【禁忌证】 本复合液青光眼患者禁用。

【不良反应及注意事项】 ①前列腺肥大者慎用山莨菪碱,因膀胱平滑肌松弛后会加重尿潴留。但前列腺肥大引起的尿潴留却又是酚妥拉明的用药指征,因前列腺组织中 α 受体兴奋时,可使前列腺包膜中平滑肌组织张力剧增,从而使尿道受阻,酚妥拉明可阻断 α 受体,使尿道受阻解除。②酚妥拉明与山莨菪碱合用加强扩血管效应,因此,宜注意血压监测,防止低血压。

### (二十三)多巴胺、门冬氨酸钾镁、肝素复合液联合

【组方】 盐酸多巴胺　　　　10～20mg

门冬氨酸钾镁　　20～30mg

肝素钠　　　　　100mg

【用法】 将上述注射液加入 10％葡萄糖注射液 250ml 静脉滴注,每分钟 20 滴,每日 1 次,7～10d 为 1 个疗程。消炎、平喘、吸氧、强心利尿等综合治疗继续进行。

【作用机制】 肝素增强抗凝血酶的作用,防止血小板凝集,降低血液黏滞性,降低肺动脉压,并能抑制 5-羟色胺的释放,减轻支气管痉挛,并促进肺泡壁的脂蛋白分解,稀释呼吸道黏稠分泌物,具有祛痰平喘效果。肝素还有利尿作用,可减轻心脏负荷改善心脏的泵功能,肝素已成为治疗肺心病心力衰竭的基本药物之一。

小剂量多巴胺可直接兴奋心肌 $\beta_1$ 受体,增加心肌收缩力,提高心排血量。同时兴奋多巴胺受体,选择性地扩张内脏血管,特别是对肾脏血管有明显的扩张作用,排钠利尿,减轻心脏负荷。多巴胺可降低肺循环阻力,扩张冠状动脉,增加心肌供血。多巴胺还能有效提高气道平滑肌细胞内环磷酸腺苷浓度,对支气管平滑肌有稳定膜电位的作用,阻止生物活性物质释放,使支气管舒张而起平喘作用。心力衰竭常合并低镁,利尿药的应用可导致低钾,加重低镁,增加了洋地黄中毒及心律失常的发生概率,从而影响心力衰竭的纠正。镁能激发心肌细胞线粒体内氧化磷酸化过程,改善心肌能量供应。门冬氨酸对细胞有较强亲和力,作为钾、镁离子的载体,可提高细胞内钾、镁离子浓度。给予门冬氨酸钾镁既可补钾离子,又可补镁离子,对改善心肌代谢,增强心肌收缩力,纠正低钾、低镁血症,减少洋地黄中毒及心律失常的发生很有好处。门冬氨酸钾镁对心肌无抑制作用,相反有些病例用药后传导阻滞得到改善。

【适应证与疗效】　治疗肺心病心力衰竭疗效满意。可以改善心功能,肺内湿啰音减少或消失,肝脏缩小,减轻水肿。

【不良反应及注意事项】　应用本复合液治疗时注意调节输液速度,如超过每分钟 20 滴,少数患者可出现头痛、恶心、出汗、心悸,但停药后这些症状可迅速消失。应用肝素时注意患者有无出血倾向,且应反复测定凝血时间(试管法),以指导用药。

## (二十四)酚妥拉明、氨茶碱复合液联合

【组方】　甲磺酸酚妥拉明　　10mg

　　　　　氨茶碱　　　　　　250mg

【用法】　分别加入 10％葡萄糖注射液 250ml 中静脉滴注,2～3h 滴注完毕,每日 1 次,5 次为 1 个疗程。常规治疗如抗感染、祛痰、止咳、平喘、纠正水电解质紊乱、酸碱失衡、吸氧及强心、利尿等继续进行。

【作用机制】　氨茶碱有多种作用,如抑制磷酸二酯酶、阻止环磷酸腺苷的破坏,使支气管平滑肌细胞中环磷酸腺苷水平上升,从而使支气管舒张,有利肺的通气与换气,改善缺氧;它能扩张血管,解除肺动脉痉挛,降低肺动脉压和左右心室舒张期末压;它对膈肌有正性肌力作用,并可缓解膈肌疲劳,改善肺心病患者的呼吸功能,缓解呼吸困难;它能增强化学感受器的敏感性,增加心排血量,还能通过增加肾血流量,增加尿量。因此,氨茶碱是临床用于治疗肺心病最广泛的药物。呼吸性酸中毒时儿茶酚胺及组胺分泌增多,作用于支气管和肺动脉平滑肌上的 α 受体,使支气管敏感性增高和肺动脉平滑肌收缩,形成恶性循环。使用酚妥拉明后可使亢进的 α 受体被阻断,提高 β 受体功能,使肺动脉压降低,肺血管阻力下降。氨茶碱与酚妥拉明合用后可加强扩张气道的作用,减轻心脏的前后负荷,使心肌收缩力增加;同时扩张肾小动脉,肾血流量增多,增加肾小球滤过率及尿量,有利于消除水肿,因而,两药的合用对肺心病心力衰竭的治疗是有效的。

【适应证与疗效】　酚妥拉明、氨茶碱复合液治疗肺心病心力衰竭疗效满意。心功能改善,总有效率为 90％以上。

【不良反应及注意事项】　氨茶碱的水溶液呈碱性,空气中逐渐吸收二氧化碳而析出茶碱,使溶液浑浊,当血茶碱浓度超过 20mg/L 时就易于出现头痛、恶心、呕吐、腹部不适等副作用。酚妥拉明注射液 pH 为 5,偏酸,与氨茶碱注射液混合时可能产生浑浊,一般情况下,不宜在同一溶液中合用。应用本复合液治疗,须加强药品理化反应的观察,防止不良反应。

### (二十五)天门冬氨酸钾镁、硫酸镁、酚妥拉明、氯化钾复合液联合

【组方】　天门冬氨酸钾镁　　20ml

　　　　　25％硫酸镁　　　　10ml

　　　　　10％氯化钾　　　　10ml

　　　　　甲磺酸酚妥拉明　　20mg

【用法】　将上述药液混合加入 10％葡萄糖注射液 500ml 中静脉滴注。每分钟 30 滴,每日 1 次,7d 为 1 个疗程。如病情重可先给予酚妥拉明 10mg 加 10％葡萄糖注射液 40ml 缓慢静脉注射,再用上述复合液维持。治疗中加强强心利尿等处理。

【作用机制】　本方是以补镁、钾,调整电解质平衡为重点,辅以降低心脏负荷治疗肺心病心力衰竭。门冬氨酸钾镁,为 L-门冬氨酸加氧化镁、氢氧化钾的水溶液,每毫升含钾 10.6～12.2mg,及镁 3.9～4.5mg。本复合液中又加硫酸镁 2.5g,氯化钾 1g,故补充的镁离子、钾离子大为增加,有利于提高心肌细胞内的镁钾离子浓度。镁离子又可激活腺苷酸环化酶,使 ATP 生成 cAMP,从而可解除支气管痉挛,有助于加强氨茶碱,糖皮质激素的解痉平喘作用。L-门冬氨酸参与细胞内三羧酸循环和鸟氨酸循环,能增强细胞内能量代谢,改善心功能。它还能促进骨髓淋巴细胞前体分化为成熟 T 淋巴细胞而增强免疫功能。而酚妥拉明作用主要在于降低肺动脉压,降低心室射血阻力,增加心排血量使右心负担减轻;同时它还能兴奋 β 受体,与 L-门冬氨酸钾镁、氨茶碱等共同增强肺通气,改善低氧血症,有利于纠正心力衰竭。

【适应证与疗效】　治疗肺心病重度心力衰竭疗效满意。咳喘,水肿,肺部干湿啰音消失或明显减少,发绀明显减轻,心率降至 90 次/分以下。病情缓解,改善肺功能。

【禁忌证】　肾功能不全或高钾血症病人禁用;除洋地黄中毒病人外,对房室传导阻滞者慎用。

【不良反应及注意事项】　本复合液镁、钾离子浓度均很高,镁离子浓度已达中毒浓度,静滴速度必须控制在每分钟 30 滴以内。同时,镁离子 4～6h 由肾排出 99％,肾功能不全时易造成蓄积,如尿量 24h 少于 500ml 时不宜使用。天门冬氨酸钾镁不能用作肌内注射或静脉注射。

### (二十六)硝酸甘油、多巴胺复合液联合

【组方】　硝酸甘油溶液　　　5mg

　　　　　盐酸多巴胺　20mg

【用法】　上述药物混合后加入 5% 葡萄糖注射液 250ml 静脉滴注,每分钟 15～20 滴,每日 1～2 次,7～10d 为 1 个疗程。继续进行吸氧、抗感染、平喘、扩血管、强心、利尿,对症支持治疗等综合治疗。

【作用机制】　硝酸甘油已广泛用于治疗心力衰竭,特别是治疗慢性充血性心力衰竭。硝酸甘油扩张容量血管的作用强于其对阻力血管的作用,故降低前负荷的作用尤为明显。最近研究更表明,硝酸酯类进入血管平滑肌细胞、内皮细胞或血小板,通过细胞外途径复杂的生化反应过程,最后分解成一氧化氮。一氧化氮是各种硝酸酯类血管扩张药的最终效应分子,同时也是血管内皮细胞所产生的内源性舒血管因子。它能激活鸟苷酸环化酶,使细胞内环磷酸鸟苷水平升高。后者抑制细胞 $Ca^{2+}$ 内流和促使细胞内 $Ca^{2+}$ 释放,使胞质游离 $Ca^{2+}$ 水平下降,降低血管阻力。一氧化氮还能舒张支气管平滑肌,可作为支气管扩张药治疗支气管哮喘。静脉滴注硝酸甘油可扩张静脉系统,使回心血量减少,减轻心脏前负荷,同时扩张周围阻力血管和冠状动脉,降低后负荷,改善心肌缺血缺氧,提高心肌收缩力,增加心排血量,从而改善全心功能。硝酸甘油还能通过提高血小板内 cGMP 水平,降低血小板内 $Ca^{2+}$ 水平,抑制血小板黏附聚集,抑制微血管血栓形成,降低肺循环阻力,有助于改善肺循环。多巴胺则是通过兴奋心脏的 $\beta_1$ 受体作用,使心肌收缩力增强,心排血量增加,降低肺毛细血管楔压;同时,激活肾血管、肠系膜血管、冠状血管及脑血管上的多巴胺受体,产生利尿和扩张外周血管效应,减轻心脏前后负荷,有利于恢复心脏功能。多巴胺还能兴奋支气管平滑肌上的 $\beta_2$ 受体、扩张支气管,改善通气,促使呼吸衰竭缓解。多巴胺与硝酸甘油合用有协同作用,并可对抗静脉滴注硝酸甘油导致血压下降的副作用。

【适应证与疗效】　治疗肺心病心力衰竭合并呼吸衰竭,疗效较好。呼吸困难、发绀消失或明显减轻,肺部啰音明显减少或消失,水肿消退,肥大的肝脏明显缩小,体征好转或部分好转。治疗后血气分析 $PaO_2$ 升高,$PaCO_2$ 下降,心电图改善。

【不良反应及注意事项】　本复合液不良反应轻,多数可耐受。少数人可出现头晕、头痛、心悸等,减慢静脉滴速可减轻或消失。极个别病人对硝酸甘油高度敏感,可引起直立性低血压、晕厥和心动过缓,故初次应用时应嘱病人多平卧,不宜突然站立。

## (二十七)纳洛酮、杏丁联合

【组方】　纳洛酮　　　　2.0mg

　　　　杏丁　　25ml

　　【用法】　上述药物混合后加入 10％葡萄糖注射液 250ml 静脉滴注,每日 1 次,7d 为 1 个疗程。对各主要功能衰竭器官进行积极治疗,并采取常规的、全身支持治疗措施。

　　【作用机制】　纳洛酮为羟二氢吗啡酮的衍生物,是吗啡受体拮抗药,能迅速透过血-脑屏障,解除呼吸抑制和高碳酸血症,还有抑制氧自由基、稳定肝溶酶体膜等非阿片受体、改善脑代谢、保护脑细胞功能及促进脑苏醒的作用,杏丁注射液为银杏叶提取物复方制剂,可抑制血小板功能,降低血液黏滞性,改善血液流变状态,以及扩张冠状动脉,改善心血管及末梢微循环。临床观察发现其可扩张肺小血管,增加肺血流量,同时改善细小支气管微循环,使通气功能得到加强、缺氧得到改善。

　　【适应证与疗效】　本法治疗重症肺心病合并呼吸衰竭,疗效满意。缓解心悸气短、发绀咳喘,改善心功能,其他脏器衰竭部分纠正。

　　【禁忌证】　孕妇、新生儿不宜用。高血压及心功能障碍患者慎用,杏丁注射液对有出血倾向者慎用。

　　【不良反应及注意事项】　对阿片类药物已耐受者,使用纳洛酮后会立即出现戒断症状;使用时应严格遵照医嘱。极少人数出现心动过速及肺水肿。与肝素、双香豆素等抗凝药同用时,易引起出血倾向。

## (二十八)多巴胺、门冬氨酸钾镁复合液联合

　　【组方】　盐酸多巴胺　　　　20mg

　　　　　　　门冬氨酸钾镁　　20mg

　　【用法】　上述药物混合后加入 10％葡萄糖注射液 500ml 静脉滴注,4～5h 滴完,每日 1 次,7～10d 为 1 个疗程。对各主要功能衰竭器官进行积极治疗,并采取常规的、全身支持治疗措施。

　　【作用机制】　防治肺心病并多脏器功能衰竭,必须从改善缺氧、解除血管痉挛着手。多巴胺作用在于:①直接兴奋支气管平滑肌 $\beta_2$ 受体,扩张支气管,改善气道的通气功能,使缺氧改善;②兴奋肺血管的 $\beta_2$ 受体,解除肺小动、静脉痉挛,降低肺动脉高压,减轻心脏负担;③选择性地扩张脑、肾、肝血管及肠壁血管,增加血液流量,解除脑肾等重要脏器的缺血,改善器官功能。慢性肺心病患者均不同程度存在低镁血症和低钾血症,用门冬酸钾镁可补充钾、镁离子,同时镁离子使血管平滑肌松弛,有利于解除小血管痉挛,改善各重要脏器的循环,可促进脏器功能恢复。

【适应证与疗效】　本法治疗肺心病合并多脏器衰竭,疗效满意。心功能改善,其他脏器衰竭部分纠正。

【不良反应及注意事项】　用本复合液时不可忽视吸氧、使用抗生素、扩张支气管、纠正酸碱失衡等肺心病基础治疗,疗效才能更迅速持久。

(魏敏杰)

# 第七节　肺性脑病

## 一、疾病特点

肺性脑病是肺心病呼吸衰竭的常见并发症,发生率在 20% 左右,但病死率为呼吸衰竭的首位。

【发病机制】　由于缺氧和二氧化碳潴留,微循环发生障碍,脑组织出现脑水肿、淤血、神经细胞肿胀等病理改变。肺性脑病时病人动脉血与脑脊液的 pH、$PCO_2$、$HCO_3^-$ 一般呈同向性变化,正常时二者有差异。二氧化碳潴留,动脉血 $PCO_2$ 急剧增高时,脑脊液内 $PCO_2$ 迅速升高,使脑细胞 pH 下降,引起脑神经细胞内酸中毒。一方面可增加脑谷氨酸脱羧酶活性,使 γ 氨基丁酸生成增多,导致中枢抑制;另一方面可增强磷酸酯酶活性,使溶酶体水解酶释放,导致脑神经细胞功能及代谢紊乱,最终产生一系列的神经精神症状。低氧血症也参与了肺性脑病的发生。因为脑细胞缺氧时,无氧代谢产生了乳酸性酸中毒,致使脑脊液酸中毒。缺氧和二氧化碳潴留均可使脑血管扩张和损伤血管内皮细胞,使其通透性增加,导致脑间质水肿,反过来又加重脑细胞缺氧,出现神经精神症状。

【治疗要点】　纠正缺氧和改善二氧化碳潴留是治疗肺性脑病的关键。

## 二、联合用药

### (一)肺脑合剂

【组方】　尼可刹米　　　　　0.375g×3 支

氨茶碱　　　　　　0.25g

地塞米松磷酸钠　10mg

【用法】　肺脑合剂加入 10% 葡萄糖注射液 500ml 中,每日 1 次,以每分钟 40 滴左右静脉滴注,视病情每日可增加 1 次。吸氧,控制感染,纠正酸碱失衡等治疗措施继续进行。

【作用机制】　氨茶碱能扩张气道,解除支气管平滑肌痉挛,促进气道内黏液的清除并能兴奋呼吸中枢,有利于气道通气的改善。尼可刹米是呼吸中枢兴奋药,通过直接兴奋延髓呼吸中枢,作用于颈动脉窦和主动脉弓的化学感受器而反射性地兴奋呼吸中枢,使呼吸加深加快,有利于解除 $CO_2$ 对呼吸中枢的抑制,促进 $CO_2$ 排出,使 $PCO_2$ 下降。地塞米松能降低毛细血管通透性,减少炎症渗出,减轻脑细胞水肿,降低大脑的电兴奋性,从而保护脑细胞和促进脑细胞功能的恢复。尼可刹米、氨茶碱和地塞米松三药合用从不同的环节改善呼吸功能,纠正高碳酸血症和低氧血症,从而使Ⅱ型呼吸衰竭缓解,并预防或治疗肺性脑病。

【适应证】　用于治疗肺心病、心力衰竭,伴严重缺氧与二氧化碳潴留,出现精神神经症状的肺性脑病患者。

【注意事项】　尼可刹米剂量不能太大,以免呼吸肌兴奋,出现震颤,耗氧量增多。重度呼吸衰竭患者常合并消化道出血,如发生消化道出血,地塞米松应慎用。

## (二)肺脑合剂、纳洛酮联合

【组方】　肺脑合剂　地塞米松　　5mg

氨茶碱　　0.25g

尼可刹米　1.125g

纳洛酮　　　　　　0.8mg

【用法】　低流量吸氧,抗感染,止咳化痰,纠正水、电解质紊乱及酸碱平衡失调等综合治疗基础上,应用肺脑合剂:5%葡萄糖注射液 250ml + 地塞米松 5mg + 氨茶碱 0.25g+尼可刹米 1.125g 静脉滴注,每 12 小时 1 次,再加用纳洛酮(用法:0.8mg 静脉注射,必要时其后 15min、30min、90min、180min 等剂量重复使用),即是综合治疗＋肺脑合剂＋纳洛酮。

【作用机制】　肺性脑病患者血液中 β-内啡肽含量明显增高,对呼吸中枢的抑制和对意识改变起着重要的作用。纳洛酮是吗啡样物质的特异性拮抗药,能竞争性阻断 β-内啡肽与受体结合,从而逆转内啡肽等吗啡样物质对中枢神经和呼吸中枢的抑制作用,使肺通气功能改善,增加 $PaO_2$,降低 $PaCO_2$,改善 pH,减轻肺性脑病的病情。同时纳洛酮还有非阿片受体介导作用,改善大脑皮质供血,改善脑部缺血和脑水肿,保护和恢复脑细胞功能,兴奋呼吸中枢,改善呼吸衰竭。

肺脑合剂是由尼可刹米、氨茶碱、地塞米松组成。尼可刹米能刺激呼吸中枢和周围化学感受器,通过增强呼吸中枢兴奋性来增加呼吸频率和潮气量,以改善通气。氨茶碱有解痉平喘、强心利尿作用。地塞米松能减轻炎症的渗出、水肿、毛细血管舒张,其解痉平喘与氨茶碱有协同作用。

【适应证与疗效】　适用于肺性脑病的治疗。慢性阻塞性肺病合并肺性脑病是因为缺氧、二氧化碳潴留造成的以中枢神经系统障碍为主要表现的内科常见急危重症之一,预后不良。肺脑合剂一般用药后,肺性脑病症状当天迅速缓解,对未发生肺性脑病呼吸衰竭患者有预防肺性脑病发生作用。在肺脑合剂等治疗基础上加用纳洛酮,具有迅速改善症状,改善血气,促进肺性脑病患者意识恢复等优点,用药后 4~12h 意识障碍基本恢复,可有咳嗽反射,血气分析 $PaCO_2$ 较前有所降低,$PaO_2$ 较前升高或不升,pH 7.30~7.35,疗效确切。

【不良反应及注意事项】　纳洛酮不良反应少见,偶可出现嗜睡,恶心,呕吐,心动过速,高血压和烦躁不安。作用持续时间短,用药起作用后,一旦其作用消失,可使患者再度陷入昏睡和呼吸抑制。故用药须注意维持药效。心功能不全和高血压患者慎用。

### (三)β-七叶皂苷钠、硫酸镁联合

【组方】　35% 硫酸镁　　　　10ml

　　　　　β-七叶皂苷钠　　　20mg

【用法】　常规的治疗方法即吸氧、控制感染、支气管解痉药、呼吸兴奋药、纠正水电解质紊乱、维持酸碱平衡等基础上,采用 35% 硫酸镁 10ml 加入 10% 葡萄糖注射 250ml 静脉滴注,滴速每分钟 40~50 滴,每日 1 次;β-七叶皂苷钠 20mg+生理盐水 250ml 静脉滴注,每日 2~3 次。

【作用机制】　肺性脑病的患者往往存在不同程度的脑水肿,颅内压增高可压迫脑部血管,使脑循环受阻,脑血流量减少,脑缺血缺氧的症状进一步加重。因此,除了给予控制肺部感染,氧疗和改善通气,纠正电解质紊乱和酸碱平衡等综合治疗措施外,常要脱水治疗。

β-七叶皂苷钠能增加静脉张力,改善或加快静脉回流作用,同时还有利尿作用,从而减轻脑水肿,并通过促进肾上腺皮质分泌,影响前列腺代谢,发挥抗渗出的作用,也可以减轻脑细胞内的水肿。此外,β-七叶皂苷钠使纤维蛋白原下降,亦使血浆黏度下降,对抑制血栓形成有显著作用,改善微循环,有疏通窦房结毛细血管、淋巴管正常通透性的作用,从而改善血流动力学,降

低肺动脉高压,减轻心脏负荷,使心脏恢复其正常传导功能,这也有利于脑水肿的进一步改善。且其还有保护心肌细胞,增加心肌灌注,清除自由基,纠正脑电异常改变,使患者神志得以改善的作用。镁为多种酶的激活剂,也是氧化磷酸化所必需的辅酶,加强心肌供能,改善心肌收缩力,解除肺血管和支气管平滑肌痉挛及对抗乙酰胆碱对平滑肌的兴奋作用,降低肺微循环阻力,改善肺微循环并使呼吸道通畅,改善缺氧状态,有利于肺通气及心力衰竭的纠正。镁离子对中枢神经系统有明显的抑制作用,并能直接作用于神经肌肉接头部位使骨骼肌松弛,硫酸镁可消除患者烦躁,使其静睡,从而减少氧的消耗。此外镁离子能扩张血管,有利尿作用,从而减轻心脏负荷,改善心功能,提高有效循环血量,有利于减轻心脏负荷。在综合治疗的基础上,加用 β-七叶皂苷钠联合硫酸镁治疗肺性脑病,既能增强心肌收缩力,降低心脏前后负荷,又能降低血液黏滞度,缓解支气管痉挛,改善通气,纠正缺氧和二氧化碳潴留。通过纠正缺氧和二氧化碳潴留而引起的神经精神症状,明显纠正心力衰竭,显著降低了心律失常、消化道出血和 DIC、MOF 的发生率,降低了病死率,且无明显不良反应,是治疗肺性脑病的有效方法,值得推广应用。

【适应证与疗效】 适用于肺性脑病的治疗。用药后 4～12h 意识障碍基本恢复,可有咳嗽反射,血气分析 $PaCO_2$ 较前有所降低,$PaO_2$ 较前升高或不升,pH> 7.3。

【不良反应及注意事项】 β-七叶皂苷钠常见不良反应为变态反应,患者输液部位局部出现红肿、斑疹、小水疱,输液处ដ组织坏死,可给予抗过敏治疗。偶见过敏性休克,立即停用 β-七叶皂苷钠,给予吸氧,肾上腺素 1mg 肌内注射,地塞米松 10mg 加入 50% 葡萄糖注射液 40ml 静脉推注。偶有肝损害、血尿和急性肾衰竭、心动过缓、静脉炎的报道。

静脉注射硫酸镁常引起潮红、出汗、口干等症状,快速静脉注射时可引起恶心、呕吐、心慌、头晕等,减慢注射速度症状可消失。治疗过程中,根据血压调整硫酸镁的用量。血镁浓度达 6mmol/L 时可发生呼吸停止和心律失常,浓度进一步升高,可使心搏骤停。①应用硫酸镁注射液前须查肾功能,如肾功能不全应慎用,用药量应减少;②有心肌损害、心脏传导阻滞时应慎用或不用;③每次用药前和用药过程中,定时做膝腱反射检查,测定呼吸次数,观察排尿量,抽血查血镁浓度,出现膝腱反射明显减弱或消失,或呼吸次数每分钟少于 14～16 次,每小时尿量少于 25～30ml 或 24h 少于 600ml,应及时停药。

### (四)肺脑合剂、肝素、洛贝林、酚妥拉明联合

【组方】 肺脑合剂 地塞米松 5mg

| 氨茶碱 | 0.25g |
| 尼可刹米 | 1.125g |
| 洛贝林 | 9mg |
| 酚妥拉明 | 10mg |
| 肝素 | 1～2ml |

【用法】 常规抗感染、止咳、化痰、纠正水电解质平衡紊乱基础上,加用肺脑合剂:尼可刹米 1.125g、氨茶碱 250mg、地塞米松 5mg、酚妥拉明 10mg、洛贝林 9mg 加入 5% 葡萄糖注射液 500ml 中静脉滴注,滴速每分钟 10～12 滴,治疗 3～5d;再加用肝素 1～2ml,生理盐水 200ml 静脉滴注,5～7d。

【作用机制】 肺性脑病是由于呼吸衰竭时二氧化碳潴留及缺氧引起,同时与酸碱平衡失调、脑组织的 pH 下降等因素有关。肺脑合剂中尼可刹米、洛贝林通过兴奋呼吸中枢,增加通气,促进二氧化碳排出、改善缺氧;地塞米松可缓解支气管痉挛,降低毛细血管壁和细胞膜的通透性,减少渗出,减轻脑水肿,降低颅内压;氨茶碱能促使支气管平滑肌舒张,解除支气管痉挛,同时具有强心、利尿、抗炎、兴奋呼吸中枢的功能。酚妥拉明能缓解支气管痉挛,降低气道阻力,从而改善通气功能。故肺脑合剂可改善通气、提高 $PaO_2$ 和降低 $PaCO_2$,且作用缓和。肺性脑病患者大多有慢性缺氧,可产生继发性红细胞增多、血液黏滞度增加。缺氧也可使醛固酮增加,使水、钠潴留;同时缺氧使肾小动脉收缩、肾血流减少,也可加重水、钠潴留。肝素能缓解支气管痉挛,降低支气管阻力,改善低氧血症;抗醛固酮,抑制肾小球系膜增生,加强肾小球基底膜负电荷,利尿;增强单核吞噬细胞系统功能,抗炎、抗补体、抗过敏,调节机体免疫功能。

【适应证与疗效】 适用于治疗肺性脑病。治疗 6h、24h 后 pH、$PaO_2$ 升高,$PaCO_2$ 降低,72h 后改变明显,改善缺氧和二氧化碳潴留,提高动脉血氧分压及纠正高碳酸血症,同时能使临床表现有显著改善。

【禁忌证】 对肝素过敏、有自发出血倾向者、血液凝固迟缓者(如血友病、紫癜、血小板减少)、溃疡病、创伤、产后出血者及严重肝功能不全者禁用。

【不良反应及注意事项】 洛贝林可引起恶心、呕吐、呛咳、头痛、心悸等不良反应;剂量较大时能引起心动过速、传导阻滞、呼吸抑制甚至惊厥。尼可刹米引起面部刺激症、烦躁不安、抽搐、恶心呕吐等不良反应,大剂量时可出现血压升高、心悸、出汗、面部潮红、呕吐、震颤、心律失常、惊厥、甚至昏迷。肝素最常见不良反应为出血,故每次注射前应测定凝血时间。少见气喘、鼻炎、流泪、头痛、恶心、呕吐、心前区紧迫感、呼吸短促甚至休克。皮下深部注射肝素后，可能出现局部刺激、红斑、轻微疼痛、血肿、溃疡症状，肌内注射后以上症状更严重，因此本品不能采用肌内注射。偶可引起血小板减少，常发生在用药初5～9d，故开始治疗1个月内应定期监测血小板计数。偶见一次性脱发和腹泻。尚可引起骨质疏松和自发性骨折。肝功能不良者长期使用可引起抗凝血酶-Ⅲ耗竭而出现血栓形成倾向。

### (五)川芎嗪、东莨菪碱联合

【组方】　　川芎嗪　　　80mg

东莨菪碱　　0.9mg

【用法】　吸氧，保持呼吸道通畅，抗感染，控制心力衰竭，纠正水、酸碱平衡失调及电解质紊乱等常规治疗基础上，给予川芎嗪80mg加入5%葡萄糖注射液250ml中静脉滴注，每日2次；东莨菪碱0.9mg加入5%葡萄糖注射液250ml中静脉滴注，每日1次，5d为1个疗程。

【作用机制】　肺性脑病是由慢性肺、支气管、胸廓疾患伴有呼吸衰竭出现缺氧、二氧化碳潴留而引起精神、神经系统功能障碍的综合征。川芎嗪从中药川芎中提取，具有活血祛瘀的功效。现代研究认为川芎嗪具有抗凝、改善微循环及对抗自由基的作用；该药可以对抗肺性脑病患者由于慢性缺氧、继发性红细胞增多、感染、二氧化碳潴留及酸中毒等诸多因素引起的高凝状态，预防DIC的发生；还有降低缺氧性肺动脉高压的作用，有利于改善肺部的气体血流交换过程，从而改善缺氧及二氧化碳潴留。东莨菪碱为抗胆碱药，具有改善微循环，提高细胞对缺血缺氧和毒素的耐受性，稳定细胞膜及兴奋呼吸中枢等作用。另外该药可减少呼吸道分泌，解除呼吸道平滑肌痉挛，保持呼吸道通畅。

【适应证与疗效】　适用于治疗肺性脑病。治疗后临床症状、体征部分缓解，血氧分压接近正常(55～60mmHg)，二氧化碳分压恢复正常。川芎嗪联合东莨菪碱治疗肺性脑病只要剂量恰当、滴速适宜，其疗效是可靠安全的。

【禁忌证】　对脑出血及有出血倾向者忌用川芎嗪。

【不良反应及注意事项】　川芎嗪不良反应较少且轻微，偶有胃部不适、口干、嗜睡等，治疗剂量的东莨菪碱常见不良反应主要表现为口干、眩晕，严重时瞳孔散大，皮肤潮红、灼热，兴奋，烦躁，谵语，惊厥，心跳加快。

### (六)川芎嗪、门冬氨酸钾镁联合

【组方】　川芎嗪　　400mg

门冬氨酸钾镁　20ml

【用法】　患者常规吸氧、抗感染、解除支气管痉挛及强心药、呼吸兴奋药等基础治疗的同时,用川芎嗪注射液 400mg 加入 10％ 葡萄糖注射液 500ml内(糖尿病者用生理盐水),再加入门冬氨酸钾镁 20ml 稀释后静脉滴注,每日1 次,10d 为 1 个疗程。

【作用机制】　肺性脑病发生的主要原因是低氧血症和高碳酸血症以及水、电解质紊乱。治疗的关键是吸氧,抗感染,补液,纠正水、电解质及酸碱平衡。川芎嗪能降低肺心病急性发作期肺动脉高压,改善缺氧,具有兴奋延髓呼吸及血管运动中枢,直接扩张周围血管,抑制血小板聚集,降低血液黏稠度等作用。川芎嗪减少肺心病高凝状态,防止肺毛细血管栓塞,改善肺心病急性发作期肺动脉高压;川芎嗪还对弹性酶具有较好的抑制作用,故可有效地防止肺弹性纤维的破坏,有利于微循环改善,并可间接地改善通气,使肺内通气血流比值改善;川芎嗪还具有吸收肺组织间液,减轻肺组织间水肿,并防止低氧血症时肺血管重建,同时还有平喘作用。川芎嗪能通过血-脑屏障进入大脑,有降低脑水肿、吸收渗出液的功能。川芎嗪对脑组织内 $Na^+$-$K^+$-ATP酶活性有保护作用,对脑神经损伤有修复作用。

门冬氨酸钾镁是 L-天门冬氨酸钾和 L-天门冬氨酸镁的等量混合物,能有效地输送钾、镁离子,补充细胞内钾、镁离子。川芎嗪加门冬氨酸钾镁可明显改善肺性脑病的症状和体征,两药合用更有效地降低肺动脉高压。肺性脑病的发生往往是慢性肺心病急性发作期治疗不当而诱发的并发症之一,患者血清电解质往往较低,故补充钾、镁离子等电解质,不但纠正电解质平衡,还可缓解支气管平滑肌和血管平滑肌痉挛,对气道和血管有双重扩张作用,改善心肌收缩状态,扩张肺小动脉,降低肺动脉压力,还具有强心利尿作用。该组合液副作用少,是治疗慢性肺心病急性发作期,或防治肺性脑病较为理想的药物之一。

【适应证与疗效】　适用于治疗肺性脑病。治疗后患者意识清楚,精神症状及神经系统体征基本消失,低氧血症和高碳酸血症好转。

【禁忌证】　对脑出血及有出血倾向者忌用川芎嗪。高钾血症、急性和慢性肾衰竭、Addison 病、三度房室传导阻滞、心源性休克(血压低于 90mmHg)禁用门冬氨酸钾镁。

【不良反应及注意事项】　川芎嗪不良反应较少且轻微,偶有胃部不适、口干、嗜睡等。门冬氨酸钾镁滴注速度过快时可出现恶心、呕吐、颜面潮红、胸闷、血压下降,偶见血管刺激性疼痛。极少数可出现心率减慢,减慢滴速或停药后即可恢复。大剂量可能引起腹泻。注意:①本品不能肌内注射和静脉推注,静脉滴注速度宜缓慢;②本品未经稀释不得进行注射;③有电解质紊乱的患者应常规性检查血钾、镁离子浓度;④老年人肾脏清除能力下降,应慎用。

### (七)低分子肝素和纳洛酮联合

【组方】 低分子肝素 5000U

纳洛酮 0.8～1.2mg

【用法】 患者常规给予持续低流量吸氧、抗感染、解痉平喘祛痰、纠正水电解质紊乱等综合治疗基础上,加用低分子肝素 5000U,每 12 小时腹壁皮下注射 1 次,7～10d 为 1 个疗程;纳洛酮 0.8～1.2mg 加入 5% 葡萄糖注射液 250ml 中静脉滴注,每日 1 次,连用 3d。

【作用机制】 肺性脑病是由中、高度呼吸衰竭所引起,以中枢神经功能紊乱为主要表现的临床综合征,其病理生理基础为肺动脉高压、血液黏滞性增高、血小板黏附聚集性增强、微循环障碍及肺通气功能障碍等。低分子肝素能抑制凝血因子的激活,抑制 $XI a$、$IX a$ 活性,抑制血小板的聚集,降低血液黏稠度,改善微循环,增加脑部供血供氧,改善肺性脑病的精神神经症状。低分子肝素:①具有较长的血浆半衰期,在低剂量时有很好的生物利用度,使用固定剂量时能预测其抗凝效果,每日使用 1～2 次,较为安全,无须实验室检测;②对血小板抑制作用比较小,且血管通透性减低,病人出血副作用小。

有研究表明,肺性脑病时由于脑组织缺氧、血管通透性增强、脑水肿等因素,脑组织中 β-内啡肽含量升高。β-内啡肽能显著抑制呼吸功能,降低机体对 $CO_2$ 的敏感性,加重缺氧和高碳酸血症,形成恶性循环。纳洛酮对中枢神经系统吗啡受体具有特异性拮抗作用,逆转脑水肿所致的神经功能障碍,并能增强中枢对二氧化碳的敏感性,解除呼吸抑制,起到解痉平喘、改善通气功能,对于改善肺性脑病患者的谵妄、昏睡、昏迷等症状有其明显疗效。

【适应证与疗效】 适用于肺性脑病的治疗。72h 后观察患者神志全部或部分转清,可明显改善通气换气功能,改善血气及血液流变学指标,且转醒快,疗效好,毒性作用小,是治疗肺性脑病的有效方法之一。

【禁忌证】 禁用于有与使用低分子肝素钠有关的血小板减少症病史的

患者,有出血危险的器官损伤(消化性溃疡、视网膜病变、出血综合征、出血性脑血管意外等),急性感染性心内膜炎(心内膜炎),心脏瓣膜置换术所致的感染除外。

【不良反应及注意事项】　纳洛酮不良反应少见,偶可出现嗜睡、恶心、呕吐、心动过速、高血压和烦躁不安。作用持续时间短,用药起作用后,一旦其作用消失,可使患者再度陷入昏睡和呼吸抑制。用药须注意维持药效。心功能不全和高血压患者慎用。

低分子肝素可引起出血,部分患者出现注射部位瘀点、瘀斑,极个别情况下,注射部位出现血肿;偶见皮肤坏死,一般出现在注射部位,应立即停药。使用未分级肝素和低分子肝素均观察到此类不良反应。局部或全身变态反应。血小板减少症(血小板计数异常降低),少见注射部位严重皮疹发生。禁止肌内注射。注射本品时应严密监控,任何适应证及使用剂量都应进行血小板计数监测。如果血小板计数显著下降(低于原值的 30%～50%),应停用本品。妊娠初 3 个月妇女或产后妇女使用本品可能增加出血的危险,须慎用。

### (八)东莨菪碱、纳洛酮联合

【组方】　东莨菪碱　轻型 0.03～0.06mg/kg

中型 0.06～0.09mg/kg

重型 0.09～0.12mg/kg

纳洛酮　轻、中型 0.4mg/h,重型 0.8mg/h

【用法】　常规持续性低流量吸氧,控制感染,联合用药,2～3 种抗生素联合足量静脉滴注,解痉平喘、止咳祛痰,纠正水、电解质、酸碱平衡及抗呼吸衰竭等治疗。在常规治疗外,给予东莨菪碱注射液静脉注射,轻型 0.03～0.06mg/ kg ,中型 0.06～0.09mg/ kg ,重型 0.09～0.12mg/kg,每日 1～2 次,连用 2～3d 停药;纳洛酮针轻、中型 0.4mg/h ,重型 0.8mg/h 间断静脉注射治疗。

【作用机制】　肺性脑病是由于慢性胸肺疾病伴有呼吸衰竭,出现缺氧、二氧化碳潴留而引起的神经精神症状。常规抢救外,纳洛酮及东莨菪碱的应用,能改善肺性脑病的呼吸衰竭、炎症反应和糖代谢障碍,并能调节细胞内外离子平衡,减轻脑水肿。纳洛酮为阿片受体拮抗药,能迅速透过血-脑屏障,拮抗内源性阿片肽而兴奋呼吸中枢,并能增加呼吸中枢对 $CO_2$ 的敏感性,从而解除呼吸麻醉状态,促进肺性脑病患者神志意识苏醒。纳洛酮用于肺性脑病的治疗对中枢抑制者有清醒作用,对于烦躁不安、谵妄的患者有镇静安定作用,而纳洛酮本身对正常人的呼吸频率和呼吸功能无影响。东莨菪碱在一定剂量范围内有兴奋呼吸中枢和改善微循环的作用,可迅速解除脑、心、肺、肾及周围血管平滑肌痉挛状态,既有抑制大脑皮质作用,又有兴奋呼吸中枢的功效,这是其他一般镇静药、呼吸中枢兴奋药所不具备的分离现象。

【适应证与疗效】 适用于治疗肺性脑病轻、中、重型,疗效均明显,在静脉应用中,患者呼吸加深、频率减慢接近至正常,支气管痉挛缓解、肺部哮鸣音及湿啰音明显减少,安静入睡、神志清楚。纳洛酮和东莨菪碱治疗肺性脑病,避免了中枢兴奋药因对大脑皮质兴奋而加重抽搐的缺点,又避免了一般镇静药在解除肺性脑病烦躁不安、抽搐的同时加深呼吸中枢抑制的弊端,既有呼吸中枢兴奋作用,又有明显的镇静、止痉作用,能降低氧和能量消耗,无明显副作用,适应于肺性脑病患者。

【不良反应及注意事项】 纳洛酮不良反应少见,偶可出现嗜睡、恶心、呕吐、心动过速、高血压和烦躁不安。作用持续时间短,用药起作用后,一旦其作用消失,可使患者再度陷入昏睡和呼吸抑制。用药须注意维持药效。心功能不全和高血压患者慎用。治疗剂量的东莨菪碱常见不良反应主要表现为口干、眩晕,严重时瞳孔散大、皮肤潮红、灼热、兴奋、烦躁、谵语、惊厥、心跳加快。

### (九)二羟丙茶碱、甲泼尼龙及纳洛酮联合

【组方】 二羟丙茶碱 0.5mg

甲泼尼龙 80mg

纳洛酮 0.8mg

【用法】 给予患者持续低流量吸氧、抗感染、解痉、祛痰、纠正水电解质失衡及营养支持疗法。在保持气道通畅的前提下,给予二羟丙茶碱0.5mg+甲泼尼龙80mg+纳洛酮0.8mg加入500ml葡萄糖注射液中维持静脉滴注。患者意识障碍消失恢复清醒即停药,以24h作为观察时限。

【作用机制】 肺性脑病通气功能不全导致缺氧和$CO_2$潴留,可引起脑细胞的无氧代谢,致血液中内源性阿片肽含量明显增高,其对神经、呼吸和循环系统均有抑制作用。纳洛酮是阿片受体拮抗药,可竞争性对抗大量内源性阿片肽所致的药理作用,有兴奋中枢神经和呼吸的作用,从而改善肺性脑病的通气,提高$PO_2$,降低$PCO_2$,减轻脑组织缺氧及脑水肿,逆转脑缺氧所致的神经功能障碍和继发性脑损伤,使临床症状明显好转。此外,纳洛酮也能提

高冠脉血流量,抗心律失常。

呼吸兴奋药是通过刺激呼吸中枢或周围化学感受器,增强呼吸中枢兴奋性,增加呼吸频率和潮气量以增加氧的吸入和 $CO_2$ 的排出。但 COPD(慢性阻塞性肺病)所致慢性肺源性心脏病急性发作期并发肺性脑病,不仅存在呼吸中枢麻痹,更有气道阻力增加,使用呼吸兴奋药后虽通气量有所增加,但呼吸肌需额外做功克服过大的气道阻力,耗氧量也明显增加,缺氧及 $CO_2$ 潴留不一定能得到缓解。气道阻力增大是引起 COPD 患者严重缺氧及 $CO_2$ 潴留的重要因素,气管痉挛则是气道阻力增大的直接原因。气道变态反应性炎症是引起气管痉挛的重要原因。二羟丙茶碱直接松弛气管平滑肌,间接抑制组胺等过敏物质释放,且可缓解支气管黏膜充血水肿,从而扩张气管。甲泼尼龙具有抗炎及免疫抑制作用,降低毛细血管壁及细胞膜的通透性,减少炎症渗出,抑制组胺及其他毒性物质的形成与释放,可有效缓解 COPD 急性发作时的气管痉挛。二羟丙茶碱与甲泼尼龙联用可明显减轻气道阻力,从而纠正缺氧,缓解 $CO_2$ 潴留,甲泼尼龙为中效激素,且抗炎作用强,钠水潴留轻微。

【适应证与疗效】 适用于治疗肺性脑病。治疗后患者无中枢神经系统功能障碍,动脉血气 $PO_2 > 8.0kPa(60mmHg)$、$PCO_2 < 6.7kPa(50mmHg)$,由中、重型转为轻型。

【禁忌证】 对二羟丙茶碱过敏的患者及活动性消化性溃疡和未经控制的惊厥性疾病患者禁用。全身性真菌感染者忌用甲泼尼龙。

【不良反应及注意事项】 二羟丙茶碱类似茶碱,剂量过大时可出现恶心、呕吐、易激动、失眠、心动过速、心律失常。可发生发热、脱水、惊厥等症状,严重的甚至呼吸、心搏骤停。二羟丙茶碱可通过胎盘屏障,也能分泌入乳汁,随乳汁排出,孕妇、产妇及哺乳期妇女慎用。老年人因血浆清除率降低,潜在毒性增加,55 岁以上患者慎用。注意:①茶碱类药物可致心律失常和(或)使原有的心律失常恶化;若患者心率过速和(或)心律的任何异常改变均应密切注意。②有高血压或者消化道溃疡病史的患者慎用本品。③大剂量可致中枢兴奋,预服镇静药可防止。

甲泼尼龙静脉迅速给予大剂量可能发生全身性的变态反应,偶有诱发感染症、消化性溃疡、血糖升高、精神异常、满月脸、多毛症、痤疮、体液及电解质紊乱、内分泌失调、颅内压升高等。注意:①孕妇、哺乳期妇女及可能受孕妇女、小儿特别是新生儿应特别慎用;②大剂量($>0.5g$)而又快速注射或滴注(10min 内)有可能引起心律失常甚至循环衰竭;③应用本品期间,避免接种天花疫苗或其他免疫疗法,也不能用高剂量皮质激素;④使用时,尽可能与其他药物分开投药。

纳洛酮不良反应及注意事项参见本节组方(八)的相关内容。

### (十)改良肺脑合剂联合

【组方】 氨茶碱　　　　　　0.15g

　　　　　佳苏仑　　　　　　200mg

　　　　　甲泼尼龙琥珀酸钠　40mg

【用法】 在常规治疗的基础上,采用改良肺脑合剂:将传统肺脑合剂(5%或 10%葡萄糖注射液 500ml、氨茶碱 0.15g、尼可刹米 2.25~3.75g)中的尼可刹米改为佳苏仑 200mg,地塞米松 10mg 改为米乐松(甲泼尼龙琥珀酸钠) 40mg,另加 25% 硫酸镁注射液 10~20ml 静脉滴注,每分钟 20~30 滴。

【作用机制】 改良肺脑合剂中的硫酸镁可直接松弛气道平滑肌,与氨茶碱、皮质激素有协同平喘作用,且作用迅速;而镇静、中枢抑制、血压下降等副作用均可被中枢兴奋及苏醒作用强且有升高血压作用的佳苏仑所抵消。同时,硫酸镁的镇静作用又消除了呼吸中枢兴奋药可能导致的氧耗增加,佳苏仑除作用于颈动脉窦化学感受器外,可直接兴奋延髓的呼吸中枢及周围化学感受器,还可拮抗氧疗引起的二氧化碳潴留。肺性脑病患者多有意识障碍及呼吸中枢抑制,治疗中除应用中枢神经兴奋药外,更重要的是缓解气道痉挛、扩张支气管、畅通气道,改善通气。佳苏仑有明显催醒作用,可能与中枢兴奋作用有关。由于佳苏仑持续时间较短,单次静脉滴注后可持续静脉滴注 3~5d 以巩固疗效。

【适应证与疗效】 适用于治疗肺性脑病。传统的肺脑合剂有效率为 52%左右,可能与缓解气道痉挛作用不强、尼可刹米兴奋呼吸中枢及苏醒作用较弱有关。改良肺脑合剂中的硫酸镁可直接松弛气道平滑肌,作用迅速;与氨茶碱、皮质激素有协同平喘作用,佳苏仑可直接兴奋延髓呼吸中枢及周围化学感受器,还可拮抗氧疗引起的二氧化碳潴留,疗效明显者,在观察后期给予 3~4 L/min 的氧气吸入,临床患者未出现呼吸抑制及二氧化碳潴留加重,使用改良肺脑合剂的绝大多数患者可避免气管切开、气管插管及机械通气。改良肺脑合剂组方合理、疗效明显、副作用少,实为一种治疗肺性脑病的好方法。

【禁忌证】 惊厥、癫痫、重度高血压、嗜铬细胞瘤、甲状腺功能亢进、冠心病、颅高压、严重肺部疾病者禁用。

【不良反应及注意事项】　须注意药液现用现配,不可久置,滴速不宜过快。佳苏仑不良反应有头痛、无力、恶心、呕吐、出汗、感觉奇热、腹泻及尿潴留。用药时常规测定血压和脉搏,以防止药物过量。静脉注射漏到血管外或静脉滴注时间太长,均能导致血栓静脉炎或局部皮肤刺激。剂量过大时,可引起心血管不良反应,如血压升高、心率加快甚至出现心律失常。静脉滴注速度不宜太快,否则可引起溶血。

## (十一)肝素、纳洛酮及氨溴索联合

【组方】　肝素　　　50～75mg

　　　　　纳洛酮　　0.8mg

　　　　　氨溴索　　45mg

【用法】　予以常规方法治疗,包括吸氧、止咳、祛痰、平喘、抗感染、强心利尿、纠正电解质及酸碱平衡紊乱、支持疗法等。在常规方法治疗的同时加用肝素 50～75mg 加入 5％葡萄糖注射液 250ml 中静脉滴注,每日 1 次。再加用纳洛酮 0.8mg 加入生理盐水 20ml 中静脉注射,每隔 8h 1 次;氨溴索 45mg 加入 5％葡萄糖注射液 250ml 中静脉滴注,每日 1 次。三组疗程均为 1 周。

【作用机制】　肺性脑病是 COPD(慢性阻塞性肺病)的严重并发症,当 COPD 急性发作期并发肺性脑病时,由于缺氧加重、高碳酸血症和酸中毒,反复应用利尿药可使血液浓缩,血管内皮细胞受损,促使血小板聚集。而肝素的抗凝作用是阻止凝血酶和纤维蛋白原形成纤维蛋白,降低红细胞的黏附性、阻止血小板凝集;还具有抗过敏、抗炎、解除支气管痉挛、降低气管阻力、增加通气功能的作用,可改善组织细胞的内呼吸,缓解低氧血症。纳洛酮抑制内源性吗啡样物质 β-内啡肽,作为阿片受体拮抗药,通过竞争性阻断并取代 β-内啡肽类吗啡样物质与受体结合,从而阻断 β-内啡肽类吗啡样物质对呼吸中枢的抑制作用,达到改善肺性脑病患者的通气,提高 $PaO_2$、降低 $PaCO_2$,改善脑皮质供血,保护和恢复脑细胞功能,使患者迅速苏醒。此外,纳洛酮可减轻肺间质水肿,从而改善肺通气和换气功能,有利于气体交换。近年研究发现,氨溴索可抑制人白细胞和肥大细胞释放组胺、白三烯和细胞因子,而且有松弛气管平滑肌、促进肺表面活性物质分泌的作用,减少炎症反应的危害,同时可稀释痰液,并能使气管纤毛活动、纤毛摆动频率及运输能力增强,有利于痰液排出。

【适应证与疗效】　适用于治疗肺性脑病。治疗后 2～4d 病人神志转清,呼吸节律整齐,各种临床症状、体征改善,$PaO_2$ 上升,$PaCO_2$ 下降。常规治疗的基础上加用肝素、纳洛酮及氨溴索联合应用治疗肺性脑病人疗效显著。可迅速改善临床症状,纠正低氧血症,降低高碳酸血症,且使用安全,不良反应少,为肺性脑病患者的治疗又增添了一种新的途径,值得临床推广应用。

【不良反应及注意事项】 氨溴索不良反应通常能很好耐受。轻微的上消化道不良反应曾有报道(主要为胃部灼热、消化不良和偶尔出现的恶心、呕吐等),变态反应极少出现,主要为皮疹,极少病例报道出现严重的急性变态反应,但其与盐酸氨溴索的相关性尚不能肯定,这类病人通常对其他物质亦产生过敏。已知对盐酸氨溴索或其他配方成分过敏者不宜使用。

### (十二)东莨菪碱、右旋糖酐-40 复合液联合

【组方】 氢溴酸东莨菪碱　0.3～1.2mg

右旋糖酐-40　　　100ml

【用法】 静脉滴注,4～6h 1 次。滴速以每分钟不超过 1ml 为准。

【作用机制】 右旋糖酐-40 可降低血液的黏稠度,增加红细胞的负电荷,阻止血小板凝集和对血管的附着作用,从而加速血液的流动,改善微循环,有助于缺氧的改善。右旋糖酐-40 在肾小管内不被重吸收,故有渗透性利尿作用,不仅能减轻心脏负荷,也能减轻脑组织水肿。东莨菪碱能解除气管、支气管平滑肌痉挛,减少呼吸道腺体分泌,有利于气道通畅,减轻二氧化碳潴留,降低血中 $PCO_2$,pH 下降,改善脑细胞功能和酸中毒状态。东莨菪碱抑制大脑皮质的同时又能兴奋呼吸中枢,改善呼吸的同时不抑制呼吸。

【适应证与疗效】 适用于肺性脑病的治疗。疗效满意,患者神志可转清,改善呼吸功能,纠正缺氧症状,改善右心功能不全症状。

【不良反应及注意事项】 东莨菪碱抑制气道腺体分泌,治疗过程中气道分泌物易干涸不易咳出,处理不及时加重气道阻塞,须注意湿化气道。个别患者特别在受到刺激时也能出现不安、激动、幻觉和谵妄。

### (十三)"鸡尾酒合剂"联合

【组方】 洛贝林(山梗菜碱)　12mg

（或尼可刹米 5 支）

氢化可的松　　　　200mg

氨茶碱　　　　　　0.25g

氯霉素　　　　　　1.0g

【用法】 加入 10% 葡萄糖注射液 500ml 静脉滴注,每日 1 次,以每分钟

40 滴左右输入,视病情每日可增加一剂治疗。吸氧,控制感染,纠正酸碱失衡等治疗措施,继续进行。

【作用机制】　氨茶碱能扩张气道,解除支气管平滑肌痉挛,促进气道内黏液的清除并能兴奋呼吸中枢,有利于气道通气的改善。洛贝林是呼吸中枢兴奋药,通过直接兴奋延髓呼吸中枢和作用于颈动脉窦和主动脉弓的化学感受器而反射性地兴奋呼吸中枢,使呼吸加深加快,有利于解除 $CO_2$ 对呼吸中枢的抑制与促进 $CO_2$ 排出,使 $PCO_2$ 下降。氢化可的松能降低毛细血管通透性,减少炎症渗出,减轻脑细胞水肿,降低大脑的电兴奋性,从而保护脑细胞和促进脑细胞功能的恢复。氯霉素可根据肺部感染或痰菌培养结果选择抗生素替代。

【适应证】　用于治疗肺心病、心力衰竭,伴严重缺氧与二氧化碳潴留,出现精神神经症状的肺性脑病患者。

【不良反应及注意事项】　洛贝林剂量不能太大,以免呼吸肌兴奋,出现震颤、耗氧量增多。重度呼吸衰竭患者常合并消化道出血,如发生消化道出血,氢化可的松应慎用。

(任　婕)

# 第3章 循环系统疾病的药物治疗

## 第一节 心律失常

### 一、疾病特点

心律失常是由于心脏活动的起源和(或)传导障碍导致心脏搏动的频率和(或)节律异常。

【发病机制】 心律失常是心血管疾病中重要的一组疾病。它可单独发病亦可与心血管病伴发。其发病可突然发作而致猝死,亦可持续累及心脏而衰竭。心脏正常激动起源于窦房结,沿着传导系统下传,在一定时间范围内依次抵达心房和心室,使心脏收缩和舒张。如果窦房结激动异常或激动产生于窦房结以外,激动的传导缓慢、阻滞或经异常通道传导,就会出现心律失常。

心律失常分为室上性心律失常和室性心律失常。室上性快速心律失常代表了一大系列的心律失常,包括阵发性室上性心动过速(简称室上速),如房室折返性心动过速(AVRT)、房室结折返性心动过速(AVNRT)、房性心动过速(简称房速)和心房扑动(简称房扑),以及心房纤颤(简称房颤)。心律失常主要是心肌兴奋冲动形成异常或冲动传导异常,或二者兼而有之。其发病机制包括心肌自律性增强,触发活动和折返。

【治疗要点】 对各种心律失常均应注意寻找是否有其他因素引起心律失常,并且对之进行治疗。如:①电解质紊乱,尤其以血钾过低最为常见,镁离子的缺乏也应注意。②由于服用药物而引起的心律失常,如洋地黄类制剂等。很多抗心律失常药物也具有致心律失常的不良反应。③患有某些疾病如甲状腺功能亢进、酸碱失衡等。过量的烟、酒也易诱发心律失常。

对房室结折返性心动过速(AVNRT)的患者若情况稳定且没有脑供血不足、一过性脑缺血发作、颈动脉血管杂音的证据,可尝试颈动脉按摩,颈动脉按摩后部分患者可转为窦律,若颈动脉按摩无效,建议药物治疗。

心房纤颤是临床最常见的持续性快速心律失常,发生率随年龄增长而增加。其对临床的主要危害是增加血栓栓塞的危险,使心排血量下降。房颤的治疗仍然是当前心律失常治疗中的薄弱环节,3个主要策略为:恢复并维持窦性心律、控制心室率以及预防血栓栓塞形成。一般控制心室率在60～80次/分,同时给予长期有效抗凝治疗。由于抗心律失常药物长期治疗的疗效较差,而且可能有致心律失常的副作用,因此,非药物治疗手段如外科迷宫手术、导管射频消融、置入心房除颤器以及起搏预防房颤的发生等也引起人们的关注。

根据房颤的不同阶段及性质,治疗原则和方法不同。分为节律控制和频率控制两种方法,并同时给予相应的抗凝治疗。①若为急性发作的房颤,应找到根本原因;②若为心源性的,应首先静脉推注肝素,约75%患者于24～48h转复为窦律;③若无禁忌证,使用地尔硫䓬或β受体阻滞药足以减慢心室率直至重新恢复窦律;④若房颤持续3d以上,且无明显瓣膜疾病,可试用索他洛尔或伊布利特抗心律失常治疗使患者转为窦律。若房颤持续大于3d尤其存在瓣膜疾病时,无禁忌证情况下,可使用3周华法林治疗,以后实施同步电复律。

慢性持续性心房纤颤复律后维持窦性心律相当困难。另外,对复律后须判断能否维持窦性心律,对于不宜复律的患者或复律后又复发的慢性心房纤颤,其治疗主要是控制心室率,可首选洋地黄类药物,使心室率控制在60～80次/分,如果这样还不能很好地控制心室率,可再应用洋地黄和β受体阻滞药或维拉帕米。

能够控制心室率于<90次/分的药物对大多数患者有益。若存在充血性心力衰竭、心功能不全、心脏扩大或主动脉瓣狭窄推荐使用地高辛。

病态窦房结综合征由于窦房结或其周围组织的功能障碍导致窦房结冲动形成障碍,或窦房结至心房冲动传导障碍所致的多种心律失常和多种症状的综合征。包括一系列心律失常:窦性心律过缓,窦性停搏,窦房阻滞和慢快综合征。

治疗原则:祛除病因,对症治疗,改善症状,必要时安装人工心脏起搏器。

## 二、联 合 用 药

### (一)腺苷、普鲁卡因胺、维拉帕米联合

【组方】　腺苷　　　　0.05～0.25mg/kg

　　　　　普鲁卡因胺　100mg

　　　　维拉帕米　　　5mg

【用法】　腺苷 6mg 静脉弹丸式注射(0.05～0.25mg/kg),2s 内完成,直接用于外周静脉(溶液必须 1 次注射完)。这一剂量可在 1min 内转复窦律,约 25% 的心律失常会复发。第二次弹丸式注射 12mg 可维持转复状态。普鲁卡因胺 100mg 弹丸式注射,速度控制在 20mg/min,在第 1 小时以 10～20mg/min 的速度滴完最大剂量 1g。维拉帕米 5mg 稀释于 5% 葡萄糖溶液内静脉注射,注射 10min 内仍无效可重复 1 次。剂量为 0.075～0.15mg/kg,于 1～2min 慢慢推注完。

【作用机制】　腺苷为内源性嘌呤核苷酸,作用于 G 蛋白偶联的腺苷受体,激活心房、房室结、心室的乙酰胆碱敏感 $K^+$ 通道,缩短 APD,降低自律性。腺苷也抑制 $I_{ca(L)}$,此作用可延长房室结 ERP,抑制交感神经兴奋所致的迟后除极。普鲁卡因胺属 Ⅰa 类抗心律失常药。该药可增加心房的有效不应期,降低心房、浦肯野纤维和心室肌的传导速度,通过升高阈值而降低心房、浦肯野纤维、乳头肌和心室的兴奋性,延长不应期及抑制舒张期除极,降低自律性。对心肌收缩性的抑制作用较弱,可轻度减低心排血量。间接抗胆碱作用弱于奎尼丁,小量即可使房室传导加速,用量偏大则直接抑制房室传导。本品有直接扩血管作用,但不阻断 β 受体。其代谢产物 N-乙酰普鲁卡因胺具有药理活性。维拉帕米为钙通道阻滞药。通过调节心肌传导细胞、心肌收缩细胞以及动脉血管平滑肌细胞膜上的钙离子内流,发挥其药理学作用,但不改变血清钙浓度。减少钙离子内流,延长房室结的有效不应期,减慢传导,可降低慢性心房颤动和心房扑动病人的心室率;减少阵发性室上性心动过速发作的频率。

【适应证】　主要用于迅速终止折返性室上性心律失常。腺苷是用于终止房室结折返性室上性心律失常的相对安全的药物。当需要立即转复快速型心律失常,尤其是存在心力衰竭或血流动力学不稳定时,用腺苷取代维拉帕米,可使很多患者免于直流电复律的治疗。普鲁卡因胺曾用于各种心律失常的治疗,但因其促心律失常作用和其他不良反应,现仅推荐用于危及生命的室性心律失常。

【禁忌证】　腺苷过敏者,窦性心动过缓,窦性停搏及传导阻滞者。老年人或冠心病患者慎用。预激综合征合并室上性心动过速。普鲁卡因胺:病态窦房结综合征(除非已有起搏器);二度或三度房室传导阻滞(除非已有起搏器);对本品过敏者;红斑狼疮(包括有既往史者);低钾血症;重症肌无力;地高辛中毒。维拉帕米：①重度充血性心力衰竭（继发于室上性心动过速且可被维拉帕米纠正者除外）；②严重低血压（收缩压＜90mmHg）或心源性休克；③病态窦房结综合征（已安装并行使功能的心脏起搏器病人除外）；④二度或三度房室阻滞（已安装并行使功能的心脏起搏器病人除外）；⑤心房扑动或心房颤动病人合并有房室旁路通道；⑥已用β受体阻滞药或洋地黄中毒的病人；⑦室性心动过速，QRS增宽（≥0.12s）的室性心动过速病人静脉用维拉帕米，可能导致显著的血流动力学恶化和心室颤动，用药前须鉴别宽QRS心动过速为室上性或室性；⑧已知对盐酸维拉帕米过敏的病人。

【不良反应及注意事项】　腺苷不良反应有面红、呼吸困难、胸部压迫感、头晕、头痛、头胀、恶心、呕吐等；低血压；一过性缓慢型心律失常。使用时应静脉快速注射给药。

普鲁卡因胺不良反应有：①心血管系统。产生心脏停搏、传导阻滞及室性心律失常。快速静注可使血管扩张产生严重低血压、室颤、心脏停搏。血药浓度过高可引起心脏传导异常。②胃肠道。大剂量较易引起厌食、恶心、呕吐、腹泻、口苦、肝大、氨基转移酶升高等。③变态反应。少数人可有荨麻疹、瘙痒、血管神经性水肿及斑丘疹。④红斑狼疮样综合征。发热、寒战、关节痛、皮肤损害、腹痛等。长期服药者较易发生，但也有仅服数次药即出现者。⑤神经系统。少数人可有头晕、精神抑郁及伴幻觉的精神失常。⑥血液系统。溶血性或再生不良性贫血、粒细胞减少、嗜酸性粒细胞增多、血小板减少及骨髓肉芽肿，血浆凝血酶原时间及部分凝血活酶时间延长。⑦肝、肾。偶可产生肉芽肿性肝炎及肾病综合征。⑧肌肉。偶可出现进行性肌病及Sjögren综合征。注意事项：交叉变态反应：对普鲁卡因及其他有关药物过敏者，可能对本品也过敏；用药期间一旦出现心室率明显减低，应立即停药；静脉应用易出现低血压，故静脉用药速度要慢。

维拉帕米：症状性低血压；心动过缓；眩晕；头痛；皮疹；严重心动过速。超敏病人发生支气管/喉部痉挛伴瘙痒和荨麻疹；呼吸衰竭等静脉注射可致低血压；偶可致窦性心动过缓或停搏，二度以上房室传导阻滞。

## （二）普罗帕酮、毛花苷C或钙离子拮抗药、β受体阻滞药联合

【组方】　普罗帕酮　　　70mg

毛花苷C　　　0.4～0.8mg

胺碘酮　　　　300mg

【用法】　①阵发性心房颤动房颤发作时的治疗：包括转复和控制心室

率。普罗帕酮 70mg 加入 5％葡萄糖注射液 20ml 静脉注射；静脉注射毛花苷 C 0.4～0.8mg，或静脉应用钙离子拮抗药或 β 受体阻滞药，其目的是使心率下降到 100 次/分以下。胺碘酮静脉滴注 300mg（或 5mg/kg 体重），稀释在 5％葡萄糖注射液 100ml 内，30min 内滴完，对发作不久的患者具有较好的终止发作效果。②持续窦性心律：联合胺碘酮、索他洛尔、普罗帕酮、莫雷西嗪、奎尼丁。③控制心率：联合 β 受体阻滞药，钙离子拮抗药。④预防血栓形成：阿司匹林；华法林维持 INR 在 1.8～2.5。

需要说明的几点：①快速心房纤颤引起急性心功能不全者，可先采用药物控制心室率，首选毛花苷 C 0.4mg，稀释后静脉注射，如心率不减慢，1～2h 后可重复。心房纤颤的病人，只要有心力衰竭的症状和体征而心室率又较快，就应首选洋地黄治疗。洋地黄可满意控制房颤病人静息或睡眠时的心室率，但对病人活动时以及在合并肺心病、哮喘、围术期等交感神经兴奋的状况下控制心室率的疗效较差。快速心房纤颤引起急性心功能不全采用毛花苷 C 疗效不佳者，可静脉注射地尔硫䓬。②单纯应用洋地黄不能完全控制心房纤颤病人的心室率时，可加用少量的 β 受体阻滞药或维拉帕米、地尔硫䓬以控制并保持相对稳定的心室率。③预激综合征伴房室旁路前传的快速心房纤颤者，选用胺碘酮、普鲁卡因胺、奎尼丁、普罗帕酮、伊布利特等药物。④阵发性心房纤颤合并高血压或伴左心室肥厚者宜选用普罗帕酮、莫雷西嗪，无效则选用索他洛尔或胺碘酮。⑤肺部疾病发作急性房颤时，在治疗原发病的同时，可用地尔硫䓬、维拉帕米、毛花苷 C 控制心室率；但不宜应用 β 受体阻滞药、普罗帕酮、索他洛尔；也不宜使用茶碱、β 受体激动药，因其可使心率加快。

【作用机制】 普罗帕酮主要作用于快钠通道，抑制钠离子内向电流，减慢心房肌、心室肌、浦肯野纤维的 0 期最大上升速度和兴奋的传导；延长动作电位时程和有效不应期，且延长有效不应期的程度弱于减慢传导的程度。具有弱的 β 肾上腺受体拮抗作用。毛花苷 C（西地兰）为强心苷类药物，能加强心肌收缩力，减慢心率与传导，但作用快而蓄积性小。对心脏有高度选择性，能明显增加衰竭心脏的收缩力，增加心排血量，从而解除心功能不全症状。对心功能不全伴有心率加快者，可显著减慢心率。可增加迷走神经的兴奋性，减慢房室和浦肯野纤维的传导速度。美托洛尔（倍他乐克）为脂溶性选择性受体阻滞药，无内在拟交感活性。降低心肌收缩力和心排血量，减少去甲肾上腺素的分泌，阻断中枢 β 受体是兴奋性神经元活动减弱，外周交感神经活性降低,明显降低血压,减慢心率。胺碘酮属Ⅲ类抗心律失常药。延长各部心肌组织的动作电位时程及有效不应期,减慢传导,有利于消除折返激动。同时具有轻度非竞争性的α及β肾上腺素受体阻断和轻度α及β类抗心律失常药性质。减低窦房结自律性。地尔硫䓬为钙离子通道阻滞药,作用与心肌或血管平滑肌膜除极时抑制钙离子内流有关。对心脏具有负性肌力、负性频率和负性传导作用。主要阻滞钙离子内流降低心肌细胞内的游离钙浓度,是心肌的兴奋收缩脱偶联;使窦房结细胞4相自发除极速率和房室结细胞0相除极速率降低,降低窦房结自律性并抑制房室结传导。

【适应证】　适用于各种室性、室上性心律失常和心房纤颤等。

【禁忌证】　严重窦房结功能障碍;二度或三度房室传导阻滞,双分支阻滞;心源性休克均禁用普罗帕酮。对毛花苷C过敏者,孕妇及乳母;洋地黄中毒;心源性休克;严重肝、肾功能损害;起搏或传导功能异常低血钾。美托洛尔:二度或三度房室传导阻滞,失代偿性心力衰竭(肺水肿、低灌注或低血压);有临床意义的窦性心动过缓,病态窦房结综合征,心源性休克;末梢循环灌注不良、严重的周围血管疾病。胺碘酮:甲状腺功能异常;碘过敏,二度、三度房室传导阻滞;双分支阻滞;QT延长综合征;病态窦房结综合征均禁用。心功能严重不全,低血压或休克静注时应慎重。肝、肺功能衰竭者口服亦应慎重。地尔硫䓬:房室传导阻滞、病态窦房结综合征、低血压及孕妇禁用。明显心功能减退者、哺乳期妇女慎用。

【不良反应及注意事项】　普罗帕酮:可致窦停或传导阻滞,加重室性心律失常,低血压及心力衰竭;头晕,抽搐,定向障碍,乏力;轻度恶心,便秘,口干;肝转氨酶升高及胆汁淤积性肝炎。心力衰竭室内阻滞QRS>0.12s。毛花苷C:心脏传导阻滞及加重心力衰竭,多形性室速或室颤;腹泻、恶心、呕吐、头晕及耳鸣;低血压、惊厥、精神障碍,呼吸抑制,皮疹、发热与溶血及贫血减少。美托洛尔:心率减慢、传导阻滞、血压降低、心力衰竭加重、外周血管痉挛导致的四肢冰冷或脉搏不能触及、雷诺现象。疲乏、眩晕和抑郁。恶心胃痛。胺碘酮:可致严重窦缓,窦停或窦房阻滞,房室传导阻滞,多形性室速伴以QT延长;注射可致低血压。可致甲状腺功能亢进或低下。恶心,呕吐,便秘。角膜下色素沉着,影响视力,周围神经病。可致肺间质或肺泡纤维性肺炎,临床有气短,干咳,胸痛,血沉快,血细胞增多严重者可致死。地尔硫䓬:眩晕、头痛面红、失眠;胃肠道症状;房室传导阻滞,低血压;偶见肝损害;静脉注射给药时可引起窦性心动过缓,窦性停搏,重度房室传导阻滞。

### (三)β受体阻滞药、普罗帕酮钙拮抗药联合

【组方】　艾司洛尔　　　　0.25～0.5mg/(kg·min)

　　　　　普罗帕酮　　　　150～200mg

　　　　　维拉帕米　　　　40～120mg或地尔硫䓬15～30mg

【用法】　首选β受体阻滞药和钙拮抗药,有一定疗效且副作用小,也可用Ⅰa,Ⅰc类药物(氟卡尼或普罗帕酮)与房室结阻滞剂合用,或应用Ⅲ类药物(索他洛尔和胺碘酮)。艾司洛尔:负荷量为0.5mg/kg,维持量可用0.25～0.5mg/(kg·min);普罗帕酮:150～200mg,每6小时1次;维拉帕米:40～120mg,每日2次;或地尔硫䓬15～30mg,每6小时1次;需长期治疗者除选择上述药物,对心力衰竭患者首选胺碘酮,心功能正常者可选择Ⅰa或Ⅰc类药物。

【作用机制】　艾司洛尔起效快速,作用时间短,是选择性$\beta_1$肾上腺素受体阻滞药。主要作用于心肌的$\beta_1$受体,大剂量时对气管和血管平滑肌的$\beta_2$肾上腺素受体也有阻滞作用。可降低正常人运动及静息时的心率,可降低静息态心率、收缩压、心率血压乘积、左右心室射血分数和心排血指数;运动状态下,可减慢心率,降低心率血压乘积和心排血指数,但对收缩压的降低作用更明显。维拉帕米为钙通道阻滞药,扩张心脏正常部位和缺血部位的冠状动脉主干和小动脉,解除和预防冠状动脉痉挛;维拉帕米减少总外周阻力,降低心肌耗氧量;减少钙离子内流,延长房室结的有效不应期,减慢传导,可降低慢性心房颤动和心房扑动病人的心室率;减少阵发性室上性心动过速发作的频率。普罗帕酮属于Ⅰc类(即直接作用于细胞膜)的抗心律失常药。可降低收缩期的除极作用,延长传导,动作电位的持续时间及有效不应期也稍有延长,并可提高心肌细胞阈电位,明显减少心肌的自发兴奋性。它既作用于心房、心室(主要影响浦肯野纤维,对心肌的影响较小),也作用于兴奋的形成及传导。抗心律失常作用与其膜稳定作用及竞争性阻断作用有关。它尚有微弱的钙拮抗作用(比维拉帕米弱100倍),尚有轻度的抑制心肌作用,增加末期舒张压,减少搏出量,其作用均与用药的剂量成正比。还有轻度的降压和减慢心率作用。地尔硫䓬为钙拮抗药,作用与心肌或血管平滑肌膜除极时抑制钙离子内流有关。对心肌细胞慢钙通道的抑制,使窦房结和房室结的自律性和传导性降低,用于治疗室上性快速心律失常。胺碘酮属Ⅲ类抗心律失常药。主要电生理效应是延长各部心肌组织的动作电位时程及有效不应期,减慢传导,有利于消除折返激动。同时具有轻度非竞争性的α及β肾上腺素

受体阻滞和轻度 α 及 β 类抗心律失常药性质。减低窦房结自律性。对静息膜电位及动作电位高度无影响。

【适应证】　房性心动过速治疗目的是终止发作或控制心室率。β 受体阻滞药和钙拮抗药用于治疗房性心动过速,可降低快速房颤或房扑的心室率。静脉注射可用于终止阵发性室上速尤以合并预激者。

【禁忌证】　艾司洛尔:支气管哮喘;严重慢性阻塞性肺病;窦性心动过缓;二度至三度房室传导阻滞;难治性心功能不全;心源性休克;对本品过敏者。普罗帕酮:无起搏器保护的窦房结功能障碍、严重房室传导阻滞、双束支传导阻滞患者,严重充血性心力衰竭、心源性休克、严重低血压及对该药过敏者禁用。维拉帕米:①重度充血性心力衰竭(继发于室上性心动过速且可被维拉帕米纠正者除外);②严重低血压(收缩压＜90mmHg)或心源性休克;③病态窦房结综合征(已安装并行使功能的心脏起搏器病人除外);④二度或三度房室阻滞(已安装并行使功能的心脏起搏器病人除外);⑤心房扑动或心房颤动病人合并有房室旁路通道;⑥已用 β 受体阻滞药或洋地黄中毒的病人;⑦室性心动过速,QRS 增宽(≥0.12s)的室性心动过速病人静脉用维拉帕米,可能导致显著的血流动力学恶化和心室颤动,用药前须鉴别宽 QRS 心动过速为室上性或室性;⑧已知对盐酸维拉帕米过敏的病人。地尔硫䓬:病态窦房结综合征;二度或三度房室传导阻滞(以上两种情况安置心室起搏器则例外);低血压＜90mmHg(12kPa);对本品过敏者;急性心肌梗死和肺充血者。胺碘酮:有甲状腺功能异常史或已有功能异常者;碘过敏;一度至三度房室传导阻滞;双分支阻滞;QT 延长综合征;病态窦房结综合征。心功能不全,低血压或休克静脉注射时应慎用。

【不良反应及注意事项】　艾司洛尔:大多数不良反应为轻度、一过性,最重要的不良反应是低血压。注意事项:①高浓度给药(＞10mg/ml)会造成严重的静脉反应,包括血栓性静脉炎,20mg/ml 的浓度在血管外可造成严重的局部反应,甚至坏死,故应尽量经大静脉给药。②本品酸性代谢产物经肾消除,半衰期($t_{1/2}$)约 3.7h,肾病患者则约为正常的 10 倍,故肾衰竭患者使用本品须注意监测。③糖尿病患者应用时应小心,因本品可掩盖低血糖反应。④支气管哮喘患者应慎用。⑤用药期间须监测血压、心率、心功能变化。普罗帕酮:不良反应较少,主要为口干、舌唇麻木,可能是由于其局部麻醉作用所致。此外,早期的不良反应还有头痛、头晕,随后可出现胃肠道障碍,如恶心、呕吐、便秘等。也可出现房室阻断症状。注意事项:①心肌严重损害者慎用;②严重的心动过缓,肝、肾功能不全,明显低血压患者慎用;③如出现窦性或房室性传导高度阻滞时,可静脉注射乳酸钠、阿托品、异丙肾上腺素或间羟肾上腺素等解救。维拉帕米:常见的不良反应有症状性低血压,心动过缓,眩晕,头痛,皮疹,严重心动过速。注意事项:低血压,极度心动过缓/心脏停搏,心力衰竭,房室旁路通道(预激或 LGL 综合征),肝或肾功能损害,肌肉萎缩,颅内压增高。地尔硫䓬不良反应有:①心血管系统。心绞痛、心律失常、房室传导阻滞(一、二、三度)、心动过缓、束支传导阻滞、充血性心力衰竭、心电图异常、低血压、心悸、晕厥、心动过速、室性期前收缩。②神经系统。多梦、遗忘、抑郁、步态异常、幻觉、失眠、神经质、感觉异常、性格改变、嗜睡、震颤。③消化系统。厌食、便秘、腹泻、味觉障碍、消化不良、口渴、呕吐、体重增加。④皮肤。瘀点、光敏感性、瘙痒、荨麻疹,注射局部发红。⑤其他。弱视、呼吸困难、鼻出血、易激惹、高血糖、高尿酸血症、阳萎、肌痉挛、鼻充血、耳鸣、夜尿、多尿、骨关节痛。胺碘酮:①心血管系统。窦性心动过缓、一过性窦性停搏或窦房阻滞,阿托品不能对抗此反应;房室传导阻滞;偶有 Q-T 间期延长伴扭转性室性心动过速;促心律失常作用,特别是长期大剂量和伴有低钾血症时易发生;静脉注射时产生低血压。以上情况均应停药,可用升压药、异丙肾上腺素、碳酸氢钠(或乳酸钠)或起搏器治疗;注意纠正电解质紊乱;扭转性室性心动过速发展成室颤时可用直流电转复。由于本品半衰期长,故治疗不良反应需持续 5~10d。②甲状腺。甲状腺功能亢进,可发生在停药后,除突眼征以外可出现典型的甲状腺功能亢进征象,也可出现新的心律失常;甲状腺功能低下,发生率 1%~4%,老年人较多见,可出现典型的甲状腺功能低下征象。③胃肠道。便秘,少数人有恶心、呕吐、食欲下降,负荷量时明显。④神经系统。不多见,与剂量及疗程有关,可出现震颤、共济失调、近端肌无力、锥体外体征。⑤皮肤。光敏感与疗程及剂量有关,皮肤石板蓝样色素沉着,停药后经较长时间(1~2 年)才渐退。其他过敏性皮疹,停药后消退较快。⑥肝脏。肝炎或脂肪浸润、氨基转移酶增高,与疗程及剂量有关。⑦肺脏。主要产生过敏性肺炎、肺间质或肺泡纤维性肺炎、肺泡及间质有泡沫样巨噬细胞及Ⅱ型肺细胞增生,并有纤维化、少数淋巴细胞及中性粒细胞,小支气管腔闭塞。⑧其他。偶可发生低血钙及血清肌酐升高。静脉用药时局部刺激产生静脉炎,宜用氯化钠注射液或注射用水稀释,或采用中心静脉用药。

### (四)地尔硫䓬、地高辛、氟卡尼联合

【组方】 地尔硫䓬　0.25mg/kg

地高辛　　　0.25~0.5mg

氟卡尼　　　2mg/kg

【用法】　峡部依赖性房扑:急性治疗包括直流电复律和药物治疗。后者可选用:钙离子拮抗药或 β 受体阻滞药;胺碘酮或洋地黄。复律可选用依布利特。慢性治疗可选用Ⅰ类抗心律失常药(氟卡尼或普罗帕酮)和钙离子拮抗药或 β 受体阻滞药。

地尔硫䓬:若患者血流动力学稳定,心室率>150 次/分,可静脉应用地尔硫䓬降低心室率。剂量为 2min 内推注完 20mg(0.25mg/kg)。若效果不佳可 15min 后重复给予弹丸式注射 25mg(0.35mg/kg,2min 内完成或 2h 内输注 5~10mg,最大剂量为 15mg/h)。也可使用 β 受体阻滞药,如艾司洛尔或美托洛尔。

地高辛:充血性心力衰竭(CHF)或左心室功能不全的患者推荐使用地高辛,去除基础病因后可能自发转复窦律。成人常用量:静脉注射:0.25~0.5mg,用 5% 葡萄糖注射液稀释后缓慢注射,以后可用 0.25mg,每隔 4~6h 按需注射,但每日总量不超过 1mg;不能口服者需静脉注射,维持量为 0.125~0.5mg,每日 1 次。

普罗帕酮和氟卡尼可使大约 25% 的房扑患者转为窦律,须与钙离子拮抗药或 β 受体阻滞药合用。

【作用机制】　地尔硫䓬作用机制参见本节组方(三)相关内容。地高辛:治疗剂量时,选择性地与心肌细胞膜 $Na^+$-$K^+$-ATP 酶结合而抑制该酶活性,心肌细胞内 $Ca^{2+}$ 浓度增高,激动心肌收缩蛋白从而增加心肌收缩力。由于其正性肌力作用,使衰竭心脏心排血量增加,血流动力学状态改善,消除交感神经张力的反射性增高,并增强迷走神经张力,延缓房室传导,因而减慢心率。此外,小剂量时提高窦房结对迷走神经冲动的敏感性,可增强其减慢心率作用。大剂量(通常接近中毒量)则可直接抑制窦房结、房室结和希氏束而呈现窦性心动过缓和不同程度的房室传导阻滞。通过对心肌电活动的直接作用和对迷走神经的间接作用,降低窦房结自律性;提高浦肯野纤维自律性;减慢房室结传导速度,延长其有效不应期,导致房室结隐匿性传导增加,可减慢心房纤颤或心房扑动的心室率。氟卡尼:抑制钠通道,属Ⅰc 类抗心律失常药,明显减慢心肌细胞 0 相最大上升速度并降低幅度,减慢心脏传导。

【适应证】　用于控制伴有快速心室率的心房颤动、心房扑动患者的心室率及室上性心动过速。

【禁忌证】　地尔硫䓬:病态窦房结综合征未安装起搏器者;二度或三度房室传导阻滞未安装起搏器者;收缩压低于 90mmHg;对本品过敏者;急性心肌梗死或肺充血者。地高辛:与钙注射剂合用;任何强心苷制剂中毒;室性心动过速、心室颤动;梗阻性肥厚型心肌病(若伴收缩功能不全或心房颤动仍可考虑);预激综合征伴心房颤动或扑动。

【不良反应及注意事项】　地尔硫䓬:常见水肿、头痛、恶心、眩晕、皮疹、无力。注意事项:①本品可延长房室结不应期,除病态窦房结综合征外不明显延长窦房结恢复时间。本品与 β 受体阻滞药或洋地黄合用可导致对心脏传导的协同作用。②使用本品偶可致症状性低血压。③在肝脏代谢,由肾脏和胆汁排泄,长期给药应定期监测肝肾功能。肝肾功能受损者应用本品应谨慎。地高辛:常见的不良反应有促心律失常、胃纳不佳或恶心、呕吐(刺激延髓中枢)、下腹痛、异常的无力、软弱。少见的反应包括:视物模糊或"色视"(如黄视、绿视)、腹泻,中枢神经系统反应如精神抑郁或错乱。罕见的反应包括:嗜睡、头痛及皮疹、荨麻疹(变态反应)。在洋地黄的中毒表现中,致心律失常最重要,最常见者为室性期前收缩,其次为房室传导阻滞、阵发性或加速性交界性心动过速,阵发性房性心动过速伴房室传导阻滞、室性心动过速、窦性停搏、心室颤动等。注意事项:不宜与酸、碱类配伍。低钾血症,不完全性房室传导阻滞,高钙血症,甲状腺功能低下,缺血性心脏病,急性心肌梗死早期,活动心肌炎,肾功能损害慎用。氟卡尼:致心律失常作用,头晕,乏力,恶心。

### (五)抗胆碱能药物、拟肾上腺素类药物、糖皮质激素和碱性药物联合

【组方】

| 阿托品 | 0.5~2.0mg |
| 异丙肾上腺素 | 1~4$\mu$g/min |
| 地塞米松 | 20~80$\mu$g/d |
| 碳酸氢钠 | (视血钾酸中毒情况而定) |

【用法】　抗胆碱能药物:如阿托品(0.5~2.0mg 静脉注射)、山莨菪碱、东莨菪碱、心宝等。拟肾上腺素类药物如麻黄碱、异丙肾上腺素(1~4$\mu$g/min),异丙肾上腺素静脉滴注。地塞米松 20~80mg/d 静脉滴注,可连续应用 5~7d。碱性药物:碳酸氢钠或乳酸钠。

【作用机制】　阿托品为阻断 M 胆碱受体的抗胆碱药,能解除平滑肌的痉挛(包括解除血管痉挛,改善微血管循环);抑制腺体分泌;解除迷走神经对心脏的抑制,使心跳加快;散大瞳孔,使眼压升高;兴奋呼吸中枢。异丙肾上

腺素为 β 受体激动药,对 $β_1$ 和 $β_2$ 受体均有强大的激动作用,对 α 受体几乎无作用。主要作用:①作用于心脏 $β_1$ 受体,使收缩力增强,心率加快,传导加速,心排血量和心肌耗氧量增加。②作用于血管平滑肌 $β_2$ 受体,使骨骼肌血管明显舒张,肾、肠系膜血管及冠脉亦不同程度舒张,血管总外周阻力降低。其心血管作用导致收缩压升高,舒张压降低,脉压变大。③作用于支气管平滑肌 $β_2$ 受体,使支气管平滑肌松弛。④促进糖原和脂肪分解,增加组织耗氧量。地塞米松为肾上腺皮质激素类药,其抗炎、抗过敏、抗休克作用显著,而对水、钠潴留和促进排钾作用很轻,对垂体-肾上腺抑制作用较强。可减轻和防止组织对炎症的反应,从而减轻炎症的表现。激素抑制炎症细胞,包括巨噬细胞和白细胞在炎症部位的集聚,并抑制吞噬作用、溶酶体酶的释放以及炎症化学中介物的合成和释放。可以减轻和防止组织对炎症的反应,从而减轻炎症的表现。防止或抑制细胞介导的免疫反应,延迟性的变态反应,减少T 淋巴细胞、单核细胞、嗜酸性细胞的数目,降低免疫球蛋白与细胞表面受体的结合能力,并抑制白介素的合成与释放,从而降低 T 淋巴细胞向淋巴母细胞转化,并减轻原发免疫反应的扩展。可降低免疫复合物通过基底膜,并能减少补体成分及免疫球蛋白的浓度。

【适应证】 抗胆碱能药物,可提高房室阻滞者的心率,适用于阻滞位于房室结的病人;拟肾上腺素类药物可用于任何部位的高度房室传导阻滞,但用于急性心肌梗死的病人应十分慎重,因为可能导致严重室性心律失常;糖皮质激素:适用于急性心脏病变,如急性心肌炎、急性心肌梗死。碱性药物适用于合并高血钾或酸中毒时。

【禁忌证】 阿托品:青光眼及前列腺肥大病人。异丙肾上腺素:心绞痛、心肌梗死、甲状腺功能亢进及嗜铬细胞瘤患者禁用。地塞米松:对本品及肾上腺皮质激素类药物有过敏史患者禁用。高血压、血栓症、胃与十二指肠溃疡、精神病、电解质代谢异常、心肌梗死、内脏手术、青光眼等患者一般不宜使用。特殊情况下权衡利弊使用,但应注意病情恶化的可能。

【不良反应及注意事项】 阿托品:常有口干、眩晕,严重时瞳孔散大、皮肤潮红、心率加快、兴奋、烦躁、谵语、惊厥。异丙肾上腺素:常见口咽发干、心悸不安;注意事项:①心律失常并伴有心动过速,心血管疾病,包括心绞痛、冠状动脉供血不足、糖尿病、高血压、甲状腺功能亢进,洋地黄中毒所致的心动过速慎用。②遇有胸痛及心律失常应及早重视。③交叉过敏,病人对其他肾上腺能激动药过敏者,对本品也常过敏。地塞米松:本品较大剂量易引起糖尿病、消化道溃疡和类库欣综合征症状,对下丘脑-垂体-肾上腺轴抑制作用较强。并发感染为主要的不良反应。注意事项:①结核病、急性细菌性或病毒性感染患者慎用,必须应用时,给予适当的抗感染治疗;②长期服药后,停药前应逐渐减量;③糖尿病、骨质疏松症、肝硬化、肾功能不良、甲状腺功能低下患者慎用。

### (六) 阿托品、麻黄碱、沙丁胺醇、异丙肾上腺素等联合

【组方】

| | | |
|---|---|---|
| | 异丙肾上腺素 | 1~4μg/min |
| | 烟酰胺 | 400~1200mg |
| | 氨茶碱 | 0.25g |
| | 心先安(环磷腺苷) | 180~240mg |
| 或 | 阿托品 | 0.5~1mg |
| | 麻黄碱 | 20mg |
| 或 | 沙丁胺醇 | 100~200μg |

【用法】 ①阿托品、麻黄碱、沙丁胺醇等:适当提高心室率;②异丙肾上腺素:静脉滴注,适用于病情较重者,但应注意增加窦性心律反而出现窦性心动过速或诱发异位心律;③烟酰胺:用药方法为每日静脉滴注400~1200mg,由400mg/d开始,无不良反应者隔日加量,直至1200mg/d,2~3周为1个疗程;④氨茶碱:可加入含有烟酰胺的液体中静脉滴注,每日1次,每次0.25g;⑤心先安:180~240mg加入5%葡萄糖注射液250~500ml中静脉滴注,滴速每分钟40滴,15d为1个疗程。

【作用机制】 阿托品及异丙肾上腺素的作用机制参见本节组方(五)相关内容。烟酰胺:烟酰胺是辅酶Ⅰ和辅酶Ⅱ的组成部分,成为许多脱氢酶的辅酶。缺乏时可影响细胞的正常呼吸和代谢而引起糙皮病。氨茶碱:①松弛支气管平滑肌,也能松弛肠道、胆道等多种平滑肌,对支气管黏膜的充血、水肿也有缓解作用;②增加心排血量,扩张输出和输入肾小动脉,增加肾小球滤过率和肾血流量,抑制远端肾小管重吸收钠和氯离子;③增加离体骨骼肌的收缩力。心先安:环磷腺苷葡胺,为非洋地黄类强心药,具有正性肌力作用,能增强心肌收缩力,改善心脏泵血功能,有扩张血管作用,可降低心肌耗氧量;改善心肌细胞代谢,保护缺血、缺氧的心肌;能够改善窦房结P细胞功能。

【适应证】 适用于病态窦房结综合征,可增加心室率。有提高窦房结自律性和加速房室传导的作用。

【禁忌证】 氨茶碱:急性心肌梗死伴有血压显著下降者。对药物中任一

成分过敏者;本品禁与氨茶碱同时静脉给药。

**【不良反应及注意事项】**　阿托品和异丙肾上腺素不良反应及注意事项参见本节组方(五)相关内容。

烟酰胺的不良反应:①肌内注射可引起疼痛,故少用;②个别可引起头晕、恶心、上腹不适、食欲缺乏等,可自行消失;③妊娠初期过量服用有致畸的可能;④异烟肼与烟酰胺两者有拮抗作用,长期服用异烟肼应补充烟酰胺。

氨茶碱的不良反应:①交叉过敏,对本品过敏者,可能对其他茶碱类药也过敏;②可通过胎盘屏障,使新生儿血清茶碱浓度升高到危险程度,须加以监测;③可随乳汁排出,哺乳期妇女服用可引起婴儿易激动或出现其他不良反应。注意事项:心血管疾病者应用此药,则发生心脏毒性反应的危险性增大。呼吸困难者易发生室颤。慢性梗阻性肺疾病患者伴有房性或室性心律失常者,用此药时应小心。老年人清除茶碱的功能减退,易发生中毒。肝病、心脏病、支气管哮喘或阻塞性肺疾患者,易发生中毒。应用茶碱的患者,用电休克治疗时易发生癫痫状态。

心先安的不良反应:偶见心悸、心慌、头晕等症状。注意事项:静脉滴注不应太快,用量在 150mg 以上应在 90min 以上滴完。如遇心悸、心慌、应停止给药,停药后症状自行消失。

(陈　　磊)

## 第二节　高血压疾病

### 一、疾 病 特 点

高血压(hypertension)是以体循环动脉血压增高为主要表现的临床综合征,是最常见的心血管疾病。

**【分类】**　按病因可分为原发性和继发性两大类。病因不明的高血压,称之为原发性高血压(primary hypertension),占总高血压病人的 95% 以上;在不足 5% 病人中,血压升高是由于某些疾病导致的一种临床表现,本身有明确而独立的病因,称为继发性高血压(secondary hypertension)。按照血压的增高程度分类见表 3-1。

表 3-1　按血压增高程度分类

| 类别 | 收缩压(mmHg) | 舒张压(mmHg) |
| --- | --- | --- |
| 正常血压 | <120 | <80 |
| 正常高值 | 120～139 | 80～89 |
| 高血压 | ≥140 | ≥90 |
| 1 级高血压(轻度) | 140～159 | 90～99 |
| 2 级高血压(中度) | 160～179 | 100～109 |
| 3 级高血压(重度) | ≥180 | ≥110 |
| 单纯收缩期高血压 | ≥140 | <90 |

【治疗要点】　轻中度的高血压病人通常采用单一或联合口服药物即可治疗,但对于一些重度高血压或特殊类型的高血压病人,由于其血压急剧升高会引起身体其他器官的损伤,故需采用注射药物联合治疗的方法以达到迅速降压的目的。须采用注射药物联合应用治疗的高血压包括下列几种类型:

(1)恶性高血压:发病急骤,多见于青、中年。临床特点为血压明显升高,舒张压持续在 130mmHg(17.3kPa)以上。眼底出血、渗出或视盘水肿,出现头痛、视力迅速减退。肾脏损害明显,持续的蛋白尿、血尿及管型尿,可伴有肾功能不全。本病进展快,如不给予及时治疗,预后差,可死于肾衰竭、脑卒中或心力衰竭。

(2)高血压危象:在高血压病程中,由于血管阻力突然上升,血压明显增高,收缩压达 260mmHg(34.7kPa)、舒张压 120mmHg(16kPa)以上,病人出现头痛、烦躁、心悸、多汗、恶心、呕吐、面色苍白或潮红、视物模糊等症状。伴靶器官损害病变者可出现心绞痛、肺水肿或高血压脑病。控制血压后病情可迅速好转,但易复发。其发生机制是交感神经兴奋性增加导致儿茶酚胺分泌过多。高血压危象包括高血压急症和高血压亚急症。高血压急症(hypertensive emergencies)的特点是血压严重升高(>180/120mmHg)并伴发进行性靶器官功能不全的表现。高血压急症须立即进行降压治疗以阻止靶器官进一步损害。高血压急症包括高血压脑病、颅内出血、急性心肌梗死、急性左心衰竭伴肺水肿、不稳定性心绞痛、主动脉夹层动脉瘤。高血压亚急症(hypertensive urgencies)是高血压严重升高但不伴靶器官损害。高血压危象的患者应进入加强监护室,持续监测血压和尽快应用适合的降压药。降压目标是静脉输注降压药,1h 使平均动脉血压迅速下降但不超过 25%,在以后的 2～6h 血压降至 160/100～110mmHg。

（3）妊娠高血压：妊娠高血压（pregnancy induced hypertension，PIH）是指妊娠 20 周后，孕妇发生高血压，伴有或不伴有蛋白尿及水肿[高血压：血压升高≥140/90mmHg，或血压较孕前或孕早期升高≥25/15mmHg，至少 2 次，间隔 6h；蛋白尿：单次尿蛋白检查≥30mg，至少 2 次，间隔 6h，或 24h 尿蛋白定量≥0.3g；水肿：每周体重增加＞0.5kg 为隐性水肿。按水肿的严重程度可分为：局限踝部及小腿（＋）；水肿延及大腿（卌）；水肿延及会阴部及腹部（卅）]。

联合用药原则：单独使用一种降压药的有效降压率为 50%～60%，这说明还有 40%～50% 的患者需用两种或更多药物。联合用药可使疗效相加、剂量减少和减轻不良反应。临床上将 2 种、3 种甚至 4 种药物合用治疗高血压很常见。一般先用一种降压药物，效果不理想时加用另一种降压物，必要时采用三联或四联用药方式，以减少单一药物因剂量过大所致的药物不良反应及发挥联合用药的协同作用。

## 二、联 合 用 药

### （一）二氮嗪、呋塞米联合

【组方】　二氮嗪　　　　　　50～100mg
　　　　　呋塞米　　　　　　40mg 或 80mg
　　　　　50% 葡萄糖　　　　20～40ml

【用法】　经静脉推注二氮嗪 50～100mg（1～15mg/kg，剂量≤100mg），每 5～10 分钟 1 次直至血压达到理想水平，同时将 40mg 或 80mg 呋塞米加入 20～40ml 50% 葡萄糖注射液中静脉注射。

【作用机制】　二氮嗪能松弛小动脉平滑肌，扩张血管，降低外周阻力，使血压下降，能对抗多种物质收缩作用，还能反射性增快心率，增加心排血量，脑、肾、冠状动脉的血流量不变。呋塞米能增加水、钠、氯、钾、钙、镁、磷等的排泄，存在明显的剂量-效应关系，随着剂量加大，利尿效果明显增强，且药物剂量范围较大。本类药物主要通过抑制肾小管髓襻厚壁段对氯化钠的主动重吸收，结果管腔液 $Na^+$、$Cl^-$ 浓度升高，而髓质间液 $Na^+$、$Cl^-$ 浓度降低，使渗透压梯度差降低，肾小管浓缩功能下降，从而导致水、$Na^+$、$Cl^-$ 排泄增多。由于 $Na^+$ 重吸收减少，远端小管 $Na^+$ 浓度升高，促进 $Na^+$-$K^+$ 和 $Na^+$-$H^+$ 交换增加，$K^+$ 和 $H^+$ 排出增多。至于呋塞米抑制肾小管髓襻升支厚壁段重吸收 $Cl^-$ 的机制，过去曾认为该部位存在氯泵，目前研究表明该部位基底膜外侧存

在与 $Na^+$-$K^+$ ATP 酶有关的 $Na^+$、$Cl^-$ 配对转运系统,呋塞米通过抑制该系统功能而减少 $Na^+$、$Cl^-$ 的重吸收。另外,呋塞米尚能抑制近端小管和远端小管对 $Na^+$、$Cl^-$ 的重吸收,促进远端小管分泌 $K^+$。呋塞米通过抑制髓襻对 $Ca^{2+}$、$Mg^{2+}$ 的重吸收而增加 $Ca^{2+}$、$Mg^{2+}$ 排泄。短期用药能增加尿酸排泄,而长期用药则可引起高尿酸血症。呋塞米还能抑制前列腺素分解酶的活性,使前列腺素 $E_2$ 含量升高,从而具有扩张血管作用。扩张肾血管,降低肾血管阻力,使肾血流量尤其是肾皮质深部血流量增加,在呋塞米的利尿作用中具有重要意义。而且在肾小管液流量增加的同时肾小球滤过率不下降,这可能与流经致密斑的氯减少,从而减弱或阻断了球-管平衡有关。呋塞米能扩张肺部容量静脉,降低肺毛细血管通透性,加上其利尿作用,使回心血量减少,左心室舒张末期压力降低,有助于急性左心衰竭的治疗。

【适应证】 高血压急症,高血压危象。

【禁忌证】 妊娠、哺乳期妇女禁用。

【不良反应】 常见者与水、电解质紊乱有关,尤其是大剂量或长期应用时,如直立性低血压、休克、低钾血症、低氯血症、低氯性碱中毒、低钠血症、低钙血症以及与此有关的口渴、乏力、肌肉酸痛、心律失常等。少见者有变态反应(包括皮疹、间质性肾炎甚至心搏骤停)、视物模糊、黄视症、光敏感、头晕、头痛、食欲缺乏、恶心、呕吐、腹痛、腹泻、胰腺炎、肌肉强直等;骨髓抑制导致粒细胞减少,血小板减少性紫癜和再生障碍性贫血,肝功能损害,指(趾)感觉异常,高血糖症,尿糖阳性,原有糖尿病加重,高尿酸血症。耳鸣、听力障碍多见于大剂量静脉快速注射时(每分钟剂量 $>4\sim15mg$),多为暂时性,少数为不可逆性,尤其当与其他有耳毒性的药物同时应用时。在高钙血症时,可引起肾结石。

【注意事项】 ①交叉过敏。对磺胺药和噻嗪类利尿药过敏者,对本药可能亦过敏。②对诊断的干扰。可致血糖升高、尿糖阳性,尤其是糖尿病或糖尿病前期患者,过度脱水可使血尿酸和尿素氮水平暂时性升高,血 $Na^+$、$Cl^-$、$K^+$、$Ca^{2+}$ 和 $Mg^{2+}$ 浓度下降。③下列情况慎用。无尿或严重肾功能损害者,后者因需加大剂量,故用药间隔时间应延长,以免出现耳毒性等副作用;糖尿病;高尿酸血症或有痛风病史者;严重肝功能损害者,因水电解质紊乱可诱发肝性脑病;急性心肌梗死,过度利尿可促发休克;胰腺炎或有此病史者;有低钾血症倾向者,尤其是应用洋地黄类药物或有室性心律失常者;红斑狼疮,本药可加重病情或诱发活动;前列腺肥大。④药物剂量应从最小有效剂量开始,然后根据利尿反应调整剂量,以减少水、电解质紊乱等不良反应的发生。⑤存在低钾血症或低钾血症倾向时,应注意补充钾盐。⑥注射时防止漏出血管外,以免引起疼痛和炎症。

**（二）丹参、东莨菪碱复合液联合**

【组方】　复方丹参　　　　　20ml

氢溴酸东莨菪碱　0.3~0.6mg

5%葡萄糖　　　　500ml

【用法】　静脉滴注,每日 1 次,15d 为 1 个疗程。如治疗后血压仍不稳定、回升,或伴脑血管病者,可休息 10d 后再进行第 2 个疗程。

【作用机制】　东莨菪碱有解除血管痉挛、降低全身血黏度、减轻心脏容量负荷作用,并能对抗肾上腺素引起的升压反应,对中枢神经有镇静和抑制作用。复方丹参具有活血化瘀、通脉养心的功能。实验表明,它有扩张冠脉、增加血流量、增加心肌收缩力、改善心功能等作用。复方丹参注射液与氢溴酸东莨菪碱注射液合用,可增强降低血黏度,改善心肌收缩力作用,两药合用对高血压的防治有一定的好处,是一种对症处理疗法。

【适应证】　高血压。

【不良反应及注意事项】　可出现口渴、视力调节障碍、嗜睡、心悸、面部潮红、恶心、呕吐、眩晕、头痛等反应,偶见过敏性休克。控制血压时应注意个体化,高血压的治疗是否合理,应以是否有利于减少心、肾和卒中等发病来衡量。但原则是在允许的条件下尽可能使血压下降,直至达到正常水平。本复合液治疗时应注意防止东莨菪碱引起的烦躁不安、谵妄等症状出现。

**（三）参麦注射液、脉络宁联合**

【组方】　参麦　　　　30ml

脉络宁　　　30ml

5%葡萄糖　250ml

【用法】　参麦注射液 30ml 和脉络宁注射液 30ml 分别加入 5%葡萄糖液 250ml,静脉滴注,每日 1 次,15d 为 1 个疗程。

【作用机制】　参麦注射液源于古方生脉散,由红参和麦冬组成,具有益气养阴、敛阴止汗的功效。人参有扩张血管的作用,大剂量有短暂降压作用,其与麦冬合为制剂,更有安神、益气养阴之效。用生脉注射液对麻醉犬的血流动力学影响的实验研究表明其有明显的降压作用,而且降压作用与用药总量有明显关系,降压的同时心率无增快,说明其对心肌有保护作用。脉络宁注射液具有延长凝血酶原时间,提高纤溶活性,降低纤维蛋白原含量,缩短优球蛋白溶降解时间,减少体外血栓形成的长度和重量,扩张血管,增进血流,促进侧支循环的建立,改善血液循环,纠正微循环障碍,调节免疫功能等作用。

【适应证】　参麦注射液对高血压(中医辨证符合气阴两虚型)有明显疗效。

【不良反应及注意事项】　脉络宁静滴速度快时偶有头晕、恶心、心悸等症状出现,偶见变态反应。孕妇及过敏体质者慎用,使用前必须对光检查,发现药液出现浑浊、沉淀、变色、漏气等现象时不能使用。

### (四)硝酸甘油、硫酸镁注射液联合

【组方】
硝酸甘油　　　　　　　　10mg
25%硫酸镁　　　　　　　　80ml
5%葡萄糖　　　　　　　　1350ml

【用法】　硝酸甘油 10mg 加入 5%葡萄糖注射液 250ml,静脉滴注,开始用量每分钟 10 滴(微量输液泵,$25\mu g/min$),10min 后若血压不降,将硝酸甘油量增至每分钟 15 滴,以后每隔 10min 观察血压,若血压仍无有意义地下降(血压下降幅度≥20/10mmHg),则在前次滴速的基础上按每分钟 5 滴递增,当血压降至预期值即血压下降至≤160/95mmHg 或硝酸甘油用量达 $100\mu g/min$ 后,将硝酸甘油调整至起始滴速维持,直至妊娠终止。为防止抽搐,同时建立另一通道,以静脉用硫酸镁,具体用法:5%葡萄糖注射液 100ml 加 25%硫酸镁 20ml,静脉滴注,1h 内滴完,而后 5%葡萄糖注射液 1000ml 加 25%硫酸镁 60ml,静脉滴注,以 1.5g/h 维持。

【作用机制】　硝酸甘油主要舒张静脉容量血管,对动脉的舒张效应弱于静脉,而对粗大的动脉又强于小动脉和微动脉。对肺循环、冠状血管及处于收缩的内脏血管的舒张特别明显。其机制现认为硝酸甘油在体内生成血管内皮舒张因子—氧化氮自由基(即 NO),NO 激活鸟苷酸环化酶使 cGMP 量增加,cGMP 可能与其他舒血管内皮物质联合地使血管的肌球蛋白链舒张。有研究显示,硝酸甘油能通过胎盘,但对胎儿无不良作用,亦不影响子宫血流量。联用硫酸镁,除 $Mg^{2+}$ 通过中枢神经系统阻断抽搐外,也有助于增加硝酸甘油的降压作用。其作用机制:$Mg^{2+}$ 作用于周围血管神经肌肉交接处,抑制运动神经纤维的冲动,减少乙酰胆碱的释放,减少血管对升压的反应,使血管扩张;$Mg^{2+}$ 可竞争性地结合 $Ca^{2+}$,使细胞内钙离子浓度下降,抑制平滑肌收

缩;硫酸镁降低肾素活力及血管紧张素活性,刺激血管内皮释放前列环素($PGI$),抑制血栓素 $A_2$($TXA_2$),使血管扩张。此外,还可松弛子宫血管平滑肌,增加胎盘血流量,改善胎儿血液供应,并可缓解先兆早产、宫缩,有保胎作用。

【适应证】　妊娠高血压危象。

【禁忌证】　禁用于心肌梗死早期(有严重低血压及心动过速时)、严重贫血、青光眼、颅内压增高和已知对硝酸甘油过敏的患者。还禁用于使用枸橼酸西地那非(万艾可)的患者,后者增强硝酸甘油的降压作用。

【不良反应】　硝酸甘油:①头痛。可于用药后立即发生,可为剧痛或呈持续性。②偶可发生眩晕、虚弱、心悸和其他直立性低血压的表现,尤其在直立、制动的患者。③晕厥、面红、药疹和剥脱性皮炎均有报道。硫酸镁:①静脉注射硫酸镁常引起潮红、出汗、口干等症状,快速静脉注射时可引起恶心、呕吐、心慌、头晕,个别出现眼球震颤,减慢注射速度症状可消失。②肾功能不全,用药剂量大,可发生血镁积聚,血镁浓度达 5mmol/L 时,可出现肌肉兴奋性受抑制,感觉反应迟钝,膝腱反射消失,呼吸开始受抑制;血镁浓度达 6mmol/L 时可发生呼吸停止和心律失常,心脏传导阻滞,浓度进一步升高,可使心跳停止。③连续使用硫酸镁可引起便秘,部分病人可出现麻痹性肠梗阻,停药后好转。④极少数血钙降低,再现低钙血症。⑤镁离子可自由透过胎盘,造成新生儿高镁血症,表现为肌张力低,吸吮力差,不活跃,哭声不响亮等,少数有呼吸抑制现象。⑥少数孕妇出现肺水肿。

【注意事项】　虽硝酸甘油在用药过程中未见严重低血压发生,但考虑到妊娠时,孕妇对血流急剧改变的防卫能力减低,为防止意外,仍应严格控制静脉滴速(最好用微量输液泵),同时保持侧卧位(避免仰卧位时,下腔静脉被增大的子宫压迫于脊柱上而致心排血量突然减少),严密观察患者症状及血压、心率(律)、胎儿心率的变化,并做好抢救准备。

### (五)黄芪、复方丹参联合

【组方】　黄芪　　　　　30ml
　　　　　复方丹参　　　20ml
　　　　　5%葡萄糖　　　250ml

【用法】　高血压发病 12～48h 开始采用黄芪注射液 30ml 和复方丹参注射液 20ml,分别加入 5%葡萄糖注射液 250ml 静脉输注,每日 1 次,14d 为 1 个疗程,观察 21d。

【作用机制】　黄芪注射液主要成分为微量元素、黄酮、黄芪皂苷和多糖等,具有益气养元、扶正祛邪、养心通脉之功效。现代药理研究证明黄芪可扩张外周血管、冠状血管、脑血管,有效地降低血小板活化程度,抑制血小板内5-羟色胺的合成和释放,降低血小板聚集性,减少血栓形成,从而达到稳定血压、利尿、降低出血后梗死及心肾并发症的发生率等作用。还有研究证明黄芪注射液具有镇痛、镇静及安定作用,能减轻脑出血病人头痛、烦躁等症状。复方丹参注射液主要成分是丹参、降香、二萜醌类色素、丹参酮、隐丹参酮、异丹参酮、丹参素等多种物质,能降低血黏度,抑制血小板聚集,改善微循环,并能调节纤溶系统,促进纤维蛋白降解及抗自由基等作用。可使侧支循环开放,毛细血管网增加,出血部位血管压力下降。有利于减轻脑出血后的缺血性损害,有利于血肿的吸收及防止再出血,减轻脑细胞的损伤,减轻周围组织炎症反应及水肿,促进神经细胞功能恢复。可见,黄芪注射液与复方丹参注射液的部分药理作用是相似的,而两药联合应用必然会取得协同或互补作用,而且在治疗范围内未见明显不良毒性反应。

【适应证】　急性期高血压性脑出血。

【不良反应】　偶见变态反应、发热、药疹,有报道静脉滴注黄芪注射液致热原反应。

【注意事项】　凡属过敏体质,用药应慎重。首次用药者,用药时要注意观察。对药物的剂量、浓度要严格控制。久病、年老、体弱及肝肾疾病患者,剂量不宜过大;在输液时,滴速切勿过快。

(唐秋实)

## 第三节　心脏供血不足相关疾病

### 一、心肌缺血

#### (一)疾病特点

心肌缺血是指心脏的血液灌注减少,导致心脏的供氧减少,心肌能量代谢不正常,不能支持心脏正常工作发现的一种病理状态。

【临床表现】　心悸、心慌气短、乏力胸闷等。

【病因】　血压降低、主动脉供血减少、冠状动脉阻塞,可直接导致心脏供血减少;心瓣膜病、血黏度变化、心肌本身病变也会使心脏供血减少。还有一种情况,心脏供血没有减少,但心脏氧需求量增加了,这是一种相对心肌缺血。引起心肌缺血最常见的病因是冠状动脉狭窄。而冠状动脉狭窄的主要原因是动脉粥样硬化。因冠状动脉粥样硬化引起的心脏病即冠心病。所以,冠心病是心肌缺血的"罪魁祸首"。其危害是一旦缺血,立刻会引起缺氧。缺氧的直接后果是心肌细胞有氧代谢减弱,产能减小,使心脏活动时必需的能量供应不足,引起心绞痛、心律失常、心功能下降。

### (二)联合用药

丹参、黄芪联合

【组方】　丹参　　　10ml

　　　　　黄芪　　　4ml

【用法】　静脉滴注:黄芪注射液,1 次 10ml,每日 1 次;丹参注射液,1 次 4ml(用 5％葡萄糖注射液 250ml 稀释后使用),每日 1 次。肌内注射:黄芪注射液,1 次 4ml,每日 1 次;丹参注射液,1 次 4ml,每日 1 次。两药无先后顺序,忌混合,10d 为 1 个疗程。

【作用机制】　丹参注射液有扩张冠状动脉,抑制血小板聚集,降低血浆黏度,加速红细胞流速的作用,从而有利于改善微循环和预防血栓的形成,近年来被广泛用于治疗心绞痛、冠心病等疾病,并取得较好的疗效。滴注黄芪注射液后,对心脏有正性肌力作用,增强心肌收缩力,增加冠状血管血流量,保护心肌细胞,改善心血管功能。

【药物作用与适应证】　此方活血化瘀,通脉养心。用于胸痹血瘀证,如胸闷、心悸、心绞痛,急慢性心肌梗死,缺血性脑卒中,脑梗死或卒中后遗症。

【禁忌证】　对本类药物有过敏史患者禁用。

【不良反应】　两药偶有变态反应。

【注意事项】　两药均不宜在同一容器中与其他药物混用;两药皆是纯中药制剂,保存不当可能影响产品质量,所以使用前必须对光检查,发现药液出现浑浊、沉淀、变色、漏气等现象时不能使用。糖尿病患者要慎用丹参注射液。

## 二、冠　心　病

### (一)疾病特点

冠心病是因冠状动脉样硬化,心肌血液供应发生障碍引起的心脏病。

【病因病理】　冠状动脉受累的特点是其内膜有脂质的沉着,复合糖类的积聚,继而纤维组织增生和钙沉着,并有动脉中层病变,常导致管腔狭窄或闭塞。原因有高血压、高血脂、糖尿病、肥胖、吸烟、寒冷刺激、不良情绪、遗传因素、性别(男性冠心病发病率明显高于女性)、饮食(高脂饮食)等。

【临床表现】　可表现为房颤、室性期前收缩、房室传导阻滞等各种心律失常,心绞痛或上腹部不适,恶心、呕吐等胃肠道症状,或以气促、夜间阵发性呼吸困难等心力衰竭表现为首发症状。冠心病是中老年人最常见的一种心血管病,常伴有高血压、高脂血症、糖尿病等,脑力劳动者多见,对健康危害大,为老年人主要死因之一。

### (二)联合用药

1.右旋糖酐-40、丹参联合

【组方】　右旋糖酐-40　　250ml

丹参　　　　　　4ml

【用法】　静脉滴注:丹参注射液,1次4ml,每日1次;右旋糖酐-40,1次250ml,应缓慢滴注,每日或隔日1次。两药无先后顺序,忌混合,14d为1个疗程。

【作用机制】　丹参注射液作用机制参见本节一组方与黄芪的联合。右旋糖酐-40能改善微循环,预防或消除血管内红细胞聚集和血栓形成。

【药物作用与适应证】　丹参活血化瘀,通脉养心,右旋糖酐-40能改善微循环,预防或消除血管内红细胞聚集和血栓形成。两药合用可用于胸痹血瘀证,如胸闷、心悸、心绞痛,急慢性心肌梗死,缺血性脑卒中,脑梗死或卒中后遗症。

【禁忌证】　对丹参过敏史患者禁用;充血性心力衰竭者、有出血性疾病者、肾衰竭、严重血小板减少者禁用右旋糖酐-40。

【不良反应及注意事项】　丹参偶有变态反应;丹参是纯中药制剂,保存不当可能影响产品质量,所以使用前必须对光检查,发现药液出现浑浊、沉淀、变色、漏气等现象时不能使用;糖尿病患者要慎用。右旋糖酐-40少见有皮肤瘙痒、荨麻疹、红色丘疹、哮喘等变态反应,极少数出现过敏性休克,多发生于滴注初始几分钟内,立即出现胸闷、面色苍白、血压下降,如及时抢救可恢复;偶见有发热、持续性高热或低热、寒战、淋巴结肿大、关节痛、血钾降低;用量过大可致贫血、出血、创面渗血、大出血、牙龈出血、皮肤黏膜出血、血尿、月经血量增多等;肝、肾功能不全者慎用;具有抗原性,少数人可能发生过敏或过敏性休克,若出现过敏时立即停药,并皮下注射肾上腺素和静注升压药

2.红花、丹参联合

【组方】 红花 20ml

丹参 4ml

【用法】 静脉滴注:先将红花注射液 20ml 稀释于 5% 葡萄糖注射液 250ml 中,每日 1 次,后将丹参注射液 4ml 稀释于 5% 葡萄糖注射液 250ml 中,每日 1 次。15d 为 1 个疗程。

【作用机制】 丹参注射液作用机制参见本节一组方与黄芪的联合应用。红花注射液经现代科学证实,具有抑制血小板聚集,改善脑血管、冠状血管供血,增加实验动物对缺氧耐受性等作用。

【药物作用与适应证】 红花注射液活血化瘀,用于治疗闭塞性脑血管疾病、冠心病、脉管炎。丹参活血化瘀,通脉养心。两药合用可用于胸痹血瘀证,如胸闷、心悸、心绞痛,缺血性脑卒中,脑梗死或卒中后遗症。

【禁忌证】 对丹参过敏史患者禁用。红花注射液:孕妇禁用;出凝血时间不正常者禁用;有眼底出血的糖尿病患者不宜使用;对本品有过敏或严重不良反应病史者禁用。

【不良反应及注意事项】 丹参注射液参见本节二组方(二)的相关内容。红花注射液偶见过敏性皮疹、月经过多和全身无力等;红花注射液为纯中药制剂,不宜与其他药物在同一容器内混合使用,保存不当可能影响质量,所以使用前应对光检查,发现药液浑浊、沉淀、变色、漏气时不能使用;个别患者用药自觉全身有发热感,故首次用药宜慢速滴注,或药物稀释后使用;月经期停用,月经干净后再用;如出现不良反应,遵医嘱。

3.丹参、川芎联合

【组方】 川芎 40mg

丹参 4ml

【用法】 静脉滴注:先将川芎注射液 40mg(1～2 支),稀释于 5% 葡萄糖注射液或氯化钠注射液 250ml 中静脉滴注,速度不宜过快,每日 1 次,后将丹参注射液 4ml 稀释于 5% 葡萄糖注射液 250ml 中,每日 1 次。10d 为 1 个疗程,用 1～2 个疗程。

【作用机制】 丹参注射液作用机制参见本节一组方与黄芪的联合应用。川芎注射液有抗血小板聚集,扩张小动脉,改善微循环活血化瘀作用,并对已聚集的血小板有解聚作用。

【药物作用与适应证】 丹参活血化瘀,通脉养心。川芎注射液具有活血化瘀改善微循环作用,用于缺血性血管疾病,如冠心病、脉管炎,亦用于其他闭塞性脑血管疾病,如脑供血不全、脑血栓形成、脑栓塞等。两药合用可用于胸痹血瘀证,如胸闷、心悸、心绞痛、缺血性脑卒中、脑梗死或卒中后遗症。

【禁忌证】　对丹参过敏史患者禁用;脑出血及有出血倾向的患者忌用。

【不良反应及注意事项】　丹参注射液参见本节二组方 1. 的相关内容。川芎注射液酸性较强,穴位注射刺激性较强;川芎注射液不适于肌内大量注射,而且静脉滴注速度不宜过快;儿童及老年患者用药应按儿童及老年剂量使用。

## 三、心　绞　痛

### (一)疾病特点

心绞痛是冠状动脉供血不足,心肌急剧的、暂时的缺血和缺氧所引起的临床综合征。

【临床表现】　心绞痛常表现为突然发生的胸骨中上部的压榨痛、紧缩感、窒息感、烧灼痛、重物压胸感,胸痛逐渐加重,数分钟达高潮,并可放射至左肩内侧、颈部、下颌、上中腹部或双肩。伴有冷汗,以后逐渐减轻,持续时间为几分钟,经休息或服硝酸甘油可缓解。不典型者可在胸骨下段、上腹部或心前压痛。有的仅有放射部位的疼痛,如咽喉发闷、下颌痛、颈椎压痛。老年人症状常不典型,可仅感胸闷、气短、疲倦。老年糖尿病患者甚至仅感胸闷而无胸痛表现。

【病因】　劳累、情绪激动、饱食、受寒、阴雨天气、急性循环衰竭等为本病常见的诱因;冠状动脉粥样硬化、主动脉瓣狭窄或关闭不全、梅毒性主动脉炎、肥厚型原发性心肌病、先天性冠状动脉畸形、风湿性冠状动脉炎等可引起本病。

心绞痛是一种严重危害人类健康和生命的常见病,随着我国人民生活水平的提高及人口老龄化的发展,其发病率和病死率呈逐年上升趋势,给患者和家庭带来很大的社会经济负担。

### (二)联合用药

1. 硝酸异山梨酯、肝素钠联合

【组方】　硝酸异山梨酯　　250ml

　　　　　肝素钠　　　　　4ml

【用法】　静脉滴注:硝酸异山梨酯,10mg 稀释于 5% 葡萄糖注射液或

0.9％氯化钠注射液 250ml 中。肝素钠 4ml 稀释于 0.9％氯化钠注射液
250ml 中持续静脉滴注。10d 为 1 个疗程。

【作用机制】　硝酸异山梨酯:主要释放一氧化氮,一氧化氮与内皮释放
舒张因子相同,刺激鸟苷酸环化酶,使环鸟苷酸(cGMP)增加而导致血管扩
张。可以通过扩张外周血管,特别是增加静脉血容量,减少回心血量,降低心
脏前、后负荷,而减少心肌耗氧量;还可通过扩张冠脉及周围小动脉促进心肌
血流重新分布,改善缺血区血流供应来改善心肌缺血,通过这两方面发挥抗
心肌缺血作用。肝素钠:肝素影响凝血过程的诸多环节。抑制凝血酶原激酶
的形成:①肝素与抗凝血酶Ⅲ(AT-Ⅲ)结合,形成肝素 AT-Ⅲ复合物;AT-Ⅲ
是一种丝氨酸蛋白酶抑制药,对具有丝氨酸蛋白酶活性的凝血因子,如因子
Ⅻa、Ⅺa 和 Ⅹa 等灭活;肝素是与 AT-Ⅲ的 δ 氨基赖氨酸残基结合成复合物,
加速其对凝血因子的灭活作用,从而抑制凝血酶原激酶的形成,并能对抗已
形成的凝血酶原激酶的作用。②干扰凝血酶的作用。小剂量肝素与 AT-Ⅲ
结合后即使 AT-Ⅲ的反应部位(精氨酸残基)更易与凝血酶的活性中心(丝氨
酸残基)结合成稳定的凝血酶-抗凝血酶复合物,从而灭活凝血酶,抑制纤维
蛋白原转变为纤维蛋白。③干扰凝血酶对因子Ⅻ的激活,影响非溶性纤维蛋
白的形成;阻止凝血酶对因子Ⅷ和 V 的正常激活。④防止血小板的聚集和破
坏。肝素能阻止血小板的黏附和聚集,从而防止血小板崩解而释放血小板第
3 因子及 5-羟色胺。

【药物作用与适应证】　硝酸异山梨酯:冠心病的长期治疗;心绞痛治疗,
心绞痛的预防,心肌梗死后持续心绞痛的治疗。肝素钠:抗凝血药,可阻抑血
液的凝结过程。临床用于急性血栓栓塞性疾病,弥散性血管内凝血,体外抗
凝剂,清除血脂作用等。

【禁忌证】　休克者、低血压、青光眼患者禁用;对有机硝酸酯类药过敏者
禁用;急性循环衰竭者、急性心肌梗死伴充盈压者、梗死性肥厚型心肌病者禁
用;严重肝肾功能损害者、原发性肺动脉高压者禁用;严重贫血、颅脑外伤、脑
出血者禁用;不能控制的活动性出血者禁用;有出血性疾病的患者禁用;先兆
流产;亚急性感染性心内膜炎;胃、十二指肠溃疡;严重肝肾功能不全;黄疸者
禁用。

【不良反应及注意事项】　硝酸异山梨酯:少见有头痛、灼热感、直立性低
血压、心动过速、晕厥、面颈潮红、多汗;偶见有恶心、呕吐、口干、眩晕、疲乏、
烦躁、视物模糊、耳鸣、皮疹、剥脱性皮炎;肝素钠:本品毒性较低,自发性出血

倾向是肝素过量使用最主要危险,偶可发生变态反应,表现为发热、皮疹、瘙痒、鼻炎、结膜炎、哮喘、心前区紧迫感及呼吸短促,过量甚至可使心搏骤停,肌内注射可引起局部血肿,静脉注射可致短暂血小板减少症,此外,尚可引起骨质疏松和自发性骨折;使用过程中应严密观察病人的心率和血压。对甲状腺功能减退、营养不良、严重的肝或肾疾病及体重过低者也应谨慎注意,妊娠及哺乳期妇女慎用。肝素钠下列情况应慎用:有过敏性疾病及哮喘病史;口腔手术等易致出血的操作;已口服足量的抗凝药者;月经量过多者。与下列药物合用,可加重出血危险:香豆素及其衍生物,可导致严重的因子Ⅸ缺乏而致出血;阿司匹林及非甾体消炎镇痛药,包括甲芬那酸、水杨酸等均能抑制血小板功能,并诱发胃肠道溃疡出血;双嘧达莫、右旋糖酐等可能抑制血小板功能;肾上腺皮质激素、促肾上腺皮质激素等易诱发胃肠道溃疡出血。

2.硝酸甘油、肝素钠、硫酸镁复合液联合

【组方】　硝酸甘油　　　　10mg

　　　　　肝素钠　　　　　100mg

　　　　　25％硫酸镁　　　10ml

【用法】　将上述药物混合后,静脉滴注,每分钟20滴,每日1次,14d为1个疗程。

【作用机制】　硝酸甘油作用机制类似硝酸异山梨酯,硝酸甘油和肝素钠作用机制参见本节三组方1.的相关内容。硫酸镁:镁离子可抑制中枢神经的活动,抑制运动神经-肌肉接头乙酰胆碱的释放,阻断神经肌肉连接处的传导,降低或解除肌肉收缩作用,同时对血管平滑肌有舒张作用,使痉挛的外周血管扩张。

【药物作用与适应证】　硝酸甘油:冠心病的长期治疗;心绞痛治疗,心绞痛的预防,心肌梗死后持续心绞痛的治疗;抗凝血药肝素钠,可阻抑血液的凝结过程。临床用于急性血栓栓塞性疾病,弥散性血管内凝血,体外抗凝剂,清除血脂作用等;硫酸镁对血管平滑肌有舒张作用,使痉挛的外周血管扩张,可用于降低血压。

【禁忌证】　对硝基化合物过敏者禁用;脑出血或脑外伤、严重贫血、急性循环衰竭(休克、虚脱)、颅内压或眼内压增高者、青光眼者禁用;不能控制的活动性出血;有出血性疾病的患者,包括血友病、血小板减少性或血管性紫癜;外伤或术后渗血;先兆流产;亚急性感染性心内膜炎;胃、十二指肠溃疡;严重肝肾功能不全;黄疸等患者禁用。

【不良反应及注意事项】　硝酸甘油：常见有头胀、头痛、烦躁、眩晕、晕厥、面颊潮红、低血压、心率过快、恶心、呕吐、皮疹、视物模糊、高铁血红蛋白血症；少见有口干、耳鸣、皮疹、接触性皮炎；外用与皮肤接触后可有轻微瘙痒和热灼感，皮肤轻微变红，一般在停药后数小时可自然消失；使用过程中应严密观察病人的心率和血压。对甲状腺功能减退，营养不良，严重的肝或肾病及体重过低者也应谨慎注意，妊娠及哺乳期妇女慎用。肝素钠不良反应及注意事项参见本节三组方1.的相关内容。硫酸镁：常引起潮热、出汗、口干等症状，快速静脉注射时可引起恶心、呕吐、心慌、头晕，个别出现眼球震颤，减慢注射速度症状可消失；连续使用硫酸镁可引起便秘，部分病人可出现麻痹性肠梗阻，停药后好转；极少数血钙降低，再现低钙血症；镁离子可自由透过胎盘，造成新生儿高镁血症；少数孕妇出现肺水肿；每次用药前和用药过程中，定时做膝腱反射检查，测定呼吸次数，观察排尿量，抽血查血镁浓度时出现膝腱反射明显减弱或消失，或呼吸次数每分钟少于 14～16 次，每小时尿量少于 25～30ml 或 24h 少于 600ml，应及时停药；用药过程中突然出现胸闷、胸痛、呼吸急促，应及时听诊，必要时胸部 X 线摄片，以便及早发现肺水肿；肾功能不全，用药剂量大，可出现肌肉兴奋性受抑制，感觉反应迟钝，膝腱反射消失，呼吸开始受抑制，甚至心搏骤停；如出现急性镁中毒现象，可用钙剂静脉注射解救，常用的为 10％葡萄糖酸钙注射液 10ml 缓慢静脉注射。

3. 生脉、川芎嗪联合

【组方】　川芎嗪　　40mg

生脉　　　40ml

【用法】　静脉滴注：先将川芎注射液 40mg(1～2 支)，稀释于 5％葡萄糖注射液或氯化钠注射液 250ml 中静脉滴注，速度不宜过快，每日 1 次，后将生脉注射液 40ml，加入 5％葡萄糖注射液 250ml 中静脉滴注。14d 为 1 个疗程。

【作用机制】　川芎嗪注射液有抗血小板聚集，扩张小动脉，改善微循环活血化瘀作用，并对已聚集的血小板有解聚作用。生脉注射液由人参、麦冬、五味子提取而成，人参中人参皂苷可兴奋心肌，增强心肌收缩力，抗血小板聚集，改善微循环及冠状动脉循环，提高休克状态下血压，能降低乳酸含量改善缺氧状态下能量代谢，使毛细血管内皮不受其伤害，麦冬含麦冬皂苷，具有降低心肌细胞耗氧量，增加心肌细胞耐缺氧能力；五味子具有增强心肌细胞活力作用。生脉注射液还能扩张周围血管而降压，有抗血液凝固作用，并能激活纤溶酶原系统，有促进纤维蛋白原溶解作用。

【药物作用与适应证】 川芎嗪具有活血化瘀改善微循环作用,用于缺血性血管疾病如冠心病、脉管炎及其他闭塞性脑血管疾病如脑供血不全、脑血栓形成、脑栓塞等。生脉注射液可增强心肌收缩力,改善微循环及冠状动脉循环,用于治疗冠心病、缓慢性心律失常,低血压性眩晕及休克等的抢救。两药合用可用于胸痹血瘀证,如胸闷、心悸、心绞痛,缺血性脑卒中,脑梗死或卒中后遗症。

【禁忌证】 脑出血及有出血倾向的患者忌用;对本品有过敏或严重不良反应病史者禁用。

【不良反应及注意事项】 川芎注射液酸性较强,穴位注射刺激性较强;川芎注射液不适于肌内大量注射,而且静脉滴注速度不宜过快;儿童及老年患者用药应按儿童及老年剂量使用;不宜与碱性注射剂一起配伍。生脉注射液的不良反应有过敏性皮疹、腹胀、低血压、心动过速等;生脉注射液孕妇慎用;不宜与中药藜芦或五灵脂同时使用;不宜与其他药物在同一容器内混合使用;本品是中药制剂,保存不当可能影响产品质量,使用前必须对光检查,如发现药液出现浑浊、沉淀、变色、漏气或瓶身细微破裂者,均不能使用。

4. 硝酸异山梨酯、葛根素联合

【组方】 硝酸异山梨酯　　10mg

　　　　葛根素　　　　　0.6g

【用法】 静脉滴注:硝酸异山梨酯,10mg 稀释于 5% 葡萄糖注射液或 0.9% 氯化钠注射液 250ml 中。葛根素:每次 0.6g,每日 1 次,15d 为 1 个疗程。

【作用机制】 硝酸异山梨酯作用机制参见本节三组方 1. 的相关内容。葛根素:由豆科植物野葛或甘葛藤根中提出的一种黄酮苷能舒张平滑肌降低血压,明显地扩张冠状动脉的作用,还可抑制凝血酶诱导的血小板中 5-HT 释放。

【药物作用与适应证】 硝酸异山梨酯:冠心病的长期治疗;心绞痛治疗,心绞痛的预防,心肌梗死后持续心绞痛的治疗。葛根素:可用于辅助治疗冠心病、心绞痛、心肌梗死、视网膜动静脉阻塞、突发性耳聋及缺血性脑血管病、小儿病毒性心肌炎、糖尿病等。

【禁忌证】 休克者、低血压、青光眼患者禁用;长期服用可产生耐受性,与其他硝酸酯类有交叉耐药性,对有机硝酸酯类药过敏者禁用;急性循环衰竭者,急性心肌梗死伴充盈压者,梗死性、肥厚性心肌病者禁用;严重肝肾功能损害者、原发性肺动脉高压者禁用;严重贫血、颅脑外伤、脑出血者禁用;严重肝肾损害、心力衰竭及其他严重器质性疾病患者禁用。

【不良反应及注意事项】　硝酸异山梨酯不良反应参见本节三组方1.的相关内容。使用过程中应严密观察病人的心率和血压。对甲状腺功能减退、营养不良、严重肝或肾病及体重过低者也应谨慎注意,妊娠及哺乳期妇女慎用。葛根素:少数病人在用药开始时出现暂时性腹胀、恶心等反应,继续用药可自行消失;极少数病人用药后有皮疹、发热等过敏现象,立即停药或对症治疗后,可恢复正常;血容量不足者应在短期内补足血容量后使用本品;使用前请详细检查,如有溶液浑浊、封口松动、瓶身裂纹者,请勿使用;有出血倾向者慎用。

5.葛根素、肝素钠联合

【组方】　葛根素　　0.6g
　　　　　肝素钠　　4ml

【用法】　静脉滴注:每次0.6g,每日1次,15d为1个疗程。肝素钠,4ml稀释于0.9%氯化钠注射液250ml中持续静脉滴注。10d为1个疗程。

【作用机制】　肝素钠作用机制参见本节三组方1.的相关内容。葛根素:由豆科植物野葛或甘葛藤根中提出的一种黄酮苷,能舒张平滑肌降低血压,明显地扩张冠状动脉的作用,还可抑制凝血酶诱导的血小板中5-HT释放。

【适应证】　抗凝血药肝素钠,可阻抑血液的凝结过程。临床用于急性血栓栓塞性疾病,弥散性血管内凝血,体外抗凝剂,清除血脂作用等。葛根素:可用于辅助治疗冠心病、心绞痛、心肌梗死、视网膜动、静脉阻塞、突发性耳聋及缺血性脑血管病、小儿病毒性心肌炎、糖尿病等。

【禁忌证】　不能控制的活动性出血;有出血性疾病的患者,包括血友病、血小板减少性或血管性紫癜;外伤或术后渗血;先兆流产;亚急性感染性心内膜炎;胃、十二指肠溃疡;严重肝肾功能不全;黄疸;重症高血压;严重肝肾损害、心力衰竭及其他严重器质性疾病患者。

【不良反应及注意事项】　肝素钠参见本节三组方1.的相关内容。葛根素:少数病人在用药开始时出现暂时性腹胀、恶心等反应,继续用药可自行消失;极少数病人用药后有皮疹、发热等过敏现象,立即停药或对症治疗后,可恢复正常;血容量不足者应在短期内补足血容量后使用本品;使用前请详细检查,如有溶液浑浊、封口松动、瓶身裂纹者,请勿使用;有出血倾向者慎用。

## 四、心肌梗死

### (一)疾病特点

心肌梗死指在冠状动脉病变的基础上,发生冠状动脉血供急剧减少或中断,引起相应的心肌严重而持久的急性缺血性坏死。

**【临床表现】** 经典临床表现呈突发性,剧烈而持久的胸骨后疼痛,特征性心电图动态衍变及血清酶的增高,可发生心律失常、心力衰竭、休克等并发症,常可危及生命。临床表现有疼痛,突然出现长时间心绞痛,典型的疼痛通常在胸骨后或左胸部,可向左上臂、颌部、背部或肩部放散;全身症状:发热,白细胞增高,红细胞沉降率(血沉)增快;胃肠道症状:可出现胃痛、恶心、呕吐等;心律失常;心力衰竭;低血压和休克。

**【病因】** 基本病因是冠状动脉粥样硬化,较少见于冠状动脉痉挛,少数由栓塞、炎症、畸形等造成管腔狭窄闭塞,使心肌严重而持久缺血达 1h 以上即可发生心肌坏死。心肌梗死发生常有一些诱因,包括过劳、情绪激动、大出血、休克、脱水、外科有着长期手术或严重心律失常等。

**【并发症】** 心脏破裂,乳头肌功能失调,室壁瘤,栓塞,心肌梗死后综合征等。

### (二)联合用药

1. 硝酸甘油、硫酸镁复合液联合

**【组方】** 硝酸甘油　　　　10mg

　　　　　25％硫酸镁　　　10ml

**【用法】** 将上述药物混合后稀释于 5％的葡萄糖注射液中,静脉滴注,每分钟 20 滴,每日 1 次,5～10d 为 1 个疗程。

**【作用机制】** 硝酸甘油作用机制参见本节三组方 2. 相关内容。硫酸镁参见本节三组方 2. 相关内容。

**【药物作用与适应证】** 硝酸甘油:冠心病的长期治疗;心绞痛治疗,心绞痛的预防,心肌梗死后持续心绞痛的治疗;硫酸镁对血管平滑肌有舒张作用,使痉挛的外周血管扩张,可用于降低血压。

**【禁忌证】** 对硝基化合物过敏者禁用;脑出血或脑外伤、严重贫血、急性循环衰竭(休克、虚脱)、颅内压或眼内压增高者、青光眼者禁用。

**【不良反应及注意事项】** 硝酸甘油和硫酸镁的不良反应及注意事项参见本节三组方 2. 的相关内容。

2. 硝酸甘油、吗啡、尿激酶联合

【组方】　硝酸甘油　　　　10mg

　　　　　吗啡　　　　　　5mg

　　　　　尿激酶　　　　　150 万 U

【用法】　将硝酸甘油稀释于 5% 葡萄糖注射液或 0.9% 氯化钠注射液 250ml 中，静脉滴注，初始 5μg/min，最大滴速 200μg/min；吗啡 3mg 静脉注射，必要时每 5 分钟重复 1 次，总量不宜超过 15mg；尿激酶 150 万 U 于 30min 内静脉滴注，每 12 小时 1 次。

【作用机制】　硝酸甘油作用机制参见本节三组方 2. 相关内容。吗啡：为纯粹的阿片受体激动药，可激动 μ、κ 及 δ 型受体，使神经末梢对乙酰胆碱、去甲肾上腺素、多巴胺及 P 物质等神经递质的释放减少，并可抑制腺苷酸环化酶，故产生镇痛、呼吸抑制、欣快成瘾。尿激酶：激活内源性纤维蛋白溶解系统。其机制是切断纤溶酶原分子中的精氨酸 560-缬氨酸 561 键，使生成纤溶酶，而使纤维蛋白凝块、纤维蛋白原以及前凝血因子 V 和 Ⅷ 降解，并分解与血凝有关的纤维蛋白堆积物而起作用。

【药物作用与适应证】　硝酸甘油：冠心病的长期治疗；心绞痛治疗，心绞痛的预防，心肌梗死后持续心绞痛的治疗。吗啡：为强效镇痛药，适用于其他镇痛药无效的急性锐痛，如严重创伤、战伤、烧伤、晚期癌症等疼痛，心肌梗死而血压尚正常者，应用本品可使病人镇静，并减轻心脏负担应用于心源性哮喘可使肺水肿症状暂时有所缓解。尿激酶：用于急性心肌梗死、急性脑血栓形成和脑血管栓塞、肢体周围动静脉血栓、视网膜中央动静脉血栓及其他新鲜血栓闭塞性疾病。

【禁忌证】　对硝基化合物过敏者禁用；脑出血或脑外伤、严重贫血、急性循环衰竭（休克、虚脱）、颅内压或眼内压增高者、青光眼者禁用；呼吸抑制已显示发绀、颅内压增高和颅脑损伤、支气管哮喘、肺源性心脏病代偿失调、甲状腺功能减退、皮质功能不全、前列腺肥大、排尿困难及严重肝功能不全、休克尚未纠正控制前、炎性肠梗阻等病人禁用；近期（14d 内）有活动性出血（胃与十二指肠溃疡、咯血、痔疮、出血等）、做过手术、活体组织检查、心肺复苏（体外心脏按压、心内注射、气管插管）、不能实施压迫部位的血管穿刺以及外伤史；控制不满意的高血压（血压＞160/110mmHg）或不能排除主动脉夹层动脉瘤者；对扩容和血管加压药无反应的休克患者；妊娠、细菌性心内膜炎、二尖瓣病变并有房颤且高度怀疑左心腔内有血栓者；糖尿病合并视网膜病变者;严重的肝、肾功能障碍及进展性疾病;意识障碍患者;严重肝功能障碍,低纤维蛋白原血症及出血者忌用;严重肝功能障碍和严重高血压患者、低纤维蛋白原血症及有出血性疾病者均忌用。

【不良反应及注意事项】　硝酸甘油参见本节三组方2.的相关内容。吗啡:常见的不良反应为恶心、呕吐、呼吸抑制、嗜睡、眩晕、便秘、排尿困难、胆绞痛等。偶见瘙痒、荨麻疹、皮肤水肿等变态反应;本品急性中毒的主要症状为昏迷,呼吸深度抑制、瞳孔极度缩小、两侧对称,或呈针尖样大,血压下降、发绀,尿少,体温下降,皮肤湿冷,肌无力,由于严重缺氧致休克,循环衰竭、瞳孔散大、死亡;本品为国家特殊管理的麻醉药品,务必严格遵守国家对麻醉药品的管理条例,医院和病室的贮药处均须加锁,处方颜色应与其他药处方区别开。各级负责保管人员均应遵守交接班制度,不可稍有疏忽,使用该药医生处方量每次不应超过3日常用量;处方留存2年备查;未明确诊断的疼痛,尽可能不用本品,以免掩盖病情,贻误诊断;可干扰对脑脊液压升高的病因诊断,这是因为本品使二氧化碳潴留,脑血管扩张的结果;能促使胆道括约肌收缩,引起胆管系的内压上升;可使血浆淀粉酶和脂肪酶均升高;对血清碱性磷酸酶、丙氨酸转氨酶、门冬氨酸转氨酶、胆红素、乳酸脱氢酶等测定有一定影响,故应在本品停药24h以上方可进行以上项目测定,以防可能出现假阳性;因本品对平滑肌的兴奋作用较强,故不能单独用于内脏绞痛(如胆、肾绞痛),而应与阿托品等有效的解痉药合用,单独使用反使绞痛加剧。尿激酶:使用剂量较大时,少数病人可能有出血现象,轻度出血如皮肤、黏膜、肉眼及显微镜下血尿、血痰或小量咯血、呕血等,采取相应措施,症状可缓解;少数患者可出现变态反应:一般表现较轻,如支气管痉挛、皮疹等。偶可见过敏性休克;发热:有2%～3%患者可见不同程度的发热。可用对乙酰氨基酚作解热药,不可用阿司匹林或其他有抗血小板作用的解热药;其他:尚可见恶心、呕吐、食欲缺乏、疲倦、可出现ALT升高;心内赘生物患者,给予本品前应做超声心动图鉴别赘生物性质,若为血栓不可使用本品;给予本品前应进行血小板计数、凝血酶原时间、凝血酶时间、纤维蛋白原及其降解产物浓度等检查;有报道本品可引起肝及脾自发性破裂;依据药物对妊娠(胎儿)的危害等级,美国食品药品监督管理局将本品列为B类药物;高龄老人、严重动脉粥样硬化者应用剂量宜谨慎;本品用药期间同时使用抗凝药(如肝素钠)及血小板抑制药(如阿司匹林),发生出血的危险增大。

3.含镁极化液联合

【组方】　胰岛素　　　　　　　10U

|       |       |
|-------|-------|
| 25%硫酸镁 | 10ml |
| 10%氯化钾 | 10ml |
| 10%葡萄糖 | 500ml |

【用法】 将上述药物混合后静脉滴注,每日1次,14d为1个疗程。同时继续常规治疗。

【作用机制】 心肌极化液是利用 $Na^+$-$K^+$-ATP酶和门冬氨酸载体将 $K^+$转移至缺血损伤的心肌细胞内,恢复其极化状态并提供能量,使其恢复正常的生理功能,从而达到治疗多种心脏疾病的目的。

【适应证】 心肌极化液可用于治疗急性心肌梗死、心绞痛、心肌病、心肌炎、高血压、肺心病、妊娠高血压综合征等,特别是酒精性心肌病、心肌炎、充血性心力衰竭心功能Ⅲ~Ⅳ级的病人。选择性地选用含镁极化液可辅助治疗各种心律失常,并能预防洋地黄中毒和猝死的发生。

【禁忌证】 低血糖;肝硬化、溶血性黄疸;胰腺炎,肾炎患者;高钾血症患者;急性肾功能不全、慢性肾功能不全者。

【不良反应及注意事项】 硫酸镁参见本节三组方2.的相关内容。胰岛素:低血糖反应,变态反应,胰岛素抵抗,注射部位脂肪萎缩;要了解短、中、长效胰岛素的类型、作用时间及定时的用法;餐前注射短效胰岛素,易在餐后2~3h发生低血糖;早餐前注射中、长效胰岛素,常在下午或夜间发生低血糖。不论高血糖的程度如何,胰岛素治疗均须从较小的剂量开始,同时进行血糖监测,以便及时调整胰岛素剂量与注射次数,以求满意控制血糖又不会发生低血糖;胰岛素制剂于高温环境下易于分解失效,故须保存在10℃以下冷藏器内。氯化钾:静脉滴注浓度较高、速度较快或静脉较细时,易刺激静脉内膜引起疼痛,滴注速度较快或原有肾功能损害时,应注意发生高钾血症;老年人肾脏清除钾功能下降,应用钾盐时较易发生高钾血症。下列情况慎用氯化钾:①代谢性酸中毒伴有少尿时;②肾上腺皮质功能减弱者;③急慢性肾衰竭;④急性脱水,因严重时可致尿量减少,尿 $K^+$ 排泄减少;⑤家族性周期性瘫痪,低钾性瘫痪应给予补钾,但须鉴别高钾性或正常血钾性周期性瘫痪;⑥慢性或严重腹泻可致低钾血症,但同时可致脱水和低钠血症,引起肾前性少尿;⑦胃肠道梗阻、慢性胃炎、溃疡病、食管狭窄、憩室、肠张力缺乏、溃疡性肠炎者,不宜口服补钾,因此时钾对胃肠道的刺激增加,可加重病情;⑧传导阻滞性心律失常,尤其当应用洋地黄类药物时;⑨大面积烧伤、肌肉创伤、严重感染、大手术后24h和严重溶血,上述情况本身可引起高钾血症;⑩肾上腺性异常综合征伴盐皮质激素分泌不足。

4. 硝酸甘油、硫酸镁复合液联合

【组方】 硝酸甘油　　　　10mg

25％硫酸镁　　　10ml

【用法】 将上述药物混合后,静脉滴注,每分钟20滴,每日1次,5～10d为1个疗程。

【作用机制】 硝酸甘油参见本节三组方2.的相关内容。硫酸镁作用机制参见本节三组方2.的相关内容。

【药物作用与适应证】 硝酸甘油:冠心病的长期治疗;心绞痛治疗,心绞痛的预防,心肌梗死后持续心绞痛的治疗;硫酸镁对血管平滑肌有舒张作用,使痉挛的外周血管扩张,可用于降低血压。

【禁忌证】 对硝基化合物过敏者禁用;脑出血或脑外伤;严重贫血、急性循环衰竭(休克、虚脱);颅内压或眼内压增高者、青光眼者禁用。

【不良反应及注意事项】 硝酸甘油和硫酸镁的不良反应及注意事项,参见本节三组方2.的相关内容。

(宋志国)

# 第四节　心力衰竭

## 一、疾 病 特 点

充血性心力衰竭是指在静脉回流正常的情况下,由于原发的心脏损害引起心排血量减少和心室充盈压升高,临床上以组织血流灌注不足以及肺循环和(或)体循环淤血为主要特征的一种综合征。心脏病患者在临床上出现"充血"之前,有一无症状阶段,但此时已有左心室功能障碍,静息射血分数降至正常以下,称为无症状性心室功能障碍或无症状性心力衰竭。

【发病机制】 心力衰竭确切的病理生理机制至今仍不十分明了,目前比较明确的是:心力衰竭从适应发展到适应不良,以致进行性恶化;心脏组织自分泌、旁分泌的激活,心肌能量耗竭致使心肌细胞数量减少,心肌细胞组成的质的变化致使心肌细胞寿命缩短。

【临床类型】 按起病发展的速度可分为急性和慢性心力衰竭;根据心力衰竭发生的部位可分为左心、右心和全心衰竭。左心衰竭的特征是肺循环淤血,而右心衰竭则以体循环淤血为主要表现;收缩性或舒张性心力衰竭,因心脏收缩功能障碍引起收缩期排空能力减弱而致心力衰竭为收缩性心力衰竭。

【临床特点】　心脏扩大、收缩末期容积增大和射血分数降低;舒张性心力衰竭是由于收缩期心室主动松弛的能力受损和心室的僵硬度增加,以致心室在舒张期的充盈受损,心排血量降低,左心室舒张末期压升高而发生心力衰竭。其临床特点是心肌显著肥厚,心脏大小正常,射血分数正常和左心室舒张期充盈减少。收缩性心力衰竭是临床最常见的形式,舒张性心力衰竭常与收缩性心力衰竭同时存在,亦可单独出现。心力衰竭不是一个独立的疾病,是指各种病因导致的心脏病严重阶段。发病率高,5 年存活率与恶性肿瘤相似。

## 二、联 合 用 药

### (一)毛花苷 C、呋塞米复合液联合

【组方】　毛花苷 C　　0.2mg
　　　　　呋塞米　　　20mg

【用法】　将上述两种药物用 10% 葡萄糖溶液 250ml 稀释后静脉滴注,每日 1 次,每分钟 20～30 滴。

【作用机制】　毛花苷 C:抑制细胞膜上的 $Na^+$-$K^+$-ATP 酶,减少钠钾交换,细胞内钠离子增加,从而肌膜上钠钙离子交换趋于活跃,使钙外流减少,细胞内钙离子增多,作用于收缩蛋白,增加心肌收缩力和速度。呋塞米:主要通过抑制肾小管髓襻升支粗段对 NaCl 的主动重吸收,结果管腔液 $Na^+$、$Cl^-$ 浓度升高,而髓质间液 $Na^+$、$Cl^-$ 浓度降低,使渗透压梯度差降低,肾小管浓缩功能下降,从而导致水、$Na^+$、$Cl^-$ 排泄增多。由于 $Na^+$ 重吸收减少,远端小管 $Na^+$ 浓度升高,促进 $Na^+$-$K^+$ 和 $Na^+$-$H^+$ 交换增加,$K^+$ 和 $H^+$ 排出增多。对血流动力学的影响。呋塞米能抑制前列腺素分解酶的活性,使前列腺素 $E_2$ 含量升高,从而具有扩张血管作用。扩张肾血管,降低肾血管阻力,使肾血流量尤其是肾皮质深部血流量增加,在呋塞米的利尿作用中具有重要意义,也是其用于预防急性肾衰竭的理论基础。呋塞米能扩张肺部容量静脉,降低肺毛细血管通透性,加上其利尿作用,使回心血量减少,左心室舒张末期压力降低,有助于急性左心衰竭的治疗。由于呋塞米可降低肺毛细血管通透性,为其治疗成人呼吸窘迫综合征提供了理论依据。

【适应证】　毛花苷 C:用于急性和慢性心力衰竭、心房颤动和阵发性室

上性心动过速。呋塞米：水肿性疾病包括充血性心力衰竭、肝硬化、肾脏疾病（肾炎、肾病及各种原因所致的急、慢性肾衰竭），尤其是应用其他利尿药效果不佳时，应用本类药物仍可能有效。与其他药物合用治疗急性肺水肿和急性脑水肿等；高血压：在高血压的阶梯疗法中，不作为治疗原发性高血压的首选药物，但当噻嗪类药物疗效不佳，尤其当伴有肾功能不全或出现高血压危象时，本类药物尤为适用；预防急性肾衰竭：用于各种原因导致肾脏血流灌注不足，例如失水、休克、中毒、麻醉意外以及循环功能不全等，在纠正血容量不足的同时及时应用，可减少急性肾小管坏死的机会；高钾血症及高钙血症；急性药物毒物中毒：如巴比妥类药物中毒等。

【禁忌证】　任何强心苷制剂的中毒；室性心动过速、心室颤动；梗阻型肥厚性心肌病（若伴心力衰竭或心房颤动仍可考虑）；预激综合征伴心房颤动或扑动。

【不良反应及注意事项】　毛花苷C：常见的反应包括出现新的心律失常（可能中毒）、胃纳不佳或恶心、呕吐（刺激延髓中枢）、下腹痛、异常的无力软弱（电解质失调）、异常的心动过速或心动过缓（可能房室传导阻滞）；少见的反应包括：视物模糊或"黄视"（中毒症状）、腹泻（电解质平衡失调）、精神抑郁或错乱；罕见的反应包括：嗜睡、头痛、皮疹、荨麻疹（变态反应）；洋地黄中毒表现为心律失常最重要，常见者为室性期前收缩，阵发性或非阵发性交界性心动过速，房室分离；阵发性房性心动过速伴房室传导阻滞，致死的机制为心室颤动；儿童心律失常比其他反应多见，但室性心律失常比成人少见；新生儿可有P-R间期延长；本品可通过胎盘，故妊娠后期母体用量可能增加，分娩6周剂量须渐减；本品可排入乳汁，哺乳期妇女应用须权衡利弊；新生儿对本品的耐受性不定，其肾清除减少；早产儿与未成熟儿对本品敏感，剂量需减少，按其不成熟程度而适当减小剂量；按体重或体表面积，1个月以上婴儿比成人需用量略大；老年人肝肾功能不全、表观分布容积减小或电解质平衡失调者，对本品耐受低，须用较小剂量。呋塞米：常见者与水、电解质紊乱有关，尤其是大剂量或长期应用时，如直立性低血压、休克、低钾血症、低氯血症、低氯性碱中毒、低钠血症、低钙血症以及与此有关的口渴、乏力、肌肉酸痛、心律失常等；少见者有变态反应（包括皮疹、间质性肾炎甚至心搏骤停）、视物模糊、黄视症、光敏感、头晕、头痛、食欲缺乏、恶心、呕吐、腹痛、腹泻、胰腺炎、肌肉强直等，骨髓抑制导致粒细胞减少，血小板减少性紫癜和再生障碍性贫血，肝功能损害，指（趾）感觉异常，高血糖症，尿糖阳性，原有糖尿病加重，高尿酸血症;耳鸣、听力障碍多见于大剂量静脉快速注射时(每分钟剂量>4~15mg),多为暂时性,少数为不可逆性,尤其当与其他有耳毒性的药物同时应用时;在高钙血症时,可引起肾结石;对磺胺药和噻嗪类利尿药过敏者,对本药亦可能过敏;本药可通过胎盘屏障,孕妇尤其是妊娠前 3 个月应尽量避免应用。

### (二)盐酸多巴胺、呋塞米复合液联合

【组方】　盐酸多巴胺　　20~40mg

　　　　　呋塞米　　　　40mg

【用法】　将上述两种药物用 5%葡萄糖溶液 250ml 稀释后静脉滴注。

【作用机制】　盐酸多巴胺:激动心脏 $\beta_1$ 受体,也具有释放去甲肾上腺素作用,能使收缩性加强,心排血量增加;作用于血管的 α 受体和多巴胺受体,多巴胺能增加收缩压和脉压,而对舒张压无作用或稍增加;多巴胺选择性地作用于血管的多巴胺受体而舒张肾血管,使肾血流量增加,肾小球的滤过率也增加。呋塞米作用机制参见本节组方(一)的相关内容。

【适应证】　盐酸多巴胺:用于各种类型休克,包括中毒性休克、心源性休克、出血性休克、中枢性休克,特别对伴有肾功能不全、心排血量降低、周围血管阻力增高而已补足血容量的病人更有意义。呋塞米参见本节组方(一)的相关内容。

【禁忌证】　对本品过敏者;心律失常未纠正者(尤其心室颤动);嗜铬细胞瘤患者;预激综合征伴心房颤动或扑动。

【不良反应及注意事项】　盐酸多巴胺:不良反应一般较轻,偶见恶心、呕吐。如剂量过大或滴注太快可出现心动过速、心律失常和肾血管收缩引致肾功能下降等,一旦发生,应减慢滴注速度或停药;哺乳期妇女慎用;用药前应先补充血容量,停药时应逐渐减量;静脉滴注时防止药液外漏,以防局部缺血、坏死,一旦药液漏出血管外可用酚妥拉明局部浸润注射;有报道长期静脉滴注本品可发生手足末端处(如手指、足趾)坏死,应注意;依据药物对妊娠(胎儿)的危害等级,美国食品药品监督管理局将本品列为 C 类药物。呋塞米不良反应及注意事项参见本节组方(一)的相关内容。

### (三)多巴酚丁胺、硝普钠、硫酸镁复合液联合

【组方】　盐酸多巴酚丁胺　　　　　20mg

　　　　　硝普钠粉针剂　　　　　　50mg

　　　　　25%硫酸镁　　　　　　　10ml

【用法】　将上述三种药物用 5%葡萄糖注射液 250ml 稀释后避光静脉

滴注,每日 2～3 次,7d 为 1 个疗程。

【作用机制】　盐酸多巴酚丁胺注射液:本品是 $\beta_1$ 受体激动药,直接激动心脏上的 $\beta_1$ 受体而加强心肌收缩力。硝普钠:是一种速效和短时作用的血管扩张药,通过血管内皮细胞产生 NO,对动脉和静脉平滑肌均有直接扩张作用。将两药联合应用是因两药能扩张血管,改善微循环增加心肌收缩力,降低前后负荷而达到治疗心源性休克的目的。硫酸镁参见第三节三组方(二)2. 的相关内容。

【适应证】　盐酸多巴酚丁胺注射液:适用于器质性心脏病时心肌收缩力下降而引起的心力衰竭;适用于治疗各种不同原因引起心肌收缩力减弱的心力衰竭;对心脏手术后引起低排量性综合征、扩张性心肌病、风湿性心脏病及心率减慢的心力衰竭也有效;以及心源性休克及急性肺水肿的抢救治疗。硝普钠用于高血压急症,如高血压危象、高血压脑病、恶性高血压、嗜铬细胞瘤手术前后阵发性高血压等的紧急降压,也可用于外科麻醉期间进行控制性降压;用于急性心力衰竭,包括急性肺水肿;亦用于急性心肌梗死或瓣膜(二尖瓣或主动脉瓣)关闭不全时的急性心力衰竭。硫酸镁对血管平滑肌有舒张作用,使痉挛的外周血管扩张,可降低血压。

【禁忌证】　对本品过敏者禁用;梗阻型肥厚性心肌病不宜使用,以免加重梗阻;特发性肥厚性主动脉瓣下狭窄者禁用;代偿性高血压如动静脉分流或主动脉缩窄者禁用。

【不良反应及注意事项】　盐酸多巴酚丁胺注射液:可有心悸、恶心、头痛、胸痛、气短等不良反应,也有像多巴胺一样可致皮肤坏死;室性心律失常、高血压患者慎用;本品偶可诱发心绞痛、心肌梗死、冠心病患者慎用;本品能促进房室传导,房颤时用药可增加心室率,故对房颤患者应慎用,必须使用时用前先用地高辛控制心室率;使用本品前应纠正血容量不足;给药过程中避免药液外溢;依据药物对妊娠(胎儿)的危害等级,美国食品药品监督管理局将本品列为 C 类药物。硝普钠:短期应用适量较少发生不良反应,如过敏性皮疹,长期应用本品毒性反应来自其代谢产物氰化物和硫氰酸盐中毒:反射消失、昏迷、心音遥远、低血压、脉搏消失、皮肤粉红色、呼吸浅、瞳孔散大;本品对光敏感,溶液稳定性较差,滴注溶液应新鲜配制并注意避光;新配溶液为淡棕色,如变为暗棕色、橙色或蓝色,应弃去。溶液的保存与应用不应超过 24h;溶液内不宜加入其他药品。下列情况慎用:脑血管或冠状动脉供血不足时,对低血压的耐受性降低;麻醉中控制性降压时,如有贫血或低血容量应先纠正再给药;脑病或其他颅内压增高时,扩张脑血管可进一步增高颅内压;肝功能损害时,可能本品加重肝损害;甲状腺功能过低时,本品的代谢产物硫氰酸盐可抑制碘的摄取和结合,因而可能加重病情;肺功能不全时,本品可能加重低氧血症;维生素 $B_{12}$ 缺乏时使用本品,可能使病情加重。应用本品过程中,应经常测血压,最好在监护室内进行;药液有局部刺激性,谨防外渗;少壮男性患者麻醉期间用本品作控制性降压时,需要用大量,甚至接近极量;左心衰竭时应用本品可恢复心脏的泵血功能,但伴有低血压时,须同时加用心肌正性肌力药如多巴胺或多巴酚丁胺;用本品过程中,偶可出现明显耐药性,此应视为中毒的先兆征象,此时减慢滴速,即可消失;老年人用本品须注意增龄时肾功能减退对本品排泄的影响,老年人对降压反应也比较敏感,故用量宜酌减;与其他降压药同用可使血压剧降;麻醉中控制降压时突然停用本品,尤其血药浓度较高而突然停药时,可能发生反跳性血压升高。硫酸镁不良反应及注意事项参见第三节三组方(二)2.的相关内容。

### (四)硝酸甘油、肝素钠、维生素 C 复合液联合

【组方】 硝酸甘油 10mg
肝素钠 50mg
维生素 C 5mg

【用法】 将上述三种药物用 5% 葡萄糖注射液 250ml 稀释后静脉滴注,每日 1 次,10d 为 1 个疗程。

【作用机制】 硝酸甘油作用机制参见第三节三组方(一)1.硝酸异山梨酯的相关内容。肝素钠作用机制参见第三节三组方(一)1.的相关内容。维生素 C:参与氨基酸代谢、神经递质的合成、胶原蛋白和组织细胞间质的合成,可降低毛细血管的通透性,加速血液的凝固,刺激凝血功能,促进铁在肠内吸收,促使血脂下降,增加对感染的抵抗力,参与解毒功能,且有抗组胺的作用及阻止致癌物质(亚硝胺)生成的作用。

【适应证】 硝酸甘油:冠心病长期治疗;心绞痛治疗,心绞痛预防,心肌梗死后持续心绞痛的治疗;肝素钠:抗凝血药,可阻抑血液的凝结过程。临床用于急性血栓栓塞性疾病,弥散性血管内凝血,体外抗凝剂,清除血脂作用等;维生素 C:用于治疗维生素 C 缺乏症,也可用于各种急慢性传染性疾病及紫癜等辅助治疗;慢性铁中毒的治疗:维生素 C 促进去铁胺对铁的螯合,使铁排出加速;特发性高铁血红蛋白症的治疗。

【禁忌证】 对硝基化合物过敏者禁用;脑出血或脑外伤、严重贫血、急性

循环衰竭(休克、虚脱)、颅内压或眼内压增高者、青光眼者禁用;不能控制的活动性出血;有出血性疾病的患者,包括血友病、血小板减少性或血管性紫癜禁用;外伤或术后渗血;先兆流产;亚急性感染性心内膜炎;胃、十二指肠溃疡;严重肝肾功能不全等禁用。

【不良反应及注意事项】 硝酸甘油参见第三节三组方(二)1.的相关内容。肝素钠不良反应及注意事项参见第三节三组方(二)1.的相关内容。维生素C:长期应用每日2~3g可引起停药后维生素C缺乏症;长期应用大量维生素C偶可引起尿酸盐、半胱氨酸盐或草酸盐结石;快速静脉注射可引起头晕、晕厥;下列情况应慎用:半胱氨酸尿症;痛风;高草酸盐尿症;草酸盐沉积症;尿酸盐性肾结石;糖尿病(因维生素C可能干扰血糖定量);葡萄糖-6-磷酸脱氢酶缺乏症、血色病、铁粒幼细胞性贫血或珠蛋白生成障碍性贫血、镰状红细胞贫血。长期大量服用突然停药,有可能出现维生素C缺乏症,故宜逐渐减量停药。本品可通过胎盘,可分泌入乳汁。孕妇大剂量服用时,可产生婴儿维生素C缺乏症。大剂量维生素C可干扰抗凝药的抗凝效果。

### (五)多巴酚丁胺、酚妥拉明、氯化钾复合液联合

【组方】 盐酸多巴酚丁胺　　　20mg
甲磺酸酚妥拉明　　　2~4mg
10%氯化钾　　　　　10ml

【用法】 将上述三种药物用5%葡萄糖注射液500ml稀释后静脉滴注,每日1次,10d为1个疗程。

【作用机制】 盐酸多巴酚丁胺注射液作用机制参见第四节二(三)相应内容。甲磺酸酚妥拉明注射液:为α肾上腺素受体阻滞药,对$\alpha_1$与$\alpha_2$受体均有作用,能拮抗血液循环中肾上腺素和去甲肾上腺素的作用,使血管扩张而降低周围血管阻力;能降低外周血管阻力,使心脏后负荷降低,左心室舒张末期压与肺动脉压下降,心排血量增加。两药合用可以取长补短,提高心排血指数,增强心肌收缩力,改善微循环,提高休克治愈率。氯化钾注射液:心力衰竭患者因进食少,久病以及利尿药的应用存在缺钾,但心肌细胞缺钾时易导致兴奋性增高,因此加入氯化钾后有利于患者心律失常的预防和纠正,恢复心功能。

【适应证】 盐酸多巴酚丁胺注射液参见本节组方(三)相关内容。甲磺酸酚妥拉明注射液:用于诊断嗜铬细胞瘤及治疗其所致的高血压发作,包括手术切除时出现的高血压,也可根据血压对本品的反应用于协助诊断嗜铬细

胞瘤,治疗左心室衰竭,治疗去甲肾上腺素静脉给药外溢,用于防止皮肤坏死。

【禁忌证】　对本品过敏者禁用;梗阻型肥厚性心肌病不宜使用,以免加重梗阻;特发性肥厚性主动脉瓣下狭窄者禁用;严重动脉硬化及肾功能不全者,低血压、冠心病、心肌梗死、胃炎或胃溃疡以及对本品过敏者禁用;高钾血症患者禁用;急性肾功能不全、慢性肾功能不全者禁用。

【不良反应及注意事项】　盐酸多巴酚丁胺注射液参见本节组方(三)相关内容。甲磺酸酚妥拉明注射液:较常见的有直立性低血压,心动过速或心律失常,鼻塞、恶心、呕吐等;晕厥和乏力较少见;突然胸痛(心肌梗死)、神志模糊、头痛、共济失调、言语含糊等极少见;老年人用本品诱发低温的可能性增大,应适当减量。氯化钾:静脉滴注浓度较高,速度较快或静脉较细时,易刺激静脉内膜引起疼痛,滴注速度较快或原有肾功能损害时,应注意发生高钾血症;老年人肾脏清除钾功能下降,应用钾盐时较易发生高钾血症。

### (六)多巴酚丁胺、硝酸甘油复合液联合

【组方】　盐酸多巴酚丁胺　　20mg

　　　　　硝酸甘油　　　　　5mg

【用法】　将上述两种药物用 5% 葡萄糖注射液 250ml 稀释后静脉滴注,每日 2 次,5d 为 1 个疗程。

【作用机制】　盐酸多巴酚丁胺注射液作用机制参见第四节二(三)相应内容。硝酸甘油作用机制参见第三节三组方(一)1. 硝酸异山梨酯的相关内容。

【适应证】　盐酸多巴酚丁胺注射液参见本节组方(三)的相关内容。硝酸甘油:冠心病的长期治疗;心绞痛治疗,心绞痛的预防,心肌梗死后持续心绞痛的治疗。

【禁忌证】　对本品过敏者禁用;梗阻型肥厚性心肌病不宜使用,以免加重梗阻;特发性肥厚性主动脉瓣下狭窄者禁用;对硝基化合物过敏者禁用;脑出血或脑外伤、严重贫血、急性循环衰竭(休克、虚脱)、颅内压或眼内压增高者、青光眼者禁用。

【不良反应及注意事项】　盐酸多巴酚丁胺注射液参见本节组方(三)的相关内容。硝酸甘油参见第三节三组方(二)的相关内容。

### (七)含镁极化液、大剂量胰岛素联合

【组方】　胰岛素　　　　　20U

| 25％硫酸镁 | 10ml |
|---|---|
| 10％氯化钾 | 10ml |
| 10％葡萄糖 | 500ml |

【用法】 将上述药物混合后静脉滴注,每日 1 次,14d 为 1 个疗程。同时辅以其他治疗。

【作用机制】 心肌极化液参见第三节四组方(二)3. 的相关内容。

【适应证】 心肌极化液参见第三节四组方(二)3. 的相关内容。

【禁忌证】 低血糖,肝硬化,溶血性黄疸,胰腺炎,肾炎患者忌用;高钾血症患者禁用;急性肾功能不全、慢性肾功能不全者禁用。

【不良反应及注意事项】 硫酸镁:不良反应及注意事项参见第三节三组方(二)2. 的相关内容。氯化钾和胰岛素不良反应及注意事项参见第三节四组方(二)3. 。

### (八)盐酸多巴胺、山莨菪碱复合液联合

| 【组方】 盐酸多巴胺 | 20～40mg |
|---|---|
| 氢溴酸山莨菪碱 | 20～40mg |

【用法】 将上述两种药物用 5％葡萄糖注射液 500ml 稀释后静脉滴注,每日 1 次,每分钟 20～30 滴。

【作用机制】 盐酸多巴胺参见本节组方(二)的相关内容。氢溴酸山莨菪碱:作用于 M-胆碱受体的抗胆碱药,有明显外周抗胆碱作用,作用与阿托品相似或稍弱,能松弛平滑肌,解除微血管痉挛,故有解痉镇痛和改善微循环作用。

【适应证】 盐酸多巴胺适应证参见本节组方(二)的相关内容。氢溴酸山莨菪碱:用于感染中毒性休克、解救有机磷农药中毒、缓解平滑肌痉挛、眩晕症。

【禁忌证】 对本品过敏者禁用;心律失常未纠正者(尤其心室颤动)、嗜铬细胞瘤患者禁用;颅内压增高脑出血急性期及青光眼患者禁忌。

【不良反应及注意事项】 盐酸多巴胺参见本节组方(二)的相关内容。氢溴酸山莨菪碱:口干、面红、轻度扩瞳、视近物模糊等,个别患者有心率加快及排尿困难,多在 1～3h 消失,长期应用无蓄积中毒;严重肺功能不全慎用。

### (九)酚妥拉明、多巴酚丁胺复合液联合

| 【组方】 甲磺酸酚妥拉明 | 10mg |
|---|---|
| 盐酸多巴酚丁胺 | 20mg |

【用法】　将上述两种药物用 10％ 葡萄糖注射液 500ml 稀释后静脉滴注,每日 1 次,5d 为 1 个疗程,同时辅以其他抗休克治疗。

【作用机制】　盐酸多巴酚丁胺注射液和甲磺酸酚妥拉明注射液参见本节组方(三)、(五)的相关内容。

【适应证】　盐酸多巴酚丁胺注射液参见本节组方(三)的相关内容。甲磺酸酚妥拉明注射液参见本节组方(五)的相关内容。

【禁忌证】　对本品过敏者禁用;梗阻型肥厚性心肌病不宜使用,以免加重梗阻;特发性肥厚性主动脉瓣下狭窄者禁用;严重动脉硬化及肾功能不全者,低血压、冠心病、心肌梗死,胃炎或胃溃疡以及对本品过敏者禁用。

【不良反应及注意事项】　盐酸多巴酚丁胺注射液和甲磺酸酚妥拉明注射液参见本节组方(三)、(五)的相关内容。

(宋志国)

# 第五节　休　　克

## 一、疾 病 特 点

休克是临床上较为常见的一个急症,系由于各种致病因素引起有效循环血量下降,使全身各组织和重要器官灌注不足,从而导致一系列代谢紊乱,细胞受损及脏器功能障碍。

【临床表现】　面色苍白,四肢湿冷,肢端发绀,脉搏细速,尿量减少及神志迟钝,血压下降等。

【病因】　导致休克的病因很多,且有许多休克的病因不止一种,临床上遇到休克时,必须对其病因做出明确诊断,以便针对性地对病因进行治疗,提高治愈率。

【分类】　休克在临床上大体可分为以下几种类型:出血性休克、感染中毒性休克、心源性休克、过敏性休克、创伤性休克、神经源性休克、血流阻塞性休克、内分泌性休克。

休克的特征为微循环障碍,临床上各科均可遇到,不论其病因如何,导致休克的根本因素为有效血容量锐减,最终使组织缺血、缺氧,细胞代谢异常,造成细胞死亡。早期诊断休克及时处理,同时积极查找病因,对于挽救患者的生命有十分重要的意义。

## 二、联 合 用 药

### (一)盐酸多巴胺、山莨菪碱复合液联合

【组方】　盐酸多巴胺　　　　　　　20～40mg

　　　　　氢溴酸山莨菪碱　　　　　20～40mg

【用法】　将上述两种药物用5%葡萄糖注射液500ml稀释后静脉滴注，每日1次，每分钟25滴。

【作用机制】　参见第四节组方(八)的相关内容。

【适应证】　参见第四节组方(八)的相关内容。

【不良反应及注意事项】　参见第四节组方(八)的相关内容。

### (二)去甲肾上腺素、酚妥拉明复合液联合

【组方】　重酒石酸去甲肾上腺素　　　1mg

　　　　　甲磺酸酚妥拉明　　　　　　2～4mg

【用法】　将上述两种药物用5%葡萄糖注射液500ml稀释后静脉滴注，滴速根据血压进行调整。

【作用机制】　重酒石酸去甲肾上腺素：激动血管的 $\alpha_1$ 受体，使血管收缩，主要是使小动脉和小静脉收缩。皮肤黏膜血管收缩最明显，其次是对肾脏血管的收缩作用。激动心脏的 $\beta_1$ 受体，使心肌收缩性加强，心率加快，传导加速，心排血量增加。甲磺酸酚妥拉明注射液：参见第四节组方(五)的相关内容。

【适应证】　重酒石酸去甲肾上腺素：静脉滴注用于各种休克(但出血性休克禁用)，以提高血压，保证对重要器官(如脑)的血液供应。甲磺酸酚妥拉明注射液参见第四节组方(五)的相关内容。

【禁忌证】　高血压、动脉硬化症及器质性心脏病人禁用；严重动脉硬化及肾功能不全者禁用；心肌梗死病人禁用；胃炎或胃溃疡患者禁用；过敏者禁用。

【不良反应及注意事项】　重酒石酸去甲肾上腺素：局部组织缺血坏死静脉滴注时间过长、浓度过高或药液漏出血管，可引起局部缺血坏死；急性肾衰竭滴注时间过长或剂量过大，可使肾脏血管剧烈收缩，产生少尿、无尿和肾实质损伤。使用前必须稀释，尽量中心静脉给药，也可以选择肘前静脉、股静脉给药。不能注射在肢端，以免发生缺血性坏死；关于本品的稀释方法，国内资料推荐将1～2mg本品，使用5%葡萄糖注射液或葡萄糖氯化钠注射液100ml

稀释,最终给药浓度为 $10\sim20\mu g/ml$。国外资料推荐本品给药前药液浓度为 $4\mu g/ml$,较国内给药浓度低,更为安全;闭塞性血管病、血栓形成、缺氧、电解质平衡失调、无尿患者或慎用;给予本品前尽量纠正血容量不足;给药过程中密切监测血压变化;本品过量时可引起高血压、心率缓慢、呕吐甚至抽搐;依据药物对妊娠(胎儿)的危害等级,美国食品药品监督管理局将本品列为 C 类药物。甲磺酸酚妥拉明注射液:参见第四节组方(五)的相关内容。

### (三)多巴胺、多巴酚丁胺复合液联合

【组方】　盐酸多巴胺　　　　　　　$20\sim40mg$

盐酸多巴酚丁胺　　　　$20mg$

【用法】　将上述两种药物用 5% 葡萄糖注射液 500ml 稀释后静脉滴注,每日 1 次,同时辅以其他抗休克治疗。

【作用机制】　盐酸多巴胺参见第四节组方(二)的相关内容。盐酸多巴酚丁胺注射液:本品是 $\beta_1$ 受体激动药,直接激动心脏上的 $\beta_1$ 受体而加强心肌收缩力。

【适应证】　盐酸多巴胺参见第四节组方(二)的相关内容。盐酸多巴酚丁胺注射液参见第四节组方(三)的相关内容。

【禁忌证】　对本品过敏禁用;心律失常未纠正者(尤其心室颤动);嗜铬细胞瘤患者禁用;梗阻型肥厚性心肌病禁用;特发性肥厚型主动脉瓣下狭窄者禁用。

【不良反应及注意事项】　盐酸多巴胺参见第四节组方(二)的相关内容。盐酸多巴酚丁胺注射液参见第四节组方(三)的相关内容。

### (四)多巴胺、硝普钠复合液联合

【组方】　盐酸多巴胺　　　　$20\sim40mg$

硝普钠粉针剂　　　　50mg

【用法】　将上述两种药物用 5% 葡萄糖注射液 500ml 稀释后避光静脉滴注,每日 1 次,同时辅以其他抗休克治疗。

【作用机制】　盐酸多巴胺参见第四节组方(二)的相关内容。硝普钠参见第四节组方(三)的相关内容。

【适应证】　盐酸多巴胺参见第四节组方(二)的相关内容。硝普钠参见第四节组方(三)的相关内容。

【禁忌证】　对本品过敏者禁用;心律失常未纠正者(尤其心室颤动)、嗜铬细胞瘤患者禁用;代偿性高血压如动静脉分流或主动脉缩窄者禁用。

【不良反应及注意事项】 盐酸多巴胺参见第四节组方(二)的相关内容。硝普钠参见第四节组方(三)的相关内容。

### (五)地塞米松、山莨菪碱复合液联合

【组方】　地塞米松　　　　　　　　10～20mg
　　　　　氢溴酸山莨菪碱　　　　　20～40mg

【用法】 将上述两种药物用10%葡萄糖注射液500ml稀释后静脉推注,5min推完。

【作用机制】 氢溴酸山莨菪碱参见第四节组方(八)的相关内容。地塞米松:扩张痉挛收缩的血管和加强心脏收缩;降低血管对某些缩血管活性物质的敏感性,使微循环血流动力学恢复正常,改善休克状态;稳定溶酶体膜,减少心肌抑制因子的形成;提高机体对细菌内毒素的耐受力。

【适应证】 氢溴酸山莨菪碱参见第四节组方(八)的相关内容。地塞米松:主要用于过敏性与自身免疫性炎症性疾病。如结缔组织病、类风湿关节炎、严重的支气管哮喘、皮炎等过敏性疾病、溃疡性结肠炎、急性白血病、恶性淋巴瘤等。

【禁忌证】 颅内压增高脑出血急性期禁用;青光眼禁忌;对本品及肾上腺皮质激素类药物有过敏史患者禁用;高血压、血栓症、胃及十二指肠溃疡、精神病、电解质代谢异常、心肌梗死、内脏手术等患者一般不宜使用。

【不良反应及注意事项】 氢溴酸山莨菪碱参见第四节组方(八)的相关内容。严重肺功能不全患者慎用。地塞米松:本品较大剂量易引起糖尿病、消化道溃疡和类库欣综合征症状,对下丘脑-垂体-肾上腺轴抑制作用较强。结核病、急性细菌性或病毒性感染患者慎用,必要应用时,必须给予适当的抗感染治疗;长期服药后,停药前应逐渐减量;糖尿病、骨质疏松症、肝硬化、肾功能不全、甲状腺功能低下患者慎用;妊娠期妇女使用可增加胎盘功能不全、新生儿体重减少或死胎的发生率,动物实验有致畸作用,应权衡利弊使用;易产生高血压,老年患者尤其是围绝经期后的女性使用易发生骨质疏松。

### (六)地塞米松、重酒石酸间羟胺复合液联合

【组方】　地塞米松　　　　　　　　10～20mg
　　　　　重酒石酸间羟胺　　　　　40mg

【用法用量】 将上述两种药物用10%葡萄糖注射液500ml稀释后静脉滴注,同时辅以其他抗休克治疗。

【作用机制】 地塞米松参见本节组方(五)的相关内容。重酒石酸间羟

胺:激动血管的 $\alpha_1$ 受体,使血管收缩,主要是使小动脉和小静脉收缩。皮肤黏膜血管收缩最明显,其次是对肾脏血管的收缩作用。激动心脏的 $\beta_1$ 受体,使心肌收缩性加强,心率加快,传导加速,心排血量增加。

【适应证】 地塞米松参见本节组方(五)的相关内容。重酒石酸间羟胺:防治椎管内阻滞麻醉时发生的急性低血压;用作因出血、药物过敏、手术并发症及脑外伤或脑肿瘤合并休克而发生的低血压的辅助性对症治疗;也可用于治疗心源性休克或败血症所致的低血压。

【禁忌证】 对本品及肾上腺皮质激素类药物有过敏史患者禁用;高血压、血栓症、胃及十二指肠溃疡、精神病、电解质代谢异常、心肌梗死、内脏手术、青光眼等患者一般不宜使用;甲状腺功能亢进及充血性心力衰竭患者禁用。

【不良反应及注意事项】 地塞米松参见本节组方(五)的相关内容。重酒石酸间羟胺:升压反应过快过猛可致急性肺水肿、心律失常、心搏骤停;静脉注射时药液外溢,可引起局部血管严重收缩,导致组织坏死腐烂或红肿硬结形成脓肿;长期使用骤然停药时可能发生低血压;剂量过大时心律失常、肺水肿,持续性血压过高伴头痛;连用可引起快速耐受性。

(宋志国)

## 第六节 血栓性静脉炎

### 一、疾病特点

血栓性静脉炎是静脉内腔的炎症同时伴有血栓形成,是一种较为多见的周围血管病,病变主要累及四肢浅静脉和深静脉。促发静脉血栓形成的因素包括:静脉淤滞、血管损伤及高凝状态。

【分类】 血栓性静脉炎分浅层和深层静脉炎两类。

【临床表现】 浅层静脉炎,多发于四肢或胸部的浅表静脉,沿浅静脉出现硬条索状肿痛,短 2～5cm,长的如柳条,压痛明显,沿静脉周围有的伴发红肿灼热炎症反应,2～4 周后,急性症状逐渐减退,可与皮肤呈条状粘连,或条状灰褐色素沉着。一般患肢无水肿,全身无症状。深部静脉炎,好发于下肢的小腿、胸静脉及股髂静脉,前者为小腿肿胀,后者以大腿肿胀为主。患肢肿胀呈筒状,伴疼痛,行走加剧,远端有压迹,皮肤浅灰紫,浅静脉扩张明显。

1～2个月后,患肢胀痛可渐缓和,但肿胀往往朝轻暮重,与活动有关。少数转为慢性的静脉回流障碍,患肢浅静脉曲张,血栓性浅静脉周围炎,甚至淤血性下肢溃疡感染。

## 二、联 合 用 药

### (一)地塞米松、山莨菪碱复合液联合

【组方】　地塞米松　　　　　　　　10～20mg

　　　　　氢溴酸山莨菪碱　　　　　20～40mg

【用法】　将上述两种药物用10％葡萄糖注射液500ml稀释后静脉推注,5min推完。

【作用机制】　氢溴酸山莨菪碱参见第四节组方(八)的相关内容。地塞米松:对细菌、化学及机械等因素引起的炎症反应均有明显的抑制作用,减轻炎症的渗出、水肿,改善红肿热痛等症状还能提高机体对细菌内毒素的耐受力。

【适应证】　氢溴酸山莨菪碱参见第四节组方(八)的相关内容。地塞米松参见第五节组方(五)的相关内容。

【禁忌证】　颅内压增高脑出血急性期及青光眼禁忌;对本品及肾上腺皮质激素类药物有过敏史患者禁用;高血压、血栓症、胃及十二指肠溃疡、精神病、电解质代谢异常、心肌梗死、内脏手术、青光眼等患者一般不宜使用。

【不良反应及注意事项】　氢溴酸山莨菪碱参见第四节组方(八)的相关内容。地塞米松参见第五节组方(五)的相关内容。

### (二)丹参、尿激酶、山莨菪碱联合

【组方】　复方丹参　　　　　　　　20ml

　　　　　尿激酶　　　　　　　　　5万U

　　　　　氢溴酸山莨菪碱　　　　　20mg

【用法】　静脉滴注:丹参注射液,1次4ml,每日1次;将尿激酶与氢溴酸山莨菪碱稀释于5％葡萄糖注射液250ml中,后用注射器加压推入动脉。

【作用机制】　丹参注射液作为活血化瘀的一个主要药物,有许多有益的心血管效应。该药具有扩张冠状动脉,抑制血小板聚集,降低血浆黏度,加速红细胞流速的作用,从而有利于改善微循环和预防血栓的形成,近年来被广泛用于治疗心绞痛、冠心病等疾病,并取得较好的疗效。尿激酶:激活内源性纤维蛋白溶解系统。其机制是切断纤溶酶原分子中的精氨酸560-缬氨酸

561 键,使生成纤溶酶,而使纤维蛋白凝块、纤维蛋白原以及前凝血因子 V 和 Ⅷ 降解,并分解与血凝有关的纤维蛋白堆积物而起作用。氢溴酸山莨菪碱参见第四节组方(八)的相关内容。

【适应证】　丹参活血化瘀,通脉养心。两药合用可用于胸痹血瘀证,如胸闷、心悸、心绞痛,缺血性脑卒中、脑梗死或卒中后遗症。尿激酶:用于急性心肌梗死、急性脑血栓形成和脑血管栓塞、肢体周围动静脉血栓、视网膜中央动静脉血栓及其他新鲜血栓闭塞性疾病。氢溴酸山莨菪碱参见第四节组方(八)的相关内容。

【禁忌证】　对丹参过敏史患者禁用;近期(14d 内)有活动性出血(胃及十二指肠溃疡、咯血、痔疮、出血等)、做过手术、活体组织检查、心肺复苏(体外心脏按压、心内注射、气管插管)、不能实施压迫部位的血管穿刺以及外伤史;控制不满意的高血压(血压>160/110mmHg)或不能排除主动脉夹层动脉瘤者;有出血性脑卒中(包括一时性缺血发作)史者;对扩容和血管加压药无反应的休克;妊娠、细菌性心内膜炎、二尖瓣病变并有房颤且高度怀疑左心腔内有血栓者;糖尿病合并视网膜病变者;出血性疾病或出血倾向,严重的肝、肾功能障碍及进展性疾病;意识障碍患者;严重肝功能障碍,低纤维蛋白原血症及出血性素质者忌用;严重肝功能障碍和严重高血压患者、低纤维蛋白原血症及有出血性疾病者均忌用;颅内压增高脑出血急性期及青光眼禁忌。

【不良反应及注意事项】　丹参偶有变态反应;丹参是纯中药制剂,保存不当可能影响产品质量,所以使用前必须对光检查,发现药液出现浑浊、沉淀、变色、漏气等现象时不能使用;糖尿病患者要慎用。尿激酶:使用剂量较大时,少数病人可能有出血现象,轻度出血如皮肤、黏膜、肉眼及显微镜下血尿、血痰或小量咯血、呕血等,采取相应措施,症状可缓解;少数患者可出现变态反应:一般表现较轻,如支气管痉挛、皮疹等。偶可见过敏性休克;发热:有 2%~3% 患者可见不同程度的发热。可用对乙酰氨基酚作解热药,不可用阿司匹林或其他有抗血小板作用的解热药;依据药物对妊娠(胎儿)的危害等级,美国食品药品监督管理局将本品列为 B 类药物;高龄老人、严重动脉粥样硬化者应用剂量宜谨慎;本品用药期间同时使用抗凝药(如肝素钠)及血小板抑制药(如阿司匹林),发生出血的危险增大。氢溴酸山莨菪碱参见第四节组方(八)的相关内容。

(宋志国)

# 第4章　消化系统疾病的药物治疗

## 第一节　上消化道出血

### 一、疾 病 特 点

上消化道出血是指屈氏韧带以上的消化道，包括食管、胃、十二指肠或胰胆等病变引起的出血，胃空肠吻合术后的空肠病变出血亦属这一范围。其临床主要表现为呕血和（或）黑粪，大量出血是指在数小时内失血量超出 1000ml 或循环血容量的 20%，往往伴有血容量减少引起的急性周围循环衰竭。这是常见的急症，病死率高达 8%～13.7%。上消化道出血的病因很多，常见为消化性溃疡、急性胃黏膜病变、食管胃底静脉曲张以及胃癌等。

### 二、联 合 用 药

#### (一)质子泵抑制药、生长抑素联合

【组方】　奥美拉唑 40mg（或泮托拉唑每次 40mg）

思他宁（或善宁）3mg

【用法】　一般用奥美拉唑 80mg 首剂静脉推注，可使胃内 pH 迅速达到 6.0 以上，再以 8mg/h 的速度持续静脉滴注。出血不严重的患者，每次 40mg，静脉滴注，每日 2 次。也可选用泮托拉唑，每次 40mg，每日 2 次，静脉滴注。14 肽生长抑素（商品名思他宁），250μg 静脉推注，再以 250μg/h，静滴维持；奥曲肽，生长抑素类似物（商品名善宁），首剂 100μg，后 25～50μg/h 静脉滴注维持，持续 48～72h。

【作用机制】　1983 年第一代质子泵抑制药（proton pump inhibitor，PPI）奥美拉唑（omeprazole，Ome）应用于临床，并取得了公认的疗效，随后日本研制了第二代 PPI 兰索拉唑（lansoprazole，Lan）。目前，PPI 的研制已进入第三代，其代表性药物泮托拉唑（pantoprazole，Pan）在国外已较普遍地应用于临床。如奥美拉唑、兰索拉唑、泮托拉唑、雷贝拉唑、埃索美拉唑等。

质子泵抑制药(PPI)具有一个苯咪唑和吡啶环组成的核心,在pH极低的壁细胞小管中转化为嗜硫的环化次磺酰胺,后者与膜表面$H^+$-$K^+$-ATP酶第5、第6节段的半胱氨酸作用,形成酶的抑制性复合物而使之失活,$H^+$-$K^+$-ATP酶位于壁细胞小管上,它能进行$H^+$,$K^+$交换,将$K^+$从胃腔中转运到壁细胞内,将$H^+$从壁细胞内转运到胃腔中,胃腔中的$H^+$和$Cl^-$结合形成胃酸。此类药物作用于壁细胞泌酸的最终环节,抑制质子泵($H^+$-$K^+$-ATP酶)使胞质内$H^+$不能转送至泌酸小管,小管内的$K^+$也不能吸收到胞质中,从而阻断泌酸功能。抑制胃酸分泌作用强而持久;胃蛋白酶分泌也减少;尚有抑制幽门螺杆菌作用。生长抑素可以选择性地直接收缩内脏血管平滑肌;抑制胰高血糖素、血管活性肠肽等扩血管物质分泌与释放,间接地阻断内脏血管扩张,减少门脉血流量;增加下食管括约肌压力,使食管下段静脉丛收缩,曲张静脉血流量下降;减少肝动脉血流量,降低肝内血管阻力;抑制胃酸分泌,减少胃酸反流消化血凝块中的纤维蛋白,降低早期再出血的危险性。

【适应证】 适用于食管静脉曲张出血,消化性溃疡出血,急性糜烂出血性胃炎。

【禁忌证】 对本药过敏者,哺乳期妇女及孕妇禁用生长抑素。

【不良反应及注意事项】 PPI:本品有很好的耐受性,偶见恶心、腹泻、便秘及气胀。有学者报道,本品可致轻度血清丙氨酸转移酶一过性增高;引起间质性肾炎和肾衰竭,神经系统损害,内分泌系统不良反应,尚有少见的变态反应及自身免疫综合征等。长期应用注意引起肠嗜铬样增生和胃癌倾向。生长抑素:少数病例用药后出现恶心、眩晕、面部潮红、腹痛、腹泻和血糖轻微变化。当怀疑胃溃疡时,应首先排除癌症的可能性,因为本药的治疗可减轻其症状,从而延误诊断。肝、肾功能不全者慎用。

**(二)$H_2$受体拮抗药、生长抑素联合**

【组方】 西咪替丁200～400mg(或雷尼替丁150mg,或法莫替丁20mg)
思他宁(或善宁)3mg

【用法】 可选用西咪替丁每次200～400mg,4～6h1次,一般每日不超过1.6g;或雷尼替丁每次150mg,每日2次;或法莫替丁每次20mg,每日2次,静脉给药。14肽生长抑素(商品名思他宁),250$\mu$g静脉推注,再以250$\mu$g/h静脉滴注维持;奥曲肽,生长抑素类似物(商品名善宁),首剂100$\mu$g,后25～50$\mu$g/h静脉滴注,持续48～72h。

【作用机制】 $H_2$受体拮抗药:$H_2$受体拮抗药竞争性地与胃壁细胞的

H₂ 受体结合,阻断组胺与 H₂ 受体结合,抑制壁细胞的胃酸分泌。生长抑素可以选择性地直接收缩内脏血管平滑肌;抑制胰高血糖素、血管活性肠肽等扩血管物质分泌与释放,间接地阻断内脏血管扩张,减少门脉血流量;增加下食管括约肌压力,使食管下段静脉丛收缩,曲张静脉血流量下降;减少肝动脉血流量,降低肝内血管阻力;抑制胃酸分泌,减少胃酸反流消化血凝块中的纤维蛋白,降低早期再出血的危险性。

【适应证】　消化性溃疡出血,急性糜烂出血性胃炎。H₂ 受体拮抗药,对消化性溃疡与急性胃黏膜病变出血的治疗有较好的止血效果,但其效果不如质子泵抑制药,因此,主要用于无条件使用质子泵抑制药或预防出血时。

【禁忌证】　对生长抑素过敏者,哺乳期妇女及孕妇禁用。肝肾功能不全者慎用。

【不良反应及注意事项】　H₂ 受体拮抗药:最常见的有腹泻、头痛、嗜睡、疲劳、肌痛、便秘;其他少见的有泌乳,男性乳房发育(雷尼替丁几乎无此副作用);血清转氨酶升高(主要见于大剂量静脉注射患儿)、血清肌酐升高;中性粒细胞减少、贫血、血小板减少;精原细胞破坏;静脉注射还可能引起心动过缓、低血压甚至精神错乱。生长抑素:少数病例用药后出现恶心、眩晕、面部潮红、腹痛、腹泻和血糖轻微变化。

## (三)PPI 联合止血药

【组方】　奥美拉唑 40mg(或泮托拉唑每次 40mg)

　　　　　巴曲酶(立止血)　1kU

【用法】　一般用奥美拉唑 80mg 首剂推注,可使胃内 pH 迅速达到 6.0以上,再以 8mg/h 的速度持续静脉滴注。出血不严重的患者,每次 40mg,静脉滴注,每日 2 次。也可选用泮托拉唑,每次 40mg,每日 2 次,静脉滴注。巴曲酶 1kU,肌内注射与静脉推注,12h 1 次。

【作用机制】　质子泵抑制药(PPI)参见本节组方(一)的相关内容。巴曲酶:是从巴西矛头蝮蛇毒液中提取的一种高纯度酶性止血药,含有类凝血酶和类凝血激酶活性成分,可促进出血部位血小板聚集,释放一系列凝血因子,促进出血部位的血栓形成和止血,激活类凝血激酶,加速凝血酶形成,促进凝血过程。在正常血管内无血小板聚集作用,不会触发血管内凝血。

【适应证】　适用于消化性溃疡出血,急性糜烂出血性胃炎。

【禁忌证】　对本药过敏者,哺乳期妇女及孕妇禁用。肝肾功能不全者慎用。血栓高危人群及血管病介入治疗者慎用巴曲酶。

【不良反应及注意事项】　PPI 参见本节组方(一)的相关内容。巴曲酶:偶见变态反应。

### (四)H₂受体拮抗药联合止血药

【组方】　西咪替丁 200~400mg(或雷尼替丁 150mg,或法莫替丁 20mg)

巴曲酶　1kU

【用法】　西咪替丁每次 200~400mg,4~6h 1 次,一般每日不超过 1.6g;或雷尼替丁,每次 150mg,每日 2 次;或法莫替丁,每次 20mg,每日 2 次,静脉给药。巴曲酶 1kU,肌内注射与静脉推注,12h 1 次。

【作用机制】　H₂受体拮抗药参见本节组方(二)的相关内容。巴曲酶:参见本节组方(三)的相关内容。

【适应证】　参见本节组方(二)的相关内容。

【禁忌证】　对本药过敏者,哺乳期妇女及孕妇禁用。肝肾功能不全者慎用。血栓高危人群及血管病介入治疗者慎用巴曲酶。

【不良反应及注意事项】　H₂受体拮抗药参见本节组方(二)的相关内容。巴曲酶不良反应:偶见变态反应。

(吕晓辉　孙明军)

## 第二节　急性胆囊炎、胰腺炎和肝脓肿的药物治疗

### 一、急性胆囊炎

急性胆囊炎是指胆囊壁因化学性刺激和细菌感染引起的炎症性改变,绝大多数由胆囊内结石堵塞或嵌顿于胆囊管或胆囊颈所致,少数非结石性胆囊炎为细菌感染。急性胆囊炎呈现为突发性疼痛,多位于右上腹并向右肩部放散,常在饱餐后数小时或夜间发生。

【组方】　①头孢哌酮/舒巴坦钠　　　2.0g

替硝唑　　　　　　　　250ml

②亚胺培南　　　　　　　1g

维生素 C　　　　　　　2.5g

【用法】　①生理盐水 100ml 加入头孢哌酮/舒巴坦钠 2.0g,每日 2 次;替硝唑 250ml,每日 2 次静脉滴注。②生理盐水 100ml 加入亚胺培南 1g,每日 2 次或每 8 小时 1 次。10% 葡萄糖注射液 500ml 加入维生素 C 2.5g,每日 1 次

或 2 次。

【作用机制】 头孢哌酮系第三代头孢菌素,主要通过抑制细菌细胞壁的合成而起杀菌作用。舒巴坦为 β-内酰胺酶抑制药,它单独应用除对淋球菌和不动杆菌属有较弱的抗菌活性外,不具有其他抗菌活性,但它对由耐药菌株产生的多种 β-内酰胺酶具有不可逆的抑制作用,可增强头孢哌酮对抗多种 β-内酰胺酶的降解能力。当药物进入菌体后,舒巴坦与菌体内的 β-内酰胺酶产生不可逆的结合,可保护头孢哌酮不受 β-内酰胺酶水解,对头孢哌酮具有明显的增效作用。替硝唑是硝基咪唑衍生物,具有抗厌氧菌和抗原虫感染的作用,其作用机制为:可能抑制细菌的脱氧核糖核酸的合成,从而干扰细菌的生长、繁殖,最终导致细菌的死亡。其作用比甲硝唑高,起效时间快,毒性作用比甲硝唑低。亚胺培南属碳青霉烯类 β-内酰胺类抗生素,通过与多种青霉素结合蛋白结合,抑制细菌细胞壁的合成,导致细胞溶解和死亡,从而起到抗菌作用。

【适应证】 急性胆囊炎的抗感染治疗,原则是足量、联合,选用胆汁内浓度高的药物。胆道感染多为革兰阴性菌及厌氧菌,可先给上述药物进行抗感染治疗,同时根据血或胆汁培养及药物试验结果更换抗生素。头孢哌酮在胆道分布浓度较高,可作为经验性治疗的选择之一。而亚胺培南则作为重症、急性胆囊炎或对头孢类抗生素过敏的人群选择之一。

【禁忌证】 头孢类抗生素:肝肾功能不全患者应慎用;活动性中枢神经系统疾病及血液病患者禁用替硝唑。对亚胺培南过敏及对青霉素或头孢菌素类药有过敏性休克史的患者禁用该药。

【不良反应及注意事项】 对头孢类抗生素过敏的患者应选用其他药物;头孢哌酮的不良反应主要有恶心、呕吐等,并可引起一过性肝功能异常,少数患者可以引起血小板的减少及凝血酶原时间的延长,所以肝硬化的患者应慎用。替哨唑的不良反应较少,主要有恶心、呕吐、食欲缺乏等。亚胺培南的不良反应主要有皮疹、皮肤瘙痒、发热等过敏症状;较多见恶心、呕吐等胃肠道症状;如果每日用量超过 2g,以及有抽搐病史或有肾功能不全的患者用药后,可出现中枢神经系统不良反应;长期用药可造成二重感染。

## 二、经内镜逆行性胆胰管造影术后胰腺炎的治疗

【组方】 ①生长抑素　　　　　　3mg
　　　　　　头孢哌酮/舒巴坦钠　　2.0g

| | |
|---|---|
| 加贝酯 | 200mg |
| 维生素 C | 2.5g |
| 10％氯化钾溶液 | 10ml |
| ②奥曲肽 | 0.3mg |
| 头孢哌酮/舒巴坦钠 | 2.0g |
| 乌司他丁 | 10 万 U |
| 维生素 C | 2.5g |
| 10％氯化钾溶液 | 10ml |

【用法】　生理盐水 500ml 中加入生长抑素 3mg,以 40ml/h 速度持续 24h 静脉滴注;生理盐水 100ml 中加入头孢哌酮/舒巴坦钠 2.0g,每日 2 次静脉滴注;10％葡萄糖注射液 250ml 加入加贝酯 200mg,每 8 小时 1 次静脉滴注;补充能量及离子,用 10％ 葡萄糖注射液 500ml 加入维生素 C 2.5g 及 10％氯化钾溶液 15ml,每日 2 次静脉滴注;根据血尿淀粉酶结果调整用药,如血尿淀粉酶恢复正常,患者无腹痛、发热等症状时,即可停药。

生理盐水 500ml 中加入奥曲肽 0.3mg,以 40ml/h 速度持续 24h 静脉滴注;生理盐水 100ml 中加入头孢哌酮/舒巴坦钠 2.0g,每日 2 次静脉滴注;10％葡萄糖注射液 250ml 加入乌司他丁 10 万 U,每日 2 次静脉滴注;补充能量及离子,用 10％葡萄糖注射液 500ml 加入维生素 C 2.5g 及 10％氯化钾溶液 15ml,每日 2 次静脉滴注;根据血尿淀粉酶结果调整用药,如血尿淀粉酶恢复正常,患者无腹痛、发热等症状时,即可停药。

【作用机制】　头孢哌酮参见本节一的相关内容。奥曲肽及生长抑素是抑制胰液分泌来预防 EPCP 术后胰腺炎的发生。加贝酯是一种非肽类蛋白酶的抑制药,可抑制胰蛋白酶、激肽释放酶、纤维蛋白溶酶、凝血酶等蛋白酶的活性,从而制止这些酶所造成的病理生理变化。在动物实验性急性胰腺炎,可抑制活化的胰蛋白酶,减轻胰腺损伤,同时血清淀粉酶、脂肪酶活性和尿素氮升高情况也明显改善。

【适应证与疗效】　ERCP 近年来在临床上有较多应用,ERCP 术后要常规应用抑制胰液分泌等药物,一般患者术后 24h 后,血尿淀粉酶即可恢复正常。少数患者可发生继发性胰腺炎,一般应用上述药物 3～5d 亦可恢复正常。

【禁忌证】　胰岛素瘤患者、糖尿病患者、孕妇及哺乳妇女慎用奥曲肽。对多种药物过敏史者禁用加贝酯、乌司他丁。对思他宁药物过敏的病人,不得使用此药。避免孕妇使用本品,除非无其他安全替代措施。

【不良反应及注意事项】 奥曲肽:注射部位局部不适和胃肠道反应,如食欲缺乏,恶心,呕吐、痉挛性腹痛、腹胀、稀便、腹泻及脂肪痢。个别患者长期用药可引起持续高血糖,胆结石形成,罕见肝胆功能障碍。对于分泌生长激素的垂体肿瘤患者,若发现肿瘤扩散迹象,应考虑转换治疗。用药6个月以上者可能有胆石形成。治疗胃肠胰内分泌肿瘤时,偶尔发生失控而致严重症状迅速复发。加贝酯:少数病例静脉滴注本药后可能出现注射血管局部疼痛,皮肤发红等刺激症状及轻度浅表静脉炎。偶有皮疹、颜面潮红及过敏症状,极个别病例可能发生胸闷、呼吸困难和血压下降等过敏性休克现象。乌司他丁:①血液系统。偶见白细胞减少或嗜酸性粒细胞增多。②消化系统。偶见恶心、呕吐、腹泻,偶有 AST、ALT 上升。③注射部位。偶见血管痛、发红、瘙痒感、皮疹等。④偶见过敏。出现过敏症状应立即停药,并适当处理。对本药过敏者禁用。思他宁:少数病例用药后产生恶心、眩晕、脸红等反应。当滴注思他宁的速度高于每分钟 $50\mu g$ 时,病人会发生恶心和呕吐现象。由于思他宁抑制胰岛素及胰高血糖素的分泌,在治疗初期会引起短暂的血糖水平下降。更应注意的是,1 型(胰岛素依赖型)糖尿病患者使用本品后,每隔 3～4h 应测试 1 次血糖浓度。同时,给药期间应避免给予胰岛素所要求的葡萄糖,如果必须给予,应同时使用胰岛素。由于思他宁可延长环己烯巴比妥引起的睡眠时间,而且加剧戊烯四唑的作用,所以,思他宁不应与这类药物或产生同样作用的药物同时使用。本品与其他药物的不相容性未经测试,所以在注射或静脉滴注给药时,应单独使用。

## 三、肝 脓 肿

细菌性肝脓肿是指病原菌经胆道系统、门脉系统或肝动脉迁移至肝脏所引起的肝内化脓性疾病。常为多种菌混合感染,主要为厌氧菌,其次为金黄色葡萄球菌、大肠埃希菌、白色葡萄球菌等。此外,创伤、手术、肝囊肿等均可继发感染形成脓肿。

【组方】 ①头孢哌酮/舒巴坦钠　　2.0g
　　　　　替硝唑　　　　　　　　250ml
　　　　　维生素 C　　　　　　　2.5g
　　　　　10%氯化钾溶液　　　　10ml
　　　　②头孢米诺钠　　　　　　2.0g

替硝唑　　　　　　　　250ml

维生素 C　　　　　　　2.5g

10％氯化钾溶液　　　　10ml

【用法】　生理盐水 100ml 加入头孢哌酮/舒巴坦钠 2.0g，每日 2 次，静脉滴注；10％葡萄糖注射液 500ml 加入维生素 C 2.5g，每日 1～2 次静脉滴注；替硝唑 250ml，每日 1～2 次静脉滴注。

生理盐水 100ml 加入头孢米诺钠 2g，每日 2 次或每 8h 1 次。10％葡萄糖注射液 500ml 加入维生素 C 2.5g 每日 1 次或 2 次；替硝唑 250ml，每日 1～2 次静脉滴注。

【作用机制】　头孢哌酮参见本节一的有关内容。头孢米诺钠为半合成青霉素衍生物。它与青霉素结合蛋白有较强的亲和性，能抑制细菌细胞壁的生物合成；并能结合肽多糖与脂蛋白结合而促进溶菌。本药抗菌活性与第三代头孢菌素相近。

【适应证】　确诊为细菌性肝脓肿的患者，只要肝内有脓液存在，就需要穿刺排脓。有条件者最好在 B 超或 CT 引导下行经皮肝穿刺抽脓术，尽可能将脓液排尽。在抽脓后可在脓腔内注入抗菌药物如甲硝唑等，反复冲洗。单纯应用抗生素治疗肝脓肿有疗程长、费用高等弊病。抗生素应用时间以临床症状明显改善、脓腔闭合、细菌转阴为止。

【禁忌证】　肝硬化的患者应慎用头孢哌酮。活动性中枢神经系统疾病及血液病患者禁用替硝唑。对头孢米诺过敏者禁用，对青霉素过敏性休克史的患者禁用。

【不良反应及注意事项】　头孢哌酮：对头孢类抗生素过敏的患者应选用其他药物；肝肾功能不全患者应慎用；头孢哌酮的不良反应主要有恶心、呕吐等，并可引起一过性肝功能异常，少数患者可以引起血小板的减少及凝血酶原时间的延长。替硝唑的不良反应较少，主要有恶心、呕吐、食欲缺乏等。头孢米诺钠：不良反应主要为皮疹、发热、食欲缺乏及恶心、呕吐等消化道症状；少数患者用药后可出现黄疸及暂时性肝功能异常；少数患者用药后可出现少尿、蛋白尿、肾功能异常等。

（敖　然　孙明军）

# 第三节 病毒性肝炎

## 一、急性病毒性肝炎(黄疸型)

### (一)疾病特点

急性病毒性肝炎是由多种肝炎病毒引起,以肝脏炎症反应和坏死病变为主的一组传染病。主要通过粪-口、血液或体液而传播。病原可分为甲、乙、丙、丁、戊型肝炎病毒。庚型肝炎(HGV)和输血传播病毒(TTV)致病性尚未明确。

【临床表现】 急性病毒性肝炎的临床表现基本相似:疲乏、食欲缺乏、肝大、肝功能异常,部分病例出现黄疸。甲型肝炎和戊型肝炎主要表现为急性肝炎,乙、丙、丁型肝炎可发展为慢性肝炎、肝硬化和肝细胞癌。甲型肝炎与戊型肝炎表现相似,发病急,发热多,黄疸型多,有急性、暴发型和淤胆型,少有慢性。急性病毒性肝炎又可分为急性黄疸型肝炎和急性无黄疸型肝炎,无黄疸型肝炎患者不出现黄疸,一般症状较轻。

### (二)联合用药

1. 硫普罗宁、茵栀黄联合

【组方】 硫普罗宁 200mg

茵栀黄 20ml

【用法】 5%~10%葡萄糖注射液250~500ml加入硫普罗宁200mg,静脉滴注结束后再给予5%~10%葡萄糖注射液250~500ml升加入茵栀黄20ml静脉滴注,每日1次,疗程为2~4周,用药过程中监测转氨酶及胆红素的变化,转氨酶降到正常值2倍以下硫普罗宁可以改成口服。

【作用机制】 硫普罗宁能够保护肝线粒体结构,可使肝细胞线粒体中的ATP酶活性降低,ATP含量升高,电子传递功能恢复正常,从而改善肝细胞功能,对抗各类肝损伤负效应。硫普罗宁还具有促进肝细胞再生的作用。实验证明硫普罗宁可促进肝细胞再生,表现为乳酸脱氢酶活性、苹果酸酶活性、DNA含量及肝总蛋白含量均升高。硫普罗宁含有疏基,能与自由基可逆性结合成二硫化物,可作为一种自由基清除剂,清除自由基,此外硫普罗宁还可激活铜、锌-超氧化物歧化酶以增强其清除自由基的作用。茵栀黄属中成药,含有黄芩苷、金银花、茵陈和栀子提取物。本品为橙红色的澄明液体。黄芩苷、金银花具有清热、解毒,茵陈、栀子具有利湿、退黄的作用。对于中医辨证属肝胆湿热,面目悉黄,胸胁胀痛,恶心呕吐,小便黄赤证候者有较好疗效。

【适应证与疗效】　本复合制剂适用于伴有黄疸的急性病毒性肝炎(甲、乙、戊型病毒性肝炎均可)。硫普罗宁主要有抗炎、解毒、清除自由基减轻肝脏炎症反应的作用,茵栀黄具有清热、解毒、利湿、退黄作用,二者合用对于治疗伴有黄疸的急性病毒性肝炎具有较好的疗效。一般用药 2 周左右肝功能各项指标会明显下降,一般用药 4～6 周后可以口服用药。

【禁忌证】　对硫普罗宁有过敏史的患者禁用;妊娠期、哺乳期妇女慎用。表证恶寒发热者慎用茵栀黄。

【不良反应及注意事项】　硫普罗宁偶见皮疹、皮肤瘙痒、发热等变态反应。注意事项:①有恶心、呕吐、腹泻和食欲缺乏等胃肠道反应时,应减量或停服;②儿童用量酌减;③重症肝炎或伴有高度黄疸、顽固性腹水、消化道出血,合并糖尿病、肾功能不全的患者应在医师指导下使用。茵栀黄的不良反应较少,偶有恶心、呕吐、腹泻和食欲缺乏等胃肠道反应。茵栀黄的注意事项:本品如产生沉淀或浑浊时不得使用。如经 10% 葡萄糖注射液或生理盐水注射液稀释后,出现浑浊亦不得使用。

2. 复方甘草酸苷、门冬氨酸钾镁联合

【组方】　复方甘草酸苷　　　120mg
　　　　　门冬氨酸钾镁　　　20ml

【用法】　5%～10% 葡萄糖注射剂 250～500ml 加入复方甘草酸苷 120mg,静脉滴注结束后再给予 5%～10% 葡萄糖注射剂 250～500ml 加入门冬氨酸钾镁 20ml,每日 1 次。用药过程中监测肝功转氨酶的变化,转氨酶降到正常值 2 倍以下复方甘草酸苷可以改成口服。

【作用机制】　复方甘草酸苷制剂具有抗炎、抗过敏、保护肝细胞膜等作用。诱生 $\gamma$-干扰素及白细胞介素 Ⅱ,提高 NK 细胞活性,激活单核吞噬细胞系统,抑制自由基和过氧化脂质的产生和形成,降低脯氨羟化酶的活性,调节钙离子通过,保护溶酶体膜及线粒体,减轻细胞坏死,促进上皮细胞产生黏多糖,同时甘草酸苷可以直接与花生四烯酸代谢途径的启动酶磷脂酶 $A_2$ 结合以及与作用花生四烯酸使其产生炎症介质的脂氧合酶结合,选择性地阻碍这些酶的磷酸化而抑制其活化。门冬氨酸钾镁中的门冬氨酸在三羧酸循环中起重要作用,同时也参加鸟氨酸循环,使体内的氨与 $CO_2$ 结合生成尿素,这对稳定人体的内环境起一定的作用。钾离子既是细胞生存的必需物质,也是高能磷酸化合物合成和分解的催化剂。镁离子是多种酶的激活剂,也能使血管扩张,改善代谢,促进胆汁分泌和排泄,有利于肝脏疾病的恢复。

【适应证与疗效】　本复合制剂适用于伴有黄疸的急性病毒性肝炎(甲、乙、戊型病毒性肝炎均可)。复方甘草酸苷主要有抗炎、抗过敏、减轻肝脏炎症反应的作用,门冬氨酸钾镁能够促进胆红素排泄,还能纠正复方甘草酸苷引起血钾降低的副作用。一般于用药4周左右肝功能各项指标会下降50%左右,一般用药8周左右可以口服用药。

【禁忌证】　对复方甘草酸苷制剂过敏者,醛固酮血症者,肌病患者,低钾血症患者忌用。

【不良反应及注意事项】　复方甘草酸苷的不良反应包括休克、过敏性休克、假性醛固酮症等,还可以引起血清钾下降,钠、水潴留,血压升高等。门冬氨酸钾镁的不良反应有滴注速度太快可引起高钾血症和高镁血症,还可出现恶心、呕吐、颜面潮红、胸闷、血压下降,偶见血管刺激性疼痛。极少数可出现心率减慢,减慢滴速或停药后即可恢复。大剂量可能引起腹泻。禁忌证为高钾血症、急性和慢性肾衰竭、Addison病、三度房室传导阻滞、心源性休克(血压低于90mmHg)。注意事项有:①本品不能肌内注射和静脉推注,静脉滴注速度宜缓慢;②本品未经稀释不得进行注射;③肾功能损害、房室传导阻滞患者慎用;④有电解质紊乱的患者应常规性检查血钾、镁离子浓度。

3. 复方甘草酸苷、还原型谷胱甘肽钠联合(无黄疸型)

【组方】　复方甘草酸苷　　　　　120mg
　　　　　还原型谷胱甘肽钠　　　1800mg

【用法】　5%~10%葡萄糖注射液250~500ml加入复方甘草酸苷120mg,静脉滴注结束后再给予生理盐水100ml或5%葡萄糖注射液100ml加入还原型谷胱甘肽钠1800mg静脉滴注,每日1次。用药过程中监测肝功转氨酶的变化,转氨酶降到正常值2倍以下复方甘草酸苷可以改成口服。

【作用机制】　复方甘草酸苷制剂参见本节组方2.的相关内容。还原型谷胱甘肽是人类细胞中自然合成的一种肽,由谷氨酸、半胱氨酸和甘氨酸组成,含有巯基,广泛分布于机体各器官内,对维持细胞生物功能具有重要作用。还原型谷胱甘肽是甘油醛磷酸脱氢酶的辅基,又是乙二醛酶及丙糖脱氢酶的辅酶,参与体内三羧酸循环及糖代谢,从而促进糖、脂肪及蛋白质代谢,并能影响细胞的代谢过程,它可通过巯基与体内的自由基结合,转化成容易代谢的酸类物质,从而加速自由基的排泄,减轻脂质过氧化反应。还原型谷胱甘肽还可以通过转甲基及转丙基反应,保护肝脏的合成、解毒、灭活激素等功能,并促进胆酸代谢,有利于消化道吸收脂肪及脂溶性维生素。对于贫血、中毒或组织炎症造成的全身或局部低氧血症的患者应用,可减轻组织损伤,促进修复。

【适应证与疗效】　本复合制剂适用于不伴有胆红素升高的急性病毒性肝炎。复方甘草酸苷主要有抗炎、抗过敏、减轻肝脏炎症反应的作用。还原型谷胱甘肽能够加速自由基的清除,促进有毒药物及其代谢产物的排泄。一般于用药 4 周左右肝功能各项指标会明显下降,一般于用药 8 周左右可以口服用药。

【禁忌证】　对还原型谷胱甘肽有变态反应者禁用。

【不良反应及注意事项】　复方甘草酸苷的不良反应及注意事项参见本节组方 2. 相关内容。还原型谷胱甘肽的不良反应比较少见,主要有恶心、呕吐、头痛,罕见皮疹发生,停药后皮疹会消失。本品注射前必须完全溶解,外观澄清、无色;溶解后的本品在室温下可保存 2h,0～5℃保存 8h。本品不得与维生素 $B_{12}$、甲萘醌、泛酸钙、乳清酸、抗组胺制剂、磺胺药及四环素等混合使用。

## 二、慢性病毒性肝炎

### (一)疾病特点

慢性病毒性肝炎是指病程超过 6 个月或发病日期不明而临床有慢性肝病表现者。乙型和丙型肝炎病毒常引起慢性肝炎,其临床表现相似,丙型肝炎略轻,起病缓,常无发热,可发展为肝硬化和肝癌。因为慢性病毒性肝炎常常存在病毒持续复制,因此除需要针对肝脏炎症进行治疗,抗病毒治疗更加重要。

### (二)联合用药

1. 还原型谷胱甘肽钠、苦参素联合

【组方】　还原型谷胱甘肽钠　　1800mg
　　　　　苦参素　　　　　　　150mg

【用法】　5％～10％葡萄糖注射液 250～500ml 加入还原型谷胱甘肽钠1800mg,静脉滴注结束后再给予 5％～10％葡萄糖注射液 500ml 加入苦参碱150mg 静脉滴注,每日 1 次,2～4 周为 1 个疗程,用药过程中监测肝功转氨酶及胆红素的变化。

【作用机制】　还原型谷胱甘肽参见本节一组方 3. 的相关内容。苦参素注射液是从中药苦豆子的根苦参中提出来的有效成分,98% 以上为氧化苦参碱,具有抗炎、调节免疫功能、阻断肝细胞的凋亡、清除自由基等作用,在改善肝功能及抗乙肝病毒方面已证实有较好的疗效。苦参素还具有抗肝纤维化作用,可能与增强拉米夫定抗病毒作用,抑制肝星状细胞激活及成纤维细胞增殖以及直接抑制其胶原的合成有关。

【适应证与疗效】　本复合制剂适用于伴有转氨酶升高的慢性活动性病毒性肝炎。还原型谷胱甘肽参见本节一组方 3. 的相关内容。苦参素具有抑制乙型肝炎病毒复制,退黄,改善病理性肝脏炎症的作用,还能够抑制肝纤维化的形成,二者合用对于治疗慢性病毒性肝炎,抑制肝纤维化形成具有较好的疗效。

【不良反应及注意事项】　还原型谷胱甘肽的不良反应及注意事项参见本节一组方 3. 的相关内容。苦参素不良反应较少,偶致恶心、腹胀、头痛及眩晕,数天后可以消失,如仍有上述反应应停药,通常会消失。孕妇及哺乳期妇女无此方面用药报道,应该慎用。儿童尚无此药应用经验。

2. 丹参、复方甘草酸苷联合

【组方】　丹参　　　　　　　10ml
　　　　　复方甘草酸苷　　　120mg

【用法】　5%～10% 葡萄糖注射液 250～500ml 加入复方甘草酸苷 120mg,静脉滴注结束后再给予 5%～10% 葡萄糖注射液 250～500ml 加入丹参 10ml,每日 1 次,用药过程中监测肝功转氨酶、肝纤维化指标的变化情况。

【作用机制】　复方甘草酸苷制剂参见本节一组方 2. 的相关内容。丹参中的主要活性成分为丹参酚、丹参素和丹参酮。丹参具有清除氧自由基,保护肝细胞、促进肝细胞再生和修复,抑制单核巨噬细胞产生炎性介质,抗氧化、抑制一氧化氮合成等作用,可改善肝脏微循环、疏通肝内毛细胆管淤积,并能够促进已形成的胶原纤维降解和重吸收,降低肝纤维化程度。

【适应证与疗效】　本复合制剂适用于伴有转氨酶升高的慢性活动性病毒性肝炎。复方甘草酸苷主要有抗炎、抗过敏,减轻肝脏炎症反应的作用;丹参活血化瘀,改善肝脏微循环,抑制肝纤维化的形成,二者合用对于治疗慢性病毒性肝炎,抑制肝纤维化形成具有较好的疗效。

【禁忌证】　对复方甘草酸苷有过敏或严重不良反应病史者禁用。

【不良反应及注意事项】　复方甘草酸苷的不良反应及注意事项参见本

节一组方 3. 的相关内容。丹参的不良反应很少,偶见变态反应,主要表现为瘙痒、头痛、气急、心慌。偶有发热、恶心、呕吐、腹痛、咳嗽、哮喘、低血压、心律失常、局限性水肿、口唇疱疹、荨麻疹等。丹参应用过程中应注意:①本品不宜与抗癌药、止血药、抗酸药、阿托品、细胞色素 C、维生素 $B_1$、维生素 $B_6$、麻黄碱、洛贝林、士的宁、雄性激素等药联合使用;②本品不宜与中药藜芦同时使用;③本品与抗生素、维生素 C、肝素、东莨菪碱、酚妥拉明、硫酸镁等联合使用,可产生协同作用及减少药物某些不良反应;④本品不宜与其他药物在同一容器内混合使用;⑤本品是中药制剂,保存不当可能影响产品质量,使用前必须对光检查,如发现药液出现浑浊、沉淀、变色、漏气或瓶身细微破裂者,均不能使用。

## 三、慢性乙型病毒性肝炎

### (一)粒-巨噬细胞集落刺激因子、聚乙二醇干扰素联合

【组方】　粒-巨噬细胞集落刺激因子(GM-CSF)　　500$\mu$g

　　　　　聚乙二醇干扰素 α-2a　　　　　　　　　　180$\mu$g

【用法】　给予聚乙二醇干扰素 α-2a 180$\mu$g,每周 1 次,一般需治疗 48 周,联合粒-巨噬细胞集落刺激因子 500$\mu$g,每周 2 次,共 6 周。用药过程中监测血常规、肝功转氨酶、乙肝病毒标志物和 HBVDNA 的变化情况,根据是否发生血清学、病毒学和生物化学应答决定用药时程。

【作用机制】　聚乙二醇干扰素 α-2a 是聚乙二醇(PEG)与重组干扰素 α-2a 结合形成的长效干扰素。干扰素可与细胞表面的特异性 α 受体结合,触发细胞内复杂的信号传递途径并激活基因转录,调节多种生物效应,包括抑制感染细胞内的病毒复制,抑制细胞增殖,并具有免疫调节作用。本品具有非聚乙二醇结合的 α-干扰素(普通干扰素)的体外抗病毒和抗增殖活性。GM-CSF 来源于激活的 T 细胞、巨噬细胞、成纤维细胞和内皮细胞。GM-CSF 促使造血细胞的增殖和成熟;也能增强抗体依赖的细胞毒活性、细胞表面受体抗原表达,并刺激细胞因子分泌;特别是能增强肿瘤杀伤细胞因子如肿瘤坏死因子 α 和白介素-1β 的释放,而肿瘤坏死因子 α 和白介素-1β 有很强的抗病毒活性。

【适应证】　本复合制剂适用于经 HBV DNA 测定有活跃的病毒复制、ALT 水平升高和肝脏活检确定有慢性肝炎活动的患者。已有初步报告,在慢性乙型肝炎病人中,应用 GM-CSF 联合 IFNα 治疗,能增强病人的治疗效

应,有利于清除 HBeAg 和血清 HBV DNA。并且 GM-CSF 可以纠正聚乙二醇干扰素 α-2a 治疗期间引起的粒细胞减少。

【禁忌证】 对 GM-CSF 有过敏史的患者和自身免疫性血小板减少性紫癜的患者禁用。孕妇不宜使用。

【不良反应及注意事项】 GM-CSF 常见的不良反应是发热、皮疹。较少见的为低血压、恶心、水肿、胸痛、骨痛和腹泻。罕见的反应有变态反应、支气管痉挛、心力衰竭、室上性心律失常、脑血管疾病、精神错乱、惊厥、呼吸困难、肺水肿和晕厥等。偶见血清白蛋白水平低下。哺乳妇女使用本品前应停止哺乳。聚乙二醇干扰素 α-2a 的不良反应包括:①血液和淋巴系统异常。淋巴结肿大、贫血和血小板减少。②内分泌异常。甲状腺功能减退和甲状腺功能亢进。③精神和神经系统异常。记忆力障碍、性欲减退、阳萎等,而且无论使用者以往是否有精神疾病,都有可能出现抑郁、自杀心态和自杀企图。④眼部异常。⑤心脏异常。⑥呼吸、胸部和纵隔异常。⑦胃肠道异常。胃炎、腹胀、口干、便秘。⑧皮肤和皮下组织异常。湿疹、银屑病、荨麻疹、光变态反应。⑨全身异常和注射局部反应。流感样症状、寒战、潮热、虚弱、单纯疱疹、胸痛。因此在应用聚乙二醇干扰素 α-2a 治疗时应注意:有抑郁史的患者应慎用本品;有心脏疾病的患者在开始本品治疗前进行心电图检查;对伴有自身免疫性疾病的患者应慎用本品;应定期监测肝功能,如果患者在治疗中出现了肝功能失代偿,应考虑停止本品的治疗并密切监测患者;中性粒细胞计数 $<1.5\times10^{9}/L$ 和血小板计数 $<75\times10^{9}/L(75\times10^{3}/mm^{3})$ 或血红蛋白 $<100g/L$ 的患者要慎用,推荐治疗前和治疗中定期监测血液学指标;有糖尿病或高血压的患者在本品治疗中要定期进行眼部检查;银屑病患者应慎用本品,如果使用中出现银屑病或者银屑病恶化征象,应考虑停药。

### (二)胸腺肽 α₁、聚乙二醇干扰素联合

【组方】 胸腺肽 $\alpha_1$      1.6mg

     聚乙二醇干扰素 α-2a   180μg

【用法】 胸腺肽 $\alpha_1$ 治疗慢性乙型病毒性肝炎的推荐量是每次 1.6mg,皮下注射,每周 2 次,连续 6 个月(52 针),期间不得中断。聚乙二醇干扰素 α-2a 180μg 每周 1 次,治疗 48 周。根据临床经验,当两药物在同一日使用时,一般在早上给予胸腺肽 $\alpha_1$ 而在晚上给予干扰素。用药过程中监测血常规、肝功转氨酶、乙肝病毒标志物和 HBV DNA 的变化情况,根据是否发生血清学、病毒学和生物化学应答决定用药时程。

【作用机制】　聚乙二醇干扰素 α-2a 作用机制参见本节组方（一）。胸腺肽 α₁ 治疗慢性乙型肝炎的作用机制尚未完全查明。在多个不同的活体外试验中，本药促使致有丝分裂原激活后的外周血淋巴细胞的 T 细胞成熟作用，增加 T 细胞在各种抗原或致有丝分裂原激活后产生各种淋巴因子，例如 α、γ 干扰素、白介素 Ⅱ 和白介素 Ⅲ 的分泌和增加 T 细胞上的淋巴因子受体的水平。同时通过对 T4 辅助细胞的激活作用来增强异体和自体的人类混合的淋巴细胞反应。胸腺肽 α₁ 可能影响 NK 前体细胞的募集，该前体细胞在暴露于干扰素后变得更有细胞毒性。在活体内，胸腺肽 α₁ 能增强经刀豆球蛋白 A 激活后的小鼠淋巴细胞增加分泌白介素 Ⅱ 和增加白介素 Ⅱ 受体的表达作用。

【适应证】　本复合制剂适用于经 HBV DNA 测定有活跃的病毒复制、ALT 水平升高和肝脏活检确定有慢性肝炎活动的患者。临床试验提示当胸腺肽 α₁ 与聚乙二醇干扰素 α-2a 联用时可能比单用任何一种药物具有更高的应答率。

【禁忌证】　禁用于那些有对 Tα₁ 或注射液内其他成分有过敏史的患者。因为本药治疗是通过增强患者的免疫功能，因此在那些进行免疫抑制疗法的病人（例如器官移植受者）是禁用的。

【不良反应及注意事项】　胸腺肽 α₁ 的耐受性良好。大剂量时偶有高热、恶心等。慢性乙型病毒性肝炎病人接受胸腺肽 α₁ 治疗时，注意事项包括：①定期评估肝功能，可能 ALT 水平短暂上升到基础值的 2 倍（ALT 波动）以上，当 ALT 波动发生时本药通常继续使用，除非有肝衰竭的症状或预兆出现。②治疗完毕后应检测 HBeAg、HBsAg、HBV DNA 和 ALT 酶，且应在治疗完毕后 2、4 和 6 个月检测，因为病人可能在治疗完毕后随访期内出现应答。聚乙二醇干扰素 α-2a 的不良反应及注意事项参见本节组方（一）的相关内容。

## 四、急性肝衰竭

### (一)疾病特点

肝衰竭是多种因素引起的严重肝脏损害，导致其合成、解毒、排泄和生物转化等功能发生严重障碍或失代偿，出现以凝血机制障碍和黄疸、肝性脑病、腹水等为主要表现的一组临床综合征。肝衰竭可分为急性、亚急性、慢加（亚）急性和慢性肝衰竭。

【临床表现】　急性肝衰竭是指急性起病，2周内出现Ⅱ度及以上肝性脑病（按Ⅳ度分类法划分）并有以下表现者：①极度乏力，并有明显厌食、腹胀、恶心、呕吐等严重消化道症状；②短期内黄疸进行性加深；③出血倾向明显，PTA≤40%（INR≥1.5），且排除其他原因；④肝脏进行性缩小。肝衰竭病因多样，发病机制复杂，病死率极高，非原位肝移植者存活率仅20%～40%，原位肝移植者存活率可达到60%～80%。

### （二）联合用药

促肝细胞生长素、N-乙酰半胱氨酸联合

【组方】　促肝细胞生长素　　　　120μg

　　　　　N-乙酰半胱氨酸　　　　8g

【用法】　5%～10%葡萄糖注射药250～500ml加入促肝细胞生长素120μg，静脉滴注结束后再给予10%葡萄糖注射液250ml加入N-乙酰半胱氨酸8g，每日1次，45d为1个疗程。

【作用机制】　促肝细胞生长素是从健康乳猪新鲜肝脏中提取的小分子量生物活性多肽物质。能刺激正常肝细胞DNA合成，促进肝细胞再生。乙酰半胱氨酸为还原型谷胱甘肽的前体，属体内氧自由基清除剂。其肝脏保护作用的机制尚不十分清楚，可能与维持或恢复谷胱甘肽水平有关。另外，乙酰半胱氨酸也可能通过改善血流动力学和氧输送能力，扩张微循环发挥肝脏保护作用。

【适应证与疗效】　本复合制剂适用于各种原因引起的急性肝衰竭早、中期而治疗。促肝细胞生长素主要有促进肝细胞再生的作用，N-乙酰半胱氨酸是对乙酰氨基酚的特异性解毒药，还能够清除氧自由基，因此对于对乙酰氨基酚引起的急性肝衰竭疗效最好。

【禁忌证】　对促肝细胞生长素过敏者禁用。对N-乙酰半胱氨酸过敏者或处方中其他任何成分过敏或曾出现过变态反应的患者禁用。对支气管哮喘或有支气管痉挛史、胃溃疡、胃炎病人者应慎用。

【不良反应及注意事项】　促肝细胞生长素个别病例可出现低热和皮疹，停药后即可消失。促肝细胞生长素应用过程中应注意：①本品使用应以周身支持疗法和综合治疗为基础。②孕妇及哺乳期妇女用药尚未明确，应慎用。N-乙酰半胱氨酸滴注过快时可出现恶心、呕吐、皮疹、瘙痒、支气管痉挛、头晕头痛、发热、变态反应等，偶可见面潮红、血管性水肿、心动过速、低血压及高血压、红细胞、白细胞减少、咽炎、鼻（液）溢、耳鸣。减慢静脉输液滴速可减少不良反应,一般可用抗组胺药物对抗,严重变态反应患者建议停药处理。N-乙酰半胱氨酸应用过程中应注意:①本品未经稀释不得进行注射;②本品不得与氧化性药物包括金属离子、抗生素等配伍;③参照马丁代尔药典及临床应用文献,本品可根据体重适当调整剂量,一般以 50~150mg/kg 给药;④支气管哮喘患者或有支气管痉挛史患者在用本品期间应严密监控,如发生支气管痉挛须立即停药;⑤孕妇、产妇和哺乳期妇女应慎重用药,对儿童用药的安全性尚未确立。

(崔　巍　孙明军)

# 第四节　胰　腺　炎

## 一、急性轻症胰腺炎(胆源性)

### (一)疾病特点

急性胰腺炎是多种病因导致胰酶在胰腺内被激活后引起胰腺组织自身消化、水肿、出血甚至坏死的炎症反应。常见的病因有胆石症、大量饮酒和暴饮暴食。临床上以急性上腹痛、恶心、呕吐、发热和血胰酶升高等为特点。病变程度轻重不等,以胰腺水肿为主,临床多见,常呈自限性,预后良好,又称为轻症急性胰腺炎。少数重者的胰腺出血坏死,常继发感染、腹膜炎和休克等多种并发症,病死率高,称为重症急性胰腺炎。

### (二)联合用药

1. 抗生素、加贝酯、法莫替丁联合

【组方】 头孢哌酮/舒巴坦钠　　2.0g

　　　　 替硝唑　　　　　　　　0.8g

　　　　 加贝酯　　　　　　　　300mg

　　　　 法莫替丁　　　　　　　20mg

【用法】 0.9%氯化钠注射液 100ml 加入头孢哌酮/舒巴坦钠 2.0g,每 12 小时 1 次,替硝唑注射液 0.8g,每日 1 次,疗程一般 1 周或体温正常 3d 停用,后者须缓慢静脉滴注;5%葡萄糖注射液或 0.9%氯化钠注射液 500ml 加入加贝酯 300mg,速度不宜过快,应在 5h 内滴完,症状减轻后改为 100mg/d,疗程 5~7d;0.9%氯化钠注射液 100ml 加入法莫替丁 20mg,每日 2 次,患者进食可停用。治疗期间观察临床症状和体征的变化,监测血尿淀粉酶、血脂肪酶及外周血白细胞的变化。

【作用机制】 头孢三代抗生素头孢哌酮/舒巴坦钠为复合制剂,舒巴坦钠为抑制细菌β-内酰胺酶产生的酶抑制药,仅具有微弱的抑菌作用,当与头孢哌酮联合使用时,有效分解了致病菌β-内酰胺酶,从而使头孢哌酮抗菌力增强了数倍,相对药量减少,使头孢哌酮具备了广谱、低毒、耐酶、高效四大特点。联合应用替硝唑可对抗各种厌氧菌感染。加贝酯是一种非肽类蛋白酶的抑制药,可抑制胰蛋白酶、激肽释放酶、纤维蛋白溶酶、凝血酶等蛋白酶的活性,从而制止这些酶所造成的病理生理变化。在动物实验性急性胰腺炎,可抑制活化的胰蛋白酶,减轻胰腺损伤,同时血清淀粉酶、脂肪酶活性和尿素氮升高情况也明显改善。法莫替丁是胍基噻唑类的 $H_2$ 受体拮抗药,具有对 $H_2$ 受体亲和力高的特点,对胃酸分泌有明显的抑制作用,对基础分泌及因给予各种刺激而引起的胃酸及胃蛋白酶增加有抑制作用。长程大剂量治疗时不并发雄激素拮抗的副作用,如男性乳房发育、阳萎、性欲缺乏及女性乳房胀痛、溢乳等。

【适应证与疗效】 本复合制剂适用于急性轻症(胆源性)胰腺炎,头孢哌酮钠/舒巴坦钠和替硝唑注射液,主要起广谱抗感染的作用;加贝酯主要抑制胰酶活性,减轻胰酶的自身消化;法莫替丁为抑酸药,有预防应激性溃疡的作用。上述药物合用对于治疗急性轻症(胆源性)胰腺炎具有较好的疗效,配合营养支持、补充血容量及维持水、电解质平衡等治疗,通常用药1周疾病可治愈。对于急性轻症(非胆源性)胰腺炎若无明确感染灶,则不必常规抗感染治疗,其余治疗方案相同。

【禁忌证】 12岁以下患者禁用替硝唑。对多种药物有过敏史及妊娠妇女和儿童禁用加贝酯。肝功能不全患者及小儿应慎用法莫替丁。严重肾功能不全者、孕妇及哺乳期妇女禁用。

【不良反应及注意事项】 头孢哌酮/舒巴坦钠的不良反应表现为恶心、呕吐等消化道症状,长期应用可导致肠道菌群失调,引起腹泻,极少数出现变态反应。对青霉素类或头孢菌素类抗生素过敏者、妊娠、哺乳期妇女慎用,注意用药期间及停药后5d内禁止饮酒、禁用含乙醇成分的药物或食品。在严重胆道梗阻、严重肝脏疾病或同时存在肾功能障碍时,剂量需要调整。替硝唑的不良反应主要为恶心、呕吐、上腹痛、食欲下降及口腔金属味,可有头痛、眩晕、皮肤瘙痒、皮疹、便秘及全身不适。此外还可有血管神经性水肿、中性粒细胞减少、双硫仑样反应等。高剂量时也可引起癫痫发作和周围神经病变。注意用药期间不应饮用含乙醇的饮料,防止出现腹部痉挛、恶心、呕吐、头痛、面部潮红等双硫仑样反应;肝功能减退者应予减量;放置胃管做吸引减压者,可引起血药浓度下降。加贝酯可能引起注射血管局部疼痛,皮肤发红等刺激症状及轻度浅表静脉炎,故多次使用应更换注射部位。法莫替丁可使少数患者出现口干、头晕、失眠、便秘、腹泻、皮疹、面部潮红、血压上升、月经失调、白细胞减少等。偶有轻度转氨酶增高。

2. 左氧氟沙星、替硝唑、乌司他丁和泮托拉唑钠联合

【组方】 　左氧氟沙星　　　　0.2g

　　　　　　替硝唑　　　　　　0.8g

　　　　　　乌司他丁　　　　　200kU

　　　　　　泮托拉唑钠　　　　40mg

【用法】 　左氧氟沙星 0.2g,每日 2 次,替硝唑注射液 0.8g,每日 1 次,疗程一般 1 周或体温正常 3 天停用,二者均须缓慢静滴;5%葡萄糖注射液或 0.9%氯化钠注射液 500ml 加入乌司他丁 200kU,每日 2 次,症状减轻后逐渐减量,疗程 5~7d;0.9%氯化钠注射液 100ml 加入泮托拉唑钠 40mg,每日 1 次,患者进食可停用。治疗期间观察临床症状和体征的变化,监测血尿淀粉酶、血脂肪酶及外周血白细胞的变化。

【作用机制】 　左氧氟沙星为喹诺酮类药物,具有抗菌谱广、抗菌作用强的特点,适用于革兰阴性菌和革兰阳性菌中的敏感菌株引起的中、重度呼吸系统、泌尿系统、消化系统和皮肤软组织感染、败血症、伤寒副伤寒菌痢以及由淋球菌、沙眼衣原体所致的尿道炎、宫颈炎等。联合应用替硝唑可对抗各种厌氧菌感染。乌司他丁(天普洛安)系从人尿提取精制的糖蛋白,属蛋白酶抑制药。具有抑制胰蛋白酶等各种胰酶活性的作用,常用于胰腺炎的治疗。此外,本品尚有稳定溶酶体膜、抑制溶酶体酶的释放和抑制心肌抑制因子产生等作用,故可用于急性循环衰竭的抢救治疗当中。泮托拉唑钠为质子泵抑制药,能特异性地抑制壁细胞顶端膜构成的分泌性微管和胞质内的管状泡上的 $H^+$-$K^+$-ATP 酶,引起该酶不可逆性的抑制,从而有效地抑制胃酸的分泌。由于 $H^+$-$K^+$-ATP 酶是壁细胞泌酸的最后一个过程,故本品抑酸能力强大。它不仅能非竞争性抑制促胃液素、组胺、胆碱引起的胃酸分泌,而且能抑制不受胆碱或 $H_2$ 受体阻滞药影响的部分基础胃酸分泌。

【适应证与疗效】 　本复合制剂适用于急性轻症(胆源性)胰腺炎,左氧氟沙星和替硝唑注射液主要起广谱抗炎的作用;乌司他丁主要抑制各种胰酶活

性,减轻胰酶的自身消化,并抑制炎症介质的释放;泮托拉唑钠为抑酸药,有预防应激性溃疡的作用。上述药物合用对于治疗急性轻症(胆源性)胰腺炎具有较好的疗效,配合营养支持、补充血容量及维持水、电解质平衡等治疗,通常用药1周疾病可治愈。对于急性轻症(非胆源性)胰腺炎若无明确感染灶则不必常规抗炎治疗,其余治疗方案相同。

**【禁忌证】**　肾功能减退者和老年患者应减量或慎用左氧氟沙星。对喹诺酮类药物过敏者及癫痫患者禁用。妊娠、哺乳期妇女和16岁以下患者禁用替硝唑。12岁以下患者禁用替硝唑。对泮托拉唑过敏者禁用;妊娠期与哺乳期妇女禁用。

**【不良反应及注意事项】**　左氧氟沙星的不良反应偶见呕吐、腹泻、失眠、头晕、头痛、皮疹及血清丙氨酸转氨酶升高及注射局部刺激症状等,一般均能耐受,疗程结束后即可消失。注意喹诺酮类药物尚可引起少见的光毒性反应,在接受本品治疗时应避免过度阳光暴晒和人工紫外线照射。同时应用茶碱、华法林或其衍生物及口服降血糖药应监测茶碱的血药浓度、凝血酶原时间和血糖。替硝唑的不良反应主要为恶心、呕吐、上腹痛、食欲下降及口腔金属味,可有头痛、眩晕、皮肤瘙痒、皮疹、便秘及全身不适。此外还可有血管神经性水肿、中性粒细胞减少、双硫仑样反应及黑尿。高剂量时也可引起癫痫发作和周围神经病变。注意用药期间不应饮用含酒精的饮料,防止出现腹部痉挛、恶心、呕吐、头痛、面部潮红等双硫仑样反应;肝功能减退者应予减量;放置胃管做吸引减压者,可引起血药浓度下降。乌司他丁可能引起极少数患者白细胞减少或嗜酸性粒细胞增多;偶见恶心、呕吐、腹泻,偶有AST、ALT上升;偶见过敏和局部血管炎。注意本品溶解后应迅速使用。避免与加贝酯混合使用。泮托拉唑钠不良反应偶见头晕、失眠、嗜睡、恶心、腹泻、便秘、皮疹和肌肉疼痛等症状。大剂量使用时可出现心律失常、转氨酶升高、肾功能改变、粒细胞降低等。肝功能受损者需要酌情减量。

## 二、急性重症胰腺炎

### (一)疾病特点

急性胰腺炎是多种病因导致胰酶在胰腺内被激活后引起胰腺组织自身消化、水肿、出血甚至坏死的炎症反应。常见的病因有胆石症、大量饮酒和暴饮暴食。临床上以急性上腹痛、恶心、呕吐、发热和血胰酶升高等为特点。病变程度轻重不等,以胰腺水肿为主,临床多见,常呈自限性,预后良好,又称为轻症急性胰腺炎。少数重者的胰腺出血坏死,常继发感染、腹膜炎和休克等多种并发症,病死率高,称为重症急性胰腺炎。

### (二)联合用药

1. 生长抑素、替硝唑、亚胺培南、乌司他丁和奥美拉唑联合

【组方】

| | |
|---|---|
| 生长抑素 | 3000μg |
| 替硝唑 | 0.8g |
| 亚胺培南-西司他丁钠 | 0.5g |
| 乌司他丁 | 200U |
| 奥美拉唑 | 40mg |

【用法】 0.9%氯化钠注射液 500ml 加入生长抑素(思他宁)3000μg,由输液泵控制,每小时 40ml,24h 持续静脉滴注,当 2 次输液给药间隔>3~5min 时,应重新静脉注射 250μg,以确保给药的连续性;0.9%氯化钠注射液 100ml 加入亚胺培南-西司他丁钠 0.5g,每 8 小时 1 次;替硝唑注射液 0.8g,每日 1 次,疗程为体温正常 3d 停用,后者需缓慢静脉滴注;5%葡萄糖注射液或 0.9%氯化钠注射液 500ml 加入乌司他丁 200U,每日 2 次,症状减轻后逐渐减量,疗程 5~7d;0.9%氯化钠注射液 100ml 加入奥美拉唑 40mg,每日 1 次,患者进食后可改为口服。治疗期间观察临床症状和体征的变化,监测血尿淀粉酶、血脂肪酶、外周血白细胞、肝功能、肾功能、血糖、血脂、血钙及血气等的变化。

【作用机制】 生长抑素是人工合成的环状 14 氨基酸肽,与天然生长抑素在化学结构和作用方面完全相同,可抑制生长激素、甲状腺刺激激素、胰岛素和胰高血糖素的分泌,并抑制胃酸的分泌。还影响胃肠道的吸收、动力、内脏血流和营养功能。可减少胰腺的内分泌和外分泌,从而可有效预防和治疗胰腺手术后并发症。亚胺培南-西司他丁钠为具有碳青霉烯环的硫霉素类抗生素,亚胺培南对革兰阳性、阴性的需氧和厌氧菌具有抗菌作用。适用于敏感菌所致的各种感染,特别适用于多种细菌联合感染和需氧菌及厌氧菌的混合感染,而且有较好的耐酶性能,与其他 β-内酰胺类药物间较少出现交叉耐药性。联合应用替硝唑可对抗各种厌氧菌感染。乌司他丁(天普洛安)系从人尿提取精制的糖蛋白,属蛋白酶抑制药。具有抑制胰蛋白酶等各种胰酶活性的作用,常用于胰腺炎的治疗。此外,本品尚有稳定溶酶体膜、抑制溶酶体酶的释放和抑制心肌抑制因子产生等作用,故而可用于急性循环衰竭的抢救治疗。奥美拉唑为质子泵抑制药。特异性地作用于胃黏膜壁细胞,降低壁细

胞中的 $H^+$-$K^+$-ATP 酶(又称质子泵)的活性,阻断胃酸分泌的最后步骤,因此本品对各种原因引起的胃酸分泌具有强而持久的抑制作用。

【适应证与疗效】 本复合制剂适用于急性重症胰腺炎,生长抑素(思他宁)主要抑制胰腺分泌,生长抑素一般静脉滴注 2 周后改为奥曲肽皮下注射 3～5d 后停用;亚胺培南-西司他丁钠和替硝唑注射液主要起广谱抗感染的作用;乌司他丁主要抑制各种胰酶活性,减轻胰酶的自身消化损伤,并抑制炎症介质的释放;奥美拉唑为强抑酸药,有预防应激性溃疡的作用。上述药物合用对于治疗急性重症胰腺炎具有较好的疗效,配合营养支持(包括早期全胃肠外营养,并尽快过渡到通过空肠插管行肠内营养)、补充血容量及维持水、电解质平衡等治疗,通过观察胰腺 CT 的好转程度决定是否拔除营养管自行进食。

【禁忌证】 妊娠、产后(产褥期)及哺乳期禁用生长抑素。对亚胺培南-西司他丁过敏者禁用。12 岁以前忌用。孕妇、哺乳妇女慎用。对奥美拉唑过敏者、严重肾功能不全者及婴幼儿禁用。

【不良反应及注意事项】 少数病例应用生长抑素后产生恶心、眩晕、脸红。当注射速度高于 $50\mu g/min$ 时,病人可能出现恶心和呕吐。由于本品抑制胰岛素及胰高血糖素的分泌,在治疗初期会引起短暂的血糖水平下降。更应注意的是,1 型糖尿病患者使用本品后,每隔 3～4h 应测试 1 次血糖浓度。同时,给药期间应避免给予胰岛素所要求的葡萄糖,如果必须给予,应同时使用胰岛素。亚胺培南-西司他丁钠的不良反应可有恶心、呕吐、腹泻、皮疹、发热、瘙痒、低血压、头晕、嗜睡、肝肾功能异常、血象改变、静脉炎和血栓性静脉炎、注射部位疼痛、假膜性肠炎。罕见有头痛、眩晕、肌痉挛、心悸、心动过速、胸部不适、通气困难、耳鸣、听觉暂时性丧失、灼热、面部水肿、潮红及多数关节痛、无力、念珠菌病等。肾功能不全病人应适当调整剂量。与其他内酰胺抗生素有部分交叉变态反应。若发生中枢神经系统症状,应减量或停药。替硝唑的不良反应及注意事项参见本节一组方 2. 的相关内容。乌司他丁可能引起极少数患者白细胞减少或嗜酸性粒细胞增多;偶见恶心、呕吐、腹泻,偶有 AST、ALT 上升;偶见过敏和局部血管炎。注意本品溶解后应迅速使用。避免与加贝酯混合使用。奥美拉唑耐受性良好,常见不良反应有腹泻、头痛、恶心、腹痛、胃肠胀气及便秘,偶见血清转氨酶(ALT, AST)增高、皮疹、眩晕、嗜睡、失眠等,这些不良反应通常是轻微的,可自动消失,与剂量无关。长期治疗未见严重的不良反应,但在有些病例中可发生胃黏膜细胞增生和萎缩性胃炎。

2.奥曲肽、奥硝唑、加贝酯等联合

【组方】
| | |
|---|---|
| 奥曲肽 | 0.3mg |
| 奥硝唑 | 100ml |
| 哌拉西林/他唑巴坦钠 | 4.5g |
| 加贝酯 | 300mg |
| 奥美拉唑 | 40mg |

【用法】　0.9％氯化钠注射液 500ml 加入奥曲肽（善宁）0.3mg,由输液泵控制,每小时 40ml,24h 持续静脉滴注;0.9％氯化钠注射液 100ml 加入哌拉西林/他唑巴坦钠 4.5g,每 8 小时 1 次;奥硝唑注射液 100ml,每日 2 次,疗程为体温正常 3d 停用,后者需缓慢静滴;5％葡萄糖注射液或 0.9％氯化钠注射液 500ml 加入加贝酯 300mg,速度不宜过快,应在 5h 内滴完,症状减轻后改为 100mg/d,5～7d 为 1 个疗程;0.9％氯化钠注射液 100ml 加入奥美拉唑 40mg,每日 1 次,患者进食后可改为口服。治疗期间观察临床症状和体征的变化,监测血尿淀粉酶、血脂肪酶、外周血白细胞、肝功能、肾功能、血糖、血脂、血钙及血气等的变化。

【作用机制】　奥曲肽是人工合成的天然生长抑素的八肽衍生物,其药理作用与生长抑素相似但作用持续时间更长。它抑制生长激素(GH)和胃肠胰(GEP)内分泌系统肽的病理性分泌增加。预防胰腺手术后并发症如胰瘘、脓肿继发脓毒症、急性术后胰腺炎等的发生。哌拉西林是一种广谱半合成青霉素,对于许多革兰阳性和革兰阴性的需氧菌及厌氧菌具有抗菌活性,它是通过抑制细菌与隔膜和细胞壁的合成发挥杀菌作用的。他唑巴坦钠又名三氮甲基青霉烷砜,是多种 β-内酰胺酶的强效抑制药,增强并扩展了哌拉西林的抗菌谱。哌拉西林/他唑巴坦复方制剂就具备了广谱抗生素以及 β-内酰胺酶抑制药的双重特征。联合应用奥硝唑可对抗各种厌氧菌感染。加贝酯作用机制参见本节一组方(二)1.的相关内容。奥美拉唑作用机制参见本节二组方(二)1.的相关内容。

【适应证与疗效】　本复合制剂适用于急性重症胰腺炎,奥曲肽主要抑制胰腺分泌,奥曲肽一般静脉滴注 2 周后改为皮下注射,3～5d 后停用;哌拉西林/他唑巴坦钠和奥硝唑注射液主要起广谱抗感染的作用;加贝酯主要抑制各种胰酶活性,减轻胰酶的自身消化损伤;奥美拉唑为强抑酸药,有预防应激性溃疡的作用。上述药物合用对于治疗急性重症胰腺炎具有较好的疗效,配合营养支持(包括早期全胃肠外营养,并尽快过渡到通过空肠插管行肠内营养)、补充血容量及维持水、电解质平衡等治疗,通过观察胰腺 CT 的好转程度决定是否拔除营养管自行进食。

【禁忌证】　禁用于任何 β-内酰胺类药物或 β-内酰胺酶抑制药有过敏史的患者。禁用于对奥硝唑及其他硝基咪唑类药物过敏的患者、脑和脊髓发生病变的患者、癫痫及各种器官硬化症患者和器官硬化症、造血功能低下、慢性酒精中毒患者。

【不良反应及注意事项】　奥曲肽可能改变 1 型糖尿病(胰岛素依赖型)患者对胰岛素的需要量。对非糖尿病和具有部分胰岛素潴留的 2 型糖尿病患者会造成餐后血糖升高。并可能导致食欲缺乏、恶心、呕吐、痉挛性腹痛、腹胀、胀气、稀便、腹泻和脂肪痢、皮肤变态反应及暂时性脱发。奥曲肽的局部反应包括疼痛或注射部位的针刺、麻木或烧灼感,可伴有红肿。建议药液应达到室温再用,以减少局部不适感。避免同一部位短期多次注射。注意在无菌生理盐水或 5％葡萄糖溶液中奥曲肽可保持理化性质稳定达 24h。但由于奥曲肽会影响葡萄糖体内平衡,故建议使用生理盐水而不用葡萄糖。哌拉西林/他唑巴坦钠的不良反应包括腹泻、恶心和呕吐,过敏反应、头痛、血栓静脉炎以及水肿等。长期应用很少引起假膜性肠炎。奥硝唑不良反应包括恶心、呕吐、胃痛、口腔异味等;头痛及困倦、眩晕、颤抖、运动失调、周围神经病、癫痫发作,意识短暂消失、四肢麻木、痉挛和精神错乱等;变态反应;局部刺感、疼痛等;白细胞减少、肝功能异常等。注意因西咪替丁可加快奥硝唑的消除,使用本品时应避免西咪替丁。加贝酯不良反应及注意事项参见本节一组方(二)1. 的相关内容。奥美拉唑不良反应及注意事项参见本节二组方(二)1. 的相关内容。

(林　红　孙明军)

# 第五节　慢性肝病

## 一、药物性肝损伤

### (一)疾病特点

药物性肝损伤(drug induced liver injury,DILI)是指由于药物和(或)代谢产物引起的肝损害。可以发生在以往没有肝病史的健康者或原来有严重肝病的病人,在使用某种药物后发生不同程度的肝损害。目前,已报道有 $500\sim1000$ 种药物,其中包括中草药可引起药物性肝损伤。占肝病住院病人的 $2\%\sim5\%$ 。在临床上根据病理改变和临床特点的不同,将药物性肝损伤分为:肝细胞型、胆汁淤积型和混合型、下面分述不同类型的临床用药。

**(二)联合用药**

1.复方甘草酸苷、腺苷蛋氨酸联合(淤胆型)

【组方】　复方甘草酸苷　　　120mg

　　　　　腺苷蛋氨酸　　　　1000mg

【用法】　 $5\%\sim10\%$ 葡萄糖注射液 $250\sim500ml$ 加入复方甘草酸苷 120mg,静脉滴注结束后再给予 $5\%\sim10\%$ 葡萄糖注射液 $250\sim500ml$ 加入腺苷蛋氨酸 1000mg 静脉滴注,每日 1 次,2~4 周为 1 个疗程,用药过程中监测肝功转氨酶及胆红素的变化,转氨酶降到 2 倍正常值上限(ULT)以下复方甘草酸苷可以改成口服,胆红素降至 2 倍正常值上限以下,腺苷蛋氨酸可以改为口服。

【作用机制】　腺苷蛋氨酸是存在于人体所有组织和体液中的一种生理活性分子。它作为甲基供体(转甲基作用)和生理性巯基化合物(如半胱氨酸、牛磺酸、谷胱甘肽和辅酶 Q 等)的前体(转巯基作用)参与体内重要的生化反应。在肝内,通过使质膜磷脂甲基化而调节肝脏细胞膜的流动性,而且通过转巯基反应可以促进解毒过程中硫化产物的合成,只要肝内腺苷蛋氨酸的生物利用度在正常范围内,这些反应就有助于防止肝内胆汁淤积。在肝损伤时,肝脏腺苷蛋氨酸合成酶的活性显著下降,腺苷蛋氨酸的合成减少 ,胆汁排泄受阻,补充腺苷蛋氨酸可以促进胆汁排泄。复方甘草酸苷制剂具有抗炎、抗过敏、保护肝细胞膜等作用。诱生 $\gamma$-IFN 及白细胞介素 II,提高 NK 细胞活性,激活单核吞噬细胞系统,抑制自由基和过氧化脂质的产生和形成,降低脯氨羟化酶的活性,调节钙离子通过,保护溶酶体膜及线粒体,减轻细胞坏死,促进上皮细胞产生黏多糖,同时甘草酸苷可以直接与花生四烯酸代谢途径的启动酶磷脂酶 $A_2$ 结合以及与作用于花生四烯酸使其产生炎症介质的脂氧合酶结合,选择性地阻碍这些酶的磷酸化而抑制其活化。

【适应证与疗效】　本复合制剂适用于伴有肝内胆汁淤积和转氨酶升高的药物性肝损伤,复方甘草酸苷主要有抗炎、抗过敏、减轻肝脏炎症反应的作用,腺苷蛋氨酸具有促进胆红素排泄、降黄作用,二者合用对于治疗淤胆性药物性肝损伤具有较好的疗效。

【禁忌证】 对腺苷蛋氨酸过敏者忌用。对复方甘草酸苷制剂过敏者,醛固酮血症者,肌病患者,低钾血症患者忌用。

【不良反应及注意事项】 腺苷蛋氨酸即使长期大量应用亦未见与本品相关的不良反应,对本品特别敏感的个体,偶可引起昼夜节律紊乱,睡前服用催眠药可减轻此症状,有血氨增高的肝硬化前及肝硬化患者必须在医生指导下使用,并注意血氨水平;对于胆道梗阻所致的梗阻性黄疸,应在梗阻解决后应用。复方甘草酸苷的不良反应包括休克、过敏性休克、假性醛固酮症等,还可以引起血清钾下降、钠、水潴留,血压升高等。

2.复方甘草酸苷、还原型谷胱甘肽钠联合(肝细胞型)

【组方】 复方甘草酸苷　　　　120mg
　　　　还原型谷胱甘肽钠　　1800mg

【用法】 5%~10%葡萄糖注射液 250~500ml 加入复方甘草酸苷 120mg,静脉滴注结束后再给予生理盐水 100ml 或 5%葡萄糖注射液 100ml 加入还原型谷胱甘肽钠 1800mg,每日 1 次,用药过程中监测肝功转氨酶的变化,转氨酶降到 2×ULT 以下复方甘草酸苷可以改成口服。

【作用机制】 还原型谷胱甘肽是人类细胞中自然合成的一种肽,由谷氨酸、半胱氨酸和甘氨酸组成,含有巯基,广泛分布于机体各器官内,对维持细胞生物功能具有重要作用。它是甘油醛磷酸脱氢酶的辅基,又是乙二醛酶及丙糖脱氢酶的辅酶,参与体内三羧酸循环及糖代谢,从而促进糖、脂肪及蛋白质代谢,并能影响细胞的代谢过程,它可通过巯基与体内的自由基结合,转化成容易代谢的酸类物质,从而加速自由基的排泄,减轻脂质过氧化反应。还可以通过转甲基及转丙基反应,保护肝脏的合成、解毒、灭活激素等功能,并促进胆酸代谢,有利于消化道吸收脂肪及脂溶性维生素。对于贫血、中毒或组织炎症造成的全身或局部低氧血症的患者应用,可减轻组织损伤,促进修复。复方甘草酸苷制剂作用机制参见本节一组方(二)1.的相关内容。

【适应证与疗效】 本复合制剂适用于以转氨酶升高为主的药物性肝损伤,胆红素可正常或轻度升高,复方甘草酸苷主要有抗炎、抗过敏、减轻肝脏炎症反应的作用。还原型谷胱甘肽能够加速自由基的清除,促进有毒药物及其代谢产物的排泄。一般于用药 4 周左右肝功能各项指标会下降 50%左右,一般于用药 8 周左右可以口服用药。

【禁忌证】 对本品有变态反应者禁用。

【不良反应及注意事项】 还原型谷胱甘肽的不良反应比较少见,主要有恶心、呕吐、头痛,罕见皮疹发生,停药后皮疹会消失。本品注射前必须完全溶解,外观澄清、无色;溶解后的本品在室温下可保存 2h,0~5℃保存 8h。本品不能与维生素 B_{12}、甲萘醌、泛酸钙、乳清酸、抗组胺制剂、磺胺药及四环素等混合使用。

复方甘草酸苷的不良反应及注意事项参见本节一组方(二)1. 的相关内容。

3.复方甘草酸苷、还原型谷胱甘肽钠、腺苷蛋氨酸联合(混合型)

【组方】　复方甘草酸苷　　　　　120mg

还原型谷胱甘肽钠　　　1800mg

腺苷蛋氨酸　　　　　　1000mg

【用法】　5%～10% 葡萄糖注射液 250～500ml 加入复方甘草酸苷 120mg,静脉滴注结束后再给予生理盐水 100ml 或 5% 葡萄糖注射液 100ml 加入还原型谷胱甘肽钠 1800mg,每日 1 次,最后给予 5%～10% 葡萄糖注射液 250～500ml 加腺苷蛋氨酸 1000mg 静脉滴注,用药过程中监测肝功转氨酶及胆红素的变化,转氨酶降到 2×ULT 以下复方甘草酸苷可以改成口服,胆红素降至 2×ULT 以下,腺苷蛋氨酸可以改为口服。

【作用机制】　复方甘草酸苷制剂参见本节一组方(二)1. 的相关内容;还原型谷胱甘肽作用机制参见本节一组方(二)2. 的相关内容;腺苷蛋氨酸作用机制参见本节一组方(二)1. 的相关内容。

【适应证】　本复合制剂适用于同时以转氨酶升高和以胆红素升高为主的药物性肝损伤,复方甘草酸苷主要有抗炎、抗过敏、减轻肝脏炎症反应的作用。还原型谷胱甘肽能够加速自由基的清除,促进有毒药物及其代谢产物的排泄。腺苷蛋氨酸具有促进胆红素排泄、降黄作用。

【不良反应及注意事项】　复方甘草酸苷、还原型谷胱甘肽和腺苷蛋氨酸的不良反应及注意事项参见本节一组方(二)1.、2. 的相关内容。

## 二、脂肪肝性肝炎

### (一)疾病特点

脂肪肝是指各种因素导致肝细胞内脂质积聚超过肝湿重的 5%,或 5% 以上的肝细胞在光镜下可见脂肪小滴。根据脂肪含量,将脂肪肝分为轻型(肝脂肪含量占湿重 5%～10%)、中型(含脂肪 10%～25%)和重型(含脂肪＞25%)。脂肪肝的发病率在近几年有增高的趋势,大多数的脂肪肝通过饮食和运动疗法能够缓解,仅有一部分比较严重的脂肪性肝炎需要静脉药物治疗,如果得不到及时有效的治疗,也可以发展为肝硬化。

### (二)联合用药

多烯磷脂酰胆碱、复方二氯醋酸二异丙胺联合

【组方】 多烯磷脂酰胆碱　　　　　10～20ml

　　　　复方二氯醋酸二异丙胺　　　80mg

【用法】 5％～10％葡萄糖注射液250ml加入多烯磷脂酰胆碱10～20ml静脉滴注结束后,5％～10％葡萄糖注射液250～500ml或者0.9％氯化钠注射液100ml加入复方二氯醋酸二异丙胺80mg静脉滴注,每日1次,2～4周为1个疗程,用药过程中监测肝功转氨酶的变化,转氨酶降到$2 \times ULT$以下时多烯磷脂酰胆碱和复方二氯醋酸二异丙胺可以改成口服,直至肝功能恢复正常。

【作用机制】 多烯磷脂酰胆碱主要成分是天然多烯磷脂酰胆碱,含有大量的不饱和脂肪酸,主要为亚油酸、亚麻酸和油酸,这些成分在化学结构上与重要的内源性磷脂一致,而且在功能上优于后者。它们主要进入肝细胞,并以完整的分子与肝细胞膜及肝细胞器膜相结合,通过以下几个方面发挥作用:①通过直接影响膜结构使受损的肝功能和酶活力恢复正常;②调节肝脏的能量平衡;③促进肝组织再生;④将中性脂肪和胆固醇转化成容易代谢的形式;⑤稳定胆汁。而且多烯磷脂酰胆碱在临床应用过程中是非常安全的。复方二氯醋酸二异丙胺能够促进肝脏脂肪的分解,将脂肪由肝内转运到肝外,减少肝内脂肪聚集,降低动脉血中的甘油和游离脂肪酸的浓度,减少肝脏对三酰甘油的吸收,同时刺激三酰甘油以极低密度脂蛋白入血,从而有效抑制肝脏三酰甘油的合成。复方二氯醋酸二异丙胺具有胰岛素样作用,通过抑制丙酮酸脱氢酶激酶来激活丙酮酸脱氢酶复合物,增加组织细胞氧摄取,加速丙酮酸氧化,增加外周组织对葡萄糖、乳酸的利用,阻断肝脏糖异生通路,改善机体的酸碱代谢平衡,有效治疗酮症酸中毒,降低血糖。复方二氯醋酸二异丙胺能够改善肝脏的能量代谢,增强肝细胞膜的流动性,提高$Na^+$-$K^+$-ATP酶的活性,促进受损肝细胞功能的恢复。

在酒精性脂肪肝中联合应用上述两种药物,能够有效促进肝脏功能的全面恢复,多烯磷脂酰胆碱的作用主要是从稳定肝细胞膜及肝细胞器膜的角度来发挥的。而二氯醋酸二异丙胺主要是从改善脂肪和葡萄糖代谢的角度来发挥作用的,二者相辅相成,既修复了受损的肝细胞,又减少了肝脏脂肪的沉

积,在临床应用过程中具有良好的疗效。

【适应证与疗效】　本复合制剂适用于酒精性脂肪肝伴肝功能异常的病例,尤其是同时存在高血糖、高血脂等代谢综合征表现的病例效果更佳,一般病人戒酒后肝功能有自然恢复的趋势,配合上述治疗,一般静脉用药 1 周左右肝功能就明显好转,然后根据病人的情况选择 1 种或者 2 种药物口服,直至肝功能恢复正常。

【禁忌证】　新生儿和早产儿禁用。对本品过敏者禁用。

【不良反应及注意事项】　多烯磷脂酰胆碱只能用不含电解质的葡萄糖溶液稀释,严禁用电解质溶液(生理盐水、林格液等)稀释,否则会形成沉淀。极少数病人可能对本品中所含的苯甲醇产生变态反应。二氯醋酸二异丙胺的不良反应主要包括头晕、口渴、食欲缺乏等,停药后可自行消失。低血压者慎用。

## 三、酒精性肝炎

### (一)疾病特点

酒精性肝病是由于长期大量饮酒所致的肝脏疾病。我国酒精性肝病的诊断中对饮酒史的规定为:饮酒超过 5 年,折合乙醇量男性≥40g/d,女性≥20g/d;或 2 周内有大量饮酒史,折合乙醇量>80g/d。酒精性肝病分为单纯酒精性脂肪肝、酒精性肝炎、酒精性肝纤维化、酒精性肝硬化、酒精性肝癌等几个阶段。戒酒是最基本的治疗措施,肝功损害严重的还要辅助药物治疗。

### (二)联合用药

1. 复方甘草酸苷、复方二氯醋酸二异丙胺联合

【组方】　复方甘草酸苷　　　　　　　120mg
　　　　　复方二氯醋酸二异丙胺　　　 80mg

【用法】　5%～10%葡萄糖注射液 250～500ml 加入复方甘草酸苷120mg,静脉滴注结束后给予 5%～10%葡萄糖注射液 250～500ml 或者0.9%氯化钠注射剂 100ml 加入复方二氯醋酸二异丙胺 80mg 静脉滴注,每日 1 次,用药过程中监测肝功转氨酶的变化,转氨酶降到 2×ULT 以下时复方甘草酸苷和复方二氯醋酸二异丙胺可以改成口服,直至肝功能恢复正常。

【作用机制】　复方甘草酸苷制剂参见本节一组方(二)1. 的相关内容;复方二氯醋酸二异丙胺作用机制参见本节二组方(二)的相关内容。

【适应证与疗效】　复方甘草酸苷主要有抗炎、抗过敏、减轻肝脏炎症反

应的作用,二氯醋酸二异丙胺具有调节脂肪和葡萄糖代谢的作用。本复合制剂适用于酒精性肝炎伴肝功能明显异常的病例,尤其是同时存在高血糖、高血脂等代谢综合征表现的病例效果更佳,一般病人戒酒后肝功能有自然恢复的趋势,配合上述治疗,一般静脉用药 1~2 周肝功能就明显好转,然后根据病人的情况选择 1 种或者 2 种药物口服,直至肝功能恢复正常。

【不良反应及注意事项】 参见本节一组方(二)1. 和本节二组方(二)的相关内容。

2.复方甘草酸苷、多烯磷脂酰胆碱联合

【组方】 复方甘草酸苷　　　120mg
　　　　　多烯磷脂酰胆碱　　10~20ml

【用法】 5%~10% 葡萄糖注射液 250~500ml 加入复方甘草酸苷 120mg,静脉滴注结束后给予 5%~10% 葡萄糖注射液 250ml 加入多烯磷脂酰胆碱 10~20ml,每日 1 次,用药过程中监测肝功转氨酶的变化,转氨酶降到 2×ULT 以下时复方甘草酸苷和多烯磷脂酰胆碱可以改成口服,直至肝功能恢复正常。

【作用机制】 复方甘草酸苷制剂参见本节一组方(二)1. 的相关内容;多烯磷脂酰胆碱作用机制参见本节二组方(二)的相关内容。

【适应证与疗效】 复方甘草酸苷主要有抗炎、抗过敏、减轻肝脏炎症反应的作用,多烯磷脂酰胆碱能够稳定肝细胞膜及肝细胞器膜,本复合制剂适用于酒精性肝炎伴肝功明显异常的病例。一般于静脉用药 1~2 周肝功能就明显好转,然后根据病人的情况选择 1 种或者 2 种药物口服,直至肝功能恢复正常。

【不良反应及注意事项】 参见本节一组方(二)1. 和本节二组方(二)的相关内容。

## 四、自身免疫性肝炎

### (一)疾病特点

自身免疫性肝炎(AIH)是一种以小叶性肝炎和汇管区淋巴浆细胞浸润、高丙种球蛋白血症和自身抗体为特征的慢性肝细胞炎症,AIH 常常合并其他自身免疫性疾病,如系统性红斑狼疮、干燥综合征等。治疗上除常规的激素和免疫抑制药外,降酶保肝治疗也同样重要。

**(二)联合用药**

复方甘草酸苷、腺苷蛋氨酸联合

【组方】　复方甘草酸苷　　　120mg

　　　　　腺苷蛋氨酸　　　　1000mg

【用法】　5％~10％葡萄糖注射液 250~500ml 加入复方甘草酸苷 120mg,静脉滴注结束后再给予 5％~10％葡萄糖注射液 250~500ml 加入腺苷蛋氨酸 1000mg 静脉滴注,每日 1 次,2~4 周为 1 个疗程。用药过程中监测肝功转氨酶及胆红素的变化,转氨酶降到 2×ULT 以下复方甘草酸苷可以改成口服,胆红素降至 2×ULT 以下,腺苷蛋氨酸可以改为口服,在上述治疗的基础上可同时加用优思弗(10~12mg/kg)口服。

【作用机制】　两药作用机制参见本节一组方(二)1. 的相关内容。

【适应证与疗效】　本复合制剂适用于伴有肝内胆汁淤积和转氨酶升高的自身免疫性肝炎。复方甘草酸苷主要有抗炎、抗过敏、减轻肝脏炎症反应的作用,它有激素类的作用而没有激素的副作用。自身免疫性肝炎通常伴有肝内毛细胆管炎而出现黄疸,腺苷蛋氨酸具有促进胆红素排泄降黄作用,二者合用对于治疗自身免疫性肝炎具有较好的疗效。

【不良反应及注意事项】　参见本节一组方(二)1. 的相关内容。

(李异玲　孙明军)

# 第六节　肝硬化并发症

## 一、肝硬化合并上消化道出血

**(一)疾病特点**

食管、胃底静脉曲张破裂出血是导致肝硬化上消化道出血的最主要原因。其次为肝硬化时肝合成的凝血因子减少,凝血机制发生障碍;再次,由于门静脉高压,造成胃肠道淤血、黏膜水肿糜烂,引起出血。肝硬化一旦发生呕血,家属应立即将患者送往医院采取急救措施,同时嘱患者去枕平卧,禁食、禁水。上消化道出血的抢救原则是:支持疗法,输液,输血,降低门脉压力,防止和纠正休克,使用相应止血药物。抢救过程以输血最为重要,并应用含丰富凝血因子的新鲜血液。抢救的另一重要措施是止血。方法包括药物止血、机械压迫(三腔二囊管压迫)止血、内镜下血管栓塞止血和手术止血。目前,以下药物可以联合应用以治疗肝硬化上消化道出血。

### (二)联合用药

1. 十四肽生长抑素、奥美拉唑、复合氨基酸和血凝酶联合

【组方】 十四肽生长抑素 3mg

奥美拉唑 40mg

复合氨基酸 250ml

注射用血凝酶 1kU

【用法】 生理盐水 500ml 中加入十四肽生长抑素 3mg 以泵控 40ml/h (250μg/min)速度持续静脉滴注,在静脉滴注过程中要保持匀速持续滴注;生理盐水 100ml 中加入奥美拉唑 40mg,每日 2 次静脉滴注,静脉滴注时间＞30min;复合氨基酸 250ml,每日 1 次静脉滴注,静脉滴注时间＞1h;注射用血凝酶 1kU 每日 2 次静脉注入,同时需要静脉补充 10% 葡萄糖注射液 1000ml,每日入液量 2500～3000ml,静脉补氯化钾 3g。在治疗过程中要注意监测尿量、体温、血压、离子的变化。

【作用机制】 十四肽生长抑素,其与天然的生长抑素在化学结构和作用方面完全相同。生长抑素可抑制促胃泌素和胃酸及胃蛋白酶的分泌,从而治疗消化道出血。而且,生长抑素可以明显减少内脏器官的血流量,而又不引起体循环动脉血压的显著变化,因而在治疗食管静脉曲张出血方面有临床价值。奥美拉唑为胃壁细胞质子泵抑制药,能特异性地抑制壁细胞顶端膜构成的分泌性微管和胞质内的管状泡上的 $H^+$-$K^+$-ATP 酶,从而有效地抑制胃酸的分泌。由于 $H^+$-$K^+$-ATP 酶是壁细胞泌酸的最后一个过程,故本品抑酸能力强大。本品对胃蛋白酶分泌也有抑制作用,对胃黏膜血流量改变不明显。注射用血凝酶其作用机制主要是因本品内含 2 种使血液凝固的酶,即类凝血酶和类凝血激酶:前者能促进出血部位的血小板聚集形成白色栓子(血小板血栓),而产生止血效应。而后者和血液中的凝血激酶均依靠血小板第Ⅲ因子(磷脂)所激活,促使凝血酶原变成凝血酶,也可活化因子Ⅴ,并影响因子Ⅹ,因而对血液产生凝血和止血的双重作用。

【适应证】 本复合制剂适用于肝硬化伴有活动性上消化道出血的患者。葡萄糖、维生素 C、氯化钾、氨基酸用于补充能量和液体,生长抑素可以明显减少内脏器官的血流量进而降低门静脉压力,奥美拉唑提高胃内 pH,抑制胃蛋白酶活性,减少白色血栓的溶解。注射用血凝酶能促进出血部位的血小板聚集形成白色栓子(血小板血栓),也可活化因子Ⅱ、Ⅴ、Ⅹ,进而对血液产生

凝血和止血的双重作用。

【不良反应及注意事项】　十四肽生长抑素在少数病例用药后产生恶心、眩晕、脸红等反应。当滴注十四肽生长抑素的速度高于每分钟 $50\mu g$ 时,病人会发生恶心和呕吐现象。奥美拉唑偶可见有一过性的轻度恶心、腹泻、腹痛、感觉异常、头晕或头痛等,但不影响治疗。血中缺乏血小板或某些凝血因子(如凝血酶原)时,注射用血凝酶没有代偿作用,宜在补充血小板或缺乏的凝血因子,或输注新鲜血液的基础上应用。使用期间还应注意观察病人的出、凝血时间。应注意防止用药过量,否则其止血作用会降低。

2.奥曲肽、泮托拉唑和二乙酰氨乙酸乙二胺等联合

【组方】　奥曲肽　　　　　　　　　0.3mg

泮托拉唑　　　　　　　40mg

复合氨基酸　　　　　　250ml

二乙酰氨乙酸乙二胺　　0.6g

【用法】　生理盐水 500ml 中加入奥曲肽 0.3mg 以泵控 40ml/h($25\mu g$/min)速度持续静脉滴注;生理盐水 100ml 中加入泮托拉唑 40mg,每日 2 次静脉滴注;复合氨基酸 250ml,每日 1 次静脉滴注,5% 葡萄糖注射液 250ml 中加入二乙酰氨乙酸乙二胺 0.6g,每日 1 次静脉滴注。同时需要静脉补充 10% 葡萄糖注射液 1000ml,每天入液量 2500~3000ml,静脉补氯化钾 3g。

【作用机制】　奥曲肽为八肽生长抑素,其与天然的生长抑素在化学结构和作用方面相同。奥曲肽可抑制促胃泌素和胃酸及胃蛋白酶的分泌,还可以明显减少内脏器官的血流量,而又不引起体循环动脉血压的显著变化,因而在治疗食管静脉曲张出血方面有临床价值。泮托拉唑是苯并咪唑衍生物,通过与胃壁纤维的质子泵的特异性综合、抑制胃酸分泌。抑制呈剂量依赖关系,并且影响胃酸的基础酸分泌和最大酸分泌,可独立或在其他物质(乙酰胆碱、组胺、促胃泌素)的刺激下影响胃酸分泌。二乙酰氨乙酸乙二胺通过抑制纤溶酶原激活物,使纤溶酶原不能激活为纤溶酶,从而抑制纤维蛋白的溶解,产生止血作用;促进血小板释放活性物质,增强血小板的聚集性和黏附性,缩短凝血时间,产生止血作用;增强毛细血管抵抗力,降低毛细血管的通透性,从而减少出血。

【适应证】　本复合制剂适用于肝硬化伴有活动性上消化道出血的患者。奥曲肽可以明显减少内脏器官的血流量进而降低门静脉压力,泮托拉唑提高胃内 pH,抑制胃蛋白酶活性,二乙酰氨乙酸乙二胺通过抑制纤溶酶原激活

物、促进血小板释放活性物质,产生止血作用。

【不良反应】 奥曲肽在少数病例用药后产生恶心、眩晕、脸红等反应。泮托拉唑偶见头晕、失眠、嗜睡、恶心、腹泻、便秘、皮疹和肌肉疼痛等症状。大剂量使用时可出现心律失常、转氨酶升高、肾功能改变、粒细胞降低等。二乙酰氨乙酸乙二胺可能出现的不良反应有头晕、心率减慢、乏力、皮肤麻木、发热感,口干、呕吐、恶心等。大多自行消失或停药后消失。

## 二、肝硬化合并肝性脑病

### (一)疾病特点

肝性脑病是由严重肝病引起的、以代谢紊乱为基础、中枢神经系统功能失调的综合征,其主要临床表现为意识障碍、行为失常和昏迷。常见的引起肝性脑病的诱因有:蛋白食物摄入过多、消化道出血、感染、便秘、低钾导致代谢性碱中毒、利尿、大量放腹水等。治疗上应及早识别、去除肝性脑病发作的诱因,减少肠内氨源性毒物的生成与吸收,促进体内氨的代谢。药物治疗上主要为以下药物。

### (二)联合用药

门冬氨酸鸟氨酸、门冬氨酸钾镁联合

【组方】 门冬氨酸鸟氨酸　　15g
　　　　　门冬氨酸钾镁　　　 2g

【用法】 门冬氨酸鸟氨酸在使用前应该用 5%～10% 葡萄糖注射液稀释,然后经静脉滴注。5%～10% 葡萄糖注射液 250ml 中可加入门冬氨酸鸟氨酸 15g,每日 1～2 次静脉滴注,输入速度最大不要超过 5g/h。生理盐水 250ml 中加入门冬氨酸钾镁 2g,每日 1 次静脉滴注。

【作用机制】 在体内,门冬氨酸鸟氨酸通过产生两种氨基酸——鸟氨酸和门冬氨酸,作用于两个主要的氨解毒途径——尿素合成和谷胺酰胺合成。尿素合成发生在门脉周围的肝细胞内,鸟氨酸参与氨合成尿素的过程。谷胺酰胺的合成发生在肝静脉周围的肝细胞内,尤其是在病理的状态下,门冬氨酸盐被肝静脉周围的肝细胞摄入,合成谷酰胺,并以谷酰胺的形式结合氨。在生理状态下,门冬氨酸鸟氨酸的作用不仅限于尿素合成,动物实验发现谷酰胺的合成增加有降低血氨水平的作用,一些临床试验还发现它们有改善支链氨基酸和芳香氨基酸比例的作用。对防治急性肝性脑病在氨负荷过重时的血氨水平升高有效。

【适应证】　对于肝性脑病早期或昏迷期出现意识模糊状态的患者,应该根据病情的严重程度,在 24h 内给予至少 30g 门冬氨酸鸟氨酸。如果患者的肝功能已经完全受损,输液速度必须根据患者的个体情况来调整,以免引起恶心和呕吐。大多数肝性脑病的发病通常可找到诱因,治疗第一步就要纠正或去除诱因。部分患者仅通过去除诱因而无须采取进一步措施,便可获得病情改善或肝性脑病逆转。

【禁忌证】　对于门冬氨酸鸟氨酸或该药物的任何赋形剂过敏的患者禁用本品。严重肾功能不全的患者[诊断标准是血清中肌酐水平超过 $270\mu mol/L(3mg/dl)$]禁用本品。

【不良反应及注意事项】　门冬氨酸鸟氨酸偶尔会有恶心,少数病例出现呕吐。总的来说,上述症状都是一过性的,不需要停止治疗。减少药物使用剂量或减慢输液速度,这些不良反应就可以消失。当使用大剂量的门冬氨酸鸟氨酸时,应该监测患者血清和尿中的药物水平。如果患者的肝功能已经完全受损,输液速度必须根据患者的个体情况来调整,以免引起恶心和呕吐。

## 三、肝硬化合并自发性细菌性腹膜炎

### (一)疾病特点

肝硬化患者免疫功能低下,常并发感染,如呼吸道、胃肠道、泌尿道等而出现相应症状。有腹水的患者常并发自发性细菌性腹膜炎(spontaneous bacterial peritonitis,SBP),SBP 是指在无任何邻近组织炎症的情况下发生的腹膜和(或)腹水的细菌性感染,是肝硬化常见的一种严重的并发症,其发病率颇高。病原菌多为来自肠道的革兰阴性菌。

【临床表现】　发热、腹痛、短期内腹水迅速增加,体检发现轻重不等的全腹压痛和腹膜刺激征。腹水检查如白细胞 $>500\times10^{6}/L$ 或多形核白细胞 $>250\times10^{6}/L$,可诊断 SBP,腹水细菌培养有助于确诊。合并 SBP 常迅速加重肝损害、诱发肝肾综合征、肝性脑病等严重并发症。

【治疗要点】　立足于早诊、早治。抗生素治疗应选择对肠道革兰阴性菌有效、腹水浓度高、肾毒性小的广谱抗生素,通过静脉给药,要足量、足疗程。以下为常用的药物。

### (二)联合用药

1.头孢哌酮钠/舒巴坦钠、门冬氨酸鸟氨酸联合

【组方】　头孢哌酮钠/舒巴坦钠　2g

　　门冬氨酸鸟氨酸　　　　　　15g

【用法】　头孢哌酮钠/舒巴坦钠先用生理盐水适量溶解,然后再稀释至100ml供静脉滴注,滴注时间为30～60min。成人常用量每次2g,每12小时静脉滴注1次。门冬氨酸鸟氨酸在使用前应该用5%～10%葡萄糖注射液稀释,然后经静脉滴注。5%～10%葡萄糖注射液250ml中可加入门冬氨酸鸟氨酸15g,输入速度最大不要超过5g/h。

【作用机制】　头孢哌酮对大肠埃希菌、克雷伯菌属、变形杆菌属、伤寒沙门菌、志贺菌属、枸橼酸杆菌属等肠杆菌科细菌和铜绿假单胞菌有良好抗菌作用。同时对多数革兰阳性厌氧菌和某些革兰阴性厌氧菌有良好作用。头孢哌酮主要抑制细菌细胞壁的合成。舒巴坦本身抑菌作用较弱,是一种竞争性、不可逆的β内酰胺酶抑制药,与头孢哌酮联合应用后,可增加头孢哌酮抵抗多种β内酰胺酶降解的能力,对头孢哌酮产生明显的增效作用。门冬氨酸鸟氨酸是一种鸟氨酸和门冬氨酸的混合制剂,可激活尿素合成过程的关键酶,增加尿素合成和促进谷氨酰胺生成,从而清除肝脏门脉血流中的氨。对防治急性肝性脑病在氮负荷过重时的血氨水平升高有效。

【适应证】　适用于肝硬化并发自发性细菌性腹膜炎。自发性细菌性腹膜炎主要致病菌为革兰阴性菌(占70%),如大肠埃希菌(47%)、克雷伯杆菌(13%),由于自发性细菌性腹膜炎后果严重,如临床上怀疑自发性细菌性腹膜炎或腹腔积液中性粒细胞$>250\times10^6$/L,应立即进行经验性治疗,抗生素可以选头孢哌酮钠/舒巴坦钠2g,每12小时静脉滴注1次,在用药后48h再行腹腔积液检查,如中性粒细胞减少一半,可认为抗生素治疗有效,继续至腹水白细胞恢复正常数天后停药。

　　大多数肝性脑病的发病通常可找到诱因,治疗第一步就要纠正或去除诱因。自发性细菌性腹膜炎也是常见的肝性脑病的诱因之一。在积极抗感染治疗的同时,可以合用预防及治疗肝性脑病的药物门冬氨酸鸟氨酸。

【不良反应及注意事项】　头孢哌酮钠/舒巴坦钠不良反应:①主要为胃肠道反应。如稀便或轻度腹泻、恶心、呕吐等。②变态反应。斑丘疹、荨麻疹、嗜酸性粒细胞增多、药物热。这些变态反应易发生在有过敏史,特别是对青霉素过敏的患者中。③血液系统。中性粒细胞减少症、血红蛋白减少、血小板减少、低凝血酶原血症、嗜酸性粒细胞增多等。④实验室检查。丙氨酸转氨酶、门冬氨酸转氨酶、碱性磷酸酶和血胆红素增高,尿素氮或肌酐升高,多呈一过性。⑤其他反应。头痛、发热、寒战、注射部位疼痛及静脉炎、菌群失调等。注意事项:①对青霉素类抗生素过敏患者慎用。②如应用本品时,一旦发生变态反应,须立即停药。③肝、肾功能减退及严重胆道梗阻的患者,使用本品时须调整用药剂量与给药间期,并应监测血药浓度。④部分病人用本品治疗可引起维生素 K 缺乏和低凝血酶原血症,用药期间应进行出血时间、凝血酶原时间监测。同时应用维生素 $K_1$ 可防止出血现象的发生。⑤在使用本品进行较长时间治疗时,应定期检查患者肝、肾、血液等系统功能。同时也应防止引起二重感染。⑥患者在应用本品时应避免饮用含有乙醇的饮料。⑦与氨基糖苷类抗生素联合应用时,应注意监测肾功能变化。⑧偶有碱性磷酸酶、血清丙氨酸转氨酶、血清门冬氨酸转氨酶、血清肌酐和血尿素氮增高。门冬氨酸鸟氨酸不良反应及注意事项参见本节二组方(二)的相关内容。

2. 哌拉西林钠/他唑巴坦钠、门冬氨酸鸟氨酸联合

【组方】 哌拉西林钠/他唑巴坦钠 4.5g

门冬氨酸鸟氨酸 15g

【用法】 哌拉西林钠/他唑巴坦钠先用生理盐水适量溶解,然后再稀释至 100ml 供静脉滴注,滴注时间为 30~60min。成人常用量每次 4.5g,每 8~12 小时静脉滴注 1 次。门冬氨酸鸟氨酸在使用前应该用 5%~10% 葡萄糖注射液稀释,然后经静脉滴注。

【作用机制】 哌拉西林为半合成青霉素类抗生素,他唑巴坦为 β 内酰胺酶抑制药。对革兰阴性菌:大肠埃希菌、克雷伯菌属、变形杆菌属等;革兰阳性菌:链球菌属、肠球菌属、金黄色葡萄球菌(不包括 MRSA)等;厌氧菌,都具有强大的抗菌作用。门冬氨酸鸟氨酸是一种鸟氨酸和门冬氨酸的混合制剂,可增加尿素合成和促进谷氨酰胺生成,从而清除肝脏门脉血流中的氨。

【适应证】 适用于肝硬化并发自发性腹膜炎。如临床上怀疑自发性细菌性腹膜炎或腹腔积液中性粒细胞 $>250×10^6/L$,应立即进行经验性治疗,抗生素可以选择哌拉西林钠/他唑巴坦钠 4.5g,每 8~12 小时静脉滴注 1 次,在用药后 48h 再行腹腔积液检查,如中性粒细胞减少一半,可认为抗生素治疗有效,10~14d 为 1 个疗程。自发性细菌性腹膜炎也是常见的肝性脑病的诱因之一。大多数肝性脑病的治疗第一步就要纠正或去除诱因。在积极抗感染治疗的同时,可以合用预防及治疗肝性脑病的药物门冬氨酸鸟氨酸。

【禁忌证】 用药前须做青霉素皮肤试验,阳性者禁用。有青霉素过敏史者应避免使用本品。

【不良反应及注意事项】 哌拉西林钠/他唑巴坦钠不良反应:①皮肤反

应。皮疹、瘙痒等。②消化道反应。如腹泻、恶心、呕吐等。③变态反应。④局部反应。如注射局部刺激反应、疼痛、静脉炎、血栓性静脉炎和水肿等。⑤其他反应。如血小板减少、胰腺炎、发热、发热伴嗜酸性粒细胞增多、血清转氨酶升高等。此外,本品尚可见下列不良反应:腹泻、便秘、恶心、呕吐、腹痛、消化不良;斑丘疹、疱疹、荨麻疹、湿疹;烦躁、头晕、焦虑;其他反应如鼻炎、呼吸困难等。注意事项:①交叉变态反应。对头孢菌素类、灰黄霉素或青霉胺过敏者,对本品也可过敏,对一种青霉素过敏者也可能对其他青霉素过敏。②有过敏史、出血史、溃疡性结肠炎、局限性肠炎或抗生素相关肠炎者皆应慎用;肾功能减退者应适当减量。③本品含钠,需要控制盐摄入量的患者使用本品时,应定期检查血清电解质水平;对于同时接受细胞毒药物或利尿药治疗的患者,要警惕发生低钾血症的可能。④在肾功能减退病人应用本品前或应用期中要测定凝血时间。一旦发生出血,应即停用。⑤发生假膜性肠炎者应进行粪便检查、艰难梭菌培养以及此菌的细胞毒素分析。⑥肝、肾功能不全者,应监测哌拉西林的浓度以调整剂量。⑦应定期检查造血功能,特别是对疗程≥21d 的患者。⑧应用本品期间也可出现血尿素氮和血清肌酐升高、高钠血症、低钾血症、血清转氨酶和血清乳酸脱氢酶升高、血清胆红素增多等情况。门冬氨酸鸟氨酸不良反应及注意事项参见本节二组方的相关内容。

(王　颖　孙明军)

# 第5章 泌尿系统疾病的药物治疗

近年来,泌尿系统疾病的发病率明显上升,已经成为威胁全世界公共健康的主要疾病之一。不同病因导致的肾损害的程度及进展速度各不相同,但这一过程的共同特点是肾功能进行性恶化,最终进入终末期肾病阶段。随着医学技术的发展,对肾脏疾病发病机制的认识逐渐深入,为治疗和预防提供了理论依据。肾脏与药物的关系密切,药物的使用可使部分肾脏疾病得到缓解,而同时肾脏又是药物的主要排泄器官,因此,一方面药物及其代谢产物容易引起肾结构和功能的损伤,另一方面,肾结构和功能的损伤又使得药物不能正常排出体外,导致药物在体内蓄积而发生毒性作用。所以,合理选用药物,充分发挥药物的疗效,减少或避免可能发生的不良反应在肾脏疾病的治疗中显得尤为重要。

## 第一节 原发性肾小球疾病

原发性肾小球疾病包括急性肾小球肾炎、急进性肾小球肾炎、慢性肾小球肾炎、隐匿性肾小球肾炎、IgA肾病,是一组不同的疾病。其发病过程主要侵犯肾小球,肾小球损害引起肾小球毛细血管通透性的改变,导致不同程度的蛋白尿、血尿和白细胞尿。如病情严重,还可引起少尿症。目前治疗较为困难,尚无特殊治疗方法。

### 一、急性肾小球肾炎

#### (一)疾病特点

急性肾小球肾炎是临床常见的一种肾小球疾病类型。多发生于儿童、青少年,男性多于女性。在上呼吸道感染或皮肤感染1~3周后发病。

【临床表现】 起病急,出现血尿、水肿、高血压,甚至少尿,少数可发生急性肾衰竭。约40%的病人有肉眼血尿,尿蛋白阳性;少数病人可呈大量蛋白尿,尿沉渣中见白细胞,常见有管型如颗粒管型、红细胞管型等。血压呈轻、中度升高。少数血尿素氮、肌酐升高。免疫学检查显示血清补体及总补体下降,部分患者循环免疫复合物及免疫球蛋白阳性。本病常发生在感染之后,最常见的致病菌是链球菌,其他细菌、病毒及寄生虫感染也可致病。

【治疗要点】　急性肾小球肾炎的治疗以休息及对症治疗为主,防治感染及致死性并发症,急性肾衰竭时应进行透析。本病为自限性疾病,一般不宜应用糖皮质激素及细胞毒药物。

## (二)联合用药

利尿药、抗生素、降压药联合应用治疗急性肾小球肾炎

【组方】　氢氯噻嗪　12.5～25mg(或呋塞米 20～40mg)

青霉素　80 万～320 万 U 肌注或 240 万～2000 万 U 静脉滴注

降血压药　依具体情况而定

【用法】　氢氯噻嗪每次 12.5～25mg,每日 2～3 次,口服;效果不佳时可改用呋塞米,每次 20～40mg,口服,每日 2～3 次或将 20～100mg 溶于 20ml 生理盐水中静脉注射,每日 1～2 次;如血钾偏低,可加用保钾利尿药如螺内酯(安体舒通)每次 20mg,每日 2～4 次或氨苯蝶啶每次 50～100mg,每日 3 次。青霉素 80 万～320 万 U 肌注或 240 万～2000 万 U 静脉滴注,疗程为 2 周或直至痊愈。降压药依据患者不同情况而定。

【作用机制】　急性肾小球肾炎患者大多有程度不同的水肿,一般轻度水肿无须治疗,经限制钠盐及水的摄入和卧床休息即可消退。如经控制水、盐摄入后水肿仍明显者,应加用利尿药。首选噻嗪类利尿药如氢氯噻嗪,它作用温和持久,主要抑制远曲小管近端 $Na^+$-$Cl^-$ 共同转运体,抑制 NaCl 再吸收,增加 NaCl 和水的排出,以减轻水肿。如氢氯噻嗪利尿效果不佳,可改用高效利尿药(襻利尿药),如呋塞米(又称速尿、呋喃苯胺酸),其作用于髓襻升支粗段的皮质部和髓质部,抑制 $Na^+$-$K^+$-$2Cl^-$ 共同转运体,从而直接减少 $Na^+$、$K^+$ 和 $Cl^-$ 的重吸收,并间接影响 $Mg^{2+}$、$Ca^{2+}$ 的重吸收,降低肾脏的稀释功能;同时,降低髓质间隙渗透压,降低肾脏的浓缩功能,这两种作用,使其利尿作用非常强大,对严重水肿或顽固性水肿作用较好。如患者血钾偏低,可加用保钾利尿药如螺内酯或氨苯蝶啶,螺内酯的化学结构与醛固酮相似,是醛固酮的竞争性拮抗药,竞争远曲小管与集合管细胞质内的醛固酮受体,干扰醛固酮调节的 $K^+$-$Na^+$ 交换过程,使 $Na^+$、$Cl^-$ 排出增多,$K^+$ 的排出减少,从而起到保钾排钠的作用,氨苯蝶啶作用于远曲小管末端和集合管,阻滞钠通道而减少对 $Na^+$ 的再吸收,又因 $Na^+$ 的减少使管腔的负电位降低,使 $K^+$

分泌的驱动力下降,产生了排钠保钾的利尿作用,但是保钾利尿药作用较弱,很少单独应用,通常是和其他的高、中效利尿药联合应用,防止发生低血钾。

急性肾小球肾炎属于免疫性疾病,并非由病原菌直接感染肾脏造成,而是病原菌入侵机体其他部位引起的一种免疫反应性疾病,最常见的致病菌是链球菌,其他细菌、病毒及寄生虫感染也可致病。因此对急性肾小球肾炎患者抗感染治疗是非常必要的。控制感染可选用青霉素类、头孢菌素类抗生素,如青霉素、头孢拉定等;青霉素过敏者可应用大环内酯类抗生素,如红霉素、罗红霉素等,也可应用喹诺酮类如环丙沙星等药物。青霉素作用于青霉素结合蛋白,抑制细菌细胞壁合成,使菌体失去渗透屏障,细菌膨胀裂解死亡;同时青霉素还可加强细菌的自溶酶的活性,使细菌溶解。大环内酯类药物的作用机制是不可逆地结合到细菌核糖体 50S 亚基的靶位上,抑制细菌蛋白质合成。喹诺酮类药物通过抑制 DNA 螺旋酶作用,阻碍 DNA 合成而导致细菌死亡。

肾小球肾炎的患者多数会有一过性的高血压,高血压可以增加心血管事件的发生率和病死率,同时也会加重对肾功能的损害,因此积极而稳步地控制血压对于增加肾血流量,改善肾功能,预防心、脑并发症也非常必要。常用噻嗪类利尿药和(或)襻利尿药,利尿后即可达到控制血压的目的。必要时可用钙通道阻滞药(如氨氯地平)、β受体阻滞药(如卡维地洛)扩张血管以增强降压效果。由于急性肾炎时高血压多与水钠潴留、血容量增多有关,血浆肾素活性并不高,单独应用血管紧张素转化酶抑制药意义并不大,但对于严重高血压患者可与血管扩张药和利尿药合用。

【适应证】　适用于治疗急性肾小球肾炎。

【禁忌证】　青霉素过敏者禁用。

【不良反应及注意事项】　利尿药长期或大量应用可引起水与电解质平衡失调,表现为低血容量、低血钾、低血钠、低血镁、低氯性碱中毒等;利尿药可竞争抑制近曲小管尿酸的排泄,引起血尿酸增多,诱发痛风;襻利尿药还具有耳毒性,应避免与其他有耳毒性的药物合用。噻嗪类利尿药可导致高血糖、高血脂,因此糖尿病、肥胖及高脂血症患者慎用噻嗪类利尿药。有文献报道,患者应用呋塞米和氢氯噻嗪后出现典型的急性间质性肾炎,临床表现为发热、皮疹、关节痛等,并出现嗜酸性粒细胞尿,肾功能损害。利尿药相关的急性间质性肾炎一旦确诊应及时停用利尿药,预后一般较好,是否使用糖皮质激素进行治疗可根据病情决定。保钾利尿药的不良反应较少,偶有嗜睡、恶心及呕吐等,长期应用可致高血钾。螺内酯有性激素样副作用,可引起男性女乳和性功能障碍;氨苯蝶啶可抑制二氢叶酸还原酶,导致叶酸缺乏;氨苯蝶啶在酸性尿中容易形成沉淀,导致肾小管内结晶形成甚至是梗阻性肾病,最终可导致急性肾衰竭,一旦出现肾衰竭应及时停药,充分补液和碱化尿液,保持足够尿量,严重者可暂行血液净化治疗,因此有肝肾功能损害的患者应避免使用氨苯蝶啶。

青霉素的毒性很低,最常见的不良反应是变态反应,包括药疹、皮疹、溶血性贫血,严重者可致过敏性休克。过敏性休克的临床症状主要包括循环衰竭、呼吸衰竭和中枢抑制。用药者多在接触药物后立即发生,少数人可在数日后发生。为防止变态反应的发生,应详细询问病史、用药史、药物过敏史及家族过敏史;初次使用、用药间隔 3d 以上或更换批号必须进行青霉素皮肤过敏试验,反应阳性者禁用;皮试时必须做好抢救准备,因为少数患者在青霉素皮试时也能出现过敏性休克;一旦发生休克应立即皮下注射肾上腺素 0.5~1.0mg,严重者须用糖皮质激素和抗组胺药,同时采用其他急救措施以防导致死亡。

钙通道阻滞药相对比较安全,但由于这类药物作用广泛,选择性相对较低。不良反应与其钙通道阻滞导致血管扩张、心悸抑制作用有关。其不良反应一般有:颜面潮红、头痛、眩晕、恶心、便秘等;严重不良反应有:低血压、心动过缓、房室传导阻滞以及心功能抑制等。

## 二、急进性肾小球肾炎

### (一)疾病特点

急进性肾小球肾炎起病类似急性肾小球肾炎,但其病情进展快,肾功能急骤恶化,可在数日、数周或数月内迅速发生少尿或无尿型急性肾衰竭。本病发病男性多于女性,以成年人居多。

【临床表现】　约 50% 以上患者在发病前有上呼吸道感染史,临床主要表现为急进性肾炎综合征,即急性起病、尿少、水肿、高血压、蛋白尿、血尿,进行性肾衰竭。本病进展快,预后较差,急性期病死率高。

【治疗要点】　及早诊断、充分治疗是提高患者生存率的关键。急性期治疗以强化免疫治疗为主,对血肌酐 $>530\mu mol/L$ 者应尽早开始血液净化治疗,慢性期注意保护残存肾功能。急性期的强化治疗主要是糖皮质激素与免疫抑制药物联合应用。

### (二)联合用药

甲泼尼龙、环磷酰胺联合

【组方】　甲泼尼龙　　　0.5~1.0g

　　　　　环磷酰胺　　　2~3mg/(kg·d)

【用法】　甲泼尼龙:冲击治疗阶段,每次0.5~1.0g,每日1次或隔日1次,静脉滴注,3次为1个疗程,间歇3~5d可再用1~2个疗程;冲击期间及冲击后:改为泼尼松口服,常用剂量为0.5~1.0mg/(kg·d)口服,2~3个月后逐渐减量。环磷酰胺注射液:2~3mg/(kg·d),累计量不超过6~8g。

【作用机制】　糖皮质激素在肾脏疾病中的确切作用机制尚未完全清楚,目前认为与其抗炎、免疫抑制作用有关。抗炎作用包括抑制炎症蛋白、细胞因子、黏附分子的产生,促进炎性细胞的凋亡,从而降低血管壁通透性,抑制中性粒细胞对血管壁的黏附,稳定溶酶体膜,减少内毒素的释放;免疫抑制作用包括抑制巨噬细胞对抗原的吞噬和处理,使淋巴细胞破坏和解体,导致血中淋巴细胞迅速减少,干扰淋巴组织在抗原作用下的分裂和增殖等,对细胞免疫和体液免疫均有抑制作用。除糖皮质激素外,肾脏疾病治疗常需联合其他免疫抑制药。环磷酰胺(CTX)是较常用的免疫抑制药。它主要通过对核酸复制的影响而发挥细胞毒作用,能选择性抑制B淋巴细胞,大剂量也能抑制T淋巴细胞,还可抑制免疫母细胞,从而阻断体液免疫和细胞免疫。环磷酰胺还有直接抗炎作用,还能抑制肾脏纤维化形成,有效地减少肾小球慢性硬化和萎缩,从而防止或延缓慢性肾衰竭的发生。

【适应证与疗效】　适用于早期可逆的肾小球病变(即细胞性新月体),疗效较好,当肾小球病变变为不可逆(即大量纤维性新月体、肾小球硬化及间质纤维化)时,不应冲击治疗,否则适得其反。

【禁忌证】　环磷酰胺可引起胎儿畸形,因此孕妇禁用。

【不良反应及注意事项】　糖皮质激素的不良反应多,通常与剂量大小和疗程长短呈正相关。常见的有类肾上腺皮质功能亢进综合征,满月脸、水牛背、向心性肥胖、血压增高、低钾血症、血糖增高;诱发并加重感染;诱发和加剧胃十二指肠溃疡,甚至造成消化道出血或穿孔;动脉硬化;骨质疏松、肌肉萎缩、伤口愈合延迟;抑制生长发育;精神兴奋、失眠等。使用激素前应认真检查排除患者是否有糖尿病、结核、严重精神病和癫痫、溃疡病、高血压等。对于糖皮质激素的应用,应权衡利弊,在个别患者,虽有糖皮质激素的禁忌证,但估计会获得良好的疗效,而不良反应较少;或患者病情严重,必须应用糖皮质激素挽救生命或重要脏器功能者,在对禁忌证作积极处理后,应考虑使用糖皮质激素。激素应用过程中一般要遵循"首始量足,减量要慢,维持要长"的治疗原则,否则可能造成肾脏病的复发。对于激素治疗反应不佳的患者,如有条件者应先做肾活检以明确肾脏病的病理类型,确定治疗方案。环磷酰胺的常见不良反应为消化系统反应,如恶心、呕吐、胃肠道不适等,停药后可消失;脱发;肝损伤,转氨酶可升高,一般可应用保肝药或停药后症状可消失;可逆性骨髓抑制,多在用药 10～14d 出现,但停药 2 周后常可恢复;抑制免疫功能,可诱发感染;出血性膀胱炎;性功能障碍;诱发肿瘤。不宜在 18:00 后使用,避免引起出血性膀胱炎,用药期间大量饮水可减轻膀胱毒性。

## 三、慢性肾小球肾炎

### (一)疾病特点

慢性肾小球肾炎(简称慢性肾炎)少数是由急性肾炎发展而来,多数起病时即属慢性,与急性肾炎无关。其起始因素可为免疫介导性炎症,非免疫非炎症因素也占有一定地位。

【临床表现】 本病病史常在 1 年以上,蛋白尿、血尿、高血压、水肿为其基本表现,个体差异较大,可发生于任何年龄,但以中青年为主,男性多见。

【治疗要点】 治疗慢性肾炎应以防止或延缓肾功能减退为目的,限制食物中蛋白质及磷摄入量,低盐饮食,控制高血压,避免感染、劳累及服用肾毒性药物等有害于肾的因素。慢性肾炎患者的药物治疗目的是控制血压、消除水肿和蛋白尿,保护肾功能,延缓肾病进展。本处方应用了 1 种利尿药,2 种降压药。

### (二)联合用药

氢氯噻嗪、依那普利、维拉帕米联合

【组方】 氢氯噻嗪　　　25mg

依那普利　　　10mg

维拉帕米　　　40mg

【用法】 氢氯噻嗪每次 25mg,每日 3 次,口服;依那普利每次 10mg,每日 1 次,口服;维拉帕米每次 40mg,每日 3 次,口服。

【作用机制】 利尿药在慢性肾小球肾炎的药物治疗中占有重要地位,这是因为利尿药不仅可以消除水肿,同时又具有协同降压作用,是治疗慢性肾炎必不可少的药物。临床首选噻嗪类利尿药,如氢氯噻嗪,它作用温和持久,主要抑制远曲小管近端 $Na^+$-$Cl^-$ 共同转运体,抑制 NaCl 再吸收,增加 NaCl 和水的排出;如氢氯噻嗪利尿效果不佳,可改用高效利尿药(襻利尿药),如呋塞米,每次 $20\sim40mg$,每日 $2\sim3$ 次,其作用于髓襻升支粗段的皮质部和髓质部,抑制 $Na^+$-$K^+$-$2Cl^-$ 共同转运体,从而直接减少 $Na^+$、$K^+$ 和 $Cl^-$ 的重吸收,并间接影响 $Mg^{2+}$、$Ca^{2+}$ 的重吸收,降低肾脏的稀释功能;同时,降低髓质间隙渗透压,降低肾脏的浓缩功能。这两种作用,使其利尿作用非常强大。

慢性肾炎患者的高血压很普遍,而且很顽固,积极控制高血压是延缓肾功能损害进展的重要环节。研究表明选择对肾功能有保护作用的降压药,小剂量、多种降压药联合应用应该作为降压药选择的一个原则。这样做的好处是副作用少,患者耐受性好,降压效果好。常用降压药有钙拮抗药、利尿药、血管紧张素转化酶抑制药、血管扩张药等。本处方主要应用了血管紧张素转化酶抑制药(ACEI)——依那普利和钙拮抗药——维拉帕米。① ACEI——依那普利:通过阻滞血管紧张素转化酶使 AngⅠ向 AngⅡ转化减少,可抑制所有 AT 受体效应,并加强缓激肽系统作用,使缓激肽降解减少,使血管扩张,血压下降。本类药物不仅具有降压作用,而且还能降低肾血管阻力及肾小球内压力,减轻肾小球损伤;能降低肾小球滤过膜通透性,减少尿蛋白排泄;还能通过减少肾脏细胞外基质蓄积,抑制肾固有细胞增生肥大,抑制肾组织炎症反应和硬化,拮抗肾小球硬化及肾间质纤维化,延缓肾损害进程。因此,无论患者有无高血压,近年来均主张适当应用此类药物,以降低蛋白尿和保护肾功能。血管紧张素Ⅱ受体拮抗药也具有同样功效,而且没有引起干咳的副作用。临床常用制剂有氯沙坦、缬沙坦等药物。②钙通道阻滞药:本类药物也具有双重作用,尤其是维拉帕米,除可以降压外其降低蛋白尿和保护肾功能作用突出,其他药还有硝苯地平、长效硝苯地平等。

慢性肾炎常有高凝状态,应口服抗血小板聚集药物以降低血液黏稠度,改善微循环,延缓肾衰竭。常用药物有:①双嘧达莫(潘生丁)。通过抑制磷酸二酯酶活性和腺苷的摄取,从而扩张血管、抑制血小板聚集,可预防血栓的形成。口服每次 $25\sim50mg$,每日 3 次。② 肠溶阿司匹林。通过抑制 PG 合成酶,减少 $TxA_2$ 的合成,具有抗血小板聚集作用。不同剂量阿司匹林作用不同,大剂量可产生解热、镇痛、抗炎作用,小剂量才有抗血小板聚集作用,故应用时一定要用小剂量。口服 $40\sim100mg/d$,每日 1 次。③ 噻氯匹定(抵克力得)。阻断纤维蛋白原受体,抑制血小板聚集,能降低血液黏稠度,改善微循环,口服 0.25g/d,每日 1 次。

【适应证】　适用于治疗慢性肾小球肾炎。

【禁忌证】　有出血性疾病、血小板减少、严重肝功能损害者禁用双嘧达莫。

【不良反应及注意事项】　ACEI 类药物的不良反应有干咳、高钾血症、皮疹、发热、瘙痒、味觉减退、粒细胞减少等。用药过程中要注意经常查血钾,血钾过高应立即停药。顽固性干咳者须换药。脱水、肾动脉狭窄、肾功能损害(血肌酐＞265μmol /L)等情况下应谨慎使用,因为易导致肾功能恶化。血管紧张素Ⅱ受体拮抗药无引起咳嗽的不良反应,其降压作用与 ACEI 相似。钙通道阻滞药相对比较安全,但由于这类药物作用广泛,选择性相对较低。不良反应与其钙通道阻滞导致血管扩张、心肌抑制作用有关。其不良反应一般有:颜面潮红、头痛、眩晕、恶心、便秘等;严重不良反应有:低血压、心动过缓、房室传导阻滞以及心功能抑制等。利尿药不良反应及注意事项参见本节一组方的相关内容。双嘧达莫可有轻度头痛、眩晕、恶心等不良反应,对出血时间无明显影响。小剂量阿司匹林一般不会引起明显的副作用,常见的不良反应有胃肠道反应、凝血障碍、变态反应等。噻氯匹定不良反应有胃肠道反应,粒细胞、血小板减少等。

## 四、原发性肾小球疾病

### 多巴胺、呋塞米、右旋糖酐-40 复合液联合

【组方】　　盐酸多巴胺　　　　　　20mg
　　　　　　呋塞米　　　　　　　　10～20mg
　　　　　　右旋糖酐-40　　　　　　500ml

【用法】　在患者口服雷公藤(每片含雷公藤甲素 33μg)2 片,每日 3 次的基础上,使用本复合液。静脉滴注,每日 1 次,10～14d 为 1 个疗程。另可加双嘧达莫(潘生丁)25mg ,口服每日 3 次。用药前后观察 24h 尿蛋白定量、24h 尿量、血尿素氮、肌酐等指标。尿蛋白转阴 2～3 周后逐渐减少雷公藤量至每日 1～2 片维持治疗。

【作用机制】　呋塞米(又称速尿、呋喃苯胺酸),属于高效利尿药(襻利尿药),作用于髓襻升支粗段的皮质部和髓质部,抑制 $Na^+$-$K^+$-2$Cl^-$ 共同转运体,从而直接减少 $Na^+$、$K^+$ 和 $Cl^-$ 的重吸收,并间接影响 $Mg^{2+}$、$Ca^{2+}$ 的重吸收,降低肾脏的稀释功能;同时,降低髓质间隙渗透压,降低肾脏的浓缩功能。

这两种作用,使其利尿作用非常强大。原发性肾小球疾病的患者通常可伴有少尿及水肿的症状,应用呋塞米既可增加尿量又可缓解水肿,对高血压也有一定的降低作用。右旋糖酐-40 属于渗透性利尿药,因其分子量小,可从肾小球滤过而不被重吸收,提高尿渗透压,增加尿量。和呋塞米合用,可增强其利尿作用。本药还可以抑制血小板和红细胞聚集,降低血液黏滞性,并对凝血因子有抑制作用,能防止血栓形成和改善微循环。低浓度多巴胺能激动肾血管 DA 受体,扩张肾血管,增加肾血流量和肾小球滤过率,还能直接抑制肾小管重吸收钠离子,使尿量增加,与呋塞米合用有协同利尿作用。双嘧达莫(潘生丁)通过抑制磷酸二酯酶活性和腺苷的摄取,从而扩张血管、抑制血小板聚集,可预防血栓的形成。

雷公藤是卫矛科有毒植物,主要毒性在根皮部,药用多取其根心木质部,雷公藤具有抑制体液免疫、细胞免疫和抗炎作用,是迄今为止免疫抑制作用最可靠的中药之一。由于其制剂质量的限制,口服粗提物疗效缓慢,又无血药浓度测定的条件,因此难于用于重型免疫性肾疾病的诱导治疗。但对于处于维持治疗阶段的病例,或是作为诱导治疗的辅助用药,雷公藤都不失为一种疗效稳定、副作用少、适应证广的免疫抑制药。

【适应证】　本方法适用于治疗原发性肾小球疾病,如急性肾小球肾炎、急进性肾小球肾炎、慢性肾小球肾炎、隐匿性肾小球疾病、肾病综合征及 IgA 肾病。

【不良反应及注意事项】　呋塞米如长期或大量应用可引起水与电解质平衡失调,表现为低血容量、低血钾、低血钠、低血镁、低氯性碱中毒等;呋塞米还具有耳毒性,应避免与其他有耳毒性的药物合用。呋塞米可竞争抑制近曲小管尿酸的排泄,引起血尿酸增多,诱发痛风。有文献报道,患者应用呋塞米后出现典型的急性间质性肾炎,临床表现为发热、皮疹、关节痛等,并出现嗜酸性粒细胞尿,肾功能损害。利尿药相关的急性间质性肾炎一旦确诊应及时停用利尿药,预后一般较好,是否使用糖皮质激素进行治疗可根据病情决定。因多巴胺在不同剂量时作用不同,在应用本法治疗时,多巴胺为小剂量应用。多巴胺有时可出现恶心、呕吐等不良反应。如滴注过快或剂量过大可出现心动过速、呼吸困难和肾血管收缩引起的肾功能下降等,停药后上述反应迅速消失。盐酸多巴胺注射液与呋塞米注射液混合时可能产生浑浊等理化反应,宜予以注意。右旋糖酐-40 可导致或加重肾功能损害,慎用于肾衰竭患者。双嘧达莫主要副作用是头痛、头晕、恶心等,长期大量使用可造成出血倾向、低血压,心肌梗死患者慎用。雷公藤可引起恶心呕吐等消化道反应,肝功能异常,骨髓损害,还可引起急性肾衰竭,对生殖系统也有影响,因此对于雷公藤的应用,肝、肾功能异常及造血功能低下者慎用,未婚及未生育妇女慎用。雷公藤具有一定的毒性,在应用时要注意病例选择,不要过于加大剂量,要权衡利弊,做到因人、因病情而异。

# 第二节 肾病综合征

## 一、疾 病 特 点

肾病综合征是由一组由不同病因、不同病理改变导致的具有类似临床表现的肾小球疾病,基本特征是大量蛋白尿($\geqslant 3.5$g/d)、低蛋白血症($\leqslant 30$g/L)、水肿和高脂血症。

按病因可分为原发性和继发性肾病综合征。原发性肾病综合征病因不明,常见的病理类型有微小病变性肾病、膜性肾病、系膜增生性肾小球肾炎等,本处方适用于膜性肾病。膜性肾病以肾小球基膜弥漫性病变、增厚为特点,好发于中老年,男性多于女性,起病隐匿,进展缓慢,表现为肾病综合征,部分病人出现镜下血尿。膜性肾病是一个缓慢进展的过程,在发病的 10~15 年之后逐渐进入肾衰竭期,因此治疗上应尽可能减少尿蛋白排泄,延缓肾衰竭进展。

膜性肾病的一般药物治疗包括利尿、降脂、降压和抗凝等。ACEI 类药物对于治疗蛋白尿、纠正脂代谢紊乱、降血压以及延缓肾功能受损等均有一定疗效。对于免疫抑制药的应用,临床上应根据患者的临床表现、肾脏组织学改变采用个体化的治疗措施。如应用一般药物治疗后病情无好转、肾病综合征突出、肾功能受损或尿蛋白$>$6g/d 的患者,应立即接受免疫抑制药治疗。

## 二、联 合 用 药

### 泼尼松、环磷酰胺、噻氯匹定联合

【组方】 泼尼松　　　　40~60mg

环磷酰胺　　　0.8~1.0g

噻氯匹定　　　0.25g

【用法】 泼尼松:初始治疗阶段:每次 40~60mg,每日 1 次,口服,用药时间

6～8 周;减量治疗阶段:每 2～3 周减少原用药剂量的 5%～10%,直至减至最小有效剂量。维持治疗阶段:10～15mg/d,隔日顿服,约服 4 个月或更长时间,然后缓慢减量至停服,此阶段一般为 6～12 个月。环磷酰胺注射液每次 0.8～1.0g,每个月 1 次,静脉滴注;噻氯匹定每次 0.25g,每日 3 次,口服。

【作用机制】　糖皮质激素参见第一节急性肾小球肾炎之组方的相关内容。除糖皮质激素外,肾脏疾病治疗常需联合其他免疫抑制药,尤其对频繁复发、激素依赖及激素抵抗的患者联合用药可能获得较为满意的疗效,改善肾脏疾病的长期预后。环磷酰胺作用机制参见第一节急性肾小球肾炎之组方的相关内容。

膜性肾病在所有肾病综合征中最容易引起血栓形成,故宜用噻氯匹定抑制血小板聚集。必要时加用双嘧达莫或华法林治疗。噻氯匹定(抵克力得):阻断纤维蛋白原受体,抑制血小板聚集,能降低血液黏稠度,改善微循环,口服 0.25g/d,每日 1 次。双嘧达莫(潘生丁):通过抑制磷酸二酯酶活性和腺苷的摄取,从而扩张血管、抑制血小板聚集,可预防血栓的形成,口服每次 25～50mg,每日 3 次。华法林:香豆素类口服抗凝药,是维生素 K 的拮抗药,主要药理作用是干扰肝脏合成依赖于维生素 K 的凝血因子 II、VII、IX、X,从而抑制血液凝固,起始剂量 5～20mg/d,维持量 2.5～7.5mg/d。

【适应证】　适用于膜性肾病。

【禁忌证】　环磷酰胺可引起胎儿畸形,因此孕妇禁用。有出血性疾病、血小板减少、严重肝功能损害者禁用噻氯匹定。

【不良反应及注意事项】　糖皮质激素的不良反应参见第一节急性肾小球肾炎之组方的相关内容。激素应用过程中一般要遵循"首始量足,减量要慢,维持要长"的治疗原则,否则可能造成肾脏病的复发。环磷酰胺的不良反应及注意事项参见第一节二组方的相关内容。噻氯匹定不良反应有胃肠道反应,粒细胞、血小板减少等。双嘧达莫可有轻度头痛、眩晕、恶心等不良反应,对出血时间无明显影响。华法林过量可引起自发性出血,可用维生素 K 解救,必要时输新鲜血浆或全血,其他不良反应有胃肠道症状、过敏。

# 第三节　肾　衰　竭

## 一、疾病特点

急性肾衰竭是指由于各种原因引起的双肾功能在数小时或数天内急剧

下降的临床综合征。急性肾衰竭按病因可分为肾前性、肾后性和肾性，按主要病变部位可分为肾小管性、肾间质性、肾小球性、肾血管性急性肾衰竭。急性肾小管坏死是急性肾衰竭的最常见病因，其临床表现分为少尿期、多尿期和恢复期。对于急性肾衰竭的治疗，首先应去除病因，纠正电解质紊乱，同时积极预防并治疗可能出现的各种并发症。除积极治疗原发病外，使病人迅速度过少尿期，是急性肾衰抢救成功的关键。

## 二、联合用药

### (一)酚妥拉明、多巴胺、呋塞米复合液联合

【组方】 甲磺酸酚妥拉明　　10mg

　　　　　盐酸多巴胺　　　　20mg

　　　　　呋塞米　　　　　　220mg

【用法】 对确诊为急性肾衰竭的患者，首先用20％甘露醇注射液250ml加呋塞米220mg静脉滴注，若1h后，尿量＜17ml，即用本复合液静脉滴注。甲磺酸酚妥拉明注射液10mg和盐酸多巴胺注射液20mg溶于10％葡萄糖注射液250ml中静脉滴注，每分钟12～15滴。如用药后1h，尿量仍少于20ml，可在12h后重复使用1次。用药时注意观察血压、尿量及周围循环情况，若血压降低，可适当减慢滴速。

【作用机制】 一般主张在少尿早期试用血管扩张药，同时静注呋塞米，如无效可加大呋塞米剂量。本法是把酚妥拉明、多巴胺和呋塞米一起从静脉滴注，治疗急性肾衰竭少尿期，疗效满意。酚妥拉明为α受体阻滞药，由于与血管收缩有关的α受体被阻断，因而血管扩张，肾血流量增加，尿量增加。同时酚妥拉明还使肾小球入球动脉扩张，扭转肾缺血，有利于呋塞米到达髓襻，从而增强利尿作用。低浓度多巴胺能激动肾血管DA受体，扩张肾血管，增加肾血流量和肾小球滤过率，还能直接抑制肾小管重吸收钠离子，使尿量增加，与呋塞米合用有协同利尿作用。

呋塞米作用于髓襻升支粗段的皮质部和髓质部，抑制 $Na^+$-$K^+$-$2Cl^-$ 共同转运体，从而直接减少 $Na^+$、$K^+$ 和 $Cl^-$ 的重吸收，并间接影响 $Mg^{2+}$、$Ca^{2+}$ 的重吸收，降低肾脏的稀释功能；同时，降低髓质间隙渗透压，降低肾脏的浓缩功能。这两种作用，使其利尿作用非常强大。处于少尿期的患者，应用呋塞米可增加尿量，减小肾脏损害。

【适应证】 本疗法适用于有少尿、尿常规、肾功能异常，诊断符合急性肾

衰竭标准的病例。用药后 1~3d 尿量增多,4~5d 后进入多尿期,停止用药。本法适宜于无肾透析装备的基层医疗单位应用。

【不良反应及注意事项】　大剂量酚妥拉明可引起直立性低血压,注射给药可产生心动过速、心律失常、诱发或加重心绞痛。可诱发或加剧消化道溃疡。因多巴胺在不同剂量时作用不同,在应用本法治疗时,多巴胺为小剂量应用。多巴胺有时可出现恶心、呕吐等不良反应。如滴注过快或剂量过大可出现心动过速、呼吸困难和肾血管收缩引起的肾功能下降等,停药后上述反应迅速消失。呋塞米不良反应及注意事项参见第一节四组方的相关内容。

### (二) 利尿合剂

【组方】

| | |
|---|---|
| 氨茶碱 | 0.25g |
| 盐酸普鲁卡因 | 0.5g |
| 咖啡因 | 250mg |
| 维生素 C | 3.0g |

【用法】　在应用时,先将苯甲酸钠咖啡因和氨茶碱溶于 10% 葡萄糖注射液 250ml 中,再加维生素 C 液,混匀,再加入盐酸普鲁卡因液,混匀后立刻静脉滴注,不可存放。每日 1 次,疗程依病情而定。

【作用机制】　除积极治疗原发病外,使病人迅速度过少尿期,是急性肾衰竭抢救成功的关键。少尿发生的主要原因是血管痉挛、收缩,肾小球滤过率极度下降,而且还可能存在肾小管阻塞或渗漏等。本复合液中各药都能改善存在的病理障碍。

氨茶碱能减少肾小管对电解质的再吸收,增加肾小球的滤过率,有利尿作用。普鲁卡因能使小动脉扩张,可缓解肾血管痉挛,增加肾血流量。咖啡因可清除受损伤后坏死、脱落的肾小管上皮细胞和炎性渗出物、血红蛋白等,解除肾小管阻塞。维生素 C 吸收后由尿排出其代谢产物,部分以原型由尿排出,高浓度时,从尿排出增加,尿量增多,并对血管等平滑肌有松弛作用,可缓解肾小管痉挛。从上述可看出,本复合液通过扩张肾血管,解除肾血管痉挛,增加肾小球滤过率来促使利尿。

【适应证与疗效】　本复合液只适合于急性肾衰竭少尿期,对其他病因引起的尿量减少疗效较差。对进行性肾衰竭患者无效。

【不良反应及注意事项】　本复合液需现用现配,主要是由于氨茶碱液的 pH 较高(>9.0),可使普鲁卡因分解,维生素 C 氧化而降低疗效,这种分解随时间的延长而增多,如若现配现用则可避免过多分解。另外,维生素 C 使氨茶碱解离度增大,不易被肾小管重吸收,而使排泄增加,茶碱血浓度下降,大剂量维生素 C 与普鲁卡因合用,可促使普鲁卡因排泄,普鲁卡因疗效降低;普鲁卡因与咖啡因合用时,咖啡因能延长普鲁卡因的局麻时间;但与葡萄糖合用,又降低普鲁卡因的局麻作用。

### (三)新利尿合剂

【组方】　酚妥拉明　　　　30mg

　　　　　盐酸多巴胺　　　20mg

　　　　　呋塞米　　　　　50mg

【用法】　用 5％葡萄糖注射液 250ml 加多巴胺 20mg,酚妥拉明 30mg,每日 1 次静脉滴注,每分钟 20～25 滴,静滴完立即静脉注射 25％葡萄糖注射液 20ml 加呋塞米 50mg,每日 1 次。

【作用机制】　新利尿合剂是完全不同于旧的复合液,它加强了扩张血管作用,使肾血流量、肾小球滤过率明显增强,从而促使尿量增加。其次加用呋塞米强效利尿药,使钠盐回收减少、尿量增多。因此,临床应用一般利尿效果较好。酚妥拉明为 α 受体阻滞药,由于与血管收缩有关的 α 受体被阻断,因而血管扩张,肾血流量增加,尿量增加。同时酚妥拉明还使肾小球入球动脉扩张,扭转肾缺血,有利于呋塞米到达髓襻,从而增强利尿作用。低浓度多巴胺能激动肾血管 DA 受体,扩张肾血管,增加肾血流量和肾小球滤过率,还能直接抑制肾小管重吸收钠离子,使尿量增加,与呋塞米合用有协同利尿作用。呋塞米作用机制参见本节组方(一)的相关内容。

【适应证】　用于肾衰竭少尿期。

【不良反应及注意事项】　大剂量酚妥拉明、多巴胺和呋塞米的不良反应及注意事项参见本节组方(一)的相关内容。

## 第四节　肾功能不全

### (一)丹参、硫酸镁复合液联合

【组方】　复方丹参　　　　20ml

　　　　　25％硫酸镁　　　10ml

【用法】　将复方丹参注射液 20ml 和 25％硫酸镁注射液 10ml 溶于 10％葡萄糖注射液 500ml,混合后静脉滴注,每日 1 次,2 个月为 1 个疗程。另继续常规治疗,如给予足够热量、优质低蛋白、纠正水电解质紊乱及酸碱失衡、使用糖皮质激素、加强抗感染、给予免疫促进药和对症处理等。

【作用机制】　慢性肾功能不全是由于多种疾病所造成的肾单位损害,丧失肾脏的正常功能,使代谢产物的排出、水电解质及酸碱平衡等多方面出现紊乱的综合征。慢性肾功能不全的病人均存在不同程度的高凝状态,多伴有血清白蛋白降低。白蛋白越低,纤维蛋白也就越高,纤维蛋白与胆固醇增高相关。高水平的纤维蛋白原可增加血液黏度,导致血液高凝状态和纤溶障碍。尽早采取有效的抗凝和溶栓治疗,防止肾小球内微血栓形成、纤维蛋白沉积,对改善肾功能有重要意义。

复方丹参含有唇形科植物丹参,其有效成分为丹参酮,具有抗凝、去纤、溶栓和降血脂作用。能改善慢性肾功能不全所致的肾素和血浆容量的失调,缓解由于肾素的增加所致肾血管阻力的增加、红细胞淤积、血管阻塞、肾血流减少、局部循环障碍、供氧减少和肾素释放的连锁反应。丹参可通过激活纤溶酶原-纤溶酶系统、促进纤维蛋白原的溶解、减轻红细胞的聚集、加速血流、增加毛细血管网开放等作用来减轻高凝状态。防止肾小球内微血栓形成、纤维蛋白沉积,对改善肾功能有重要意义。丹参还有利于改善体内代谢,增加排泄氮质代谢产物,降低血压,增加尿量,减轻水肿及改善消化道症状。镁可使运动神经末梢乙酰胆碱释放减少,从而缓解了肾脏的微循环障碍和缺氧,使肾小球的滤过率和尿量增加,促进代谢产物的排出。同时,镁能降低胆固醇、α 及 β 脂蛋白,拮抗钙离子,稳定纤维蛋白,延缓血小板的聚积。在常规治疗的基础上加用复方丹参与硫酸镁静脉滴注治疗慢性肾功能不全,起到调节肾小球的血流动力,改善高凝状态,保护肾功能和改善临床状况等作用。

【适应证与疗效】　本法对治疗慢性肾小球肾炎,肾动脉硬化,慢性肾盂肾炎,系统性红斑狼疮,多囊肾等疾病引起的慢性肾功能不全疗效较好。本复合液适宜轻、中度肾衰竭,对肾功能损害严重的肾衰竭疗效较差,甚至无效。

【禁忌证】　丹参过敏者禁用。

【不良反应及注意事项】　丹参可引起过敏甚至过敏性休克,还可引起腹泻、低血压、心动过速等。血镁过高可引起呼吸抑制、血压骤降和心搏骤停而致死。膝腱反射消失是呼吸抑制的先兆,在连续用药期间应经常检查腱反射。中毒时应立即进行人工呼吸,并缓慢静脉注射氯化钙或葡萄糖酸钙予以紧急抢救。

### (二)三磷腺苷、辅酶Ⅰ复合液联合

【组方】 三磷腺苷 80～120mg

辅酶Ⅰ粉针剂 200U

【用法】 将上述药液溶于10%葡萄糖注射液500ml中混合后静脉滴注,每日1次,每次3个半小时滴完,连续3d。如无心悸、血压下降等反应,将三磷腺苷增至200mg,辅酶Ⅰ增至500U,15d为1个疗程,休息1周后开始第2疗程。

【作用机制】 肾功能不全是发生在各种慢性肾脏疾病后期的一种临床病症,它以肾功能减退,代谢产物潴留,水电解质及酸碱平衡失调为主要表现。存在有肾小管缺血或中毒,肾小管上皮细胞损伤,肾单位功能减退等一系列病理改变。

三磷腺苷为体内一种重要辅酶,参与脂肪、蛋白质、糖、核酸等的代谢过程,能提供机体所需要的能量以及作为体内器官活动的信使或递质。当体内在吸收、分泌、肌肉收缩及进行生化合成反应等需要能量时,三磷腺苷即分解成二磷腺苷及磷酸基,同时释放能量。因而适用于因细胞损伤后细胞酶减退引起的疾病。三磷腺苷能刺激肾脏产生前列腺素 $PGF_2$、$PGI_2$,有扩张血管作用。它尚能降低线粒体内的钙离子浓度,而钙离子含量过高可影响线粒体功能。辅酶Ⅰ为体内乙酰化反应的辅酶,对糖、脂肪及蛋白质的代谢起重要作用,它能激活体内的物质代谢,加强物质在体内的氧化并供给能量。应用三磷腺苷和辅酶Ⅰ后可扩张肾小血管,改善缺血组织微循环,减少缺血对肾脏组织的不利影响,增加肾小球滤过率,促进损伤的肾小管上皮细胞的恢复,提高有功能的肾单位的效能。两药的合用同时可增加食欲,增强体质,缓和疾病的恶化。

【适应证与疗效】 本疗法对慢性肾炎、原发性肾小球肾病、高血压肾病、紫癜性肾炎及药物中毒所致急性肾炎等引起的肾功能不全均有效。经治疗2～3个疗程后,肌酐、尿素氮可下降甚至恢复正常,临床症状也均有不同程度减轻。

【不良反应及注意事项】 本复合液中三磷腺苷剂量大,容易引起胸闷、心悸、呼吸困难等,严重者可引起心律失常,如阵发性心动过速、房室传导阻滞、窦性心动过缓、窦性停搏等,也可出现眩晕、头痛、恶心呕吐、耳鸣等症状。因此必须控制速度,缓慢静脉滴注,并做好心电监护及抢救措施。因偶可出现变态反应,故有青、链霉素过敏史者慎用。

# 第五节　肾　病

## 肝素、右旋糖酐-40 复合液联合

【组方】　肝素钠　　　　　　　100mg

　　　　　右旋糖酐-40　　　　 500ml

【用法】　静脉滴注,维持 4～6h,每日 1 次,疗程依病情而定。治疗前及治疗期间检查血小板计数和出凝血时间。

【作用机制】　顽固性肾病性水肿是严重肾病的标志,以大量蛋白尿、低蛋白血症、水肿、高脂血症为其特点。大量蛋白尿时导致低蛋白血症,低蛋白血症又使血浆渗透压下降,液体从血管内渗出进入组织间隙形成水肿。血容量降低,血液浓缩,病人常有高凝状态,甚至血栓形成。低蛋白血症可刺激肝脏合成血浆蛋白,由于脂蛋白相对较大,肝脏合成过多,而从尿中丢失相对较少,导致血浆浓度增高。另外,患者脂蛋白分解代谢障碍也是脂蛋白增高的一个原因。肝素与右旋糖酐-40 合用治疗肾病是通过作用多个环节来实现的。

肝素作用于凝血过程的多个环节,主要通过增强血浆中抗凝血酶Ⅲ(AT-Ⅲ)的活性,而抑制凝血酶及其他凝血因子。肝素还有不依赖于 AT-Ⅲ 的抗凝、抗栓和促进纤溶作用、增加肾小球滤过率和抗醛固酮、降低尿蛋白、降低氮质血症、减轻水肿和降低血压等作用。肝素还能增加脂蛋白脂酶和肝脂酶活性,降低血中三酰甘油,使高脂血症降低。肝素治疗各种原因引起的肾功能不全,包括肾小球肾炎、急性肾炎、狼疮肾炎、顽固性肾水肿、肾病综合征等疗效肯定,已得到临床多次证实。以肝素抗凝是保持、改善肾功能的有效方法。右旋糖酐-40 可覆盖血管内膜,减少其受损,抑制红细胞和血小板聚集,改善血液黏稠度,从而减少肾小球毛细血管血栓形成。它可降低血脂含量,使血液黏稠度下降,使肾小球滤过膜细胞增生减少,肾小球硬化速度减慢,有利于改善肾功能。肝素与右旋糖酐-40 配合应用抗凝作用增强,对肾功能不全患者的血液高凝状态尤有好处。

【适应证与疗效】　本复合液治疗肾病顽固性水肿及高凝状态,疗效良好。

【禁忌证】　有活动性出血、严重高血压、血友病等情况下禁用肝素。

【不良反应及注意事项】　出血是肝素最主要的不良反应,可出现瘀点、瘀斑,严重时可引起脏器出血。因此,如出血应减少肝素用量或停用肝素,出血严重者可静脉缓慢注射硫酸鱼精蛋白解救,每 1mg 鱼精蛋白可中和 100U 肝素。用药期间应控制剂量及监测凝血时间。用肝素后还可出现血小板减少,多数患者停肝素后 1 周血小板可恢复,部分患者血小板持续在低水平。肝素与右旋糖酐-40 合用时出血概率增加。右旋糖酐-40 可诱发心力衰竭、可引起变态反应、导致或加重肾功能损害,慎用于心力衰竭、有过敏史及肾衰竭患者。

## 第六节　顽固性肾病性水肿

### 右旋糖酐-40、扩血管药联合

【组方】　右旋糖酐-40　　　　　　100～300ml

酚妥拉明　　　　　　　10～40mg

多巴胺　　　　　　　　5～20mg

呋塞米　　　　　　　　20～100mg

【用法】　右旋糖酐-40 注射液 100～300ml,加酚妥拉明 10～40mg,多巴胺 5～20mg,静脉滴注,滴注结束后,静脉注射呋塞米 20～100mg,每日 1 次,7～10d 为 1 个疗程,视水肿消失的情况,一般连用 2～3 个疗程。

【作用机制】　顽固性肾病性水肿是严重肾病的标志,不仅临床极为常见,而且临床治疗也较为困难,特别是近期水肿的能否消失,对于病人的预后及其治疗效果都有着决定性的意义。顽固性肾病综合征水肿的产生原因虽然较多,但低蛋白血症是其主要因素。由于血浆蛋白的减少,血浆胶体渗透压下降,使大量体液外渗,导致循环血容量不足及严重水肿,形成了一高一低的两极综合征,临床治疗十分棘手。由于以上原因,血容量的不足,不仅造成肾脏的自身供血缺乏,同时肾脏分泌的血管活性物质增多,又加重了肾脏自身的血供矛盾,因而顽固性肾病综合征水肿难以消退,这也是顽固性肾病综合征水肿常规应用利尿药不能奏效的主要原因。由于血浆胶体渗透压降低和肾脏供血不足是其关键的两种因素,故此,应用右旋糖酐-40 注射液可扩充血容量,在短时间内提高血浆胶体渗透压;可改善微循环,增加肾脏供血;可覆盖血管内膜,减少其受损,抑制红细胞和血小板聚集,改善血液黏稠度,从而减少肾小球毛细血管血栓形成可降低血脂含量,使血液黏稠度下降,使肾小球滤过膜细胞增生减少,肾小球硬化速度减慢,有利改善肾功能;右旋糖酐-40 本身还具有渗透性利尿作用,有利于水肿的消除。酚妥拉明、多巴胺及呋塞米的作用机制,参见本章第三节组方(三)的相关内容。另外,可应用其他辅助治疗措施:合并感染者,常规应用抗生素治疗;激素采用冲击疗法,地塞米松 1mg/(kg・d),连用 3d 后改为常规应用方法。

【适应证】　适用于顽固性肾病性水肿的治疗。

【不良反应及注意事项】　右旋糖酐-40 的不良反应及注意事项参见本章第五节组方的相关内容。大剂量酚妥拉明、多巴胺和呋塞米的不良反应及注意事项参见本章第三节组方(一)的相关内容。

# 第七节　促进移植肾功能恢复

## 一、疾 病 特 点

肾脏移植是尿毒症的一种理想的治疗方法,但肾移植后的肾脏排异反应以及严重感染都会影响肾功能的恢复。移植肾由于受到取肾过程中的灌洗、离体缺血时间、手术中循环功能不稳定、血容量不足或血管痉挛等诸多因素的影响,其早期均有一个急性肾衰竭的过程,尤其是环孢素的早期应用,可引起移植肾血管的收缩,导致移植肾血流动力学的改变,使得肾血流减少,肾小球滤过率降低,远端肾小管重吸收增加,尿钠分泌减少,加重移植肾功能的损害,延缓移植肾功能的早期恢复。本节介绍复合液旨在扩张肾血管,促使肾移植术后肾功能的早期恢复。

## 二、联 合 用 药

### 山莨菪碱、多巴胺复合液联合

【组方】　盐酸山莨菪碱　　　　20mg
　　　　　盐酸多巴胺　　　　　20mg

【用法】　将山莨菪碱与多巴胺溶于 5% 葡萄糖注射液 250ml 中,肾移植后即静脉滴注上述复合液,持续 2~3h,每日 2 次。液体将滴完时,静推呋塞米 20mg,共 7d。肾移植术后的免疫抑制药应用同常规。

【作用机制】　小剂量多巴胺可作用于肾血管特异性多巴胺受体,引起肾小球血管扩张,减小肾小球血管阻力,改善肾皮质血液灌流,使得肾小球滤过率增加,尿钠分泌增多,具有拮抗环孢素肾毒性作用,促进移植肾功能的早期恢复。然而多巴胺在扩张肾脏血管的同时,对周围血管有轻度的收缩作用。山莨菪碱作为血管扩张药不仅能抵消多巴胺的升压作用,而且能够加强多巴胺的扩张肾小动脉、增加肾血流量、改善肾功能的作用。山莨菪碱还能活跃和改善微循环,降低全血黏度,使得局部血流重新分布,改善缺血区组织和器官的血液灌流。山莨菪碱也具有免疫调节作用,保护溶酶体膜,减少细胞损伤,同时通过抑制乙酰胆碱的蓄积而抑制免疫亢进。

在应用血管扩张药的基础上使用小剂量呋塞米,通过其利尿作用,减轻肾小管细胞的水肿,从而降低肾小管内压,提高肾小球滤过率。总之,小剂量多巴胺、山莨菪碱及呋塞米对缺血性肾损伤具有保护性协同作用,明显可以促进移植肾功能的早期恢复。

【适应证】 用此法处理肾移植术后移植肾,术后第 2 天 24h 尿量明显增多,血浆肌酐、尿素氮下降的速度也明显加快,说明本法对肾移植后移植肾功能的恢复具有明显作用。

【不良反应】 山莨菪碱常见的不良反应有口干、视物模糊、心率加快、瞳孔扩大及皮肤潮红等。随着剂量的增大,其不良反应可逐渐加重,甚至出现明显中枢中毒症状,如谵妄、昏迷等。前列腺肥大患者慎用,因山莨菪碱可加重排尿困难。

【注意事项】 因多巴胺在不同剂量时作用不同,在应用本法治疗时,多巴胺为小剂量应用。多巴胺有时可出现恶心、呕吐等不良反应。如滴注过快或剂量过大可出现心动过速、呼吸困难和肾血管收缩引起的肾功能下降等,停药后上述反应迅速消失。

# 第八节 肾 绞 痛

## 一、疾病特点

肾绞痛是临床常见的急症,起病急,呈刀绞样疼痛,严重者可致虚脱,甚至发生痛性休克。

【发病机制】 肾绞痛大多由肾、输尿管结石引起。结石刺激尿路引起局部平滑肌强烈收缩痉挛,且结石梗阻近端压力升高,引起肾内前列腺素的合成和释放增加。前列腺素可使肾血管扩张、肾血流增加,并通过拮抗抗利尿激素的作用,使尿量呈相对增加,尿路梗阻、尿量增加使肾盂、输尿管内压力急剧增高产生肾绞痛。

【治疗要点】　肾绞痛给患者带来难以忍受的痛苦,临床治疗首先是消除疼痛及解决疼痛产生的原因。导致肾绞痛的原因主要是肾结石与输尿管结石,两种结石引起的临床症状相同,处理原则基本相似。

## 二、联合用药

### (一)山莨菪碱、黄体酮复合液联合

【组方】　盐酸山莨菪碱　　　10mg

　　　　　黄体酮　　　　　　20~40mg

【用法】　肾绞痛发作时肌内注射本复合液。

【作用机制】　黄体酮能竞争性地抑制醛固酮的分泌,影响肾小管上皮细胞对钠离子的重吸收,具有显著的利尿作用,促进结石排出;黄体酮肌注后30~60min 即可使输尿管平滑肌松弛、管腔扩大、有利于结石下移;黄体酮还能使结石引起的平滑肌痉挛性收缩转变为节律性收缩,对肾绞痛具有显著而持久的镇痛效果。山莨菪碱作用机制:阻滞 M 受体,对多种内脏平滑肌具有松弛作用,尤其对过度活动或痉挛状态的平滑肌作用更为显著。可降低尿道和膀胱逼尿肌的张力和收缩幅度,肌注后起效快。山莨菪碱与黄体酮合用可加强输尿管平滑肌松弛,增强解除肾绞痛的效果,有利于结石的排出与症状消除。

【适应证与疗效】　适用于病程短(3 个月以内),首次急性肾绞痛发作,结石横径在 10mm 以下,表面光滑,无严重积水及肾功能损害患者。对于病程长、肾绞痛不明显、结石大和形态不规整患者疗效较差。

【不良反应及注意事项】　山莨菪碱常见的不良反应及注意事项参见本章第七节组方的相关内容。黄体酮可引起恶心、呕吐及头痛等。有时可只有乳房胀痛、腹胀;大剂量黄体酮可引起胎儿生殖器畸形。

### (二)黄体酮、地西泮、曲马朵联合

【组方】　黄体酮　　　　　　　　50~100mg

　　　　　地西泮(安定)　　　　　10mg

　　　　　曲马朵(曲马多)　　　　10mg

【用法】　同时应用黄体酮 50~100mg,地西泮 10mg,曲马朵 10mg 肌内注射。

【作用机制】　肾绞痛给患者带来难以忍受的痛苦,临床治疗首先是解决

疼痛及疼痛复发,通常使用哌替啶、阿托品来镇痛及解痉治疗。哌替啶的镇痛效果肯定,但副作用大,且易成瘾,临床上不能多次反复给药。阿托品的作用无选择性,在治疗剂量范围内常引起口干、心悸、腹胀甚至尿潴留等副作用。尽管哌替啶、阿托品联合应用治疗肾绞痛效果明显,但只是暂时减轻或抑制疼痛,不能直接改善局部病变,因而常常在短时间内肾绞痛反复发作,且这两种药物不宜短期内反复使用。

黄体酮是卵巢黄体分泌的一种天然孕激素,临床主要用于治疗先兆流产或习惯性流产,痛经、闭经等。黄体酮可抑制输尿管平滑肌的肾上腺素能受体,使输尿管活动电位降低,蠕动速度减慢,从而使输尿管平滑肌松弛,同时它还有明显的利尿作用,主要是通过抑制醛固酮分泌,影响肾小管上皮细胞对钠的重吸收,从而产生利尿作用。盐酸曲马朵是人工合成的弱阿片类中枢性镇痛药,具有阿片受体激动作用,抑制神经元突触对去甲肾上腺素的再摄取,并增加神经元外 5-羟色胺浓度,从而影响痛觉传递而产生镇痛作用,其镇痛作用强且长期应用不易产生依赖性,作用维持时间可达 $6\sim10h$,具有吸收好、高效、安全、方便的特点,临床上常用于中度及重度急慢性疼痛的治疗。地西泮属于苯二氮䓬类镇静催眠药物,它在脑内可与苯二氮䓬受体相结合,使 GABA(γ-氨基丁酸)与 $GABA_A$ 受体亲和力提高,导致 $Cl^-$ 通道开放频率增加,$Cl^-$ 内流增强,GABA 介导的神经抑制作用增强,从而起到镇静催眠的作用。地西泮具有良好的抗焦虑紧张及中枢性肌肉松弛的作用。在解痉止痛的基础上联合应用地西泮药,可以获得更好的疗效。

【适应证】 适用于急性肾绞痛患者的治疗。

【不良反应及注意事项】 黄体酮参见本节组方(一)的相关内容。曲马朵可引起变态反应,甚至导致过敏性休克,长期服用本品可形成对其依赖性,产生阿片类药物戒断及中毒症状,因此要慎用,特别是对于曾有阿片类物质依赖基础的患者,更须防止形成新的药物依赖。地西泮常见的副作用有嗜睡、头晕、倦怠、精神不集中、反应时间增加等;过量急性中毒引起步行失调、思维混乱、谵语、昏迷、逆行性健忘等。

(金 铎 王 崴)

# 第6章 内分泌及代谢疾病治疗

## 第一节 糖尿病并发症

### 一、糖尿病足

#### (一)疾病特点

糖尿病足,早在我国古代医书中已有记载,《黄帝内经》记载"膏粱厚味,足生大疔"。现代医学于 1956 年首先使用"糖尿病足"这一名词。认为该病是由于糖尿病血管病变而使肢端缺血合并神经病变而失去感觉,合并感染的足称为糖尿病足。

【临床表现】 它是全身疾病,既有糖尿病内科疾病的临床表现,又有肢端溃烂、感染等外科疾病的症状和体征。主要表现为足部麻木,感觉迟钝、发冷、疼痛等。一旦发病,由于其治疗复杂,困难大,会面临截肢等后果。因此,糖尿病足部病变是糖尿病最严重并发症之一。

【分级】 糖尿病足的经典分级法为 Wagner 分级法。0 级:有发生足溃疡危险的足,皮肤无开放性病灶。1 级:表面有溃疡,临床上无感染;2 级:较深的溃疡感染病灶,常合并软组织炎,无脓肿或骨的感染;3 级:深度感染,伴有骨组织病变或脓肿;4 级:骨质缺损,部分趾、足坏疽;5 级:足的大部或全部坏疽。

【类型】 从定义可知,糖尿病足可分为两种类型。

(1)糖尿病神经性足病变:①神经性溃疡。由于足部肌肉萎缩,足变畸形,足趾向背侧弯曲,形成爪状,使骨头向下凸出。行走时全身压力集中在跖骨头上,可产生很厚的胼胝,通过摩擦胼胝表面出现水疱,水疱破裂导致细菌感染、溃烂,形成顽固性慢性溃疡,经久不愈。感染进一步蔓延可引起骨髓炎及关节炎。这种病人足部的皮温可以正常,足背动脉及胫后动脉搏动也可正常。②神经性关节炎。指随着神经病变的进展,骨和关节发生破坏和变形。③神经性水肿。这是一种由末梢神经病变和静脉血流淤滞引起的小腿和足部凹陷性水肿。

(2)糖尿病缺血性足病变:按 Fontaine 分类法,下肢血循环障碍的临床症状分为 4 度。Ⅰ度:麻木和冷感;Ⅱ度:间歇性跛行;Ⅲ度:安静时疼痛;Ⅳ度:溃疡和坏死。体检时可发现足背及胫后动脉搏动减弱或消失、局部皮肤营养不良、干燥、蜡状、弹性差、皮温降低、足抬高苍白、下垂红紫。间歇性跛行主要是因为运动时小腿肌肉供血不足所致。随着血管病变的进展,在安静时亦可出现疼痛。

### (二)联合用药

脉络宁、山莨菪碱联合

【组方】　脉络宁　　　　　　　　20ml

　　　　　盐酸山莨菪碱　　　　　10mg

【用法】　将上述注射液溶解于 250ml 生理盐水中,混合后静脉滴注,每日 1 次,10d 为 1 个疗程,间歇 7d,共 2～3 个疗程。足部有小溃疡的患者可先将胰岛素 2～4U 和山莨菪碱 5～10mg 溶于生理盐水中,喷洒于患肢及创伤处,或用药物纱布湿敷,每日 1～2 次。

【作用机制】　脉络宁是由中药玄参、牛膝等药物经化学提取后制成的复方注射液,具有清热养阴、活血化瘀的功效。脉络宁具有扩张血管、缓解高凝状态、改善微循环、增加血流量及抗凝血、溶栓等作用。适用于动脉硬化缺血所致的血管病变、脑血栓形成后遗症、血栓闭塞性脉管炎等。此药用于糖尿病足,可使血管扩张、疏通血流,从而改善下肢缺血。山莨菪碱是由植物唐古拉山莨菪的地上部分提取分离来的一种生物碱。它不但具有明显的抗乙酰胆碱作用,而且有一系列改善微循环、调节血黏度和增强人体免疫功能等多种药理作用,包括:①降低全血黏度,降低纤维蛋白原水平;②抑制血栓素 $A_2$ 合成;③抑制血小板聚集;④增加红细胞的变形性;⑤增强微血管的自律运动,调节微血管;⑥改善微循环血流状态,解聚附壁和团聚的血细胞;⑦减轻血管内皮细胞损伤,减少渗出;⑧提高细胞免疫功能和补体含量;⑨促进单核吞噬细胞吞噬功能;同时临床应用发现本品有一定降糖作用。因此,应用山莨菪碱治疗在微循环障碍和小动脉阻塞基础上产生的糖尿病性肢端坏疽能获较好疗效。因其可改善胰岛微循环,降低血液黏度,加速胰岛血流速率,使胰岛素分泌功能增强,同时改善下肢、足部微循环,扩张血管、增加血供,使血管神经病变好转,皮肤变红润,使足背部久治不愈的溃疡愈合。二者合用,使血管扩张作用加强,病变区微循环改善,局部皮温升高;溃疡处外敷喷有胰岛素的纱布能降低局部高血糖,有利新鲜肉芽组织形成,溃疡愈合。如辅以支持疗法,疗效更佳。

【适应证】　本方法适用于治疗存在夜间痛性痉挛、足背动脉搏动减弱、间歇跛行、神经性水肿、溃疡、下肢肌肉萎缩、足背搏动消失等症状表现的糖尿病足患者。

【禁忌证】　脑出血急性期及青光眼患者忌用山莨菪碱。

【不良反应及注意事项】　糖尿病患者应注意控制血糖、尿糖,禁忌吸烟。做好肢部的护理,如修剪趾甲不应过短、穿宽松鞋袜、避免外伤等,对预防糖尿病足甚为重要。由于足部坏疽与感染往往并存,因此,对局部溃疡病例,需要适当应用抗生素控制感染。山莨菪碱毒性小,对肝、肾等实质性脏器无损害;副作用一般有口干、面红、轻度扩瞳、视近物模糊等,个别患者有心率加快及排尿困难等,多在 1~3h 消失,长期使用不致蓄积中毒。若口干明显时可口含酸梅或维生素 C,症状即可缓解。静脉滴注过程中,若排尿困难,可肌内注射新斯的明 0.5~1mg 或氢溴酸加兰他敏 2.5~5mg,以解除症状。在应用本品治疗的同时,其他治疗措施不能减少(如抗菌药物的使用等)。使用脉络宁后,除极个别患者因本身有过敏史,在第 1 次使用后出现皮肤发痒、皮疹外,其他未见不良反应。在继续使用几次后可消失。脉络宁注射液不宜与其他药物混合在一起同时加入葡萄糖液内使用。

## 二、糖尿病肾病

### (一)疾病特点

糖尿病肾病是由于长期血糖增高造成的肾脏损害。广义的糖尿病肾病是指糖尿病患者发生了各种肾脏病变,包括感染、缺血等;狭义的糖尿病肾病特指由于高血糖导致的肾结节性硬化发生的肾脏病变。

【分期】　糖尿病肾病分为 5 期:一期和二期没有任何的临床表现,实验室检查也没有异常,只是一些病理的改变;三期指的是没有临床表现但是一种灵敏的检查方法即"微量白蛋白排泄率"增高,这可以在医院中查出来,而且是可逆性的,也就是说在这一期积极治疗后,糖尿病肾病可以逆转到正常。四期是指有临床表现,常规的尿蛋白检查已经可以查出肾排出蛋白增多,到了该期更应该全面控制糖尿病,积极治疗糖尿病肾病,否则进入糖尿病肾病五期就会出现肾衰竭、需要透析或肾移植,致残和病死率明显增加。一般来说,糖尿病病程在 5 年以上就要每年查肾功能。

【临床表现】　无论是 1 型还是 2 型糖尿病,糖尿病病人的肾脏病变都要经过这"五步曲",每期表现如下:①第一期表现为肾体积增大,B 超发现肾体积增大 25％。肾小球滤过率(GFR)增高(用放射性核素等方法检测),＞120ml/min,甚至可达到 150ml/min。其程度与血糖平行。肾活检未见异常,血压不高,见于糖尿病的发病初期。这些反应在经严格控制血糖和接受胰岛素治疗几周到几个月以后可以恢复正常。②第二期表现为休息时尿白蛋白排泄无增高,但运动后尿白蛋白增加。如进行踏车运动使心率达同龄人最大心率的 75％,持续 20min～1h,尿白蛋白排泄超过 20μg/min。肾小球滤过率恢复到接近正常水平。如果持续滤过过多就意味着发生糖尿病肾病的高危状态。此期也可逆转,血压不高,肾活检见基底膜增厚及系膜区基质增加。③第三期又称为早期糖尿病肾病。由运动后蛋白尿转化为持续性的尿蛋白升高,达 20～200μg/min,肾小球滤过率维持相对正常。在后期,血压可能轻度升高。假如不积极采取治疗措施,90％以上的病人会发展成明显的糖尿病肾病。④第四期为明显的糖尿病肾病,也称糖尿病肾病期:此期出现持续性蛋白尿,即尿常规可检测出尿蛋白,尿蛋白定量＞0.5g/24h,相当于尿蛋白排泄率＞200μg/min。肾小球滤过率下降,并伴高血压。如果不能很好地控制血压,肾小球滤过率会以平均每月每分钟下降 1～1.22ml 的速度不断恶化,使病人会在 5～8 年发展为末期肾衰竭期。肾活检提示肾小球硬化。此期即使经严格治疗也不可逆转。⑤第五期为终末期糖尿病肾病,血压明显增高,尿蛋白并不像其他原因所致肾脏疾病那样,到了肾衰竭晚期尿蛋白会下降,肾小球滤过率下降可达 10ml/min 以下,尿素氮、肌酐升高,水肿及高血压进一步加重,出现低蛋白血症。此期多同时伴有糖尿病视网膜病变、糖尿病神经病变。

【预防】　糖尿病肾病是糖尿病的常见并发症之一,一旦形成,治疗较为困难,因此应重在预防。预防原则如下:早期诊断和早期控制糖尿病是防治糖尿病肾病发生的基础。持久而良好地控制血糖达标是防治糖尿病肾病发生发展的关键。定期监测、及时发现微量蛋白尿是早期诊断和逆转糖尿病肾病的重要标志。积极控制高血压是保护肾脏并阻止糖尿病肾病发展的重要因素。科学饮食贯穿糖尿病肾病防治的始终。

### (二)联合用药

1. 黄芪、奥扎格雷钠联合

【组方】　黄芪　　　　　　　40ml

　　奥扎格雷钠　　　　　　　80mg

【用法】　将上述注射液溶解于 400ml 生理盐水后,静脉滴注,每日 1 次,20d 为 1 个疗程。

【作用机制】　黄芪具有补气升阳、益卫固表、托毒生肌、利水消肿等功效。研究表明黄芪具有降血糖、降低血液黏度、改善微循环等作用。黄芪注射液能减少糖尿病肾病的尿微量白蛋白(UAER),改善肾功能,可能与黄芪的下列药理作用有关。①增强免疫功能:黄芪能增强单核吞噬细胞系统的吞噬功能,使血白细胞及多核白细胞数量显著增加,使巨噬细胞吞噬百分率及吞噬指数显著上升,对体液免疫、细胞免疫均有促进作用。正常人服用后,血浆 IgM、IgE 显著增加,以全草效果最好。黄芪能促进血清溶血素形成,提高细胞的溶血能力,具有明显的炭粒廓清作用和增加脾重的作用。以上作用在正常的生理状态下存在,在免疫功能低下时同样有明显作用。黄芪对免疫功能低下不仅有增强作用,还有双向调节作用。黄芪的有效成分 F3 在体外实验中显示对癌症患者淋巴细胞功能有完全的恢复作用,在体内动物模型实验中显示出可全部逆转环磷酰胺造成的免疫抑制现象,提示黄芪成分在免疫治疗中可能是一种很有希望的生物反应调节剂。黄芪可以提高淋巴因子(白介素-2)激活的自然杀伤细胞的活性。②调节血糖:黄芪具有双向调节血糖的作用;研究表明黄芪可以使葡萄糖负荷后小鼠的血糖水平显著下降,并能明显对抗肾上腺素引起的小鼠血糖水平升高,而对胰岛素低血糖无明显影响。

　　奥扎格雷钠为强力的血栓素 $A_2$ 合成酶抑制药,能阻碍前列腺素 $H_2$(PGH$_2$)生成血栓烷 $A_2$(TXA$_2$),促使血小板所衍生的 PGH$_2$ 转向内皮细胞。内皮细胞用以合成 PGI$_2$,从而改善 TXA$_2$ 与前列腺素 PGI$_2$ 的平衡异常。具有抗血小板聚集、扩张血管的作用。本研究也表明奥扎格雷钠能显著降低糖尿病肾病患者的 HbA1c、尿微量白蛋白,改善肾功能,可能与该药的抑制血小板聚集,改善微循环的作用有关。两种药物合用治疗糖尿病肾病效果更明显,优于单用黄芪或奥扎格雷钠治疗糖尿病肾病。

【适应证】　本方法适用于治疗糖尿病肾病。对于早期糖尿病肾病患者在常规治疗的基础上,加用黄芪注射液与奥扎格雷钠注射液,静脉滴注 1 个疗程。

【禁忌证】　对奥扎格雷钠过敏者;脑出血或脑梗死并出血者;有严重心、肺、肝、肾功能不全者,如严重心律失常;有血液病或有出血倾向者;严重高血压,收缩压超过 200mmHg 者。

【不良反应及注意事项】 黄芪无明显不良反应,只有大剂量应用时,可引起腹胀和腹泻。奥扎格雷钠的不良反应包括以下几个方面:①血液系统。由于有出血的倾向,要仔细观察,出现异常立即停止给药。②肝肾。偶有 AST、ALT、BUN 升高。③消化系统。偶有恶心、呕吐、腹泻、食欲缺乏、胀满感。④变态反应。偶见荨麻疹、皮疹等,发生时停止给药。⑤循环系统。偶有室上心律失常、血压下降,发现时减量或终止给药。⑥其他。偶有头痛、发热、注射部位疼痛、休克及血小板减少等。严重不良反应可出现出血性脑梗死、硬膜外血肿、脑内出血、消化道出血、皮下出血等。本品与抑制血小板功能的药物并用有协同作用,必须适当减量。本品避免与含钙(格林溶液等)混合使用,以免出现白色浑浊。药物相互作用:本品与抗血小板聚集药、血栓溶解药及其他抗凝药合用,可增强出血倾向,应慎重合用。

2. 阿魏酸、黄芪联合

【组方】 阿魏酸　　　　　200～300mg
　　　　　黄芪　　　　　　40～80mg

【用法】 将上述注射液溶解于 250ml 生理盐水后,静脉滴注,每日 1 次,20d 为 1 个疗程。

【作用机制】 糖尿病肾病基本病理改变是肾小球肥大硬化,早期临床特征表现为微量蛋白尿,由于高血糖、高血脂等因素的影响,肾小球基膜带阴离子的硫酸乙酰肝素含量减少,电荷屏障功能减弱及过度蛋白非酶糖基化,致使肾小球基底膜成分异常交联增加。滤过膜孔径改变,可使尿蛋白排出量增加。内皮素-1 对肾血流动力学有着重要的调节作用,它可引起肾血管的强烈收缩;减少肾血流量,降低肾小球滤过率,还具有刺激血管平滑肌细胞、肾小球系膜细胞增生、肥大的作用,提示内皮素-1 直接参与了糖尿病微血管病变和肾小球硬化的病理机制。黄芪作用机制参见本节二组方 1 的相关内容。阿魏酸钠为非肽类内皮素-1 受体拮抗药,用于各类伴有镜下血尿和高凝状态的肾小球疾病,如肾炎、慢性肾炎、肾病综合征、早期尿毒症以及冠心病、脑梗死、脉管炎等的辅助治疗。阿魏酸钠可拮抗内皮素引起的血管收缩,血管平滑肌细胞、肾小球系膜细胞增殖,减轻血管内皮损伤,防止肾小球硬化。根据研究发现,内皮素与一氧化氮呈负相关,应用阿魏酸钠能增加一氧化氮合成,从而松弛血管平滑肌,降低肾内毛细血管压,减少尿蛋白的排出,延缓糖尿病肾病的发展。同时,黄芪能降低血浆 ET-1 及血栓素 $B_2$(TXB$_2$)。因此,黄芪注射液与阿魏酸钠联合应用可以改善肾脏血流、减轻肾小球血管内皮损伤、减轻或消除尿蛋白、保护肾功能,在药效学方面具有协同增效作用。

**【适应证】** 本复合液适用于治疗糖尿病肾病。临床疗效观察指标包括:24h尿微量白蛋白(UAER)、血尿素氮(BUN)及肌酐(Cr)等。对糖尿病肾病患者,在糖尿病常规治疗的基础上,再应用本方法治疗。

**【不良反应及注意事项】** 阿魏酸钠的不良反应:偶有过敏性皮疹反应,停药后即消失。阿魏酸钠禁止与阿苯达唑类和双羟萘酸噻嘧啶类药物合用。

3. 川芎嗪、山莨菪碱联合

**【组方】** 盐酸川芎嗪       $240 \sim 400 mg$

           盐酸山莨菪碱       $20 \sim 40 mg$

**【用法】** 将上述两注射液溶解于 $250 \sim 500 ml$ 的生理盐水后,静脉滴注,每日1次,4周为1个疗程。患者继续低蛋白质饮食与降糖药治疗。但停服一切降血脂及抗凝药物。

**【作用机制】** 川芎嗪具有钙拮抗作用,为一种新型钙拮抗药。川芎嗪能扩张血管、增加冠脉血流量,改善微循环,抑制血小板聚集、降低血黏度。这可能是川芎嗪能抑制血栓烷 $A_2$ 活性和生物合成,调节血栓烷 $A_2$-前列腺素系统所致。川芎嗪还可延长在体外 ADP 诱导的血小板凝聚时间,对已聚集的血小板有解聚作用。川芎嗪影响血小板功能及血栓形成可能是通过调节 $TXA_2/PGI_2$ 之间的平衡。川芎嗪抑制 $TXA_2$ 的合成,发现在富含血小板血浆中,加入川芎嗪后 $TXA_2$ 引起的血小板聚集受到显著抑制。通过放射薄层扫描、放射自显影和放免测定表明:川芎嗪主要抑制 $TXA_2$ 合成酶,作用呈量效关系,即剂量越大抑制作用越强。还对抗 $TXA_2$ 样物质的活性,抑制花生四烯酸、凝血酶诱导的血小板丙二醛生成,而对环氧化酶活性和 $PGI_2$ 活性无影响,且能增强 $PGI_2$ 样物质对血小板聚集的抑制作用。川芎嗪能使血小板中 AMP 含量升高近1倍,从而抑制血小板聚集,并抑制血小板释放反应。活化细胞膜上的钙泵,使血小板内 $Ca^{2+}$ 浓度降低,阻断 $Ca^{2+}$ 对血小板激活和PG 代谢,提示川芎嗪有类似钙拮抗药作用。川芎嗪还能直接降低红细胞聚集性和增强变性能力,升高血小板环磷腺苷含量;并可使纤维蛋白原含量下降,从而降低糖尿病患者的血黏度,改善肾微血管病变。川芎嗪治疗某些血栓性疾病有一定的效果。因为血小板与血栓形成关系密切。川芎嗪对凝血酶诱导的单个核细胞-血小板聚集具有较强的抑制作用,呈剂量效应关系。川芎嗪有提高红细胞和血小板表面电荷,降低血黏度,改善血液流变作用。还发现川芎嗪有尿激酶作用,可直接激活纤溶酶原,但无纤溶活性。川芎嗪可使小鼠血浆中 cAMP 含量增高,故能影响细胞代谢,增加生理功能。川芎嗪具有的拮抗钙离子和抗纤维化功能,对降低血压,减轻肾小球代偿性肥大,延缓肾小球硬化的过程也起着重要作用。山莨菪碱可增强微血管自律运动,加快血流速度,减少红细胞的聚集,降低血黏滞性,减少微小血栓形成,达到疏通血管及改善微循环的目的。

【适应证】 本复合液适用于治疗糖尿病肾病。

【不良反应及注意事项】 川芎嗪不良反应少见。只是有出血倾向的患者忌用,以免引起出血。

4. 注射用前列地尔、胰岛素、黄芪联合

【组方】 前列地尔　　　　100μg

胰岛素　　　　　6U

黄芪　　　　　　20ml

【用法】 采用此复合液进行治疗的患者均需要严格的糖尿病饮食控制(蛋白摄入 0.5～0.8g/L),均用口服降糖药物和(或)胰岛素注射液,严格控制血糖(空腹血糖 < 7.0mmol/ L,餐后 2h 血糖 < 11.1 mmol/L),治疗前均查空腹血糖(FPG),餐后 2h 血糖(2hPG),糖基化血红蛋白(HbA1c),24h 尿蛋白排泄率,血 $\beta_2$ 微球蛋白($\beta_2$-MG),尿 $\beta_2$ 微球蛋白($\beta_2$- MG),内生肌酐清除率(CCr),尿素氮(BUN),血肌酐(Cr)。采用注射用前列地尔(PGE$_1$)100μg＋5％葡萄糖注射液 250ml＋胰岛素 3U 静脉滴注,每日 1 次,同时给予黄芪注射液 20ml＋5％葡萄糖注射液 250ml＋胰岛素 3U 静脉滴注,每日 1 次,14d 为 1 个疗程。

【作用机制】 在糖尿病的早期肾小球高滤过状态是糖尿病肾病发生的重要原因。PGE$_1$ 是一种对各个器官都有调节作用的生物活性物质,具有广泛的药理活性。其生理作用有扩张全身动脉,舒张血管,改善末梢循环;拮抗肾血管紧张素 Ⅱ 引起的缩血管作用,增加肾血流量可以拮抗血栓素 A$_2$(TXA$_2$)引起血小板聚集作用,防止血栓形成;改善血栓素-前列环素平衡,显著降低蛋白尿;抑制动脉粥样硬化斑块的形成;同时 PGE$_1$ 有免疫抑制作用。另外,PGE$_1$ 能扩张肾血管,增加肾血流量,具有利尿和保护肾脏的功能。中药黄芪具有补气升阳、益气养元、扶正祛邪、养心通脉、健脾利湿的功能,并可促进肝脏合成,提高血浆白蛋白水平,用于心气虚损、血脉瘀阻之病毒性心肌炎、心功能不全及脾虚湿困之肝炎。可降低血中血栓素 B$_2$(TXB$_2$)、内皮素-1(EF-1)水平,抑制血小板聚集,改善微循环,与 PGE$_1$ 合用可加强抗凝、改善微循环、减少尿蛋白,且黄芪能减少肾小球免疫复合物(IC)的沉积,促进单核-巨噬细胞的吞噬功能,提高肾小球系膜区对沉积于局部的 IC 的吞噬和清除功能。

【适应证】　本方法适用于治疗糖尿病肾病的患者。患者诊断应符合1998 年 WHO 咨询委员会临时性报道 2 型糖尿病(DM)的诊断标准,治疗方案是在采用常规治疗基础上,给予前列地尔联合黄芪注射液治疗,连续治疗观察 1 个疗程(10~14d)。

【禁忌证】　对黄芪有变态反应或严重不良反应病史者禁用;本品为温养之品,心肝热盛、脾胃湿热者禁用。

【不良反应】　前列地尔的不良反应:①休克。偶见休克,要注意观察,发现异常现象时,立刻停药,采取适当的措施。②注射部位。有时出现血管痛、发红,偶见发硬,瘙痒等。③循环系统。有时出现加重心力衰竭,肺水肿,胸部发紧感,血压下降等症状,一旦出现立即停药。另外,有时出现发红、血管炎,偶见面部潮红,心悸。④消化系统。有时出现腹泻、腹胀,不愉快感,偶见腹痛,食欲缺乏,呕吐,便秘。⑤肝脏。偶见 ALT、AST 上升等肝功能异常。⑥精神和神经系统。有时头晕、头痛、发热,疲劳感,偶见发麻。⑦皮肤。有时出疹或瘙痒感,偶见荨麻疹。⑧血液系统。偶见嗜酸性粒细胞增多,白细胞减少。⑨其他。偶见视力下降,口腔肿胀感,脱发,四肢疼痛,水肿,发热感,不适感。黄芪注射液的不良反应:①偶见变态反应。有黄芪注射液致过敏性休克、发热、药疹的报道。②有报道静脉滴注本品可致热原反应。

【注意事项】　下述患者慎用本品。①严重心力衰竭患者,有报道可加重心功能不全的倾向;②青光眼或眼压亢进的患者,有报道可使眼压增高;③既往有胃溃疡合并症的患者,有报道可使胃出血;④间质性肺炎患者,有报道可使病情恶化;⑤给药时注意。出现副作用时,应采取变更给药速度、停止给药等适当措施;不能与输液以外的药品混合使用,避免与血浆增溶剂(右旋糖酐、明胶制剂等)混合;与输液混合后在 2h 内使用,残液不能再使用;不能使用冻结的药品。黄芪注射液的注意事项:①服药期间忌食生冷食物。忌烟酒、浓茶。宜进食营养丰富而易消化吸收的食物,饮食有节。②保持精神舒畅,劳逸适度。忌过度思虑,避免恼怒、惊恐等不良情绪。③有热象者及表实邪盛,气滞湿阻,食积内停,阴虚阳亢,痈疽初起或溃后热毒尚盛等症忌用。④本品不宜与其他药物在同一容器内混合静脉滴注。⑤本品是纯中药制剂,保存不当可能影响产品质量。发现药液出现浑浊、沉淀、变色、漏气等现象时不能使用。

5. 黄芪、生脉、贝那普利联合

【组方】 贝那普利　　　　　5～20mg

　　　　　黄芪　　　　　　　30ml

　　　　　生脉　　　　　　　30ml

【用法】 给予接受治疗的患者贝那普利5～20mg,每日1次。在此基础上加用黄芪注射液30ml,生脉注射液30ml分别加入生理盐水250ml中静脉滴注,每日1次。同时对患者采取常规综合治疗,如降血糖、抗感染、利尿及低盐、优质蛋白低脂饮食等。疗程均为4周。

【作用机制】 糖尿病肾病患者的脂质代谢紊乱较明显,同时伴随血液黏稠度增加,从而加重肾脏缺氧。黄芪益气养阴,具有降血糖、调节脂质代谢、降低血糖度及双向免疫调节功能,能强心、扩张血管,改善微循环,增加肾血流量,有利于过氧化脂质等有害物质的清除,减轻了脂质在肾小球和肾间质的沉积,减轻微血栓的形成,从而减轻肾小球硬化,保护肾功能。生脉注射液具有益气养阴,复脉固脱的功效。主要用于气阴两亏,脉虚欲脱的心悸、气短、四肢厥冷、汗出、脉欲绝及心肌梗死、心源性休克、感染性休克等具有上述证候者。其中人参的降血糖机制是多种多样的,人参多肽促进糖原分解,或抑制乳酸合成肝糖原,同时刺激琥珀酸脱氢酶和细胞色素氧化酶的活性,使糖的有氧氧化作用增强;人参皂苷可刺激胰岛β释放胰岛素,促进葡萄糖引起胰岛素释放;人参多糖可增加糖利用。减少糖生成达到降糖作用。因此,黄芪、生脉注射液可用于治疗糖尿病肾病及其肾衰竭、心力衰竭等并发症。所以,黄芪、生脉注射液与贝那普利联用优势互补,是一种治疗2型糖尿病肾病合并慢性肾衰竭、慢性心功能不全比较安全有效的方法,同时对于防治糖尿病肾病合并神经、脑血管病变具有积极意义。

【适应证】 本方法适用于治疗糖尿病肾病并发慢性肾衰竭、慢性心功能不全的患者。患者均符合1995年WHO糖尿病诊断标准,为2型糖尿病,伴有轻至中度高血压、持续性蛋白尿、肾功能轻至中度损害、心功能轻至中度损害,并排除其他原因引起的肾脏、心脏疾病。

【不良反应及注意事项】 黄芪注射液的不良反应及注意事项参见本节组方4的相关内容。生脉注射液的不良反应:偶见静脉炎。

6. 灯盏花素、黄芪联合

【组方】 灯盏花素　　30ml

　　黄芪　　　　　40ml

【用法】　患者给予灯盏花素注射液 30ml、黄芪注射液 40ml 分别加入生理盐水 200ml 中静脉滴注,每日 1 次,15d 为 1 个疗程。

【作用机制】　灯盏花素注射液的有效成分总黄酮是醛糖还原酶抑制药,灯盏花素注射液中所含的灯盏乙素具有减少血小板,抑制血小板聚集,抑制体内凝血功能及促进纤溶活性作用,从而改善循环障碍及降低血液黏滞度,同时黄芪对醛糖还原酶有明显的抑制作用,并能扩张肾血管降低血压,增加肾血流量,也具有降低血小板黏附率,减少血栓形成作用,两者合用,可使尿蛋白明显下降。所以,灯盏花素注射液和黄芪可降低早期糖尿病肾病患者尿蛋白的排出,对肾脏具有保护作用,可延缓糖尿病肾病的发生和发展。治疗中未出现任何副作用。虽然目前观察的病例数较少,尚须进一步观察。

【适应证】　本方法适用于治疗 2 型糖尿病患者引起的早期糖尿病肾病。患者应排除急慢性肾炎、感染、发热、泌尿系结石、过敏、风湿性疾病、肿瘤、药物等所致肾脏病变。病人均使用口服降糖药和(或)胰岛素治疗,合并高血压者,先给予降血压(降压药除外血管紧张素转化酶抑制药)治疗,空腹血糖 < 7.8mmol/ L、餐后 2h 血糖 < 10mmol/ L、血压 < 140/ 80mmHg 时,在 3～6 个月连续 3 次测定 24h 尿微量白蛋白。

【禁忌证】　①脑出血急性期或有出血倾向的患者禁用;②对本品有变态反应或严重不良反应病史者禁用。

【不良反应】　灯盏花素注射液的不良反应:个别病人静脉滴注后,出现寒战、高热、胸闷、气短等症状,个别出现皮疹。偶见全身发痒、胸闷、乏力、心悸等现象。黄芪无明显不良反应,只有大剂量应用时,偶见变态反应,可引起腹胀和腹泻。

【注意事项】　①使用本品后,偶见全身发痒、胸闷、乏力、皮疹、心悸等现象;②心痛剧烈及持续时间长者,应做心电图及心肌酶学检查,并采取相应的医疗措施;③灯盏花素是纯中药制剂,保存不当可能影响产品质量,发现药液出现浑浊、沉淀、变色、漏气等现象时不能使用。

### 三、糖尿病并发冠心病、心绞痛

#### (一)疾病特点

　　糖尿病可引起周围神经病变、微细血管病变、大血管病变等,不论是 1 型或 2 型糖尿病常伴有心脑血管等疾病、糖尿病性肾病、神经系统病变、眼部病变等多种并发症,这些并发症多在糖尿病晚期出现,故又称为后期并发症。

2 型糖尿病患者的异常代谢状态(包括慢性高血糖、胰岛素抵抗和血脂紊乱)改变了多种类型的细胞功能,如内皮细胞、平滑肌细胞和血小板等,这种广泛的紊乱最终导致了动脉的损伤,使之易患动脉硬化,同时因血液处于高凝状态,血小板聚集性增高,血管内皮细胞受损,导致 $TXA_2$-$PGI_2$ 和 CAMP-CGMP 两对调节系统失衡,而引发血栓、冠脉痉挛,是引起心肌缺血和心血管病变的病理基础。

冠心病的主要病变在心包脏层(心外膜)与心肌较大的冠状动脉,而糖尿病的主要病变在心肌和微血管,二者并存时上述病变更加广泛和严重,并且易于并发心功能障碍,心力衰竭及各种心律失常,从而使急性心血管事件的发生率增加,因此,要重视糖尿病合并冠心病患者降脂、降低血黏度抗凝治疗。

### (二)联合用药

葛根素、灯盏细辛联合

【组方】　　葛根素　　　　　400mg

　　　　　　灯盏细辛　　　　400mg

【用法】　　患者首先常规使用降血糖药,剂量根据血糖结果做相应调整。在常规治疗的基础上加用葛根素及灯盏细辛注射液。葛根素 400mg 加入生理盐水 200ml,每日 1 次静脉滴注,2 周为 1 个疗程;灯盏细辛 180mg 加入生理盐水 200ml,每日 1 次静脉滴注,2 周为 1 个疗程。所有患者治疗过程中应常规控制膳食、规律活动。

【作用机制】　　葛根素是由豆科植物野葛或甘葛藤根中提出的一种单体异黄酮化合物。其药理作用包括以下 3 个方面:①对平滑肌的影响。葛根中的多种总黄酮化合物有舒张平滑肌的作用,而收缩成分则可能为胆碱、乙酰胆碱和卡塞因 R 等物质。②对体温的影响。兔耳静脉注射过期伤寒菌苗人工发热,口服 20％葛根煎剂或 20％乙醇浸剂后,体温降低,浸剂作用尤为明显。③对心血管系统的影响。葛根对正常和高血压的动物有一定的降压作用。葛根总黄酮和葛根素有明显的扩张冠状动脉作用,可使正常和痉挛状态的冠状动脉扩张,静脉注射 30mg/kg 后,冠脉血流量可增加 40％,血管阻力降低 29％。葛根素还可抑制凝血酶诱导的血小板中 5-HT 释放。所以在心血管系统方面,葛根素具有改善微循环、扩张血管,使痉挛状态的冠状血管扩张,从而增加冠脉流量,阻滞 β 肾上腺素受体,减慢心率及总外周阻力,降低血压、在心排血量无明显改变情况下使左心室做功减少，心肌耗氧量降低、无明显负性肌力作用。还具有改善血小板功能，调整 $PGI_2$ 和 $TXA_2$ 系统失衡，降低血液高黏、高凝状态，拮抗肾上腺素所致的动脉收缩、流速减慢和流量减少，提高局部微血管血液流量而改善微循环；清除氧自由基，降低氧化型低密度脂蛋白，减轻二者所致的细胞毒性作用。上述药理作用使之具有抗心肌缺血、抗心绞痛、抗心肌梗死等临床效果。

灯盏细辛注射液是从灯盏花中提取出来的有效成分——灯盏花素总黄酮的合成制剂，具有治血祛瘀，通络止痛的作用。主要用于瘀血阻滞，卒中偏瘫，肢体麻木，口眼歪斜，胸痹心痛；缺血性卒中、冠心病、心绞痛见上述证候者。其主要药理作用为降低血黏度、降血脂、抗血小板聚集，促进纤溶，抑制内凝血，舒张血管，增加组织血液灌流量，改善微循环和细胞代谢，减轻缺氧期心肌细胞的损害。

【适应证】　本方法适用于治疗 2 型糖尿病并发冠心病、心绞痛的患者。所选择确诊的 2 型糖尿病病人均符合 1999 年 WHO 糖尿病诊断标准及 1979 年 WHO 冠心病诊断标准，即病情不需要用胰岛素控制而空腹血糖均控制在较好水平（6～8 mmol/L），血糖和血脂水平及心绞痛均稳定 3 个月以上，均无心肌梗死发作及心肌梗死病史，心功能均为 Ⅱ～Ⅲ 级。在治疗方法上除常规治疗外，加用葛根素及灯盏细辛注射液静脉滴注，每日 1 次，14d 为 1 个疗程，用药 1 个疗程。

【禁忌证】　①严重肝、肾损害，心力衰竭及其他严重器质性疾病禁用葛根素；②有出血倾向者慎用。脑出血急性期禁用灯盏细辛。

【不良反应】　葛根素注射液的不良反应：少数病人在用药开始时出现暂时性腹胀、恶心等反应，继续用药可自行消失。极少数病人用药后有皮疹、发热等过敏现象，立即停药或对症治疗后，可恢复正常。灯盏细辛注射液的不良反应：在大量临床应用中，仅极个别患者出现心悸、发热、寒战、皮肤瘙痒、潮红、头晕、头痛及血压下降等症状，若出现以上情况，即刻停药并对症处理，症状即可消失。

【注意事项】　葛根素注射液：①本品长期低温（10℃ 以下）存放，可能析出结晶，此时可将安瓿置温水中，待结晶溶解后仍可使用；②血容量不足者应在短期内补足血容量后使用本品；③合并糖尿病患者，应用生理盐水稀释本品后静脉滴注；④使用前请详细检查，如有溶液浑浊、封口松动、瓶身裂纹，请勿使用。灯盏细辛注射液：①在酸性条件下，其酚酸类成分可能游离析出，故静脉滴注时不宜和其他酸性较强的药物配伍。②如药液出现浑浊或沉淀，请勿继续使用。

## 四、糖尿病性肢端坏疽

### (一)疾病特点

糖尿病性肢端坏疽是由糖尿病的后期并发症引起,造成肢体坏疽的主要原因是四肢末端动脉的狭窄或闭塞。

【发病机制及表现】 糖尿病所造成的血管损害主要由大、中动脉的粥样硬化引起。在外周血管,常以下肢动脉病变为主。由于糖尿病的持续存在,可刺激和加速动脉粥样硬化性斑块的形成,导致肢体动脉狭窄或闭塞,造成肢端供血严重不足以致坏疽,并且由于糖尿病病人对糖的利用率下降,肢体严重供氧供血不足,则进一步加重了肢端坏死的程度。基本的形成机制是糖尿病患者血管病变,抗凝机制异常,微循环障碍,局部供血不足使局部皮肤发绀或缺血性溃疡。在局部缺血的情况下神经营养不良:引起营养不良性皮肤溃疡。

【分型】 糖尿病肢端坏疽临床类型有干性坏疽、湿性坏疽、混合型坏疽。①湿性坏疽:肢端体表局部软组织糜烂,形成浅溃疡,继之溃烂深入肌层,甚至烂断肌腱,骨质受破坏,大量组织坏死,形成大脓腔,排出较多分泌物。此型坏疽多见,占 72.5%,主要病理基础是微血管基膜增厚所致微循环障碍。②干性坏疽:受累肢端末梢缺血坏死,干枯变黑,病变界限清楚,发展至一定阶段不经处理会自行脱落。此型坏疽约占 7.5%,其主要病理基础是中小动脉闭塞所致缺血性坏死。③混合型坏疽:约占 20%。微循环障碍和小动脉阻塞两类病变并存,既有肢端的缺血干性坏死,又有足和(或)小腿的湿性坏疽。

【分级】 糖尿病肢端坏疽的分级如下:0 级,无开放性病变,明显供血不足。Ⅰ级,浅表溃疡。可由水疱或其他损伤所致,或自发产生。Ⅱ级,溃疡深达肌腱、韧带、骨关节。Ⅲ级,深部溃烂感染,并有骨髓炎和脓疡窦道形成。Ⅳ级,有趾和(或)部分足坏疽。Ⅴ级,全足坏疽,一般需截肢。

### (二)联合用药

山莨菪碱、妥拉唑林、普鲁卡因、维生素 C 等

【组方】 盐酸山莨菪碱　　　　20mg

　　　　盐酸妥拉唑林　　　　25mg

　　　　1%盐酸普鲁卡因　　　2ml

维生素 C　　　　　　　　1g

【用法】　将上述药液混合后做股动脉内注射,每日 1 次,20 次为 1 个疗程。辅以右旋糖酐-40 500ml 加丹参注射液 16～20ml,静脉滴注,每日 1 次,20 次为 1 个疗程。间歇 3～5d,酌情重复 1 个疗程。口服山莨菪碱 20mg,每日 1 次;中药降糖汤,每 1～2 日 1 剂,水煎分 2 次服。伤口局部用紫红生肌膏外敷,用抗生素控制感染。

【作用机制】　糖尿病肢端坏疽大多发生于中老年人,男多于女,男女之比为 3:2,病程平均约 10 年。坏疽部位以下肢多见,占 92.5%,上肢少见,约占 7.5%。单侧发病约占 80%,双侧同时发病约占 20%,足趾和足底同时坏疽的多见,占 77.5%;足趾和小腿同时坏疽占 5%,仅小腿坏疽占 5%;足趾或手指发病占 12.5%。

糖尿病肢端坏疽的内科治疗:①采用饮食控制及药物治疗,严格控制血糖,使血糖接近正常水平,且避免低血糖的发生。②局部外科处理。坏疽局部清创、敷以抗菌和改善微循环的药物。③抗凝治疗。④改善微循环。山莨菪碱的应用。⑤抗菌治疗。根据细菌培养和药敏试验结果选用相应的抗生素。⑥其他疗法。给予神经营养药、补充微量元素锌、高压氧治疗。

山莨菪碱不但具有明显的抗乙酰胆碱作用,而且具有一系列改善微循环、调节血黏度和增强人体免疫功能等多种药理作用,包括:①降低全血黏度,降低纤维蛋白原水平;②抑制血栓素 $A_2$ 合成;③抑制血小板聚集;④增加红细胞的变形性;⑤增强微血管的自律运动,调节微血管;⑥改善微循环血流状态,解聚附壁的血细胞和团聚的血细胞;⑦减轻血管内皮细胞损伤,减少渗出;⑧提高细胞免疫功能和补体含量;⑨促进单核吞噬细胞系统吞噬功能;同时临床应用发现有一定降糖作用。因此,应用山莨菪碱治疗在微循环障碍和小动脉阻塞基础上产生的糖尿病性肢端坏疽能获较好疗效。因其可改善胰岛微循环,降低血液黏度,使胰岛素分泌功能增强,同时改善下肢、足部微循环,扩张血管增加血供,使血管神经病变好转,皮肤变为红润,使足背部久治不愈的溃疡愈合,疼痛等症状消失。妥拉唑林属短效 α 受体阻滞药,能使周围血管舒张,适宜血管痉挛性疾病,如肢端动脉痉挛症、手足发麻、闭塞性血栓静脉炎等疾病的治疗,因而对糖尿病性肢端坏疽很有好处。维生素 C 可促使脯氨酸和赖氨酸羟基化,而参与胶原纤维的形成,使肉芽组织和毛细血管新生良好,有利于溃疡愈合。普鲁卡因能缓解血管痉挛,改善局部血流,并有镇痛作用,可促进肢端坏疽的好转。

【适应证】　本方法适用于治疗糖尿病性肢端坏疽。适用于一侧或两侧下肢坏疽,坏疽超越跖趾关节或局限于足趾,湿性坏疽伴有严重感染、伤口经久不愈的患者。

【禁忌证】　山莨菪碱:脑出血急性期及青光眼患者忌用。

【不良反应及注意事项】　因感染常由多种致病原引起,包括革兰阳性和阴性菌、需氧和厌氧菌,故用广谱抗菌药是合理的。一般使用一种抗菌药物即可,除非感染危及生命或有截肢的高度可能性。在这种情况下,应根据细菌培养结果、敏感试验及临床效果采用联合治疗,且必须持续治疗直至完全愈合。

山莨菪碱毒性小,对肝、肾等实质性脏器无损害;副作用一般有口干、面红、轻度扩瞳、视近物模糊等,个别患者有心率加快及排尿困难等,多在1~3h消失,长期使用不致蓄积中毒。若口干明显时可口含酸梅或维生素C,症状即可缓解。静脉滴注过程中,若排尿困难,可肌内注射新斯的明0.5~1mg或氢溴酸加兰他敏2.5~5mg以解除症状。在应用本品治疗的同时,其他治疗措施不能减少(如抗菌药物的使用等)。妥拉唑林副作用较多,常见者为潮红、寒冷感、心动过速、恶心、上腹部疼痛、直立性低血压等。胃溃疡、冠状动脉疾病患者忌用。

## 五、糖尿病性周围神经病变

### (一)疾病特点

糖尿病性周围神经病变为糖尿病最常见的慢性并发症之一,是糖尿病在神经系统发生的多种病变的总称,可累及周围神经系统和自主神经系统,中枢神经系统亦可受损害。当累及运动神经、脑神经、脊髓、自主神经时,可出现知觉障碍、深部反射异常等临床表现。一般由糖尿病引起的周围神经病变、自主神经病变和脑部病变较为常见。

【发病机制】　糖尿病性神经病变的发生机制至今仍不清楚。但从糖尿病各种病变的共同病理与病理生化推测,有下述几种学说:

(1)血管神经障碍学说:糖尿病微血管病变几乎见于所有的脏器,周围神经细小血管较为明显。很早有学者认为广泛微血管病变为眼底、肾、神经病变的共同病理基础,称为"血管三病变",表现为毛细血管基膜增厚、透明变性、动脉硬化,尤其细动脉硬化,管腔狭窄,以致缺血、缺氧。大多数单神经病变,不论单发性还是多发性,较多学者可能支持血管神经障碍学说,而双侧对称性神经病变及自主神经病变者则缺少有关证据。

(2)代谢障碍学说：糖尿病患者的血糖长期呈高水平状态,当病情未能妥善控制时,造成葡萄糖活化障碍和脂质代谢紊乱。当末梢神经摄取葡萄糖减少,其神经内果糖、山梨醇增加。山梨醇不能通过细胞膜而在细胞内蓄积,产生高渗透压而引起细胞功能障碍,在早期使神经传导速度减慢。在脂质代谢中,脂肪酸合成途径的第一阶段(辅酶Ⅰ的乙酰化)所必需的醋硫激酶在糖尿病时不足,而致神经细胞的功能异常。早期多为可逆性的神经传导速度减慢,然后发生不可逆的病理改变。也有专家指出与肌醇代谢障碍有关。肌醇是糖乙醇的一种,由体内葡萄糖合成,有类似维生素样物质的作用。糖尿病患者神经组织中肌醇缺乏,而尿中肌醇排泄增加,引起神经能量代谢异常,而致传导速度减慢。

(3)维生素缺乏学说：糖尿病性神经病变多数由于微血管病变和营养不良所致。有人认为糖尿病与维生素 $B_1$ 缺乏时症状类似,给予维生素 $B_1$ 而症状改善,从血中维生素 $B_1$ 浓度低,尿中维生素 $B_1$ 排泄量少,可考虑维生素 $B_1$ 缺乏为其原因之一。还有人提出维生素 $B_1$ 缺乏的患者易患糖尿病,而糖尿病患者潜在性维生素 $B_{12}$ 缺乏率高。当糖尿病患者维生素缺乏时,糖类、脂肪代谢紊乱,血中谷胱甘肽浓度减少,与并发神经病变有关。动物实验证明,给小鼠摄取糖类、低脂肪的食物,可使其血糖升高,而加维生素 $B_{12}$ 后,血糖则下降。因此,采用维生素 $B_{12}$ 作为治疗糖尿病性神经病变的药物而被关注,临床上亦已取得一定的疗效。据此认为,糖尿病性神经病变的发生与 B 族维生素的缺乏有一定的关系。

总之,引起糖尿病性神经病变发生原因属多因素的。单神经病变的发生可能与微血管病变的关系较为明显;而多神经病变对称性的发生与代谢紊乱关系密切。但确切的发病机制尚待深入探讨。

【临床表现】周围神经病变又称多发性神经病变或末梢神经性病变。周围神经病变可双侧,可单侧;可对称,可不对称,但以双侧对称性者为最多见。单侧性及多发性单侧性者较少见。①对称性多发性周围神经病变的临床表现:双侧对称,以远端感觉障碍为主。发病较缓慢,初起可无症状。突出表现为双下肢麻木,伴有针刺样及烧灼样感觉异常,有时很难忍受,夜间加重,上肢比下肢轻。其中麻木为早期最常见的症状。有的患者可有自发性疼痛、闪电痛或刀割样痛。体征所见:四肢远端有"手套型""袜套型"分布的感觉障碍;位置感减弱或消失;音叉震颤减弱或消失;膝反射、跟腱反射消失或减弱。②非对称性多发性周围神经病变的临床表现:以侵犯肢体近端,出现运动障碍为主。起病较急,多伴有肌无力、肌萎缩。无明显感觉障碍。上肢的臂丛神经、正中神经最常受累,下肢以股神经、闭孔神经、坐骨神经的损害较为多见。本病常在发病 2～3 个月后逐渐缓解。可能与侧支循环的建立、血供的改善有关。

【发病率】 糖尿病性神经病变的发生率与糖尿病控制的好坏有密切关系。患者的血糖水平控制得越好,糖尿病性神经病变的发生率越低。此外,本病发生率随着年龄的增长而升高,<30 岁者为 5%;>30 岁者为 50%;>50 岁者为 70%;50～60 岁为高峰年龄。值得注意的是,本病发生率的高低与检查方法、记载的详细程度、调查对象及诊断标准不同等因素有一定的关系。

【诊断标准】 糖尿病性周围神经病变与糖尿病皮肤感染有所不同,世界卫生组织多国家糖尿病性神经病变的诊断标准如下。①临床表现:肌无力和萎缩;腱反射减弱或消失;感觉障碍;自主神经功能异常。②实验室检查:运动神经传导速度异常(MCV);自主神经功能检查异常。如有下列项之一者,可诊断为糖尿病性神经病变:肌无力和萎缩加 MCV 异常;腱反射减弱或消失加 MCV 异常;感觉障碍加 MCV 异常;自主神经功能及功能检查均异常;在临床表现的 4 项中,占有 2 项或 2 项以上者。

### (二)联合用药

1. 利多卡因、山莨菪碱复合液联合

【组方】　　2%盐酸利多卡因　　100～200mg

　　　　　　盐酸山莨菪碱　　　　20～40mg

【用法】 将上述注射液加入 250ml 生理盐水中,静脉滴注,每分钟 30～40 滴,每日 1 次,14d 为 1 个疗程。同时配合糖尿病饮食及常规降血糖治疗。

【作用机制】 山莨菪碱作用机制不仅能扩张血管,改善末梢微循环,对抗凝血酶原的促凝作用,抑制血栓系形成,降低血液黏滞性,并且可以冲刷阻塞微血管的栓子,使脉管通畅。这些作用均有利于改善和恢复糖尿病性周围神经病变的功能。霍建鹏等应用山莨菪碱 20～60mg 和复方丹参 12～24ml 加生理盐水 250～500ml,静脉滴注,每日 1 次,共 3 周,治疗糖尿病性周围神经病变,取得较为满意的疗效,总有效率为 76.7%。是针对糖尿病患者存在微循环障碍这一环节治疗,说明微循环障碍在糖尿病周围神经发病中起重要作用。

【适应证与疗效】 本方法适用于治疗糖尿病性周围神经病变。患者均有不同程度的四肢麻木、无力,膝、跟腱反射减弱或消失,部分病例有双下肢灼痛或刺痛。临床疗效评价标准如下:治愈,患者肢体麻木、无力、疼痛明显减轻或消失,膝、跟腱反射明显好转或恢复正常。有效,肢体麻木和疼痛轻度减轻,膝、跟腱反射好转。无效,自觉症状改善,异常神经反射无变化。

【禁忌证】 ①对局部麻醉药过敏者禁用利多卡因。②阿-斯综合征(急性心源性脑缺血综合征)、预激综合征、严重心传导阻滞(包括窦房、房室及心室内传导阻滞)患者禁用。

【不良反应及注意事项】 山莨菪碱参见本节四组方的相关内容。本复合液中利多卡因剂量稍大,且利多卡因发生不良反应概率较大,病情多危急,故应用本法时宜密切观察。利多卡因可作用于中枢神经系统,引起嗜睡、感觉异常、肌肉震颤、惊厥、昏迷及呼吸抑制等不良反应。可引起低血压及心动过缓。血药浓度过高,可引起心房传导速度减慢、房室传导阻滞及抑制心肌收缩力和心排血量下降。本品透过胎盘,且与胎儿蛋白结合高于成人,故应慎用。老年人用药应根据需要及耐受程度调整剂量,>70岁患者剂量应减半。

2. 盐酸丁咯地尔、银杏叶提取物联合

【组方】 银杏叶提取物 20ml

　　　　盐酸丁咯地尔 10ml

【用法】 接受治疗的患者均严格饮食控制、适当活动及血糖监测,常规给予格列吡嗪5mg,每日3次口服;盐酸二甲双胍0.25mg,每日3次口服;维生素$B_1$ 100mg和维生素$B_{12}$ 500$\mu$g,每日1次,肌内注射;银杏叶提取物注射液(每支5ml,折合银杏叶提取物17.5mg,内含总黄酮4.2mg和银杏内酯0.70mg)20ml加生理盐水250ml静脉滴注;盐酸丁咯地尔10ml(每支5ml,内含盐酸丁咯地尔50mg),加生理盐水250ml静脉滴注,每日1次,2周为1个疗程,共治疗2个疗程。

【作用机制】 盐酸丁咯地尔为$\alpha_2$肾上腺素受体抑制药,并具有较弱的非特异性钙离子拮抗作用。通过抑制毛细血管前括约肌痉挛而改善大脑及四肢微循环血流。可松弛血管平滑肌,扩张血管,减少血管阻力。丁咯地尔还具有抑制血小板聚集和改善红细胞变形性的功能,以及提高微循环灌注和增加氧分压的药理作用,因此常用于外周血管疾病中。银杏叶提取物注射液的有效成分主要为银杏黄酮苷及银杏内酯、白果内酯,这些产物具有多方面的活性:黄酮苷作为自由基清除剂,银杏内酯是血小板活化因子(PAF)

的强抑制药,能降低血液黏度及血小板聚集性,增加红细胞变形能力,从而改善血液流变性及微循环,同时银杏内酯还有抗兴奋性毒性损害的神经保护功能。

在合理使用降糖药物,控制血糖、脂代谢紊乱的前提下,联合使用盐酸丁咯地尔和银杏叶提取物注射液治疗糖尿病神经病变,能有效降低血浆黏度和红细胞聚集指数,改善微循环,明显提高神经传导速度,同时研究发现银杏叶提取物注射液提高血管内皮细胞活力,降低其凋亡率。

【适应证与疗效】 本方法适用于治疗糖尿病周围神经病变。患者应符合以下标准:①1999 年 WHO 糖尿病诊断标准;②有明显的肢体末端疼痛、麻木、异常冷热、蚁行感或伴有无力等症状,神经系统检查有不同程度的触、痛觉减弱或过敏,音叉震颤觉减弱,腱、踝反射减弱或消失;③肌电图检查显示腓神经有传导障碍。排除其他疾病引起的周围神经病变、有出血性疾病的患者。临床疗效方面,分别考察了治疗前后空腹血糖(FBG)、三酰甘油(TG)、总胆固醇(TC)、糖化血红蛋白(HbA1c)、主侧肢体的神经传导速度和血流变学指标。

【禁忌证】 对丁咯地尔过敏者、急性心肌梗死、心绞痛、甲状腺功能亢进、阵发性心动过速、脑出血、有其他出血倾向或近期内大量失血患者禁用。对银杏叶提取物注射液(金纳多)中任一成分过敏者禁用。

【不良反应】 丁咯地尔的不良反应:胃肠不适(胃灼热感、胃痛、恶心)、头晕、嗜睡、失眠、四肢灼热感、皮肤潮红或瘙痒。银杏叶提取物注射液的耐受性良好,不影响糖代谢,因此适用于糖尿病病人。罕有胃肠道不适、头痛、变态反应等现象发生,一般不需要特殊处理即可自行缓解。

【注意事项】 ①肝、肾功能不全者应慎用;②本品可引起头晕或嗜睡,因此驾驶车辆及操作机器者不宜服用;③正在服用降压药患者慎用;④过量服用会引起严重低血压、心动过速及抽搐等症状,应及时对症治疗。

3. 葛根素、复方丹参联合

【组方】 复方丹参　　　20ml

　　　　　葛根素　　　　0.4g

【用法】 接受治疗的患者均常规给予糖尿病饮食,应用降糖药控制血糖,使血糖平稳,同时给予复方丹参注射液 20ml 加生理盐水 250ml 静脉滴注;葛根素注射液 0.4g 加入生理盐水 250ml 静脉滴注,每日 1 次,14d 为 1 个疗程。

【作用机制】　糖尿病患者由于长期高血糖状态下,使得血小板集聚功能增加,血液黏度增加,造成组织缺血缺氧,经过临床研究证明,葛根素注射液具有扩张血管、改善微循环、抗血小板聚集、增强纤溶活性、降低血液黏稠度作用,从而改善组织的缺血缺氧状态。

复方丹参注射液具有抑制磷酸二酯酶的作用,可使血小板中环磷酸腺苷增加并抑制血小板聚集,改善微循环,从而改善神经营养,恢复神经功能。经过实验证实:葛根素与复方丹参注射液联用治疗糖尿病周围神经病变可增强疗效,较单纯用复方丹参注射液效果好,且很少出现副作用,故在临床上值得广泛推广。

【适应证与疗效】　本复合液适用于治疗糖尿病周围神经病变。治疗的患者均需确诊为糖尿病合并周围神经病变,无严重的心肝肾功能损害,排除其他原因造成的周围神经病变。临床表现为持续性疼痛、麻木、感觉减退等。疗效判断标准如下:显效,肢体疼痛、麻木、乏力明显减轻;好转,上述症状轻度减轻;无效,症状无改善。

【不良反应】　葛根素注射液的不良反应参见本节三组方的相关内容。复方丹参注射液的不良反应:偶有静脉滴注引起变态反应。

【注意事项】　葛根素注射液的注意事项参见本节三组方的相关内容。复方丹参不宜与抗癌药(如环磷酰胺)等合用,也不宜与细胞色素 C 配伍使用。

4. 红花、生脉联合

【组方】　红花　　20ml
　　　　　生脉　　50ml

【用法】　所有接受治疗的患者均需控制饮食,常规降糖治疗,并加以应用红花注射液 20ml,加入生理盐水 250ml 中静脉滴注,每日 1 次,连用 15～30d;生脉注射液 50ml 加入生理盐水 250ml,静脉滴注,每日 1 次,连用 15～30d。治疗 15d 为 1 个疗程。

【作用机制】　糖尿病周围神经病变属中医之"消渴""痹证"范畴,病机为消渴病久,或治不得法,阴虚津耗,无以载气,或燥热亢盛,痰热郁滞,伤阴耗气而致气阴两伤,经络失活,血液运行受阻,经络失养,血脉失和而致。总之,糖尿病周围神经病变是由分子生化、微血管状态、持续的高血糖所致的损害等各方面因素共同作用的结果,其中代谢因素和血管因素在糖尿病周围神经病变的发病机制中起主要作用。长期高血糖使醛糖还原酶活性增高,导致山梨醇在细胞内蓄积,使神经细胞肿胀变性,传导速度减慢。脂质代谢紊乱,造成血管内膜损伤,形成粥样硬化斑块,动脉硬化阻止血液循环,并易引起血小板聚集和细胞变性,加上高血黏滞度,导致微血管血流缓慢,形成微血栓,神经细胞供血、供氧减少,营养缺乏。蛋白质的糖化反应会使 NO 生成减少,内皮功能受损,使血管收缩减少神经细胞血供。

生脉注射液主要由红参、麦冬、五味子组成,具有益气养阴,复脉固脱,兼以生津润燥。用于气阴两亏,脉虚欲脱的心悸、气短、四肢厥冷、汗出、脉欲绝及心肌梗死、心源性休克、感染性休克等证候者。红花注射液主要含红花黄色素、红花苷、红花红色素等,具有活血化瘀,通经活络,消肿止痛的功效。主要用于治疗闭塞性脑血管疾病、冠心病、心肌梗死;对高脂血症、糖尿病并发症、脉管炎等有辅助治疗作用,因此红花具有抑制血栓凝聚,并增加纤维蛋白酶活性,抑制血栓形成,改善微循环作用。红花及生脉注射液合用达到益气养阴,通经活络之功效。

【适应证与疗效】 本复合液适用于治疗糖尿病周围神经病变。患者的诊断依据均采用美国糖尿病专家委员会 1997 年建议的诊断标准,并有四肢末端对称性麻木、疼痛、感觉异常等周围神经损害的症状,以及膝腱反射减弱或消失体征。疗效判断标准如下:显效,FBS≤10mmol/L,肢端麻木疼痛、感觉异常消失,膝腱反射恢复正常;有效,FBS≤10mmol/L,肢端麻木疼痛、感觉障碍减轻,膝腱反射仍减弱,但较治疗前有所恢复;无效,FBS≥10mmol/L症状体征无改善。

【禁忌证】 ①红花注射液孕妇禁用;②出凝血时间不正常者禁用;③有眼底出血的糖尿病患者不宜使用;④对本品有过敏或严重不良反应病史者禁用。生脉注射液:对本品有过敏或严重不良反应病史者禁用;对有实证及暑热等病热邪尚盛者,咳而尚有表证未解者禁用。

【不良反应】 红花注射液不良反应:偶见过敏性皮疹、月经过多和全身无力等。生脉注射液:偶见静脉炎。

【注意事项】 月经期停用红花注射液,月经净后再用。生脉注射液:①孕妇慎用;②不宜与中药藜芦或五灵脂同时使用;③不宜与其他药物在同一容器内混合使用;④含有皂苷,摇动时产生泡沫是正常现象,不影响疗效;⑤生脉注射液是中药制剂,保存不当可能影响产品质量,使用前必须对光检查,如发现药液出现浑浊、沉淀、变色、漏气或瓶身细微破裂者,均不能使用。

5. 参麦、金纳多、维生素 $B_1$、维生素 $B_{12}$ 联合

【组方】 参麦 100ml

金纳多　　　　　70mg

维生素 B₁　　　100mg

维生素 B₁₂　　　500μg

【用法】　患者在继续服用降糖药物或皮下注射胰岛素控制血糖的基础上,均肌内注射维生素 B₁ 100mg、维生素 B₁₂ 500μg,每日 1 次;治疗的同时给予参麦注射液 100ml 及金纳多注射液 70mg 加入生理盐水 250ml 中静脉滴注,每日 1 次,3 周为 1 个疗程。

【作用机制】　参麦注射液中人参、麦冬具有益气生津养阴固本之效。其中人参又兼能补气行瘀,助金纳多注射液活血化瘀通络,起到气行则血行的功效,血络通畅,其症自愈。参麦注射液可兴奋肾上腺皮质系统,可改善心、肝、脑等重要脏器的供血、改善微循环及抗凝作用。金纳多注射液具有自由基的清除作用;可以清除机体内过多的自由基,抑制细胞膜的脂质发生过氧化反应,从而保护细胞膜,防止自由基对机体造成的一系列伤害。对循环系统的调整作用是通过刺激儿茶酚胺的释放和抑制降解,以及通过刺激前列环素和内皮舒张因子的生成而产生动脉舒张作用,共同保持动脉和静脉血管的张力。对血流动力学具有改善作用,可以降低全血黏稠度,增进红细胞和白细胞的可塑性,改善血液循环的作用,同时具有组织保护作用,能增加缺血组织对氧气及葡萄糖的供应量,增加某些神经递质受体的数量,如毒蕈碱样、去甲肾上腺素及 5-羟色胺受体。所以主要用于脑部、周围血流循环障碍的治疗。中药制剂参麦注射液及金纳多注射液各自的疗效已在大量的文献报道中得到证实。经实验证实,纯中药提取物参麦注射液、金纳多注射液联合应用治疗糖尿病周围神经病变可以起到协同增效的作用,不论在改善症状上,还是在改善血液流变学及神经传导速度上,疗效肯定。

【适应证】　本复合液适用于治疗糖尿病性周围神经病变。

【不良反应】　参麦注射液的不良反应:个别患者有口干、口渴、舌燥等反应。极个别病例出现面潮红、口角、嘴唇疱疹,荨麻疹样皮疹,胸闷气急等症状;长期用药个别患者有丙氨酸转氨酶轻度升高。金纳多注射液耐受性良好,可见胃肠道不适、头痛、血压降低、变态反应等现象,一般不需要特殊处理即可自行缓解。

【注意事项】　参麦注射液:①不宜在同一容器中与其他药物混用;②参麦为纯中药制剂,保存不当可能影响产品质量,所以使用前必须对光检查,发现药液出现浑浊、沉淀、变色、漏气等现象时不能使用;③对本品有过敏或严重不良反应病史者禁用。药物相互作用:①参麦注射液不宜与中药藜芦或五灵脂同时使用;②参麦注射液含有皂苷,摇动时产生泡沫是正常现象,不影响疗效。长期静注金纳多注射液时,应改变注射部位以减少静脉炎的发生。

## 六、糖尿病下肢动脉血管病变

### (一)疾病特点

糖尿病下肢动脉血管病变(lower-extremity arterial disease,LEAD)又称周围血管病变(peripheral vascular disease,PVD)是导致下肢截肢,特别是高位截肢和再次截肢的主要原因。

【发病率】 发病率较非糖尿病者高20倍,8.0%的病人在诊断糖尿病时即已存在LEAD,并随年龄、病程的增加而增多,至20年后其发病率可达45.0%。有严重LEAD的患者不仅面临下肢截肢的危险,而且死亡的危险也增加4~7倍。

【病变特点】 糖尿病下肢动脉血管的病变特点:糖尿病大血管的基本病变。粥样硬化斑块(脂质沉积、平滑肌细胞、单核细胞、巨噬细胞)与非糖尿病者相同,但糖尿病患者起病早、进展快、无明显性别差异,而且由于糖尿病时凝血活性增强更易形成血栓。糖尿病大血管病变最大的特点是病变分布与非糖尿病者不同。非糖尿病患者大血管病变主要分布于近端动脉,如主动脉、髂动脉、浅表的股动脉和少量的远端动脉,而糖尿病患者大血管病变则主要累及膝以下胫腓动脉。糖尿病大血管病变的另一重要特点是下肢血管动脉中膜钙化尤为突出,并与糖尿病大血管病变的分布特点(主要累及膝下)有关。动脉钙化以踝部最多,趾部较少,足的背部又脚趾部为多。目前认为糖尿病患者动脉钙化可使糖尿病大血管病变,出现以膝下血管病变为突出的特点,但发生钙化的原因尚不十分清楚,可能与以下因素有关:①神经病变。动脉钙化与交感神经纤维切除显著相关,与糖尿病神经病变显著相关,故认为糖尿病周围神经病变主要发生于下肢(特别是膝下、足部),因此糖尿病患者足部动脉钙化多见,下肢动脉血管病变严重。有神经性溃疡者下肢动脉钙化显著多于无溃疡者,提示动脉钙化与神经病变的程度相关。②动脉钙化也与血肌酐水平的升高显著相关,故糖尿病肾病者动脉钙化显著增多。③动脉钙化也与糖尿病视网膜病变显著相关。④钙代谢异常、血脂代谢紊乱、吸烟和饮酒等因素与动脉钙化的关系尚不清楚。

## (二)联合用药

参芪扶正与山莨菪碱联合

【组方】　参芪扶正　　　　　250ml

　　　　　山莨菪碱(654-2)　20mg

【用法】　首先,对患者进行严格控制血糖,使血糖尽快达正常水平,同时给予维生素 $B_{12}$、维生素 $B_1$ 营养神经,在上述治疗的基础上应用参芪扶正注射液 250ml,每日 1 次,静脉滴注,以及山莨菪碱注射液 20mg 溶于生理盐水 250ml 中,每日 1 次,静脉滴注。

【作用机制】　中医学认为,糖尿病下肢血管病变属阴阳两虚、血脉瘀塞、肢端失养为本虚标实之证,故治应气阴两虚为本,瘀血热毒为标。气虚血瘀阳气不达为病之关键。

参芪扶正注射液是采用我国传统补气药物党参、黄芪为主要原料精制而成的纯中药制剂。党参有益气、养津、补血作用,黄芪有补气、升阳、中卫固表的作用。有研究表明参芪扶正注射液对调节中枢神经功能,提高机体适应性、免疫系统及物质代谢等方面都有较好的功效。参芪扶正注射液的疗效,可能与其提高机体免疫力,清除氧自由基,提高 SOD 活性。降低血液黏稠度,促进侧支循环建立有关。

下肢血管病变早期治疗效果好于晚期治疗,因此,对糖尿病下肢血管病变应做到早发现、早诊断、早治疗,越早疗效会越好。

【适应证】　本复合液适用于治疗糖尿病下肢血管病变。接受治疗的患者均经彩色多普勒检查证实为下肢血管病变的 2 型糖尿病患者。

【不良反应】　参芪扶正注射液的不良反应:①非气虚证患者用药后可能发生轻度出血;②少数患者用药后,可能出现低热、口腔炎、嗜睡。有内热者为禁忌证,以免助热动血。山莨菪碱不良反应参见本节四组方的相关内容。

【注意事项】　参芪扶正注射液:①应认真辨证用于气虚证者;②有出血倾向者慎用;③本品不得与化疗药混合使用;④有特异性过敏体质者慎用。山莨菪碱注意事项参见本节四组方的相关内容。

# 第二节　痛　　风

## 一、疾 病 特 点

痛风是由于嘌呤代谢紊乱使血中尿酸过高并沉积于关节、软组织、骨骼、软骨、肾脏等处而引起的疾病。

【分型】 临床上可分为原发性与继发性痛风两种类型。原发性痛风是遗传的,由于先天性酶代谢缺陷所致。继发性痛风是由于获得性疾病或使用某些药物并发的,大多发生于某些恶性肿瘤或血液病,如真性细胞增多症、白血病等患者,特别是在化疗药物治疗之后。初次出现症状往往在原发病出现之后数年。

【临床表现】 根据美国风湿病协会制定标准,原发性痛风有以下表现:①急性关节炎发作 1 次以上,并在 1d 内达到高潮;②急性炎症局限于个别关节;③整个关节呈暗红色;④第 1 跖趾关节肿痛;⑤单侧跗关节急性发炎;⑥有可疑或证实的痛风结节;⑦高尿酸血症;⑧非对称性关节肿胀;⑨发作可自行终止。而继发性痛风的特点是:①女性患者发病较原发痛风为多;②初次发病的患者年龄较大;③有阳性家族史者较少;④肾结石的发病数比原发性痛风高;⑤血清尿酸水平比原发性痛风者高出 $59.48 \sim 118.97$ $\mu mol/L$($1 \sim 2mg/dl$),24h 内尿酸超过 800mg 和 1000mg 的人较多;⑥痛风石发病率高于原发性痛风。

【治疗要点】 痛风的治疗较为困难,不论是原发性还是继发性痛风都缺乏特效药物来彻底改善嘌呤代谢。一般治疗方法包括:不食高嘌呤食物,如心、肝、肾、脑、牡蛎、沙丁鱼、酵母等;急性发作者,受累关节应完全休息;对未发作者进行预防等。尽快终止疼痛发作虽然属于对症处理,但对患者来说是很重要的治疗措施。秋水仙碱可减轻痛风症状,但因其胃肠道副作用大,许多患者难以接受。口服吲哚美辛、保泰松、糖皮质激素等亦可控制急性痛风发作。

# 二、联合用药

## 曲安奈德、普鲁卡因复合液局部注射

【组方】 醋酸曲安奈德(曲安缩松)　10ml(50mg/5ml)

　　　　　0.25%盐酸普鲁卡因　　　2ml

【用法】 将上述药液混合后,用 5 号或 6 号针垂直刺入压痛最明显的骨膜与皮下组织之间,向四周做局部注射,1 周后再行局部注射 1 次。

【作用机制】 本方法是痛风局部注射治疗,主要作用是曲安奈德属于糖皮质激素,局部注射曲安奈德可抑制机体的免疫反应,减少炎性渗出,抗炎作用迅速发挥,能使沉积于局部组织中的尿酸盐快速溶解,从而改善局部组织的代谢和循环功能,在普鲁卡因镇痛作用协助下使疼痛消失。糖皮质激素对免疫反应有多方面的抑制作用,能缓解许多过敏性疾病的症状,抑制因变态反应而产生的病理变化,如过敏性充血、水肿、渗出、皮疹、平滑肌痉挛及细胞损害等,能抑制组织器官的移植排异反应,对于自身免疫性疾病也能发挥一定的近期疗效。糖皮质激素免疫抑制作用与下述因素有关:①抑制吞噬细胞对抗原的吞噬和处理;②抑制淋巴细胞的 DNA、RNA 和蛋白质的生物合成,使淋巴细胞破坏、解体,也可使淋巴细胞移行至血管外组织,从而使循环淋巴细胞数减少;③诱导淋巴细胞凋亡;④干扰淋巴细胞在抗原作用下的分裂和增殖;⑤干扰补体参与的免疫反应。同时,糖皮质激素有强大的抗炎作用,能对抗下述各种原因引起的炎症:①物理性损伤,如烧伤、创伤等;②化学性损伤,如酸、碱损伤;③生物性损伤,如细菌、病毒感染;④免疫性损伤,如各型变态反应;⑤无菌性炎症,如缺血性组织损伤等。在各种急性炎症的早期,应用糖皮质激素可减轻炎症早期的渗出、水肿、毛细血管扩张、白细胞浸润和吞噬等反应,从而改善炎症早期出现的红、肿、热、痛等临床症状;在炎症后期,应用糖皮质激素可抑制毛细血管和成纤维细胞的增生,抑制胶原蛋白、黏多糖的合成及肉芽组织增生,从而防止炎症后期的粘连和瘢痕形成,减轻炎症的后遗症。但必须注意,炎症反应是机体的一种防御功能,炎症后期的反应也是组织修复的重要过程,故糖皮质激素在抑制炎症、减轻症状的同时,也降低了机体的防御和修复功能,可导致感染扩散和延缓创口愈合。

【适应证】　本法适用于治疗痛风。适于治疗突发性单侧下肢(踝关节、跗趾、跖趾)剧痛,伴有红肿,压痛明显的患者。血尿酸在 $1070\mu mol/L$ (18mg/dl)(酶法)以上。

【不良反应及注意事项】　本法是以短期内解除患者疼痛为目的,非病因治疗。糖皮质激素能迅速缓解急性发作,但停药后往往出现"反跳"现象。治疗时宜分清原发性痛风与继发性痛风,并特别重视原发病治疗。

(甘　宇)

# 第7章 外科疾病的药物治疗

## 第一节 麻醉镇痛

### (一)丙泊酚伍用芬太尼麻醉

【组方】 枸橼酸芬太尼　1μg/kg

丙泊酚(异丙酚)2mg/kg

【用法】 术前30min均肌内注射阿托品0.5mg,分别建立静脉通路,按计划静脉给药。先静注枸橼酸芬太尼1μg/kg,再推注丙泊酚2mg/kg,30～45s注射完。所有病例静脉给药后立即常规鼻导管给氧3L/min,待病人意识消失后即开始手术。同时注意调整患者头部位置,保持呼吸道通畅。术中间断加药,要求麻醉效果佳,术中无肢动现象。

【作用机制】 丙泊酚相当普遍,已成为常规用药。丙泊酚是一种新型短效静脉麻醉药,具有起效快而平稳、苏醒迅速而安全、无明显蓄积作用、作用时间短、麻醉浓度易控制的优点。但是丙泊酚最大缺点是对呼吸、循环系统有明显的抑制作用,可引起血压下降、心率减慢。诱导剂量的丙泊酚对心血管系统有明显抑制作用,可使动脉血压显著下降,静注2～2.5mg/kg,收缩压下降可达25%～40%,舒张压和平均动脉压变化也是这样。动脉压下降与心排血量、心排血数、每搏量和全身血管阻力减少有密切关系,这种变化是由于外周血管扩张与心脏抑制的双重作用,且呈剂量与血药依赖性。其机制与丙泊酚降低外周阻力和直接抑制心肌及心血管神经反射抑制作用有关。丙泊酚的镇痛作用较弱,对于精神紧张而疼痛耐受性差的患者,单独使用麻醉效果不够完善。所以单独使用丙泊酚麻醉,需要使用较大的量才能达到满意的麻醉效果。

芬太尼作为一种强效镇痛药,其镇痛强度是吗啡的100倍,可阻断手术操作引起的疼痛和盆腔交感神经兴奋向中枢传导的反射弧。可较好地加强丙泊酚的麻醉作用,可明显增强丙泊酚的麻醉效能,减少丙泊酚的用量,减轻血流动力学不良反应,术毕清醒快。两者优势互补,能起协同作用,而不增加外周血管抑制。芬太尼与丙泊酚酯伍用于无痛人工流产,可加强镇痛,提高麻醉效果,明显减少丙泊酚的用量,使麻醉诱导和苏醒更加迅速,达到理想的镇痛和镇静效果,病人术中无呻吟、摇头、肢体扭动等动作,对手术过程无记忆,有效地消除了受术者的恐惧感和焦虑心理,术后清醒快。总之,丙泊酚酯伍用芬太尼是一种安全、有效的麻醉方法,能够消除病人的痛苦,有利于医师的操作,而且无须特殊的术前准备,术中不良反应少,术后并发症少,不影响患者的离院时间。

【适应证与疗效】　丙泊酚酯伍小剂量芬太尼用于门诊小手术的麻醉。镇痛显效率为 98.31%。用本法麻醉术中患者无疼痛,无呻吟。丙泊酚用量 $(143.35 \pm 23.72)$ mg, 起效时间 $(1.72 \pm 0.08)$ min, 苏醒时间 $(5.25 \pm 2.35)$ min,该方法具有麻醉起效快、镇痛强、苏醒及时等优点,人工静脉推注易控制丙泊酚用量,用药安全,不良反应小,值得推广应用。

【禁忌证】　对上述麻醉药物过敏者禁用。

【不良反应】　部分病人术中出现血压、心率一过性下降,术中有不同程度的呼吸变慢变浅。

【注意事项】　因丙泊酚及芬太尼的呼吸抑制作用,故不能忽视最基本的麻醉循环呼吸监测。因此诱导时应缓慢给药避免血药浓度瞬间过高,同时注意调整头位,甚至采用托下颌法保证呼吸道通畅。常规监测呼吸、心率及 $SpO_2$、备齐急救复苏药品及器械,都是保证患者手术安全的必要措施。

## (二)丙泊酚复合小剂量氯胺酮的麻醉

【组方】　氯胺酮　　0.2mg/kg

　　　　　丙泊酚　　2mg/kg

【用法】　麻醉前所有患者禁食至少 4h,不用术前药。患者监测心率(HR)、血压(BP)和脉搏氧饱和度($SpO_2$),开放静脉通路,面罩吸氧。先静脉注射氯胺酮 0.2mg/kg,再缓慢静脉注射丙泊酚。患者意识消失后,注射已用丙泊酚的半量后开始手术。手术操作中根据患者的体动反应适当追加丙泊酚组。手术时间长于 15min 者额外追加氯胺酮 0.2mg/kg。监测患者麻醉前、麻醉中和手术结束后心率、血压和 $SpO_2$ 的变化,并记录患者的年龄、体重、手术时间、麻醉恢复时间、丙泊酚的总用药量、术中体动反应。

【作用机制】　丙泊酚具有诱导迅速、苏醒快及苏醒期不良反应少等优点,因此被广泛用于门诊短小手术的麻醉。但是丙泊酚单一用药往往用药量较大,且具有一过性呼吸抑制和低血压等不良反应。目前越来越多的患者要求在门诊小手术中实现"无痛",而门诊小手术的麻醉要求安全、简单、有效。丙泊酚可产生剂量依赖的镇静、催眠作用,目前广泛用于门诊短小手术的麻醉,但是其镇痛作用弱,且对血流动力学影响较明显。常规剂量的氯胺酮意识恢复慢,有复视、幻听等副作用,因此不适合于临床常规使用。而小剂量氯胺酮(10～20mg)有一定的镇痛作用,可用于预防性镇痛且精神副作用较少。在丙泊酚镇静时,丙泊酚和氯胺酮合用可降低丙泊酚呼吸、循环抑制的发生率,同时可减少氯胺酮的精神副作用。使用 0.2～0.4mg/kg 的氯胺酮可明显减少术中丙泊酚的用量并减少术中的体动反应,本剂量下的氯胺酮有助于减轻患者术中的疼痛。与单纯应用丙泊酚诱导相比,丙泊酚复合 0.2～0.4mg/kg 氯胺酮循环的影响小于单用丙泊酚,但仍有一定的影响。随着氯胺酮剂量的增加,血流动力学趋于稳定。有研究显示,丙泊酚诱导和维持麻醉前静脉注射小剂量(0.5mg/kg)氯胺酮与单独应用丙泊酚相比,血流动力学比较稳定。亦不增加患者的麻醉恢复时间。综上所述,丙泊酚复合小剂量氯胺酮可安全有效地麻醉。与单用丙泊酚相比,患者术中血压变化相对较小、体动反应较少,不增加患者的麻醉恢复时间,且可减少丙泊酚的用量。

【适应证与疗效】 用于门诊小手术的麻醉,效果满意。

【禁忌证】 对上述麻醉药物过敏者禁用。

【不良反应及注意事项】 监测呼吸、心率及 $SpO_2$、备齐急救复苏药品及器械等。术中体动反应 10%,心率有所降低,血压与麻醉前相比显著降低。无呼吸、循环严重并发症。无复视、幻听、呼吸道分泌物增加、恶心和呕吐等常规剂量氯胺酮所具有的副作用。

# 第二节 外科感染

## (一)前列腺素 $E_1$、甲硝唑联合

【组方】 前列腺素 $E_1$      100μg
甲硝唑液      250ml

【用法】 综合治疗,积极控制血糖,抗感染,加强营养。前列腺素 $E_1$ 100～200μg 加生理盐水注射液 100ml 静脉滴注,每日 1 次。甲硝唑＋胰岛素局部换药,胰岛素 8～12U ＋ 甲硝唑液 250ml ,纱布湿敷患处,每日 2 次,每次 1h。红外线灯照射局部,每日 2 次,每次 30min。

【作用机制】 糖尿病足部感染是糖尿病严重的并发症之一,如不积极治

疗,可形成溃疡,甚至坏疽而截肢致残。因此,本病的预防和治疗十分重要。糖尿病足部感染的主要原因:①代谢紊乱导致微血管病变、微循环障碍,局部组织缺血缺氧,形成溃疡而致感染;②由于神经病变而致皮肤干裂,或无痛性外伤而致感染。长期糖尿病局部损伤引起感染,治疗效果欠佳。近年来对糖尿病足部感染的治疗,多数学者主张在控制血糖及抗感染的基础上,应用扩血管及活血化瘀药物等方法。前列腺素 $E_1$ 有抑制血小板凝集、血栓素 $A_2$ 生成、动脉硬化、脂质斑块形成及免疫复合物的作用,能扩张外周血管,调节血循环,降低血液黏稠度,改善末梢循环,此用于糖尿病足部感染,使血管扩张,疏通血流,从而改善了下肢缺血。胰岛素能降低局部高血糖,以利于新鲜肉芽组织生长使溃疡愈合。甲硝唑为广谱抗菌药,对厌氧菌感染尤佳。有脓腔者用甲硝唑＋胰岛素纱布填塞。在药物治疗的同时辅以各种方法促进血液循环,红外线灯照射可使局部皮肤温度升高,促进局部血液循环,改善缺血缺氧,促进溃疡愈合。

【适应证与疗效】 适用于糖尿病足部感染的病人,表现有糖尿病史,足部感染。轻度感染已形成溃疡,中度感染溃疡已波及肌肉肌腱深部组织,分泌物较多,重度感染局部坏死,肌肉肌腱破坏严重,坏死组织较多,形成大脓腔。患肢肿胀、疼痛,患侧皮肤温度降低,足背动脉搏动减弱,趾呈紫黑色。经 10～40d 治疗,其中疼痛,肿胀消失,足部动脉恢复,溃疡愈合。用药过程中在感染得到有效控制的同时,血糖明显下降,一般下降 3～7mmol/L。

【禁忌证】 对上述药物过敏者禁用。

【不良反应及注意事项】 在治疗过程中,应注意卧床休息,局部保温,抬高患肢,避免局部受压,观察足背动脉搏动及皮肤色泽、弹性,做好患肢足部的皮肤护理,穿特制的鞋袜,防止溃疡再度复发。

### (二)乌司他丁、血必净联合

【组方】　血必净　　　　50ml
　　　　　乌司他丁　　　30 万 U

【用法】 病人均行抗感染、补液治疗、对症及常规营养支持治疗,如病情需要可给予脏器代替治疗,包括使用呼吸机和(或)血液透析,给予血必净 50ml 加入 100ml 生理盐水中,每日 2 次,同时每日 2 次用 30 万 U 的乌司他丁加入 250ml 葡萄糖注射液中静脉滴注。

【作用机制】 脓毒症目前为一世界难题,且病死率居高不下,且住院时间长,给患者家人带来沉重的经济负担,用乌司他丁联合应用血必净治疗脓毒症提高疗效。细菌入侵时机体免疫防御能力缺陷、反应过高或过低,都可以通过内源性致炎物质导致毒血症的发生和发展,严重脓毒症时易发生中毒性休克或多器官功能衰竭,在美国患脓毒症者,其中 30%~45% 因为不能及时控制病情的发展而死亡。Pittet 等研究表明及时正确地应用抗生素可以降低脓毒血症的病死率,但抗感染治疗的同时也可以促进体内微生物代谢产物释放,进而引起一系列的炎症反应。这也可能是临床上虽然及时地使用大剂量敏感的广谱抗生素后控制了细菌感染,但却难以阻止脓毒血症的病程进展的重要原因之一。

血必净注射液是以红花、川芎、当归、赤芍、丹参配伍的中药复方制剂,具有活血化瘀、清热凉血之功效。其中当归具有活血补血祛瘀之用,减少肠源性内毒素的吸收,减轻肺损伤,而红花、川芎、赤芍、丹参在活血化瘀的基础上有通经行气凉血安神的作用。有研究发现,赤芍、川芎、红花、丹参有抗血小板聚集的作用,川芎、丹参、赤芍、当归可抑制 $TXA_2$ 合成酶或对抗 $TXA_2$,红花、川芎、赤芍、丹参等可抑制局部脂质过氧化反应,提高抗氧化酶活性。现已广泛应用于由细菌感染引起的全身炎症综合征及脓毒症。其疗效已得到广泛认同。乌司他丁是从人尿中提取的糖蛋白(分子量 67 000),是一种广谱水解酶抑制药,生物活性主要是抑制各种蛋白水解酶。属于人体内源性抑炎物质,它通过竞争性抑制和非竞争性抑制等多种形式与多种酶的位点结合,具有稳定细胞膜、抑制炎症介质释放、改善微循环衰竭状态的作用,能够抑制多种蛋白酶及磷脂酶 $A_2$、纤溶酶等多种酶活性,并对缺血再灌注损伤有保护作用,对全身炎症反应综合征有治疗作用。Damas 等报道,全身性炎症反应综合征(SIRS)和多器官功能障碍综合征(MODS)时血浆 TNF-α、IL-1β、IL-6 和 IL-8 等促炎细胞因子水平的升高与死亡相关。临床上观察到,MODS 患者使用 UTI 后,TNF-α、IL-1β、IL-6 水平与对照组相比均显著降低,SIRS 患者临床症状、MODS 的发生率、住重症监护室(ICU)时间、疾病存活率等方面也优于对照组。本研究结果显示,乌司他丁和血必净在脓毒症时联合应用比单独应用血必净效果好,可能由两者的作用机制差异引起。但两者间的协同作用机制尚有待研究。

【适应证与疗效】　适用于各种原因的脓毒症病人。较单独用药的病人,平均住院天数和病死率均有显著性差异。

【禁忌证】　上述药物过敏者禁用。

【不良反应及注意事项】　无明显不良反应。

### (三)血必净、头孢哌酮钠/舒巴坦钠联合

【组方】　头孢哌酮钠/舒巴坦钠　　3g

　　　　　血必净　　　　　　　　100ml

【用法】　静脉滴注头孢哌酮钠/舒巴坦钠 3g,再用血必净注射液 100ml 加入生理盐水 100ml 中静脉滴注,每日 2 次。7d 为 1 个疗程。

【作用机制】　血必净注射液是由红花、赤芍、川芎、丹参、当归等提取有效成分制成的注射液。该药与其他抗感染药物并用治疗脓毒症在临床观察中取得了较好疗效。抗生素头孢哌酮钠/舒巴坦钠与血必净注射液并用治疗脓毒症获得了良好临床效果。

脓毒症是由各种致病微生物或其毒素存在于血液或组织中,对机体感染引起的一种全身性炎症反应。进一步发展可导致感染性休克、急性呼吸窘迫综合征(ARDS)和多器官功能障碍综合征(MODS)。头孢哌酮钠/舒巴坦钠与血必净注射液并用比单用头孢哌酮钠/舒巴坦钠能更好地改善发热、呼吸急促等症状。脓毒症的主要毒素是革兰阴性菌感染引发的内毒素释放,抗生素在杀菌和抑菌的同时,在一定程度上也引起细菌性物质内毒素的释放。内毒素又通过诱导体内炎性介质的产生发挥毒性作用,引起全身性炎症反应。因而在使用抗生素头孢哌酮钠/舒巴坦钠抗菌和抑菌的同时,并用血必净能起到拮抗内毒素,抑制内源性炎性介质的失控释放,从而达到细菌、内毒素、炎性介质并治的协同作用。血必净注射液与头孢哌酮钠/舒巴坦钠并用,能提高其治疗的总有效率。这可能与血必净注射液还有升高血浆活化蛋白 C,降低炎性介质,从而促进病变的修复和治愈有关。头孢哌酮钠/舒巴坦钠与血必净注射液并用,可以起到"细菌内毒素炎性介质并治"的作用,起到缩短疗程,改善临床症状,提高疗效的协同作用。

【适应证与疗效】　适用于各种原因的脓毒症病人,如急性化脓性胆管炎、急性化脓性胆囊炎、细菌性肺炎、急性肾盂肾炎等。蔡绚等治疗患者 154 例。所有患者均是有效的脓毒症病例,并在治疗过程中都未使用过激素和解热镇痛药。随机分为对照组与治疗组进行观察。经过 3d 的治疗,治疗组在体温、呼吸、心率、白细胞数等体征指标上有明显改善,而对照组改善不明显,两组有显著性差异。经过 7d 的治疗,治疗组在体温、呼吸、心率、白细胞计数等体征指标上都比对照组有明显改善,尤其是在体温、呼吸急促方面具有独特优势。治疗 3d 后的总有效率,治疗组与对照组分别为 91.14%、78.67%,两组比较有显著性差异;治疗 7d 后的总有效率,治疗组与对照组分别为

94.94%、86.64%，两组比较有显著性差异。在观察期间均未见明显不良反应发生。

【禁忌证】　上述药物过敏者禁用。

【不良反应及注意事项】　无明显不良反应。

## 第三节　胰　腺　炎

### (一)乌司他丁、奥曲肽联合

【组方】　　乌司他丁　　　　　30万U

奥曲肽(善宁)　　0.5mg

【用法】　采取个体化治疗、手术与非手术相结合。非手术治疗方法为禁食水、持续胃肠减压、制酸、解痉镇痛、维持水电解质平衡、保持血容量、保护各器官功能、营养支持及对症治疗，并适当使用抗生素。在一般治疗基础上，加用乌司他丁每次30万U，每日2次，至患者腹痛、腹胀症状消失为止；奥曲肽(善宁)0.5mg持续泵入，至患者临床症状减轻后逐渐减量至停用。

【作用机制】　重症急性胰腺炎是当今外科临床治疗研究的热点。由于发病机制尚未完全阐明，缺乏有效的特异性治疗方法，依然是高并发症和高病死率的疾病。近年研究表明可以出现全身炎症反应综合征，若不及时有效治疗可引发多器官功能障碍综合征乃至多器官衰竭而致死。选择性非手术治疗的效果令人鼓舞，尤其早期尽可能非手术治疗已成共识。乌司他丁和奥曲肽联合应用取得良好疗效。

重症急性胰腺炎的发病机制主要是胰腺多种酶的活化导致胰腺组织自身消化破坏，胰腺组织微循环变化，炎症介质、细胞因子对胰腺及各器官损害所致。乌司他丁系从人尿中提取精制的糖蛋白，具有抑制胰腺蛋白酶等各种胰酶活性的作用，且有稳定溶酶体膜、抑制溶酶体酶释放和抑制心肌抑制因子产生等作用，用于急性循环衰竭。奥曲肽是一种人工合成天然生长抑素的八肽衍生物，作用与生长抑素相似，具有显著抑制肠肽释放及胃肠、胰内外分泌的功能。近年来关于生长抑素治疗方面的研究证明：生长抑素可改善胰腺微循环，减少氧自由基、一氧化氮、炎性细胞因子的产生，减少细菌易位率，减轻胰腺损伤，降低病死率等。乌司他丁与奥曲肽联用，可从发病机制的不同方面阻止其发展，抑制胰酶自身消化，减少胰酶、炎症介质、细胞因子释放，改善胰腺微循环，保护胰腺组织，减轻全身器官损害，从而从根本上达到有效治疗的目的。乌司他丁与奥曲肽合用临床症状缓解时间明显缩短,转手术率及严重并发症发生率极大降低,特别是病死率显著降低,提高了生存率,并且平均住院时间明显缩短,值得临床推广。

【适应证与疗效】 适用于诊断明确为重症急性胰腺炎(SAP)病人。此法治疗重症急性胰腺炎患者,尿淀粉酶下降时间 5.6d,腹痛、腹胀缓解时间 8.6d,中转手术率 10.3%,严重并发症发生率 20.5%,病死率 16.3%,平均住院日 24.5d。与单用乌司他丁或奥曲肽相比均有显著差异。

【禁忌证】 药物过敏者禁用。

【不良反应及注意事项】 未报道明显不良反应。

## (二)生长抑素、生长激素联合

【组方】 善宁(奥曲肽) 0.3mg
生长激素 8U/d

【用法】 按一般常规治疗,包括禁食、胃肠减压、纠正水电解质酸碱平衡、心肺等重要脏器的监测和支持治疗、防止感染和营养支持,使用善宁 0.3mg 加于 57ml 生理盐水中,用微量泵静脉注射,2.5ml/h,24h 注完,疗程 7~14d,生长激素(思增,产品批号:12469.0),使用善宁 3d 后给予肌注思增 8U/d,用药均在发病后 72h 内开始。

【作用机制】 重症急性胰腺炎的治疗已取得一定的进展,但其并发症和病死率仍很高。生长激素具有多种生物学特性并在外科危重患者中具有积极治疗作用,联合应用生长抑素和生长激素与单用生长抑素在 SAP 患者治疗中均有价值。SAP 可以出现全身炎症反应综合征,若不及时治疗可引发多器官功能障碍综合征乃至多器官衰竭而死亡。生长抑素能强烈地抑制胰酶和胰液的分泌,减轻自身消化,此外,它还可抑制肿瘤坏死因子等的释放并对胰腺细胞有一定的保护作用。因此,生长抑素对 SAP 患者具有治疗作用。然而 SAP 除引起全身炎症反应和酶的自身消化外,还会引发机体处于高代谢状态,分解结构蛋白,使机体处于负氮平衡,胃肠道黏膜的屏障功能受损,免疫功能失调,造成多器官功能障碍。常规的静脉营养支持并不能有效地提高外科危重患者血浆白蛋白的浓度,外源性白蛋白还能抑制内源性白蛋白的合成,增加白蛋白的分解,并对水盐代谢造成不利影响。故单纯靠它们并不能逆转 SAP 患者的负氮平衡和营养障碍。因此,生长抑素治疗对 SAP 具有很大的局限性。而生长激素(GH)具有多种生物学特性,通过胰岛素样生长因子(IGF21)介导抑制肝脏和骨骼肌的蛋白质分解、增加氨基酸和葡萄糖的摄取,促进糖原合成,能有效地逆转 SAP 患者的高分解代谢状态。有学者认为:rhGH 通过促进肠上皮细胞修复、肠黏膜再生及增加肝细胞合成谷氨酰胺起到保护肠黏膜屏障作用,并可因此降低血内毒素水平,减轻内毒素对白蛋白合成的抑制,减少感染性并发症的发生。而且 rhGH 还能显著促进肝细胞的白蛋白 mRNA 表达和白蛋白合成。善宁和生长激素联合应用,能有效地改善 SAP 患者的病情和预后。

【适应证与疗效】 适用于诊断明确为重症急性胰腺炎(SAP)病人,经 B 超或 CT 检查证实胰腺有坏死。SIRS 的诊断标准参照 1991 年美国胸科医师学会(ACCP)和危重病医学会(SCCM)联席会议诊断标准。SAP Ⅱ级诊断标准均符合全国统一的临床诊断及分级标准。联合治疗的中转手术率、并发症、病死率、住院天数及住院费用均明显低于单用善宁治疗。

【禁忌证】 药物过敏者禁用。

【不良反应及注意事项】 未报道明显不良反应。

# 第四节 血 管 疾 病

## (一)丹红、依前列醇联合

【组方】 丹红                 30ml

           依前列醇(前列环素,$PGE_1$)      20μg

【用法】 给予患者低盐、低脂饮食,控制血压、血糖,降脂等常规治疗,在此基础上,给予丹红注射液 30ml 溶解于 250ml 生理盐水中静脉输注,每日 1 次,$PGE_1$ 20μg 溶解于 250ml 生理盐水中静脉输注,每日 1 次,合并感染者应用抗菌药物,局部破溃者局部常规清创、换药等。

【作用机制】 丹红注射液由丹参、红花两味药组成,具有活血化瘀、通脉舒络的作用。现代药理研究证明,丹参主要由丹参素和丹参酮组成,可抑制磷酸二酯酶,促进前列环素 $I_2$($PGI_2$)生成,有效清除氧自由基,抑制脂质过氧化,稳定细胞膜;丹参素可防止低密度脂蛋白氧化,丹参酮ⅡA 可拮抗低密度脂蛋白引起的血管内皮损伤,通过抗氧化作用保护血管内皮。红花的有效成分为红花苷、红花黄色素。现代研究认为,红花具有抑制血小板聚集、改善微循环、扩张小动脉、增强纤维蛋白的溶解活性的作用,并能显著降低全血黏度、血浆黏度,从而抑制血栓形成及增强已形成血栓的溶解,还有降血脂、镇痛、镇静和抗炎等作用。蔺虹等的研究也证明丹红注射液具有降低血液黏度、调节血脂的作用。该药配方科学合理，可起到活血通络、化瘀溶栓的作用。其药理作用主要为：保护血管内皮、促进血管再生、抗凝及溶解血栓。

PGE₁是广泛应用于临床的血管扩张药，它直接作用于血管平滑肌细胞，能解除血管痉挛，促进侧支血管形成和微血管灌注增加。还具有保护血管内皮细胞，减轻内皮细胞损伤；抑制血小板聚集；减少毒性氧自由基的产生等作用；而且 PGE₁经肺灭活后仍产生效应。PGE₁具有显著降低血总胆固醇和低密度脂蛋白的作用。应用丹红注射液联合 PGE₁治疗下肢动脉硬化闭塞症，患肢疼痛、麻木、发凉、间歇性跛行等临床症状明显改善，体征明显好转，血管阻力指数下降、血流量增加，并且血液黏度、血细胞沉降率和血浆纤维蛋白原等指标均明显降低，从而可减少血栓形成，保护血管内皮细胞，延缓疾病进展。两药联用效果明显优于单用 PGE₁，两药联用治疗下肢动脉硬化闭塞症有效而且安全。

【适应证与疗效】　适用于下肢动脉硬化闭塞症（ASO）。ASO 是以下肢动脉狭窄、闭塞和血栓形成为病理基础的肢体缺血综合征，主要表现为患肢末端麻木、发凉、间歇性跛行和静息性疼痛，严重者伴有坏死感染。其发病率随年龄增长而逐渐增加，65 岁以上男性的 ASO 发病率约为 10%，75 岁以上为 20%。且其发病率逐年增加，已逐渐成为显著影响患者生活质量，甚至危及生命的疾病，严重威胁人类健康。下肢动脉硬化闭塞症是全身性动脉硬化闭塞性疾病在下肢的局部表现，由于肢体血液循环障碍，导致麻木、疼痛、间歇性跛行等症状，严重者形成溃疡、坏疽，常伴有糖尿病、高血压、高脂血症等。其发病机制和危险因素与缺血性心、脑血管疾病相同。患者由于高血糖、高脂血症等致使脂质过氧化及血管平滑肌细胞增殖，动脉血管内皮细胞损伤导致血管通透性增加、脂质沉积、血小板黏附、聚集致使血管壁中粥样斑块形成，动脉狭窄、闭塞，肢体缺血，导致下肢动脉硬化闭塞症，出现一系列临床症状和体征。下肢动脉硬化闭塞症作为动脉粥样硬化累及周围动脉的一种临床表现，患者数不断增多，且有年轻化趋势，其病残率和病死率较高，严重危害人类的身体健康和生活质量，已经日益引起人们的重视。目前的治疗措施主要是改善缺血症状，延缓自然病程的发展，如运动锻炼、规律生活、控制危险因素（包括严格控制血糖、血脂、尿酸、血压，减轻体重，戒烟）、药物治疗、血管腔内治疗和外科手术治疗等，其中药物治疗对于轻症或不能耐受外科手术或丧失外科手术治疗机会的患者具有重要的作用。实践证明，及早发现治疗下肢动脉硬化闭塞症可以提高患者生活质量，减轻痛苦，预防截肢，这不仅有着重要的临床意义,而且具有重要的社会价值和经济价值。

此法治疗患者有效率93.3％,患者自觉下肢麻木、疼痛、冷感、间歇性跛行症状明显好转或消失,皮肤颜色转为红润,皮温明显回升;或治疗后自觉症状好转,皮色及皮温有所改善。治疗后管壁内中膜厚度降低,但与治疗前比较差异无统计学意义,而阻力指数和血流量均有统计学意义。

【禁忌证】　有凝血障碍、出血倾向的病人禁用。

【不良反应】　使用中未见明显不良反应,治疗后血常规、肝肾功能检测均无明显变化。

## (二)灯盏花和低分子肝素联合

【组方】　云南灯盏花素　　100mg

　　　　　低分子量肝素　　5000U

【用法】　患者入院前1个月均未行抗凝溶栓治疗。给予云南灯盏花素注射液100mg加入250ml生理盐水或5％葡萄糖溶液静脉滴注,低分子量肝素5000U皮下注射,每日1次,共21d。治疗过程中患者绝对卧床,抬高患肢休息。伴有活动性溃疡的患者,经溃疡周围皮肤缝扎,伤口换药,每日1次。14d拆线。

【作用机制】　常规认为,静脉内膜损伤、血液淤滞和血液高凝状态是深静脉血栓形成的三大病因(即 Virchow 三联征)。其中血液高凝状态(hyper-coagulablestate)是深静脉血栓形成过程中一个重要原因,机体一旦处于高凝状态,就有可能引起血栓性疾病。血液细胞因素对高凝状态有重大影响,如血小板聚集,红细胞数量增加导致全血黏度增高,血液阻力增加,流动速度缓慢,激发凝血物质局部浓度和活性增加而促使深静脉血栓形成。深静脉血栓形成后遗症的病理过程是由于血栓机化造成瓣膜关闭不全及残余静脉血栓及继发新鲜血栓阻塞远端静脉血液回流不畅,静脉压力不断增加而产生。另外,血液缓慢状态下白细胞极易黏附于血管内皮细胞,并释放花生四烯酸代谢产物、水解酶和氧自由基等损伤血管内膜,促进血栓形成。长期的慢性炎症反应,损伤皮肤及皮下组织,形成静脉性溃疡。灯盏花是菊科植物短亭飞蓬的干燥全草。具有祛风除湿、活血化瘀的功效。目前灯盏花在临床上主要用于缺血性心脑血管病的治疗。其作用机制主要为:①改善血液流变学,明显降低血浆黏度、红细胞聚集指数及血细胞比容等;②改善微循环,表现为舒张血管、降低血管阻力、血流加快,流态由黏流、絮流变为线流,红细胞解聚;③对血小板聚集功能的影响,灯盏花注射液能使血小板聚集率和血小板计数明显减低,抑制血小栓素 $TXB_2$ 浓度,进而使血小板聚集受到抑制;④抑制组织细胞内中性粒细胞内过氧化物酶(MPO)活性,清除氧自由基,抑制中性粒细胞的黏附浸润。

【适应证与疗效】　适用于深静脉血栓形成后遗症(deep vein thrombosis sequelae,DVTS),为血管外科常见疾病,常因急性下肢深静脉血栓形成治疗不及时或不彻底引起。表现为活动久后下肢肿胀,皮肤色素沉着及经久不愈的溃疡等,严重影响患者生活质量。此法治疗后患者血液黏稠度及临床症状均有明显改善,同治疗前比较,各项血液流变学指标,临床表现,差异均有显著性意义。

【禁忌证】　有凝血障碍、出血倾向的病人禁用。

【不良反应及注意事项】　目前低分子量肝素已成功用于治疗深静脉血栓,由于其具有很强的抗凝血因子 Xa 的功能,可达到防止血栓形成。在各适应证规定的剂量下,不会引起总的凝血方面的明显变化,也不延长出血时间。具有抗栓作用强,出血副作用小的优点。同普通肝素相比,在血液中半衰期明显延长,生物利用度更大,从 30% 增至 90%,作用时间长达 24h。通过皮下给药方便易行。并无普通肝素使用后引起血小板减少及过敏等并发症。已成为深静脉血栓及后遗症的抗凝治疗的研究热点。通过运用灯盏花及低分子量肝素治疗下肢深静脉血栓形成后遗症患者后,患者血液高凝状态明显缓解,临床症状显著改善,如肢体肿胀的消除、活动性溃疡的愈合等,大大提高了患者的生活质量,且治疗方便易行,无明显并发症,值得临床推广运用。

### (三)尿激酶、肝素、右旋糖酐-40 和曲克芦丁联合

【组方】

| | |
|---|---|
| 尿激酶 | 50 万 U |
| 低分子肝素 | 0.8ml |
| 右旋糖酐-40 | 500ml |
| 曲克芦丁 | 600mg |

【用法】　连续治疗 14d,用橡皮止血带根据患肢血栓不同部位分别绑扎于大腿下 1/3 或小腿上 1/3 处,以能够阻断表浅静脉为度,治疗结束后 1h 撤去。经患肢足背静脉或踝部静脉穿刺缓慢输入尿激酶,首次尿激酶剂量 100万 U 加 500ml 生理盐水,持续静脉滴注 6~20h,经造影血栓情况改善后,减为 50 万 U 尿激酶,尿激酶总量可达 900 万 U。同时,每天给予低分子肝素皮下注射 2 支(0.8ml),静脉滴注右旋糖酐-40 500ml 及曲克芦丁 600mg。常

规使用抗生素。溶栓期间患者绝对卧床。溶栓前后检查凝血酶原时间（PT）、纤维蛋白原（FIB）、活化部分凝血活酶时间（APTT）和凝血酶时间（TT）。停药指征：①凝血功能测定 PT＞正常值的 2.5 倍,FIB 明显下降或 APTT、TT 明显延长；②血栓完全溶解；③溶栓 5d 无效。患者出院后均口服华法林 5mg/d,连续 6 个月。

【作用机制】 血流缓慢、血管壁损伤、血液高凝状态是导致 DVT 形成的三大主要因素。下肢 DVT 患者的全血黏度、血浆黏度、血小板、ESR、FIB 等指标明显异常,临床上表现为高黏滞、高聚集与高凝状态。降低血黏度和抗凝溶栓是防治下肢 DVT 的主要途径。目前治疗 DVT 的方法有很多,但还是以抗凝溶栓治疗为主。溶栓药物给药途径,主要是通过外周末梢静脉输注,但近年来亦广泛应用导管直接溶栓术。采用从患肢远端浅静脉输注大剂量尿激酶,加近心端浅静脉阻断使其尽可能聚集到血栓形成部位且作用时间较长,达到了溶栓和保护深静脉瓣膜的目的,联合使用肝素、右旋糖酐-40 和曲克芦丁,治疗效果显著,无后遗症发生,血栓溶解有效率达 9.16%,与张培华等报道的 85%～90% 相似。溶栓药物包括尿激酶(UK)、链激酶和重组组织酶原激活剂(rt-PA)。因 rt-PA 价格昂贵,链激酶副作用较大,选择使用尿激酶。尿激酶是一种纤溶酶原激活药,能直接作用于内源性纤维蛋白溶解系统,催化裂解纤溶酶原成纤溶酶,后者不仅能降解纤维蛋白凝块,亦能降解血循环中的纤维蛋白原、凝血因子 V 和凝血因子 Ⅷ,抑制 ADP 诱导的血小板聚集,从而发挥溶栓作用,防止血栓形成。尿激酶的常规用法为 10 万～20 万 U/h 的持续大剂量给药,平均用量可达 780 万 U。关于尿激酶的最佳用量目前尚无统一的标准,总计量从 50 万～1600 万 U 不等。随着用药剂量增加、溶栓效果提高的同时,也增加了出血并发症的发生。在短时间内(一般 1～3d)将大剂量尿激酶注入体内,并发症明显增加。理想的尿激酶剂量是在提高溶栓效果的同时又减少并发症的发生率。有文献报道每天用 50 万 U 尿激酶治疗 DVT 不仅取得满意效果而且也未发生明显副作用。采用首次使用 100 万 U 尿激酶较大剂量溶栓,血栓情况有所改善后降低尿激酶用量,平均用量 600 万 U 也取得满意的效果,多数患者症状、体征消失或基本消失,溶栓有效率为 90.16%,临床全部达到有效。

曲克芦丁注射液主要成分为三羟乙基芦丁,是芦丁经羟乙基化制成的半合成黄酮化合物。本品具有增加红细胞和血小板表面电荷密度,抑制红细胞和血小板聚集,加强体内纤维蛋白溶解活性;扩张血管,增加血流量,改善微循环并加速侧支循环,保护缺氧状况下酶活性等功能。将其与尿激酶共同应用于 DVT,其疗效明显,且无后遗症发生。采用患肢末梢血管给药,并用橡皮静脉止血带于近心端阻断浅表静脉,使得溶栓药物尽可能聚集到血栓形成部位,并且在血栓形成部位较长时间发挥作用,以达到溶栓和保护深静脉瓣膜的目的。经末梢静脉给溶栓药加近心端浅静脉阻断法与导管直接溶栓术相比较,没有复杂的操作技术,没有较大的创伤及穿刺点出血、血肿等并发症,无导管对静脉瓣及内膜的进一步损伤。

下肢深静脉血栓形成后立即发生的肿胀,其原因为静脉阻塞。虽然深静脉系统最后常部分或全部再通,但纤薄的瓣膜仍禁锢在侧面的机化血栓中。结果是深静脉系统完全或部分无瓣膜,无阻碍地传递由心脏至踝部血柱的重力压力。这种静脉高压状态是深静脉血栓形成后期出现慢性静脉功能不全(CVI)时的主要病理特点。APG 从功能角度评估患肢的血流动力学状态。VFI 所代表的反流量和 EF 所代表的腓肠肌泵功能与 CVI 时临床表现的严重程度,特别是静脉性溃疡的发生关系密切。而 RVF 既反映了反流及腓肠肌泵功能的综合效应,又可作为评估动态静脉压(AVP)的间接指标,两者具有良好的线性相关性。DVT 治疗后,临床症状、体征进一步缓解,OF 明显增加,RVF 明显下降,说明此时的静脉回流障碍已经有了明显改善。同时 EF 比治疗前有了明显的增加,已达到正常水平。EF 的增加代表着腓肠肌泵功能的恢复,这一方面表明了小腿静脉丛血栓的溶解,另一方面表明腓肠肌收缩后负荷的下降(即近心端静脉阻塞的解除),故此时的 RVF 较治疗前显著下降,说明随着下肢静脉回流功能的不断改善及腓肠肌泵功能的恢复,下肢静脉高压状态亦有了明显的改善。与此同时,VFI 明显增加,说明此时已开始出现静脉反流。总之,我们采用近心端浅表静脉阻断,患肢末梢静脉给尿激酶,并联合使用肝素和曲克芦丁治疗 DVT 具有方便、易行、成功率高、副作用轻且少等优点,该方法切实可行,值得推广。

【适应证与疗效】　适用于下肢深静脉血栓(deep vein thrombosis,DVT)。DVT 是较严重的一种血管性疾病,有很高的致死率和致残率,部分患者可发生肺动脉栓塞,有死亡危险,其长期并发症非常多见,如深静脉回流障碍或倒流引起的下肢肿胀、皮肤色素沉着、皮肤溃疡、劳动力障碍等。对下肢 DVT 的治疗,其插管方式、溶栓剂的给药方法、剂量等目前尚无统一标准。患肢末梢静脉输注尿激酶,联合使用肝素和曲克芦丁,并近心端浅表静脉阻断治疗下肢 DVT 患者,取得满意效果。此法治疗患者临床治愈率 62.5%,

患侧肢体周径恢复同健侧,疼痛消失,肤色完全恢复。其他病人疼痛亦有不同程度减轻,肤色基本恢复同健侧。临床有效率为 100%。血栓溶解 III 级为 37.5%(12/32),血栓完全溶解,II 级为 53.1%(17/32),血栓溶解率为 50%～99%,I 级为 9.4%(3/32),血栓溶解率<50%,血栓溶解有效率(II 级＋III 级)为 90.6%。患者治疗前血液流变学各项指标均高于正常,治疗后各项血液流变学指标均有不同程度降低,与治疗前比较差异有显著性。随访时间为 3～12 个月,平均 6 个月后发现。患肢症状、体征完全消失或明显消失者 85.0%,静脉造影显示静脉通畅,彩色多普勒未显异常;部分消失者 15.0%,下肢膝上两侧周径差别为 118cm,行走 1km 后肢体肿胀明显,行走困难,须休息后方可缓解,静脉造影显示为深静脉部分再通,静脉瓣破坏。

【禁忌证】 有凝血障碍、出血倾向的病人禁用。

【不良反应及注意事项】 DVT 溶栓治疗时肺栓塞率(PE)发生率很低,但有潜在 PE 可能,溶栓时应绝对卧床,避免按摩挤压患肢等,以减少 PE 的发生率。但有关报道也认为无论取栓与溶栓均不需常规放置下腔静脉滤器。

**(四)尿激酶、低分子肝素联合**

【组方】　尿激酶　　　　　　　　300～400kU

　　　　　低分子肝素　　　　　5000U

【用法】 经彩色多普勒超声检查或临床检查证实动静脉内瘘(AVF)血栓形成后,在内瘘的动脉侧靠近血栓的近心端,用 7 号留置针顺血流方向穿刺,确认穿刺成功后,依据个体不同情况,将尿激酶 30 万～40 万 U 加入 0.154mol/L 生理盐水 30～50ml(注射前临时稀释)用微量泵缓慢注射,开始以 1ml/min 注射,10min 后改为 10ml/h 持续缓慢泵入,使药物顺血流方向流经血栓处。必要时用止血带在上臂近心端适度结扎,同时给予低分子肝素 5000U/d 皮下注射治疗。第 1 天溶栓治疗后未通者,可在第 2 天再给予相同剂量尿激酶,3 次溶栓治疗后未通者为无效,改为手术切开取栓及重新内瘘吻合。

【作用机制】 动静脉内瘘是维持性血液透析患者接受透析治疗必须具备的、重要的血管通路,被称之为透析患者的生命线,是维持透析患者生命的重要保证。AVF 的血栓形成是其最常见的并发症,也是难以解决的问题。有资料显示,因 AVF 问题引起的住院日及治疗费用正在大幅增加。采用局部注射尿激酶联合皮下注射低分子肝素的方法治疗 AVF 血栓形成疗效较好。

溶栓治疗前检查血常规、肝肾功能、凝血功能(凝血酶原时间、活化部分凝血活酶时间和纤维蛋白原含量),应用彩色多普勒超声监测血栓形成部位、血栓大小、血液流动方向。溶栓治疗过程中每隔 10min 左右观察内瘘震颤、血管搏动、血管杂音、内瘘再通时间及不良反应。当闻及血管杂音响亮时,则可立即停止溶栓治疗。溶栓治疗结束后复查血常规及凝血功能。患者经上述治疗后内瘘恢复通畅,再通时间 1～30h。溶栓治疗过程无患者发生出血、栓塞、皮疹、发热等不良反应,治疗后复查血常规及凝血功能均在正常范围。

血栓形成是内瘘最常见的并发症,也是内瘘失去功能的主要原因。引起内瘘血栓形成的因素较多,早期内瘘血栓形成的主要原因有:①患者脱水量过多出现透析后低血压;②透析后内瘘压迫用力过大或时间过长;③ 由于呕吐、腹泻等失液造成有效循环血量下降等。目前处理血栓形成的方法有手术切开取栓、Fogarty 导管法血栓摘除术、溶栓疗法等。这些方法治疗成功率报道不一。国外对内瘘血栓形成较新治疗方法是高速脉冲式喷射加速加回吸,但此方法操作复杂,价格昂贵,而且复发率也较高。临床上对血栓形成多采用尿激酶溶栓治疗。尿激酶是一种丝氨酸蛋白酶,能激活内源性纤维蛋白溶解系统,使纤维蛋白原降解,从而溶解血栓,已成功地应用于急性心肌梗死、急性脑血栓形成和脑血管栓塞、肢体周围动脉静脉血栓、中央视网膜动脉血栓及其他新鲜血栓性闭塞性疾病的溶栓治疗。尿激酶在对透析导管血栓形成治疗方面,多数报道显示其效果肯定,且无明显不良反应,但在 AVF 血栓形成方面,由于发病机制相对复杂,溶栓剂量与方法不统一,各家报道结果不完全一致。Schon 等应用尿激酶局部注射联合球囊扩张治疗自体 AVF 血栓形成,成功率达 94%,长期通畅率 81%。Sofocleous 等应用改良的尿激酶冲击喷射溶栓法治疗移植血管内瘘,获得了 96% 的成功率。戎殳等报道局部注射尿激酶,在 48 例内瘘血栓形成患者共进行 50 例次溶栓治疗,结果成功率 86%。应用尿激酶溶栓后,残存的血栓有强烈的促凝作用,停用溶栓治疗后体内血浆纤溶酶原激活物抑制物会升高,导致纤溶后高凝状态,故溶栓后必须及时给予抗凝及抗血小板药物来维持溶栓治疗,以避免 AVF 再通后发生再次栓塞,巩固溶栓效果。低分子肝素(LMWH)平均分子质量 4.0～6.5kU,抗凝作用为抗 Xa 作用强,抗 IIa 作用弱,基本不延长活化部分凝血活酶时间,且对血小板聚集影响甚少,也很少增加血管通透性,因此甚少有出血等副作用。LMWH 皮下注射容易吸收,生物利用度＞90%,与血浆蛋白很少结合,半衰期长达 4～6h,每日只需 1～2 次。我们应用尿激酶联合 LMWH 治疗 AVF 血栓形成,使尿激酶的溶栓作用和 LMWH 的抗凝作用协同起来,在不增加尿激酶剂量的前提下使溶栓效果得到提高,防止了 AVF 再通后血栓再次形成。对治疗成功组与不成功组进行比较,发现血管再通率、再通时间与血栓形成时间有关,24h 内溶栓效果好,再通率高。对自体 AVF 血栓形成时间较短,且明确无活动性出血或出血倾向,无活动性肝病及严重高血压患者,采用尿激酶局部注射联合 LMWH 皮下注射,溶栓成功率较高,与 Fogarty 导管取栓和再次手术相比,操作简便,费用较低,痛苦较少,安全性好,应作为 AVF 血栓形成的首选治疗方法。

【适应证与疗效】 适用病人均为维持性血液透析,自体动静脉内瘘。包括原发病慢性肾小球肾炎、糖尿病肾病、慢性间质性肾炎、高血压肾病等。其血管吻合方式为头静脉和桡动脉端钛轮钉吻合,造瘘 4～6 周后使用,血栓形成时透析为 1～92(34.3±28.9)个月。引起动静脉内瘘(arteriovenous fistulae,AVF)血栓形成的常见原因为血栓性静脉炎、内瘘受压、长期低血压内瘘血流量减少、自身血管条件差造成术后内瘘血流量不足、血红蛋白上升过快等。AVF 血栓形成者可经彩色多普勒超声确诊,或根据临床典型表现,如血流量不足,血管杂音和震颤消失做出诊断。血栓形成时间 3～42(16.3±9.9)h。患者经上述治疗后 70.6% 内瘘恢复通畅,再通时间 1～30[平均(15.6±11.8)]h,无效可改为手术切开取栓及重新内瘘吻合。

【禁忌证】 有凝血障碍、出血倾向的病人禁用。

【不良反应及注意事项】 尿激酶作为目前治疗各种血栓性疾病的溶栓药物,出血是其常见的并发症,一般认为出血的发生率与尿激酶剂量大小成正比,文献报道应用尿激酶导致出血的基础剂量为 >5×10$^5$U。而 LMWH 为抗凝药,也有出血的风险,两者联合应用更易出血,因此要掌握好溶栓时间、药物剂量、方法、适应证和禁忌证。尿激酶局部注射提高了局部药物浓度,减少了出血并发症的发生。本法治疗过程无患者发生出血、栓塞、皮疹、发热等不良反应,治疗后复查血常规及凝血功能均在正常范围。

# 第五节 肾 绞 痛

## (一)曲马朵、黄体酮联合

【组方】 曲马朵 100mg

　　黄体酮　　　　40mg

【用法】　患者确诊后,即给予曲马朵 100mg 加黄体酮 40mg 肌内注射。卧床休息 40min,用其他镇痛方法。

【作用机制】　肾绞痛是常见的泌尿外科急症之一,临床处理主要以解痉镇痛治疗为主。由于诊治过程中对医院的设备要求不高,所以从基层门诊到大型综合医院均有病例报道,近 20 年来国内相关的临床报道约有 2000 篇。回顾这些临床报道大多数的研究都集中在药物注射(包括穴位注射)、针灸、体外冲击波碎石术(ESWL)及手术治疗等几个方面,目的都是解决疼痛的症状,当然也有处理原发病灶的(如手术取石等)治疗。其中,一部分病人顽固性疼痛及疼痛短时间内难以缓解逐渐成为治疗的难点。传统的治疗方法是加用或加大麻醉药品(如哌替啶、吗啡)的用量,或者采用急诊 ESWL 或手术治疗,前者反复应用容易导致成瘾,后者虽然可以对结石做积极的处理,但是对结石较小且病程较短者则不完全适合,而且费用较高,具有一定的创伤性。

　　以往临床常用哌替啶加山莨菪碱肌内注射缓解疼痛。用曲马朵加黄体酮联合用药治疗因泌尿系结石导致肾绞痛与采用传统的哌替啶加山莨菪碱联合用药治疗对比,曲马朵加黄体酮联合用药镇痛效果好,药物不良反应少,复发率低。由于肾、输尿管结石刺激尿路引起局部平滑肌强烈收缩和痉挛,且结石梗阻近端压力升高,引起肾内前列腺素的合成和释放增加,前列腺素可使肾血管扩张、肾血流量增加,并通过拮抗抗利尿激素的作用,使尿量相对增加,尿路梗阻、尿量增加使肾盂、输尿管内压急剧增高产生肾绞痛。尽管哌替啶和山莨菪碱联合治疗肾绞痛有明显镇痛效果,但只能短暂地抑制疼痛,不能直接改善局部病变,所以短时间内疼痛易复发,且哌替啶不宜短时间内反复使用。曲马朵是胺苯环醇类人工合成弱阿片类药物,具有阿片受体激动作用和抑制中枢神经传导部位去甲肾素和 5-羟色胺再摄取双重作用,具有镇痛作用且反复应用不良反应少,作用维持时间可达 6～10h,优于易产生依赖性的传统阿片类药物。黄体酮可抑制输尿管平滑肌的肾上腺能受体,使输尿管活动电位降低,蠕动速度减慢,从而使输尿管平滑肌松弛,同时它还有明显的利尿作用,主要是通过抑制醛固酮分泌,影响肾小管上皮细胞对钠的重吸收,从而产生溶质性利尿。通过治疗组与对照组的比较发现,曲马朵加黄体酮联合用药除肾绞痛缓解快外,尚有疗效稳定,反复性小、嗜睡、恶心、口干、心悸等不良反应少,顺应性好等,更易被患者接受,具有临床推广使用价值。

【适应证与疗效】　适用于典型肾绞痛、痛性血尿,并经 B 超或 X 线检查证实有肾、输尿管结石的病例。有效率 86%。

【禁忌证】 药物过敏者禁用。

【不良反应】 药物不良反应有嗜睡、恶心、口干等。

## (二)蒙洛英、曲马朵联合

【组方】 曲马朵　100mg（2ml/支，其中含盐酸曲马朵 100mg）

　　　　　蒙洛英　2ml（2ml/支，其中含双氯芬酸钠 25mg、对乙酰氨基酚 150mg）

【用法】 肌内注射曲马朵注射液 100mg，蒙洛英注射液 2ml。

【作用机制】 非甾体抗炎药"双氯芬酸钠"可作为治疗肾绞痛的首选。肾绞痛主要是由于某种病因使肾盂、输尿管平滑肌痉挛或管腔的部分梗阻，导致肾内前列腺素释放，引起输尿管平滑肌痉挛、肾血流量增加，并通过拮抗血管升压素的作用，使尿量呈相对增加趋势，肾盂、输尿管内压急剧增高所致。双氯芬酸可竞争性地抑制花生四烯酸代谢途径中的环氧化酶，阻止花生四烯酸转化为前列腺素，通过抑制前列腺素的合成和释放，降低机体痛觉受体对炎症性刺激的敏感性和提高机体的痛觉阈值。2006 年欧洲泌尿外科年会中指出：对双氯芬酸钠和 Spasmofen 的双盲研究显示：双氯芬酸钠的效果好且副作用少。在另一项使用安慰剂的双盲研究中，双氯芬酸钠的治疗效果同样被明确证实。而且，当给予非甾体抗炎药时，肾绞痛患者的输尿管阻力指数将会减小。一项双盲、安慰剂对照的研究显示：在肾绞痛发作的前 7d 中，给予双氯芬酸钠 50mg，每日 3 次，其肾绞痛的复发显著减少。在治疗的前 4d 给药，治疗效果最为显著。对于有希望可以自行排石的输尿管结石患者来说，给予双氯芬酸钠的栓剂或片剂，50mg，每日 2 次，3～10d，可有效缩短炎症过程、减少疼痛复发的风险。蒙洛英、曲马朵联合用药有助于镇痛起效时间。肾绞痛是临床常见的急症，患者常因疼痛难忍就诊，快速镇痛是处理的主要原则，因此，镇痛起效时间就成了一项衡量药物是否理想的指标。蒙洛英、曲马朵合用具有镇痛效果明显优于单独用药，镇痛起效时间快，镇痛效果好的优点。这与曲马朵对中枢神经系统相关受体作用及蒙洛英抑制前列腺素合成、释放的协同作用有关。

【适应证与疗效】 适用于典型肾绞痛、痛性血尿，并经 B 超或 X 线检查证实有肾、输尿管结石的病例。所有病例 30min 内均完全镇痛，显效率 100%。在肾绞痛开始缓解时间为（5.12±2.25）min。疼痛完全缓解时间（10.21±5.15）min。

【禁忌证】 药物过敏者禁用。

【不良反应及注意事项】 用药后60min内患者出现的消化道副作用、神经系统副作用及其他副作用等,发现恶心、呕吐5例,头晕、头痛8例,多汗33例,口干14例。联合用药消化道及神经系统副作用与曲马朵相同,多汗及口干副作用与蒙洛英相同。对于一个已经存在肾功能不全的患者来说,双氯芬酸钠会对其肾功能产生不良影响,但对于功能正常的肾并无影响。在临床诊治过程中,结合影像学资料,对因某些原因(如输尿管结石、肿瘤等)引起肾盂、输尿管内持续高压者,应考虑其他治疗手段。

### (三)长托宁、黄体酮联合

【组方】 长托宁(盐酸戊乙奎醚)　1mg

　　　　黄体酮　　　　　　　　20mg

【用法】 诊断输尿管结石肾绞痛后给予肌内注射长托宁1mg,10min后给予肌内注射黄体酮20mg,肾绞痛无减轻可给予追加肌内注射长托宁1mg。

【作用机制】 输尿管结石系临床常见病、多发病之一。它常引起肾绞痛,令人痛苦不堪,肾绞痛为一种突发剧烈难忍,辗转不安,阵发性疼痛,持续数分钟至数小时不等,并伴有恶心、呕吐、面色苍白、大汗淋漓,甚至虚脱状态。临床上传统应用阿托品类抗胆碱药物抑制平滑肌痉挛,缓解疼痛,但作用时间较短,副作用多,多数患者不易耐受。人体内胆碱能受体有M1、M2、M3三种亚型,其中M1受体主要在中枢神经,M2受体主要在心脏和神经受体突触前膜,M3受体主要在平滑肌和腺体。而长托宁作为一种新型抗胆碱药,具有明显的选择性,对M1、M3和N1、N2受体有拮抗作用,具有较强的中枢神经(M、N受体)和外周神经抗胆碱作用,而对M2受体无明显作用,有效避免阿托品类抗胆碱药因缺乏M受体亚型选择性所致的心动过速、血压升高等副作用,且有效剂量小、药效长,无须反复多次注射。临床上已有人将其用于缓解内脏平滑肌痉挛及替代阿托品抢救有机磷农药中毒,且作用优于阿托品,疗效肯定。黄体酮在临床应用中具有较强的缓解平滑肌作用,其治疗肾绞痛的机制是:松弛平滑肌,提高痛阈,并对交感神经有抑制作用,从而减少输尿管交感传入纤维的痛觉冲动而起到镇痛作用,镇痛持久。在长托宁发挥解痉作用的基础上伍用黄体酮,可明显缓解因输尿管平滑肌痉挛引起的疼痛,使输尿管平滑肌进一步松弛,达到治疗的目的,毒副作用小,减少毒麻药品的用量。若在此基础上,配合利尿药进行冲击治疗,可使输尿管小结石顺利地排出,值得临床推广。

【适应证与疗效】　适合病例:①具有典型输尿管结石肾绞痛的症状、体征,既往无肾绞痛史;②B超证实输尿管结石;③肾及输尿管无畸形、狭窄及其他原因引起的梗阻;④伴或不伴结石以上输尿管扩张;⑤尿呈肉眼或镜下血尿。治疗后有效率84.6%,肾绞痛于15～20min缓解,无须追加肌内注射长托宁或阿托品。

【禁忌证】　药物过敏者禁用;青光眼病人禁用。

【不良反应】　未报道明显不良反应。

### (四)黄体酮、间苯三酚联合

【组方】　黄体酮　　　　　30mg
　　　　　间苯三酚　　　　80mg

【用法】　肌内注射黄体酮30mg,静脉滴注5%葡萄糖注射液250ml+间苯三酚80mg。同时应用抗生素预防感染。

【作用机制】　肾绞痛是由于肾盂输尿管连接处或输尿管急性梗阻、输尿管痉挛引起的疼痛。起病急,呈刀绞样疼痛,严重者可致虚脱,甚至发生痛性休克,急需立即缓解疼痛。合用黄体酮和间苯三酚治疗与用传统方法(哌替啶+山莨菪碱)治疗的镇痛疗效相似,具有镇痛缓解期长,不良反应少等优点。肾绞痛是由于肾盂输尿管连接处或输尿管急性梗阻、输尿管痉挛引起的疼痛,目前的常规治疗手段以解痉镇痛为主,哌替啶联合山莨菪碱是最为常用的药物。由于哌替啶只是暂时减轻或抑制痛觉反应,不能直接改善局部病变,且镇痛作用时间短,为2～4h,因而常在短时间内致肾绞痛反复发作,而山莨菪碱对输尿管扩张作用并不强,而且不良反应较多,如口干、心悸、腹胀、视物模糊、排尿困难等,尤其是易导致老年男性患者的急性尿潴留。黄体酮可抑制输尿管平滑肌的肾上腺素能受体,使输尿管活动电位降低,蠕动速度减慢,从而使输尿管平滑肌松弛,同时还可以通过抑制醛固酮分泌影响肾小管上皮细胞对钠的重吸收,从而产生溶质性利尿。因此,该药常被用作治疗肾绞痛的常用药物之一。但单用黄体酮并不能获得令人满意的效果,往往还得借助于哌替啶等麻醉药的合用。因此,采取黄体酮与间苯三酚联用治疗肾绞痛,通过对比观察发现,即时缓解疼痛方面疗效相仿,但疼痛的复发却明显少。这可能是因为其解除平滑肌的痉挛。

【适应证与疗效】　适用于肾绞痛发作病人。有效率86.7%,用药后1h疼痛完全缓解或疼痛减轻,不需应用其他方法处理。

**【禁忌证】**　药物过敏者禁用。

**【不良反应】**　不良反应发生率 15.6％，可见头晕头痛、排尿困难。发现的不良反应明显少，这得益于黄体酮和间苯三酚的自身特点。虽然间苯三酚作用机制仍不完全明确，但它能直接作用于胃肠道和泌尿生殖道平滑肌，是一种亲肌性非抗胆碱类、非罂粟碱类纯平滑肌解痉药，在解除平滑肌痉挛的同时，不会产生一系列抗胆碱样不良反应，尤其重要的是间苯三酚与黄体酮一样不会引起急性尿潴留，因而对老年男性患者更安全。

### (五) 鱼腥草联合维生素 $K_3$ 穴位注射

**【组方】**　鱼腥草　　　　　　　100ml

　　　　　　　维生素 $K_3$　　　　　8mg

**【用法】**　给予鱼腥草注射液 100ml 静脉滴注；同时用一次性 5ml 针筒及 7 号针头抽取维生素 $K_3$ 8mg，常规消毒双侧足三里穴位处皮肤后，右手以执笔式持针准确刺入穴位，待患者自感局部酸胀麻木后试抽无回血时，缓慢将药液输入，每侧足三里穴位注射药液 1.5ml。推注药液时左手应固定针柄处，以防药液溢出。拔针后按压局部 5s 或同时轻轻揉压使药液尽快吸收而发挥作用。

**【作用机制】**　肾绞痛为常见急腹症之一，多由于结石、凝血块或肿瘤组织阻塞输尿管，导致管壁平滑肌痉挛或肾盂内压力急剧增加，刺激肾包膜所致。典型表现为患侧腰部阵发性剧烈疼痛，可伴有同侧下腹部、腹股沟区放射性疼痛。如何迅速而有效地控制疼痛，是一个首先需要解决的问题。肾盂或输尿管的急性梗阻引起阻塞部以上急性积水，肾盂内压力增高，导致肾内前列腺素 $E_2$（$PGE_2$）释放，从而引起肾盂和输尿管痉挛。临床上一般用抗胆碱药阿托品来缓解绞痛，但效果欠佳，往往需加用哌替啶等镇痛药方能使症状缓解。然而后者的不良反应如嗜睡、头晕、口干、恶心、呕吐、直立性低血压等较明显，对反复发作患者重复应用恐有成瘾之虞。尤其是在不能排除需手术治疗的如阑尾炎、宫外孕等急腹症的情况下，因可能掩盖病情、延误治疗，镇痛药的使用应属禁忌。另外，哌替啶等镇痛药并不能直接降低肾盂内压力和缓解肾盂或输尿管痉挛。因此人们一直希望找到更合适的药物。维生素 $K_3$ 主要用于治疗各种出血性疾病，是常用的止血药物。维生素 $K_3$ 也有解痉、镇痛作用，其作用机制可能与阿片受体和内源性阿片样物质介导有关，常用于治疗肾、输尿管绞痛。朱喜山等实验结果表明，维生素 $K_3$ 对输尿管蠕动有抑制作用，可降低输尿管内压，但对尿量无明显影响。输尿管蠕动减少可能与该药的解痉作用有关,而输尿管内压下降则与输尿管蠕动减少关系密切。另外,维生素 $K_3$ 同时对输尿管结石引起的血尿有治疗作用。因此肾盂、输尿管平滑肌痉挛时,将药物直接注入足三里穴,可起到药物与针灸的协同作用,具有起效快、不良反应少的特点。泌尿系结石嵌顿可引起患侧输尿管及肾盂积水,并发泌尿系感染。如有泌尿系感染症状,特别是肾盂肾炎,需早期应用抗生素。预防性应用抗生素能防治泌尿系感染,促使炎症吸收,消除局部水肿,有利于结石排出,故对于梗阻未解除者,需长期预防应用抗生素。但长期预防应用抗生素容易造成抗生素的滥用。中药鱼腥草对金黄色葡萄球菌有抑制作用,其煎剂对金色葡萄球菌、白色葡萄球菌、溶血性链球菌、肺炎双球菌、卡他球菌、白喉杆菌、变形杆菌、痢疾杆菌、肠炎杆菌、猪霍乱杆菌、多种革兰阳性及阴性细菌、钩端螺旋体等均有抑制作用,可以代替抗生素的使用。而且鱼腥草性辛,微寒,归肺经,善清热解毒,消痈排脓,利尿通淋。鱼腥草煎剂对大鼠甲醛性脚肿有较显著的抗炎作用,可抑制浆液渗出,促进组织再生和伤口愈合。鱼腥草所含钾盐及槲皮苷(2.7%)能扩张肾动脉,增加肾动脉血流量。鱼腥草提取物灌流可引起蟾蜍肾小球毛细血管扩张,循环加速增加尿液分泌而利尿,也可扩张蛙蹼毛细血管增加血流量而利尿,可见鱼腥草注射液是治疗泌尿系结石肾绞痛和防治泌尿系感染的良药。结合维生素 $K_3$ 穴位注射,则治疗肾绞痛的疗效更显著,并具安全性高、不良反应低等特点,值得推广应用。

【适应证与疗效】 适用于肾绞痛发作病人。有效率92.1%,用药后2h疼痛完全缓解或疼痛减轻,不需应用其他方法处理。

【禁忌证】 药物过敏者禁用。

【不良反应】 未报道明显不良反应。

### (六)阿托品、黄体酮联合

【组方】 阿托品 0.5mg

黄体酮 40mg

【用法】 肾绞痛发作时肌内注射阿托品0.5mg和黄体酮40mg,对疼痛不能缓解者,每隔6~12h重复用药1次,共2~3d,无效者采用其他方法。

【作用机制】 肾绞痛是常见的急腹症之一,目前临床上一般应用麻醉药品等镇痛治疗,但麻醉药品副作用大,易成瘾性,且管理严格,广泛应用受到一定限制。用阿托品加黄体酮治疗肾绞痛取得满意疗效。肾绞痛系因肾盂、输尿管的急性梗阻引起的肾、输尿管平滑肌痉挛所致。黄体酮为一种孕激素,主要作用于 β 受体,使输尿管平滑肌松弛,从而起到解痉镇痛的作用,且还有溶质性利尿,使尿量增加,尿流量加大,有利于结石排出;另一方面,黄体酮能松弛平滑肌,对交感神经活动有抑制作用,减少了从肾、输尿管交感使入纤维的痛觉冲动而起到镇痛作用。阿托品为 M 受体阻滞药,具有明显松弛平滑肌的作用。①两药合用具有镇痛效果好,起效快的优点,既能利用阿托品的作用达到快速解痉镇痛,又能利用黄体酮的作用持续时间长,且在解除肾、输尿管平滑肌痉挛性收缩后转为使肾、输尿管平滑肌有力且节律性正常收缩的作用。②以上方法应用后,能减少麻醉药品的使用,既能防止掩蔽普外科急腹症的症状和体征,便于病情观察,又能避免阿片类药物成瘾性。此方法简便,镇痛效果快,药源充足,价廉,无毒性作用及其他不良反应,值得临床推广应用。

【适应证与疗效】 适用于肾绞痛发作病人。有效率 93.3%,给药后 30min 内疼痛逐渐缓解,患者能耐受。复发率 15%,缓解后 48h 内再发肾绞痛,再按原方案给药均可得到缓解。

【禁忌证】 药物过敏者禁用;青光眼病人禁用。

【不良反应】 有 6 例中青年女性用药 6d 后出现阴道少量出血,18 例老年患者用药后出现排尿困难,均在停药后缓解。

### (七)氯诺昔康、山莨菪碱联合

【组方】 氯诺昔康　　　　8mg

山莨菪碱　　　　10mg

【用法】 给予氯诺昔康 8mg 加注射用水 2ml 缓慢静脉推注。此外,给予山莨菪碱 10mg 加 5% 葡萄糖注射液 250ml 滴脉滴注,期间不再使用其他药物。

【作用机制】 氯诺昔康是一种新型昔康类非甾体镇痛抗炎药,半衰期短,耐受性良好,镇痛和抗炎效果较强。临床研究表明,氯诺昔康有可能替代或辅助阿片类镇痛药,用于中等及以上程度疼痛的治疗。应用氯诺昔康联合山莨菪碱治疗肾及输尿管绞痛疗效满意。肾绞痛在急诊中较常见,主要是由于肾、输尿管结石刺激尿路引起局部平滑肌强烈收缩和痉挛,外加结石梗阻近端压力升高,引起肾内前列腺素的合成和释放增加,导致肾血管扩张、肾血流量增加,并通过拮抗抗血管升压素作用,使肾盂、输尿管内压急剧增高产生的剧烈疼痛。目前临床治疗肾绞痛一般采用解痉药及哌替啶等麻醉类镇痛药,但哌替啶成瘾性较强,且副作用大,临床应用限制较大。氯诺昔康属于非甾体抗炎镇痛药,临床上多用于术后镇痛和治疗炎症性疼痛,用于肾绞痛的治疗国内报道较少,其镇痛机制主要是通过抑制环氧化酶活性进而抑制前列腺素的合成,从而减少肾血流量及尿量,降低肾盂输尿管内压。此外,氯诺昔康还可以激活阿片神经肽系统,发挥中枢性镇痛作用。山莨菪碱为人工合成山莨菪碱,具有外周抗 M 胆碱受体作用,能解除乙酰胆碱所致平滑肌痉挛。两种药物联合使用镇痛效果更加明显。

【适应证与疗效】 适用于病人有典型肾及输尿管绞痛发作,大部分有一侧(或双侧)肾区或侧腹的绞痛向下腹或会阴部放射,患侧腰部或肾区叩击痛,可见肉眼血尿或镜下血尿。所有病例均做 B 超或腹部 X 线检查证实。本法治疗患者总有效率 88.0%。

【禁忌证】 药物过敏者禁用;青光眼病人禁用。

【不良反应】 出现胃肠道不适 3 例,头晕 2 例,未发现其他严重不良反应。和其他非甾体抗炎药一样,氯诺昔康最主要的不良反应为消化道症状。未发现其他严重的胃肠道不良反应,可能与氯诺昔康具有较强的环氧化酶-2抑制作用,而抑制前列腺素合成所产生的副作用相对较少有关。氯诺昔康副作用小,无成瘾性,可减少哌替啶等麻醉类镇痛药物的使用,值得临床推广。

### (八)双氯芬酸钠、山莨菪碱联合

【组方】 双氯芬酸钠利多卡因　　95mg

　　　　　山莨菪碱　　　　　　10mg

【用法】 给予山莨菪碱注射液 10mg 加葡萄糖注射液 250ml 静脉滴注及以双氯芬酸钠利多卡因注射液 95mg 肌内注射。补液、合并尿路感染者使用第三代头孢类抗生素。

【作用机制】 肾与输尿管结石所致肾绞痛是急诊科常见急腹症之一,起病较急,腹痛明显,患者要求在短时间内缓解疼痛。应用双氯芬酸钠利多卡因注射液(双氯芬酸钠)联合山莨菪碱对肾绞痛患者进行镇痛处理疗效显著。肾绞痛主要是由于肾、输尿管结石刺激尿路引起局部平滑肌强烈收缩和痉挛,外加结石梗阻近端压力升高,引起肾内前列腺素的合成和释放增加,导致肾血管扩张,肾血流量增加,并通过拮抗血管升压素作用,使肾盂、输尿管内压急剧升高而产生的剧烈疼痛。目前临床治疗肾绞痛多采用麻醉性镇痛药,常用哌替啶 50~100mg 肌内注射或静脉注射,必要时 6h 后重复注射 1 次,但哌替啶等麻醉类镇痛药成瘾性较强,且副作用大,临床应用限制较大。双氯芬酸钠属于非甾体抗炎镇痛药,也是控制肾绞痛的有效药物,其镇痛机制是:①通过抑制前列腺素的合成来阻断前列腺素介导的疼痛传导径路,减弱输尿管的收缩性,以及降低肾盂内压和肾小球毛细血管压;②具有缓解输尿管平滑肌痉挛作用,国外报道双氯芬酸钠缓解输尿管平滑肌的作用较罂粟碱类药物强,因而提出双氯芬酸钠治疗肾绞痛可能要优于罂粟碱类药物。国内也有报道双氯芬酸钠疗效优于哌替啶,且起效时间比哌替啶快。山莨菪碱为人工合成药,具有外周抗 M 胆碱受体作用,能解除乙酰胆碱所致平滑肌痉挛。两种药物联合使用镇痛效果更加明显。

【适应证与疗效】　患者均表现为一侧肾区或侧腹部的绞痛发作,部分患者疼痛向下腹或会阴部放射,伴有尿频、尿急等尿路刺激症状,肉眼血尿及直肠刺激症状如排大便感。体查有肾区叩击痛,沿输尿管走行区有深压痛。辅助检查:尿常规隐血阳性;镜检红细胞较多或满视野;部分急查腹部 X 平片检查有结石影,B 超检查发现结石或肾积液,上段输尿管扩张,经泌尿系造影检查证实诊断。本法治疗肾绞痛患者有效率 97%;用药后 30min 内疼痛明显缓解,无须增加药物镇痛。

【禁忌证】　药物过敏者禁用;青光眼病人禁用。

【不良反应及注意事项】　双氯芬酸钠和其他非甾体抗炎药一样,最主要的不良反应为消化道反应,如恶心、呕吐等,罕有胃肠道出血,有消化道溃疡者应慎用,偶有皮肤出疹等变态反应。双氯芬酸钠、山莨菪碱与哌替啶相比,无成瘾性,使用相对安全。在肾绞痛急诊处理过程中,患者往往要求快速镇痛,有些检查无法及时完成,而肾绞痛与妇科急腹症、急性阑尾炎、胆囊炎等疾病常难以在短期内明确诊断,而使用哌替啶后易掩盖其原发性疾病,造成误诊或延误病情,存在极大的风险;双氯芬酸钠治疗则无此弊端,便于病情观察,可减少急诊诊疗过程中的风险,故值得在急诊及临床推广应用。偶出现变态反应,表现为皮肤皮疹伴瘙痒,做抗过敏处理后症状消失,未发现其他严重不良反应。

### (九)黄体酮、地西泮、利尿合剂联合

【组方】　黄体酮　　　20mg

地西泮　　　10mg

呋塞米　　　20mg

利多卡因　　200mg

山莨菪碱　　10mg

罂粟碱　　　30mg

【用法】　首先肌内注射黄体酮注射液 20mg,同时地西泮注射液 10mg

加入 25％葡萄糖注射液 20ml 静脉推注,5min 注完。然后用利尿合剂(呋塞米 20mg、利多卡因 200～300mg、山莨菪碱 10mg、罂粟碱 30mg)加入 5％葡萄糖注射液 500ml 静脉滴注。

【作用机制】 肾绞痛是急诊、门诊常见的急腹症。患者腰腹绞痛难以忍受,伴恶心呕吐;严重者喊叫、烦躁,可出现抽搐、休克。肌内注射黄体酮,静脉推注地西泮,静脉滴注利尿合剂治疗肾绞痛取得满意效果。地西泮是临床常用的镇静催眠药,具有中枢性平滑肌松弛、镇静、抗焦虑作用,从而减少了各种反射产生的不良反应,所以静注地西泮缓解绞痛迅速,黄体酮用于尿路结石,能解除泌尿系平滑肌痉挛,两药协同作用,镇痛效果非常显著,疗效肯定,用药 60min 后,大部分疼痛可缓解或完全缓解。有报道用药后立即进入半睡眠状态,显效率可达 83.4％。再者利尿合剂中呋塞米、山莨菪碱、罂粟碱、利多卡因诸药具有利尿、松弛泌尿系平滑肌,镇痛作用,起到进一步缓解肾输尿管绞痛,利于排石的作用。为了缓解肾绞痛,促进排石,可给予患者肌内注射黄体酮 20mg,每日 1 次,一般用 4～6d;给予排尿合剂每日 1 次,可连用 3d,同时口服阿托品片 0.6mg,每日 2 次,氢氯噻嗪 25mg,每日 2 次,一般口服 6～8d 排出结石。对体外激光碎石者,为预防和缓解碎石对肾、输尿管肌肉组织损伤所引起的疼痛,以及促进残余沙石的排出,可给予排尿合剂静脉滴注 3d。

【适应证与疗效】 适用于经 B 超证实有肾结石或输尿管结石,尿液检查红细胞＞2 个/高倍视野或肉眼血尿的患者。治疗后总有效率 91.4％给药 10～30min 疼痛消失。

【禁忌证】 药物过敏者禁用;青光眼病人禁用。

【不良反应及注意事项】 不良反应有头晕、困倦、嗜睡等,可自行缓解。以上治疗方法,疗效快,副作用少,一般留院观察 3～5h,最长 24h 即可带药出院。在基层医院应用方便、经济、实用、有推广价值。

### (十)曲马朵、山莨菪碱联合

【组方】　盐酸曲马朵　　　100mg

　　　　　山莨菪碱　　　　10mg

【用法】　给予生理盐水 100ml＋盐酸曲马朵 100mg＋山莨菪碱 10mg 静脉滴注,在 15min 内滴完。

【作用机制】 急性肾绞痛是急、门诊常见病多发病,发病急、症状重,须即时对症镇痛处理。输尿管结石引起肾绞痛的原因一方面是结石、凝血块对输尿管的直接刺激导致平滑肌强烈收缩致痛外,同时还与肾内前列素的合成与释放有关。曲马朵是一种环己醇衍生物,1970 年始用于临床手术后及慢性疼痛的镇痛,直到过去的几年里国际上才重新关注这一药物,发现它不仅是阿片受体激动药,还具有抑制 5-TH 产生和去甲肾上腺素的再摄取作用,从而多方位发挥其镇痛作用,它在肾绞痛的镇痛中能发挥强大的镇痛效果,明显缓解患者的疼痛反应。曲马朵的不良反应少,几乎无成瘾性,临床应用非常安全,其主要不良反应为头晕、呕吐。山莨菪碱为一 M 受体阻断药,能有效缓解输尿管平滑肌痉挛,但单一使用难以发挥有效的镇痛作用,采用曲马朵联合山莨菪碱静脉滴注意在同时发挥中枢镇痛和外周的解痉作用,较单一使用山莨菪碱或盐酸曲马朵具有更显著的效果,值得临床推广应用。

　　【适应证与疗效】　适用于急起腰腹疼痛;尿频、急、痛;有尿路结石病史或被 X 线和(或)B 超证实为泌尿系结石,或虽未能被证实,但能排除其他疾病所致的疼痛;尿路排出沙石;肾区叩、压痛和(或)输尿管行程压痛;肉眼和(或)镜下血尿。治疗后显效 80.6%,用药后 30min 内疼痛完全消失;有效 16.1%,用药后 30min 内疼痛明显减轻,无须再做镇痛处理。

　　【禁忌证】　药物过敏者禁用;青光眼病人禁用。

　　【不良反应】　不良反应有恶心、呕吐;口干、排尿困难;头晕、视物模糊等,均可自行缓解。

# 第六节　男性生殖系统疾病

## (一)酚妥拉明、罂粟碱、川芎嗪联合

　　【组方】　罂粟碱　　　　10~15mg

　　　　　　　酚妥拉明　　　2~5mg

　　　　　　　川芎嗪　　　　40mg

　　【用法】　病人用罂粟碱 10~15mg,酚妥拉明 2~5mg,川芎嗪 40mg 行阴茎海绵体内注射(int racavenous injection ,ICI)。患者彻底清洗外阴部(温热水)。取仰卧或坐位,充分暴露外生殖器官。用小号止血带(儿科用品)扎紧阴茎根部。在阴茎体部常规消毒,避开血管,选用小号针头向阴茎海绵体内注射药物,3~5min 后松解止血带。

　　【作用机制】　酚妥拉明为 $\alpha_2$ 肾上腺素能受体阻滞药,人类阴茎组织中,$\alpha_2$ 肾上腺素能受体占绝大多数,$\alpha_2$ 受体与 $\beta_2$ 受体的比例为 10:1,所以阻断

$\alpha_2$ 受体能有效地扩张阴茎动脉；罂粟碱松弛扩张海绵体及其血管，作用直接而强大，但容易出现海绵体结节，即使剂量只有 4.5mg 时。川芎嗪是从伞形科藁本属植物中提取分离的生物碱单位，具有活血化瘀，扩张血管，抑制血小板聚集作用；通过扩管、解聚及改善血液流变性减少血浆外渗。优点如下：①由于川芎嗪对扩张海绵体的强化作用，减少了第 1 组药物的用量，符合目前减少剂量、联合用药、增强疗效趋向；②川芎嗪缓慢扩血管作用，大大延长了勃起时间；③提高了勃起质量；④有利于减少海绵体结节，由于川芎嗪本身具有软坚、散结、活血化瘀、抑制血小板聚集作用而有效地防止了海绵体结节的发生。因此，ICI 合用川芎嗪，不仅效果好，可降低与其他药物配伍的不良反应，且价格低廉（价格远远低于前列腺素 $E_1$），可作为 ICI 联合用药的选药参考。

【适应证与疗效】 男性阴茎勃起功能障碍（ED）的发生率为 10% 左右。产生的原因比较复杂，有精神因素，也有器质性因素，相当多的患者两种因素并存。为此应遵照生物-心理-社会医学模式进行诊断与治疗。ED 的病因错综复杂，多数系综合因素所致，但以某一种病因占主导。ICI 作为 ED 治疗的一线有效方法，有独到之处，可使海绵体内的血流动力学得到改善。已有报道，用酚妥拉明、罂粟碱、前列腺素 $E_1$ 等药物作 ICI 取得了一定效果，有效率达 70%～80%。药物治疗仍是主要治疗措施。有效率 96%；阴茎明显胀大，勃起角＞45°，坚挺。

【禁忌证】 药物过敏者禁用，有心血管疾病者慎用。

【不良反应】 部分 ED 病人注射前列腺素 $E_1$ 后出现疼痛，也有发生阴茎海绵体纤维化的危险。

### (二)曲安奈德、维拉帕米联合

【组方】 曲安奈德　　　20mg

　　　　维拉帕米　　　10mg

【用法】 患者取平卧位，用 0.5% 碘伏消毒阴茎皮肤，左手固定硬结，右手持穿刺针，用曲安奈德 20mg 加利多卡因 1ml 或维拉帕米 10mg 加利多卡因 1ml 以 5.5 号针头在阴茎硬结内多点注射，每周 1 次，曲安奈德和维拉帕米交替使用，疗程 8～12 周。总有效率 85.7%，无明显不良反应发生。

【作用机制】 阴茎硬结症主要特点是阴茎体部胶原纤维过度沉淀形成硬结，病因不明，可能是勃起时阴茎曲折致白膜内外层分离，毛细血管出血进入该间隙，纤维素沉着，愈合过程异常，胶原纤维和少量断裂的弹性纤维组成斑块,伴炎症反应,可存在钙化灶。局部正常的弹力结缔组织被玻璃样变性或纤维瘢痕代替,长期发展可钙化或骨化,现在一般认为是一种局部的伤口异常愈合过程,创伤激活了机体修复机制,炎性细胞局部浸润,释放一系列细胞因子促进局部修复反应,更多量的纤维蛋白和胶原蛋白在局部沉积而弹性纤维被破坏和碎裂,最终导致阴茎硬结症斑块的形成。治疗方法上主要有药物治疗和手术,而手术主要适用于阴茎严重弯曲畸形药物治疗无效病例,药物注射治疗是目前最广泛应用的手段。纤维蛋白原在阴茎硬结症发病机制中发挥重要作用,皮质激素可以减少胶原蛋白的合成,而钙通道拮抗药可以增强胶原蛋白酶活性。使用曲安奈德联合维拉帕米局部注射治疗阴茎硬结症疗效满意,曲安奈德是一种长效的、消炎作用极强的肾上腺皮质激素,具有强大的抗炎、抑制纤维结缔组织增生、减少胶原蛋白形成的作用,并能抑制白细胞介素的合成和释放,从而降低 T 细胞向淋巴细胞的转化、减轻原发免疫反应的扩展;维拉帕米能抑制胶原纤维、纤维连接蛋白的合成和分泌,有激活胶原酶抑制 β-转化生长因子而促进细胞外基质降解的重塑作用。根据以上特点,两者联用,能起到较好的抗纤维化作用。本组结果显示,病程越短,疗效越好。该方法操作简单,患者易于接受,对病程短的患者不失为一种较好的治疗方法。

【适应证与疗效】　适用于阴茎硬结症又称阴茎纤维性海绵体炎、海绵体硬化病、海绵体纤维化等,阴茎硬结症患者主要表现为阴茎海绵体上可触及 0.8～2.0cm 大小不等硬结。严重时会影响性功能。病程 1～12 个月患者的治疗总有效率 85.7%;12～18 个月患者总有效率 66.7%;18～24 个月患者总有效率 50%。

【禁忌证】　药物过敏者禁用,有心血管疾病者慎用。

【不良反应及注意事项】　因长期激素使用可能导致局部组织萎缩,皮肤变薄,多次注射也可能导致局部解剖的改变,给日后手术带来困难,而且对病程长疗效不太理想。因此对病程长、病灶大的病人仍需以手术治疗为主。

(赵梅芬)

# 第8章　骨关节疾病的药物治疗

## 第一节　急性腰扭伤

### 一、疾病要点

急性腰扭伤俗称"闪腰""岔气"，从中医病理的角度分析是跌闪腰筋，气滞血瘀，经络不通所致。

【病理及发病机制】　西医学认为，急性腰扭伤是腰部肌肉、筋膜、韧带等软组织因外力作用突然受到过度牵拉而引起的急性撕裂伤，常发生于搬抬重物、腰部肌肉强力收缩时，急性腰扭伤多引起腰部肌肉、筋膜、韧带、关节等组织的撕裂伤，使部分肌腱、韧带纤维断裂，脊椎小关节错缝，滑膜嵌顿绞锁。损伤后局部软组织渗血，深部形成血肿，局部疼痛，肌肉痉挛。如不及时治疗，深部形成纤维化，最后形成瘢痕、粘连，致使血液循环受到障碍，局部肌肉组织发生退行性病变，由急性腰扭伤转变成难以治愈的慢性腰痛腰部急性损伤包括肌肉、韧带损伤及关节扭伤等，90%发生于腰骶部和骶髂关节。

【临床表现】　急性腰扭伤患者一般有搬抬重物史，有的患者主诉听到清脆的响声。伤后重者疼痛剧烈，当即不能活动；轻者尚能工作，但休息后或次日疼痛加重，甚至不能起床。腰骶部为人体躯干连接下肢的桥梁，负重大，活动多，在运动中遭受外伤的机会也多，常见的损伤有腰肌拉伤、棘间韧带损伤、小关节扭伤、小关节滑膜嵌顿或者轻度绞锁、骶髂关节扭伤。检查时见患者腰部僵硬，腰前凸消失，可有脊柱侧弯及骶棘肌痉挛。在损伤部位可找到明显压痛点。急性期应卧床休息。压痛点明显者可做痛点封闭，并辅以物理治疗。也可局部敷贴活血、散瘀、镇痛膏药。症状减轻后，逐渐开始腰背肌锻炼。

### 二、联 合 用 药

**地塞米松、维生素 $B_{12}$、利多卡因联合**

【组方】　醋酸地塞米松　　　　　　　5mg

维生素 B$_{12}$　　　　　　　　　500μg

2％利多卡因　　　　　　　　 5ml

【用法】　接受治疗的患者取俯卧位，以主诉痛区平面棘突为基准，向上推移 3 个棘突，在该脊椎平面同侧的棘突、关节突关节和横突部可出现压痛点。关节突关节处压痛可向下放散，或可见局部节段性腰肌痉挛，此即为脊神经后支受损部位。取此压痛点为进针点，常规消毒皮肤，用 6 号长穿刺针垂直刺向横突根部上缘，即脊神经后支的分叉处。进针过程中，当患者出现向下放射的麻痛时，稍退针回抽无血和脑脊液，即注入本复合液，注后外盖无菌敷料、局部可稍加按摩。对单次治疗无效者，5～7d 后重复注射 1 次，最多3 次。双侧腰痛者可于两侧同时注射，方法同上。

【作用机制】　急性腰扭伤后一般处理原则是以休息为主，平卧硬板床，卧床时间视症状程度而定，必要时骨盆牵引以减轻对脊神经的压迫。口服镇痛药，中药外敷等。急性期一般不宜做理疗和推拿。待急性症状缓解后，可开始功能锻炼。本法是采用局部注药治疗，且不是痛点注射，而是根据脊神经后支的解剖特点，寻找出急性腰扭伤时导致腰痛的疼痛刺激点或疼痛来源，把药直接注射到脊神经后支分叉处，疼痛原因治疗针对性强。地塞米松对各种炎性都有很强的抑制作用，能使炎症部位的血管收缩，毛细血管通透性降低，减少炎症早期的渗出、充血、水肿和血细胞浸润，缓解疼痛症状；维生素 B$_{12}$ 则有抗神经炎，修复神经髓鞘及促进再生作用；利多卡因除了可减轻注射时局部疼痛外，还能阻断异常的神经冲动传导，使感觉神经功能恢复正常。

【适应证】　本复合液适用于有明确外伤或搬抬重物史的急性腰扭伤临床患者。急性腰扭伤引起的腰痛主要分布在椎旁、腰骶部、骶髂部，患者经过拍腰椎 X 线片排除骨折及其他病变。

【注意事项】　本法治疗成功关键在于注射点定位正确与否，注意理解本法不是痛点局部注射，而急性腰扭伤后所致的脊神经损害是引起疼痛的根本原因。

# 第二节　腰腿痛和坐骨神经痛

## 一、腰　腿　痛

### (一)疾病特点

腰痛为多发病，常与腿痛同时存在，在体力劳动者中发生率较高。腰腿痛不是单独的疾病,而是一组综合征,是指下腰、腰骶、骶髂、臀部等处的疼痛,有时伴有一侧或两侧下肢痛和马尾神经症状。

【临床表现】 腰腿痛主要以急慢性腰部骨与关节,肌肉与筋膜,韧带与关节中血管与神经等损害最为常见,症状和体征不一,常为慢性,时好时坏,诊断和治疗有一定困难,加之常与职业性慢性损伤和老年性退性病变有关,故常以疼痛部位命名。常见的症状有:①局部痛。常反映病变所在。如一侧骶髂劳损,疼痛多在骶髂关节处。②转移痛。骶髂关节感觉由骶$_{1,2}$神经根支配,疼痛可转移至臀部和股后部。③肌肉痉挛痛。肌肉保护性痉挛及牵拉骨膜可引起疼痛。急性腰痛常有骶棘肌痉挛。

【病因】 腰腿痛病因很多,包括腰部本身疾患。①损伤性:脊椎骨折与脱位;韧带劳损;肌肉劳损;黄韧带增厚;后关节紊乱综合征;腰椎间盘突出症;腰椎管狭窄症;脊柱滑脱症。②退行性及萎缩性骨关节痛:椎体外缘及关节突关节边缘骨唇形成,腰椎间盘变性及骨质疏松等。③先天性畸形:隐性脊椎裂、第5腰椎骶化、钩状棘突及半椎体等。④姿势性:脊柱侧凸、腰前凸增加、脊柱后凸等。⑤炎症:脊柱结核属特异性炎症,脊柱化脓性骨髓炎属非特异性炎症,强直性脊柱炎亦属此类。⑥肿瘤:转移癌占较大比例,如乳腺癌和前列腺癌转移等。

### (二)联合用药

复方丹参、地塞米松、利多卡因、维生素 B$_{12}$ 联合

【组方】 复方丹参　　　　　　　10ml
　　　　　2％盐酸利多卡因　　　100mg
　　　　　醋酸地塞米松　　　　　10mg
　　　　　维生素 B$_{12}$　　　　　500$\mu$g

【用法】 将上述药液混合后备用。病人需在手术室进行。穿刺点根据疼痛部位选择椎间隙。如椎间盘突出症及腰椎骨质增生,则选择在腰椎间盘突出部上或下 2 个椎间隙穿刺。急性腰扭伤病人选择 L$_3$、L$_4$ 以下椎间隙穿刺。病人均为单次硬膜外腔注药。按常规硬膜外穿刺成功后,将上述复合液注入 5ml,观察病人如无不良反应,5min 后将余液 1 次性缓慢注入。注药后病人平卧 10min,无任何不适方离开手术室。疗程根据病情而定。如治疗 2 个疗程效果不明显时则终止硬膜外腔注药。慢性疾病首次注药后间隔 5～7d 重复给药,4 次为 1 个疗程,并辅以牵引治疗。

【作用机制】 本病的治疗方法是将病因治疗和对症治疗结合。本复合

液中丹参可以通过活血化瘀,改善病变周围组织的血液循环情况;同时可以解除痉挛,消除水肿;松解粘连,解除压迫,从而缓解疼痛。地塞米松可使局部软组织痉挛缓解,血液循环得到调整,代谢增强,改善了组织和神经的营养状况,使局部水肿和炎症消退,从而使神经易于摆脱挤压或粘连,促使疼痛消失。利多卡因可减轻局部疼痛,并加强治疗效果。维生素 $B_{12}$ 有营养神经作用。在上述丹参复合液神经阻滞下达到治疗目的。

【适应证】　本复合液适于治疗腰腿痛。适应证包括有急性腰扭伤、慢性腰肌劳损、腰椎间盘突出、腰椎骨质增生、腰椎管狭窄等引起的腰腿痛。

【不良反应及注意事项】　硬膜外腔注药治疗在临床越来越应用广泛,但此疗法毕竟较为复杂,必须操作熟练者方可应用。另外,由于硬膜外腔有丰富的血管,穿刺损伤时,可加快药物的吸收而引起中毒。血管损伤严重或患者凝血机制不好,则可形成硬膜外血肿,甚至压迫脊神经和脊髓,造成感觉缺失、运动障碍或截瘫,宜予以注意。其次,注意穿刺用具的严格消毒,防止把细菌带入硬膜外腔而造成感染。复方丹参注射液临床应用不良反应出现很少,偶有静脉滴注引起变态反应。不宜与抗癌药如环磷酰胺等合用,也不宜与细胞色素 C 配伍使用。

## 二、坐骨神经痛

### (一)疾病特点

坐骨神经痛是指坐骨神经病变,沿坐骨神经通路即腰、臀部、大腿后、小腿后外侧和足外侧发生的疼痛综合征。坐骨神经起自腰神经根第 3、第 4 和骶神经根 1～3 交互组成。先入骨盆,向下穿过梨状肌至臀部,沿大腿后侧下降到腘窝上分为腓总神经和胫神经。腓神经向外向前分为腓浅、深神经走至足背;胫神经由腘窝沿小腿后至足底。在脊髓分出的侧段为根部,由骶丛分出后为干部。

【临床表现】　根性坐骨神经痛起病随病因不同而异。最常见的腰椎间盘突出,常在用力、弯腰或剧烈活动等诱因下,急性或亚急性起病。少数为慢性起病。疼痛常自腰部向一侧臀部、大腿后窝、小腿外侧及足部放射,呈烧灼样或刀割样疼痛,咳嗽及用力时疼痛可加剧,夜间更甚。病人为避免神经牵拉、受压,常取特殊的减痛姿势,如睡时卧向健侧,髋、膝关节屈曲,站立时着力于健侧,日久造成脊柱侧弯,多弯向健侧,坐位时臀部向健侧倾斜,以减轻神经根的受压。患肢小腿外侧和足背常有麻木及感觉减退。

【病因】　本病男性青壮年多见,单侧为多。疼痛程度及时间常与病因及起病缓急有关。坐骨神经痛分原发性和继发性两类,以后者为多。原发性为坐骨神经炎,主要由受冷、感染病灶引起。继发性主要由其邻近结构病变所致,按其受损部位分根性痛和干性痛。前者多见。根性坐骨神经痛病变位于椎管内,病因以腰椎间盘突出最多见,其次有椎管内肿瘤、腰椎结核、腰骶神经根炎等。干性坐骨神经痛的病变主要是在椎管外坐骨神经行程上,病因有骶髂关节炎、盆腔内肿瘤、妊娠子宫压迫、臀部外伤、梨状肌综合征、臀肌注射不当及糖尿病等。干性坐骨神经痛起病缓急随病因不同而异,如受寒或外伤诱发者多急性起病。疼痛常从臀部向股后、小腿后外侧及足外侧放射。行走、活动及牵引坐骨神经时疼痛加重。脊椎侧弯多弯向患侧,以减轻对坐骨神经干的牵拉。不论何种坐骨神经疼痛都与局部组织变性、渗出、神经损伤、组织粘连及代谢紊乱有关。

### (二)联合用药

1. 普鲁卡因、泼尼松、维生素 $B_{12}$ 联合

【组方】　2%盐酸普鲁卡因　　　4ml
　　　　　醋酸氢化泼尼松　　　75mg
　　　　　维生素 $B_{12}$　　　　　$250\mu g$

【用法】　将上述药液混合后备用,患者采取俯卧位,于第 2 腰椎棘突旁开 2cm 定点。对患者进行常规消毒后,用 7 号普通针头(肥胖者用 5 号穿刺针头)垂直刺入,回抽无血后缓慢注入上述复合液。每 3 日 1 次,次数不限,以症状体征消失或明显改善为标准。治疗期间不应负重,卧硬板床,同时积极治疗原发病。

【作用机制】　本复合液中,普鲁卡因可使神经细胞膜对钠离子的通透性降低,神经细胞膜的除极受阻,因而阻滞了传向中枢的劣性刺激,使疼痛减轻。也可通过脊髓反射使血管收缩及肌紧张性增高,减轻局部组织缺氧、代谢产物堆积、新的致痛物质的形成。此外,普鲁卡因本身亦有改善局部神经细胞的营养、代谢、修复作用。糖皮质激素有局部抗炎,消肿和松解粘连的作用,可减轻致痛因子引起的坐骨神经和(或)周围的渗出、肿胀、粘连,从而减轻对坐骨神经的压迫。维生素 $B_{12}$ 可促进甲基丙二酸变成琥珀酸参与三羧酸循环,促进神经髓鞘中脂蛋白的形成,保持外周的髓鞘纤维功能的完整性,有利于受损神经功能的恢复。上述作用互相协同,使坐骨神经痛缓解。

【适应证】　本复合液适于治疗坐骨神经痛。适应证主要包括腰椎骨质增生、胸腰椎均有增生、腰椎间盘突出及肿瘤患者，产伤、风湿性坐骨神经炎、梨状肌损伤、腘窝脓肿、臀部肌注不当、毒蛇咬伤致坐骨神经痛的患者。

【不良反应及注意事项】　局部使用糖皮质激素治疗躯体疼痛意见不一，日本多数人对使用糖皮质激素持十分慎重的态度，甚至近于惧怕。然而，在我国糖皮质激素却备受青睐，不论是否有脊髓、脊神经水肿、受压等情况，一律使用糖皮质激素，有的竟将两种作用相似的糖皮质激素制剂联合使用，因而并发症不断增多。不良反应有变态反应、无菌性骨坏死、顽固性呕吐、原发病恶化等，故局部使用糖皮质激素应从严掌握。

2. 利多卡因、山莨菪碱、泼尼松龙、维生素 $B_{12}$ 联合

【组方】　0.5％利多卡因　　　　50mg
　　　　　泼尼松龙　　　　　　50mg
　　　　　盐酸山莨菪碱　　　　5～10mg
　　　　　维生素 $B_{12}$　　　　　500$\mu$g

【用法】　将上述药物混匀备用。患者取俯卧位，腹部垫一棉垫，无菌操作下用 9 号针头 50ml 针管抽取上述药物复合液。取两骶角连线中点稍上方进针，一般深度控制在 3～4cm。抽吸无脑脊液及血液流出，推注无阻力，方可缓慢注入药液。注完后拔针头，用无菌纱布覆盖包扎。每 5 日 1 次，3 次为 1 个疗程，2 个疗程后评价本复合液疗效。

【作用机制】　检查坐骨神经痛患者时，应让患者仰卧位，医生将患侧的膝关节伸直，再将下肢慢慢抬高到离床面 30°～40°时，患肢后侧发生疼痛，这即为拉塞格征（直腿抬高试验）阳性，是坐骨神经痛的特征性体征。患者的踝反射可以减退或消失，通常没有感觉障碍，但有时可见小腿及足背外侧的皮肤感觉下降。

骶管位于硬膜外腔的下段，与硬脊膜外腔相通，容积为 15～20ml。从骶管注入利多卡因复合液，这些药物可随神经根渗出椎间孔，沿神经扩散，起到抗炎性渗出、消除水肿、减轻粘连，改善微循环，阻断恶性刺激传导等作用。加之所用药浓度较大，吸收慢，浸润范围广等特点，故能取得较好疗效。有人用 2％利多卡因 10ml，加泼尼松龙 75～100mg、维生素 $B_1$ 300～400mg、$B_{12}$ 1000$\mu$g 骶管注射治疗坐骨神经痛，每次间隔 7～10d，疗效颇佳。本法操作简单，药物易得，适宜基层医疗单位人员应用。

【适应证】　本复合液适用于骶管内注射治疗坐骨神经痛。临床适应证

包括：具有典型的坐骨神经痛症状和体征，排除了椎间盘突出，梨状肌综合征，肿瘤压迫等引起的坐骨神经痛的患者。坐骨神经痛患者的病程长短不一，半数以上病例曾用其他疗法效果不佳时，可改用本法治疗。注射药物过程中，部分患者可出现下肢和大腿部麻胀感；个别病人出现眩晕、恶心等不适，注药速度减慢或卧床休息后消失。

【不良反应及注意事项】　糖皮质激素注射治疗时，有可能出现一过性的患侧肢体发热、麻木或疼痛加重，数小时或 2d 后可减轻或消失。骶管内注射药物过程中，部分患者可出现下肢和大腿部麻胀感，有少数患者可出现轻度头晕、恶心、腰背酸胀，当晚睡眠欠佳。注药速度减慢或卧床休息后消失。同时，骶管内有丰富的血管、穿刺时容易损伤血管，因此，注药后因吸收加快会引起中毒反应，严重也能引起全脊麻，如果出现严重不良反应，要积极进行抢救治疗。如抽吸时回血较多，应放弃本法治疗。

# 第三节　腰椎疾病

## 一、腰椎间盘突出症

### (一)疾病特点

腰椎间盘突出症，亦称髓核突出（或脱出）或腰椎间盘纤维环破裂症，系指由于腰椎间盘髓核突出压迫其周围神经组织而引起的一系列症状，是临床上较为常见的一种腰腿痛。

【发病机制】　主要是由于腰椎间盘各部分（髓核、纤维环及软骨）尤其是髓核有不同程度的退行性改变后，在外界因素的作用下，椎间盘的纤维环破裂，髓核组织从破裂之处突出（或脱出）于后方或椎管内，导致相邻的组织，如脊神经根、脊髓等遭受刺激或压迫，从而产生腰部疼痛，一般下肢或双下肢麻木、疼痛，马尾神经受压会出现会阴部麻木，刺痛，大小便功能障碍，女性可出现尿失禁，男性出现阳痿，严重者出现大小便失控及双下肢不全性瘫痪等一系列临床症状。

【分类】　根据髓核突出的方向，可将腰椎间盘突出症分为：①单侧型腰椎间盘突出症，一般仅产生一侧下肢症状；②双侧型腰椎间盘突出症，产生双侧下肢症状；③中央型腰椎间盘突出症，可压迫马尾神经，表现为会阴麻痹及大、小便障碍症状。

【临床表现】　腰椎间盘突出症临床出现疼痛的主要病理生理基础是由于突出的椎间盘压迫脊神经根,破裂的椎间盘组织释放多种化学刺激物,导致急性无菌性炎症,急性神经根水肿和局部血液循环障碍及炎症导致的粘连。其发作时的主要症状如下:①腰痛和一侧下肢放射痛是腰椎间盘突出症的主要症状。腰痛常发生于腿痛之前,也可二者同时发生;大多有外伤史,也可无明确的诱因。疼痛特点是放射痛沿坐骨神经传导,直达小腿外侧、足背或足趾。如为 $L_{3,4}$ 间隙突出,因 $L_4$ 神经根受压迫,产生向大腿前方的放射痛。一切使脑脊液压力增高的动作,如咳嗽、喷嚏和排便等,都可加重腰痛和放射痛。活动时疼痛加剧,休息后减轻。卧床体位:多数患者采用侧卧位,并屈曲患肢;个别严重病例在各种体位均疼痛,只能屈髋屈膝跪在床上以缓解症状。合并腰椎管狭窄者,常有间歇性跛行。②脊柱侧弯畸形。主弯在下腰部,前屈时更为明显。侧弯的方向取决于突出髓核与神经根的关系:如突出位于神经根的前方,躯干一般向患侧弯。③脊柱活动受限。髓核突出,压迫神经根,使腰肌呈保护性紧张,可发生于单侧或双侧。由于腰肌紧张,腰椎生理性前凸消失。脊柱前屈后伸活动受限制,前屈或后伸时可出现向一侧下肢的放射痛。④腰部压痛伴放射痛。椎间盘突出部位的患侧棘突旁有局限的压痛点,并伴有向小腿或足部的放射痛。

## (二)联合用药

1. 碳酸氢钠、地塞米松、当归、B 族维生素联合

【组方】

| | |
|---|---|
| 醋酸地塞米松 | 20mg |
| 维生素 $B_1$ | 300mg |
| 维生素 $B_6$ | 200mg |
| 维生素 $B_{12}$ | 250μg |
| 5％当归 | 4ml |
| 5％碳酸氢钠 | 100ml |

【用法】　将上述注射液溶解于 100ml 生理盐水后备用。患者取侧卧位,患肢在下,伸直,健肢在上屈曲,头部垫高 20°～30°。找准骶孔位置,常规消毒后,注入上述复合液 5～10ml。若无不良反应后,连接静脉输液器,持续滴注,滴注速度控制在每分钟 50～70 滴。每周注射 1 次,4 次为 1 个疗程,时间间隔 2 周后,可以进行第 2 个疗程的治疗。

【作用机制】　椎间盘突出症引起腰腿痛,除神经根受到突出髓核直接机械压迫外,产生化学性神经根炎或免疫因素也是重要原因。它的致痛因素不

是单一的,除机械性压迫神经根外,所引起的自身免疫性炎症和化学性炎症刺激,均可导致局部组织和神经根充血、水肿、缺血、缺氧、乳酸堆积、$H^+$浓度增高,局部组织增生和粘连,从而刺激坐骨神经引起腰腿痛。

本法是应用5％碳酸氢钠(pH 7.9)为主的复合液(pH 7.8)治疗,其机制是:①混合液约250ml,大大超过硬膜外腔的容量,持续滴注将产生一定的液压,这样可以对硬膜囊及神经根产生推移作用而分离髓核与神经根间的粘连压迫。②复合液注入硬膜外腔后,将髓核、神经根等组织浸泡其中,由此可使药理作用得到最大限度的发挥。③碳酸氢钠可以中和髓核组织本身所含的高浓度乳酸及炎性的神经根组织因缺血引起的局部酸中毒,消除由高浓度$H^+$刺激化学受体而引起的疼痛。④糖皮质激素具有消除椎间盘突出部分组织和神经根的炎性水肿,减轻充血和疼痛,抑制炎性渗出,防止神经根周围粘连的作用。此外,B族维生素促进糖类代谢,辅助神经营养,增加神经代谢功能,维持神经、心脏的正常功能,为神经细胞功能的恢复起支持保证作用。正常神经组织所需的能量,主要靠糖代谢供应。维生素B在糖代谢中发挥着重要的作用,故可改善神经组织的营养状况。维生素$B_{12}$与中枢及周围的有髓鞘神经纤维的代谢密切相关,能保持有鞘神经功能的完整性。维生素$B_{12}$除具有修复神经髓鞘及促进再生作用外,还有抗炎、镇痛、麻醉作用。硬膜外腔或骶管注入维生素$B_{12}$后,该神经节段支配区皮肤温度升高,肢端脉搏波幅增加,此系由于药物对交感神经的阻滞,解除了血管痉挛,增加了局部血液,阻断缺血性疼痛的恶性循环而产生镇痛的结果。当归则是传统的活血镇痛药,临床用于跌打损伤、血瘀痛肿疼痛,尚有镇静作用。在本复合液中可增强其他药物的疗效。

【适应证】 本复合液适用于治疗小腿肌肉无明显萎缩,不合并椎管和神经根管狭窄,不是巨型或中央型椎间盘突出,无神经根周围牢固粘连的腰椎间盘突出症患者。

【不良反应及注意事项】 注射时头部垫高,以免复合液快速上行至颈段发生副作用。滴注的速度应严格控制在每分钟70滴以内,若过快易出现头晕、心悸、出冷汗等虚脱现象。

2. 曲安奈德、普鲁卡因联合

【组方】 曲安奈德　　　　　4～5ml(10mg/ml)

　　　　1％盐酸普鲁卡因　15ml

【用法】 事先将曲安奈德注射液、1％盐酸普鲁卡因注射液抽吸至20ml

注射器内,混匀备用。病人取卧位,髋关节垫高,使能骨尽量后凸。骶裂孔处皮肤常规消毒,铺无菌洞巾。先以中指尖摸到尾骨尖,指尖从尾骨沿中线向上 5～6cm 处即可,骶骨末端呈倒 U 形凹陷,此凹陷即是骶骨裂孔。先以 5ml 注射器抽取 10% 盐酸普鲁卡因 2ml,在骶骨裂孔处皮肤、皮下至骶尾韧带做浸润麻醉,直至骶骨裂孔。然后将针拔出,循原路以 20 号腰穿针刺入,当针头穿过骶尾韧带时有阻力消失感,再稍进针,继续进针 2～3cm 即可。拔出针芯,无血及脑脊液流出后,将抽取药液缓慢不间断注入,注射完后针孔处以无菌敷料敷盖。术后病人平卧 10min。

**【作用机制】**　对本病的治疗,分为非手术和手术疗法两种,疗效都在 70% 左右。由于手术疗法难度较大,患者要承受更大痛苦,且会产生严重并发症,因此,多主张采用非手术疗法。本法是一种非手术疗法。曲安奈德即确炎舒松-A,为一种长效人工合成糖皮质激素,具有降低毛细血管通透性、减少充血、抑制炎性浸润的作用,这对解除无菌性炎症是有帮助的。采用骶管硬膜外腔注射治疗腰椎间盘突出,主要是通过曲安奈德的局部抗炎、消肿和松解粘连的作用,使局部反应性炎症逐渐消退。当药液快速注射到硬膜外腔时,可使神经根易于摆脱挤压或粘连,从而使临床症状改善或消失。

**【适应证】**　本方法适用于治疗原因不明、腰部扭伤、创伤、劳损、退行性改变等引起的腰椎间盘突出症。除了有全身或局部感染,颈椎结核和心、肝、肾功能不全,变态反应体质及年迈体弱者外,一般腰椎间盘突出症患者均可应用这一方法。

**【不良反应及注意事项】**　糖皮质激素进行硬膜外腔注射时,患者可出现一过性的患肢放射痛,大部分患者感到患肢发热、麻木或疼痛加重,此时应安慰患者,说明此种状况在数小时至 2d 内即可消失或好转,勿前功尽弃。硬膜外糖皮质激素一次性注射用药更为简便一些,禁忌证和副作用相对较少,且疗效也较滴注法略高一些。因此,具体选择滴注法还是注射法,应根据条件酌情进行。硬膜外糖皮质激素治疗方法,效果肯定,操作方便,较为安全可靠,是一种较有效的保守疗法。

3. 地塞米松、丹参、利多卡因、维生素联合

**【组方】**　　醋酸地塞米松　　　　　10mg

　　　　　　　复方丹参　　　　　　　2ml

　　　　　　　2% 利多卡因　　　　　　4ml

　　　　　　　维生素 $B_{12}$　　　　　　　$500\mu g$

维生素 B$_1$　　　　　　　　200mg

【用法】　将上述各注射液溶解于 200ml 生理盐水后备用。患者侧卧位疼痛明显侧在下,取 L$_{3,4}$ 或 L$_{4,5}$ 椎体间隙硬膜外腔穿刺,成功后置硬膜外导管并连接输液管。患者半卧位,将上述药液缓慢滴入硬膜外腔。注输完药液后即行超短波理疗,每周 1 次,L$_{3,4}$ 及 L$_{4,5}$ 椎间隙交替进行,3 次为 1 个疗程。疼痛重者给予无热量 50mA 理疗 20min。疼痛轻者微热量 70A 理疗,20min。

【作用机制】　从脊柱内外平衡及腰椎整体功能系统角度研究椎间盘突出症,可以对其发病机制及治疗效果进行正确评价。两个椎体之间的椎间盘和上下椎体及前后纵韧带和紧密的软组织垫,在椎间盘结构完整的情况下,髓核有膨胀受到纤维环前后纵韧带约束,不会出现异常。一旦髓核突出后破坏了原来两椎体间力的平衡关系就会导致两椎体相对位置的改变,表现为棘突偏歪、神经根管相对容积变小。如突出的髓核推挤纤维环和后纵韧带压迫脊神经根,继之引起无菌性炎症而出现一系列腰神经压迫症状。椎间盘突出症时受压迫刺激的神经根有损伤性炎性反应、肿胀和充血 3 种病理改变。

非手术治疗的目的是改善血液循环,增强新陈代谢,促进肿胀充血和炎症的吸收,松解粘连,缓解肌肉痉挛,加速损伤的修复。另外,可通过纠正不良姿势和恰当的锻炼,促使突出的椎间组织回纳或改变其与神经根的关系。本法采用椎间隙穿刺硬膜外腔给药,旨在使上述药物直接作用于病变部位,以发挥这些药的改善局部血液循环、减轻神经根的水肿、充血,促进炎症吸收及营养神经的作用。配以超短波理疗,使局部的炎症、水肿有良好的脱水效应,更有助于椎间盘突出症的缓解。

【适应证与疗效】　本复合液适用于治疗腰椎间盘突出症。患者治疗的疗程可为 1~4 个疗程。在进行治疗前,全部患者经 X 线和 CT 检查确诊为腰椎间盘突出症。临床疗效考察评定,可按优、良、可、无效的等级进行。经治疗后评定为优的患者:自觉症状消失,腰部活动自如,直腿抬高试验阴性,能正常工作。良:自觉症状和体征基本消失,活动后仍有疼痛,但不需镇痛药,休息后疼痛消失。可:自觉症状和体征有所缓解。无效:自觉症状和体征无好转,注药 8 次以上。

【注意事项】　腰椎间盘突出与腰椎间盘突出症的概念是不同的,前者无临床症状及体征称为"突出",后者有临床症状及体征者称为"突出症",无症状腰椎间盘突出者可为生理退变或机体代偿期,这无须手术治疗。

4. 布比卡因、维生素 $B_{12}$、利多卡因、地塞米松等

【组方】　2%盐酸利多卡因　　　　3～5ml

　　　　　0.5%布比卡因　　　　　1ml

　　　　　维生素 $B_{12}$　　　　　　200$\mu$g

　　　　　醋酸地塞米松　　　　　20mg

【用法】　提前将上述注射液溶解于 100ml 生理盐水后,摇匀备用。于椎间盘脱出部位的上一椎间隙常规进行硬膜外腔穿刺,向下方向置入导管 3cm 左右,将上述复合液于 1～2h 滴入硬膜外腔。间隔 10d 治疗 1 次,3 次为 1 个疗程。

【作用机制】　本治疗方法中,用布比卡因替代了复方丹参注射液。布比卡因是一新型麻醉药,作用时效长,对运动和感觉神经都有较好的阻滞作用。在与利多卡因的协同下有利于解除神经根的受压及阻滞神经传导,使血管扩张。地塞米松有较强的抗炎作用,能有效地防止髓核与神经根的粘连。维生素 $B_{12}$ 有营养神经作用。在硬膜外腔滴入以上药液,还可在硬膜外腔内产生较大的液体压力,分离髓核与神经根的粘连,从而使疼痛减轻。硬膜外注射治疗椎间盘突出症,虽然避免了手术开刀之苦,但硬膜外穿刺仍为较复杂的技术,并非一般医师所能掌握,另外,硬膜外穿刺不当可引起严重并发症,因此,限制了本法的临床应用。

【适应证】　本方法适用于腰、骶部椎间盘突出,症状较轻,均未行手术治疗的腰椎间盘突出症患者。患者需经 CT 确诊为腰椎间盘突出症。

【禁忌证】　肝及肾功能严重不全、低蛋白血症、对布比卡因过敏者或对酰胺类局麻药过敏者禁用。

【不良反应】　滴入上述药液后,多数患者下肢出现无力,不是症状加重的表现,一般平卧 30min 可自行恢复,用本法治疗后患者仍须注意少活动,多休息,否则疗效难以巩固。

【注意事项】　①布比卡因使用时不得过量,过量可导致低血压、抽搐、心搏骤停、呼吸抑制或惊厥;②给予局部麻醉注射液后须密切观察心血管、呼吸的变化和病人的意识状态,病人出现下列症状可能是中毒迹象:躁动不安、焦虑、语无伦次、口唇麻木与麻刺感、金属异味、耳鸣、头晕、视物模糊、肌肉震颤、抑郁或嗜睡。

5. 曲安奈德、B 族维生素、高张葡萄糖等

【组方】　曲安奈德　　　　　　　40mg

| 维生素 B$_1$ | 100mg |
| 维生素 B$_{12}$ | 1mg |
| 25％葡萄糖 | 9ml |
| 0.75％布比卡因 | 3ml |
| 5％碳酸氢钠 | 3ml |

【用法】　将上述药物抽入注射器内混合后备用。患者取侧卧位,常规消毒皮肤后,经过 L$_{3,4}$ 椎间隙后正中穿刺,向骶尾部置入硬膜外导管 8～10cm,留置导管并连接注射器。注前速度依据患者耐受程度而定,一般为 20ml 复合液于 1～2min 注射完毕。治疗结束后拔出硬膜外导管,无菌纱布覆盖。间隔 1 周 1 次,共 2 次。分别于治疗前、第 1 次治疗后 3d,第 2 次治疗后 3d,用视觉模拟评分法(VAS)记录腰腿痛评分:0 分为不痛,10 分为最痛。直腿抬高试验按照 0°～90°评分:0°记为 0 分,10°记 1 分,30°记 3 分,以此类推,90°记9 分。

【作用机制】　本复合液组成充分考虑到了药物之间的协同作用。曲安奈德具有抗炎、调节免疫、抑制炎症渗出、防止粘连作用,还可以提高葡萄糖的利用率。维生素 B$_1$、维生素 B$_{12}$ 对自主神经功能有调节作用,并具有营养神经、修复神经髓鞘及促进再生的功能。5％碳酸氢钠可纠正因局部水肿,血液循环障碍而出现的酸碱平衡紊乱。布比卡因有效镇痛阻断了疼痛的恶性循环,通过交感神经的抑制作用而扩张血管,改善循环,促进神经功能恢复。但对照组复合液除未用 25％葡萄糖注射液 9ml 而用生理盐水代替外,其他药物及剂量完全一样,结果却明显不同。本复合液在缓解腰腿痛和改善直腿抬高角度方面明显优于生理盐水复合液治疗,说明 25％的高渗葡萄糖在治疗中起到了重要作用。本复合液硬膜外注射可以使传导疼痛的无髓鞘的神经纤维迅速脱水,而传导运动和本体感觉的神经纤维较粗,并且带有髓鞘,则不受影响。这种变化是可逆的,对神经纤维无害。脊神经根及其周围组织水肿消退有利于局部血液循环的恢复,也利于发挥复合液中其他药物各自的治疗作用。

【适应证】　本复合液适用于治疗腰椎间盘突出症。

【注意事项】　下列病例不宜做硬膜外药物注射治疗,宜尽早手术解除压迫:①巨大的中央型腰椎间盘突出症;②破裂型腰椎间盘突出症;③突出的椎间盘钙化和后韧带骨化;④合并严重的神经根管或腰椎管狭窄,黄韧带的明显增厚;⑤小腿肌肉明显萎缩;⑥神经根与硬膜周围粘连严重者以及病程长、反复发作,牵引或绝对卧床休息后疼痛更严重者。

## 二、腰椎髓核摘除术后疼痛

### (一)疾病特点

腰椎髓核摘除术是腰椎间盘突出症的主要治疗方法之一。其目的是去除突出的或病变的椎间盘,使受压的神经根、硬膜得到充分减压,从而使症状消失。

【定义及症状】　腰椎髓核摘除术后残余神经症状也称残留痛或术后腰痛综合征,指腰椎间盘突出患者行腰椎间盘摘除术后,不但术前腰腿痛症状未见完全缓解,而且部分患者表现为术前并不感到疼痛和麻木的部位出现了新症状,如骶部疼痛、对侧下肢放射痛和麻木及走路跛行等。

【病因】　临床中常发现不少的病例,在腰椎髓核摘除后症状部分存在或加重,患肢疼痛、麻木,甚至活动障碍。究其原因有以下几点:①原间隙椎间盘再次突出。初次手术髓核组织切除不净,残存髓核组织在日后腰椎活动中使同间隙突出成为可能。②脊柱稳定性受到影响。腰椎稳定性遭破坏本身就是腰椎间盘突出一个重要原因,其中下腰椎不稳症是腰椎间盘突出症后路手术后常见的并发症之一。髓核摘除术后,纤维环的完整性遭破坏,椎体间交叉纤维松弛,椎间盘塌陷。由于脊柱的内源性稳定因素被破坏,当承受载荷时不能维持正常位置而产生异常活动。特别是当椎体内部分小关节过多地被破坏后,更易引起腰椎不稳。③忽略术前并发症,术中神经根管、侧隐窝松解不彻底。腰椎间盘突出症常合并有腰椎管狭窄,据不完全统计腰椎间盘突出症患者合并侧隐窝和中央椎管狭窄的发生率分别为 $57\%\sim58\%$ 和 $7\%\sim14\%$ 。倘若术前忽略腰椎管狭窄,术中狭窄的神经根骨性管道未彻底减压,极有可能导致手术过程中受损水肿的神经根活动进一步受限,从而引起术后残留神经症状,而且此类病人的疼痛往往不会随时间缓解。④手术后瘢痕组织形成。硬膜外瘢痕指在硬膜外腔手术涉及的范围内形成的瘢痕或组织纤维化,是机体对创伤的修复反应,一般于腰椎手术后 6 周到 6 个月间形成。有些学者认为术后硬膜外神经根周围形成纤维性粘连或瘢痕是主要原因,因为术中在暴露病变时硬膜囊、神经根受到一定的牵拉、剥离,需要时还要剥离除部分硬膜外脂肪。尤其是病程长、症状重、存有粘连者,在切除髓核修平隆起的纤维环,扩大神经根孔时造成了椎管的粗糙面,以及术后积血等均可形成粘连。早期形成纤维性松软的粘连,后期形成瘢痕,可包裹、固定、压迫神经根和硬膜囊,由于瘢痕组织在术后疼痛中扮演了一个重要角色,因此,手术过程中术者就更应该注意无菌观念,轻柔操作,彻底止血,尽量减少术后瘢痕组织的形成。⑤ 其他原因。比如椎间隙定位错误,椎间隙感染和椎间盘炎,术中手术操作挤压神经,损伤神经根,造成神经脱髓鞘,术后硬膜外血肿,椎间盘摘除后周围软组织在一定时间内继续释放炎症介质致术后残余痛等。尽管这些原因引起术后腰腿痛比较少见,但绝不可轻视。另外,有学者称腰椎手术后关节突关节滑膜嵌顿也是引起髓核摘除术后急性腰腿痛的原因之一。

### (二)联合用药

山莨菪碱、泼尼松复合液联合

【组方】

| | |
|---|---|
| 氢溴酸山莨菪碱 | 10mg |
| 醋酸氢化泼尼松 | 20mg |
| 维生素 $B_1$ | 200mg |
| 维生素 $B_6$ | 200mg |
| 维生素 $B_{12}$ | 500μg |
| 2%盐酸利多卡因 | 3ml |
| 注射用水 | 23ml |

【用法】 将上述药液混合后共40ml备用,行硬膜外腔椎管穿刺治疗。硬膜外穿刺时,患侧在下,水平侧卧,在原手术部位上2个间隙常规操作,向尾部置管后床头抬高40°。骶管穿刺在治疗床上取俯卧位置,臀高40°;用9号注射针从骶裂孔刺入。先注射利多卡因3~4ml,5min后测麻醉平面,注入上述复合液10ml,间隔5min再注射1次。20min后疼痛明显减轻,做>70°直腿抬高试验30次后平卧3h。

【作用机制】 本复合药液注入硬膜外腔后,可产生液压,膨胀疏通硬膜外腔,冲刷松解粘连,漂浮游离神经根,起到横向机械治疗作用。多次反复大角度患肢直腿抬高试验使粘连的神经根纵向松解。药液中泼尼松渗入粘连组织和神经根周围能降低毛细血管细胞膜通透性,抑制纤维细胞和结缔组织增生,减少神经周围炎性渗出、水肿。山莨菪碱有改善微循环,提高细胞对缺血缺氧的耐受性,稳定溶酶体和线粒体等亚细胞结构。以上二药又同是自由基清除剂,改善组织病理性脂质过氧化反应,从而减轻粘连。B族维生素能促使甲基丙二酸变成琥珀酸参加三羧酸循环,改善神经组织代谢,促进神经组织恢复。利多卡因能抑制神经末梢兴奋性,缓解神经支配区的肌肉痉挛状态,解除炎性过程的恶性循环。复合药液各药无拮抗反应,而是相互协同,从而达到治疗目的。

【适应证】　本复合液适用于治疗腰椎髓核摘除术后疼痛的患者,但手术切口疼痛除外。患者在术后出现的主要症状有:患肢胀痛、痛麻、酸胀无力、椎旁压痛放射痛等,直腿抬高试验阳性。

【注意事项】　①药液在硬膜外间隙中向头部扩散大于尾部,如腰部穿刺注射药液易向胸腰段扩散。腰椎髓核摘除术多在下腰段,采用骶管注射并取俯卧头低臀高 40°位,药液易达到病变部位;如需硬膜外注射,应常规穿刺向尾部置导管并取头高>40°注药,以利药液在病灶处集中。②术后 1~2 个月治疗效果明显,一般 1 次可镇痛。如有椎间盘再突出或粘连很重者效果不佳。③糖皮质激素作用时间长,注入后 7~10d 仍有治疗作用,2 次注射间隔 3 周为宜。④注药时下肢酸胀麻加重,应减慢注射速度,防止液压过大压迫硬膜囊。

## 三、腰椎管狭窄症

### (一)疾病特点

任何原因引起的椎管、神经根管、椎间孔的任何形式的狭窄,导致神经根和(或)马尾神经压迫综合征,统称为腰椎管狭窄症。神经受压迫可能是局限性的,也可能是节段性或广泛性的,压迫可能为骨性的,也可系软组织所致。可见,它是由神经根管狭窄压迫腰坐骨神经而引起的综合征,易与椎间盘突出症混淆。

【病因】　腰椎管狭窄症的病因有:①发育性椎管狭窄。先天性短椎弓根及椎弓根内聚以致椎管矢状径及横径变小,但幼时没有症状,随着发育过程椎管和其内容逐渐不相适应,才出现狭窄症状。②退变性椎管狭窄。是腰椎管狭窄最常见的原因。中年以后,脊柱逐渐发生退变,退变一般先发生于椎间盘,髓核组织的含水量减少,椎间盘变窄,其原有的弹性生物力学功能减退,不能将其承受的压力均匀地向四周传播。狭窄和生物力学改变引起关节紊乱,从而继发椎管骨及纤维性结构的肥大、增生性退变,引起椎管狭窄。

【临床表现】　腰椎管狭窄症多隐匿起病,发展缓慢,有腰背痛史,偶尔于外伤或负重后加重。间歇性跛行在中央型椎管狭窄或狭窄较重者多见,其特点是行走一段距离后出现下肢痛、麻木、无力,需蹲下或坐下休息一段时间后症状缓解,方能继续行走。随着病情加重,能行走的距离越来越短,使症状缓解需要休息的时间越来越长,但下肢血循环是正常的。狭窄严重时,腰部任何姿势均不能缓解疼痛。随病情进展,疼痛位置可逐渐下移到小腿,并伴有局部感觉异常和麻木感。部分患者可有鞍区麻木,胀热感和针刺样感觉。部分患者可有性功能与膀胱、直肠功能障碍。疾病中早期患者症状多,但体征少或较轻,特别在休息后更难查到阳性病征,这是本病的特点。脊柱活动受限较少,直腿抬高试验通常为阴性,下肢神经系统检查一般正常;只有在病患者尽量行走并出现明显下肢症状后再检查才可能发现神经功能改变。弯腰试验多为阳性,但当疾病发展到一定程度时,临床检查患者常有脊柱侧弯,椎旁肌肉痉挛,腰后伸受限,腰部过伸试验阳性。受压神经支配区域的皮肤感觉减弱或消失,患者踇趾背伸力减弱,膝反射、跟腱反射减弱或消失,部分患者有下肢肌肉无力、萎缩,鞍区麻木,括约肌松弛。如合并有椎间盘急性突出并压迫神经根,则直腿抬高试验可为阳性。

## (二)联合用药

泼尼松龙混悬液、能量复合液联合

【组方】

| | |
|---|---|
| 醋酸泼尼松龙混悬液 | 125mg (5ml) |
| 注射用辅酶 $I$ | 200U |
| 注射用三磷腺苷 | 40mg |
| 维生素 $B_{12}$ | 1000$\mu$g |
| 维生素 $B_1$ | 100mg |
| 盐酸山莨菪碱 | 5mg |
| 0.5% 盐酸布比卡因 | 4ml |

【用法】 将上述药物加至 40ml 生理盐水中,混合备用。常规于 $L_{3,4}$ 椎间隙硬膜外腔穿刺,针口向下置入硬膜外导管 3cm,固定导管后,患者平卧。将上述药液 40ml 以 20～30min 速度经硬膜外导管注入。注药过程中观察患者血压、脉搏等。注药后平卧 1h。每周 1 次,2～5 次为 1 个疗程。

【作用机制】 将泼尼松龙与能量合剂注入硬脊膜外腔可产生以下药理作用:①液压作用可使粘连的神经根管得到不同程度的松解,以解除对神经根的压迫、刺激。②糖皮质激素降低毛细血管通透性及免疫反应性炎症,抑制周围神经对组胺的反应。对炎症后期能抑制成纤维细胞的增生,减轻瘢痕形成和粘连。由于间隔时间长,剂量大,未出现不良反应。目前多数人认为糖皮质激素治疗的持续时间(而不是剂量)与并发症呈正相关。③山莨菪碱可改善微循环,加速炎症吸收。④三磷腺苷、辅酶 $I$ 可改善缺氧细胞的氧代谢,加速病变组织修复。⑤盐酸布比卡因作用时间长,可在相当长时间内阻断病灶的刺激源通过传入神经向皮质传递,并可阻断腰交感神经,使毛细血管扩张,改善局部微循环。此外,由于能量合剂可改善局部组织和病理改变,使一部分残留轻度疼痛的病例在恢复过程中症状逐渐消失。手术疗法可以从根本上解除神经的压迫,治疗无疑是主动的,但在一些问题尚待探讨,如术后椎体不稳定、易复发。而本疗法奏效快,疗效稳定,操作简便,复发率低。但对永久性嵌压型,疗效差,这部分病例仍建议手术治疗。

【适应证与疗效】　本复合液适用于硬膜外腔注射治疗腰椎管狭窄症。临床疗效评判标准根据患者恢复情况而定。优秀:症状、体征完全消失,恢复工作,追踪观察半年无复发;良好:症状明显减轻,过度劳累后有轻度痛感;无效:症状无明显改善。治疗过程中仅个别患者针眼局部出现红肿,口服抗生素 1 周后治愈。无椎管感染、过敏或加重发生,但注射后均有腰腿部僵硬症,1～2d 症状可以消失。

【不良反应及注意事项】　本复合液硬膜外腔注射时有可能出现一过性的肢体放射痛,大部分患者感到患肢发热、麻木,或疼痛加重,但数小时至 2d 即可消失或好转。糖皮质激素与山莨菪碱合用,有可能升高眼压,诱发青光眼,应注意询问病史和眼部检查。

# 第四节　颈　椎　病

## 一、疾病特点

颈椎病是常见疾病,它是由于颈部骨骼、软骨、韧带的退行性变而累及周围或邻近的脊髓、神经根、血管及软组织,并由此而引起的一组综合征,故又称为颈骨软骨病或颈椎综合征。

【临床表现】　颈椎病可发生于任何年龄,以 40 岁以上的中老年人为多。临床表现以一侧肩、臂、手的麻木疼痛,或以麻木为主,或以疼痛为主,颈部后伸、咳嗽,甚至增加腹压时疼痛加重。部分患者可有头晕、耳鸣、耳痛、握力减弱及肌肉萎缩。检查时,下段颈椎棘突或患侧肩胛骨内上角部有压痛点。部分患者可摸到条索状硬结,颈部活动受限,僵硬。1987 年全国颈椎病康复医疗学术研究会提出了诊断标准,把颈椎病可分为颈型、神经根型、脊髓型、椎动脉型、交感神经型和其他。各型的病理解剖和病理改变的特点与病程不同,其症状与体征亦各异。

【病因】　其发病的主要原因有：①颈椎间盘的退行性改变一般在 30 岁以后即开始。髓核脱水变薄,椎间隙变狭窄,使纤维环及周围韧带变松弛,颈椎稳定性减弱,更易进一步劳损及退行性变。纤维环变性及椎间隙狭窄使椎间盘易于向后及侧方突出。颈$_{4,5}$,颈$_{5,6}$椎间活动度最大,应力也最集中,最易受损伤。②椎体及其附属结构的改变。椎间盘变薄引起颈椎不稳时,其周围韧带常受异常应力的牵扯,致其附着点损伤引起骨赘增生。椎间隙变狭窄也使后关节与钩椎关节应力增加,使其受损伤及增生。易发生增生的节段依次为颈$_5$、颈$_6$、颈$_4$及颈$_7$。③椎间盘突出、椎体后缘增生、黄韧带肥厚等可引起椎管狭窄,导致脊髓型颈椎病。钩椎关节、后关节增生,椎间盘向侧后方突出可压迫或刺激神经根、椎动脉及交感神经,引起相应症状。④血管因素及化学因素:颈椎病的发病机制和腰椎间盘突出症一样,不能单纯用机械压迫因素来解释,还有血管因素和化学因素在起作用,因而引起水肿及炎症引发或加重了神经症状。

## 二、联合用药

### (一)地塞米松、维生素 B$_{12}$、普鲁卡因联合

【组方】　醋酸地塞米松　　　　5mg
　　　　维生素 B$_{12}$　　　　　200μg
　　　　10％盐酸普鲁卡因　　8ml

【用法】　将上述药混合后备用,患者取半卧位,头置于椅背上,颈部平直,常规消毒注射部位,取配好的药液,用 6 号针头于骨质增生部位两侧注射,深度约 2.5cm。3～6 次为 1 个疗程,每次间隔 15～20d,如果以后复发可再次应用本复合液治疗。

【作用机制】　颈椎病的治疗原则包括减轻压迫、改善神经营养血液供给,促进机体的适应代偿功能等。本复合液含有地塞米松、维生素 B$_{12}$、普鲁卡因等药物,具有消炎、消肿、营养神经血管的功能,可解除因颈椎骨质增生刺激或压迫邻近组织引起的炎症和水肿,改善局部血液循环,并有镇痛、阻断恶性刺激的传递,使局部肌肉松弛的作用。本法虽不能去除骨刺,但可缓解症状,且无副作用,有见效快、治疗方法简便、病人痛苦少等优点。

【适应证】　本复合液适用于治疗颈椎病的患者。

【注意事项】　以局麻药为载体,加入 B 族维生素药物、活血药物、糖皮质激素制剂等组成复合液是治疗骨关节和软组织疾病的常用方法。加入 B 族

维生素药物,包括维生素 $B_1$、维生素 $B_{12}$、维生素 $B_6$,尤以维生素 $B_{12}$ 为多,似乎已成为大家公认的常规药物,亦是我国独特的用法,而且剂量越用越大,维生素 $B_{12}$ 由 $500\mu g$ 增至 $3000\mu g$,甚至 $5000\mu g$ 不等,加多大剂量为宜尚难定论。加入糖皮质激素各家意见不一,有人持否定态度。我们认为用糖皮质激素的病例,宜属病症的急性期(早期),并用小剂量(5mg),连续时间不宜过长。

### (二)利多卡因、泼尼松混悬液、B 族维生素联合

【组方】　2％盐酸利多卡因　　　　　6ml
　　　　　醋酸氢化泼尼松混悬液　62.5mg(2.5ml)
　　　　　维生素 $B_1$　　　　　　　100mg(2ml)
　　　　　维生素 $B_{12}$　　　　　　　$25\mu g$

【用法】　将上述药液均匀混合后备用。病人取侧卧位,硬膜外穿刺常规操作,多数在颈$_7$～胸$_1$棘突间隙穿刺,少数在颈$_{6,7}$棘突间隙穿刺。注射上述混合液,全部为直入法,注射后平卧位,观察 30min。每 7 日注射 1 次,1～3 次为 1 个疗程。

【作用机制】　颈部硬膜外注药,即硬膜外阻滞是经硬膜外腔穿刺,注入一定浓度的药物,透过极薄的脊神经根部硬膜,从而阻滞神经根的传导功能,起到镇痛治疗的目的。临床主要用于手术后镇痛、产科镇痛等症。本法是用糖皮质激素、B 族维生素及利多卡因治疗。氢化泼尼松能解除无菌性炎症、水肿及渗出。B 族维生素起改善神经营养的作用。利多卡因可阻滞交感神经纤维,并导致轻微的或无感觉神经阻滞。这些药物用后有利改善局部缺血、缺氧状态,使疼痛消除。从而阻断神经根、脊髓、椎动脉因受压而产生的恶性循环,改善脊髓动脉、椎动脉的血流,使症状缓解。本法对各型颈椎病都有显著的疗效,且起效快、痛苦小,是治疗颈椎病的有效方法。

【适应证】　本复合液适用于治疗各种类型(颈型、神经根型、交感型、椎动脉型、脊髓型、混合型)颈椎病患者。患者在治疗前经 X 线颈椎正侧位像显示颈椎间隙狭窄,椎体前后缘骨质增生,颈椎生理弧形改变。

【注意事项】　硬膜外注药技术要求高,特别是颈部硬膜外注射。除应防止误穿入硬膜下腔外,还要防止刺破硬膜外间隙静脉丛。一旦导管内有血流出,应将导管向外拔出 1cm,并用含少量肾上腺素的生理盐水冲洗。如再有血流出,应另更换椎间隙插管。

# 第五节 肩 周 炎

## 一、疾病特点

肩周炎是肩关节周围炎的简称,指肩关节及其周围软组织退行性改变所引起的肌肉、肌腱、滑囊、关节囊等肩关节周围软组织的广泛慢性无菌性炎症反应。肩周炎常起因于创伤或是腱鞘炎、滑囊炎,也可能由卒中引起。经常较难确定起因,不过,任何可以引起手臂或肩关节活动受限的原因都可能发展成为肩周炎。

【临床表现】 肩周炎好发于中老年人,40 岁以上人群发病率高达 20.6%,女性多于男性,男女之比约为 1:3;多为单侧,左肩多于右肩,双肩同时发病者约为 8%。发病开始常感肩部疼痛难忍,患肩怕压,翻身困难,夜间尤甚,以后逐渐出现肩关节功能活动受限,肌肉萎缩,影响正常生活。

【病因及发病机制】 肩周炎按形成原因分为原发性和继发性两种。肩关节是人体全身各关节中活动范围最大的关节,其关节囊较松弛,关节的稳定性大部分靠关节周围的肌肉、肌腱和韧带的力量来维持。由于肌腱本身的血液供应较差,而且随着年龄的增长而发生退行性改变,加之肩关节在生活中活动比较频繁,周围软组织经常受到来自各方面的摩擦挤压,故而易发生慢性劳损并逐渐形成原发性肩周炎。继发性肩周炎是继发其他疾病发生的肩关节周围炎。最常见的是继发于肩部或上肢急性创伤后的肩周炎。肩部创伤,包括肩部骨折,如:锁骨骨折、肩胛骨骨折、肱骨近端骨折等;肩袖断裂、韧带断裂等均需要对肩关节进行较长时间的固定。上肢创伤,特别是肱骨骨折也需要对肩关节进行长时间的固定。肩关节长期的固定,会造成肩关节囊粘连、挛缩而发生肩周炎。另外,颈椎病,腰背部疾病也可影响肩关节活动,导致继发性肩周炎。

## 二、联合用药

### (一)利多卡因、地塞米松、泼尼松龙、维生素 B₁₂、当归联合

【组方】 2%盐酸利多卡因　　　5ml

醋酸地塞米松　　　　　4mg

醋酸泼尼松龙　　　　　25mg

维生素 $B_{12}$　　　　　　　　　　$500\mu g$

5％当归　　　　　　　　　　　　2ml

　　【用法】　将上述注射液溶于 5ml 生理盐水中,组成"阻滞液"混匀备用。确定患部压痛点和患侧足部中平穴,常规消毒后,将阻滞液直接注射于压痛点和中平穴,每个点各注射 5ml。注射后,无菌纱布覆盖,胶布固定。手掌轻揉注射部位 2～3min,及时让患者活动患肢,做上举、外展、内旋动作锻炼。每周 2 次,6 次为 1 个疗程。

　　【作用机制】　中医学把关节炎归为"痹证"范围,认为肩周炎多因气血不足,气血虚弱,风寒滞留肩胛筋骨之间,塞阻经络,气血运行受限所致。治疗肩周炎的方法很多,如手法治疗、内服活络丸、外敷活血散、配合热敷、理疗及神经阻滞等。肩周炎神经阻滞方法包括肩胛上神经阻滞、腋神经阻滞及肩关节、周围痛点阻滞。共同目的是切断疼痛的恶性循环,解除疼痛;改善局部血供,促进组织新陈代谢;缓解纤维、结缔组织的粘连和消除炎性反应、早期阻断病理改变,达到痊愈目的。本法是根据祖国医学内外兼治,上病下治的原则。痛点阻滞,配合足中平穴注射治疗,以达到疏经活络,转移大脑皮质的疼痛兴奋灶,缓解症状的目的。

　　【适应证】　本复合液适用于治疗肩周炎患者。

　　【注意事项】　压痛点应准确,应在患肢外展、旋内、旋后等不同姿势,反复寻找压痛点,可选择压痛最明显的几个或全部痛点(一般 5～7 点)注射,每点注射 1～2ml。除局部治疗外,坚持肩关节的功能锻炼甚为重要。如坚持功能锻炼不够,可使局部注药治疗效果不能巩固;相反,如坚持锻炼好,可减少注药次数。

### (二)当归、地塞米松磷酸钠、利多卡因等联合

　　【组方】　10％当归　　　　　　　　　　15ml

　　　　　　　地塞米松磷酸钠　　　　　　　5mg(1ml)

　　　　　　　2％盐酸利多卡因　　　　　　　5ml

　　【用法】　将上述药物充分混合后用。患者取坐位,注射点取肩锁沟(相当于冈上肌处),三角肌前(相当于肱二头肌短头处),三角肌后(相当于肱三头肌长头处),肩峰下(相当于肱二头肌长头肌腱)。常规皮肤消毒后用 5 号牙科麻醉针头从压痛点表面垂直进针,深达肌腱后轻提插找到最敏感点,抽无回血后缓慢注入药液,每点 3～5ml,注射以感到酸胀为准。每次注射 2～4 个压痛点,每 2～5 日 1 次,5～8 次为 1 个疗程。拔针后,在患者能忍受的情

况下,将患肢被动活动 8～10 次,包括内旋、外旋、外展、上举、后伸,以改变关节腔内的局部压张,使粘连松解。

**【作用机制】** 中医学认为肩周炎多因风寒而致,故称为"漏肩风"。病因不清,一般认为与肩周软组织退行性变,感受风寒湿邪的侵袭,慢性劳损及外伤有关。病理研究表明,关节囊及部分滑液囊粘连,关节间隙变窄,关节囊下部皱襞加深是其特点。病程多呈慢性经过,导致局部血液循环不畅,组织淤血、组织液渗出,局部肿胀,逐渐形成无菌性炎症,致使肩关节周围软组织广泛粘连、关节活动受限。肩周炎的治疗一般是功能锻炼(摇肩、展臂、摸墙)及推拿疗法等,旨在着眼于骨关节运动和软组织松解,但疗效常不理想。口服镇痛药物虽然能暂时镇痛,但常口服镇痛药物治疗也不是根本办法,且有胃肠道不良反应,甚至招致消化道出血。本法是采用局部注射疗法,当归具有活血化瘀、消炎止痛、改善血液循环、促进新陈代谢的功效。研究表明,当归能使细胞内 cAMP 含量增加,在细胞表面作用于受体,来纠正那些受到侵害而出现的代谢紊乱,从而促进细胞内蛋白质和 DNA 的合成,使细胞恢复正常,提高了神经痛觉阈值,故有镇痛消炎等作用。地塞米松是治疗肩关节病的主药,其作用是抗炎、免疫抑制及抑制组胺的释放,减少化学刺激,促进炎症的吸收。利多卡因则起迅速镇痛及松弛血管平滑肌的作用。总之,本复合液直接作用于病变组织、松解粘连、活血化瘀、舒筋活络,从而达到使疼痛缓解,恢复肩关节功能的目的。

**【适应证与疗效】** 本方法适用于治疗一侧或两侧肩痛,有外伤史、慢性劳损合并风湿性关节炎,或者伴有颈椎病的肩周炎患者。根据病情轻重分为轻度(肩关节活动轻度受限,患侧外展 120°～180°,后伸内收低于腔侧,肩痛可以忍受);中度 30 例[肩关节活动中度受限,患侧外展 80°～120°,后伸内收低于 $L_1$(腰$_1$)棘突,穿衣梳头困难,压痛及活动时疼痛明显];重度(肩关节活动明显受限,外展 80°,后伸内收低于 $L_5$ 棘突,疼痛剧烈,夜间尤甚,因痛拒按而不愿活动,不能独立完成穿衣、梳头、戴口罩等动作)。临床疗效的评判标准如下:痊愈,肩关节疼痛消失,关节活动正常,可以从事正常工作;显效,肩关节疼痛及压痛基本消失,外展、内收、上举活动基本恢复正常,但后伸活动受限,能坚持工作;有效,肩部疼痛减轻,关节活动范围较前增大,但活动仍受限;无效,症状体征均无改善。

**【注意事项】** 局部注射治疗肩周炎的同时,仍须加强肩关节的功能锻炼,且持之以恒,方能加强或巩固治疗效果。

### (三)冰盐水、玻璃酸钠联合

【组方】　4 ℃0.9％氯化钠　　10ml

玻璃酸钠　　　　　　2ml

【用法】　肩关节腔穿刺,局部消毒,铺洞巾,在患肩喙突向外旁开 1cm 向下 1.5cm 处向肩关节间隙用 7 号针穿刺,回抽关节液,确定在关节腔内。首次将 4℃0.9％氯化钠注射液 10ml 注入关节腔,然后再于 2ml 玻璃酸钠针注入关节内。取出针头,包扎创口。

【作用机制】　肩关节周围炎(以下简称肩周炎)的病因目前有两种学说:一是蛋白多糖代谢变化学说。蛋白多糖是结缔组织的基质和关节液的主要成分,由玻璃酸硫酸软骨素、肝素、硫酸角质素等多种物质组成,具有增加组织抗过敏、抗炎、抗损伤能力,位于关节囊、滑囊及腱鞘囊滑液内的蛋白多糖,具有润滑、缓冲、抗粘连的作用,随着年龄的增长,蛋白多糖含量减少时可引起关节滑脱滑液囊产生无菌性炎症,肩关节周围的韧带及肌腱变性、粘连、钙化而产生疼痛影响关节功能。二是局部微循环障碍学说,当肩部受到外伤、湿冷、损伤等因素的作用,部分肩周组织局部出血、水肿,进而引起组织缺氧及致痛性代谢物质的堆积,而产生关节周围的粘连、僵硬及疼痛。关节腔内注射玻璃酸钠(SH)及冰冻盐水,能补充关节腔内玻璃酸、硫酸软骨素的不足,同时又起润滑关节腔的作用,冰镇盐水可以减轻局部无菌性炎症,有利于组织的修复及疼痛的缓解,同时玻璃酸钠带有大量的负电荷,对带有负电荷的成纤维细胞有抑制作用,减轻了成纤维细胞的分泌渗出。

【适应证与疗效】　适用于肩周炎诊断明确者。阎涛等治疗肩周炎 50 例中,疗效优 35 例:肩关节活动正常,前屈上举 160°～180°,后伸内旋可至胸[10]以上,外展 80°以上,内收 45°以上,夜间疼痛消失;良 10 例:前屈上举超过 145°,后伸内旋拇指摸背高于胸口,外展＞70°,内收能达 45°,夜间疼痛减轻,可入睡;好转 5 例:疼痛减轻,但活动范围未见明显增大;无效 0 例。优良率 90％。

【禁忌证】　对药物过敏者禁用。

【不良反应及注意事项】　使用激素类及消炎镇痛类药物对肌腱、关节软骨有破坏作用,而本法对上述组织无副作用,故在临床上有推广价值。

### (四)利多卡因、雪莲加当归联合

【组方】　2％利多卡因　　　10ml

雪莲　　　　　　　　4ml

当归　　　　　　　　2ml

【用法】　治疗前先在肩周和上臂按压,结合患者主诉寻找痛点,痛点多位于喙突、肱骨结节沟、肩峰下、肩胛下角处、肩胛内侧脊柱旁等处,并用笔标记。给予2%利多卡因10ml+雪莲注射液4ml+0.9%氯化钠注射液6ml,共20ml行患侧臂丛神经斜角肌间沟阻滞,阻滞成功后在标记处局部注射,每处注射当归注射液2ml。然后给予手法松解。4d治疗1次,3~5次为1个疗程,间隔1周再行下1个疗程。

【作用机制】　雪莲盛产于新疆高寒地带,含有芦丁等黄酮类、雪莲内酯等内酯类、秋水仙碱等生物碱、挥发油、甾体类多糖等物质,具有抗炎、镇痛、消肿、祛风湿、通经活络、活血化瘀、提高机体免疫力的作用。其中起镇痛作用的主要是黄酮总苷,经中药学鉴定,每毫升雪莲注射液含黄酮总苷1.2mg。当归注射液具有补血、活血、镇痛、镇静、安神之功效。李时珍认为:"当归性味甘温,辛香而善走散,故有调气活血作用,并能化瘀止痛。"应用利多卡因和雪莲注射液的复合液行臂丛神经斜角肌间沟阻滞后,在标记的阿是穴局部注射当归注射液,起效迅速,镇痛完善,再辅以肩关节的手法松解,效果颇佳。松解手法对肩关节软组织是一次新的损伤,若处理不当,会形成新的粘连,因此应合理运用。雪莲注射液和当归注射液可能通过活血化瘀改善局部血液循环,对抗和消除氧自由基,抑制前列环素的合成和释放,促进致痛物质的代谢,切断疼痛的恶性循环,从而治疗肩周炎。雪莲注射液具有促进组织细胞再生和修复的良好功效,可能是雪莲注射液抗炎、祛风湿、镇痛等功效的病理基础。雪莲注射液及当归注射液属非激素纯植物类药物,副作用少,伴有结核、溃疡、糖尿病等内分泌紊乱的患者亦可使用。该方法操作简单,效果肯定,复发率低,对"冻结肩"等难治性肩周炎效果好,适用范围广,是一种颇有价值的治疗肩周炎的新方法。

【适应证与疗效】　适用于肩周炎诊断明确者。肩周炎又称肩凝症、漏风肩或五十肩,患者肩臂疼痛难忍,日轻夜重,严重者彻夜难眠,痛苦不堪,且治愈后易复发。肩周炎属中医学痹证范畴,多因肝肾亏损、卫气不固、气血虚弱、血不荣筋,感受风寒湿邪,或劳伤致气滞血瘀、经脉闭塞所致。发病时肩关节周围肌肉、肌腱、滑膜囊、关节囊、软组织呈慢性无菌性炎症和广泛粘连的病理过程,若进一步发展可形成"冻结肩"。按肩部疼痛程度和关节活动恢复程度评价,显效率96.8%,疼痛可完全消失或明显减轻,功能恢复正常。

【禁忌证】　对药物过敏者禁用。

【不良反应及注意事项】　治疗过程中应注意肩关节和上臂的辅助功能锻炼,有利于进一步巩固疗效,降低复发率。

## (五)曲安奈德、复合利多卡因、维生素 B$_{12}$ 联合

【组方】　1%的利多卡因与曲安奈德、维生素 B$_{12}$ 混合液 10ml

【用法】　1%的利多卡因与曲安奈德、维生素 B$_{12}$ 混合液 10ml 分别在肩胛冈中点外上方 1.5～2cm 处即肩胛上神经阻滞,然后再进行痛点注射,1 次可阻滞 3～5 个点,每个点 1～2ml 药液。待疼痛消失后再进行合理的功能锻炼。药效可维持 1 周,可重复给药。

【作用机制】　过去的糖皮质激素类药维持时间较短,这就相应地增加了用药量及给药次数,而曲安奈德是近年来一种新的长效糖皮质激素,具有强而持久的抗炎、抗过敏作用。其作用机制如下:抑制巨噬细胞对抗原的吞噬和处理;抑制 B 细胞转化为浆细胞,干扰体液免疫;稳定溶酶体膜,减少溶酶体内水解酶的释放 2 抑制白细胞和巨噬细胞移行至血管外,减少炎症反应;增大肥大细胞颗粒的稳定性,减少组胺释放,从而减少血管舒张及降低毛细血管通透性;使血管敏感性增高,收缩性加强,减少局部充血及体液外渗;对纤维母细胞 DNA 有直接抑制作用,抑制肉芽组织形成。使用其与利多卡因、维生素 B$_{12}$ 的复合液局部注射治疗肩周炎的患者取得满意的效果。曲安奈德的应用增加了药物的维持时间,同时取得了满意的效果,再加上局麻药和维生素的作用使治疗的效果更加确切。

【适应证与疗效】　适用于肩周炎诊断明确者。肩周炎多发于 50 岁左右的中年人,又称五十肩。其病因是由于肩关节周围的肌肉、肌腱、滑囊和关节囊等软组织的慢性炎症、粘连引起的以肩关节周围疼痛、活动障碍为主要症候群。好发人群以女性为主,发病时疼痛难忍,手臂的活动受限,严重影响患者的日常生活。虽然治疗的方法很多,但以神经阻滞加局部注射为主。因为这种方法首先可以立即减少患者的疼痛,见效快,又减少了手术给患者带来的恐惧,而且简单易行大大减少了费用,所以很适合推广。孙晓阳等治疗 100 例病例中经 1 次治疗即治愈 29 例,好转有 71 例,经 2 次治疗治愈有 43 例,经 3 次治疗治愈有 23 例,经 4 次治疗治愈 4 例,1 例患者未完全治愈,有效率是 100%。

【禁忌证】　药物过敏者禁用。

【不良反应】　治疗过程中无感染、骨折、肌腱血管神经损伤和关节囊撕裂等严重并发症。

### (六)曲安奈德、利多卡因、冰盐水联合

【组方】　曲安奈德　　　　　　1～2mg

2%利多卡因　　　　20ml

生理盐水　　　　　　40ml

【用法】　患者取坐位,心理紧张和身体虚弱者可采取仰卧位。冰盐水的配制方法:曲安奈德1～2mg＋2%利多卡因20ml＋生理盐水配至(1%利多卡因溶液)40ml,置冰柜冷藏至4℃。以30ml注射器抽取所配溶液30ml做肩关节内注射,进针方法同肩关节穿刺(进针时注意不要伤及头静脉),针尖进入关节腔后,向关节内注入配制的混合液,当推注阻力比较大时,可听到纤维断裂的声响,1次注入量20ml左右,粘连严重的患者,第1次推注量一般在10ml左右即感阻力很大,但在第2次治疗时均有所增加,当感到推注阻力很大时即可停止注液,拔出针头。使药液在关节囊内充分浸润。如患者存在肱二头肌长头腱炎、冈上肌炎等病症时可做病变部位注药以达到无痛。一般注药10min后即可达到关节囊内麻醉。让患者充分放松肩关节。术者一手按压患肩肩峰使肩胛骨固定,另一手握住患肢的上段连续进行患肩的内旋、外旋、内收和外展活动,幅度由小到大,并逐渐将患肢上举、前屈和后伸。在运动中均可感到粘连的纤维被撕开的响声,肩关节的活动范围也逐渐增大,尽量做到完全松解。其标准是肩关节的活动幅度达到或基本达到正常范围。术后让患者坚持每日功能锻炼,患肩大回环、云手、爬墙或钟摆样运动等,每日2次,每次20min,持续2～3个月。

【作用机制】　肩周炎又名冻结肩、五十肩、粘连性肩关节炎等,是骨科门诊的常见病,发病女性多于男性,左肩多于右肩,以中年以上的患者为多见。肩周炎其主要病理变化是肩关节的关节囊及其周围软组织发生无菌性炎症、充血、渗出、纤维组织增生而产生粘连,使肩关节的关节腔容积变小发生狭窄,甚至闭塞,而引起肩关节的功能受限,活动疼痛。本组患者治疗过程中,可听到粘连的纤维组织被不断撕开的声响,在患者功能锻炼时也可以听到。松解后肩关节的活动度明显增大。虽然多数研究者认为肩周炎是一种自愈性疾病,但自愈过程较长,一般需要2年左右甚至更长,患者要承受很大的痛苦,严重影响患者的工作和生活。且多数患者自愈后遗有不同程度的肩关节功能受限。本组患者经过治疗多数在短时间内症状得到缓解,患者能够较早恢复工作和生活自理,没有明显的功能受限等后遗症。所以对肩周炎的早期主动治疗很有必要。肩关节内注入4℃生理盐水、利多卡因和曲安奈德的混

合溶液,一方面可以使粘连的关节囊皱襞得到麻醉达到无痛,便于松解。一方面注液可使关节内的压力增大,使粘连得到部分松解。这在注入过程中听到粘连被撕开的声响而证实。于肩关节注水达到无痛后,可行肩关节的手法松解。即做肩关节被动的内旋、外旋、内收、外展和上举活动。这样由于肩关节内有注入的液体,且其压力较大而此时的被动运动可使肩关节内的液体向肱骨近端、腋隐窝等周围区域扩散,达到进一步松解粘连的目的。这在手法松解和患者锻炼时听到关节内粘连纤维被撕开的声响而证实。同时,由于注入的溶液为经过冷藏的 4 ℃的混合液,可以抑制或减少因手法松解而使粘连纤维断裂导致的关节内渗血,减少或减轻了因治疗后出血而引起的关节肿胀等并发症。也就减少了再粘连的诱因。曲安奈德为一种长效的糖皮质激素,它可抑制关节粘连松解后粘连和无菌性炎症的再次发生。术后患者必须坚持每日锻炼,这是本病治疗过程中不可缺少的重要步骤。

【适应证与疗效】　适用于肩周炎诊断明确者。根据肩关节的活动情况,治疗效果可分为 3 级。优:肩关节活动范围正常,无疼痛,能正常工作;良:肩关节的活动范围明显比松解前增大,活动疼痛轻,上举达到 90°,日常生活如梳头、洗脸等都能自理;差:治疗后肩关节的功能改善不明显。治疗可优良率达 100%。康复时间平均为 8 周,最短 2 周,最长 6 个月。

【禁忌证】　对药物过敏者禁用。

【不良反应及注意事项】　治疗过程中无感染、骨折、肌腱血管神经损伤和关节囊撕裂等并发症。部分患者术后患肩有不同程度的肿痛,一般给予对症处理即可。若 1 次治疗后,患肩仍有功能受限,可于 1 周后再次同法松解。本治疗方法的优点有:①效果明显,起效快;②副作用少,风险小;③操作简单,不受医疗条件限制,不需要特殊器械;④医疗费用低。此方法适于在基层医院推广。

(赵梅芬)

# 第六节　腕管综合征

## 一、疾 病 特 点

腕管综合征又称正中神经挤压症,是由于正中神经在腕部受到压迫而使大鱼肌肌无力及手部正中神经支配区的疼痛、麻木及大鱼肌萎缩。本综合征并非少见。但在诊断上易被忽视或被误诊为风湿病、末梢神经炎等。

【发病机制】　腕管是腕掌部的一个骨-纤维管,拇长屈肌和 4 根屈指浅肌腱、4 根屈指深肌腱及正中神经通过此管进入手部。腕管在手腕掌桡侧,由腕骨和腕横韧带构成。腕横韧带坚韧,近侧缘增厚,是压迫正中神经的主要因素。正中神经在腕管中位置表浅,容易受腕横韧带的压迫,造成损伤。

【病因病理】　腕管综合征的发病与慢性损伤有关。手及腕劳动强度大时容易发病。慢性损伤可致腕管内的肌腱、滑膜及神经水肿,出现无菌性炎症,继发纤维增生。腕横韧带肥厚、腕管内组织水肿、纤维增生均可造成对正中神经的压迫。腕部骨折、脱位、畸形愈合使腕管容积减小,压迫正中神经。这也是腕管综合征的一个常见原因。腕管内肿物,如腱鞘囊肿、血管瘤、脂肪瘤等,均能压迫正中神经,引起腕管综合征。

## 二、联 合 用 药

### 曲安奈德混悬液、普鲁卡因、B 族维生素联合

【组方】　曲安奈德混悬液　　　　　40mg

1%盐酸普鲁卡因　　　　3ml

维生素 $B_1$　　　　　　　　50mg

维生素 $B_{12}$　　　　　　　500$\mu$g

【用法】　将上述药液混匀备用。常规消毒后,患手握拳屈腕,术者左手扣及掌长肌腱和尺动脉,右手持针在尺动脉桡侧及掌长肌腔内侧之间,腕近横纹交界处与皮肤成 30°向远端进针,回抽无血及指端无触电麻木感后,将药物注入腕管内,注射后患腕行轻度背伸位石膏托或支其外固定制动 3d。每周注射 1 次,3 次为 1 个疗程,每例患者注射 1～2 个疗程。

【作用机制】　腕管综合征是由多种原因引起的。其中主要原因是屈指肌腱发生炎性变化时充血水肿,甚至缺血坏死,腱鞘结构增生,体积增大,在腕管内压迫正中神经,而发生神经刺激症状。尽管都表现为腕管内正中神经受压,但病因是不同的。在诊断、治疗中应仔细辨别,分别对待。主要体征为:①初期多为第 2 指末节的掌面麻木和刺痛,小指绝不被累及;②屈腕试验(即用手指压迫腕部时有疼痛)阳性;③后期可出现掌部大鱼际肌萎缩、肌力减退或拇、示指之桡侧一半感觉消失。此症可两侧对称发生。

曲安奈德为长效糖皮质激素制剂,具有起效快、疗效久的特点,不仅参与人体的物质代谢过程,还有强而持久的抗炎及抗过敏的作用。抗炎作用较氢

化可的松、泼尼松强且较持久,水、钠潴留作用较轻微。抗过敏作用也强而持久。其抗炎、抗过敏作用机制:①抑制巨噬细胞对抗原的吞噬和处理;②抑制B 细胞转化成浆细胞,干扰体液免疫;③稳定溶酶体膜,减少溶酶体内水解酶的释放;④抑制白细胞和巨噬细胞移行至血管外,减少炎症反应;⑤增加肥大细胞颗粒的稳定性,减少组胺释放,从而减轻血管舒张及降低毛细血管通透性;⑥使血管敏感性增高,收缩性加强,减少局部充血及体液外渗;⑦对纤维母细胞 DNA 有直接抑制作用,抑制肉芽组织形成。本复合液又在应用曲安奈德的基础上,加入局部麻醉药和神经营养合成药维生素 $B_1$、维生素 $B_{12}$,使受压的神经水肿减轻,滑膜及腕横韧带水肿减轻变薄,粘连减少,腕管容量扩大,从而症状缓解。有学者主张选锁骨上臂丛神经阻滞,注入 1% 利多卡因15~20ml 与地塞米松 5~10mg 复合液,5~7d 1 次,治疗效果也较好。

【适应证】　本复合液适用于治疗腕管综合征。

【注意事项】　使用本法时应熟悉腕管解剖部位,防止损伤正中神经及血管。曲安奈德应避免注射到关节腔内,以免引起关节损害。

# 第七节　腱鞘囊肿

## 一、疾病特点

　　腱鞘囊肿是发生于关节部腱鞘内的囊性肿物,一种关节囊周围结缔组织退变所致的病症。内含有无色透明或橙色、淡黄色的浓稠黏液,多发于腕背和足背部。患者多为青壮年,女性多见。本病属中医学“筋结”“筋瘤”范畴,认为系外伤筋膜,邪气所居,郁滞运化不畅,水液积聚于骨节经络而成。多因患部关节过度活动、反复持重、经久站立等,劳伤经筋,以致气津的运行不畅,凝滞筋脉而成。

　　腱鞘囊肿好发于手部和足部关节或腱鞘内结缔组织。临床上分为单房型和多房型两种,单房型最常见,少数为多房型。囊的外壁由致密的纤维组织构成,内壁由滑膜细胞组成光滑的白膜。囊内为无色透明的胶状黏液,与关节或腱鞘滑膜层是否相通,目前尚有争议。

## 二、联合用药

### 山莨菪碱、泼尼松龙联合

【组方】　盐酸山莨菪碱　　　　　0.3~1ml

醋酸泼尼松龙　　　　12.5mg

**【用法】**　常规消毒后,在囊肿正中及四周刺入5针如梅花形、针尖朝向囊肿中心,以刺破囊壁为度,捻转进针,留针30min。后按囊肿大小,将本复合液从囊肿侧面注入囊内,迅速拔出针头,针孔用乙醇棉球压迫胶布贴敷。如1次未愈,20d后再重复1次。

**【作用机制】**　腱鞘囊肿多见于中年或青年女性,好发于腕部背侧及足背,亦见于膝及肘关节附近的肌腱和腱膜处。主要症状为肿块,很少有疼痛,生长缓慢,呈圆形,一般不超过2cm,质软,表面光滑,与皮肤无粘连,基底较固定。当囊肿发生在腕管或小鱼际时,可压迫正中神经或尺神经,引起感觉障碍或肌肉萎缩。如囊肿发生在腕部背侧时,将腕关节向掌侧屈,则肿块更见突出,张力也增加,局部可有酸痛;相反,将腕关节背伸时,则肿块张力减小,可扪及波动。少数囊肿可以自行消失。对小的囊肿可用手指挤压,或用一本书用力拍击一下,使其破裂吸收。

本法是用山莨菪碱与激素囊肿内注射,前者可使局部加强血流,改善微循环,促进囊肿内黏液吸收,减轻局部炎性渗出。后者有消除组织细胞水肿作用。有学者用粗针头抽液后囊内注入玻璃酸酶,然后包扎,疗效良好,但有时容易复发。泼尼松龙能使腱鞘管内的毛细血管张力增加,降低毛细血管的通透性,减少细胞和液体的渗出,促进结缔组织黏液变性恢复故腱鞘囊肿有效。山莨菪碱局部注射能加强血流,改善微循环,促进囊肿内黏液吸收,减轻局部炎症性渗出,利于局部组织的新陈代谢。泼尼松龙与山莨菪碱一起注射治疗,有使两者加强促进囊肿内黏液吸收的作用。小的腱鞘囊肿一般1次治愈,且无复发。

**【适应证与疗效】**　本复合液适用于治疗手部和足部关节或腱鞘内结缔组织的腱鞘囊肿。患者发病部位多在腕关节背部,呈缓慢性增大的卵圆形单房包块。症状以酸胀痛为主。肤色正常,囊肿边界清楚,包膜完整,质软、无活动性。囊肿经注射药物治疗后20d内逐渐缩小消失。随访半年以上无复发病例。未见任何副作用出现。

**【注意事项】**　对较大的囊肿,或有症状的囊肿,或非手术治疗无效和手指挤破后复发的囊肿,宜施囊肿切除术。手术时应将整个囊肿连同周围部分正常的腱鞘、腱膜等组织一并切除,以免复发。

# 第八节　关　节　炎

## 一、类风湿关节炎

### (一)疾病特点

类风湿关节炎是一种以关节滑膜炎为特征的慢性全身性自身免疫性疾病。滑膜炎持久反复发作,可导致关节内软骨和骨的破坏,关节功能障碍,甚至残疾。血管炎病变累及全身各个器官,故本病又称为类风湿病。

【临床表现】　它是以关节腔骨膜的慢性炎症为特点对称性、多关节炎为主的一种周身性疾病。患本病者约占总人数的 1%,女性发病率常高于男性 2～3 倍。任何年龄的人均可发病,但大多发生在 20 ～50 岁。常见的症状是小关节肿痛,晚期可引起关节的强直、畸形和功能严重受损。

【病因】　类风湿关节炎的病因迄今未明。但一般被认为是一种被遗传因素控制的自身免疫性疾病。类风湿关节炎有家族易感性,与人类白细胞抗原-DW$_4$( HLA -DW $_4$)及 HIA -DRW$_4$相关。类风湿因子是一种自身抗体,80% 类风湿关节炎患者阳性。也有学者认为类风湿关节炎是感染后引起的自身免疫反应,因为类风湿因子常于某些感染后出现。

【治疗】　类风湿关节炎尚无特效疗法。内科治疗的目的在于控制炎症、缓解症状、控制病情进度、保持关节功能和防止畸形。

### (二)联合用药

*蝮蛇抗栓酶、山莨菪碱联合*

【组方】　蝮蛇抗栓酶　　　0.01 ～0.12U/kg
　　　　　山莨菪碱　　　　40～120mg

【用法】　将上述药液溶于 5% 葡萄糖注射液 500ml,混合均匀后,静脉滴注。蝮蛇抗栓酶用量为 0.75U/50kg 体重,超过 50kg 用 1.0U,每增加 10kg 增加 0.25U 使用。山莨菪碱量先用 40mg。如无副作用,逐渐加大剂量到病人不能耐受为止,但 1 次最大剂量不超过 160mg。每日 1 次,3 周为 1 个疗程。

【作用机制】　本法是针对类风湿关节炎活动期存在红细胞沉降率增快、血液黏稠度及血小板增高、动脉管腔狭窄、阻塞或管壁纤维蛋白样坏死等改变,应用蝮蛇抗栓酶,使血浆纤维蛋白原、血液黏滞度降低,减少血小板的聚集及黏附率,溶解血栓,扩张血管和改善微循环,促进神经细胞恢复。山莨菪碱有明显的改善全身微循环作用,与蝮蛇抗栓酶合用可加强关节软骨的营养代谢,有利于关节功能恢复。

【适应证】 本复合液适用于治疗类风湿关节炎。所有患者符合以下诊断标准中的 4 项:①晨僵至少 1h,≥6 周;②3 个或 3 个以上关节肿,≥6 周;③腕掌、指近端指关节肿,≥6 周;④对称性关节肿,≥6 周;⑤皮下结节;⑥X线改变(至少有骨质稀疏及关节间隙狭窄);⑦类风湿因子阳性。

【注意事项】 从本法治疗结果看,仅能缓解类风湿关节炎的疼痛症状,尚不能使畸形的关节得到恢复。另注意:①蝮蛇抗栓酶少数人可发生变态反应,故用前须做过敏试验;②用药过程中要定期检查血小板及出凝血时间,对血小板减少者慎用。

## 二、膝 关 节 炎

### (一)疾病特点

非细菌性膝关节炎是一大类疾病,包括膝关节进行性变与继发性骨质增生,如老年性关节炎或增生性关节;风湿性关节炎,类风湿关节炎,损伤性关节炎,畸形性关节炎,肥大性骨关节炎等。有膝关节症状的患者首先要排除感染性关节炎,局部温度升高和发红及抽取关节囊膜液培养是主要的诊断依据。关节症状可能是全身性疾病的一部分表现,如可能是系统性红斑狼疮;可能是支气管肺癌引起的肥大性肺性骨关节病等。因此,分清是原发性膝关节炎还是继发性膝关节炎极为重要。需要强调的是非感染性关节炎不是一成不变的,如内外混合性关节炎和关节慢性炎症患者特别易患细菌性关节炎。

### (二)联合用药

*泼尼松龙、庆大霉素、利多卡因联合*

【组方】 　硫酸庆大霉素　　　　　4 万 U

　　　　　醋酸泼尼松龙　　　　　62.5mg

　　　　　2%盐酸利多卡因　　　　5ml

【用法】 将上述注射液溶于 11.5ml 生理盐水,混合后共 20ml。患者仰卧屈膝位,将内或外膝眼(即髌骨内、外下凹陷处)皮肤以碘酒、乙醇严格消毒,遵照无菌技术规定,取 10cm 长的腰麻穿刺针进行膝关节腔穿刺。步骤如下:①先向对侧膝眼方向横穿,至在对侧膝眼皮肤下扪及针尖感即止,边退针边注入 5ml 药物;②待退针至皮下 2cm 处(退针均至此处),再向对侧半月板方向穿刺,直至针尖有骨质感,边退针边注入 5ml 药物;③再向同侧半月板方向穿刺,直至针尖有骨质感,边退针边注入 5ml 药物;④最后向髌骨后方向进针,直至针尖有骨质感,边退针边注入 5ml 药物。内、外膝眼隔周各注射 1次为 1 个疗程。

【作用机制】　泼尼松龙用于关节腔内注射治疗非感染性关节炎也有较长的历史。它能抑制机体的免疫反应,减少炎性渗出,促进关节囊滑膜炎症的吸收,有利于风湿性及类风湿关节炎的康复和预防关节畸形。它能促使关节囊内的毛细血管张力的增加,降低毛细血管的通透性,减少细胞和炎性渗出,有利于损伤性膝关节炎的恢复。它能抑制关节囊液的渗出,防止更多的滑液黏蛋白变稠影响关节活动,同时也有利于关节囊产生的纤维变性和增厚缓解。庆大霉素有利于防止关节囊注射后的继发感染,也对某些慢性关节病的细菌易感性有预防作用。加入利多卡因的作用在于减轻注射时的疼痛,有利于膝关节活动度的改善。

【适应证与疗效】　本复合液关节囊注射适用于治疗类风湿关节炎、风湿性关节炎、骨性(老年性)关节炎、损伤性关节炎、膝关节炎。临床疗效评判标准如下:治愈,膝关节疼痛消失、运动功能恢复,下蹲站起自如,屈膝达 135°;好转,膝关节疼痛减轻,活动障碍减轻,屈膝较前提高 30°以上,下蹲站起来仍有困难。

【不良反应及注意事项】　糖皮质激素本身多为白色结晶性粉末,关节囊注射后几乎无一例外均引起一过性滑膜炎。因此,不宜注射次数太多,以免发生糖皮质激素诱导的关节病。

## 三、骨 关 节 炎

### (一)疾病特点

骨关节炎又名骨关节病,或增生性关节炎,是一非炎性疾病,以关节软骨损伤及骨质增生为特点,主要影响膝关节、髋关节、远端及近端指关节,以及颈椎、胸椎、腰骶椎,可使负重关节功能严重受损。骨关节炎的名称不恰当,并非因炎症引起。经 X 线检查做流行病学调查,成人 20 岁以后即可有骨关节炎病变出现,随年龄增长而发病率增高,50 岁以上者 80%~90%皆有不同程度的骨关节炎病变。不同工种可引起不同关节发生骨关节炎。相反,瘫痪肢体则发病缓慢。这些都提示经常性的磨损是造成骨关节发生退行性病变的主要因素。

【临床表现】　虽然经 X 线检查有本病者人数众多,但有临床症状者,只是一小部分。大多发生在 40 岁以后,起病缓慢,无周身症状,主要症状是受累关节的酸痛。关节痛多呈局限性,但有时可为放射性,如髋关节受累时,痛可在膝、臀外侧,或大腿部。关节痛最初只在昼间关节活动用力时明显,休息后减轻,但晚期病变静止时亦可发生。受累关节可有晨僵,但很少超过半小时。关节周围肌肉痉挛,关节肿胀,有压痛、发热,但不红。

## (二)联合用药

1. 骨宁、曲安奈德、普鲁卡因联合

【组方】　骨宁　　　　　　　　　　2ml

曲安奈德　　　　　　　　2ml

2%盐酸普鲁卡因　　　　2ml

【用法】　将上述各药吸入注射器内备用,常规消毒受累的关节,于关节腔内或关节周围注射,隔日 1 次,7 次为 1 个疗程。

【作用机制】　本法是在骨关节腔内或骨关节周围进行注射治疗。骨宁为用健康猪的四肢骨经过提取制成的灭菌水溶液,每毫升相当于猪骨 1.5g 以上,内含多肽类骨代谢调节因子,以及有机钙、磷、无机盐、微量元素、氨基酸等,具有镇痛、消炎、调节骨代谢,防治骨衰老,促进骨愈合等作用。临床常用于治疗骨质增生、颈椎病、骨质疏松、软骨病、股骨头坏死及风湿、类风湿关节炎等。曲安奈德则是治疗骨关节病的常用制剂,起消炎、镇痛、免疫抑制等作用。普鲁卡因注射液注射于与病变有关的神经周围或病变部位,可治疗骨关节等的损伤和炎症,也可使损伤部位的症状明显缓解。

【适应证】　本复合液适用于治疗骨关节炎。

【不良反应及注意事项】　关节腔内注射本复合液不宜注射次数过多,并应注意严格无菌消毒,以免引起感染,甚至造成骨关节受损,加重病情。

2. 玻璃酸钠、复方倍他米松联合

【组方】　玻璃酸钠　　　　　　　25mg

复方倍他米松　　　　　1ml

【用法】　患者取平卧位,放松肌肉,常规无菌操作,膝关节外侧进针,若有积液则先抽出积液,然后注药。注射玻璃酸钠 25mg 联合复方倍他米松 1ml,然后伸屈膝关节 10 余次,以让药液均匀分布于膝关节腔内,注射后退出针头,关节局部加敷料后用绷带包扎。首次两药联合关节腔内注射,以后连续 4 周单独注射玻璃酸钠。

【作用机制】　膝骨关节炎治疗上除了缓解症状或少数情况下做人工关节置换外,还可以应用玻璃酸钠(sodirmhyaluronic,SH)补充治疗,这一概念系由 Balazs 等于 20 世纪 60 年代初首先提出。倍他米松是一种可溶性倍他米松脂与难溶性倍他米松脂的复方制剂。在治疗 OA 中发挥强烈的抗炎作用。使用玻璃酸钠联合倍他米松关节腔内注射治疗类风湿关节炎疗效满意。膝部 OA 发病机制尚不清楚,其治疗主要是控制症状的药物治疗、应用软骨保护剂、理疗及手术治疗等。手术治疗包括关节镜下的膝关节清理术、截骨术、膝关节表面置换术等。手术适合中晚期患者,由于创伤大且有一定的并发症、费用高,大多数患者难以接受。非甾体抗炎镇痛药物通过抑制环氧化酶阻断花生四烯酸代谢,抑制前列腺素合成,发挥抗炎、镇痛作用。虽然效果好,但对胃肠道等副作用大,同时,部分药物对软骨基质的合成还有抑制作用。因此必须限量使用。动物实验和临床研究中均证实了玻璃酸钠具有保护软骨、促进受损的软骨修复、抑制关节内炎性渗出的作用,从而使滑膜炎症减轻。玻璃酸钠是关节液和软骨基质的主要成分,他的变化对 OA 的发生起着一定的作用。膝部 OA 时,关节腔内玻璃酸钠的浓度及分子量的降低,使其减震、润滑及阻止炎症等作用下降,由此加重关节炎的症状。外源性的玻璃酸钠的补充,可提高滑液中玻璃酸钠的含量,其中部分在软骨和滑膜表面积聚,重新恢复已破坏的生理屏障,减少组织间的摩擦,防止软骨进一步被破坏。玻璃酸钠具有的润滑作用及抗缓激肽、抗蛋白酶活性及遮蔽痛觉受体的作用,使关节疼痛缓解,有利于增大关节活动范围。玻璃酸钠与释放到关节液中的糖蛋白结合,阻止该物质参与炎症过程,部分玻璃酸钠进入软骨基质,与糖蛋白结合,有利于软骨的修复。倍他米松注射液是二丙酸倍他米松和倍他米松磷酸二钠的混合液,前者为微溶性,可缓慢吸收维持疗效,后者为可溶性,可迅速吸收起效,其特性为强效、长效,并具有镇痛作用,其镇痛作用可能是治疗效果好的主要原因,注入倍他米松可促使滑膜组织修复,减少滑膜的渗出,防止滑膜粘连,预防软骨萎缩及膝关节功能障碍。据此,采用玻璃酸钠联合使用倍他米松行关节腔内注射治疗 OA,获得满意的效果。单用玻璃酸钠注射 1 周后患者的症状和体征明显改善,临床评分指标明显降低,直到停药 3 个月,仍处于低水平。而玻璃酸钠和倍他米松联合使用后 1 周到停药 3 个月,患者临床症状明显改善。玻璃酸钠和倍他米松联合使用的优点是两者的协同作用。激素可抑制滑膜细胞的增生,使其停滞增殖并产生大量保护性的玻璃酸钠,且避免了单独使用倍他米松的副作用。同时,倍他米松的抗炎作用与传统使用的醋酸泼尼松龙相比,用量少,效价高,持续作用时间长,副作用少。由于倍他米松的注射次数少,副作用小,与玻璃酸钠联合使用效果好,值得临床应用。

【适应证与疗效】　适用于膝骨关节炎(osteoarthritis. OA)病人,OA 是一种严重危害老年人健康的慢性进行性骨关节病。OA 经关节腔内注射玻璃酸钠及倍他米松 2 周后临床症状得到缓解,且保持持续在 6 个月以上,总有效率为 96.2%。

【禁忌证】　上述药物过敏者禁用。

【不良反应】　治疗期间未发现全身变态反应及肝肾毒性,但部分病例注射后发生明显的局部关节疼痛,多在 24～36h 后消失,其发生率为 15.4%。

(吴慧哲)

# 第9章 恶性肿瘤的药物治疗

## 第一节 头颈部恶性肿瘤

头颈部肿瘤是指颅底到锁骨上、颈椎前这一解剖范围内的所有恶性肿瘤,包括源于除眼、脑、耳、甲状腺和食管外头颈部任何组织或器官的肿瘤,超过90%的头颈部肿瘤为鳞状细胞癌。最近10年全球头颈部鳞状细胞癌(SCCHN)的发病率明显上升,特别是在女性中。70%~80%头颈部肿瘤就诊时已是局部晚期或晚期,目前采用化疗后手术或放疗的新辅助化疗,术后或放疗后的辅助化疗及用某些化疗药物的放射增敏作用,同步化、放疗,逐步形成手术、放疗、化疗的综合治疗。

### 一、头颈部鳞癌

#### (一)DF 方案

【组方】 顺铂(DDP)　　　　30mg/m²
氟尿嘧啶(5-FU)　1000mg/m²

【用法】 第1~3天,顺铂(DDP)30mg/m²,静脉滴注。化疗前30min静脉推注地塞米松10mg可增加止吐药的镇吐效果。第1~3天,氟尿嘧啶(5-FU)1000mg/m²,静脉滴注。开始用药后至少每周检查周围血常规1次,每1~2个月检查肝功能1次,以防丙氨酸转氨酶等升高。氟尿嘧啶溶于5%葡萄糖注射液中,按1000mg/(m²·d),持续滴注24h,连续3d。

【作用机制】 顺铂(DDP)本品为铂的金属络合物,作用似烷化剂,主要作用靶点为DNA,作用于DNA链间及链内交链,形成DDP-DNA复合物,干扰DNA复制。属周期非特异性药。氟尿嘧啶是尿嘧啶5位上的氢被氟取代的衍生物。5-FU在细胞内转变为5-氟尿嘧啶脱氧核苷酸(5F-dUMP),而抑制脱氧胸苷酸合成酶,阻止脱氧尿苷酸(dUMP)甲基化转变为脱氧胸苷酸(dTMP),从而影响DNA的合成。此外,5-FU在体内可转化为5-氟尿嘧啶核苷,以代谢产物形式掺入RNA中干扰蛋白质的合成,故对其他各期细胞也有作用。

【适应证与疗效】 DF 方案为治疗头颈部鳞癌的标准治疗方案。氟尿嘧啶和顺铂单药的有效率分别为 15%、27%。DF 的有效率 31%～32%。该方案适用于局部治疗后辅助化疗，也适用于局部晚期和转移性头颈部肿瘤的治疗。

【禁忌证】 妊娠与哺乳妇女禁用顺铂和氟尿嘧啶。

【不良反应】 顺铂不良反应①消化道反应：急性呕吐一般发生于给药后 1～2h，可持续 1 周左右。故用本品时须并用强效止吐药，如 5-羟色胺 3（5-$HT_3$）受体拮抗止吐药恩丹西酮等，基本可控制急性呕吐。②肾毒性：累积性及剂量相关性肾功不良是顺铂的主要限制性毒性。③神经毒性：听神经损害比较常见。④骨髓抑制：白细胞和（或）血小板下降，一般较轻。⑤变态反应：可出现颜面水肿、气喘、心动过速、低血压、非特异斑丘疹类皮疹。氟尿嘧啶不良反应：①恶心、食欲缺乏或呕吐，一般剂量多不严重。②周围血白细胞减少常见（大多在疗程开始后 2～3 周达最低点，在 3～4 周后恢复正常）。③长期应用可导致神经系统毒性。

## (二)CF 方案

【组方】 卡铂(CBP)　　　　300mg/$m^2$

　　　　氟尿嘧啶(5-FU)　1000mg/$m^2$

【用法】 第 1 天，卡铂 300mg/$m^2$，静脉滴注；第 1～4 天，氟尿嘧啶 1000mg/$m^2$，静脉滴注，每 4 周重复。卡铂：用 5% 葡萄糖注射液制成 10mg/ml 溶液，再加入 5% 葡萄糖注射液 250～500ml 中，于 15～60min 滴完。应用本品前应检查血常规及肝肾功能，治疗期间至少每周检查 1 次白细胞与血小板；本品溶解后，应在 8h 内用完。

【作用机制】 卡铂为第二代铂类抗肿瘤药，其生化特征与顺铂相似，但肾毒性、消化道反应及耳毒性均较低。它类似烷化剂，主要是引起 DNA 的链内及链间交联，破坏 DNA 分子，使其螺旋解体。氟尿嘧啶作用机制参见本节一组方(一)的相关内容。

【适应证与疗效】 CF 方案对头颈部鳞癌有效。

【禁忌证】 妊娠、哺乳期妇女禁用卡铂。

【不良反应】 卡铂不良反应：①骨髓抑制。白细胞及血小板最低值分别发生在用药后第 14～28 天和第 14～21 天；恢复到正常的时间前者为 5～6 周，后者约 4 周。②消化道反应。恶心、呕吐，但较顺铂轻微。③个别患者

ALT 升高及心电图异常。④耳神经毒性及脱发也低于顺铂。

## (三)TC 方案

【组方】　紫杉醇(TAX)　　75～100mg/m²

　　　　　卡铂(CBP)　　　　300～350mg/m²

【用法】　第 1、8、15 天,紫杉醇 75～100mg/m²,静脉滴注;第 2 天,卡铂 300～350mg/m²,静脉滴注。为预防发生变态反应,在紫杉醇治疗前 12h 口服地塞米松 10mg,治疗前 6h 再口服地塞米松 10mg,治疗前 30～60min 给予苯海拉明肌内注射 20mg,静脉注射西咪替丁 300mg 或雷尼替丁 50mg。单药剂量为 135～200mg/m²,在 G-CSF 支持下,剂量可达 250mg/m²。将紫杉醇用生理盐水或 5% 葡萄糖盐水稀释,静脉滴注 3h。联合用药剂量为 135～175mg/m²,但对于国人应适当减少剂量,3～4 周重复。

【作用机制】　紫杉醇属有丝分裂抑制剂或纺锤体毒素(spindle poison),具有聚合和稳定微管的作用,致使快速分裂的肿瘤细胞在有丝分裂阶段被牢牢固定,使癌细胞复制受阻断而死亡。卡铂的作用与顺铂相似,主要能引起靶细胞 DNA 的交叉联结,阻碍 DNA 的合成;同时阻止 DNA 的复制,从而抑制肿瘤细胞的生长。此药为细胞周期非特异性药物。

【适应证】　TC 方案用于复发及转移后又经过常规化学治疗失败的头颈部癌患者。紫杉醇的作用靶点独特,和其他药物没有交叉耐药,可作为 DF 方案失败的二线用药。

【禁忌证】　对紫杉醇或其他用聚氧乙烯蓖麻油配制的药物过敏者;妊娠和哺乳妇女禁用。

【不良反应】　紫杉醇不良反应:①变态反应。多数为 1 型变态反应。几乎所有的反应发生在用药后最初的 10min。②骨髓抑制。为主要剂量限制性毒性。③神经毒性。周围神经病变发生率为 62%。④心血管毒性。可有低血压和无症状的短时间心动过缓。⑤肝脏毒性。为 ALT、AST 和 AKP 升高。⑥脱发。发生率为 80%。⑦局部反应。输注药物的静脉和药物外渗局部的炎症。卡铂不良反应参见本节一组方(二)的相关内容。

## (四)TIF 方案

【组方】　紫杉醇(TAX)　　　　175mg/m²

　　　　　异环磷酰胺(IFO)　　1g/m²

　　　　　顺铂(DDP)　　　　　60mg/m²

【用法】　第 1 天,紫杉醇 175mg/m²,静脉滴注;第 1～5 天,异环磷酰胺

$1g/m^2$,静脉滴注;第1~5天,美司钠$400mg/m^2$,静脉滴注(IFO的0、4、8h);第1天,顺铂$60mg/m^2$,静脉滴注。每4周为1个周期。异环磷酰胺的代谢产物对尿路有刺激性,应用时应鼓励患者多饮水,大剂量应用时应水化、利尿,同时给予尿路保护药美司钠。用药期间应定期检查白细胞,血小板和肝肾功能测定。

【作用机制】 紫杉醇参见本节一组方(三)的相关内容。顺铂作用机制参见本节一组方(一)的相关内容。异环磷酰胺,在体外无抗癌活性,进入体内被肝脏或肿瘤内存在的磷酰胺酶或磷酸酶水解,变为活化作用型的磷酰胺氮芥而起作用。其作用机制为与DNA发生交叉联结,抑制DNA的合成,也可干扰RNA的功能,属细胞周期非特异性药物。本品抗肿瘤谱广,对多种肿瘤有抑制作用。

【适应证与疗效】 该方案是DF方案失败或复发后的二线方案,对青年患者亦可作为首选方案。紫杉醇、异环磷酰胺和顺铂单药有效率分别为37%~40%、34%和27%,总有效率达58%~73%。

【禁忌证】 严重骨髓抑制患者、对异环磷酰胺过敏者、妊娠及哺乳期妇女禁用。

【不良反应】 异环磷酰胺的不良反应:①骨髓抑制。白细胞减少较血小板减少为常见,最低值在用药后1~2周,多在2~3周后恢复。②胃肠道反应。一般停药1~3d即可消失。③可致出血性膀胱炎,通常在停药后几天内消失;肾毒性可产生代谢性酸中毒。④中枢神经系统毒性。与剂量有关。⑤其他。注射部位可产生静脉炎。长期用药可产生免疫抑制、垂体功能低下、不育症和继发性肿瘤。紫杉醇不良反应参见本节一组方(三)的相关内容。顺铂和氟尿嘧啶的不良反应参见本节一组方(一)的相关内容。

### (五)TP方案

【组方】 紫杉醇(TAX)　　135mg/m²

顺铂(DDP)　　100mg/m²

【用法】 第1天,紫杉醇$135mg/m^2$,静脉滴注;第1天,顺铂$100mg/m^2$,静脉滴注。每3周为1个周期。先用紫杉醇后用顺铂,则毒性作用减少,对肿瘤的杀伤作用增大。用药期间,应每周复查血常规。单药紫杉醇的剂量最高达$250mg/m^2$,联合用药为$135~175mg/m^2$。

【作用机制】 紫杉醇参见本节一组方(三)的相关内容。顺铂作用机制参见本节一组方(一)的相关内容。

【适应证与疗效】　适用于头颈部鳞癌。有效率 36%，中位生存期 7.3 个月，1 年生存率 29%。这一结果可能比 DF 方案略好。骨髓抑制常见，Ⅲ、Ⅳ度中性粒细胞减少高达 78%。

【不良反应】　紫杉醇和顺铂的不良反应分别参见本节一组方(三)、组方(一)的相关内容。

## (六)TD 方案

【组方】　多西他赛(泰索帝)(TXT)　　75～100mg/m²
　　　　　顺铂(DDP)　　　　　　　　　75mg/m²

【用法】　第 1 天，多西他赛 75～100mg/m²，静脉滴注；第 1 天，顺铂 75mg/m²，静脉滴注，或第 1～3 天，顺铂 30mg/m²，静脉滴注。每 3 周为一周期。多西他赛必须在有癌症化疗药物应用经验的医师指导下使用。除有禁忌证外，所有病人在接受多西他赛治疗前需预服地塞米松 8mg，2 次/日，在应用 TXT 前 1 日始，连用 3～5 日，以减轻体液潴留的发生。

【作用机制】　多西他赛(泰索帝)属于紫杉类化合物抗肿瘤药，作用机制是加强微管蛋白聚合作用和抑制微管解聚作用，导致形成稳定的非功能性微管束，因而破坏肿瘤细胞的有丝分裂。本品在细胞内浓度比紫杉醇高 3 倍，并在细胞内滞留时间长，这是本品在体外试验中比紫杉醇抗肿瘤活性大的重要原因。顺铂作用机制参见本节一组方(一)的相关内容。

【适应证与疗效】　适用于头颈部鳞癌。多西他赛单药有效率为 32%～45%，该方案总有效率 53.7%。

【禁忌证】　多西他赛禁用于以下病人：白细胞数目＜$1.5×10^9$/L (1500/mm³)的病人；肝酶增高的病人，如转氨酶高出正常值的 1.5 倍和碱性磷酸酶高出正常值的 2.5 倍。

【不良反应】　多西他赛不良反应：①骨髓抑制。中性粒细胞减少为最常见的不良反应。②变态反应。部分病例可发生严重变态反应，其特征为低血压与支气管痉挛，需要中断治疗。③皮肤反应。常表现为红斑，局部皮疹，皮疹通常可能在滴注多西他赛后 1 周内发生，可在下次滴注前恢复。④体液潴留。包括水肿，也有报道极少数病例发生胸腔积液，腹水，心包积液，毛细血管通透性增加及体重增加。⑤可能发生恶心、呕吐或腹泻等胃肠道反应。⑥心血管不良反应极少发生。⑦其他不良反应。包括：脱发，无力，黏膜炎，关节痛和肌肉痛，低血压和注射部位反应。顺铂不良反应参见本节组方(一)的相关内容。

### (七)NMB 方案

【组方】　长春瑞滨(NVB)　　20mg/m²
　　　　　甲氨蝶呤(CTX)　　50mg/m²
　　　　　博来霉素(BLM)　　15mg/m²

【用法】　第 1、8 天,长春瑞滨 20mg/m²,静脉滴注应注意该药血管毒性强,应用本药最好是用 PICC 管,否则在应用本药的前后可给地塞米松 5mg 静脉滴注。第 1、8 天,甲氨蝶呤 50mg/m²,静脉滴注;第 1 天,博来霉素 5mg/m²,肌内注射。长春瑞滨(诺维本)药物必须溶于 125ml 等渗盐水中,并于 15～20min 静脉输入。博来霉素总量不宜超过 400mg。第 1 次用药时,先肌内注射 1/3 量,若无反应,再将全部剂量注射完。静脉注射应缓慢,不少于 10min。为预防发热可于服博来霉素前半小时口服吲哚美辛 25mg。用药期间应密切观察血常规变化,每次用药前均应检测血红蛋白、白细胞和粒细胞计数。

【作用机制】　长春瑞滨属于长春碱类抑制细胞分裂的抗肿瘤药物,直接作用于微管蛋白/微管的动态平衡,可抑制微管蛋白的聚合,并使分裂期微管崩解,仅在高浓度下影响轴突微管,对管蛋白螺旋化的作用低于长春新碱,通过阻断 $G_2$ 与 M 期细胞的有丝分裂,导致进入间期或分裂后期的细胞死亡。长春瑞滨对轴索微管的亲和力差,高浓度时才对轴索微管产生影响,因而神经毒性很低。长春瑞滨具有广谱的抗肿瘤活性。博来霉素:本品与铁的复合物嵌入 DNA,引起 DNA 单链和双链断裂。它不引起 RNA 链断裂。作用的第一步是本品的二噻唑环嵌入 DNA 的 G-C 碱基对之间,同时末端三肽氨基酸的正电荷和 DNA 磷酸基作用,使其解链。作用的第二步是本品与铁的复合物导致超氧或羟自由基的生成,引起 DNA 链断裂。

【适应证与疗效】　长春瑞滨和博来霉素单药的有效率分别是 16%～32% 和 21%,该方案作为 DF 方案失败的二线方案。

【禁忌证】　严重肝功能障碍者、妊娠与哺乳妇女禁用长春瑞滨和博来霉素。

【不良反应】　长春瑞滨不良反应:①骨髓抑制较明显,多在 7d 内恢复。②神经毒性主要表现为腱反射减低及便秘。③可引起呼吸困难或支气管痉挛,可在注药后数分钟或数小时内发生。④此外尚有指(趾)麻木、恶心、呕吐和脱发。博来霉素不良反应:①骨髓抑制轻微。②可引起手指、足趾、关节处皮肤肥厚及皮肤色素沉着、指甲变色脱落、脱发。③约 1/3 病人有发热反应,于用药后 3～5h 发生,一般 38℃ 左右,个别病人可出现高热,常在几小时后自行退热。④肺毒性作用。表现为呼吸困难、咳嗽、胸痛、肺部啰音等,导致非特异性肺炎和肺纤维化,甚至死于肺纤维化。⑤胃肠道反应。少数病人出现食欲缺乏、恶心,少见呕吐、腹泻、口腔炎及口腔溃疡。⑥偶有过敏性休克。

## 二、鼻　咽　癌

### (一)疾病特点

鼻咽癌是指多发生于鼻咽黏膜的恶性肿瘤,恶性程度较高,早期即可出现颈部淋巴结转移。放射治疗是治疗鼻咽癌最有效的方法,但一些高分期和中晚期患者的 5 年生存率仅 30% 左右。联合化疗是提高疾病控制率、减少复发和远处转移的有效办法。

### (二)联合用药

1. DF 方案

【组方】　顺铂(DDP)　　　　　30mg/m²

　　　　　氟尿嘧啶(5-FU)　　　1000mg/m²

【用法】　第 1～3 天,顺铂 30mg/m²,静脉滴注。化疗前 30min 静脉推注地塞米松 10mg 可增加止吐药的镇吐效果。第 1～3 天,氟尿嘧啶 1000mg/m²,静脉滴注。开始用药后至少每周检查周围血常规 1 次。每 1～2 个月检查肝功能 1 次,以防丙氨酸转氨酶等升高。氟尿嘧啶溶于 5% 葡萄糖液中,按体表面积每日 1000mg/m²,持续滴注 24h,连续 3d。

【作用机制】　顺铂和氟尿嘧啶作用机制参见本节一组方(一)的相关内容。

【适应证与疗效】　此方案可用于放疗前使肿瘤缩小,或用于同时放化疗的病例,有效率介于 40%～90%。为最常用化疗方案。

【不良反应】　顺铂和氟尿嘧啶的不良反应参见本节一组方(一)的相关内容。

2. NLF 方案

【组方】　奈达铂　　100mg/m²

　　　　　亚叶酸钙　200mg/m²

　　　　　氟尿嘧啶　600mg/m²

【用法】　第 1 天,奈达铂 100mg/m²,静脉滴注;第 1～5 天,亚叶酸钙 200mg/m²,静脉滴注;第 1～5 天,氟尿嘧啶 600mg/m²,静脉滴注。奈达铂使用前,用生理盐水溶解后,再稀释至 500ml,静脉滴注,滴注时间不应少于 1h,滴完后需继续静脉滴注 1000ml 以上液体。推荐剂量为每次给药 80～100mg/m²,每疗程给药 1 次,间隔 3～4 周后方可进行下一个疗程。

【作用机制】 奈达铂为顺铂类似物。本品进入细胞后,甘醇酸酯配基上的醇性氧与铂之间的键断裂,水与铂结合,导致离子型物质(活性物质或水合物)的形成,断裂的甘醇酸酯配基变得不稳定并被释放,产生多种离子型物质并与 DNA 结合。本品以与顺铂相同的方式与 DNA 结合,并抑制 DNA 复制,从而产生抗肿瘤活性。

【适应证与疗效】 NLF 方案与 DF 方案疗效相当,但其不良反应更低。

【禁忌证】 ①有明显骨髓抑制及严重肝、肾功能不全者;②对其他铂制剂及右旋糖酐过敏者;③孕妇、可能妊娠及有严重并发症的患者。

【不良反应】 奈达铂:①主要不良反应为骨髓抑制。②较常见的不良反应包括恶心、呕吐、食欲缺乏等消化道症状及肝肾功能异常、耳神经毒性、脱发等。③其他不良反应发生率较低:过敏性休克症状(0.1％～5％)、阿-斯综合征(Adams-StokesSyndrome)发作、间质性肺炎(频度不明)、血管升压素分泌异常综合征(SIADH)(频度不明)等。

(赵玉霞 门桐林)

# 第二节 肺 癌

肺癌为当前世界各地最常见的恶性肿瘤之一,发病率在多数国家仍在升高。目前肺癌在多数发达国家中男性常见恶性肿瘤中占首位、女性常见恶性肿瘤中占第 2～3 位。肺癌在我国城市中占常见恶性肿瘤首位;在农村占第 3 位,发病率有明显增高趋势。根据各型肺癌分化程度、形态特征和生物学特点目前将肺癌分为两大类,小细胞型肺癌(SCLC)和非小细胞型肺癌(NSCLC)。

## 一、小细胞型肺癌

小细胞型肺癌:SCLC 占全部肺癌的 20％～25％,其临床特点是早期播散、快速生长,约 2/3 患者确诊时已属广泛期病变。SCLC 对化疗敏感、疗效较好。化学治疗:一般行 2 个周期化疗后,对病情进行评估,如果肿瘤缩小 50％以上,继续该方案,反之更换治疗方案。

## （一）EP 方案

【组方】　依托泊苷（VP-16）　　100mg/m²

　　　　　顺铂（DDP）　　　　　30mg/m²

【用法】　第 1～3 天，依托泊苷（VP-16）100mg/m²，静脉滴注；第 1～3 天，顺铂 30mg /m²，静脉滴注。21d 为 1 个周期。开始用药后至少每周行末梢血常规检查 1 次，每 1～2 个月检查肝肾功能 1 次，并酌情选择进行特殊检查项目。

【作用机制】　依托泊苷为植物类（鬼臼）的半合成抗肿瘤化疗药，属细胞周期特异性药，是 DNA 拓扑异构酶 Ⅱ 抑制药，干扰 DNA 拓扑异构酶使 DNA 断裂重新连接的反应，抑制有丝分裂、使细胞分裂停止于晚 S 期或早 $G_2$ 期。顺铂主要与 DNA 链上的碱基作用，改变其正常复制模板的功能；引起 DNA 复制障碍。本方案依托泊苷属细胞周期特异性药物，顺铂属细胞周期非特异性药物。两者互不交叉耐药、联合应用提高疗效。

【适应证与疗效】　小细胞型肺癌一线方案。单药的有效率依托泊苷为 45％，顺铂为 25％。早期有报道的初治的 SCLC 总有效率约为 83％，CAV 见本节（二）治疗后的有效率 55％，局限期该方案优于 CAV，广泛期与 CAV 等效，EP 为 SCLC 的标准的治疗方案。

【禁忌证】　孕妇及哺乳期妇女禁用依托泊苷和顺铂。肝功能异常及血常规低者慎用。

【不良反应】　依托泊苷：①可逆性的骨髓抑制，多发生在用药后 7～14d，常在 10～15d 时降至最低点，在 20～28d 恢复正常。②食欲缺乏、恶心、呕吐、口腔炎等消化道反应。③脱发亦常见。顺铂：①肾脏毒性。一次注射顺铂 50mg/m²，有 25％～30％病人出现氮质血症，较大剂量与连续用药，则可产生严重而持久的肾脏毒性。②消化道毒性。包括恶心、呕吐、食欲缺乏和腹泻等，恶心、呕吐的发生率为 17％～100％，反应常在给药后 1～6h 发生，最长不超过 24～48h。目前多采用大剂量甲氧氯普胺（胃复安）（1～2mg/kg），并加用氯丙嗪、地塞米松或苯海拉明等，可获得较好止吐的效果。③骨髓抑制。表现为白细胞和（或）血小板的减少，一般与用药剂量有关，疗程剂量在按体重 2.5mg/kg 以下，发生率为 10％～20％，剂量在 3mg/kg 以上，发生率为 40％左右。骨髓抑制一般在 3 周左右达高峰，4～6 周恢复。对骨髓抑制病例，可按常规处理。④变态反应，少见。⑤耳毒性。多为可逆性，无须特殊处理。⑥神经毒性。多见于总量超过 300mg/m² 的患者，周围神经损伤多见。

## （二）CAV 方案

【组方】 环磷酰胺（CTX）　　　　　　1000mg/m²

多柔比星（阿霉素）（ADM）　45mg/m²

长春新碱（VCR）　　　　　2mg

【用法】 第 1 天，环磷酰胺 1000mg/m²，静脉注射；第 1 天，多柔比星 45mg/m²，静脉注射；第 1 天，长春新碱 2mg，静脉注射。3 周为 1 个周期。开始用药后至少每周行末梢血常规检查 1 次，每 1～2 个月检查肝肾功能 1 次，并酌情选择进行特殊检查项目。长春新碱用药后 8h 达高峰，环磷酰胺在长春新碱后 8h 用，可以明显增加对肿瘤细胞的杀灭作用。环磷酰胺：水溶液仅能稳定 2～3h，最好现配现用。大剂量使用时应水化利尿，同时应用尿路保护药，以预防出血性膀胱炎。多柔比星：外渗后可引起局部组织坏死，故必须确定静脉通畅后才能给药。长春新碱：仅用于静注，防止药液溅入眼内；冲入静脉时避免日光直接照射，肝功能异常者减量使用；由于 VCR 的血液学毒性轻微，成为骨髓脆弱和血象低下时用药的首选药物之一。

【作用机制】 环磷酰胺：主要抑制 DNA 合成。多柔比星可直接作用于 DNA，插入 DNA 的双螺旋链，使后者解开，改变 DNA 的模板性质，抑制 DNA 聚合酶从而既抑制 DNA，也抑制 RNA 合成。长春新碱：主要抑制微管蛋白的聚合而影响纺锤体微管的形成，使有丝分裂停止于中期。还可干扰蛋白质代谢及抑制 RNA 多聚酶的活动，抑制细胞膜类脂质的合成和氨基酸在细胞膜上的转运。

【适应证与疗效】 用于 SCLC 的一线化疗，单药有效率：环磷酰胺为 40%，多柔比星疗效与环磷酰胺相近为 36%，长春新碱为 42%。CAV 联合方案对 SCLC 的有效率为 80%，对 NSCLC 有效率约 30%。CAV 方案临床应用没有 EP 方案普及，主要顾虑是其心脏毒性，对化疗缓解后需行原发灶及纵隔放疗的患者，其心脏毒性将限制放疗剂量的增加，故老年或心脏疾患的患者慎用。本方案环磷酰胺抗肿瘤谱广，对多种肿瘤有较好疗效，为细胞性周期非特异性药物。多柔比星为细胞周期非特异性药物。长春新碱能选择的集中在癌组织，可使增殖细胞同步化，进而使抗肿瘤药物增效。3 种药物联合疗效较好。

【禁忌证】 环磷酰胺妊娠初期的 3 个月禁用。多柔比星：严禁在妊娠初期的 3 个月内应用。哺乳期妇女禁用。下列情况应禁用：周围血常规中白细

胞低于 $3.5 \times 10^9 /L$ 或血小板低于 $50 \times 10^9 /L$、明显感染或发热、恶病质、失水、电解质或酸碱平衡失调、胃肠道梗阻、明显黄疸或肝功能损害者,心肺功能失代偿患者、水痘或带状疱疹患者。老年或有心脏疾患的患者慎用。长春新碱孕妇与哺乳期妇女禁用。

【不良反应】　环磷酰胺:①骨髓抑制。白细胞、血小板减少,严重时全血细胞减少;白细胞往往在给药后 $8 \sim 15d$ 最低,多在第 $17 \sim 28$ 天恢复正常。②胃肠道反应。食欲缺乏、恶心和呕吐。③脱发、皮肤色素沉着。④中毒性肝炎。⑤出血性膀胱炎,系其代谢产物丙烯醛刺激膀胱所致。长期严重刺激可致膀胱纤维化。⑥大剂量应用可导致心肌炎,长期使用可致无月经、无精子和不育及肺纤维化。多柔比星:①骨髓抑制。为 ADM 的主要副作用。发生率 $60\% \sim 80\%$,表现为白细胞减少,于用药后 $10 \sim 14d$ 下降至最低点,在第 21 日恢复。②心脏毒性。$6\% \sim 30\%$ 病人可出现一过性心电图改变。③消化道反应。表现为恶心、呕吐,一般在 $24 \sim 48h$ 发生。④脱发。病人有不同程度的毛发脱落,停药后 $1 \sim 2$ 个月可恢复生长。长春新碱:①剂量限制性毒性是神经系统毒性,主要引起外周神经症状。②骨髓抑制和消化道反应较轻。③有局部组织刺激作用,药液不能外漏,否则可引起局部坏死。④可见脱发。

(三)CE 方案

【组方】　卡铂(CBP)　　　　　　$300mg/m^2$

　　　　　依托泊苷(VP-16)　　$100mg/m^2$

【用法】　第 1 天,卡铂 $300mg/m^2$,静脉滴注;第 $3 \sim 6$ 天,依托泊苷 $100mg/m^2$,静脉滴注。4 周为 1 个周期。用药期间密切观察血常规和肝肾功能,至少每周检查 1 次血常规,$1 \sim 2$ 个月检查肝肾功能 1 次。卡铂:在配制中可用 $5\%$ 葡萄糖溶液或生理盐水稀释到浓度为 $0.5mg/ml$。溶液在稀释或给药时,不能接触含铝的针头或其他器械。依托泊苷静脉滴注时速度不宜过快,至少半小时以上,不能与葡萄糖液混合,不用于胸腔积液和鞘内注射,药液静脉滴注时不能外漏。

【作用机制】　卡铂为第二代铂类抗癌药,其作用与顺铂相似,主要能引起靶细胞 DNA 的交叉联结,阻碍 DNA 的合成,同时阻止 DNA 的复制,从而抑制肿瘤细胞的生长。此药为细胞周期非特异性药物。依托泊苷参见本节一组方(一)EP 方案。

【适应证与疗效】　SCLC 的一线方案,单药有效率卡铂初治为 $43\%$,复治率为 $19\%$;依托泊苷为 $45\%$。CE 联合化疗局限期有效率为 $77\% \sim 98\%$;

广泛期有效率为 $58\%\sim100\%$ 。卡铂单药用于小细胞肺癌、头颈部鳞癌、晚期上皮来源的卵巢癌。本方案卡铂属细胞周期非特异性药物,依托泊苷细胞周期特异性药物,两者互不交叉耐药,联合应用可提高疗效。

【禁忌证】　原有严重肾损害、严重骨髓抑制、对铂化合物过敏或妊娠、哺乳期患者禁用。

【不良反应】　卡铂:①血液毒性。骨髓抑制是卡铂剂量限制性毒性。注射后 $14\sim24d$ 白细胞和血小板降至最低,一般在 $35\sim41d$ 可恢复正常水平。②胃肠毒性。其中 $1/3$ 病人呕吐严重,恶心和呕吐通常在治疗后 $24h$ 消失。止吐药能有效地预防治疗卡铂引起的恶心、呕吐。③肾毒性。一般卡铂的肾毒性无剂量依赖性。④变态反应。⑤耳毒性。⑥神经毒性。发生率较低。依托泊苷不良反应参见本节一组方(一)EP 方案。

### (四)IP 方案

【组方】　伊立替康(CPT-11)　　$60mg/m^2$ 或 $65mg/m^2$

　　　　　顺铂(DDP)　　　　　　$60mg/m^2$ 或 $30mg/m^2$

【用法】　第 1、8、15 天,伊立替康 $60mg/m^2$ ,静脉滴注;第 1 天,顺铂 $60mg/m^2$ ,静脉滴注。4 周为 1 个周期。或第 1、8 天,伊立替康 $65mg/m^2$ ,静脉滴注;第 1、8 天,顺铂 $30mg/m^2$ ,静脉滴注。3 周为 1 个周期。治疗过程中定期检查周围血常规,每周检查 $1\sim2$ 次,当白细胞、血小板降低时,每周检查 $2\sim3$ 次直到化疗疗程结束,血常规恢复正常为止。肝肾功能每周期前后各检查 1 次。伊立替康用药期间病人避免食用可能引起腹泻的食物和饮料。顺铂相关内容参见本节一组方(一)EP 方案。

【作用机制】　伊立替康是半合成水溶性喜树碱衍生物,为 DNA 拓扑异构酶 1 抑制药,其与 TopoL-DNA 形成复合物结合,稳定此复合物,从而使断裂的 DNA 单键不能重新结合,阻止 DNA 复制及抑制 RNA 合成,为细胞周期 S 期特异性药。顺铂相关内容参见本节一组方(一)EP 方案。

【适应证与疗效】　本方案可作为广泛转移 SCLC 一线方案,也可为难治或复发 SCLC 的二线方案,单药有效率 DDP 为 $25\%$ ,CPT-11 对复发耐药的 SCLC 有 $47\%$ 的近期疗效,与 DDP 联合有效率达 $83\%$ ,完全缓解率 $30\%$ 。IP 方案治疗 SCLC 与 EP 比在缓解率和生存期方面无显著性统计学差异,但 IP 方案与 EP 比胃肠道毒性高。本方案 CPT-11 为周期特异性药物,DDP 为非周期特异性药物,两者合用,对不同增殖周期的细胞都有杀灭作用。

【禁忌证】　骨髓抑制、合并感染、腹泻、肠麻痹、肠梗阻、间质性肺炎或肺纤维化、大量腹水或胸腔积液患者及对本品过敏者禁用本品。

【不良反应】 伊立替康:①乙酰胆碱综合征。表现为多汗、多泪、涎液分泌增多、视物模糊、痉挛性腹痛、"早期"腹泻等。在用药 24h 内出现,轻度可自行缓解,严重者给予阿托品 0.25mg 皮下注射即可缓解。②延迟性腹泻。为剂量限制性毒性,在用药 24h 后出现,大剂量洛哌丁胺(易蒙停)治疗有效(首剂 4mg 口服,以后 2mg,2h 1 次,直至末次水样便后继续用药 12h,用药最长时间不超过 48h)。③中性粒细胞减少。为剂量限制性毒性,严重中性粒细胞减少(3~4 度)占 39.6%。④胃肠道反应。恶心、呕吐常见,可按高度致吐药处理。⑤其他。脱发、口腔黏膜炎、皮肤毒性等。DDP 相关内容参见本节一组方(一)EP 方案。

**(五)TP 方案**

【组方】 拓扑替康(TPT) 1.2~1.5mg/m²
顺铂(DDP) 60mg/m²

【用法】 第 1~5 天,拓扑替康 1.2~1.5mg/m²,静脉滴注;第 1 天,顺铂 60mg/m²,静脉滴注;3 周为 1 个周期。治疗过程中密切观察血常规.肝肾功能定期检查,血常规一般每周检查 1~2 次,肝肾功能与每周期之前检查 1 次,疗程结束时至少检查 1 次。拓扑替康:密切监测血常规变化,积极予以升血治疗,并调整剂量,肾功能损害时注意减量使用或不用。肝损害时对其代谢和清除无明显影响。单药剂量为 1.2mg/m²,联合化疗时酌情减量。

【作用机制】 拓扑替康为细胞周期特异性药物,主要作用于 S 期,发挥其细胞毒作用,不是通过直接抑制酶,而是与具有催化单链 DNA 断裂,修复的拓扑异构酶Ⅰ结合,形成稳定共价 DNA 酶复合物,阻止 DNA 修复。在 DNA 复制继续时,这一三元复合物可致复制分支被阻止,进而导致 DNA 双链断裂。DDP 相关内容参见本节一组方(一)EP 方案。

【适应证与疗效】 SCLC 的二线治疗方案。单药二线治疗小细胞肺癌有效率拓扑替康为 9.2%~24.3%,顺铂为 25%,TPT 与 CAV 方案治疗复发性小细胞肺癌的多中心Ⅲ期随机对照研究中,两组具有相似的有效性和安全性。TPT 组疾病相关症状改善率更高。研究表明 TP 方案一线治疗广泛期 SCLC 并不劣于 EP 方案,也可以用于一线治疗。本方案为细胞周期特异性药物和细胞周期非特异性药物联合,对不同增殖周期的细胞都有杀灭作用。

【禁忌证】 对 TPT 或其他处方中的任何成分有过敏史者禁用,严重骨髓抑制者禁用。对顺铂或其他含铂化合物有过敏史的病人、孕妇或哺乳妇女,以及肾功能不良的病人禁用。

【不良反应】 拓扑替康:剂量限制性毒性为血液学毒性,但无蓄积性。Ⅲ/Ⅳ度非血液学毒性为腹痛(5.6%)、恶心(7.5%)、呼吸困难(9.3%)、疲劳(5.6%)、神经肌肉痛(4.7%),脱发、厌食、呕吐、乏力、左心室射血分数下降等。DDP相关内容参见本节一组方(一)EP方案。

# 二、非小细胞型肺癌(NSCLC)

## (一)MVP方案

【组方】 丝裂霉素(MMC)　　6~8mg/m²

长春地辛（VDS）　　3mg/m²

顺铂（DDP）　　　　50mg/m²

【用法】 第1天,丝裂霉素6~8mg/m²,静脉注射;第1、8天,长春地辛3mg/m²,静脉注射;第2~3天,顺铂50mg/m²,静脉滴注。3周为1个周期。用药过程中至少每周检查血常规1次,每周期前后各检查肝肾功能1~2次。丝裂霉素:漏出血管外可引起组织坏死,一旦发生外渗立即停止注射,可在外渗部位注射8.4%碳酸氢钠5ml及地塞米松5mg,并做相应处理。MMC用注射用水或生理盐水溶解,药物溶解后应在6h内用完。长春地辛:不要与VCR或VLB同时使用,因可产生累积性神经毒性,患者肝功能损害或最近用过中等量的长春碱应减少VDS的使用剂量及次数,联合化疗每次3mg/m²,静脉冲入,每周1次,连用2周,休息1周为1个周期。

【作用机制】 丝裂霉素:其作用在一定程度上与烷化剂相似,使细胞DNA解聚,同时阻断DNA复制,从而抑制癌细胞分裂。MMC在体内经NADPH细胞色素P450还原酶或DT-黄递酶的作用,还原为双功能基烷化剂,它与DNA形成双链间或链内交叉联结,从而抑制DNA合成。本品主要经肝代谢,随尿排出所给药物剂量3%~18%。长春地辛:为周期特异性药物,在组织培养中作用于细胞有丝分裂的中期,但VDS对体外培养的叙利亚鼠卵细胞的杀伤作用最强是在S期,对$G_2$、M、$G_1$期细胞无杀伤作用,较低剂量时,作用强度为VCR的3倍,为VLB的10倍。高剂量时VDS作用强度与VCR相同,为VLB的3倍。VDS的神经毒性只有VCR的1/2,对造血系统的影响较VLB轻,较VCR强。本方案为周期特异性和周期非特异性药物联合化疗方案,互不交叉耐药,疗效较确切。

【适应证与疗效】 用于NSCLC的治疗,单药有效率丝裂霉素约为

20%,长春地辛约为 12%、顺铂为 25%。MVP 方案对 NSCLC 的有效率可达 40%以上。

【禁忌证】　丝裂霉素妊娠初期与哺乳期禁用,水痘或带状疱疹患者禁用。长春地辛:本品有生殖毒性及致畸作用,孕妇不宜。

【不良反应】　丝裂霉素:①骨髓抑制。为主要副作用。②肝肾功能损害。少见。③胃肠道反应。一般较轻。④注射局部可有静脉炎。⑤皮肤及附件感觉异常。皮肤毒性呈剂量依赖性。⑥肺毒性。表现为限制性肺换气不足,应用皮质类固醇激素治疗有效。⑦膀胱内灌注可引起膀胱炎及血尿。胸腔内注射可出现化学性胸膜炎。⑧其他副作用。有头痛、眩晕、嗜睡、乏力等。长春地辛:表现主要在造血和神经系统,表现为白细胞或多核粒细胞总数下降,停药 7~10d 恢复,对血小板及血红蛋白也有影响。神经毒性有感觉异常深腱反射消失或降低、肌肉酸痛、肌无力,停药后可逐渐恢复。此外,恶心、呕吐、便秘、脱发、发热、静脉炎也常见。顺铂相关内容参见本节一组方(一)EP 方案。

### (二)NP 方案

【组方】　长春瑞滨(NVB)　　25mg/m²
　　　　　顺铂(DDP)　　　　80mg/m²

【用法】　第 1、8 天,长春瑞滨 25mg/m²,静脉注射;第 1 天或分 3d 给予,顺铂 80mg/m²,静脉滴注。3~4 周为 1 个周期。用药过程中密切观察血常规、肝肾功能。至少 1 周检查 1 或 2 次周围血象,每周期前后各检查 1 次肝肾功能,应注意用药方法,减少静脉炎的发生。长春瑞滨:静脉用药时药液外渗可导致局部坏死,应避免任何意外的眼球污染。顺铂相关内容参见本节一组方(一)EP 方案。

【作用机制】　长春瑞滨:一种新的半合成长春碱类化合物,通过阻滞微管蛋白聚合形成微管和诱导微管解聚,使细胞分裂停止于有丝分裂中期,因此属细胞周期特异性药物。本品通过生物碱的特异途径既导致微管蛋白的解聚,又可导致聚集,从而使微管发生改变。本品是唯一能在高浓度下(25μmol)阻滞细胞在前中期末,诱导着丝点微管完全解聚的药物。此外,本品需很高浓度才能抑制轴索微管,故神经毒性很低。顺铂:主要与 DNA 链上的碱基作用,改变其正常复制模板的功能;引起 DNA 复制障碍。本品是细胞周期非特异性药,可能对宿主的免疫系统有刺激作用。

【适应证与疗效】　为晚期 NSCLC 的一线治疗。NVB 单药有效率约为

30%;DDP 为 25%。该方案的总有效率为 50%。在 NP、TP、GP 三组不同方案与放疗同时进行治疗局部晚期 NSCLC 的 Ⅱ 期有效率、中位生存期、1 年生存率 NVB+DDP 与其他两组疗效相仿,且毒性可以耐受,血小板减少和食管炎发生率明显为低;且 NP 方案的费用相对较低。本方案是周期特异性和周期非特异性化疗药物的结合,对不同增殖周期的细胞都有杀灭作用。

【禁忌证】 长春瑞滨:妊娠期、哺乳期、严重肝功能不全者忌用。

【不良反应】 长春瑞滨:①血液系统毒性。剂量限制性毒性为粒细胞减少,Ⅲ、Ⅳ度白细胞下降占 11%~51%,中度贫血,血小板下降少见。无蓄积性毒性,1 周左右可恢复正常。②神经毒性。长期用药后可发生下肢短暂性感觉异常。麻痹性肠梗阻罕见。③胃肠道毒性。④支气管肺毒性。顺铂相关内容参见本节一组方(一)EP 方案。

**附:NP 联合恩度方案**

通用名:重组人血管内皮抑制素注射液;商品名:恩度 ENDOSTAR

【组方】 恩度 7.5mg/m²(1.2×10⁵ U/m²)

$$恩度 \quad 7.5mg/m^2(1.2×10^5 U/m^2)$$

【用法】 第 1~14 天,恩度 7.5mg/m²(1.2×10⁵ U/m²),3~4h 匀速静脉滴注。休息 1 周,再继续下一周期治疗。通常可进行 2~4 个周期的治疗。用药前应检查凝血功能和心电图及心功能。

【作用机制】 重组人血管内皮抑制素为血管生成抑制类新生物制品,其作用机制是通过抑制形成血管的内皮细胞迁移,抑制肿瘤新生血管的生成,阻断了肿瘤细胞的营养供给,从而达到抑制肿瘤增殖或转移的目的。

【适应证与疗效】 本品联合 NP 化疗方案用于治疗初治或复治的 Ⅲ/Ⅳ 期非小细胞肺癌患者。

【禁忌证】 过敏体质或对蛋白类生物制品有过敏史者禁用。

【不良反应】 ①心脏反应:绝大多数不良反应经对症处理后可以好转,不影响继续用药,极个别病例因上述症状持续存在而停止用药。为确保患者安全,建议在临床应用过程中定期检测心电图,对有心脏不良反应的患者使用心电监护,对有严重心脏病史疾病未控者应在医嘱指导下使用。② 消化系统反应:主要包括无症状性转氨酶升高,黄疸。此不良反应均为可逆,仅有少数病例需对症治疗,但通常不影响药物的继续使用。③皮肤及附件:变态反应表现为全身斑丘疹,伴瘙痒。此不良反应可逆,暂停使用药物后可缓解。

**(三)GP 方案**

【组方】 吉西他滨(GEM) 1250mg/m²

顺铂（DDP）　　　　80mg/m²

【用法】　第 1、8 天，吉西他滨 1250mg/m²，静脉滴注；第 1 天，顺铂 80mg/m²，静脉滴注或分 3d 给药。3 周为 1 个周期。用药过程中至少每周检查周围血常规 1 次，每 1～2 个月检查肝肾功能 1 次。吉西他滨：配制剂要求用不含防腐剂的 0.9％氯化钠注射液溶解该药，1000mg 用生理盐水 25ml，200mg 用生理盐水 5ml 溶解。GEM 配制的最大浓度为 40mg/ml，超过该浓度可能不完全溶解，高龄病人不需特别调整剂量。NSCLC 及其他肿瘤：每次剂量为 1000mg/m² 溶于生理盐水 250ml 静脉滴注 30min，每周 1 次，连用 2 周休 1 周或连用 3 周休 1 周。

【作用机制】　吉西他滨：为脱氧胞嘧啶核苷的类似物，其化学结构与阿糖胞苷相似，为核苷酸还原酶抑制药，在细胞内通过脱氧胞嘧啶核苷激酶磷酸化，转化成具有活性的 dFdCDP 及 dFdCTP，发挥抗肿瘤作用。dFdCDP 抑制核苷酸还原酶，致使细胞内合成 DNA 所需的 dCTP 产生减少，同时 dFdCTP 还与 dCTP 竞争结合 DNA，从而抑制 DNA 合成。结合了 dFdCTP 的 DNA 链延长受阻，引起细胞程序化死亡，即凋亡。顺铂相关内容参见本节一组方（一）EP 方案。

【适应证与疗效】　是治疗晚期非小细胞肺癌常用的一线方案，该方案的治疗耐受性较好，尤其用于老年和体质相对较差的患者。单药有效率 GEM 为 21％，DDP 为 25％，与顺铂联合作为一线方案治疗 NSCLC 有效率 28％～54％。与老一代方案 CPE、MIC 等相比该方案无论在有效率，还是 TTP 上均优于前者。本方案是周期特异性药物和非特异性药物联合，对不同增殖周期的细胞都有杀灭作用。

【禁忌证】　孕妇和哺乳期妇女禁用。

【不良反应】　吉西他滨：①骨髓抑制。为剂量限制性毒性。主要为血小板减少，多为Ⅰ～Ⅱ度。②胃肠反应。多为轻度。③肝功能损害。一过性转氨酶升高，可自行恢复，胆红素升高少见。④肾功能。常见轻度蛋白尿及血尿，偶见类似溶血尿毒症综合征表现。⑤皮肤毒性。21％人出现躯干、四肢斑疹及斑丘疹，通常为短期，一过性。必要时可服激素或抗组胺药。顺铂相关内容参见本节一组方（一）EP 方案。

## （四）TP 方案

【组方】　紫杉醇（TAX）　　175mg/m²
　　　　　顺铂（DDP）　　　　25mg/m²

【用法】 第 1 天,紫杉醇 $175mg/m^2$,静脉滴注(3h);第 1~3 天,顺铂 $25mg/m^2$,静脉滴注。3 周为 1 个周期。开始用药后至少每周检查周围血象 1 次,每周期前后各检查肝肾功能 1 次,同时注意预防变态反应,需要预处理,还存在一定程度的神经毒性。本方案中先用紫杉醇后用顺铂,毒性作用较小,对肿瘤细胞杀伤作用较大。紫杉醇:①治疗前应先采用肾上腺皮质激素,如地塞米松、苯海拉明、$H_2$-R 拮抗药治疗。②未稀释的浓缩药液不应接触聚氯乙烯塑料器械或设备,且不能用于药物的滴注,稀释的药液应储存于瓶内,并采用聚乙烯类给药设备滴注。③给药期间应注意过敏症状及生命体征的变化。④单药剂量一般为 $135~200mg/m^2$,配合用 G-CSF 时剂量可达 $250mg/m^2$,联合用药时剂量酌减。

【作用机制】 紫杉醇属有丝分裂抑制药或纺锤体毒(spindlepoison),为细胞毒类抗肿瘤药。在细胞增殖周期的 $G_2$ 晚期和 M 期,抑制细胞的有丝分裂、抑制纺锤体和纺锤丝的形成,从而阻止了肿瘤细胞的繁殖。紫杉醇作用于巨噬细胞上的肿瘤坏死因子(TNF)受体,促使释放 TNF-α、IL-1、IL-2、IL-6、IFN-α、IFN-β,对肿瘤细胞起杀伤或抑制作用。顺铂相关内容参见本节一组方(一)EP 方案。

【适应证与疗效】 该方案为一线化疗方案,单药有效率紫杉醇约为 20%,紫杉醇对 SCLC 有效率为 33%~68%,顺铂为 25%。紫杉醇的 3h 给药方案所致白细胞减少较轻,TAX 主要在肝脏代谢,随胆汁进入肠道,经粪便排出体外,经肾脏清除只占总清除的 1%~8%,肾功能不全者一般不影响 TAX 的使用。本方案为细胞周期特异性和细胞周期非特异性药物联用,对不同增殖周期的肿瘤细胞均有杀灭作用。

【禁忌证】 对紫杉醇或其成分聚氧乙基代蓖麻油(cremophorEL)等过敏者禁用。妊娠或可能妊娠的妇女忌用。中性粒细胞低于 $1500/mm^3$ 者禁用,对顺铂或其他含铂化合物有过敏史的病人、孕妇或哺乳期妇女,以及肾功能不良的病人禁用。

【不良反应】 紫杉醇:①变态反应。发生率为 39%,其中严重变态反应发生率 2%;多为 Ⅰ 型变态反应,几乎所有的反应都发生在用药后最初 10min 内,严重反应常发生用 TAX 后 2~3min。②骨髓抑制。为主要剂量限制毒性,一般在用药后 8~10d 发生,15~21d 恢复。应用 G-CSF 可降低骨髓抑制发生率。③神经毒性。最常见的表现为轻度麻木及感觉异常及以闪光暗点为特征的视神经障碍。与顺铂配伍多有肌病发生。④心血管毒性。可有低血压和无症状的短时间心动过缓。⑤关节痛及肌肉痛。常出现于用药后的 2～3d，数日内恢复。其发生率和严重性成明显剂量依赖性，且在接受 G-CSF 的病人中更为常见。⑥胃肠道反应。恶心呕吐、腹泻和黏膜炎，一般为轻至中度。⑦肝脏毒性。表现为胆红素、AKP、AST、ALT 升高，与紫杉醇剂量相关。⑧脱发。可见于 80% 以上病例，剂量达 $200mg/m^2$ 以上，全部患者脱发，从用药后 2～3 周开始，一旦停药后毛发可以再生。顺铂相关内容参见本节一组方（一）EP 方案。

### (五)DP 方案

【组方】　多西紫杉醇(TXT)　　$60～100mg/m^2$

　　　　　顺铂(DDP)　　　　　$25mg/m^2$

【用法】　第 1 天，多西紫杉醇 $60～100mg/m^2$，静脉滴注（1h）；第 1～3 天，顺铂 $25mg/m^2$，静脉滴注。3 周为 1 个周期。治疗前需预服糖皮质激素以减轻体液潴留的发生，预服药物只包括糖皮质激素类，如地塞米松，在本药注射前 1d 开始服用。每日 16mg（例如每日 2 次，每次 8mg），持续 3～5d。用药期间密切注意周围血常规和肝肾功能。至少每周 1 次周围血常规检查，每周期前后肝肾功能各检查至少 1 次。多西紫杉醇如果出现严重变态反应，应停药并予以相应处理；液体潴留常见于 4～5 周期治疗后，可口服皮质类固醇减少其发生率；多西紫杉醇应以所提供的溶媒溶解，然后以生理盐水或葡萄糖注射液稀释终浓度为 $0.3～0.9mg/ml$。本药必须在有癌症化疗药物应用经验的医师指导下使用。由于可能发生较严重的变态反应，应具备相应的急救设施，注射期间建议密切监测主要功能指标。过量处理：一旦发生过量，应将病人移至特殊监护病房内并严密监测重要器官功能。本药过量时，尚无解毒药可用。可预料到的过量主要并发症包括中性粒细胞减少，皮肤反应和感觉异常。

【作用机制】　多西紫杉醇作用机制与紫杉醇相同，稳定微管作用比 TAX 大 2 倍，并能诱导微管束的装配，但不改变原丝数量。本品是周期特异性药物，将细胞阻断于 M 期，对增殖细胞作用大于非增殖细胞，一般不抑制 DNA、RNA 和蛋白质的合成。顺铂相关内容参见本节一组方（一）EP 方案。

【适应证与疗效】　NSCLC 的二线方案。单药有效率多西紫杉醇为 30% 以上，顺铂为 25%，DP 方案二线治疗 NSCLC 有效率为 11%～13.3%。多西紫杉醇在部分肿瘤的疗效稍高于紫杉醇，近年来开展多西紫杉醇的每周方案的初步研究表明，其疗效与 3 周用药方法相近，但骨髓抑制等毒性反应较轻。本方案为细胞周期特异性和周期非特异性药物联用,对不同增殖周期的肿瘤细胞均有杀伤作用。

【禁忌证】 对多西紫杉醇或吐温 80 有严重过敏史的病人;白细胞数目$<1.5\times10^9/L$的病人;肝功能有严重损害的病人禁用。对顺铂或其他含铂化合物有过敏史的病人、孕妇或哺乳妇女以及肾功能不良的病人禁用。

【不良反应】 多西紫杉醇:①骨髓抑制。中性粒细胞减少是最常见的不良反应而且通常较严重($<500/mm^3$)。可逆转且不蓄积。骨髓抑制的最低点在 $7\sim8d$,恢复时间为 14d。②变态反应。部分病例可发生严重变态反应,其特征为低血压与支气管痉挛,需要中断治疗。停止滴注并立即治疗后病人可恢复正常。轻度变态反应,如脸红,伴有或不伴有瘙痒的红斑、胸闷、背痛、呼吸困难、药物热或寒战。③皮肤反应。常表现为红斑,皮疹通常可能在滴注本药后 1 周内发生,但可在下次滴注前恢复。严重症状如皮疹后出现脱皮则极少发生。④体液潴留。包括水肿,下肢发生液体潴留,并可能发展至全身水肿,同时体重增加 3 kg 以上。在停止使用本药治疗后,液体潴留逐渐消失。为了减少液体潴留,应给病人预防性使用皮质类固醇。⑤胃肠道反应。⑥神经毒性。罕见的惊厥或暂时性意识丧失病例。顺铂相关内容参见本节组方(二)EP 方案。

### (六)培美曲塞

【组方】 培美曲塞 $500mg/m^2$

【用法】 第 1 天,培美曲塞 $500mg/m^2$,静脉滴注($>10min$)。在第 1 次本品给药前 7d 内肌内注射维生素 $B_{12}$($1000\mu g/d$),以后每 3 个周期肌内注射 1 次,维生素 $B_{12}$ 给药可与本品用药在同一天进行。第 1 次给予本品治疗开始前 7d 至少服用 5 次日剂量的叶酸($350\sim1000\mu g/d$),常用剂量是 $400\mu g$,一直服用整个治疗周期,在最后 1 次本品给药后 21d 可停服。每 3 周为 1 个周期。培美曲塞只能用于静脉滴注,其溶液的配制必须按照"静脉滴注准备"的说明进行。用药前需完成血细胞和肝功能及肾功能的生化检查。

【适应证与疗效】 培美曲塞一线治疗晚期非小细胞肺癌有效率为 23%,中位生存时间 9.2 个月。单药二线治疗非小细胞肺癌疗效与多西紫杉醇相似,但不良反应轻。本品联合顺铂用于治疗无法手术的恶性胸膜间皮瘤。

【禁忌证】 本品禁用于对培美曲塞或药品其他成分有严重过敏史的患者。

【不良反应】　培美曲塞可以抑制机体内还原型叶酸的生成,而叶酸缺乏可导致严重的不良反应。早期的临床试验主要表现严重的骨髓抑制和胃肠道毒性,药物相关死亡率 4％,Ⅲ度和Ⅳ度的中性粒细胞减少发生率分别为 23％和 24％,补充叶酸和维生素 $B_{12}$ 后可以大大减轻骨髓抑制和胃肠道不良反应,且不影响疗效。口服地塞米松能有效预防皮疹的发生。常规补充叶酸和维生素 $B_{12}$ 后最常见的不良反应为恶心、乏力和呕吐,Ⅲ/Ⅳ度的骨髓抑制发生率为 6％,Ⅳ度的中性粒细胞减少发生率为 2％,而几乎无Ⅳ度血小板减少。

(赵玉霞　曹丽艳)

# 第三节　乳腺恶性肿瘤

## 一、疾 病 特 点

乳腺癌是女性最常见的恶性肿瘤之一,发病率占全身各种恶性肿瘤的 7％～10％。现已肯定联合化疗,能有效地减少及控制远处转移,提高患者的生存质量。建议绝经前的所有乳腺癌患者,淋巴结转移的大多数绝经后病人,无论激素受体情况如何都接受细胞毒类药物治疗。细胞毒类药物治疗也适用于绝经后淋巴结阴性的高危病人,尤其是激素受体阴性的高危病人。对于高危复发的病人,给予 AC 方案化疗,CMF(P)方案则常用于复发危险性较小(如淋巴结无转移)、合并其他疾病或用多柔比星可能出现心脏毒性反应危险的病人。65 岁以上的晚期乳腺癌病人可选择单用内分泌治疗,用一种或几种内分泌治疗失败的病人可给予细胞毒类药物治疗。

## 二、联 合 用 药

### (一)CMF 方案

【组方】　环磷酰胺(CTX)　　$500mg/m^2$

　　　　　甲氨蝶呤(ATX)　　$50mg/m^2$

　　　　　氟尿嘧啶(5-FU)　　$500mg/m^2$

【用法】　第 1、8 天,环磷酰胺 $500mg/m^2$,静脉滴注;第 1、8 天,甲氨蝶呤 $50mg/m^2$,静脉滴注;第 1、8 天,氟尿嘧啶 $500mg/m^2$,静脉滴注($>$4h)。21d 为 1 个周期,共 6 个周期。

【作用机制】 环磷酰胺是双功能烷化剂及细胞周期非特异性药物,可干扰 DNA 及 RNA 功能,尤以对前者的影响更大,它与 DNA 发生交叉联结,抑制 DNA 合成,对 S 期作用最明显。甲氨蝶呤作为一种叶酸还原酶抑制药,主要抑制二氢叶酸还原酶而使二氢叶酸不能被还原成具有生理活性的四氢叶酸,从而使嘌呤核苷酸和嘧啶核苷酸的生物合成过程中一碳基团的转移作用受阻,导致 DNA 的生物合成明显受到抑制。本品主要作用于细胞周期的 S 期,属细胞周期特异性药物,对 $G_1/S$ 期的细胞也有延缓作用,对 $G_1$ 期细胞的作用较弱。氟尿嘧啶为嘧啶类抗代谢药,当药物转化成具有活性的核苷酸,将会抑制胸腺嘧啶合成酶,从而阻断 DNA 的合成。

【适应证与疗效】 临床上常对于年龄较大、病期较早、低危的腋淋巴结阴性、有其他重要器官疾病(如心脏疾病)及治疗经费较困难的患者,应首先考虑使用 CMF 方案化疗。CMF 方案化疗可同步放疗。有研究显示术后辅助 CMF 方案化疗可使复发风险降低 34%,死亡风险降低 22%,与含蒽环类和紫杉类的化疗方案比疗效相对较差,但疗效肯定,不良反应小,耐受性好。两个抗代谢药物 5-FU、MTX 的有效率分别为 26% 和 34%,属于中度活性。CTX 单药有效率约为 34%,总有效率为 52%~57%,CR 8%~19%。

【禁忌证】 孕妇及哺乳期妇女禁用环磷酰胺。肝肾功能不全及孕妇禁用甲氨蝶呤。孕妇及哺乳期妇女禁用氟尿嘧啶。

【不良反应】 环磷酰胺:①骨髓抑制为最常见的毒性,白细胞往往在给药后 10~14d 最低,多在第 21 天恢复正常,血小板减少的情况比其他烷化剂少见。②常见的不良反应还有恶心、呕吐。严重程度与剂量有关。③环磷酰胺的代谢产物可产生严重的出血性膀胱炎、大量补充液体可避免。本品也可致膀胱纤维化。④当大剂量环磷酰胺(按体重 50mg/kg)与大量液体同时给予时,可产生水中毒,可同时给予呋塞米以防止。⑤常规剂量的环磷酰胺不产生心脏毒性,但当高剂量时可产生心肌坏死,偶有发生肺纤维化。⑥环磷酰胺可引起生殖系统毒性,如停经或精子缺乏,妊娠初期时给予可致畸胎。⑦长期给予环磷酰胺可产生继发性肿瘤。⑧环磷酰胺可产生中等至严重的免疫抑制。⑨用于白血病或淋巴瘤治疗时,易发生高尿酸血症及尿酸性肾病。⑩少见的副作用有发热、过敏、皮肤及指甲色素沉着、黏膜溃疡、肝功能丙氨酸转氨酶升高、荨麻疹、口咽部感觉异常或视物模糊。甲氨蝶呤:①胃肠道反应。包括口腔炎、口唇溃疡、咽喉炎、恶心、呕吐、腹痛、腹泻、消化道出血。食欲缺乏常见,偶见假膜性或出血性肠炎等。②肝功能损害。包括黄

第 9 章 恶性肿瘤的药物治疗 421

痘、丙氨酸转氨酶、碱性磷酸酶、γ-谷氨酰转肽酶等增高。③大剂量应用时,
可出现血尿、蛋白尿、尿少、氮质血症甚或尿毒症。④长期用药可引起咳嗽、
气短、肺炎或肺纤维化。⑤骨髓抑制。抑制的最低点为 7~21d,一般在 15~
29d 恢复。⑥脱发、皮肤发红、瘙痒或皮疹,后者有时为对本品的变态反应。
⑦在白细胞低下时可并发感染。⑧鞘内注射后可能出现视物模糊、眩晕、头
痛、意识障碍,甚至嗜睡或抽搐等。氟尿嘧啶:①恶心、食欲缺乏或呕吐,一般
剂量多不严重;②偶见口腔黏膜炎或溃疡,腹部不适或腹泻;③周围血白细胞
减少常见,大多在疗程开始后 2~3 周达最低点,在 3~4 周恢复正常,血小板
减少罕见;④极少见咳嗽、气急或小脑共济失调等;⑤脱发或注入药物的静脉
上升性色素沉着相当多见;⑥静脉滴注处药物外溢可引起局部疼痛、坏死或
蜂窝织炎;⑦长期应用可导致神经系统毒性;⑧长期动脉插管投给氟尿嘧啶,
可引起动脉栓塞或血栓的形成、局部感染、脓肿形成或栓塞性静脉炎等;⑨偶
见用药后心肌缺血,可出现心绞痛和心电图变化。

**(二)CAF 方案**

【组方】　环磷酰胺(CTX)　　500mg/m²
　　　　　多柔比星(ADM)　　50mg/m²
　　　　　氟尿嘧啶(5-FU)　　500mg/m²

【用法】　第 1 天,环磷酰胺 500mg/m²,静脉滴注;第 1 天,多柔比星
50mg/m²,静脉滴注;第 1、8 天,氟尿嘧啶 500mg/m²,静脉滴注(>4h)。21d
重复 1 次,共用 6 个周期。

【作用机制】　多柔比星为蒽环类,蒽环物作用于拓扑异物酶Ⅱ,导致
DNA 链断裂;多柔比星既含有脂溶性的蒽环配基,又有水溶性的柔红糖胺;
并有酸性酚羟基和碱性氨基,因此具有很强的抗癌药理活性。可直接作用于
DNA,插入 DNA 的双螺旋链,使后者解开,改变 DNA 的模板性质,抑制
DNA 聚合酶从而既抑制 DNA,也抑制 RNA 合成。此外,本品具形成超氧基
自由基的功能,并有特殊的破坏细胞膜结构和功能的作用。作为一种周期非
特异性抗癌化疗药物,本品对各期细胞均有作用,但对 S 期的早期最为敏感,
M 期次之,而对 $G_1$ 期最不敏感,对 $G_1$、S 期和 $G_2$ 期有延缓作用。环磷酰胺、
氟尿嘧啶相关内容参见本节组方(一)CMF 方案。

【适应证与疗效】　高危复发因素的腋淋巴结阴性,复发或转移乳腺癌。
多柔比星单药有效率>40%,为高活性的抗乳腺癌药物。该方案的有效率为
43%~82%。

【禁忌证】　在进行纵隔或胸腔放疗期间禁用。妊娠期及哺乳期妇女禁用多柔比星。

【不良反应】　多柔比星:①常见者为脱发(约见于90%的患者)、骨髓抑制(白细胞于用药后10～14d下降至最低点,大多在3周内逐渐恢复至正常水平,贫血和血小板减少较少见)、口腔溃疡、食欲缺乏、恶心甚或呕吐。②少数患者可在原先的放射野出现皮肤发红或色素沉着,如注射处药液外溢,可导致红肿疼痛甚或蜂窝织炎和局部坏死。③白血病和恶性淋巴瘤患者应用本品时,特别是初次用多柔比星者,可因瘤细胞大量被破坏引起高尿酸血症,而致关节疼痛或肾功能损害。④心脏毒性,可引起迟发性严重心力衰竭,有时可在停药半年后发生。心肌毒性和给药累积量密切相关。环磷酰胺、氟尿嘧啶相关内容参见本节组方(一)CMF方案。

### (三)EC方案

【组方】　表柔比星(EPI)　　90～100mg/m²
　　　　　环磷酰胺(CTX)　　600mg/m²

【用法】　第1天,表柔比星90～100mg/m²,静脉注射;第1天,环磷酰胺600mg/m²,静脉注射。21d重复1次,共用4～6个周期。在表柔比星治疗期间仍应严密监测心功能,以减少发生心力衰竭的危险。静脉给药前,用灭菌注射用水稀释,使其终浓度不超过2mg/ml。建议先注入生理盐水检查输液管通畅性及注射针头确实在静脉之后,再经此通畅的输液管给药。

【作用机制】　表柔比星为多柔比星的主体异构体,是多柔比星氨基糖部分中C4羟基的反式构型,它既可直接嵌入DNA,与DNA的双螺旋结构形成复合物,阻断依赖于DNA的RNA形成,又有形成超氧基自由基的动能。它的作用部位在氨基糖部分C4羟基上(其排泄量可达总排泄量的1/3),仅在用本药后有此发现,而在用柔红霉素和多柔比星时未曾发现过,这可能为表柔比星在体内清除较快而其毒性较同剂量多柔比星为低的主要原因。

【适应证与疗效】　低危的腋淋巴结阴性,疗效与AC方案相当,但心脏毒性大。

【禁忌证】　如出现下列情况禁用表柔比星:以往用过足量柔红霉素或多柔比星(总剂量≥400～500mg/m²)或对此二药呈变态反应者,周围血常规白细胞低于3.5×10⁹/L或血小板低于50×10⁹/L,发热或严重感染、恶病质、失水、电解质或酸碱平衡失调、胃肠道梗阻、心肺或肝肾功能失代偿者。

【不良反应】　表柔比星:①常见者为脱发(见于70%～80%的患者)、骨髓抑制(见于 50％～60％,白细胞可于用药后 10～14d 降至最低点,多在 3 周左右逐渐恢复,贫血和明显血小板减少罕见),食欲减退、恶心、呕吐,但在与多柔比星相当剂量比较下,其程度较多柔比星为轻。②心肌毒性也较多柔比星为轻,其发生率和严重程度与本品累积量成正比。用药后虽常见心律失常、心动过速等,但多为一过性而很快恢复;迟发的严重喷射性心力衰竭大多在用药后半年以后或总剂量逾 700～800mg 时发生,应注意这种严重心肌损害有时可突发而无任何先兆,甚至常规心电图亦无异常发现。监测左心室射血指数(LVEF)和 PEP/LVEF 最为敏感。③注射处如有药液外溢,可导致红肿、局部疼痛、甚至蜂窝织炎或坏死。④肝肾功能损害罕见,但在本有慢性肝病或肝转移时可引起血清丙氨酸转氨酶升高甚或黄疸。环磷酰胺相关内容参见本节组方(一)CMF 方案。

### (四)AC 序贯紫杉醇方案

【组方】 多柔比星(ADM) 60mg/m²
　　　　 环磷酰胺(CTX) 600mg/m²
　　　　 紫杉醇(TAX) 175mg/m²

【用法】 第 1 天,多柔比星 60mg/m²,静脉快速注射;第 1 天,环磷酰胺 600mg/m²,静脉注射。21d 为 1 个周期,共用 4 个周期。然后序贯:第 1 天,紫杉醇 175mg/m²,静脉注射 3h。21d 为 1 个周期,共用 4 个周期。应用 TAX 应预处理。

【作用机制】 紫杉醇是新型抗微管药物,通过促进微管蛋白聚合抑制解聚,保持微管蛋白稳定,抑制细胞有丝分裂。静脉给予紫杉醇,药物血浆浓度呈双相曲线。本品蛋白结合率 89％～98％,紫杉醇主要在肝脏代谢,随胆汁进入肠道,经粪便排出体外(＞90％)。经肾清除只占总清除的 1％～8％,一般紫杉醇在肝肾功能不全的病人体内代谢尚不明确。

【适应证】 腋淋巴结阳性的乳腺癌或腋淋巴结阴性的高危乳腺癌患者。

【禁忌证】 以下患者禁用紫杉醇:对紫杉醇有严重过敏史的病人、白细胞计数＜$1.5×10^9$/L 的病人、肝功能有严重损害的病人。

【不良反应】 紫杉醇:①变态反应。包括伴有或不伴有支气管痉挛的呼吸困难,低血压,血管性水肿,荨麻疹,皮疹和疼痛。②骨髓抑制。剂量限制性毒性是粒细胞减少,约在用药 7d 后出现,短时间内可以恢复。③体液潴留。包括四肢和颜面的水肿,体腔积液。④心脏毒性。表现为心动过缓和逐渐加重的房室传导阻滞性心律失常。⑤其他。恶心、呕吐、脱发、乏力等。

### (五)FEC 序贯多西他赛方案

【组方】　　氟尿嘧啶(5-FU)　　500mg/m²

表柔比星(EPI)　　100mg/m²

环磷酰胺(CTX)　　500mg/m²

多西他赛(TXT)　　75～100mg/m²

【用法】　　第 1 天,5-FU 500mg/m²,静脉注射;第 1 天,表柔比星 100mg/m²,静脉注射;第 1 天,环磷酰胺 500mg/m²,静脉注射,第 1 天。21d 为 1 个周期,共用 3 个周期。序贯:第 1 天,多西他赛 75～100mg/m²,静脉注射(使用该药前需要做异丙嗪、地塞米松做预处理)。21d 为 1 个周期,共用 3 个周期。

【作用机制】　　多西他赛为紫杉醇类抗肿瘤药,通过干扰细胞有丝分裂和分裂间期细胞功能所必需的微管网络而起抗肿瘤作用。多西他赛可与游离的微管蛋白结合,促进微管蛋白装配成稳定的微管,同时抑制其解聚,导致丧失了正常功能的微管束的产生和微管的固定,从而抑制细胞的有丝分裂。多西他赛与微管的结合不改变原丝的数目,这一点与目前临床应用的大多数纺锤体毒性药物不同。Ⅰ 期临床研究中,对癌症病人进行剂量为 20～115mg/m² 的药动学研究。当剂量为 75～115mg/m²,静脉滴注 1～2h 时,其 AUC 呈剂量相关性。本品的药动学特点符合三室药动学模型,$\alpha, \beta, \gamma$ 半衰期分别为 4min,36min 及 11.1h。初始阶段浓度迅速降低表明药物分布至周边室,后一时相部分是由于药物从周边室相对缓慢地消除。

【适应证】　　腋淋巴结阳性的乳腺癌或腋淋巴结阴性的高危乳腺癌患者。

【禁忌证】　　对多西他赛或吐温 80 有严重过敏史的病人;白细胞计数＜1.5×10⁹/L 的病人;肝功能有严重损害的病人禁用。

【不良反应】　　多西他赛:①骨髓抑制。中性粒细胞减少是最常见的不良反应而且通常较严重(＜1.5×10⁹/L)。可逆转且不蓄积。②变态反应。部分病例可发生严重变态反应,其特征为低血压与支气管痉挛,需要中断治疗。停止滴注并立即治疗后病人可恢复正常。③皮肤反应。常表现为红斑,主要见于手、足,也可发生在臂部、脸部及胸部的局部皮疹,有时伴有瘙痒。皮疹通常可能在滴多西他赛后 1 周内发生,但可在下次滴注前恢复。可能会发生指(趾)甲病变。以色素沉着或变淡为特点,有时发生疼痛和指甲脱落。④体液潴留。包括水肿,也有报道极少病例发生胸腔积液,腹水,心包积液,毛细血管通透性增加及体重增加。经过 4 个周期治疗或累积剂量 400mg/m² 后,下肢发生液体潴留,并可能发展至全身水肿,同时体重增加 3kg 或 3kg 以上。在停止多西他赛治疗后,液体潴留逐渐消失。为了减少液体潴留,应给病人预防性使用皮质类固醇。⑤可能发生恶心、呕吐或腹泻等胃肠道反应。⑥临床试验中曾有神经毒性的报道。⑦心血管不良反应。如低血压、窦性心动过速、心悸、肺水肿及高血压等有可能发生。⑧其他不良反应。脱发、无力、黏膜炎、关节痛和肌肉痛,低血压和注射部位反应。⑨肝功能正常者在治疗期间也有出现转氨酶升高、胆红素升高者,其与多西他赛的关系尚不明确。

# 第四节　恶性淋巴瘤

## 一、疾病特点

恶性淋巴瘤(malignant lymphoma,ML)是一种复杂的淋巴造血系统恶性肿瘤的总称,分为霍奇金淋巴瘤(Hodgkin lymphoma,HL)和非霍奇金淋巴瘤(non-Hodgkin lymphoma,NHL)两大类。ML 约占美国全部恶性肿瘤的5%,居肿瘤发病率的第 11~13 位。HL 的高发区为北美、西欧,NHL 的高发区为西欧美国及中东,中国和日本为低发区。近年来总的发病趋势是 HL 的发病率略有下降,NHL 的发病率明显上升,尤其是在经济发达地区。城市人群的发病率高于农村,男性高于女性。治疗上主要是以放化结合的综合治疗为主,下面主要讲述一下目前常用的化疗方案。

## 二、联合用药

### (一)CHOP-R 方案

【组方】　泼尼松(PDN)　　　100mg

环磷酰胺(CTX)　　750mg/m$^2$

多柔比星(ADM)　　500mg/m$^2$

长春新碱(VCR)　　1.4mg/m$^2$(最大每日剂量 2mg)

利妥西单抗　　　　375mg/m$^2$

【用法】　第 1 天,环磷酰胺 750mg/m$^2$,静脉滴注;第 1 天,多柔比星500mg/m$^2$,静脉滴注;第 1 天,长春新碱 1.4mg/m$^2$,静脉滴注。第 1 天,利妥西单抗 375mg/m$^2$,静脉滴注。第 1~5 天,泼尼松 100mg,口服,21d 重复 1次,共 8 个周期。

【**作用机制**】 环磷酰胺:作用机制与氮芥相似,与 DNA 发生交叉联结,抑制 DNA 的合成也可干扰 RNA 的功能,属细胞周期非特异性药物。多柔比星:为蒽环类,蒽环物作用于拓扑异构酶Ⅱ,导致 DNA 链断裂,多柔比星静脉给药注射后与血浆蛋白结合率很低,迅速分布于心、肾、肝、脾、肺组织中,但不能透过血-脑屏障。长春新碱:抗肿瘤作用靶点是微管,主要抑制微管蛋白的聚合而影响纺锤体微管的形成,使有丝分裂停止于中期。还可干扰蛋白质代谢及抑制 RNA 多聚酶的活力,并抑制细胞膜类物质的合成和氨基酸在细胞膜上的转运。泼尼松:为肾上腺皮质激素类药,具有抗炎、抗过敏、抗风湿、免疫抑制作用。利妥西单抗:是一种嵌合鼠/人的单克隆抗体,该抗体与纵贯细胞膜的 CD20 抗原特异结合。此抗原位于前 B 细胞和成熟 B 淋巴细胞,但在造血干细胞、B 细胞、正常血浆细胞或其他正常组织中不存在。该抗原表达与 95% 以上的 B 淋巴细胞型的非霍奇金淋巴瘤相关。在与抗体结合后,CD20 不被内在化或从细胞膜上脱落。CD20 不以游离抗原形式在血浆中循环,因此,也就不会与抗体竞争性结合。利妥西单抗与 B 淋巴细胞上的 CD20 结合,并引发 B 细胞溶解的免疫反应。细胞溶解的可能机制包括补体依赖性细胞的细胞毒素(CDC)和抗体依赖性细胞的细胞毒素性(ADCC)。

【**适应证**】 滤泡淋巴瘤,套细胞淋巴瘤,弥漫大 B 细胞淋巴瘤的一线治疗。

【**禁忌证**】 环磷酰胺和多柔比星:妊娠期及哺乳期妇女禁用。下列情况应禁用:周围血常规中白细胞低于 $3.5 \times 10^9/L$ 或血小板低于 $50 \times 10^9/L$、明显感染或发热、恶病质、失水、电解质或酸碱平衡失调、胃肠道梗阻、明显黄疸或肝功能损害者、心肺功能失代偿患者、水痘或带状疱疹患者。利妥西单抗:禁用于已知对该品的任何成分及鼠蛋白高敏的病人。

【**不良反应**】 环磷酰胺:①骨髓抑制。剂量限制性毒性反应,血小板减少相对较少发生。骨髓抑制达最低状态出现于静脉用药后 10~14d,用药后 21d 恢复。②恶心、呕吐及其他胃肠道反应。大剂量应用时较常出现恶心、呕吐,口服用药后较少发生。恶心、呕吐常于用药后数小时开始出现,常可持续几天。③皮肤黏膜反应。可逆性脱发常见,常开始于用药后 2~3 周。皮肤指甲可能变黑。黏膜炎少见。④膀胱毒性。出血性及非出血性膀胱炎发生率为 5%~10%,停药后该反应为可逆性病变,但是也可能成持续性,导致纤维化或死亡。水摄入充足及早上给药可以减少膀胱炎的发生率。美司钠可预防膀胱炎的发生。多柔比星:①骨髓抑制。多为多柔比星的主要副作用。白细胞于用药后 10~14d 下降至最低点,大多在 3 周内逐渐恢复至正常水平,贫血和血小板减少一般不严重。②心脏毒性。可出现一过性心电图改变,表现为室上性心动过速、室性期前收缩及 ST-T 改变,一般不影响治疗,少数患者可出现延迟性、进行性心肌病变,表现为急性充血性心力衰竭,与累积剂量密切相关,大多出现在总量超过 400mg/m$^2$ 的患者,这些情况偶尔可突然发生而常规心电图无异常迹象,多柔比星引起的心脏病变多出现在停药后 1~6 个月,心脏毒性可因联合应用其他药物加重。③消化道反应。表现为食欲缺乏、恶心、呕吐,也可有口腔黏膜红斑、溃疡及食管炎、胃炎。④脱发。发生率在 90% 以上,一般停药 1~2 个月可恢复生长。⑤局部反应。如注射处药物外渗可引起组织溃疡和坏死。药物浓度过高可引起静脉炎。⑥其他。少数患者有发热、出血性红斑、肝功能异常麻疹、变态反应、结膜炎、流泪等症状。此外,多柔比星还可增加放疗和一些抗癌药毒性。⑦白血病和恶性淋巴瘤患者应用本品时,特别是初次用多柔比星者,可因瘤细胞大量破坏引起高尿酸血症,而致关节疼痛或肾功能损害。长春新碱:剂量限制性毒性是神经系统毒性,主要引起外周神经症状,如手指、神经毒性等,与累积量有关。足(趾)麻木、腱反射迟钝或消失,周围神经炎。腹痛、便秘、麻痹性肠梗阻偶见。运动神经、感觉神经和脑神经也可受到破坏,并产生相应症状。神经毒性常发生于 40 岁以上者,儿童的耐受性好于成人,恶性淋巴瘤病人出现神经毒性的倾向高于其他肿瘤病人。骨髓抑制和消化道反应较轻。有局部组织刺激作用,药液不能外漏,否则可引起局部坏死。可见脱发,偶见血压的改变。泼尼松:本品大剂量使用易引起糖尿病、消化道溃疡和类库欣综合征症状,对下丘脑-垂体-肾上腺轴抑制作用较强。并发感染为主要的不良反应。利妥昔单抗:①滴注相关症候首先表现为发热和寒战,主要发生在第 1 次滴注时,通常在 2h 内。其他随后症候包括恶心、荨麻疹、皮疹、头痛、瘙痒、支气管痉挛呼吸困难、舌或喉头水肿(血管神经性水肿)、鼻炎、呕吐、暂时性低血压、潮红、心律失常、肿瘤性疼痛。其次是原有的心脏病加重。用药的不良反应随着滴注的继续而减轻。②少数病人发生出血性副作用,常是轻微和可逆的。严重的血小板减少和中性粒细胞减少的发生率为 1.8%,严重的贫血发生率为 1.4%。③尽管本药可诱发 B 淋巴细胞的清除,并与血清免疫蛋白减少有关,但在病人中,感染的发生率并不比预期得高,严重的感染发生明显少于传统的化疗。在治疗期间及治疗后 1 年内,病人中的感染发生率分别为 17% 和 12%,这些感染是常见的,多为非机会致病菌感染,而且是轻微的。

④本药单一治疗在临床上并未引起明显的肝肾毒性,仅观察到肝功能参数的轻微、暂时上升。⑤发生率在 1% 以上的不良反应如下。全身反应:腰痛、背痛、胸痛、颈部痛、腹胀、滴注部位疼痛;心血管系统:高血压、心动过缓、心动过速、直立性低血压、血管扩张;胃肠道:腹泻、消化不良、厌食;血液和淋巴系统:白细胞减少和淋巴结病;代谢和营养紊乱:高血糖、周围性水肿、LDH 增高、体重减轻、面部水肿、低血钙、尿酸升高;肌肉骨骼系统:关节痛、肌痛、骨痛、张力过高;神经系统:眩晕、焦虑、抑郁、感觉异常、躁动、失眠、紧张、嗜睡、神经炎;呼吸道:咳嗽、哮喘、喉痉挛;皮肤及附件:盗汗、出汗、皮肤干燥;特殊感觉:泪腺分泌紊乱、耳痛、味觉障碍;泌尿生殖系统:排尿困难、血尿。⑥其他:少于 1% 病人发生的严重不良反应如下:凝血功能紊乱、肌酸磷酸激酶增加、高血钙、自发性骨折、皮肤肿瘤复发。

**(二)CHOP 方案**

【组方】 泼尼松(PDN)　　　100mg

　　　　 环磷酰胺(CTX)　　　750mg/m²

　　　　 多柔比星(ADM)　　　500mg/m²

　　　　 长春新碱(VCR)　　　1.4mg/m²(最大每日剂量 2mg)

【用法】 第 1 天,环磷酰胺 750mg/m²,静脉滴注;第 1 天,多柔比星 500mg/m²,静脉滴注;第 1 天,长春新碱 1.4mg/m²,静脉滴注;第 1~5 天,泼尼松 100mg,口服,21d 重复 1 次,共 8 个周期。

【作用机制】 环磷酰胺、多柔比星、长春新碱和泼尼松作用机制参见本节组方(一)的相关内容。

【适应证】 滤泡淋巴瘤,套细胞淋巴瘤,弥漫大 B 细胞淋巴瘤的一线治疗。

【不良反应及注意事项】 CHOP 方案 4 个药的不良反应及注意事项参见本节组方(一)的相关内容。

**(三)EOPCH 方案**

【组方】 依托泊苷(VP-16)　　50mg/(m² · d)

　　　　 多柔比星(ADM)　　　10mg/(m² · d)

　　　　 长春新碱(VCR)　　　0.4mg/(m² · d)

　　　　 环磷酰胺(CTX)　　　750mg/(m² · d)

【用法】 依托泊苷 50mg/(m² · d),多柔比星 10mg/(m² · d),长春新碱 0.4mg/(m² · d)溶于 500ml 生理盐水中持续泵控滴入 96h;第 5 天,环磷酰胺

750mg/（m² · d），静脉注射，第 1～5 天。泼尼松 60mg/（m² · d），口服。21d 为 1 个周期，共 6 个周期。

【作用机制】　依托泊苷是细胞周期特异性抗肿瘤药物，作用于晚 S 期或 G₂ 期，其作用位点是拓扑异构酶Ⅱ，形成一种药物-酶-DNA 三者之间稳定的可裂性复合物，干扰 DNA 拓扑异构酶Ⅱ，致使受损的 DNA 不能修复。拓扑异构酶Ⅱ插入 DNA 中，产生一般细胞功能所需的断裂反应；VP-16 似乎可通过稳定脱氧核糖核酸断裂复合物，引起 DNA 和拓扑异构酶Ⅱ的双线断裂。本品在体内激活某些内切酶，或通过其代谢物作用于 DNA，其非糖苷同系物 4-去甲基表鬼臼毒素则可抑制微管制组装。多柔比星、长春新碱、环磷酰胺参见本节组方（一）CHOP-R 方案的相关内容；泼尼松抗炎、抗过敏作用强，水钠潴留副作用小。

【适应证】　外周 T 细胞淋巴瘤的一线方案，复发或耐药 B 细胞淋巴瘤。

【禁忌证】　依托泊苷在动物中有生殖毒性及致畸，并可经乳汁排泄，孕妇及哺乳期妇女慎用。

【不良反应】　依托泊苷：①骨髓抑制：白细胞和血小板减少，贫血，此为剂量限制性毒性。②胃肠道反应：恶心，呕吐，食欲缺乏，口腔炎，腹泻，偶有腹痛，便秘。③变态反应：有时可出现皮疹，红斑，瘙痒等过敏症。④皮肤反应：脱发较明显，有时发展至全秃，但具可逆性。⑤神经毒性：手足麻木，头痛等。⑥其他反应：发热，心电图异常，低血压，静脉炎等。多柔比星、长春新碱、环磷酰胺参见本节组方（一）CHOP-R 方案的相关内容。泼尼松：长期大量服用引起库欣综合征，诱发神经精神症状及消化系统溃疡、骨质疏松、生长发育受抑制、并发和加重感染。主要表现为：①向心性肥胖、满月脸、水牛背、多毛、痤疮、高血压、糖尿病、高血脂、低血钾、骨质疏松。②诱发或加重感染或使体内潜在病灶扩散。③诱发或加重胃、十二指肠溃疡。④可引起饮食增加、激动、失眠、个别人可诱发精神病，偶尔可诱发癫痫。⑤使眼压升高，诱发青光眼、白内障。

## （四）FC 方案

【组方】　氟达拉滨（FA）　　　25mg/m²
　　　　　环磷酰胺（CTX）　　300mg/m²

【用法】　第 1～3 天，氟达拉滨 25mg/m²，静脉注射；第 1～3 天，环磷酰胺 300mg/m²，静脉注射。28d 为 1 个周期，共 6～8 个周期。

【作用机制】　氟达拉滨：本药系阿糖腺苷的 2-氟，5-磷酸化衍生物，本药是在阿糖腺苷的嘌呤环第 2 位上以氟原子取代和第 5′位上加上 1 个磷酸基而形成,提高了其溶解度,并可抵抗腺嘌呤脱氨基酶的脱氨基作用。本药在体内被血清磷酸酶去磷酸化成为 2-氟-阿糖腺苷(9-β-D-阿拉伯呋喃糖-2-氟腺嘌呤)后,可被细胞摄取,然后被转化为有活性的三磷酸盐。该代谢产物是 DNA 合成的竞争性抑制剂。环磷酰胺相关内容参见本节组方(一)CHOP-R 方案。

【适应证】 惰性淋巴瘤。

【禁忌证】 氟达拉滨:①对本药过敏者。②严重肾功能不全(肌酐清除率<30ml/min)的患者。③失代偿性溶血性贫血的患者。④孕妇及哺乳期妇女。

【不良反应】 氟达拉滨:①心血管系统可见水肿,罕见心力衰竭和心律失常。②中枢神经系统常见周围神经病,少见精神错乱,罕见昏迷和焦虑不安。③呼吸系统常见肺炎。④泌尿生殖系统罕见出血性膀胱炎的报道。⑤肝脏少见肝酶和胰腺相关酶的改变。⑥胃肠道常见胃肠异常(如恶心、呕吐、食欲缺乏、腹泻和胃炎)。有报道,本药不良反应主要是与血小板减少相关的消化道出血。⑦血液大多数患者可见血液学改变(如白细胞减少、血小板减少和贫血)。骨髓抑制可能是严重和有累积效应的。⑧皮肤常见皮肤红斑。罕见 Stevens-Johnson 综合征或毒性表皮坏死(Lyells 综合征)的报道;有患者在用药后,既往的皮肤癌病变出现可逆性的恶化或骤然暴发的报道。⑨眼常有视觉障碍的报道。罕见病例中会出现视神经炎、视神经病变和失明。环磷酰胺不良反应见 CHOP 方案。

## (五)FND-R 方案

【组方】　氟达拉滨(FA)　　25mg/m²

　　　　　米托蒽醌(MIT)　　10mg/m²

　　　　　地塞米松(DXM)　　20mg

　　　　　利妥西单抗　　　　375mg/m²

【用法】 第 1～3 天,氟达拉滨 25mg/m²,静脉注射;第 1 天,米托蒽醌 10mg/m²,静脉注射;第 1～5 天,地塞米松 20mg,口服;第 1 天,利妥西单抗 375mg/m²,静脉滴注。每 21 天重复,共 6 周期。

【作用机制】 氟达拉滨参见本节组方(四)FC 方案。米托蒽醌:通过和 DNA 分子结合,抑制核酸合成而导致细胞死亡。本品为细胞周期非特异性药物,与蒽环类药物没有完全交叉耐药性。地塞米松:肾上腺皮质激素类药,其抗炎、抗过敏、抗休克作用比泼尼松更显著,而对水、钠潴留和促进排钾作用很轻,对垂体-肾上腺抑制作用较强。利妥昔单抗参见本节组方(一)CHOP-R方案。

【适应证】 滤泡淋巴瘤,慢性淋巴细胞白血病(CLL)的一线方案。

【禁忌证】 米托蒽醌:①对本品过敏者禁用。②有骨髓抑制或肝功能不全者禁用。③一般情况差,有并发症及心、肺功能不全的病人应慎用。地塞米松:①对地塞米松及肾上腺皮质激素类药物有过敏史患者禁用。②高血压、血栓症、胃与十二指肠溃疡、精神病、电解质代谢异常、心肌梗死、内脏手术、青光眼等患者一般不宜使用。

【不良反应】 氟达拉滨相关内容参见本节组方(四)FC方案。地塞米松:本品较大剂量易引起糖尿病、消化道溃疡和类库欣综合征症状,对下丘脑-垂体-肾上腺轴抑制作用较强。并发感染为主要的不良反应。利妥昔单抗参见本节组方(一)CHOP-R方案的相关内容。

### (六)MINE方案

【组方】 异环磷酰胺(IFO)    $1.33g/(m^2 \cdot d)$
          米托蒽醌(MIT)      $8mg/m^2$
          依托泊苷(VP-16)    $65mg/(m^2 \cdot d)$

【用法】 第1～3天,异环磷酰胺 $1.33g/(m^2 \cdot d)$,静脉注射;第1天,米托蒽醌 $8mg/m^2$,静脉注射;第1～3天,依托泊苷 $65mg/(m^2 \cdot d)$,静脉注射。每3周为1个周期。

【作用机制】 异环磷酰胺:本品在体外无抗癌活性,进入体内被肝脏或肿瘤内存在的磷酰胺酶或磷酸酶水解,变为活化作用型的磷酰胺氮芥而起作用。其作用机制为与DNA发生交叉联结,抑制DNA的合成,也可干扰RNA的功能,属细胞周期非特异性药物。米托蒽醌作用机制参见本节组方(五)FND-R方案。依托泊苷作用机制参见本节组方(三)的相关内容。

【适应证】 复发或耐药的弥漫大B细胞淋巴瘤。

【禁忌证】 异环磷酰胺:严重骨髓抑制患者、对本品过敏者、妊娠及哺乳期妇女禁用。

【不良反应】 异环磷酰胺:①骨髓抑制:白细胞减少较血小板减少更为常见,最低值在用药后1～2周,多在2～3周后恢复。②对肝功能有影响。③胃肠道反应包括食欲缺乏、恶心及呕吐,一般停药1～3d即可消失。④泌尿道反应:可致出血性膀胱炎,表现为排尿困难、尿频和尿痛,可在给药后几小时或几周内出现,通常在停药后几天内消失。⑤中枢神经系统毒性与剂量有关,通常表现为焦虑不安、神情慌乱、幻觉等。少见晕厥、癫痫样发作甚至昏迷。⑥少见的有一过性无症状肝肾功能异常;若高剂量用药可因肾毒性产生代谢性酸中毒。罕见心脏和肺毒性。⑦其他反应:尚包括脱发、恶心和呕吐等。注射部位可产生静脉炎。⑧长期用药可产生免疫抑制、垂体功能低下、不育症和继发性肿瘤。米托蒽醌禁忌证见本节组方(五)FND-R 方案。依托泊苷不良反应参见本节组方(三)的相关内容。

### (七)MOPP 方案

【组方】　氮芥(HN$_2$)　　　　6mg/m$^2$

　　　　　长春新碱(VCR)　1.4mg/m$^2$

　　　　　甲基苄肼(PLB)　100mg/m$^2$

　　　　　泼尼松(PDN)　　40mg/m$^2$

【用法】　第 1、8 天,氮芥 6mg/m$^2$,静脉注射;第 1、8 天,长春新碱 1.4mg/m$^2$,静脉注射;第 1~14 天,甲基苄肼 100mg/m$^2$,口服,每日 3 次;第 1~14 天,泼尼松 40mg/m$^2$,口服,每日 3 次。每 21 天重复 1 次,共 6 个周期。

【作用机制】　氮芥为双功能烷化剂,主要抑制 DNA 合成,同时对 RNA 和蛋白质合成也有抑制作用。其作用机制是氮芥可与鸟嘌呤第 7 位氮呈共价结合,产生 DNA 的双链内交叉联结或 DNA 的同链内不同碱基的交叉联结,阻止 DNA 复制,造成细胞损伤或死亡。对肿瘤细胞的 G$_1$ 期和 M 期杀伤作用最强,大剂量时对各期细胞均有杀伤作用,属细胞周期非特异性药物。长春新碱参见本节组方(一)CHOP-R 方案。甲基苄肼为弱的单胺氧化酶抑制药。泼尼松:抗炎、抗过敏作用强,水、钠潴留副作用小。

【适应证】　霍奇金淋巴瘤。

【禁忌证】　氮芥:凡有骨髓抑制、感染、肿瘤细胞侵及骨髓、曾接受过多疗程化疗或放疗者应慎用。对本品过敏者禁用。

【不良反应及注意事项】　氮芥:①骨髓抑制:主要表现为白细胞和血小板减少,严重时可导致全血细胞减少。白细胞下降到最低值出现在注射本品后第 7~10 天,停药 1~2 周后多可恢复。②胃肠道反应:恶心、呕吐常出现于注射后 3~6h,可持续 24h。③生殖功能影响:包括睾丸萎缩、精子减少、精子活动能力降低和不育,妇女可致月经紊乱、闭经。④其他反应:还包括脱发、乏力、头晕、注射于血管外时可引起溃疡。局部涂抹可产生迟发性皮肤变态反应。常规剂量氮芥对肝肾功能无明显影响。长春新碱参见本节组方

(一)CHOP-R 方案。甲基苄肼:①胃肠道反应:主要有恶心、呕吐,多数能耐受。②骨髓抑制:一般出现较晚,多在服药后 4~6 周,主要表现为白细胞和血小板下降,其程度与剂量有关。停药后 2~3 周可恢复到正常水平。③神经系统:部分病人可出现中枢神经系统毒性,如眩晕、嗜睡、精神错乱、脑电图不正常等。亦可出现下肢感觉异常、深反射消失、麻痹等四周神经炎。④其他:如皮炎、脱发。泼尼松不良反应参见本节组方(一)的相关内容。

## (八)CVPP 方案

【组方】　长春碱(VLB)　　　　$4mg/m^2$
　　　　　洛莫司汀(CCNU)　　　$75mg/m^2$
　　　　　甲基苄肼(PLB)　　　　$100mg/m^2$
　　　　　泼尼松(PDN)　　　　　$40mg/m^2$

【用法】　第 1 天,洛莫司汀 $75mg/m^2$,口服;第 1、8 天,长春碱 $4mg/m^2$,静脉注射;第 1~14 天,甲基苄肼 $100mg/m^2$,口服;第 1~14 天,泼尼松 $40mg/m^2$,口服。每 21 天为 1 个周期。

【作用机制】　洛莫司汀为细胞周期非特异性药,对处于 $G_2$-S 边界,或 S 早期的细胞最敏感,对 $G_2$ 期亦有抑制作用。长春碱:作用于 $G_1$、S 及 M 期,并对 M 期有延缓作用。能干扰增殖细胞纺锤体的形成,使有丝分裂停止于中期。并有免疫抑制作用。甲基苄肼为弱的单胺氧化酶抑制药。泼尼松:抗炎、抗过敏作用强,水、钠潴留副作用小。

【适应证】　霍奇金淋巴瘤。

【禁忌证】　洛莫司汀:有肝功能损害、白细胞低于 $4×10^9/L$、血小板低于 $80×10^9/L$ 者禁用。合并感染时应先治疗感染。本药有致癌、致畸作用,故妊娠及哺乳期妇女禁用。

【不良反应及注意事项】　洛莫司汀不良反应:口服后 6h 内可发生恶心、呕吐,可持续 2~3d,预先用镇静药或空腹服用甲氧氯普胺可减轻;少数患者发生胃肠道出血及肝功能损害。骨髓抑制,服药后 3~5 周可见血小板减少,白细胞降低可在服药后第 1 及第 4 周先后出现 2 次,第 6~8 周才恢复;但骨髓抑制有累积性。偶见全身性皮疹,有致畸胎的可能,亦可能抑制睾丸或卵巢功能,引起闭经或精子缺乏。长春碱:除骨髓抑制外,尚可有胃肠道反应,一般较轻,还可引起周围神经炎,如四肢疼痛、指(趾)尖端麻木、肌肉震颤、腱反射消失,少数可有头痛、精神抑制。其他有脱发、失眠及直立性低血压等。甲基苄肼不良反应参见本节组方(七)的相关内容。泼尼松不良反应参见本节组方（一）的相关内容。

### （九）ABVD 方案

【组方】　多柔比星（ADM）　　25mg/m²

　　　　　博来霉素（BLM）　　10U/d

　　　　　长春碱（VLB）　　　6mg/m²

　　　　　氮烯咪胺（DTIC）　　375mg/m²

【用法】　第 1、15 天，多柔比星 25mg/m²，静脉注射；第 1、15 天，博来霉素 10U/d，静脉注射；第 1、15 天，长春碱 6mg/m²，静脉注射；第 1、15 天，氮烯咪胺 375mg/m²，静脉注射。每 21 天为 1 个周期，共 6～8 个周期。

【作用机制】　多柔比星：为蒽环类，蒽环物作用于拓扑异物酶Ⅱ，导致 DNA 链断裂。多柔比星静脉注射给药后与血浆蛋白结合率很低，迅速分布于心、肾、肝、脾、肺组织中，但不能透过血-脑屏障。主要在肝内代谢，经胆汁排泄，50% 以原形排出，23% 以具活性的多柔比星代谢物阿霉醇排出，在 6h 内仅 5%～10% 从尿液中排泄。多柔比星的消除曲线是多相的，其三相半衰期（$t_{1/2}$）分别为 0.5、3h 和 40～50h。博来霉素：BLM 具有广谱抗癌作用，能与 DNA 结合，这种结合一部分系通过嵌合机制，但并不影响核酸的二级结构，可使 DNA 分子发生单链或双链断裂。BLM 为细胞周期非特异性药物，既能杀伤增殖细胞，又能杀伤非增殖细胞，M 期细胞对之最敏感，其次为 $G_2$ 期细胞，它可将细胞阻断在 $G_2$ 期，$G_1$ 期细胞对之耐药力最强。另外，BLM 可增强放射性杀伤肿瘤细胞的作用。长春碱作用机制参见本节组方（八）的相关内容。氮烯咪胺系化学合成的一种新型抗肿瘤药物，具有广谱抗瘤活性。在体内经肝微粒体药物代谢系统代谢为具有烷化剂活性的产物，阻断核酸合成，抑制 RNA 和蛋白质合成作用强于对 DNA 合成的抑制。另外，本品同时具有抑制嘌呤核苷酸合成的作用和较好的抗肿瘤转移活性。DTIC 为细胞周期非特异性药物，主要作用于 $G_2$ 期，使 $G_2$-M 期阻滞，对 $G_1$ 期亦有延缓作用，对 S 期作用较小，不阻滞 S-$G_2$ 期。

【适应证】　霍奇金淋巴瘤。

【禁忌证】　博来霉素：对本品过敏者、肺部过去有疾病患者及水痘病人禁用。孕妇、哺乳期妇女、小儿、老年及肝肾功能不良者慎用。氮烯咪胺：孕妇、哺乳期妇女及严重过敏史者禁用，肝功能不全者慎用。

【不良反应】　多柔比星参见本节组方（一）的相关内容。博来霉素：①肺毒性：潜在的致死性肺毒性可见于接受该药患者的 10%～20%。年龄超过

70 岁,化疗前曾接受胸部放疗及总量超过 400U 者更易发生。临床表现初发症状为干咳、低热、呼吸困难等;病理征象包括肺泡内皮细胞坏死,Ⅱ型细胞的不典型增生,透明膜形成,肺泡巨噬细胞增多,以及最后阶段的肺间质纤维化。②皮肤反应:色素沉着,脱发,手足及身体受压处皮肤脱屑,手指手背肥厚,足部肿大,四肢末端变硬、变黑或硬结,手足指趾胀痛。③全身反应:部分患者于给药 3～6h 后出现发冷、发热,部分患者在第 1～2 次给药时可出现高热、低血压、过敏性休克、瘙痒性红斑。④胃肠道反应:恶心,呕吐,口炎等均较少见。长春碱不良反应参见本组组方(八)相关内容。氮烯咪胺:①骨髓抑制:程度较轻,主要表现为白细胞及血小板下降,部分病人可出现贫血。一般在用药 3～4 周后出现血常规下降,第 5～6 周可恢复至正常水平。②胃肠道反应:比较明显,第 1 次用药后 1～3h 出现恶心、呕吐,可持续 12h,1～2d 后症状减轻或消失。③流感样症状:鼻塞,颜面潮红,肌肉酸痛,发热等。④局部反应。注射部位可有血管刺激性疼痛。⑤其他反应:偶见转氨酶升高,变态反应罕见。

### (十)MOPP/ABV 方案

【组方】
| | |
|---|---|
| 氮芥(HN₂) | 6mg/m² |
| 长春新碱(VCR) | 1.4mg/m² |
| 甲基苄肼(PLB) | 100mg/m² |
| 泼尼松(PDN) | 40mg/m² |
| 多柔比星(ADM) | 35mg/m² |
| 博来霉素(BLM) | 10mg/m² |
| 长春碱(VLB) | 6mg/m² |

【用法】　第 1 天,氮芥 6mg/m²,静脉注射;第 1 天,长春新碱 1.4mg/m²,静脉注射;第 1～7 天,甲基苄肼 100mg/m²,口服,每日 3 次;第 1～14 天,泼尼松 40mg/m²,口服;第 8 天,多柔比星 35mg/m²,静脉注射;第 8 天,博来霉素 10mg/m²,静脉注射;第 8 天,长春碱 6mg/m²,静脉注射。21d 重复 1 次,共 6 个周期。

【作用机制】　氮芥、甲基苄肼参见本节组方(七)的相关内容;长春新碱参见本节组方(一)相关内容;博来霉素、长春碱、多柔比星参见本节组方(九)的相关内容。

【适应证】　霍奇金淋巴瘤。

【不良反应】　氮芥、甲基苄肼参见本节组方(七)的相关内容;长春新碱参见本节组方(一)的相关内容;博来霉素、长春碱、多柔比星参本节组方(九)的相关内容。

(赵玉霞　赵　娜)

# 第五节　妇科恶性肿瘤

## 一、卵巢恶性肿瘤

### (一)疾病特点

卵巢恶性肿瘤是女性生殖系统常见的恶性肿瘤之一,主要包括卵巢上皮癌、卵巢恶性生殖细胞肿瘤和卵巢性索间质肿瘤。化疗和手术是卵巢恶性肿瘤的两种重要治疗手段,目前除极少数早期癌可以通过单纯手术治愈外,均需辅助化疗。近 20 年来晚期卵巢上皮癌的治疗有了明显进展,主要基于铂类、紫杉类联合化疗的进展,以及近 10 年来多种作用机制各异的抗癌新药的问世。卵巢恶性生殖细胞瘤,现已被认为是继子宫绒毛膜上皮细胞癌之后的第二种可通过手术、化疗治愈的肿瘤。2008 年 NCCN 指南推荐对于Ⅱ、Ⅲ、Ⅳ期病人若有可切除的残余灶可行肿瘤细胞减灭术,但若病灶不可切除可行 6 个周期化疗,也可先行 3 个周期化疗后行中间型肿瘤细胞减灭术,再行术后化疗。

### (二)联合用药

1. PAC 方案

【组方】　顺铂(DDP)　　　　20mg/m²

多柔比星(ADM)　30～40mg/m²

环磷酰胺(CTX)　500mg/m²

【用法】　第 1～5 天,顺铂 20mg/m²,静脉滴注;第 1 天,多柔比星 30～40mg/m²,静脉注射;第 1 天,环磷酰胺 500mg/m²,静脉注射。每 4 周为 1 个周期。开始用药后至少每周行末梢血常规检查 1 次,每 1～2 个月检查肝肾功能 1 次,并酌情选择进行特殊检查项目。

【作用机制】　顺铂细胞毒作用的主要靶点是在分子水平上与细胞 DNA 的作用。使 DNA 的损伤和 DNA 合成障碍,细胞也就开始凋亡。细胞毒作用为细胞周期非特异性,对细胞群中处于静止的 $G_0$ 期的细胞也有作用。多柔比星既含有脂溶性的蒽环配基,又有水溶性的柔红糖胺;并有酸性酚羟基和碱性氨基,因此具有很强的抗癌药理活性。可直接作用于 DNA,插入DNA 的双螺旋链,使后者解开,改变 DNA 的模板性质,抑制 DNA 聚合酶从而既抑制 DNA,也抑制 RNA 合成。此外,本品具形成超氧基自由基的功能,并有特殊的破坏细胞膜结构和功能的作用。作为一种周期非特异性抗癌化疗药物,本品对各期细胞均有作用,但对 S 期的早期最为敏感,M 期次之,而对 $G_1$ 期最不敏感,对 $G_1$、S 期和 $G_2$ 期有延缓作用。环磷酰胺在体外无抗肿瘤活性,进入体内后先在肝脏中经微粒体功能氧化酶转化成醛磷酰胺,而醛磷酰胺不稳定,在肿瘤细胞内分解成酰胺氮芥及丙烯醛,酰胺氮芥对肿瘤细胞有细胞毒作用。环磷酰胺是双功能烷化剂及细胞周期非特异性药物,可干扰 DNA 及 RNA 功能,尤以对前者的影响更大,它与 DNA 发生交叉联结,抑制 DNA 合成,对 S 期作用最明显。

【适应证与疗效】　顺铂是治疗卵巢癌最有效的首选药物,有效率达29%～35%。适用于卵巢上皮性癌且术后残余肿瘤小者。

【禁忌证】　顺铂:孕妇及哺乳期妇女禁用。多柔比星:妊娠初期的 3 个月内及哺乳期妇女禁用。下列情况应禁用:周围血常规中白细胞低于 $3.5×10^9/L$ 或血小板低于 $50×10^9/L$、明显感染或发热、恶病质、失水、电解质或酸碱平衡失调、胃肠道梗阻、明显黄疸或肝功能损害者,心肺功能失代偿患者、水痘或带状疱疹患者。环磷酰胺:妊娠初期的 3 个月内及哺乳期妇女禁用。

【不良反应】　顺铂:①肾脏毒性。可能发生可逆或不可逆恶性的肾毒性反应。②消化系统。恶心、呕吐,食欲缺乏和腹泻等,常在给药后 1h 发生。③骨髓抑制。出现白细胞和(或)血小板减少,与用药剂量有关。④耳毒性。出现耳鸣和高频听力减低,多为可逆性。⑤神经毒性。周围神经损伤多见。⑥变态反应。荨麻疹,呼吸困难,低血压和溶血性贫血。⑦其他。高尿酸血症,血浆电解质紊乱,心脏毒性。多柔比星:①骨髓抑制;②心脏毒性;③消化道反应;④脱发。环磷酰胺:①骨髓抑制;②消化道反应(如恶心,呕吐);③泌尿道反应,大剂量使用可致出血性膀胱炎;④脱发;⑤口腔炎。

2.PC 方案

【组方】　顺铂(DDP)　　　　$75mg/m^2$

　　　　　环磷酰胺(CTX)　750$mg/m^2$

【用法】　第 1 天,顺铂 $75mg/m^2$,静脉滴注;第 1 天,环磷酰胺 $750mg/m^2$,静脉滴注。每 3 周为 1 个周期。开始用药后至少每周行末梢血常规检查 1次,每 1～2 个月检查肝肾功能 1 次,并酌情选择进行特殊检查项目。

【作用机制】　顺铂细胞毒作用的主要靶点是在分子水平上与细胞 DNA 的作用。它在细胞内产生亲电子的是水化物,与 DNA 的亲核中心反应,与有双重功效的烷基的作用相似。此外,最易与鸟嘌呤发生反应。铂剂使 DNA 链上两个相邻碱基结合而使 DNA 横向交联,从而损伤 DNA,RNA 和蛋白合成酶。由于 DNA 的损伤和 DNA 合成障碍,细胞也就开始凋亡。细胞毒作用为细胞周期非特异性,对细胞群中处于静止的 $G_0$ 期的细胞也有作用。环磷酰胺是双功能烷化剂及细胞周期非特异性药物,可干扰 DNA 及 RNA 功能,尤以对前者的影响更大,它与 DNA 发生交叉联结,抑制 DNA 合成,对 S 期作用最明显。

【适应证与疗效】　适用于卵巢上皮性癌。有关 PC(本组方案)与 PAC(本节一组方1)的比较研究表明,PAC 比 PC 方案的 2 年和 5 年生存率增加 5% 和 7%。目前,因 PC 与 PAC 疗效相同,又免去了多柔比星的毒性,多数人主张用 PC 代替 PAC 方案。

【不良反应】　参见本节一组方1的相关内容。

3. TP 方案

【组方】　紫杉醇(TAX)　　$135\sim175mg/m^2$
　　　　　顺铂(DDP)　　　$75mg/m^2$

【用法】　第 1 天,紫杉醇 $135\sim175mg/m^2$,静脉滴注(3h);第 2 天,顺铂 $75mg/m^2$,静脉滴注。每 3~4 周为 1 个周期。紫杉醇:①治疗前应先采用肾上腺皮质激素,如地塞米松、苯海拉明、$H_2$-R 拮抗药治疗。②未稀释的浓缩药液不应接触聚氯乙烯塑料器械或设备,且不能用于药物的滴注,稀释的药液应储存于瓶内,并采用聚乙烯类给药设备滴注。③给药期间应注意过敏症状及生命体征的变化。④单药剂量一般为 $135\sim200mg/m^2$,配合使用 G-CSF 时剂量可达 $250mg/m^2$,联合用药时剂量酌减。

【作用机制】　紫杉醇是唯一能促进微管聚合的药物,结合位点在聚合状态微管上,能特异地结合到小管的 β 位上,可促进微管蛋白聚合成团块和成束并使其稳定,抑制微管网的正常重组;还可阻断细胞周期的 $G_2$ 期和 M 期。顺铂细胞毒作用的主要靶点是在分子水平上与细胞 DNA 的作用。它在细胞内产生亲电子的水化物,与 DNA 的亲核中心反应,与有双重功效的烷基的作用相似。此外,最易与鸟嘌呤发生反应。顺铂细胞毒作用的主要靶点是在分子水平上与细胞 DNA 的作用。它在细胞内产生亲电子的是水化物,与 DNA 的亲核中心反应,与有双重功效的烷基的作用相似。此外,最易与鸟嘌呤发生反应。铂剂使 DNA 链上两个相邻碱基结合而使 DNA 横向交联,从而损伤 DNA,RNA 和蛋白合成酶。由于 DNA 的损伤和 DNA 合成障碍,细胞也就开始凋亡。细胞毒作用为细胞周期非特异性,对细胞群中处于静止的 $G_0$ 期的细胞也有作用。

【适应证与疗效】　PC 方案的 CR 为 31% 和中位生存期为 24 个月。适用于卵巢上皮性癌。

【禁忌证】　紫杉醇:以下患者禁用紫杉醇。①对本品或其成分聚氧乙基代蓖麻油等过敏者禁用。②动物实验表明本品对胚胎有毒性。因此妊娠或可能妊娠的妇女不能使用。③对儿童和哺乳期妇女的安全性尚未确定,不宜使用。④白细胞数目$<1.5 \times 10^9 / L$ 的病人。⑤肝功能有严重损害的病人。

【不良反应】　紫杉醇:①变态反应给药后数分钟内出现,有荨麻疹,药物性皮疹,呼吸窘迫,支气管痉挛和低血压;②血液系统有粒细胞缺乏症和血小板减少症;③神经系统有手足麻木或感觉过敏和突发性疼痛,肌挛缩,踝反射减退,关节痛,偶见痉挛发作,病理检查有周围神经病变;④消化系统有恶心、呕吐、腹泻、口腔炎、吞咽困难和胃炎;⑤心血管系统偶见房室传导阻滞和心动过缓,也出现室性心律失常或心动过速,心前区疼痛;⑥脱发,剂量达 $200 \text{mg}/\text{m}^2$ 以上,全部患者脱发,从用药后 2~3 周开始,一旦停药后毛发可以再生。顺铂不良反应参见本节一组方 1 的相关内容。

4. TC 方案

【组方】　紫杉醇(TAX)　　135~175$\text{mg}/\text{m}^2$

　　　　　卡铂(CBP)　　　250~400$\text{mg}/\text{m}^2$

【用法】　第 1 天,紫杉醇 135~175$\text{mg}/\text{m}^2$,静脉滴注(3h);第 2 天,卡铂 250~400$\text{mg}/\text{m}^2$,静脉滴注。4 周为 1 个周期。开始用药后至少每周行末梢血常规检查 1 次,每 1~2 个月检查肝肾功能 1 次,并酌情选择进行特殊检查项目。

【作用机制】　紫杉醇参见本节一组方 3 相关内容。卡铂与顺铂分子作用机制相似,为周期非特异性抗肿瘤药,直接作用于 DNA,从而能抑制分裂旺盛的肿瘤细胞。

【适应证与疗效】　TC 方案可达到 73% 的 RR 和 51% 的 CR,对大肿瘤负荷者经治疗后 40% 可无病生存,20% 可长期存活。适用于卵巢上皮性癌,尤其是晚期卵巢癌的标准方案。

【禁忌证】　卡铂:①有明显骨髓抑制及肾功能不全者;②对其他铂制剂

及甘露醇过敏者;③孕妇及有严重并发症者。

【不良反应】 紫杉醇参见本节一组方3相关内容。卡铂:①骨髓抑制。是卡铂剂量限制性毒性。②胃肠毒性。恶心,呕吐常见,腹痛,腹泻,便秘和食欲缺乏少见。③肾毒性。卡铂的肾毒性无剂量依赖性。④变态反应:荨麻疹,低血压和发热等。⑤耳毒性。无症状的高频率的听觉丧失,耳鸣。⑥神经毒性。发生率较低的周围神经病。⑦其他。肝功能异常,脱发,乏力。

5. BEP 方案

【组方】 博来霉素(BLM)　　　15mg

依托泊苷(VP-16)　　70～100mg/m²

顺铂(DDP)　　　　　20mg/m²

【用法】 第 1～3 天,博来霉素 15mg,静脉滴注;第 1～5 天,依托泊苷 70～100mg/m²,静脉滴注;第 1～5 天,顺铂 20mg/m²,静脉滴注。4 周为 1 个周期。开始用药后至少每周行末梢血常规检查 1 次,每 1～2 个月检查肝肾功能 1 次,并酌情选择进行特殊检查项目。

【作用机制】 博来霉素与 DNA 结合并主要作用于 DNA 单链,因而破坏 DNA 的增殖和干扰 DNA 的合成,在有限范围内作用于 RNA 的合成,阻碍 $G_2$ 早期和 M 期的细胞增殖。依托泊苷作用于拓扑异构酶 II,导致 DNA 单链断裂,使细胞分裂停止于晚 S 期或早 $G_2$ 期,属细胞周期特异性药物。顺铂作用机制参见本节一组方 3 的相关内容。

【适应证与疗效】 肿瘤术后仅用 BEP 3 个疗程,其持续缓解率可达 96%。目前认为无论病期早晚 BEP 方案都是治疗卵巢恶性生殖细胞瘤的标准金方案。

【不良反应】 博来霉素:①骨髓抑制。较少发生。②恶心,呕吐及胃肠反应:偶发和自限性。③皮肤黏膜反应。脱发,黏膜炎,红斑,水肿,色素沉着和皮肤脱屑。④剂量相关性肺炎。⑤发热。⑥其他。嗜睡,头痛,关节胀。依托泊苷:①可逆性骨髓抑制,包括白细胞及血小板减少,多发生在用药后 7～14d,20d 左右恢复正常。②食欲缺乏,恶心,呕吐,口腔炎等消化道反应,脱发亦常见。③若静脉滴注过速(<30min),可有低血压,喉痉挛等变态反应。顺铂不良反应参见本节一组方 1 的相关内容。

6. IEP 方案

【组方】 异环磷酰胺(IFO)　 1.2g/m²

依托泊苷(VP-16)　 70mg/m²

　　　　顺铂（DDP）　　　　　　　　20mg/m²

　　【用法】　第1～3天,异环磷酰胺1.2g/m²,静脉滴注;第1～3天,依托泊苷70mg/m²,静脉滴注;第1～3天,顺铂20mg/m²,静脉滴注。每4周为1个周期。异环磷酰胺的代谢产物对尿路有刺激性,应用时应鼓励患者多饮水,大剂量应用时应水化、利尿,同时给予尿路保护药美司钠。用药期间应定期检查白细胞,血小板和肝肾功能测定。

　　【作用机制】　异环磷酰胺与环磷酰胺不同,异环磷酰胺的细胞毒作用是与DNA发生交叉联结。异环磷酰胺是细胞周期非特异性药物。给予异环磷酰胺后,细胞周期示$G_2+M$比例增加,示细胞经过$G_2$期延迟。依托泊苷作用机制参见本节一组方5的相关内容;顺铂作用机制参见本节一组方3的相关内容。

　　【适应证与疗效】　IEP方案治疗难治性卵巢恶性生殖细胞肿瘤时CR为33%。本方案可用于复发的卵巢恶性生殖细胞肿瘤。

　　【禁忌证】　异环磷酰胺:肝、肾功能不良者禁用;孕妇及哺乳期妇女禁用。

　　【不良反应】　异环磷酰胺:①骨髓抑制。白细胞减少较血小板减少为常见,最低值在用药后1～2周,多在2～3周恢复。②胃肠道反应。食欲缺乏,恶心,呕吐。停药后1～3d消失。③泌尿道反应。可致出血性膀胱炎,表现为排尿困难,尿频和尿痛。可在给药后几小时或几周内出现,通常在停药后几天内消失。④中枢神经系统毒性。与剂量有关,通常表现为焦虑不安,神情慌乱,幻觉和乏力等。⑤其他。脱发,注射部位静脉炎。依托泊苷不良反应参见本节一组方5的相关内容;顺铂不良反应参见本节一组方1的相关内容。

# 二、宫　颈　癌

## (一)疾病特点

　　宫颈癌是最常见的女性生殖道恶性肿瘤。对于ⅠA～B1期宫颈癌患者首选手术治疗;ⅠB2～ⅣA期患者首选放疗,包括腔内放疗和顺铂±5-FU同步化疗;ⅣA～B期患者则以顺铂为基础进行全身化疗(局部控制＋化疗)。

## (二)联合用药

1. PVB方案

　　【组方】　顺铂（DDP）　　　　　　　　50mg/m²

长春新碱(VCR)　1mg

博来霉素(BLM)　20mg/m$^2$

【用法】　第1天,顺铂50mg/m$^2$,静脉滴注;第1天,长春新碱1mg,静脉注射;第1～2天,博来霉素20mg/m$^2$,静脉滴注。每3周为1个周期。开始用药后至少每周行末梢血常规检查1次,每1～2个月检查肝肾功能1次,并酌情选择进行特殊检查项目。

【作用机制】　顺铂参见本节一组方3的相关内容。长春新碱通过抑制微管的聚合而损害纺锤体,干扰细胞的有丝分裂,是细胞周期特异性药物。博来霉素作用机制参见本节一组方5的相关内容。

【适应证】　本方案可用于宫颈鳞癌的新辅助化疗。

【禁忌证】　长春新碱及博来霉素:孕妇及哺乳期妇女禁用。

【不良反应】　顺铂参见本节一组方1的相关内容。长春新碱:①骨髓抑制。②胃肠道毒性。恶心,呕吐,便秘。③神经毒性。剂量限制性毒性,可感觉障碍,感觉异常,动作不协调。④有局部组织刺激作用,药液外渗可引起局部坏死。⑤可见脱发。博来霉素:①骨髓抑制。较少发生。②恶心、呕吐及胃肠反应。偶发和自限性。③皮肤黏膜反应。脱发,黏膜炎,红斑,水肿,色素沉着和皮肤脱屑。④剂量相关性肺炎。表现为咳嗽,呼吸困难,啰音,X线胸片表现为渗出性改变,进一步发展出现肺纤维化。⑤发热。⑥其他。嗜睡,头痛,关节胀。

2. BIP 方案

【组方】　异环磷酰胺(IFO)　1.2g/m$^2$

顺铂(DDP)　　　　20mg/m$^2$

博来霉素(BLM)　　15mg

【用法】　第1～3天,异环磷酰胺1.2g/m$^2$,静脉滴注;第1～3天,顺铂20mg/m$^2$,静脉滴注;第1～3天,博来霉素15mg,静脉滴注。每3～4周为1个周期。异环磷酰胺的代谢产物对尿路有刺激性,应用时应鼓励患者多饮水,大剂量应用时应水化、利尿,同时给予尿路保护药美司钠。用药期间应定期检查白细胞,血小板和肝肾功能测定。

【作用机制】　异环磷酰胺在体外无活性,进入体内被肝脏或肿瘤内存在的过量的磷酰胺酶或磷酸酶水解,变为活化作用型的磷酰胺氮芥而起作用。其与DNA发生交叉联结,抑制DNA的合成,也可干扰RNA的功能,属细胞周期非特异性药物。顺铂作用机制参见本节一组方1的相关内容。博来霉素作用机制参见本节一组方 5 的相关内容。

【适应证】　本方案可用于宫颈鳞癌的新辅助化疗。

【不良反应】　异环磷酰胺参见本节一组方 6 的相关内容;顺铂参见本节一组方 1 的相关内容;博来霉素参见本节二组方 1 的相关内容。

3. MEP 方案

【组方】　丝裂霉素(MMC)　　10mg/m$^2$

　　　　　顺铂(DDP)　　　　50mg/m$^2$

　　　　　依托泊苷(VP-16)　100mg/m$^2$

【用法】　第 1 天,丝裂霉素 10mg/m$^2$,静脉注射;第 1 天,顺铂 50mg/m$^2$,静脉滴注;第 1、3、5 天,依托泊苷 100mg/m$^2$,静脉滴注。每 3 周为 1 个周期。开始用药后至少每周行末梢血常规检查 1 次,每 1～2 个月检查肝肾功能 1 次,并酌情选择进行特殊检查项目。

【作用机制】　丝裂霉素为细胞周期非特异性药物,丝裂霉素对肿瘤细胞的 $G_1$ 期,特别是晚 $G_1$ 期及早 S 期最敏感。在组织中经酶活化后,它的作用似双功能或三功能烷化剂,丝裂霉素可与 DNA 发生交叉联结,抑制 DNA 合成,对 RNA 及蛋白合成也有一定的抑制作用。顺铂作用机制参见本节一组方 1 的相关内容;依托泊苷参见本节一组方 5 的相关内容。

【适应证与疗效】　MEP 方案作为新辅助化疗治疗宫颈腺癌或腺鳞癌,其疗效较好,总反应率达 50%。本方案可用于宫颈腺癌的新辅助化疗。

【禁忌证】　丝裂霉素:水痘或带状疱疹患者禁用本品,用药期间禁止活病毒疫苗接种。

【不良反应】　丝裂霉素:①骨髓抑制是最严重的毒性,可致白细胞及血小板减少,白细胞减少常发生于用药后 28～42d,一般在 42～56d 恢复。②恶心、呕吐发生于给药后 1～2h,呕吐在 3～4h 停止,而恶心可持续 2～3d。③对局部组织有较强的刺激性。顺铂不良反应参见本节一组方 1 的相关内容;依托泊苷参见本节一组方 5 的相关内容。

4. EP 方案

【组方】　依托泊苷(VP-16)　100mg/m$^2$

　　　　　顺铂(DDP)　　　　20mg/m$^2$

【用法】　第 1～4 天,依托泊苷 100mg/m$^2$,静脉滴注;第 1～4 天,顺铂 20mg/m$^2$,静脉滴注。每 3 周为 1 个周期。开始用药后至少每周行末梢血常规检查 1 次,每 1～2 个月检查肝肾功能 1 次,并酌情选择进行特殊检查项目。

【作用机制】 依托泊苷参见本节一组方 5 的相关内容。顺铂参见本节一组方 1 的相关内容。

【适应证】 本方案可用于宫颈小细胞癌的新辅助化疗。

【不良反应及注意事项】 依托泊苷和顺铂不良反应分别参见本节一组方 5、组方 1 的相关内容。

5. VAC 方案

【组方】 长春新碱(VCR) 1mg

多柔比星(ADM) 40mg/m²

环磷酰胺(CTX) 600mg/m²

【用法】 第 1～2 天,长春新碱 1mg,静脉注射;第 1 天,多柔比星 40mg/m²,静脉注射;第 1 天,环磷酰胺 600mg/m²,静脉注射。3 周为 1 个周期。

【作用机制】 长春新碱通过抑制微管的聚合而损害纺锤体,干扰细胞的有丝分裂,是一细胞周期特异性药物。多柔比星可插入 DNA 的相邻碱基对之间,使 DNA 链解裂,阻碍 DNA 及 RNA 的合成。多柔比星尚有特殊的破坏细胞膜结构和功能的作用。对 S 期最敏感,M 期次之,而对 $G_1$ 期敏感性较差,对 $G_1$、S 期和 $G_2$ 期有延缓作用。环磷酰胺在体外无活性,进入体内被肝脏或肿瘤内存在的过量的磷酰胺酶或磷酸酶水解,变为活化作用型的磷酰胺氮芥而起作用。其与 DNA 发生交叉联结,抑制 DNA 的合成,也可干扰 RNA 的功能。

【适应证】 本方案可用于宫颈小细胞癌的新辅助化疗。

【不良反应】 长春新碱参见本节二组方 1 的相关内容;多柔比星和环磷酰胺参见本节一组方 1 的相关内容。

6. BOMP 方案

【组方】 博来霉素(BLM) 5mg

长春新碱(VCR) 1mg

丝裂霉素(MMC) 7mg/m²

顺铂(DDP) 10mg/m²

【用法】 第 1～7 天,博来霉素 5mg,静脉滴注;第 7 天,长春新碱 1mg,静脉注射;第 1 天,丝裂霉素 7mg/m²,静脉注射;第 1～7 天,顺铂 10mg/m²,静脉滴注。每 3 周为 1 个周期。

【作用机制】 博来霉素参见本节一组方 5 的相关内容;长春新碱参见本节二组方 1 的相关内容。丝裂霉素在体内经 NADPH 细胞色素 $P_{450}$ 还原酶或 DT-黄递酶的作用还原为双功能基烷化剂,它与 DNA 形成双链间或链内交叉联结,从而抑制 DNA 合成。顺铂作用机制参见本节一组方 1 的相关内容。

【适应证】 本方案主要用于组织学证实的>1cm 直径的复发宫颈癌。

【不良反应】 博来霉素参见本节二组方 1 的相关内容。长春新碱参见本节二组方 1 的相关内容。丝裂霉素:①骨髓抑制是最严重的毒性,可致白细胞及血小板减少,一般在 42～56d 恢复。②恶心、呕吐发生于给药后 1～2h,呕吐在 3～4h 停止,而恶心可持续 2～3d。③对局部组织有较强的刺激性,若药液漏出血管外,可引起局部疼痛、坏死和溃疡。④少见的副作用有间质性肺炎、不可逆的肾衰竭等。禁忌证参见本节二组方 3 的相关内容。顺铂不良反应参见本节一组方 1 的相关内容。

## 三、子宫内膜癌

### (一)疾病特点

子宫内膜癌是最常见的女性生殖道恶性肿瘤之一。自从 20 世纪 60 年代以来,子宫内膜癌发病率有明显上升趋势。子宫内膜癌的治疗以手术为主,可辅助放疗和化疗。手术范围及放疗、化疗的合理选择,直接取决于影响其预后的诸因素。

### (二)联合用药

1. AP 方案

【组方】 多柔比星(ADM) $50mg/m^2$
　　　　 顺铂(DDP) $50mg/m^2$

【用法】 第 1 天,多柔比星 $50mg/m^2$,静脉注射;第 1 天,顺铂 $50mg/m^2$,静脉滴注。每 3 周为 1 个周期。开始用药后至少每周行末梢血常规检查 1 次,每 1～2 个月检查肝肾功能 1 次,并酌情选择进行特殊检查项目。

【作用机制】 多柔比星可插入 DNA 的相邻碱基对之间,使 DNA 链解裂,阻碍 DNA 及 RNA 的合成。多柔比星尚有特殊的破坏细胞膜结构和功能的作用。对 S 期最敏感,M 期次之,而对 $G_1$ 期敏感性较差,对 $G_1$ 期、S 期和 $G_2$ 期有延缓作用。顺铂作用机制参见本节一组方 1 的相关内容。

【适应证与疗效】　AP 方案有 45％的有效率,包括 22％CR,无进展生存期为 6.2 个月,中位生存期为 8.8～12 个月。本方案是晚期或复发子宫内膜癌的标准治疗方案。

【不良反应】　多柔比星和顺铂参见本节一组方 1 的相关内容。

2. AEP 方案

【组方】　多柔比星(ADM)　40mg/m²

　　　　　依托泊苷(VP-16)　75mg/m²

　　　　　顺铂(DDP)　　　 20mg/m²

【用法】　第 1 天,多柔比星 40mg/m²,静脉注射;第 1～3 天,依托泊苷 75mg/m²,静脉滴注;第 1～3 天,顺铂 20mg/m²,静脉滴注。每 4 周为 1 个周期。开始用药后至少每周行末梢血常规检查 1 次,每 1～2 个月检查肝肾功能 1 次,并酌情选择进行特殊检查项目。

【作用机制】　多柔比星参见本节三组方 1 的相关内容;依托泊苷作用机制参见本节一组方 5 的相关内容。

【适应证与疗效】　VP-16 对子宫内膜癌的活性低,但与 DDP 对不同类型的肿瘤有协同作用。有报道该方案治疗子宫内膜癌有效率为 75％。

【不良反应】　多柔比星、顺铂参见本节一组方 1 的相关内容;依托泊苷参见本节一组方 5 的相关内容。

3. TC 方案

【组方】　紫杉醇(TAX)　　135～175mg/m²

　　　　　卡铂(CBP)　　　 50～400mg/m²

【用法】　第 1 天,紫杉醇 135～175mg/m²,静脉滴注(3h);第 2 天,卡铂 50～400mg/m²,静脉滴注。每 4 周为 1 个周期。紫杉醇:①治疗前应先采用肾上腺皮质激素,如地塞米松、苯海拉明、$H_2$-R 拮抗药治疗。②未稀释的浓缩药液不应接触聚氯乙烯塑料器械或设备,且不能用于药物的滴注,稀释的药液应储存于瓶内,并采用聚乙烯类给药设备滴注。③给药期间应注意过敏症状及生命体征的变化。④单药剂量一般为 135～200mg/m²,配合用 G-CSF 时剂量可达 250mg/m²,联合用药时剂量酌减。

【作用机制】　紫杉醇参见本节一组方 3 的相关内容。卡铂与顺铂分子作用机制相似,为周期非特异性抗肿瘤药,直接作用于 DNA,从而能抑制分裂旺盛的肿瘤细胞。

【适应证】　对子宫乳头状浆液腺癌有效。

【不良反应及注意事项】　紫杉醇参见本节一组方 3 的相关内容;卡铂参见本节一组方 4 的相关内容。

4. TAP 方案

【组方】　紫杉醇(TAX)　　125mg/m²

　　　　　多柔比星(ADM)　45mg/m²

　　　　　顺铂(DDP)　　　60mg/m²

【用法】　紫杉醇 125mg/m²,静脉滴注(3h);第 1 天,多柔比星 45mg/m²;第 2 天,顺铂 60mg/m²;静脉滴注。3～4 周为 1 个周期。

【作用机制】　紫杉醇参见本节一组方 3 的相关内容;顺铂、多柔比星参见本节一组方 1 相关内容。

【适应证与疗效】　TAP 方案Ⅲ期临床研究得出有效率为 57%。可以前瞻性用作目前子宫内膜癌的标准治疗方案。

【不良反应】　紫杉醇参见本节一组方 3 的相关内容;顺铂、多柔比星参见本节一组方 1 相关内容。

5. EPF 方案

【组方】　依托泊苷(VP-16)　　80mg/m²

　　　　　顺铂(DDP)　　　　　35mg/m²

　　　　　氟尿嘧啶(5-FU)　　 600mg/m²

【用法】　第 1～3 天,依托泊苷 80mg/m²,静脉滴注;第 1～3 天,顺铂 35mg/m²,静脉滴注;第 1～3 天,氟尿嘧啶 600mg/m²,静脉滴注。4 周为 1 个周期。开始用药后至少每周行末梢血常规检查 1 次,每 1～2 个月检查肝肾功能 1 次,并酌情选择进行特殊检查项目。

【作用机制】　依托泊苷参见本节一组方 5 相关内容。铂剂使 DNA 链上两个相邻碱基结合而使 DNA 横向交联,从而损伤 DNA,RNA 和蛋白合成酶。由于 DNA 的损伤和 DNA 合成障碍,细胞也就开始凋亡。细胞毒作用为细胞周期非特异性,对细胞群中处于静止的 $G_0$ 期的细胞也有作用。氟尿嘧啶是嘧啶类抗代谢药。当药物转化成具有活性的核苷酸,将会抑制胸腺嘧啶合成酶,从而阻断 DNA 的合成。

【适应证】　本方案适用于晚期复发子宫内膜癌的治疗。

【禁忌证】　氟尿嘧啶:孕妇及哺乳期妇女禁用。

【不良反应及注意事项】　依托泊苷参见本节一组方 5 的相关内容;顺铂参见本节一组方 1 的相关内容。氟尿嘧啶:①骨髓抑制:剂量相关毒性作用,最低值出现于最后 1 次用药 10~14d,第 21 天恢复。②胃肠道反应:恶心,呕吐,腹泻。③皮肤黏膜反应:黏膜炎,脱发,皮肤色素沉着,斑丘疹样皮疹,手足综合征。④神经毒性:头痛。⑤心脏毒性反应:心律失常,心绞痛,心肌缺血等。

# 四、子宫肉瘤

子宫肉瘤是较少见的女性生殖器官恶性肿瘤,占女性生殖系统恶性肿瘤的 1%。

## (一)VAD 方案

【组方】 长春新碱(VCR)　1mg

多柔比星(ADM)　$20mg/m^2$

氮烯咪胺(DTIC)　$250mg/m^2$

【用法】 第 1~2 天,长春新碱 1mg,静脉注射;第 1~3 天,多柔比星 $20mg/m^2$,静脉注射;第 1~5 天,氮烯咪胺 $250mg/m^2$,静脉滴注。3~4 周为一周期。开始用药后至少每周行末梢血常规检查 1 次,每 1~2 个月检查肝肾功能 1 次,并酌情选择进行特殊检查项目。

【作用机制】 长春新碱通过抑制微管的聚合而损害纺锤体,干扰细胞的有丝分裂,是一细胞周期特异性药物。多柔比星作用机制参见本节三组方 1 的相关内容。氮烯咪胺是一种嘌呤类生物合成的前体,能干扰嘌呤的生物合成,同时兼具烷化剂作用。它作用于细胞周期的 $G_2$ 期,使 $G_2$ 期时间延长,$G_2$-M 期阻滞,对 $G_1$ 期亦有延缓作用,对 S 期细胞作用较小,不阻滞 $S$-$G_2$ 期。主要抑制嘌呤,特别是 RNA 及蛋白质的合成,轻、中度抑制 DNA 合成。

【适应证】 本方案主要用于子宫平滑肌肉瘤的化疗。

【禁忌证】 氮烯咪胺:孕妇及哺乳期妇女禁用。

【不良反应及注意事项】 长春新碱参见本节二组方 1 的相关内容;多柔比星参见本节一组方 1 的相关内容。氮烯咪胺:①胃肠道反应比较明显,注射后 1~3h 可出现恶心、呕吐或腹泻,可持续 12h。②部分病人可出现流感样症状如鼻塞、颜面潮红、全身不适、肌肉酸痛及发热等。③少数病人可有肝、肾功能损害。④骨髓抑制通常程度较轻,主要表现为白细胞及血小板下降,部分病人可出现贫血,大剂量应用时骨髓抑制明显,一般于用药 3~4 周出现血常规下降,第 5~6 周可恢复。⑤注射部位可有血管刺激痛。

## (二)IEA 方案

【组方】 异环磷酰胺(IFO)　$1.2$~$1.5g/m^2$

依托泊苷（VP-16）　　100mg/m²

多柔比星（ADM）　　20mg/m²

【用法】　第1～3天，异环磷酰胺1.2～1.5g/m²，静脉滴注；第1～3天，依托泊苷100mg/m²，静脉滴注。第1～3天，多柔比星20mg/m²，静脉注射。每3～4周为1个周期。异环磷酰胺的代谢产物对尿路有刺激性，应用时应鼓励患者多饮水，大剂量应用时应水化、利尿，同时给予尿路保护药美司钠。用药期间应定期检查白细胞计数、血小板和肝肾功能。

【作用机制】　异环磷酰胺参见本节二组方2的相关内容；依托泊苷作用机制参见本节一组方5的相关内容；多柔比星参见本节一组方1的相关内容。

【适应证】　本方案主要用于子宫平滑肌肉瘤的化疗。

【禁忌证】　异环磷酰胺：肝、肾功能不良者禁用，严重骨髓抑制者，对本品过敏者，孕妇及哺乳期妇女禁用。

【不良反应及注意事项】　异环磷酰胺参见本节二组方2的相关内容；依托泊苷参见本节一组方5的相关内容；多柔比星参见本节一组方1的相关内容。

### (三)AP 方案

【组方】　多柔比星（ADM）　　45～60mg/m²

顺铂（DDP）　　20mg/m²

【用法】　第1天，多柔比星45～60mg/m²，静脉注射；第1～5天，顺铂20mg/m²，静脉滴注。3～4周为1个周期。开始用药后至少每周行末梢血常规检查1次，每1～2个月检查肝肾功能1次，并酌情选择进行特殊检查项目。

【作用机制】　多柔比星和顺铂作用机制参见本节一组方1的相关内容。

【适应证】　本方案主要用于子宫恶性混合性中胚叶肉瘤的化疗。

【不良反应及注意事项】　参见本节一组方1的相关内容。

### (四)IEP 方案

【组方】　异环磷酰胺（IFO）　　1.2～1.5g/m²

依托泊苷（VP-16）　　100mg/m²

顺铂（DDP）　　20mg/m²

【用法】　第1～3天，异环磷酰胺1.2～1.5g/m²，静脉滴注；第1～5天，依托泊苷100mg/m²，静脉滴注；第1～5天，顺铂20mg/m²，静脉滴注。4周为 1 个周期。异环磷酰胺的代谢产物对尿路有刺激性,应用时应鼓励患者多饮水,大剂量应用时应水化、利尿,同时给予尿路保护药美司钠。用药期间应定期检查白细胞计数、血小板和肝肾功能测定。

【作用机制】 异环磷酰胺参见本节二组方 2 的相关内容;依托泊苷作用机制参见本节一组方 5 的相关内容;顺铂参见本节一组方 1 的相关内容。

【适应证】 本方案主要用于子宫恶性混合性中胚叶肉瘤的化疗。

【不良反应及注意事项】 异环磷酰胺参见本节二组方 2 的相关内容;依托泊苷参见本节一组方 5 的相关内容;顺铂参见本节一组方 1 的相关内容。

## 五、绒毛膜上皮癌和恶性葡萄胎

绒癌是一种高度恶性的肿瘤,对妇女生命威胁很大。

### (一)EA 方案

【组方】 依托泊苷(VP-16)　　　　　　　　　　　　$100mg/m^2$
放线菌素 D(更生霉素)(Act-D/KSM)　0.5mg

【用法】 第 1～3 天,依托泊苷 $100mg/m^2$,静脉滴注;第 3～5 天,放线菌素 D 0.5mg,静脉滴注。14d 为 1 个周期。开始用药后至少每周行末梢血常规检查 1 次,每 1～2 个月检查肝肾功能 1 次,并酌情选择进行特殊检查项目。

【作用机制】 依托泊苷参见本节一组方 5 的相关内容。放线菌素 D 为细胞周期非特异性药物,但对 $G_1$ 期前半段最敏感,即相当 tRNA 合成时,本品与 DNA 结合,抑制以 DNA 为模板的 RNA 多聚酶,从而抑制 RNA 的合成。结合方式可能是通过其发色团嵌入 DNA 的碱基对之间,而其肽链则位于 DNA 双螺旋的小沟内,妨碍 RNA 多聚酶沿 DNA 分子前进。本品对 RNA 合成的抑制作用主要是 RNA 链的延伸而不是影响它的起始,本品选择性地与 DNA 中的鸟嘌呤结合,与缺乏鸟嘌呤碱基的 DNA 不发生结合作用。本品不能阻止 DNA 的复制,因 DNA 多聚酶能在其正前方引起 DNA 局部变性,可使本品较快地解离开。

【适应证】 本方案主要用于绒毛膜上皮癌和恶性葡萄胎的化疗。

【禁忌证】 放线菌素 D:孕妇及哺乳期妇女禁用。

【不良反应及注意事项】 依托泊苷参见本节一组方 5 的相关内容。放线菌素 D:①可引起白细胞及血小板减少,厌食、恶心呕吐等;②静脉注射可引起静脉炎,漏出血管可引起疼痛、局部硬结及溃破;③可有脱发;④有免疫抑制作用;⑤对妊娠者可引起畸胎;⑥长期应用可抑制睾丸或卵巢功能,引起闭经或精子缺乏。

### (二)5-FU＋KSM 方案

【组方】　氟尿嘧啶(5-FU)　　　　　　　24~26mg/(kg·d)

　　　　　放线菌素 D(更生霉素,Act-D)　4~6$\mu$g/(kg·d)

【用法】　第 1~6 天,氟尿嘧啶 24~26mg/(kg·d),8h 匀速静脉滴注;第 1~6 天,放线菌素 D 4~6$\mu$g/(kg·d),静脉滴注。3 周为 1 个周期。开始用药后至少每周行末梢血常规检查 1 次,每 1~2 个月检查肝肾功能 1 次,并酌情选择进行特殊检查项目。

【作用机制】　氟尿嘧啶是嘧啶类抗代谢药。当药物转化成具有活性的核苷酸,将会抑制胸腺嘧啶合成酶,从而阻断 DNA 的合成。放线菌素 D 主要是抑制 RNA 的合成,作用于 mRNA 干扰细胞的转录过程,还可嵌合于 DNA 双链内,抑制 DNA 依赖的 RNA 聚合酶的活力。对细胞周期中的各期细胞均敏感,尤以 $G_1$ 期的前半段更敏感。

【适应证】　本方案主要用于绒毛膜上皮癌和恶性葡萄胎的化疗。

【不良反应及注意事项】　氟尿嘧啶参见本节三组方 5 的相关内容;放线菌素 D 参见本节五组方(一)的相关内容。

(赵玉霞　刘　丹)

## 第六节　消化道恶性肿瘤

### 一、食　管　癌

晚期食管癌的预后较差,单纯化疗的作用仅能使生存期得到较小程度的延长。5 年生存率不超过 10%。

**PF 方案**

【组方】　顺铂(DDP)　　100mg/m$^2$　　　　　静脉滴注　第 1 天

　　　　　　　　　　　或 20mg/(m$^2$·d)静脉滴注　第 1~5 天

　　　　　氟尿嘧啶　　1000mg/(m$^2$·d)静脉滴注　第 1~5 天

　　　　　(5-FU)

　　　　　4 周为 1 个周期

【用法】

5% 葡萄糖　　　500ml/d　静脉滴注　第 1~5 天

恩丹西酮　8mg/d　　　　　化疗前 15min 静脉滴注　第 1～5 天

生理盐水　250ml/d

顺铂　100mg/m²　　　静脉滴注　第 1 天

或 20mg /(m² · d)　　静脉滴注　第 1～5 天

生理盐水　500ml/d

氟尿嘧啶　1000mg /(m² · d)　　静脉滴注　第 1～5 天

5％葡萄糖　500ml/d　　　　　静脉滴注　第 1～5 天

开始用药后至少每周检查周围血象 1 次,每个月检查肝功能 1 次。静滴时应避免外溢。

治疗中出现下列症状之一者停用:①周围白细胞低于 $3.5×10^9/L$ 或血小板低于 $80×10^9/L$;②用药后持续性严重呕吐;③早期肾脏毒性的表现,如血清肌酐大于 2mg/dl 或尿素氮大于 20mg/dl;或尿镜检在高倍视野中有白细胞 10 个、红细胞 5 个或管型 5 个。

在治疗过程中应注意检查:①听力测验与神经功能检查;②血液尿素氮(BUN)、肌酐清除率与血清肌酐;③血细胞比容、血小板计数、白细胞总数与分类、血清氨基转移酶、转肽酶、胆红素与尿酸。

为了防止肾脏毒性,大剂量顺铂(80mg/m² 以上)在用药前后,目前广泛采用大量输液的水化疗法,以降低顺铂血浆浓度,增加其肾脏清除率;并加用甘露醇,以加速肾脏的排泄功能,减少顺铂在肾小管中的积聚。在大量输液的过程中,要密切观察液体超负荷的症状,并及时处理。在治疗中经常检测血清电解质、镁、尿素氮和肌酐。大剂量顺铂水化处方:使用顺铂前 1d 先静脉滴注生理盐水 1000ml,第 2 天给予顺铂前、后各加甘露醇 250ml 利尿,同时静脉滴注生理盐水 3000ml 以上,并重复水化 3～5d。

氟尿嘧啶滴注时间 6～8h 以上,也可以使用输液泵 24h 连续给药。与亚叶酸钙配合使用,可提高氟尿嘧啶的抗肿瘤疗效。

【适应证与疗效】　临床常用的食管癌化疗方案为 PDD＋BLM＋VDS 和 PDD＋5-FU,由于 BLM 潜在的肺毒性,目前 PDD＋5-FU 已成为食管癌标准的一线治疗方案。有效率超过 50％,中位生存期达 28 个月。对于食管腺癌,有人主张在 PDD＋5-FU 的基础上加用 ADM。

【作用机制】

1. 恩丹西酮　通过高选择性阻断位于中枢神经系统催吐化学感受区和胃肠道上端传入迷走神经的 $5-HT_3$ 受体来控制呕吐的发生。具有突出的止吐作用。

2. 顺铂（DDP）　为铂的金属络合物,顺铂分子中的中心铂对其抗肿瘤作用具有重要意义,只有顺式有效,反式则无效。顺铂是细胞周期非特异性药,可能对宿主的免疫系统有刺激作用。顺铂的作用与双功能烷化剂类似,主要作用靶点为 DNA,作用于 DNA 链间及链内交链,形成 DDP-DNA 复合物,干扰 DNA 复制,或与核蛋白及胞质蛋白结合,且作用持续数日之久;对 RNA 的影响较小。由于肿瘤细胞比正常细胞的增殖和合成 DNA 更为迅速,肿瘤细胞对顺铂的细胞毒作用就更为敏感。

药动学:顺铂仅能由静脉、动脉或腔内给药。给药后迅速吸收,分布于全身各组织:肾、肝、卵巢、子宫、皮肤、骨等含量较多,脾、胰、肠、心、肌肉、脑中较少,瘤组织无选择性分布。大部分和血浆蛋白结合,代谢呈双相性:$t_{1/2\alpha}$ 为 $25\sim49min$,表示游离铂的血浆清除率;$t_{1/2\beta}$ 为 $58\sim73h$,表示结合铂的排泄率。药物自体内消除缓慢,5d 内尿中回收铂为给药量的 $27\%\sim54\%$,胆道也可排出顺铂与其降解产物,但量较少。与放射治疗联合应用时,有增敏作用。

3. 氟尿嘧啶（5-FU）　氟尿嘧啶是抗嘧啶类抗代谢药物。本药为细胞周期特异性抗肿瘤药物,主要作用于 S 期细胞。氟尿嘧啶在体内先代谢为 2-脱氧核苷酸,后生成 5-氟-2′-脱氧尿苷酸（FUdRP）,FUdRP 与胸苷酸合成酶活性部位的一个亲核巯基形成共价键,变成没有活性的酶-辅酶-氟尿嘧啶的复合物,对胸苷酸合成酶有较强的抑制作用。胸苷酸合成酶是生成胸腺嘧啶核苷酸的关键酶,从而阻断脱氧尿嘧啶核苷酸转变为脱氧胸腺嘧啶核苷酸,抑制 DNA 的合成。此外,氟尿嘧啶还以三磷酸氟尿嘧啶核苷（伪代谢物）的形式渗入 RNA 中,通过阻止尿嘧啶和乳清酸掺入 RNA 而抑制 RNA 合成。

药动学:氟尿嘧啶口服用药吸收较差,静脉用药是其主要给药途径。大剂量给药时,可透过血-脑屏障,静脉注射后约 0.5h 到达脑脊液中,并可维持 3h。代谢呈双相性:$t_{1/2\alpha}$ 为 $10\sim20min$,$t_{1/2\beta}$ 为 20h。氟尿嘧啶主要经肝脏分解代谢,大部分分解为二氧化碳经呼吸道排出体外。约 15% 在给药 1h 内以原形随尿排出体外。

顺铂是细胞周期非特异性抗肿瘤药物,氟尿嘧啶为细胞周期特异性抗肿瘤药物,两者互不交叉耐药、联合应用可提高疗效。

【禁忌证】

1. 顺铂　严重肾功能障碍者;孕妇(尤其妊娠初期 3 个月内);哺乳期妇女。慎用:既往有肾病及中耳炎者慎用 DDP。

2. 氟尿嘧啶 伴发水痘或带状疱疹者;孕妇(尤其妊娠初期 3 个月内);哺乳期妇女。慎用:感染、出血(包括皮下和胃肠道出血)或发热超过 38℃ 者;有明显胃肠道梗阻者;因腹泻导致水、电解质或酸碱平衡失调者。

**【不良反应】**

1. 顺铂

(1)肾脏毒性:一次注射顺铂 50mg/m²,有 25%～30%病人出现氮质血症,较大剂量与连续用药则可产生严重而持久的肾脏毒性,表现为血中尿素氮、肌酐升高,肌酐清除率可由 112ml/min 降至 63ml/min。主要损害在肾小管,使细胞空泡化、上皮脱落、管腔扩张、出现透明管型,肾小球的病变较轻。在一般剂量下,肾小管的损伤是可逆的,但剂量过大或用药过频,可因蓄积中毒而产生肾衰竭,甚至死亡。

(2)消化道毒性:包括恶心、呕吐、食欲缺乏和腹泻等。反应常在给药后 1～6h 发生,最长不超过 24～48h。

(3)骨髓抑制:表现为白细胞和(或)血小板的减少,一般与用药剂量有关。骨髓抑制一般在 3 周左右达高峰,4～6 周恢复。

(4)过敏反应:少见,在给药后数分钟内发生,表现为面部水肿、喘鸣、心动过速等。

(5)耳毒性:可出现耳鸣和高频听力减低,多为可逆性,无须特殊处理。

(6)神经毒性:周围神经损伤多见,表现为运动失调、肌痛、上下肢感觉异常等;亦可出现癫痫、球后视神经炎等。其严重程度随剂量的增加而加剧,也与年龄有关。震动感觉减退是神经毒性作用的最早表现,而癫痫发作、震颤及抑郁为此药的主要并发症。

(7)它的心脏毒性作用很不常见,心电图可出现 ST-T 改变及左束支传导阻滞。

2. 氟尿嘧啶

(1)胃肠道:可有恶心、食欲缺乏或呕吐,常规剂量下该反应多不严重。偶见口腔黏膜炎或溃疡,腹部不适或腹泻,严重时可有血性腹泻。

(2)血液系统:可出现白细胞减少(大多在疗程开始后 2～3 周达最低点,停药后 3～4 周多恢复正常)。个别病人出现血小板下降。

(3)心血管系统:用药后偶出现心肌缺血,可出现心绞痛和心电图改变。

(4)神经系统:个别病人出现小脑共济失调及器质性脑病。

(5)肝功能:高剂量给药时可造成肝细胞坏死,导致转氨酶升高。

（6）皮肤毛发：可见皮肤色素沉着（多见于面部、双手皮肤褶皱、指甲等处）、脱发、皮炎等。

【药物相互作用】

1. 顺铂（DDP）

（1）与秋水仙碱、丙磺舒或磺吡酮合用时，由于顺铂可能提高血液中尿酸的水平，必须调节其剂量，以控制高尿酸血症与痛风。

（2）抗组胺药、吩噻嗪类药与顺铂合用，可能掩盖耳毒性的症状，如耳鸣、眩晕等。

（3）顺铂诱发的肾功能损害可导致博来霉素的毒性反应。

（4）与氨基糖苷类抗生素、两性霉素 B 或头孢噻吩等并用，有肾毒性叠加作用。

（5）与各种骨髓抑制药或放射治疗同用，可增加毒性作用，用量应减少。

2. 氟尿嘧啶（5-FU）

（1）与亚叶酸钙合用时，对氟尿嘧啶有增效作用，也可增加本药的不良反应。

（2）西咪替丁可能通过阻止氟尿嘧啶代谢，从而升高本药血药浓度峰值、曲线下面积，导致本药毒性增加。

（3）地高辛和氨基糖苷类抗生素可使氟尿嘧啶疗效下降。

（4）甲硝唑可明显降低氟尿嘧啶的清除率，导致严重的不良反应，且无增效作用。

（5）与他莫昔芬合用时，可增加绝经后乳腺癌患血栓栓塞的风险。

# 二、胃　癌

胃癌是相对化疗敏感的恶性肿瘤，但晚期和转移性胃癌仍难以治愈。联合化疗的作用仅能达到姑息治疗的目的，完全缓解率很低，中位胃癌期很短。目前胃癌尚无标准的一线治疗方案。DCF 方案是临床使用较多的方案，晚期胃癌 1 年生存率达到 44%。

## DCF 方案

【组方】　多西紫杉醇（DOC）75mg/m$^2$　　　静脉滴注　第 1 天

　　　　　顺铂（DDP）　　　　75mg/m$^2$　　　静脉滴注　第 1 天

　　　　　氟尿嘧啶（5-FU）　750mg/（m$^2$·d）静脉滴注　第 1～5 天

　　　　　3 周为 1 个周期

**【用法】**

| | | |
|---|---|---|
| 地塞米松片 8mg/次 2次/分 | 口服 | 第1～3天 |
| 5％葡萄糖 500ml/d | 静脉滴注 | 第2～6天 |
| 恩丹西酮 8mg/d | 化疗前15min静脉滴注 第2～6天 | |
| 生理盐水 250ml | | |
| 多西紫杉醇 75mg／m² | 静脉滴注 | 第2天 |
| 生理盐水 500ml | | |
| 顺铂 75mg/m² | 静脉滴注 | 第2天 |
| 生理盐水 500ml/d | | |
| 氟尿嘧啶 750mg/(m²·d) | 静脉滴注 | 第2～6天 |
| 5％葡萄糖 500ml/d | 静脉滴注 | 第2～6天 |

开始用药后至少每周检查周围血常规1次。每个月检查肝功能1次。

治疗中出现下列症状之一者停用:①周围白细胞低于$3.5×10^9$/L或血小板低于$80×10^9$/L;②用药后持续性严重呕吐;③早期肾脏毒性的表现,如血清肌酐大于2mg/dl或尿素氮大于20mg/dl;或尿镜检在高倍视野中有白细胞10个、红细胞5个或管型5个。

在治疗过程中应注意检查:①听力测验与神经功能检查;②血液尿素氮(BUN)、肌酐清除率与血清肌酐;③血细胞比容、血小板计数、白细胞总数与分类、血清氨基转移酶、转肽酶、胆红素与尿酸。

多西紫杉醇必须在有癌症化疗药物应用经验的医生指导下使用。由于可能发生较严重的过敏反应,应具备相应的急救设施,注射期间建议密切监测主要功能指标。在多西紫杉醇开始滴注的最初几分钟内有可能发生过敏反应。如果发生过敏反应的症状轻微(如脸红或局部皮肤反应)则不需中止治疗。发果发生严重过敏反应,如血压下降超过20mmHg,支气管痉挛或全身皮疹和(或)红斑,则需立即停止滴注并进行对症治疗。

多西紫杉醇只能用于静脉滴注。所有病人在接受多西紫杉醇治疗期前均必须口服糖皮质激素类,如地塞米松,在多西紫杉醇滴注前1d服用,每天16mg,持续至少3d,以预防过敏反应和体液潴留。

临用前将多西紫杉醇所对应的溶剂全部吸入对应的溶液中,轻轻振摇混合均匀,将混合后的药瓶室温放置5min,然后检查溶液是否均匀澄明,根据计算病人所用药量,用注射器吸入混合液,注入0.9％氯化钠注射液的注射瓶或注射袋中,轻轻摇动,混合均匀,最终浓度不超过0.9mg/ml。

为了防止肾脏毒性,顺铂在用药前后,可考虑采用大量输液的水化疗法,以降低顺铂血浆浓度,增加其肾脏清除率。

氟尿嘧啶滴注时间 6～8h 以上,也可以使用输液泵 24h 连续给药。与亚叶酸钙配合使用,可提高氟尿嘧啶的抗肿瘤疗效。

【作用机制】

1. 恩丹西酮 同本节一、相关内容。

2. 多西紫杉醇(DOC) 为紫杉醇类抗肿瘤药,通过干扰细胞有丝分裂和分裂间期细胞功能所必需的微管网络而起抗肿瘤作用。多西他赛可与游离的微管蛋白结合,促进微管蛋白装配成稳定的微管,同时抑制其解聚,导致丧失了正常功能的微管束的产生和微管的固定,从而抑制细胞的有丝分裂。多西他赛与微管的结合不改变原丝的数目,这一点与目前临床应用的大多数纺锤体毒性药物不同。

药动学:多西紫杉醇只能用于静脉滴注。多西紫杉醇药动学参数与剂量无关,药代特点符合三室药代动力学模型,$\alpha$,$\beta$,$\gamma$ 半衰期分别为 4min,36min 及 11.1h。初始阶段浓度迅速降低表明药物分布至周边室,后一时相部分是由于药物从周边室相对缓慢地消除。多西紫杉醇及其代谢产物主要从粪便排泄,经粪便和尿排出的量分别约占所给剂量的 75% 和 6%,仅有少部分以原形排出。体外研究表明,多西紫杉醇的血浆蛋白结合率超过 94%～97%,地塞米松并不影响多西他赛与蛋白的结合。体外研究表明,多西他赛被 CYP3A4 同工酶所代谢,这种代谢可以被 CYP3A4 抑制剂所抑制。

3. 氟尿嘧啶 同本节一、相应内容。

4. 顺铂 是细胞周期非特异性抗肿瘤药物,氟尿嘧啶为细胞周期特异性抗肿瘤药物,两者互不交叉耐药、联合应用可提高疗效。在氟尿嘧啶用药后使用多西紫杉醇可以增加细胞毒效应,而先用多西紫杉醇再用氟尿嘧啶则细胞毒作用减弱。不仅氟尿嘧啶与顺铂,多西紫杉醇联合使用顺铂也有协同作用。

【适应证与疗效】 文献报道 TF 方案治疗中晚期胃癌的生存期优于其他方案,2 年生存率超过 20%,中位生存期达 12 个月,但其毒性作用较高。加用顺铂的 TCF 方案,降低了中晚期胃癌化疗的不良反应,TCF 方案的有效率达到 46.2%～70%。

【禁忌证】

1. 多西紫杉醇 对多西紫杉醇或吐温 80 有严重过敏史的病人;白细胞

数目小于 1500 个/mm³ 的病人；肝功能有严重损害的病人；孕妇和哺乳期妇女。

2. 顺铂　同本节一、PF 方案相应内容。

3. 氟尿嘧啶　同本节一、PF 方案相应内容。

【不良反应】

1. 多西紫杉醇

(1)骨髓抑制：中性粒细胞减少是最常见的不良反应而且通常较严重（低于 500 个/mm³）。可逆转且不蓄积。

(2)过敏反应：部分病例可发生严重过敏反应，其特征为低血压与支气管痉挛，需要中断治疗。停止滴注并立即治疗后病人可恢复正常。部分病例也可发生轻度过敏反应，如脸红，伴有或不伴有瘙痒的红斑，胸闷，背痛，呼吸困难，药物热或寒战。

(3)皮肤反应常表现为红斑，主要见于手、足，也可表现为发生在臂部、脸部及胸部的局部皮疹，有时伴有瘙痒。皮疹通常可能在滴注多西他赛后 1 周内发生，但可在下次滴注前恢复。严重症状如皮疹后出现脱皮则极少发生。可能会发生指（趾）甲病变。以色素沉着或变淡为特点，有时发生疼痛和指甲脱落。

(4)体液潴留包括水肿，也有报道极少病例发生胸腔积液，腹水，心包积液，毛细血管通透性增加及体重增加。经过 4 周期治疗或累积剂量 400mg/m² 后，下肢发生液体潴留，并可能发展至全身水肿，同时体重增加。在停止多西紫杉醇治疗后，液体潴留逐渐消失。

(5)可能发生恶心、呕吐或腹泻等胃肠道反应。

(6)心血管不良反应如低血压、窦性心动过速、心悸、肺水肿及高血压等有可能发生。

(7)其他不良反应包括：脱发、无力、黏膜炎、关节痛和肌肉痛，低血压和注射部位反应。

(8)肝功能正常者在治疗期间也有出现氨基转移酶升高、胆红素升高者。

2. 顺铂　同本节一、PF 方案相应内容。

3. 氟尿嘧啶　同本节一、PF 方案相应内容。

【药物相互作用】

1. DDP　同本节一、PF 方案相应内容。

2. 5-FU　同本节一、PF 方案相应内容。

3. DOC

(1)体外研究表明 CYP3A4 抑制剂可能干扰多西紫杉醇的代谢,因此当与此类药物(如酮康唑、红霉素、环孢素等)同时应用时应格外小心。

(2)多柔比星与多西紫杉醇同时应用时,多西紫杉醇的清除率会增加。

## 三、结、直肠癌

随着人们生活方式、饮食结构和生活环境的变化,大肠癌的发病率逐年增高。从 20 世纪 70 年代开始,大肠癌的联合化疗疗效有了明显的提高。目前认为辅助性化疗可明显提高 Duke's C 期大肠癌的生存期,其中 FOLFOX 方案对中晚期结、直肠癌有明显的疗效,在结、直肠癌的辅助化疗中发挥重要的作用。

**FOLFOX 方案**

【组方】

奥沙利铂(L-OHP) 130mg/ $m^2$　　　　静脉滴注　第 1 天

亚叶酸钙(CF)　200mg/($m^2$ · d)　　静脉滴注　第 1～5 天

氟尿嘧啶(5-FU)　300mg/($m^2$ · d)　　静脉滴注　第 1～5 天

3 周为 1 个周期

【用法】

5% 葡萄糖 500ml/d　静脉滴注　第 1～5 天

恩丹西酮　8mg/d　　化疗前 15min 静脉滴注　第 1～5 天

5% 葡萄糖　500ml

奥沙利铂　130mg/$m^2$　　　　静脉滴注　第 1 天

5% 葡萄糖　250ml

亚叶酸钙　200mg/($m^2$ · d)　静脉滴注　第 1～5 天

生理盐水　500ml/d

氟尿嘧啶　300mg /($m^2$ · d)　静脉滴注　第 1～5 天

5% 葡萄糖　500ml/d　　　　静脉滴注　第 1～5 天

开始用药后至少每周检查周围血常规 1 次。每个月检查肝功能 1 次。静脉滴注时应避免外溢。

治疗中出现下列症状之一者停用:①周围白细胞低于 $3.5 \times 10^9$/L 或血小板低于 $80 \times 10^9$/L;②用药后持续性严重呕吐;③早期肾脏毒性的表现,如血清肌酐大于 2mg/dl 或尿素氮大于 20mg/dl;或尿镜检在高倍视野中有白细胞

10 个、红细胞 5 个或管型 5 个。

在治疗过程中应注意检查：①听力测验与神经功能检查；②血液尿素氮（BUN）、肌酐清除率与血清肌酐；③血细胞比容、血小板计数、白细胞总数与分类、血清氨基转移酶、转肽酶、胆红素与尿酸。

奥沙利铂给药时，先用注射用水或 5％葡萄糖溶液 10～20ml 溶解，再加 5％葡萄糖溶液 500ml，静脉滴注 2h。不能用生理盐水溶解和稀释奥沙利铂；不要使用含铝的注射材料。

不要与其他任何药物混合或经同一个输液通道同时使用（特别是氟尿嘧啶和亚叶酸钙）。奥沙利铂输完后用液体冲洗通道。

由于奥沙利铂的外周神经毒性症状常因感冒而激发或加重、遇冷加重，因此在使用奥沙利铂时避免寒冷刺激。

氟尿嘧啶滴注时间 6～8h 以上，也可以使用输液泵 24h 连续给药。与亚叶酸钙配合使用，可提高氟尿嘧啶的抗肿瘤疗效。

【作用机制】

1. 恩丹西酮　同本节一、相关内容。

2. 奥沙利铂（L-OHP）　奥沙利铂属于新的铂类衍生物，为第三代铂类药物，是一种新的细胞毒性药物，与顺铂、卡铂有明显不同的抗肿瘤活性谱。是细胞周期非特异性抗肿瘤药物。奥沙利铂在多种肿瘤模型系统，包括在人结直肠癌模型中，都表现出广谱的体外细胞毒性及体内抗肿瘤活性作用。通过产生烷化结合物作用于 DNA，形成链内和链间交联，从而抑制DNA 的合成及复制。复制过程中的 DNA 合成，其后 DNA 的分离、RNA 及细胞蛋白质的合成均被抑制。奥沙利铂与 DNA 结合迅速，最多需 15min，而顺铂与 DNA 的结合分为两个时相，其中包括一个 48h 后的延迟相。奥沙利铂与顺铂无交叉耐药性，某些对顺铂耐药的细胞系，奥沙利铂治疗有效。

药动学：以 130mg/m$^2$ 的剂量连续滴注 2h，50％的铂与红细胞结合，而另外 50％存在于血浆中。25％的血浆铂呈游离态，另外，75％血浆铂与蛋白质结合。蛋白质结合铂逐步升高，于给药第 5 天后稳定于 95％的水平。50％的药物在给药 48h 之内由尿排出，由粪便排出的药量有限（给药 11d 后仅有 5％经粪便排出）。在肾衰竭的病人中，仅有可过滤性铂的清除减少，而并不伴有毒性的增加，因此并不需要调整用药剂量。与红细胞结合的铂清除较慢。

3. 亚叶酸钙（CF）　亚叶酸钙是叶酸还原型的甲酰化衍生物，系叶酸在体内的活化形式。氟尿嘧啶与亚叶酸钙配合使用时，可提高氟尿嘧啶的抗肿瘤疗效。

药动学:静脉注射后药物作用持续 3～6h。经肝和肠黏膜作用后本品代谢为 5-甲基四氢叶酸,80％～90％经肾排出,5％～8％随粪便排泄。

4.氟尿嘧啶(5-FU) 同本节一、相关内容。

结、直肠癌奥沙利铂是第三代铂类抗肿瘤药物,是一种新的细胞毒性药物,是细胞周期非特异性抗肿瘤药物。氟尿嘧啶为细胞周期特异性抗肿瘤药物。在体内和体外研究中,均可观察到奥沙利铂与 5-氟尿嘧啶联合应用相加或协同的细胞毒性作用。此外,奥沙利铂与顺铂、卡铂具有明显不同的抗肿瘤活性谱,因此对于使用顺铂耐药的结、直肠癌,FOLFOX 方案仍具有较高的临床使用价值。

【适应证与疗效】 临床常用的结、直肠癌化疗方案为 5-FU 为主的联合化疗方案。奥沙利铂是继顺铂、卡铂之后的第三代铂类抗肿瘤药物,是一种新的细胞毒性药物,与顺铂、卡铂具有明显不同的抗肿瘤活性谱。Ⅱ、Ⅲ 期结、直肠癌手术后使用 FOLFOX 方案的 3 年无病生存率高达 77.9％。

【禁忌证】

1.奥沙利铂 对铂类衍生物有过敏者禁用。慎用:妊娠及哺乳期间慎用。

2.亚叶酸钙 对合并恶性贫血或维生素 $B_{12}$ 缺乏所引起的巨幼细胞贫血的病人禁用。

【不良反应】

1.奥沙利铂

(1)造血系统:贫血、白细胞减少、粒细胞减少、血小板减少,有时可达 Ⅲ～Ⅳ 级。当与氟尿嘧啶联合应用时,血液学毒性增加。

(2)消化系统:恶心、呕吐、腹泻,与氟尿嘧啶联合应用时反应加重,这些症状有时很严重。

(3)外周神经毒性:以末梢神经炎为特征的周围性感觉神经病变。有时可伴有口腔周围、上呼吸道和上消化道的痉挛及感觉障碍,感觉迟钝、感觉异常,甚至类似于喉痉挛的临床表现。具有剂量相关性、蓄积性、可自行恢复而无后遗症。这些症状常因感冒而激发或加重、遇冷加重。但在累积剂量大于 $800mg/m^2$ 时,有可能导致永久性感觉异常和功能障碍。在治疗终止后数月之内,3/4 以上病人的神经毒性可减轻或消失。

(4)出现种属特异的心脏毒性。本品未出现顺铂的肾脏毒性,亦无卡铂的骨髓毒性。

2. 亚叶酸钙 很少见,偶见皮疹、荨麻疹或哮喘等过敏反应。

【药物相互作用】

1. L-OHP

(1)因与氯化钠和碱性溶液(特别是氟尿嘧啶)之间存在配伍禁忌,奥沙利铂不要与上述制剂混合或通过同一条静脉同时给药。

(2)在动物和人的体内研究中显示,与氟尿嘧啶联合应用具有协同作用。

2. CF 较大剂量的亚叶酸钙与巴比妥、扑米酮或苯妥英钠合用,可影响抗癫痫作用。

3. 5-FU 同本节一、相关内容。

## 四、胰 腺 癌

由于胰腺癌早期缺乏典型的临床表现,无特异症状,极易与胃肠、肝胆疾病相混淆,待明确诊断时往往已属晚期,故手术切除率较低,且化疗药物对胰腺癌敏感性差,化疗的客观缓解率仅为 0～14%,中位生存期不超过 5 个月。吉西他滨是治疗晚期胰腺癌的一线标准药物。

**GP 方案**

【组方】 吉西他滨(GEM) 800～1000mg/(m² · d) 静脉滴注 第1、8、15 天

顺铂(DDP) 30mg/(m² · d) 静脉滴注 第4～6 天

【用法】

5%葡萄糖 500ml/d 静脉滴注 第1、4、5、6、8、15 天

恩丹西酮 8mg/d 化疗前 15min 静脉滴注 第1、4、5、6、8、15 天

生理盐水 250ml/d

吉西他滨 800～1000mg/(m² · d) 静脉滴注 第1、8、15 天

生理盐水 500ml/d

顺铂 30mg/(m² · d) 静脉滴注 第4～6 天

5%葡萄糖 500ml/d 静脉滴注 第1、4、5、6、8、15 天

4 周为 1 个周期

开始用药后至少每周检查周围血常规 1 次。每个月检查肝功能 1 次。静滴时应避免外溢。

治疗中出现下列症状之一者停用:①周围白细胞低于 $3.5×10^9$/L 或血

小板低于 $80 \times 10^9/L$；②用药后持续性严重呕吐；③早期肾脏毒性的表现，如血清肌酐大于 2mg/dl 或尿素氮大于 20mg/dl；或尿镜检在高倍视野中有白细胞 10 个、红细胞 5 个或管型 5 个。

在治疗过程中应注意检查：①听力测验与神经功能检查；②血液尿素氮（BUN）、肌酐清除率与血清肌酐；③血细胞比容、血小板计数、白细胞总数与分类、血清氨基转移酶、转肽酶、胆红素与尿酸。

吉西他滨必须在有癌症化疗药物应用经验的医生指导下使用。偶见较严重的过敏反应，应具备相应的急救设施，注射期间建议密切监测主要功能指标。

吉西他滨滴注时间延长可增大药物的毒性，建议 $1000mg/m^2$ 吉西他滨静脉滴注 30min。

吉西他滨可引起轻至中度的困倦。病人在用药期间必须禁止驾驶和操纵机器，直到经鉴定已不再倦怠。

为了防止肾脏毒性，顺铂在用药前后，可考虑加大输液量，以降低顺铂血浆浓度，增加其肾脏清除率。

【作用机制】

1. 恩丹西酮　同本节一、相关内容。

2. 吉西他滨（GEM）　吉西他滨是阿糖胞苷的衍生物。属于细胞周期特异性药物，主要杀伤处于 S 期（DNA 合成）的细胞，同时也阻断细胞增殖由 $G_1$ 向 S 期过渡的进程。吉西他滨在细胞内由核苷激酶代谢成有活性的二磷酸核苷（dFdCDP）和三磷酸核苷（dFdCTP）。其细胞毒活性就来源于这两种核苷抑制 DNA 合成的联合作用。二磷酸吉西他滨可抑制核糖核苷酸还原酶，而该酶催化 DNA 合成过程中生成三磷酸脱氧核苷的化学反应，从而导致脱氧核苷酸（包括 dCTP）的浓度降低。三磷酸吉西他滨可与 dCTP 竞争性结合到 DNA 上，而细胞中 dCTP 浓度的降低（由其二磷酸盐的作用而产生）可促进三磷酸吉西他滨与 DNA 的结合，结果一个核苷酸掺入到合成过程中的 DNA 链上，从而阻止 DNA 的进一步合成。

药动学：吉西他滨被胞苷脱氨酶在肝脏、肾、血液和其他组织中快速代谢。吉西他滨在细胞内代谢产生吉西他滨单体及其二、三磷酸盐（dFdCMP、dFdCDP 和 dFdCTP），其 dFdCDP、dFdCTP 被认为是有活性的，这些细胞内代谢物在血浆、尿中未曾检测出。主要代谢物 $2'$-deoxy-$2'$,$2'$-difluoroudine（dFdU）无活性，在血浆和尿中均可检测出。不到 $10\%$ 的吉西他滨以原形药物的形式经尿液排泄。吉西他滨的清除实际在输注开始后的 5～11h 完成，消除半衰期 0.5～1.5h，每周用药一次无蓄积。

吉西他滨：属于细胞周期特异性药物，主要杀伤处于 S 期（DNA 合成）的细胞，同时也阻断细胞增殖由 $G_1$ 向 S 期过渡的进程。顺铂是细胞周期非特异性药，主要作用靶点为 DNA。临床发现两者联合应用不但能延长胰腺癌的中位生存期，还能减少药物的不良反应。

3. 顺铂（DDP）　同本节一、相关内容。

【适应证与疗效】　由于大部分胰腺癌病情进展快，目前临床上已接受使用临床受益反应（CBR）来评价胰腺癌的化疗疗效。吉西他滨是治疗晚期胰腺癌的一线标准药物，与顺铂联合应用时，其 CBR 高于吉西他滨单药 23.8%，中位生存期达到 8.3 个月。

【禁忌证】

1. 吉西他滨　对铂类衍生物有过敏者禁用。慎用：妊娠及哺乳期间慎用。

2. 顺铂　同本节一、相关内容。

【不良反应】

1. 吉西他滨

（1）血液系统：具有骨髓抑制作用，可出现贫血、白细胞降低和血小板减少。骨髓抑制常为轻至中度，多为中性粒细胞减少。血小板减少也比较常见。

（2）消化系统：约 2/3 的病人发生轻度肝脏转氨酶异常，但多为轻度，非进行性损害，无须停药。约 1/3 的病人出现恶心和呕吐反应，极少是剂量限制性毒性，并且很容易用抗呕吐药物控制。

（3）泌尿系统：约 1/2 的病人用药后可出现轻度蛋白尿和血尿，但极少伴有临床症状和血清肌酐与尿素氮的变化，也有部分病例出现不明原因的肾衰竭。

（4）过敏：偶见皮疹，瘙痒等过敏反应。不到 1% 的病人可发生支气管痉挛，痉挛一般为轻度，且持续短暂。已知对本药高度敏感的病人应严禁使用。

（5）水肿/周围性水肿的发生率约为 30%，部分病人可出现面部水肿。肺水肿的发生率约 1%。水肿/周围性水肿常由轻至中度，几乎不影响用药剂量，部分病人伴有局部疼痛，停止用药（吉西他滨）后常自行逆转。

（6）其他：13％的病人脱发（常为轻度），10％病人嗜睡，8％病人腹泻，7％的病人有口腔毒性（主要为溃疡及红斑），6％病人有便秘。

2.顺铂　同本节第一、相关内容。

【药物相互作用】

1. GEM　吉西他滨同时进行胸部放射治疗，可能出现严重的、甚至威胁生命的毒性作用，并发生食管炎和肺炎，尤其当接受大剂量放疗时，上述反应更明显。

2. DDP　同本节一、相关内容。

## 第七节　恶性淋巴瘤

### 一、霍奇金淋巴瘤

霍奇金淋巴瘤对放、化疗均敏感，目前已成为治愈率极高的肿瘤。20 世纪 70 年代初就发现，MOPP 方案可治愈晚期霍奇金淋巴瘤。但 MOPP 方案的不良反应较大，特别是诱发白血病和带来不孕症，目前 ABVD 方案得到广泛应用。

**ABVD 方案**

【组方】　多柔比星（ADM）　$25mg/(m^2 \cdot d)$　缓慢静脉注射　第 1、15 天

博来霉素（BLM）　$10U/(m^2 \cdot d)$　缓慢静脉注射　第 1、15 天

长春碱（VLB）　$6mg/(m^2 \cdot d)$　缓慢静脉注射　第 1、15 天

氮烯咪胺（DTIC）　$375mg/(m^2 \cdot d)$　静脉冲入　第 1、15 天

【用法】

5％葡萄糖　500ml/d　静脉滴注　第 1、15 天

恩丹西酮　8mg/d　化疗前 15min 静脉滴注　第 1、15 天

生理盐水　50ml/d

多柔比星　$25mg/(m^2 \cdot d)$　缓慢静脉注射　第 1、15 天

生理盐水　20ml/d

博来霉素　$10U/(m^2 \cdot d)$　缓慢静脉注射　第 1、15 天

生理盐水　20ml/d

长春碱　$6mg/(m^2 \cdot d)$　缓慢静脉注射　第 1、15 天

5％葡萄糖　30ml/d

氮烯咪胺　375mg/($m^2$·d)　静脉冲入　第1、15天

5％葡萄糖　500ml/d　静脉滴注　第1、15天

4周为1个周期

开始用药后至少每周检查周围血常规1次。每个月检查肝功能1次。静滴时应避免外溢。

治疗中出现下列症状之一者停用：①周围白细胞低于$3.5×10^9$/L或血小板低于$80×10^9$/L；②用药后持续性严重呕吐；③早期肾脏毒性的表现，如血清肌酐大于2mg/dl或尿素氮大于20mg/dl；或尿镜检在高倍视野中有白细胞10个、红细胞5个或管型5个。

在治疗过程中应注意检查：①听力测验与神经功能检查；②血液尿素氮(BUN)、肌酐清除率与血清肌酐；③血细胞比容、血小板计数、白细胞总数与分类、血清氨基转移酶、转肽酶、胆红素与尿酸。

多柔比星累计剂量＞400mg/$m^2$的患者，多出现心脏毒性，严重者导致急性充血性心力衰竭。用药前后要测定心脏功能、监测心电图、超声心动图、血清酶学和其他心肌功能试验。

初次用多柔比星者，可因瘤细胞大量破坏引起高尿酸血症，而致关节疼痛或肾功能损害。应劝病人多饮水以减少高尿酸血症的可能，必要时检查血清尿酸或肾功能。

长春碱和氮烯咪胺漏于皮下可导致组织坏死、蜂窝织炎。一旦漏出或可疑外漏，应立即停止输液，并给予相应处理。化疗药物发生外漏渗时，严禁热敷，应立即更换部位。如果局部苍白或紫红色立即用0.5％普鲁卡因在严密无菌操作下行皮下浸润封闭，然后将患肢抬高，对局部严密观察，如血供恢复好，可一次见效。如果恢复慢，可在2～4h后再重复封闭1次，直到血供恢复、肿胀消退为止。注意封闭量要适中，不能引起肢体肿胀过甚，以致影响动脉血供。

为预防长春碱和氮烯咪胺药物外漏，减轻药物对静脉壁刺激，选择恰当的注射部位，建立适宜静脉通路，检查有无回血，将稀释后化疗药液由墨菲滴管冲入，在给药过程中护士必须在床旁监护下完成，避免药物外溢。随即冲入葡萄糖2～3min，待药物冲入体内后，再恢复正常原滴速。冲入静脉时避免日光直接照射。

氮烯咪胺代谢产物对尿路有刺激性，应用时应鼓励患者多饮水，大剂量

应用时应水化、利尿,同时给予尿路保护剂美司钠。氮烯咪胺对光和热极不稳定、遇光或热易变红,在水中不稳定,放置后溶液变浅红色。需临时配制,溶解后立即注射。

【作用机制】

1. 恩丹西酮　同第六节一、相关内容。

2. 多柔比星(ADM)　多柔比星是由 Streptomycespeucetiumvar,caesius 的发酵液提出的一种糖苷抗生素,属碱性糖肽类抗癌抗生素。多柔比星具有较强的抗肿瘤作用,因其结构中既含有脂溶性的蒽环配基,又有水溶性的柔红糖胺;并有酸性酚羟基和碱性氨基。作为一种周期非特异性抗癌化疗药物,能与金属离子结合,多柔比星对各期细胞均有作用,但对 S 期的早期最为敏感,M 期次之,而对 $G_1$、S 和 $G_2$ 期有延缓作用。其作用机制在于可直接作用于 DNA,插入 DNA 的双螺旋链,使后者解开,改变 DNA 的模板性质,抑制 DNA 聚合酶从而既抑制 DNA,也抑制 RNA 合成。此外,多柔比星具有形成超氧基自由基的功能,能与金属离子结合,与细胞膜结合,并有特殊破坏细胞膜结构和功能的作用。多柔比星抗肿瘤谱广,且对乏氧细胞也有效。

药动学:多柔比星静脉给药注射后与血浆蛋白结合率很低,迅速分布于心、肾、肝、脾、肺组织中,但不能透过血脑屏障。主要在肝内代谢,经胆汁排泄,50% 以原形排出,23% 以具活性的多柔比星代谢物阿霉醇排出,在 6h 内仅 5%~10% 从尿液中排泄。多柔比星的清除曲线是多相的,其三相 $t_{1/2}$ 分别为 0.5h、3h 和 40~50h。

3. 博来霉素(BLM)　博来霉素属碱性糖肽类抗癌抗生素。主要抑制胸腺嘧啶核苷掺入 DNA,与 DNA 结合使之破坏分解。博来霉素是周期非特异性抗癌化疗药物,作用于增殖细胞周期的 S 期。

药动学:博来霉素口服无效,需经肌内或静脉注射。注射给药后,博来霉素在血中消失较快,广泛分布到肝、脾、肾等各组织中,尤以皮肤和肺较多,部分药物可透过血脑屏障。静脉滴注后 $t_{1/2}$ 为 1.3h 及 8.9h,快速静脉注射后 $t_{1/2}$ 为 24min 及 4h,3 岁以下小儿 $t_{1/2}$ 为 54min 及 3h。主要经肾排泄。

4. 长春碱(VLB)　长春碱为夹竹桃科植物长春花中提取的一种具有抗肿瘤活性的生物碱。长春碱抗肿瘤作用靶点是微管,主要抑制微管蛋白的聚合而影响纺锤体微管的形成,使有丝分裂停止于中期。长春碱还可干扰氨基酸在细胞膜上的转运,使蛋白质合成受到抑制。长春碱的抗肿瘤谱广,与长春新碱和长春地辛之间无交叉耐药现象。

药动学:静注长春碱后迅速分布于机体各组织内,神经细胞内浓度较高,很少透过血脑屏障,脑脊液浓度是血浆浓度的 $1/30\sim1/20$。蛋白结合率 $75\%$。在成人,$t_{1/2\alpha}$ 为 $4.5min$,$t_{1/2\beta}$ 为 $190min$,末期消除相 $t_{1/2\gamma}24h$。在肝内代谢,主要随胆汁排出,用药后 $3d$ 内随粪便排出 $33\%$,$21\%$ 以原形随尿排出。

5. 氮烯咪胺(DTIC)

(1)药理学:氮烯咪胺具有抗肿瘤作用和较好的抗肿瘤转移的活性。由于它是一种嘌呤类生物合成的前体,能干扰嘌呤的生物合成;进入体内后由肝微粒体去甲基形成具有烷化剂活性的单甲基化合物,具有直接细胞毒作用,并能抑制嘌呤、RNA 和蛋白质的合成,阻断核酸合成,也影响 DNA 的合成。有学者认为氮烯咪胺是一种烷化剂。是细胞周期非特异性药物,主要作用于 $G_2$ 期。氮烯咪胺抗肿瘤谱广,对多种肿瘤有抑制作用。

(2)药动学:本品由于口服吸收不完全,个体差异很大。氮烯咪胺只有静脉内给药。它先在肝中通过 N-去甲基作用成为单甲基形式,然后代谢成为氨基咪唑羧基酰胺(aminoimidazole carboxamide,AIC)和重氮甲烷。活性的碳离子是从重氮甲烷中形成的。本品具有双相的血浆衰降;$t_{1/2}$ 为 $19min$ 及 $5h$。它很快由肾小管分泌而排出。在 $6h$ 内约 $40\%$ 以原形药物的形式排出,尿中主要的代谢产物是 AIC。

【适应证与疗效】 临床研究发现,霍奇金淋巴瘤 $6\sim8$ 个周期 ABVD 方案的 5 年生存率为 $73\%$,与 12 个周期的 MOPP-ABVD 交替方案(5 年生存率为 $75\%$)相近,均高于 MOPP 方案(5 年生存率为 $66\%$)。

ABVD 方案和 MOPP-ABVD 交替方案已成为霍奇金淋巴瘤的标准一线化疗方案。

【禁忌证】

1. 多柔比星

(1)周围血象中白细胞低于 $3.5\times10^9/L$ 或血小板低于 $80\times10^9/L$ 患者禁用。

(2)明显感染或发热、恶病质、失水、电解质或酸碱平衡失调患者禁用。

(3)胃肠道梗阻、明显黄疸或肝功能损害患者禁用。

(4)心肺功能失代偿患者、水痘或带状疱疹患者禁用。

(5)曾用其他抗肿瘤药物或放射治疗已引起骨髓抑制的病人禁用。

(6)严重心脏病患者禁用。

(7)孕妇及哺乳期妇女禁用。

慎用:老年患者慎用。

2.博来霉素

(1)严重肺部疾患、严重弥漫性肺纤维化者禁用。

(2)对本类药物(陪普利欧等)有过敏史者禁用。

(3)严重肾功能障碍者禁用。

(4)严重心脏疾病者禁用。

(5)胸部及其周围接受放射治疗者禁用。

3.氮烯咪胺　水痘或带状疱疹患者禁用氮烯咪胺,用药期间禁止活病毒疫苗接种。妊娠期妇女禁用氮烯咪胺。肝肾功能损害、感染患者慎用氮烯咪胺。

【不良反应】

1.多柔比星

(1)骨髓抑制:为多柔比星的主要副作用。白细胞于用药后 10～14d 下降至最低点,大多在 3 周内逐渐恢复至正常水平,贫血和血小板减少一般不严重。

(2)心脏毒性:可出现一过性心电图改变,表现为室上性心动过速、室性期前收缩及 ST-T 改变,一般不影响治疗,少数患者可出现延迟性进行性心肌病变,表现为急性充血性心力衰竭,与累计剂量密切相关,大多出现在总量＞400mg／m$^2$ 的患者,这些情况偶尔可突然发生,而常规心电图无异常迹象,多柔比星引起的心脏病变多出现在停药后 1～6 个月,心脏毒性可因联合应用其他药物加重。

(3)消化道反应:表现为食欲缺乏、恶心、呕吐,也可有口腔黏膜红斑、溃疡及消化道炎、胃炎。

(4)脱发:发生率在 90％以上,一般停药 1～2 个月可恢复生长。

(5)局部反应:如注射处药物外渗可引起组织溃疡和坏死。药物浓度过高引起静脉炎。

(6)其他:少数患者有发热、出血性红斑、肝功能异常与蛋白尿、甲床部位出现色素沉着、指甲松离,在原先放射野可出现皮肤发红或色素沉着。个别患者出现荨麻疹、过敏反应、结膜炎、流泪。此外,多柔比星还可增加放疗和一些抗癌药毒性。

(7)白血病和恶性淋巴瘤患者应用本品时,特别是初次用多柔比星者,可因瘤细胞大量破坏引起高尿酸血症,而致关节疼痛或肾功能损害。

2. 博来霉素

(1)间质性肺炎、肺纤维化:应定期进行肺泡动脉血氧分压差、动脉血氧分压、胸部 X 线检查。

(2)注意病变因药物引起坏死,出血。

(3)过敏:皮疹、荨麻疹、发热伴红皮症。

(4)皮肤:脱毛、皮炎、色素沉着、发红、糜烂、皮肤增厚、指甲颜色改变。

(5)胃肠道症状:恶心、呕吐、厌食、口内炎、腹泻。

(6)肝肾功能(1%以下):肝功能异常;残尿感、尿频、尿痛。

(7)其他:发热、不适、肿瘤部位痛。

3. 长春碱

(1)血液学毒性:为剂量限制性毒性,骨髓抑制毒性高于长春新碱,停药后迅速恢复。

(2)胃肠道症状:食欲缺乏、恶心、呕吐、口内炎、腹泻。

(3)周围神经毒性:指(趾)尖麻木、四肢疼痛、肌肉震颤、腱反射消失。

(4)局部刺激症状:注射血管可出现血栓性静脉炎,漏于血管外可引起局部组织坏死。

(5)其他:少数病人可出现直立性低血压、脱发、失眠、头痛等。

4. 氮烯咪胺

(1)消化道反应:如食欲缺乏、恶心呕吐、腹泻等,2～8h 后可减轻或消失。

(2)骨髓抑制:可致白细胞和血小板下降、贫血,以大剂量时更为明显。一般在用药 2～3 周出现血常规下降,第 4～5 周可恢复正常。

(3)少数病人可出现"流感"样症状,如全身不适、发热、肌肉疼痛,可发生于给药后 7d,持续 1～3 周。也可有面部麻木、脱发。

(4)局部反应:注射部位可有血管刺激反应。

(5)偶见肝功能损伤。

【药物相互作用】

1. ADM

(1)各种骨髓抑制细胞毒药物特别是亚硝脲类、大剂量环磷酰胺或甲氨蝶呤、丝裂霉素或放射治疗,如与多柔比星同用,后者一次量与总剂量均应酌减。

(2)多柔比星如与链佐星同用,后者可延长多柔比星的半衰期,因此前者剂量应予以酌减。

（3）任何可能导致肝脏损害的药物如与本品同用，可增加多柔比星的肝毒性；与阿糖胞苷同用可导致坏死性结肠炎；与肝素、头孢菌素等混合应用易产生沉淀。

（4）本品与柔红霉素呈交叉耐药性。与甲氨蝶呤、氟尿嘧啶、阿糖胞苷、氮芥、丝裂霉素、博来霉素、环磷酰胺以及亚硝脲类等则不呈交叉耐药性，且与环磷酰胺、氟尿嘧啶、甲氨蝶呤、顺铂以及亚硝脲类药物同用，有不同程度的协同作用。

（5）用药期间慎用活病毒疫苗接种。

2. BLM

（1）与其他抗癌药物或与放疗联合使用时，可能会增加肺部不良反应。

（2）与头颈部放疗联合治疗恶性肿瘤时，可增加口腔炎、口角炎的发生机会。

## 二、非霍奇金淋巴瘤

非霍奇金淋巴瘤分类复杂，化疗疗效也远不如霍奇金淋巴瘤。20世纪80年代开始使用的CHOP方案是治疗中、高度非霍奇金淋巴瘤的标准化疗方案。虽然近年来派生出多种治疗非霍奇金淋巴瘤的化疗方案，但经过多中心随机临床研究发现，这些方案并不优于CHOP方案。

### CHOP方案

【组方】 环磷酰胺（CTX） $750mg/m^2$ 缓慢静脉注射 第1天

多柔比星（ADM） $50mg/m^2$ 缓慢静脉注射 第1天

长春新碱（VCR） $1.4mg/m^2$ 缓慢静脉注射 第1天

泼尼松 $100mg/d$ 口服 第1~5天

【用法】

5%葡萄糖 $500ml/d$ 静脉滴注 第1天

恩丹西酮 $8mg/d$ 化疗前15min 静脉滴注 第1天

生理盐水 $20ml/d$

环磷酰胺 $750mg/m^2$ 缓慢静脉注射 第1天

生理盐水 $50ml/d$

多柔比星 $50mg/m^2$ 缓慢静脉注射 第1天

生理盐水 $20ml/d$

长春新碱　$1.4mg/m^2$　　缓慢静脉注射　　第 1 天

泼尼松　100mg/d　　　　口服　第 1~5 天

5% 葡萄糖　500ml/d　　静脉滴注　第 1 天

3 周为 1 个周期

开始用药后至少每周检查周围血常规 1 次。每个月检查肝功能 1 次。静脉滴注时应避免外溢。

治疗中出现下列症状之一者停用:①周围白细胞低于 $3.5×10^9/L$ 或血小板低于 $80×10^9/L$;②用药后持续性严重呕吐;③早おこ肾脏毒性的表现,如血清肌酐大于 2mg/dl 或尿素氮大于 20mg/dl;或尿镜检在高倍视野中有白细胞 10 个、红细胞 5 个或管型 5 个。

在治疗过程中应注意检查:①听力测验与神经功能检查;②血液尿素氮(BUN)、肌酐清除率与血清肌酐;③血细胞比容、血小板计数、白细胞总数与分类、血清氨基转移酶、转肽酶、胆红素与尿酸。

环磷酰胺的代谢产物对尿路有刺激性,应用时应鼓励患者多饮水,大剂量应用时应水化、利尿,同时给予尿路保护剂美司钠。环磷酰胺由于需在肝内活化,因此腔内给药无直接作用。环磷酰胺水溶液仅能稳定 2~3h,最好现配现用。

多柔比星累计剂量 $>400mg/m^2$ 的患者,多出现心脏毒性,严重者导致急性充血性心力衰竭。用药前后要测定心脏功能、监测心电图、超声心动图、血清酶学和其他心肌功能试验。

初次用多柔比星者,可因瘤细胞大量破坏引起高尿酸血症,而致关节疼痛或肾功能损害。应劝病人多饮水以减少高尿酸血症的可能,必要时检查血清尿酸或肾功能。

长春新碱漏于皮下可导致组织坏死、蜂窝织炎。一旦漏出或可疑外漏,应立即停止输液,并给予相应处理。化疗药物发生外漏渗时,严禁热敷,应立即更换部位。如果局部苍白或紫红色立即用 0.5% 普鲁卡因在严密无菌操作下行皮下浸润封闭,然后将患肢抬高,对局部严密观察,如血供恢复好,可一次见效。如果恢复慢,可在 2~4h 后再重复封闭 1 次,直到血供恢复,肿胀消退为止。注意封闭量要适中,不能引起肢体肿胀过甚,以致影响动脉血供。

【作用机制】

1. 恩丹西酮　同第六节一、相关内容。

2. 环磷酰胺(CTX)　环磷酰胺属细胞周期非特异性药物。环磷酰胺在体外无活性,进入体内被肝脏或肿瘤内存在的过量的磷酰胺酶或磷酸酶水解,变为活化作用型的磷酰胺氮芥而起作用。其作用机制与氮芥相似,与DNA 发生交叉联结,抑制 DNA 的合成,也可干扰 RNA 的功能。本品抗肿瘤谱广,对多种肿瘤有抑制作用。

药动学:环磷酰胺口服易吸收,迅速分布全身,约 1h 后达血浆峰浓度,在肝脏转化释出磷酰胺氮芥,其代谢产物约 50% 与蛋白结合。静注后血浆半衰期 4~6h,48h 内经肾脏排出 50%~70%,其中 68% 为代谢产物,32% 为原形。

3. 多柔比星　同本节一、相关内容。

4. 长春新碱(VCR)　长春新碱为夹竹桃科植物长春花中提取的有效成分。抗肿瘤作用靶点是微管,主要抑制微管蛋白的聚合而影响纺锤体微管的形成。使有丝分裂停止于中期。还可干扰蛋白质代谢及抑制 RNA 多聚酶的活力,并抑制细胞膜类脂质的合成和氨基酸在细胞膜上的转运。长春新碱对移植性肿瘤的抑制作用大于长春碱且抗瘤谱广。除对长春碱敏感的瘤株有效外,对小鼠 Ridgeway 成骨肉瘤、Mecca 淋巴肉瘤、X-5563 骨髓瘤等也有作用。长春新碱、长春碱和长春地辛三者间无交叉耐药现象,长春新碱神经毒性在三者中最强。

药动学:静注长春新碱后迅速分布于各组织,神经细胞内浓度较高,很少透过血脑屏障,脑脊液浓度是血浆浓度的 1/30~1/20。蛋白结合率 75%。在成人,$t_{1/2\alpha}$ 小于 5min,$t_{1/2\beta}$ 为 50~155min,末梢消除相 $t_{1/2\gamma}$ 长达 85h。在肝内代谢,在胆汁中浓度最高,主要随胆汁排出,粪便排泄 70%,尿中排泄 5%~16%。长春新碱能选择性地集中在癌组织,可使增殖细胞同步化,进而使抗肿瘤药物增效。

5. 泼尼松　泼尼松具有抗炎及抗过敏作用,能抑制结缔组织的增生,降低毛细血管壁和细胞膜的通透性,减少炎性渗出,缓解炎症反应,具有抗病毒和免疫抑制及抗休克作用。泼尼松需经肝脏代谢活化为氢化泼尼松才能有效。

【临床疗效与适应证】　在多次全美的协作研究中发现,CHOP 方案可使 50% 的非霍奇金淋巴瘤达到 CR,30% 的中、高度晚期非霍奇金淋巴瘤得到治愈。其他化疗方案并不优于 CHOP 方案。

【禁忌证】

1. 环磷酰胺　凡有骨髓抑制、感染、肝肾功能损害者禁用或慎用;对环磷酰胺过敏者禁用;妊娠及哺乳期妇女禁用。

2.多柔比星

(1)周围血象中白细胞低于 $3.5×10^9$/L 或血小板低于 $80×10^9$/L 患者禁用。

(2)明显感染或发热、恶病质、失水、电解质或酸碱平衡失调患者禁用。

(3)胃肠道梗阻、明显黄疸或肝功能损害患者禁用。

(4)心肺功能失代偿患者、水痘或带状疱疹患者禁用。

(5)曾用其他抗肿瘤药物或放射治疗已引起骨髓抑制的病人禁用。

(6)严重心脏病患者禁用。

(7)孕妇及哺乳期妇女禁用。

(8)老年患者慎用。

【不良反应】

1.环磷酰胺

(1)骨髓抑制:白细胞减少较血小板减少为常见,最低值在用药后 1～2 周,多在 2～3 周后恢复。

(2)胃肠道反应:包括食欲缺乏、恶心及呕吐,一般停药 1～3d 即可消失。

(3)泌尿道反应:当大剂量环磷酰胺静脉滴注,而缺乏有效预防措施时,可致出血性膀胱炎,表现为膀胱刺激症状、少尿、血尿及蛋白尿,系其代谢产物丙烯醛刺激膀胱所致,但环磷酰胺常规剂量应用时,其发生率较低。

(4)其他:反应尚包括脱发、口腔炎、中毒性肝炎、皮肤色素沉着、月经紊乱、无精子或精子减少及肺纤维化等。对肝功能有影响。

2.多柔比星

(1)骨髓抑制:为多柔比星的主要副作用。白细胞于用药后 10～14d 下降至最低点,大多在 3 周内逐渐恢复至正常水平,贫血和血小板减少一般不严重。

(2)心脏毒性:可出现一过性心电图改变,表现为室上性心动过速、室性期前收缩及 ST-T 改变,一般不影响治疗,少数患者可出现延迟性进行性心肌病变,表现为急性充血性心力衰竭,与累计剂量密切相关,大多出现在总量 $>400$ mg/m$^2$ 的患者,这些情况偶尔可突然发生而常规心电图无异常迹象,多柔比星引起的心脏病变多出现在停药后 1～6 个月,心脏毒性可因联合应用其他药物加重。

(3)消化道反应:表现为食欲缺乏、恶心、呕吐,也可有口腔黏膜红斑、溃疡及消化道炎、胃炎。

（4）脱发：发生率在90％以上，一般停药1～2个月可恢复生长。

（5）局部反应：如注射处药物外渗可引起组织溃疡和坏死。药物浓度过高引起静脉炎。

（6）其他：少数患者有发热、出血性红斑、肝功能异常与蛋白尿、甲床部位出现色素沉着、指甲松离，在原先放射野可出现皮肤发红或色素沉着。个别患者出现荨麻疹、过敏反应、结膜炎、流泪。此外，多柔比星还可增加放疗和一些抗癌药毒性。

（7）白血病和恶性淋巴瘤患者应用本品时，特别是初次用多柔比星者，可因瘤细胞大量破坏引起高尿酸血症，而致关节疼痛或肾功能损害。

3. 长春新碱

（1）剂量限制性毒性是神经系统毒性，主要引起外周神经症状，如手指、神经毒性等，与累计剂量有关。足趾麻木、腱反射迟钝或消失，周围神经炎。腹痛、便秘，麻痹性肠梗阻偶见。运动神经、感觉神经和脑神经也可受到破坏，并产生相应症状。神经毒性常发生于40岁以上者，儿童的耐受性好于成人，恶性淋巴瘤病人出现神经毒性的倾向高于其他肿瘤病人。

（2）骨髓抑制和消化道反应较轻。

（3）有局部组织刺激作用，药液不能外漏，否则可引起局部坏死。

（4）可见脱发，偶见血压的改变。

4. 泼尼松　　长期大量服用引起库欣综合征（向心性肥胖、多毛、满月脸、痤疮），诱发神经精神症状及消化系统溃疡、骨质疏松、生长发育受抑制、并发和加重感染。

【药物相互作用】

1. CTX

（1）环磷酰胺可使血清中假性胆碱酯酶减少，使血清尿酸水平增高，因此，与抗痛风药（如别嘌醇、秋水仙碱、丙磺舒等）同用时，应调整抗痛风药物的剂量。

（2）环磷酰胺加强了琥珀胆碱的神经肌肉阻滞作用，可使呼吸暂停延长。

（3）环磷酰胺可抑制胆碱酯酶活性，因而延长可卡因的作用并增加毒性。

（4）大剂量巴比妥类、皮质激素类药物可影响环磷酰胺的代谢，同时应用可增加环磷酰胺的急性毒性。

2. ADM　　同本节一、相关内容。

3. VCR

(1) 吡咯系列抗真菌剂(伊曲康唑),增加肌肉神经系统的副作用。如发现有副作用,应进行减量、暂停或停药等适当处理。伊曲康唑有阻碍肝细胞色素 P-4503A 的作用,长春新碱通过肝细胞染色素 P-4503A 代谢,合用可使长春新碱代谢受抑制。

(2) 与苯妥英钠合用,降低苯妥英钠吸收,或使代谢亢进。

(3) 与含铂的抗亚、恶性肿瘤药合用,可能增强第Ⅷ对脑神经障碍。

(4) 与 L-天冬酰胺酶合用,可能增强神经系统及血液系统的障碍。为将毒性控制到最小,可将硫酸长春新碱在 L-天冬酰胺酶给药前 12～24h 以前使用。

泼尼松:与降糖药、抗癫痫药、噻嗪类利尿药、水杨酸盐、抗凝血药、强心苷等合用须考虑相互作用,应适当调整剂量。

(李 光 党 军)

# 第10章 妇科疾病的药物治疗

## 第一节 妇科手术镇痛

### (一)阿托品、芬太尼、丙泊酚联合

【组方】 阿托品　0.5mg

芬太尼　1.5$\mu$g/kg

丙泊酚　2mg/kg

【用法】 术前常规测血压、脉搏、呼吸均正常,身体状况良好,术前禁食禁饮 6h。入手术室后给予面罩吸氧,配置心电、血氧监护仪,开通静脉通路,再常规双合诊查清子宫位置后,铺消毒无菌巾。由麻醉师配合实施静脉麻醉,根据体重大小,先静脉推注阿托品 0.5mg,继以芬太尼 1.5$\mu$g/kg 推注,再给丙泊酚(商品名:得普利麻)2mg/kg 量缓慢推注,1~2min 推完毕,患者意识消失后,立即实施手术。如术中出现肢体动作或手术时间延长,静脉追加丙泊酚 0.5mg/kg。

【作用机制】 丙泊酚静脉麻醉起效快、麻醉时间短,复苏迅速而完全等优点在临床应用中已得到共识。但它对呼吸和循环的抑制作用明显,且有明显的剂量依存性,注药剂量和速度呈正相关,因而临床应用受到限制。微量的芬太尼的强效镇痛作用,减少了术中丙泊酚用量,有利于保持术中呼吸循环的平稳。避免了呼吸暂停的发生。麻醉诱导前阿托品的应用,抑制了腺体分泌,保持气道畅通。术中配合专职麻醉师的全程监护,有效的面罩给氧,使患者能在相当的麻醉深度中安静接受手术,确保手术的安全性。

【适应证与疗效】 本法适用于怀孕 10 周以内的意外妊娠,B 超显示宫内妊娠,因患各种疾病不宜继续妊娠者,特殊情况不能继续妊娠者,对痛觉较为敏感及一些身体素质较差、体弱多病的女性,自愿行人工流产术,无手术禁忌证。丙泊酚复合小剂量芬太尼静脉麻醉用于无痛人工流产术,镇痛效果确切,呼吸循环平稳,手术时间短,恢复快,且安全无副作用,易被广大受术者接受,值得临床推广使用。

【禁忌证】 麻醉药物过敏者禁用。

【不良反应及注意事项】 偶有恶心、呕吐和头痛,极少发生呼吸抑制和呼吸暂停。所以术中需有麻醉师配合,监测生命指征,如出现呼吸抑制或呼吸暂停,应立即调整患者头部位置,给予面罩加压给氧等处置。心脏病、呼吸道疾病、肝肾功能不全患者慎用。

### (二)地西泮、利多卡因、肾上腺素联合

【组方】 地西泮　　　5mg

利多卡因　　5ml

肾上腺素　　约0.05mg

【用法】 用地西泮5mg在术前2min缓慢静脉注射,2%利多卡因5ml,用生理盐水稀释成1%的浓度,取局麻液10ml分别注入子宫颈两侧。肾上腺素约0.05mg用生理盐水稀释成1:20万浓度宫颈注射,注射3min后扩张子宫颈,然后行人工流产术。

【作用机制】 小剂量地西泮能缓解受术者的恐惧和精神紧张状态,同时有肌松作用,虽然达不到手术所需的肌肉松弛效果,但不会出现肌痉挛,有助于操作。利多卡因有可靠的局部麻醉作用,加用微量肾上腺素可使局部血管收缩,减少出血,延缓药物吸收、延长麻醉时间,清除牵拉及扩张宫颈的痛感且松弛宫颈的良好效果。局麻药注射在子宫颈两侧,目的是麻醉子宫颈旁的骨盆神经丛,从而避免了因牵拉、刺激子宫颈及子宫内膜所致的恶心、呕吐、心率增快、面色苍白、出冷汗等一系列症状。

【适应证与疗效】 适合于妊娠天数为40~70d,B超确认为宫内妊娠,要求行人工流产术的患者,无手术禁忌证。应用此法行人工流产术,牵拉及行扩张子宫颈时无疼痛反应,子宫松弛好,负压吸引时有轻微痛感,但不妨碍操作,无人工流产综合征出现。

【不良反应及注意事项】 肾上腺素局部麻醉时偶尔可引起肾上腺素反应,其表现为面色苍白、心慌气急及烦躁不安等,有些病人可有脉搏增速、血压升高,甚至可因肺动脉压升高引起肺水肿。轻度的肾上腺素反应可用言语安慰而无须治疗,较重者给予地西泮或氟哌啶等并氧气吸入,血压过高者可用小剂量氯丙嗪静脉注射,亦可用肾上腺素能β受体药普萘洛尔对抗。在局部麻醉时,注意回抽1次,避免注入静脉中。利多卡因偶有变态反应发生。

### (三)布比卡因、吗啡、氟哌啶联合

【组方】 0.75%布比卡因　　　20ml

吗啡　　　　　　　　　　5mg

氟哌啶(氟哌利多)　5mg

【用法】　剖宫产术毕留置硬膜外导管,连接 1 次性自控镇痛泵。镇痛液由 0.75％布比卡因 20ml,吗啡 5mg,氟哌啶 5mg 加生理盐水至 100ml 组成,以 2ml/h 的速度从硬膜外匀速输入。术后 48h 拔除硬膜外导管。

【作用机制】　剖宫产术后 48h 内是患者切口痛及宫缩痛最剧烈的阶段,剧烈的疼痛使产妇焦虑、恐惧、情绪紧张,交感神经兴奋,血中儿茶酚胺等应激激素分泌增加,引起血压升高等血流动力学变化,严重时可发生产后子痫、心功能不全甚至脑血管意外。传统的镇痛方法是术后肌注盐酸哌替啶,不仅镇痛时间短,镇痛效果有限,需增加注射次数,而且使用后还有部分病人出现心血管兴奋的副作用。自控型镇痛泵以恒定速度持续少量于硬膜外腔注入药液,并可根据需要患者自行调节剂量,使血药浓度始终维持在最低的有效范围,达到连续稳定的镇痛效果。镇痛液由布比卡因、吗啡和氟哌啶组成。布比卡因阻滞交感神经,可以明显降低术后的应激反应,抑制儿茶酚胺、醛固酮、皮质醇及血管升压素的释放,使外周血管扩张,从而有效防治高血压。吗啡的镇痛,氟哌啶的镇静、催眠与布比卡因的阻滞作用相互协同,使镇痛和降压效果更确切。Dattas 认为硬膜外麻醉可直接阻滞支配肾上腺髓质的交感神经,从而减少肾上腺髓质释放与疼痛有关的儿茶酚胺,其局部阻滞的降压作用可治疗妊娠期高血压疾病,故建议使用硬膜外麻醉终止妊娠,能同时降低产妇的高血压。布比卡因能抑制肠道的交感神经,提高迷走神经张力,促进肠蠕动功能的恢复;且胃肠道血管扩张,血液供应丰富,亦有利于肠道功能的恢复,从而使术后排气时间缩短。

【适应证与疗效】　适用于子痫前期剖宫产术后镇痛,自控型镇痛泵以恒定速度持续少量于硬膜外腔注入药液,并可根据需要患者自行调节剂量,使血药浓度始终维持在最低的有效范围,达到连续稳定的镇痛效果,且术后血压明显降低,减少了产后子痫的发生。

【不良反应】　偶有恶心、呕吐症状。

# 第二节　先兆流产、早产

## (一)大剂量绒促性素、黄体酮联合

【组方】　绒促性素(绒毛膜促性腺激素)　10 000U 或 5000U

（hCG）

黄体酮　　　　　　　　　　　　　20mg 或 10mg

【用法】　首次绒促性素 10 000U,黄体酮 20mg 肌内注射,以后每周 2 次,每次绒毛膜促性腺激素 5000U,黄体酮 10mg,两者交替使用,直至妊娠 14 周。

【作用机制】　黄体功能不全导致的雌、孕激素水平下降引起先兆流产,绒促性素不足,又能使黄体功能不足,导致子宫肌应激性增强,子宫内膜不良或受孕后绒促性素的生物活性下降和分泌模式改变都可导致孕激素分泌不足而引起早期流产。hCG 是由合体滋养层细胞分泌的一种糖蛋白激素,具有类似黄体激素的作用,可以刺激妊娠黄体分泌雌激素和孕激素,有利于子宫内膜局部内分泌免疫细胞-细胞因子网络功能的稳定,促进胎盘血管的生成,胚胎的正常生长发育,在妊娠早期,hCG 分泌量增加很快,约每 1.7 日增加 1 倍。妊娠 8~10 周,血清浓度达最高峰,持续 1~2 周后迅速下降,妊娠中、晚期血清浓度仅为峰值的 10%,持续至分娩。hCG 肌内注射吸收完全,注射 10 000U 6h 后血浆浓度达峰值,hCG 在体内第 1 个半衰期为 5~6h,第 2 个半衰期为 23.9h,每周肌内注射 5000U 2 次,血浆浓度达 1.2U/ml,加上黄体酮(首次肌内注射 20mg,以后每次 10mg)的作用,半衰期延长。绒促性素可使妊娠早期血中性激素浓度迅速增高,可增强黄体功能,延长黄体寿命,黄体酮使子宫血供充足,内膜肥厚,抑制子宫收缩,糖原沉积,适宜于受精卵的发育和胎儿的正常发育。因此,根据正常孕期绒促性素的变化及其在体内半衰期的特点,在确诊为黄体功能不全引起的先兆流产时,大剂量绒促性素配伍黄体酮肌内注射不仅能持续维持体内 hCG 的峰值,还能进一步刺激黄体分泌内源性激素,从而保持妊娠黄体的继续而起到保胎的作用。

【适应证与疗效】　适用于妊娠 5~11 周,诊断为黄体功能不全引起的早期先兆流产,自愿要求保胎,排除其他原因引起的流产的患者。早期先兆流产主要表现为停经一段时间后有早孕反应,以后有阴道出血,量少,色红,持续数日或数周,无痛或有轻微下腹疼痛,伴腰痛及下坠感。妇科检查子宫颈口闭合,子宫大小与停经月份符合。B 超观察有胚囊或胎心胎动,测定 hCG、孕酮、雌二醇水平,有助于诊断。由绒促性素配伍黄体酮作为保胎药物是治疗黄体功能不全的主要方法之一,黄体酮本身的生理作用加上大剂量绒促性素进入孕妇体内刺激黄体分泌雌、孕激素,使之更接近生理分泌模式,因此,保胎成功率提高。

【不良反应及注意事项】　绒促性素本身无雌激素或激素的活性,不会影响胎儿的性器官发育,据实践证明,黄体酮对胎儿也不会造成不良影响,一般来说,在医师的指导下,应用这类药物,并不会对胎儿产生不良后果。另外,在保胎期间,要注意休息,少活动,禁房事,补充各种营养。

### (二)硝酸甘油、地塞米松联合

【组方】　硝酸甘油　5mg

地塞米松　5mg

【用法】　硝酸甘油 5mg 加入 5％葡萄糖注射液 500ml,每分钟 10～20 滴缓慢持续滴注,速度通常为 0.4～0.8mg/h,24h 药量为 9.6～19.2mg。每日静脉滴注硝酸甘油,不得超过 12h,使用药物后出现头痛、恶心等副作用者,需改用其他治疗方法。宫缩完全消退为停药指征。地塞米松 5mg,每日 2 次,肌内注射,共 3d,在结束妊娠前应用,其促胎肺成熟效果最好。如果有感染征象可给予对母儿安全的广谱抗生素。

【作用机制】　硝酸甘油能生成 NO,对妊娠子宫平滑肌松弛的调节作用是靠活性单位 NO 实现的。NO 在宫颈局部作用可抑制宫颈软化,从而治疗早产,硝酸甘油静脉滴注,抗早产作用还可能与其抑制胎盘组织细胞雌激素的分泌有关,NO 还可能通过延缓血清孕酮水平的下降及直接抑制子宫收缩,从而降低子宫对 $PGF_2$ 的反应性,抑制 $PGF_{2a}$ 诱发的早产,使孕期延长。地塞米松是糖皮质激素,能刺激肺上皮细胞分化成肺泡Ⅱ型细胞,启动肺表面物质产生,增加肺的依存性和最大肺活量,减少肺血管蛋白渗透到肺泡内,加速液体的清除,减少肺水肿,有利于肺泡气体交换,降低新生儿呼吸窘迫综合征(respiratory distress syndrome,RDS)的发生。近年来发现糖皮质激素能刺激抗氧化酶活性,减少脂质过氧化物在胎肺的积聚,改善肺泡功能,从而预防 RDS 的发生,糖皮质激素对胎儿多个系统有影响,改善血液循环和降低组织氧耗,促进胎儿肝、肠、皮肤、肾上腺和心脏的发育,从而减少新生儿脑室出血、缺血缺氧性脑病和坏死性小肠结肠炎的发生,地塞米松能提高早产儿的成活率。

【适应证与疗效】　适用于年龄 20～40 岁,孕龄 28～37 周的先兆早产患者。诊断标准:出现子宫规则地收缩,间隔＜10min,持续 20～25s,宫颈消失 50％,宫口扩张≤2cm,有少量阴道血性分泌物排出,阴道 B 超示宫颈管长≤2cm。排除胎膜早破及绒毛膜羊膜炎。实践证明:硝酸甘油静脉滴注,作用温和,使子宫松弛时间较长,延迟分娩时间,有效率 94.12％,且起效迅速,多数在 72h 内宫缩消失。副作用轻微。地塞米松有促胎肺成熟作用,增加了早产儿的成活概率。感染是早产的主要诱因之一,故应用抗生素对治疗先兆早产有益,特别适用于阴道分泌物培养 B 族链球菌阳性或羊水细菌培养阳性及泌尿道感染者。

**【禁忌证】**　青光眼病人忌用硝酸甘油。

**【不良反应及注意事项】**　硝酸甘油是一种小分子质量的脂溶性分子,能迅速通过胎盘到达胎儿,但是通过胎盘内的硝酸甘油总量并不多,硝酸甘油对母体及胎儿发育均没有影响。注射硝酸甘油虽引起血压下降,但对子宫血流及子宫传导没有影响,少数较轻微的头痛,停药后消失。硝酸甘油用药后有时出现头胀、头内跳痛、心搏加快,甚至晕厥。开始滴注时密切观察,每分钟 3～4 滴开始,逐渐加量,以避免和减轻不良反应。地塞米松糖尿病病人慎用,如有条件可宫腔内注射。

### (三)盐酸利托君、地塞米松联合

**【组方】**　盐酸利托君　　100mg

　　　　　　地塞米松　　　5mg

**【用法】**　5％ 葡萄糖注射液 500ml 加入盐酸利托君注射液 100mg(0.2mg/ml),开始控制滴速剂量为 0.05mg/min(每分钟 5 滴),每 10 分钟增加 0.05mg/min(增加每分钟 5 滴)。宫缩减弱,保持在 0.25mg/min 左右,宫缩停止,继续输注 12～18h,改为口服盐酸利托君,从每 2 小时 1 片开始,逐渐减量,维持每 6 小时 1 片,静滴时保持左侧卧位。地塞米松 5mg,每日 2 次,肌内注射,共 3d,在结束妊娠前应用,其促胎肺成熟效果最好。如果有感染征象加用对母儿安全的广谱抗生素。

**【作用机制】**　盐酸利托君的有效成分是盐酸羟苄羟麻黄碱,是肾上腺素能 $\beta_2$ 受体兴奋药。其作用机制:与子宫肌细胞膜表面的受体结合,激活细胞膜的腺苷酸环化酶,使三磷腺苷转化为环磷酸腺苷,降低肌球蛋白轻链激酶活性,抑制肌质网释放钙,降低细胞内钙离子浓度,从而抑制子宫肌纤维收缩。盐酸利托君同样激动胎儿肺泡的 β 受体,使胎儿肺泡 Ⅱ 型细胞加速释放表面活性物质,促进肺成熟。糖皮质激素能刺激肺上皮细胞分化成肺泡 Ⅱ 型细胞,启动肺表面物质产生,增加肺的依存性和最大肺活量,减少肺血管蛋白渗透到肺泡内,加速液体的清除,减少肺水肿,有利于肺泡气体交换,降低新生儿 RDS 的发生率。近年来发现糖皮质激素能刺激抗氧化酶活性,减少脂质过氧化物在胎肺的积聚,改善肺泡功能,从而预防 RDS 的发生。有研究表明:皮质激素对胎儿多个系统有影响,改善血液循环和降低组织氧耗,促进胎儿肝、肠、皮肤、肾上腺和心脏的发育,从而降低新生儿脑室出血、缺血缺氧性脑病和坏死性小肠结肠炎的发生。

【适应证与疗效】　适用于年龄 20～40 岁,孕龄 28～37 周的先兆早产患者。先兆早产诊断标准:出现子宫规则的收缩,间隔＜ 10min,持续 20～25s,宫颈消失 50％,宫口扩张≤2cm,有少量阴道血性分泌物排出,阴道 B 超示宫颈管长约 2cm。无严重阴道出血、绒毛膜羊膜炎,无胎儿生长受限,无心脏病、糖尿病及延长孕周对产妇或胎儿造成危害的和其他使用 $\beta_2$ 受体兴奋药的禁忌证。盐酸利托君较硫酸镁阻断宫缩作用强,显效快,延长孕期,使胎儿有较长生长发育的时间,改善循环,并促进肺成熟。新生儿出生体重增加,从而提高新生儿生存率,减少患病率和死亡率。

【禁忌证】　本品禁用于妊娠不足 20 周的孕妇;还禁用于延长妊娠对孕妇和胎儿构成危险的情况,包括:①分娩前任何原因的大出血,特别是前置胎盘及胎盘剥落;②子痫及严重的先兆子痫;③胎死宫内;④绒毛膜羊膜炎;⑤孕妇有心脏病及危及心脏功能的情况;⑥肺性高血压;⑦孕妇甲状腺功能亢进;⑧未控制的糖尿病患者;⑨重度高血压;⑩对本品中任何成分过敏者。

【不良反应及注意事项】　由于盐酸利托君对孕妇心脏 $\beta_2$ 受体具有轻微的激动作用,可导致孕妇和胎儿心搏速率加快、头晕、呕吐、气短、震颤等不良反应,以心动过速为主要临床表现。所以在静脉滴注盐酸利托君过程中,要经常监测孕妇子宫收缩频率、心率、血压和胎儿的心率,对健康孕妇心搏速率宜避免超过 140 次/分。尽量保持左侧卧位,减少低血压危险,适当减少剂量或停止输注会很快恢复正常。如有必要可应用 $\beta_2$ 受体阻滞药。盐酸利托君可以升高血糖及降低血钾,糖尿病病人慎用。糖尿病病人慎用地塞米松,如有条件可宫腔内注射。

### (四)舒他西林、硫酸镁、地塞米松联合

【组方】　舒他西林　　　　3g

　　　　　25％硫酸镁　　　40ml

　　　　　地塞米松　　　　5mg

【用法】　舒他西林 3g 加入 250ml 生理盐水中静脉滴注,每日 3 次,连用 3d;25％硫酸镁首次剂量为 4g,加入 5％葡萄糖注射液 100～250ml,静脉滴注,在 30～60min 滴完。而后将 5～10g 硫酸镁加入 5％葡萄糖注射液 500ml,以 1～2g/h 的速度静脉滴注,直至宫缩停止或在产程已明显进展,治

疗无效时停用。若宫缩一度消失后再现,可重复应用。地塞米松 5mg,每日 2 次,肌内注射,共 3d。

【作用机制】 胎膜破裂后其防护作用消失,加之宫缩时的负吸作用,阴道内的细菌可上行感染。此外,在胎膜破裂前可能已经有感染存在,所以抗生素的应用是必要的,对于确诊的羊膜腔感染者用抗生素治疗效果是肯定的。但其中大部分患者为亚临床感染,不易做出早期诊断,往往延误治疗时机。多数学者认为,对未足月胎膜早破患者预防性或者治疗性应用抗生素,不但能防止下生殖道感染扩散,而且能延长破膜后的潜伏期、延长孕龄、降低新生儿感染率。所以对胎膜破裂 12h 以上常规预防性应用抗生素,一般选择对胎儿毒性小的抗生素,如青霉素或头孢菌素,且在保胎治疗过程中严密监测。如孕妇体温≥37.8 ℃,无其他原因引起的孕妇或胎儿心率增快,白细胞计数≥$15×10^9$/L 或分类左移,阴道分泌物有异味,子宫有压痛或子宫容易被激惹均提示宫内感染,需尽快终止妊娠。硫酸镁至今仍是广泛应用于抑制子宫收缩的传统药物,镁离子可与钙离子竞争进入肌质网,并可直接作用于肌细胞,使肌细胞膜的电位差降低而不产生肌肉收缩,抑制作用与剂量有关。血清镁浓度为 2～4mmol/L(4～8mEq/L)时,可完全抑制子宫肌的自然收缩和缩宫素引起的宫缩。硫酸镁在松弛子宫的同时,有扩张血管,改善肾血流,增加尿量,改善胎盘缺氧,提高胎儿存活率,高孕妇和胎儿血红蛋白对氧亲和力的作用。地塞米松有促胎肺成熟作用,增加早产儿的成活率。

【适应证】 适用于妊娠 28～35 周的胎膜早破患者。胎膜早破诊断标准:① 病史。孕妇自觉阴道流液。②观察到羊水从阴道口流出或用无菌窥器观察到后穹有液池形成。③ 阴道流出液使硝嗪试纸变蓝色。④ 阴道穹隆液池涂片查到羊齿状结晶。具备第①项和第②～④项中任一项者即可确诊。本法在大多数医院常规应用于治疗未足月胎膜早破(PPROM)患者,只是抗生素种类应用有所差异而已,但均为对母儿相对安全的广谱抗生素。

【禁忌证】 有严重心肌损害、传导阻滞、肾功能损害者禁用。此外,应避免与其他呼吸抑制药物同用。舒他西林过敏者禁用。

【不良反应及注意事项】 不良反应为硫酸镁的中毒反应,所以滴注过程中,密切注意镁中毒症状,监护孕妇呼吸、膝反射及尿量,如出现呕吐、潮热等不良反应,适当调节滴速。该药滴注速度需较慢,需要 7～16h。一旦出现中毒反应,立即静脉注射 10%葡萄糖酸钙 10ml,有条件时监测血镁浓度。应用舒他西林前应做试敏。

## 第三节　妊　娠　呕　吐

**(一)维生素 $B_1$、维生素 $B_6$、能量合剂、利多卡因联合**

【组方】　维生素 $B_1$　　　　　100mg

维生素 $B_6$　　　　　200mg

三磷腺苷(ATP)　　40mg

辅酶 I 　　　　　　100U

维生素 C　　　　　2g

2%利多卡因　　　　10ml

【用法】　将 0.9%氯化钠注射液 1000ml、10%葡萄糖注射液 500ml、林格注射液 1000ml 配成大袋,其内加入维生素 $B_6$ 注射液 200mg、三磷腺苷 40mg、辅酶 I 100U、维生素 C 2g,采用静脉输液治疗,每日 1 次。维生素 $B_1$ 注射液 100mg,肌内注射,每日 1~2 次,在此基础上给予 2%利多卡因注射液 10ml 加入 10%葡萄糖注射液 500ml 中静脉滴注,每分钟 20~30 滴,每日 1 次,3d 为 1 个疗程,治疗期间禁食水,每日监测血气分析和血清离子,根据结果补充适量的碳酸氢钠及氯化钾,也加入大袋中,尿量维持在 1000ml/d 以上。

【作用机制】　妊娠剧吐是一种产科常见的临床病症,大多数患者预后良好,但少数患者由于长期剧烈呕吐,可导致 B 族维生素缺失,尤其是维生素 $B_1$ 缺乏。维生素 $B_1$ 在能量代谢中起辅酶作用,促进糖类和脂肪代谢,为神经组织提供所需能量,维持和改善胃肠道功能,可有利于恶心呕吐的缓解,食欲的增强和肌肉弹性的保持,并可防止妊娠剧吐所致严重维生素 $B_1$ 缺乏症——韦尼克脑病的发生。维生素 $B_6$ 又称吡哆素,是一种含吡哆醇或吡哆醛或吡哆胺的 B 族维生素,维生素 $B_6$ 为人体内某些辅酶的组成成分,参与多种代谢反应,尤其是和氨基酸代谢有密切关系,临床上应用维生素 $B_6$ 制剂防治妊娠呕吐。利多卡因为局部麻醉药物,静脉给药对中枢神经系统有抑制作用,起中枢止呕作用,且能抑制胃肠平滑肌蠕动,从而达到止吐效果。利多卡因与母体血浆蛋白结合度较高,为 51%~64%,而胎儿体内缺乏 α - 酸性糖蛋白,其血浆与利多卡因的亲和力仅为母体的 1/2,故利多卡因通过胎盘量少,进入胎儿血的量也少,对胎儿影响极小。能量合剂可以提供代谢的能量。

【适应证与疗效】　适用于 B 超确诊为宫内妊娠的妊娠期剧吐患者,排除其他原因引起的呕吐,尿酮体(±～卌)。利用维生素 $B_1$ 配合低剂量利多卡因治疗妊娠剧吐治愈率达 100%。治疗时间短,恢复进食早,无严重并发症发生。用此法治疗妊娠期剧吐,一般 2～3d 后呕吐减轻或停止,体内酸中毒纠正,尿酮体减少。有效的治疗对母体健康和胎儿的正常发育具有重要的意义,值得临床推广应用。

【不良反应及注意事项】 一般无不良反应发生。但在治疗期间应监测血气分析和离子浓度,及时纠正酸中毒和低钾。

### (二)胞磷胆碱、维生素 $B_1$、维生素 $B_6$、能量合剂联合

【组方】
| | |
|---|---|
| 胞磷胆碱 | 500mg |
| 维生素 $B_1$ | 100mg |
| 维生素 $B_6$ | 200mg |
| 三磷腺苷(ATP) | 40mg |
| 辅酶 I | 100U |
| 维生素 C | 2g |

【用法】 将 0.9%氯化钠注射液 1000ml、10%葡萄糖注射液 500ml、林格注射液 1000ml 配成大袋,其内加入维生素 $B_6$ 注射液 200mg、三磷腺苷 40mg、辅酶 I 100U、维生素 C 2g;采用静脉输液治疗,每日 1 次,维生素 $B_1$ 注射液 100mg,肌内注射,每日 1～2 次;应用胞磷胆碱 500mg 加入 5%葡萄糖注射液 500ml 静脉滴注,每日 1 次,连续 3d 为 1 个疗程。治疗期间禁食水,每日监测血气分析和血清离子,根据结果补充适量的碳酸氢钠及氯化钾,也加入大袋中,尿量维持在 1000ml/d 以上。

【作用机制】 胞磷胆碱对改善脑组织代谢、促进大脑功能恢复有一定作用,用于妊娠剧吐收效显著。可能与胞磷胆碱对延髓呕吐中枢及化学感受器触发作用有关。另外,还可能促进脑内抑制性递质 $\gamma$-氨基丁酸生成,从而显示出十分理想的疗效。至于胞磷胆碱对胎儿发育是否有影响,目前尚未见报道。维生素 $B_1$ 参与机体糖代谢过程,维持神经、心脏、消化系统的正常功能。机体缺乏维生素 $B_1$,则糖代谢发生障碍,致中间产物丙酮酸、乳酸在体内堆积,从而影响神经的正常功能,造成胃电节律紊乱而引起妊娠呕吐。妊娠妇女维生素 $B_1$ 需求量高于非孕期,一般成人需 1mg/d,孕妇需 1.2～1.8mg/d。妊娠剧吐使孕妇进食量及种类减少,胃肠吸收功能下降,使维生素 $B_1$ 的摄入、吸收量显著减少,易造成维生素 $B_1$ 缺乏而并发 Wernike 脑病等严重并发症。胞磷胆碱联合维生素 $B_1$ 既可改善脑组织代谢,促进大脑功能恢复,又可以纠

正或改善胃电节律紊乱,从而达到止吐的作用。维生素 B₆ 参与体内脂肪代谢中的亚油酸转变为四烯酸过程,可用于治疗呕吐。能量合剂可以提供代谢的能量。

【适应证与疗效】　适用于年龄 21～40 岁,发病时间在停经 40～90d,均经 B 超检查证实为早孕,排除了其他原因引起的呕吐。临床征象:早孕、呕吐剧烈、尿酮体阳性,其中尿酮体(+)以上。应用此法治疗妊娠剧吐,可以迅速止吐,纠正酸中毒。

【禁忌证】　胞磷胆碱过敏者禁用。

【不良反应】　一般无不良反应发生。胞磷胆碱一般耐受性好,极少发生不良反应,不良反应包括中枢神经系统损害、荨麻疹、丘疹、斑丘疹、发痒、胸闷、心悸、气促、血压下降、面色苍白、口唇发绀、过敏等。

### (三)肠外静脉营养液治疗妊娠剧吐

【组方】

| | |
|---|---|
| 安达美 | 10ml |
| 凡命(7%) | 500ml |
| 格利福斯 | 10ml |
| 水乐维他 | 10ml |
| 维他利匹特 | 10ml |
| 脂肪乳(20%) | 250ml |

【用法】　①配制方法:首先将水乐维他加入葡萄糖溶液,安达美、格利福斯加入凡命或葡萄糖液中,维他利匹特加入脂肪乳中,然后采用华瑞制药公司全营养混合液的配制法将它们混合置于 3L 的输液袋中,经外周静脉输液。输注营养液,开始输注的速度要慢(40ml/h),通常不超过 120ml/h。一旦能够口服,肠外静脉营养液支持疗法即可停止。②治疗方法:停用一切止吐药物,肠外营养混合液静脉滴注,连用 2d,同时调整水、电解质及酸碱平衡,根据病情隔日再用 1～2 次。

【作用机制】　妊娠剧吐患者由于频繁呕吐而不能进食、水,引起电解质紊乱及脂肪代谢的中间产物酮体积聚形成代谢性酸中毒。肠外静脉营养液通过营养支持疗法提供人体必要的营养底物以维持细胞、组织与器官的正常功能及新陈代谢,使患者康复。营养液中的凡命能满足不同患者需要的不同浓度的剂型,组成成分中氨基酸种类齐全,有谷氨酸和酪氨酸,不含过量甘氨酸,可避免发生高氨血症,必需氨基酸和非必需氨基酸比例符合生理平衡要求,使溶液在体内得到最佳利用,血液中脂肪乳清除率与自然产生的乳糜微粒相同,脂肪中的颗粒与血中的阿朴脂蛋白结合,在脂蛋白酶作用下三酰甘油分解为游离脂肪酸供人体利用。葡萄糖是机体能量的主要来源,50%的葡萄糖溶液可纠正饥饿状态及新陈代谢障碍。安达美是含有多种微量元素的添加剂,可满足孕妇对必需微量元素的需要,如铬、铜、铁、锰、锌、钼、碘、硒等微量元素。水乐维他是含有水溶性维生素的多种维生素制剂,可满足成人每天对水溶性维生素的需要。格利福斯为 α-甘油磷酸钠和 β-甘油磷酸钠的混合物,每支含钠 20mmol、磷 10mmol,磷是机体重要组成元素,具有代谢功能,可调节酶的活性,通过 2,3-磷酸甘油的浓度的变化,参与组织的氧交换,将氨基酸、脂肪乳、糖类、电解质、微量元素、维生素合理地配制成混合液,通过外周静脉输入孕妇体内,使孕妇营养均衡,纠正水、电解质紊乱及代谢性酶中毒,维持内环境相对稳定而达到康复。配液方式由过去的分瓶配制改为在密闭的 3L 袋中混合配制,这种全合一(ALO)配液方式改善了传统配液方式中的某些弊端,使各种底物搭配更加合理,能够在同一时间均匀地输入体内,降低了某些高渗液体的渗透压及刺激性,降低了细菌污染与空气栓塞的发生率。

【适应证与疗效】　适用于停经 35～90d 出现频繁呕吐,不能进食,均排除其他原因所致呕吐。实验室检查:尿中酮体(＋～),均经 B 超检查证实为早孕。应用此法治疗妊娠剧吐患者,用药 2d 后呕吐可明显减轻,个别效果不良者于第 3 天、第 5 天再各用药 1 次,呕吐症状明显减轻,能进食,5～7d 尿中酮体均转阴。

【不良反应及注意事项】　一般无不良反应发生。用药过程中应监测血气分析及离子情况,根据结果及时纠正酸中毒和低钾血症。

# 第四节　胎儿生长受限

## (一)右旋糖酐-40、肝素联合

【组方】　右旋糖酐-40　　500ml

　　　　　肝素　　　　　25mg

【用法】　在卧床休息,均衡饮食,吸氧,左侧卧位及补充营养物质的基础上,右旋糖酐-40 500ml 加肝素 25mg 静脉滴注,4～6h 滴完,每日 1 次,7d 为 1 个疗程。

【作用机制】　胎儿生长受限的影响因素众多,胎儿在宫内正常生长,直接受双亲遗传因素、孕妇的营养、子宫胎盘血流量、胎盘功能和促胎儿生长激素等多种因素的影响,任何不良因素都会导致 FGR。近年来由于病理生理学和血液学研究的进展,发现孕妇血液的高凝状态及胎盘局部梗死与 FGR 的发生密切相关,另外,有大量的研究证实生长激素,胰岛素样生长因子等调节胎儿生长的物质在脐血流中水平下降可能会影响胎儿内分泌和代谢,从而影响胎儿的生长发育。故临床上单纯用的补充营养物质,右旋糖酐-40 或加丹参的输液疗法疏通微循环疗效欠佳。肝素与抗凝血酶Ⅲ结合形成复合物,阻断内源性凝血连锁反应,抑制血小板凝聚,并促使血管内释放内源性氨基酸糖醛酸和组织型纤溶酶原,并使受损的内皮细胞表面恢复负电荷而起到保护血管内皮细胞的作用,降低血液黏度;降低血脂和胰岛素样生长因子Ⅰ的生物活性,可以促进胎儿发育的作用。肝素的使用改善了孕妇体内的高凝状态,增加胎盘的血液灌注量,加速了物质交换,从根本上改善了微循环,胎儿方面胰岛素样生长因子下降的问题,可通过肝素作用解决。肝素和右旋糖酐-40 联用可以更好地疏通血液循环,改善血液黏稠度,因而可防止血细胞在微血管内凝集,进一步改善子宫胎盘血流,从而提高胎盘功能,促进胎儿生长发育。而且肝素不能通过胎盘,对胎儿无致畸作用,治疗中的孕妇未观察到血小板减少及出血等不良反应,其疗效是肯定且安全的,值得临床推广。

【适应证与疗效】　适用于单胎妊娠、妊娠 28～36 周、月经周期正常的孕妇,排除胎儿畸形和染色体畸形等因素所致的内因性、匀称型胎儿生长受限(FGR)病例,无肝素使用禁忌证。FGR 诊断标准:①核对孕周。根据末次月经、早孕反应开始出现时间、胎动开始时间、初孕检查情况确定胎龄。②临床指标。宫高、腹围值连续 3 周均在第 10 百分位数以下或胎儿发育指数＜－3。③B 型超声测量。测头围与腹围(HC/AC),HC/AC 比值小于正常同孕周平均值的第 10 百分位;胎儿的双顶径(BPD),每周增长＜2.0mm,或每 3 周增长＜4.0mm 或每 4 周增长＜6.0mm;于妊娠晚期 BPD 每周长＜1.7mm。应用此法治疗 FGR,可以改善胎盘供血,脐动脉 S/D 比值降低,新生儿出生体重增加,而对凝血功能影响不大,对母儿相对安全。

【不良反应及注意事项】　极少有右旋糖酐-40 变态反应,应用前需常规试敏,初次滴注时,应严密观察 5～10min,一旦发现症状立即停注。肝素影响凝血功能,应用时须监测血常规及凝血 5 项等凝血指标。拟决定分娩前 1d 应停用肝素治疗,如果肝素应用疗程中分娩发动,也不必惊慌,可立即停止使用肝素,如果发生出血可用等量鱼精蛋白中和,1mg鱼精蛋白中和1mg标准肝素,低分子肝素则用0.6ml鱼精蛋白中和约0.1ml低分子肝素。

## (二)L-精氨酸、能量合剂、氨基酸联合

【组方】　右旋糖酐-40　　500ml

复合氨基酸　　500ml

三磷腺苷　　　40mg

辅酶Ⅰ　　　　100U

维生素C　　　2g

L-精氨酸　　　20g

复方丹参　　　8ml

【用法】　左侧卧位,常压吸氧30min,每日3次;静脉滴注10%葡萄糖注射液500ml加入三磷腺苷40mg、辅酶Ⅰ100U及维生素C 2g,每日1次;静脉滴注复合氨基酸注射液500ml,每日1次;静脉滴注5%葡萄糖注射液500ml加复方丹参8ml,每日1次;静脉滴注右旋糖酐-40 500ml,每日1次,7d为1个疗程。在孕妇知情同意后,每天加用L-精氨酸20g放入注射液中静脉滴注。

【作用机制】　充足的胎盘血液供应是胎儿生长发育的基础,FGR的发生与母体胎盘血流灌注不足,难以维持胎儿生长发育有关。由于胎儿胎盘血循环缺乏神经支配,因此主要靠局部血管活性物质调节。NO作为一种强有力的血管舒张因子和抗血小板凝集因子,对调节胎盘血液循环起重要作用。提高母血NO水平,改善母体胎盘血循环可能是治疗FGR的有效方法。L-精氨酸作为生成NO的底物,由于其来源丰富,价廉易得,毒性作用小,自然成为FGR治疗药物的理想候选者之一。L-精氨酸能通过促进NO释放有效地降低子宫胎盘血循环阻力,同时通过增加生长激素水平促进胎儿生长,L-精氨酸还能通过增加内源性NO的合成和释放,使组织保持血管内皮依赖性舒张活性,降低FGR患者胎盘循环的外周阻力,降低血液黏度,疏通胎盘-胎儿循环,从而促进胎儿生长发育。在右旋糖酐-40扩容的基础上给予足够的葡萄糖、能量合剂、氨基酸,改变胎儿床的微循环,进一步改变了宫内环境,使胎儿得到各种营养物质,有利于胎儿生长。

【适应证与疗效】　适用于临床和B超诊断为不匀称型胎儿生长受限的单胎妊娠,排除TORCH综合征、病理妊娠、妊娠合并症等,B超排除胎儿畸形。可通过补液,改善微循环等,增加胎盘血流供应,进而达到治疗胎儿生长

受限的目的,应用此种治疗方法,可显著增加胎儿体重,延长孕周,提高出生婴儿的成活概率,改善生活质量。

【禁忌证】　心肺功能不佳,脑水肿,心脏病,肝肾功能有障碍的合并血液系统疾病患者禁用。

【不良反应及注意事项】　在输注右旋糖酐-40 前应做皮试,个别人有变态反应。输液速度宜慢。

## (三)氨基酸、能量合剂静脉滴注和小儿氨基酸羊膜腔灌注联合

【组方】

| 氨基酸 | 500ml |
| 三磷腺苷 | 40mg |
| 辅酶 I | 100U |
| 维生素 C | 2g |
| 小儿氨基酸 | 100ml |

【用法】　卧床休息,吸氧,左侧卧位。静脉滴注氨基酸及 10％葡萄糖溶液 500ml 加"能量合剂",每日 1 次,连用 10d(糖尿病者改用生理盐水)。静脉滴注当天,在 B 超监测下行羊膜腔穿刺术,羊膜腔内输注小儿氨基酸100ml,如合并羊水过少,同时输注温热的生理盐水,须根据宫内压及孕周决定输入总量,宫内压力调控为 1.4～1.9kPa,输入总量为 300～500ml,术前术后口服硫酸沙丁胺醇(舒喘灵)预防早产。间隔 5～7d 可重复治疗1 次。

【作用机制】　氨基酸是胎儿蛋白质合成的主要来源,是胎儿生长发育的物质基础,由于经母体静脉输入的氨基酸,其必须以主动运输方式通过胎盘屏障才能对胎儿发挥效果,这样势必影响疗效,而通过羊膜胎内直接给药避开胎盘屏障,增加了胎儿营养物质的摄取量,由于孕中、晚期胎儿消化道已具吸收能力,通过胎儿吞咽,使氨基酸经消化道进入胎儿血循环,同时选用更符合胎儿生长发育需要的小儿氨基酸,它含有 19 种氨基酸,增加了牛磺酸,提高了必需氨基酸的含量,更有利于胎儿生长。静脉滴注氨基酸及能量合剂能补充胎儿生长必需物质,促进胎儿生长发育。

【适应证与疗效】　适用于妊娠不足月的胎儿生长受限,其诊断标准为:①动态观察宫高、腹围增长速度,宫高腹围增长速度连续 3 次均在标准曲线的第 10 百分位下。②B 超测胎儿双顶径、股骨长、腹围、头围等估测胎儿体重在同孕周第 10 百分位下或低于 2 个标准差者,连续 2 次以上。③孕晚期孕妇每周体重增加 0.5kg,若体重增长停滞或增长缓慢时可能为 FGR。④测

量胎儿双顶径、每周连续测量胎儿双顶径观察其动态变化,发现每周增长<
2.0mm或每2周增长<4.0mm,每4周<6.0mm;妊娠晚期双顶径每周增
长<1.7mm,均应考虑有FGR可能。其中第2点必备,其余3点,有一条即
可诊断。应用此法治疗胎儿生长受限,可显著提高胎儿出生体重及新生儿出
生后阿氏评分,降低新生儿吸入性肺炎、新生儿高胆红素血症的发生率。

【不良反应及注意事项】 本法为有创性治疗,故而治疗中严格无菌操
作,避免感染,穿刺手法轻柔,避免对胎儿造成损伤,放液及输液过程缓慢,避
免发生胎盘早剥、羊水栓塞等并发症。

### (四)复方氨基酸、硫酸镁联合

【组方】 复方氨基酸 500ml

　　　　 25%硫酸镁 30ml

【用法】 吸氧,左侧卧位,适量补充叶酸、钙、锌、铁剂,每日静脉滴注复
方氨基酸液500ml,5%葡萄糖注射液500ml+25%硫酸镁注射液30ml静脉
滴注,滴速为1.5g/h,连用7d,治疗期间观察呼吸、尿量及膝反射。

【作用机制】 外因性不匀称型FGR属于继发性生长发育不良,胚胎早
期发育正常,至孕晚期才受有害因素的影响使子宫胎盘血流障碍,胎儿生长
发育所必需的营养物质、氧及维生素等供应不足,故临床表现为新生儿发育
不匀称,头围与身长和孕周符合,而腹围缩小,体重偏低,HC/AC比值降低,
此类FGR治疗的重点是通过早诊断、早治疗来减少后遗症的发生,目前临床
采用静脉滴注葡萄糖、能量合剂、氨基酸等营养物质来治疗FGR的措施对细
胞分化、生长、繁殖起着重要的作用,有一定疗效;但因外因性不匀称型FGR
时胎盘灌注不良,经静脉给予的营养物质不能全部通过胎盘屏障营养胎儿而
影响疗效。硫酸镁中的镁离子作为细胞内的主要阳离子之一,在体内具有重
要的生物效应,可使平滑肌细胞内钙离子水平下降,从而降低子宫张力,扩张
子宫动脉及脐血管,改善胎盘血流灌注;镁离子还可提高孕妇和胎儿血红蛋
白的亲和力,改善氧代谢;此外,镁离子可刺激血管内皮细胞合成前列环素,
抑制内皮素合成,降低机体对血管紧张素Ⅱ的敏感性,降低胎盘循环阻力,增
加子宫胎盘血流量,改善胎儿-胎盘功能。有研究表明,FGR孕妇静脉血与胎
儿脐血中镁离子含量较正常孕妇明显降低,提示镁缺乏是FGR发生的原因
之一。硫酸镁治疗外因性不匀称型FGR可使胎盘血管阻力下降,舒张期血
流增加,改善胎儿-胎盘功能,改善氧代谢,增加营养物质的供给,进而增加胎
儿的体重。

【适应证与疗效】　适用于单胎妊娠,月经周期正常范围,排除孕期感染及胎儿畸形。外因性不匀称型 FGR 的诊断标准同前。在补充氨基酸等营养的基础上,增加硫酸镁可显著改善胎盘血液循环,增加胎儿营养供应,进而达到治疗的目的。

【不良反应及注意事项】　一般无不良反应发生。但应用硫酸镁时注意中毒反应,观察呼吸、尿量及膝反射等,备葡萄糖酸钙。

# 第五节　乙型肝炎宫内感染

## 乙型肝炎免疫球蛋白和乙型肝炎疫苗联合

【组方】　乙型肝炎免疫球蛋白　　200U

　　　　　乙型肝炎疫苗　　　　　　30μg

【用法】　妊娠 20 周开始,每月 1 次在上臂三角肌部位注射 200U 乙型肝炎免疫球蛋白和 30μg 乙型肝炎疫苗。

【作用机制】　孕妇血清中的病毒含量与母婴传播感染呈正相关,孕前降低孕妇血清中的病毒含量,能有效地降低宫内感染率,而宫内感染发生主要在孕晚期,特别是在妊娠 20 周时,此时胎儿各主要器官已发育成形,并且胎盘具有主动转运 IgG 型免疫球蛋白的能力,给予孕妇肌注乙型肝炎免疫球蛋白和乙型肝炎疫苗后,不但可以降低孕妇血清中的病毒含量,而且 HBsAb 可经胎盘传给胎儿使其在宫内获得被动和主动免疫的保护,可以预防宫内感染的发生。因此可选择在妊娠 20 周时,加强免疫治疗比较合适,孕晚期应用免疫球蛋白和乙型肝炎疫苗联合治疗后,可降低孕妇血清中的病毒量。机制可能是乙型肝炎免疫球蛋白能使感染细胞释放出来的 HBV 发生中和反应,不但减少乙型肝炎病毒再感染宿主细胞的概率,也可减少 HBV 在体内的复制。乙型肝炎疫苗具有抗原性,可刺激机体免疫系统,改善机体的免疫状态,通过免疫调节而抗 HBV 复制,使血清病毒含量减低。

【适应证与疗效】　适用于妊娠 18 周产前检查中检出的 HBsAg 和(或)HBeAg 阳性的孕妇。孕妇应用此法治疗后,产前 HBsAg 和 HBeAg 的阳性率明显降低,与产前孕妇相对应的产后新生儿外周血中 HBsAg 阳性率明显降低。

【不良反应】　一般无明显不良反应发生。

## 第六节　妊娠高血压相关疾病

### （一）山莨菪碱、硫酸镁联合

【组方】　　25％硫酸镁　　　　30ml

山莨菪碱（654-2）　10mg

【用法】　子痫前期中度：25％硫酸镁 30ml 加 10％葡萄糖注射液 500ml，滴速为每分钟 33～35 滴，维持 5～6h，24h 总量 7.5g。山莨菪碱注射液 10mg，每日 2 次肌内注射，24h 总量 20mg。子痫前期重度：25％硫酸镁 10ml，每日 1 次肌内注射，25％硫酸镁 30ml 加 10％葡萄糖注射液 500ml，滴速为每分钟 33～35 滴，维持 5～6h，24h 总量 10g。山莨菪碱注射液每次 10mg，每日 2 次。用药的同时严密监测血压、心率、呼吸、尿量、尿蛋白变化。

【作用机制】　妊娠期高血压疾病的基本病理变化为全身小动脉痉挛，因此，解除血管痉挛是非常重要的治疗措施。硫酸镁作用机制：①镁离子能抑制运动神经末梢对乙酰胆碱的释放，阻断神经和肌肉间的传导，从而使骨骼肌松弛，能有效地预防和控制子痫发作。②镁离子可使血管内皮合成前列腺素增多，血管扩张，痉挛解除，血压下降。③镁依赖的三磷腺苷恢复功能，有利于钠泵的运转，达到消除脑水肿，降低中枢神经细胞兴奋性，制止抽搐的目的。山莨菪碱是莨菪类药物，有抗 M-胆碱能作用，能有效解除小动脉痉挛，具有解痉、降低血黏度，改善微循环作用，使心脑缺血症状明显改善或消失，舒张血管作用广泛且缓和。

【适应证与疗效】　适用于子痫前期中度、重度，诊断标准参考乐杰主编的第 6 版《妇产科学》。采用山莨菪碱与硫酸镁联合用药治疗子痫前期中度、重度，降压作用快，效果好，弥补了单用硫酸镁降压作用差的缺点，可以较长时间应用，同时，减少了硫酸镁的用量，防止大量应用造成硫酸镁的中毒，临床使用较为安全。在分娩时或剖宫产过程中联合用药，可使血压控制在较为理想的水平，提高了终止妊娠的安全性。

【不良反应及注意事项】　硫酸镁在临床应用上易出现镁离子蓄积中毒，使呼吸和心肌收缩功能受到抑制，严重者心搏可突然停止。所以滴注过程中，密切注意镁中毒症状，监护孕妇呼吸、膝反射及尿量。如出现呕吐、潮热等不良反应，适当调节滴速。一旦出现中毒反应，立即静脉注射 10％葡萄糖酸钙 10ml，有条件时监测血镁浓度。山莨菪碱用药后偶感头痛、头晕、口干、视物模糊，个别病人心搏加快。

## （二）佩尔地平、地西泮、25％硫酸镁、低分子肝素及川芎嗪联合

【组方】　佩尔地平（尼卡地平）　10ml

地西泮　　　　　　　10mg

25％硫酸镁　　　　　80ml

低分子肝素　　　　　5000U

川芎嗪　　　　　　　80mg

【用法】　入院后给予监测血压，每天休息不少于 10h，对于血压＞160/110mmHg 或舒张压＞110mmHg 或平均动脉压＞140mmHg 者，给予降压：佩尔地平 10ml 加入 10％葡萄糖注射液 50ml 泵入，2ml/h 开始，以后根据血压调整速度，将血压控制在 140/90mmHg 左右。镇静：地西泮注射液 2ml，每日 1 次睡前肌内注射。解痉：首次负荷剂量 25％硫酸镁 20ml 加入 10％葡萄糖注射液 20ml 中，5～10min 缓慢静脉注射。继之 25％硫酸镁 60ml 加入 5％葡萄糖注射液 500ml，静脉滴注，每小时 1～2g。低分子肝素 5000U 皮下注射，每日 1 次，7d 为 1 个疗程。川芎嗪注射液 80mg 加入 5％葡萄糖注射液 500ml 静脉滴注，2～3h 滴完，7d 为 1 个疗程。

【作用机制】　妊娠期高血压疾病是导致孕产妇和围生儿死亡的主要原因，由于病因不明，至今仍停留在对症治疗水平。正常妊娠中晚期，由于产后止血的需要，大多数凝血因子在肝脏合成增加，同时纤溶活性降低，处于生理性的高凝状态，子痫前期患者由于血管内皮细胞损伤，血小板活化，抗凝血酶Ⅲ消耗，使机体存在明显的血栓倾向，此种更高水平的高凝状态可导致子痫前期严重并发症的发生，特别是重度子痫患者可发生慢性 DIC，主要表现为血小板减少。另外，重度子痫前期患者全身小动脉痉挛明显，血管通透性增加，造成血液浓缩。因此理论上抗凝药物可用于重度子痫前期的治疗，但由于可引起血小板减少，临床应用受限制，而低分子肝素与普通肝素相比，较少引起血小板减少和功能障碍。另外，有研究发现妊娠期高血压患者血清钙下降是造成血压升高的原因之一，而肝素与钙结合有利于调整细胞内外钙平衡。川芎嗪是植物川芎的有效成分，属活血化瘀药物，它具有钙拮抗作用。川芎嗪有提高红细胞和血小板表面电荷，抑制血小板聚集及血栓形成，缩短血栓长度，改善血液流变学特征等抗血小板聚集作用，还能减少内源性花生四烯酸的释放，另外还有解除微血管痉挛的作用。低分子肝素是从肝素中分离出来的，分子质量较小，仅为普通肝素的 1/3，此肝素与血

浆蛋白结合较标准肝素少,故其量易控制,血浆半衰期长,较低的血小板结合亲和力,这些优点使其可每日 1 次应用,且不用实验室监测。低分子肝素作用机制:①通过抗血浆因子 Xa 活性,发挥抗血栓作用,低分子肝素催化血浆抗凝血酶Ⅲ而抗血浆因子Ⅱa,分子质量降低后抗血浆因子Ⅱa 活性减弱,但抗血浆因子 Xa 作用不受影响,致出血作用显著减低。②因分子质量小,不能被血栓形成中血小板第Ⅳ因子中和,使抗凝作用更佳。③促进内皮细胞释放纤溶酶原激活物和前列环素样物质,激活纤溶酶原为纤溶酶而增加纤溶,通过增强体内纤溶酶活性,降低血小板聚集作用。重度子痫前期患者由于小动脉痉挛,血管内皮细胞损伤,通透性增加,体液和蛋白质渗漏,血液浓缩,血液黏度增加,低分子肝素联合川芎嗪治疗重度子痫前期,可以改善全身脏器血液循环,增加胎盘血供,起到利尿降压作用。

【适应证与疗效】 适用于诊断为重度子痫前期的患者,诊断标准参照乐杰主编的第 6 版《妇产科学》。该方法在传统疗法基础上,加用低分子肝素和川芎嗪,可降低血液黏度,改善微循环,改善了子痫前期患者的血液高凝状态,使尿量增加,尿蛋白减少,血压下降,但产后出血量并未增加。

【不良反应及注意事项】 用药后 30min~1h 偶有头痛,为排除输液过多或硫酸镁对患者心脏造成的影响,对有上述症状的患者均行床边心电图检查。要密切监测血液凝集情况,避免出血。静脉应用降压药,应进行心电、血压监护,避免血压降得过快,应用硫酸镁时,注意中毒反应发生。

### (三)25% 硫酸镁、呋塞米、多巴胺、酚妥拉明联合

【组方】 硫酸镁总量　　15~20g/d

呋塞米　　　　60mg

多巴胺　　　　20mg

酚妥拉明　　　10mg

【用法】 治疗前常规检查尿常规、24h 尿蛋白定量、血细胞比容、肝功能、肾功能、电解质、心电图,每天测血压 4 次,均以平均值计算平均动脉压(MAP)。首次负荷剂量 25% 硫酸镁 20ml 加入 10% 葡萄糖注射液 20ml 中,5~10min 缓慢静脉注射,继之 25% 硫酸镁 60ml 加入 5% 葡萄糖注射液 500ml,静脉滴注,每小时 1~2g,硫酸镁总量 15~20g/d。呋塞米 60mg、多巴胺 20mg 联合酚妥拉明 10mg 合成新利尿合剂加入 10% 葡萄糖注射液 500ml 中静脉滴注,按每分钟 16 滴的速度开始,根据血压调整滴速,可增至每分钟 40 滴,用药时间 3~7d。

【作用机制】　补充足量硫酸镁有助于调节子痫前期时因缺血、缺氧造成的细胞内外离子代谢障碍,从而预防和控制神经性突发性抽搐。硫酸镁可作用于周围血管、神经肌肉的交接处,抑制运动神经末梢对乙酰胆碱的释放,阻断神经和肌肉间的传导,从而使骨骼肌松弛,不但对颅内血管和肾脏血管的解痉作用强,还可以改善子宫胎盘的血流量,但是,该药不能在极短的时间内较大幅度地扩容降压,尤其在子宫收缩较频密或第二产程血压不易控制时,必须尽快控制子痫,以避免脑血管意外和心力衰竭的发生。加大硫酸镁的剂量会影响宫缩,造成产程延长,宫缩乏力导致产后出血,特别是在合并心力衰竭、肺水肿少尿时,大量使用硫酸镁必须慎重,且已有学者认为硫酸镁不宜在子痫前期临产时应用。酚妥拉明是最常用的扩血管药,能减轻小动脉的痉挛,降低外周阻力,减轻心脏负荷,可使子宫与胎盘血流有显著改善,有利于胎儿供血、供氧。多巴胺是体内合成去甲肾上腺素的前体,能直接兴奋 $\beta_1$ 受体,它能增强心肌收缩力,增加心排血量,并使肾血流量增加,以防止酚妥拉明因降压迅速引起心排血量的降低及影响胎盘灌注量,同时呋塞米作为利尿药有协同降低血压的作用,对出现少尿、肺水肿、脑水肿的患者有迅速的利尿作用。

【适应证与疗效】　适用于治疗重度子痫前期,诊断标准参考乐杰主编的第 6 版《妇产科学》。采用硫酸镁联合新利尿合剂治疗重度子痫前期,既能避免在第 2 产程时及剖宫产术前单用硫酸镁影响宫缩,增加产后出血量,短时间内难以大幅度扩容降压的弊端,又能避免单用降压药,降压效果迅速,引起心排血量的降低,影响胎盘灌注量,直接威胁胎儿的生命安全。酚妥拉明、多巴胺、呋塞米三者联合治疗重度子痫前期,在迅速控制症状的同时,也提高了用药的安全性。

【不良反应及注意事项】　硫酸镁在临床应用上易出现镁离子蓄积中毒,使呼吸和心肌收缩功能受到抑制。所以滴注过程中,密切注意镁中毒症状,监护孕妇呼吸、膝反射及尿量。如出现呕吐、潮热等不良反应,适当调节滴速。该药滴注速度须较慢,需要 7～16h。一旦出现中毒反应,立即静脉注射 10％葡萄糖酸钙 10ml,有条件时监测血镁浓度。

### (四)硝酸甘油、硫酸镁联合

【组方】　硝酸甘油　　　　10mg

　　　　　25％硫酸镁　　　80ml

【用法】　硝酸甘油 10mg 加入 5％葡萄糖注射液 250ml,静脉滴注,开始用量每分钟 10 滴(或微量输液泵，25μg/min)，10min 后若血压不降，将硝酸甘油量增至每分钟 15 滴，以后每隔 10min 观察血压，若血压仍无有意义地下降[血压下降幅度≥20/10mmHg(2.67/1.33kPa)]，则在前次滴速的基础上按每分钟 5 滴递增，当血压降至预期值即血压下降至≤160 /95mmHg 或硝酸甘油用量达 100μg/min 后，将硝酸甘油调整至起始滴速维持，直至妊娠终止。为防止抽搐，同时建立另一通道，5% 葡萄糖注射液 100ml＋25% 硫酸镁 20ml，静脉滴注，1h 内滴完，而后 5% 葡萄糖注射液 1000ml＋25% 硫酸镁 60ml，静脉滴注，以 1.5g/h 维持。

【作用机制】　硝酸甘油主要舒张静脉容量血管，对动脉的舒张效应弱于静脉，而对粗大的动脉又强于小动脉和微动脉，对肺循环、冠状血管及处于收缩的内脏血管的舒张特别明显。其机制为硝酸甘油在体内生成血管内皮舒张因子一氧化氮自由基(NO)，NO 激活鸟核苷酸环化酶使 cGMP 量增加，cGMP 可能与其他舒血管内皮物质联合使血管的肌球蛋白链舒张。有研究显示，硝酸甘油能通过胎盘，但对胎儿无不良反应，亦不影响子宫血流量。联用硫酸镁，除 $Mg^{2+}$ 通过中枢神经系统阻断抽搐外，也有助于增加硝酸甘油的降压作用。其作用机制：$Mg^{2+}$ 作用于周围血管神经肌肉交接处，抑制运动神经纤维的冲动，减少乙酰胆碱的释放，减少血管对升压的反应，使血管扩张；$Mg^{2+}$ 可竞争结合 $Ca^{2+}$，使细胞内钙离子浓度下降，抑制平滑肌收缩；硫酸镁降低肾素活力及血管紧张素活性，刺激血管内皮释放前列环素($PGI_2$)，抑制血栓素 $A_2$($TXA_2$)，使血管扩张，此外，还可松弛子宫血管平滑肌，增加胎盘血流量，改善胎儿血液供应，并可抑制宫缩，有保胎作用。

【适应证与疗效】　适合于入院前 24h 内未用过降压药物、排除患青光眼和严重贫血及伴有中枢神经系统、心、肾等靶器官损害的妊娠高血压危象患者。妊娠高血压危象诊断标准：血压≥165/115mmHg(22.0/15.4kPa)，尿蛋白＋＋～＋＋＋＋和(或)水肿，有头痛、眼花、胸闷等自觉症状，不伴中枢神经系统、心、肾等靶器官损害，且除外妊娠合并慢性肾炎、原发性高血压。硝酸甘油起效快，降压平稳，无不良反应，对母婴安全，值得妊娠高血压危象患者应用。

【不良反应及注意事项】　硝酸甘油：偶有头晕，头胀痛，头部跳动感，面红，心悸，低血压。考虑到妊娠时，孕妇对血流急剧改变的防卫能力减低，为防止意外，仍应严格控制静脉滴速(最好用微量输液泵)，同时保持侧卧位(避免仰卧位时，下腔静脉被增大的子宫压迫于脊柱上而致心排血量突然减少)，严密观察患者症状及血压、心率(律)、胎儿心率的变化，并做好抢救准备。硫酸镁不良反应及注意事项参见本节组方(三)的相关内容。

### (五)硝酸甘油、毛花苷 C、呋塞米联合

【组方】

| | |
|---|---|
| 硝酸甘油 | 25mg |
| 毛花苷 C(西地兰) | 0.4mg |
| 呋塞米 | 20mg |

【用法】 5%葡萄糖注射液 40ml＋硝酸甘油 25mg 静脉微量泵入,开始以 $3\mu g/min$ 静脉滴注硝酸甘油,每 $5\sim10min$ 增加 $5\mu g$,直到有效浓度为 $20\sim60\mu g/min$,由于个体差异较大,以平均动脉血压下降 10% 为宜,每日滴注不超过 12h,疗程为 $1\sim3d$;用毛花苷 C 0.4mg＋10%葡萄糖注射液 20ml 静脉推注,必要时 4h 后重复使用毛花苷 C 0.2mg;呋塞米 $20\sim40mg$ 侧管静脉注射。

【作用机制】 子痫前期致心力衰竭是由于全身小动脉痉挛和冠状动脉痉挛引起心肌供血不足与间质水肿造成的。子痫前期时水钠潴留,血液浓缩及血黏稠度增高导致周围小血管阻力增加,再有妊娠期血容量的增加,心脏负荷明显加重。重度子痫前期与患者心肌供血不足、间质水肿和心肌收缩力降低有关。对于子痫前期合并心力衰竭,预防是关键,首先要对该病进行早期识别,重度子痫前期合并双胎、贫血、体重增加明显、低蛋白血症、肺部感染等均为妊娠合并心力衰竭的诱因,临床医师应警惕。妊娠合并心力衰竭的治疗关键是减轻心脏后负荷,以扩血管为主,辅以强心、利尿的治疗方案,病情缓解后及时终止妊娠。硝酸甘油作为一氧化氮的供体也是一种血管舒张因子,直接松弛血管平滑肌,扩张静脉,减少回心血量;扩张动脉,降低左心室后负荷,从而降低心肌耗氧量,改善心肌功能,纠正心力衰竭、肺水肿,并使脐血管处于舒张状态,改善胎儿胎盘循环。一氧化氮是胎盘血流、氧和营养物质交换的关键因子,对保证胎儿在子宫内的安全发育起重要作用。硝酸甘油的作用机制:是通过与血管平滑肌上的特异性硝酸酯受体的巯基(SH)结合,激活鸟苷酸环化酶,使三磷鸟苷(GTP)转化为环磷鸟苷(cGMP)增加,后者通过减少钙离子进入细胞内或通过加强肌质网对钙离子摄取,使细胞内钙离子减少,从而使血管扩张;还通过影响前列腺素系统,使前列腺素释放增加,前列腺素有强烈血管扩张作用,其扩张静脉系统的作用较为明显,通过减少回心血量,降低前负荷,减轻心脏负担,使舒张期心室充盈量减低,心肌耗氧量减少,从而改善心肌缺血。硝酸甘油还可同时作用于神经细胞突接合处,阻滞交感神经的去甲肾上腺素对血管紧张的扩张,外周阻力明显降低,血压下降,心排血量增加。呋塞米是作用于髓襻的利尿药,可减小心脏的前负荷。

【适应证与疗效】 适用于妊娠子痫前期合并心力衰竭的患者。妊娠高血压疾病为诊断标准参照乐杰主编的第 6 版《妇产科学》。心力衰竭的临床表现为劳力性呼吸困难、不能平卧或端坐呼吸、咳粉红色泡沫样痰,双肺底闻及干湿啰音,心率＞110 次/分,肝脾大及下肢水肿。应用硝酸甘油代替硫酸镁改善微循环,取得了良好治疗效果。

【禁忌证】 洋地黄过敏、肝肾功能不全者禁用。

【不良反应及注意事项】 硝酸甘油参见本节组方(四)的相关内容。毛花苷 C 为洋地黄制剂,应注意洋地黄中毒反应,仔细询问病史,注意有无洋地黄过敏史。

## (六)酚妥拉明、毛花苷 C、呋塞米联合

【组方】 酚妥拉明 25mg

呋塞米 20～40mg

毛花苷 C 0.2～0.4mg

【用法】 酚妥拉明 25mg 加入 5％葡萄糖注射液 250ml,静脉滴注,输液泵控制滴数,每 15min 测血压 1 次,使收缩压降至 130～140mmHg,舒张压降至 90～100mmHg,观察维持。同时使用呋塞米 20～40mg,静脉推注,减轻心脏前负荷。毛花苷 C 0.2～0.4mg 加入 10％葡萄糖 10ml,缓慢推注,加强心肌收缩力,每隔 4～12h 重复给药 0.2mg,24h≤1.2mg。必要的常规治疗措施与监护、检查同时进行。严格控制输液量在 1000ml 左右,一般心力衰竭控制,病情稳定者可继续妊娠,如果心力衰竭控制仍不理想且病情继续进展,可一边控制心力衰竭,一边手术终止妊娠。

【作用机制】 子痫前期时因全身小动脉痉挛,冠状动脉广泛痉挛,心肌供血不足,间质水肿严重时可发生出血及心肌变性,导致收缩力下降;血压升高,外周阻力和血液黏稠度增加,心肌不能克服增加的后负荷而发生急性心力衰竭。子痫前期血压高本身就是心力衰竭的基本诱因。前负荷增加是子痫前期并发心力衰竭最常见的因素,在扩张血管并降压的基础上,强心、利尿治疗能进一步减轻心脏前负荷,增强心肌收缩力,改善循环,其效果明显。酚妥拉明是目前被国内大多数学者(包括心内科专家)认可的首选血管活性药物,是一种非选择性 α 肾上腺素能受体阻滞药,有拟交感神经作用、拟副交感神经作用和组胺作用,小剂量可直接扩张血管,大剂量则以 α 肾上腺素能受体阻滞作用为主。本药是一种作用强大的血管扩张药,既扩张动脉,又扩张静脉,减轻心脏的前负荷和后负荷,使慢性充血性心力衰竭病人的心

排血量增加和左、右心室充盈压下降,从而改善左心室功能。呋塞米是作用于髓襻的利尿药,可降低心脏的前负荷。

【适应证与疗效】  适用于子痫前期并发心力衰竭的治疗。子痫前期的诊断标准依据乐杰主编的第 6 版《妇产科学》。心力衰竭的诊断标准为:①休息时出现胸闷、心悸、气急、呼吸困难、不能平卧或端坐呼吸、咳粉红色泡沫痰。②心率> 110 次/分,两肺闻及湿啰音、肝脾大、下肢水肿。③X 线胸片提示心脏扩大、肺淤血,超声提示心房、心室扩大。在使用血管扩张药的基础上强力利尿后,能有效地降压,纠正心力衰竭,及时终止妊娠,才能使病情得到根本的治疗。

【不良反应及注意事项】  在心力衰竭的治疗过程中,应特别注意控制输液量和速度,24h 输液量不超过 1000ml,每小时输液量不超过 40ml。若酚妥拉明正确掌握用法及用量,一般无副作用。但若应用剂量过大或血容量不足时,可产生以下不利影响:①心动过速;②血压过低;③消化道反应;④可有头晕、乏力、鼻塞、眼结膜及面部充血。应用本药时应注意以下几点:①严密观察临床表现,及时进行血流动力学监测,可预防并早期发现低血压、心动过速等副作用。②若无血流动力学监测及血容量未能判断者,应从小剂量开始,逐渐加量。毛花苷 C 不良反应及注意事项参见本节组方(五)的相关内容。

# 第七节  产后出血

## (一)缩宫素、欣母沛联合

【组方】  缩宫素                        10U

欣母沛(卡前列素氨丁三醇)  1ml

【用法】  缩宫素 10U 加入生理盐水 500ml 中静脉滴注,欣母沛注射方法:①宫体注射,剖宫术时直接宫体注射,或脐下 2～3 横指腹壁处常规消毒后针刺达宫体,回抽无回血直接注入子宫肌层。②宫颈注射,窥器暴露宫颈后,在宫颈 2 点和 11 点处回抽无血后各注入 1/2 剂量欣母沛。

【作用机制】  产后出血是产科危急并发症之一,是我国孕产妇死亡的首要原因,减少其发生率是提高围生期保健质量的重要环节。产后出血原因主要为子宫收缩乏力、胎盘因素、软产道损伤及凝血功能异常。子宫收缩的动因来源于内源性缩宫素和前列腺素的释放,在内源性前列腺素的作用下,血小板大量聚集形成血细胞凝集块,有效堵塞胎盘剥离面的血管而达到止血目的。近年来,前列腺素衍生物(如米索前列醇、卡孕栓等)用于临床对于防治产后出血收到了一定的效果,并表明该药不仅直接作用于子宫平滑肌的收缩蛋白、促进子宫创面血窦关闭,而且还可使子宫肌层缩宫素受体增加,加强缩宫素的作用。欣母沛注射液为15-甲基前列腺素 $F_{2\alpha}$ 的氨基三醇酯,每毫升含 $259\mu g$ 卡前列素和 $83\mu g$ 氨基三醇,是天然前列腺素 $F_{2\alpha}$($PGF_{2\alpha}$)的合成类似物。此药可作为 $Ca^{2+}$ 载体,刺激缝隙连接形成和抑制腺苷酸环化酶作用导致平滑肌收缩加强,使整个子宫平滑肌收缩强而协调,使子宫内压力增高,创面血窦迅速关闭,作用时间可持续 $2\sim3h$。15-羟基用甲基取代后可对抗15-羟脱氢酶对它的灭活作用,使半衰期延长,生物活性增强,强而持久地刺激子宫平滑肌的收缩,从而使用药剂量明显减少,胃肠道反应也显著减轻。临床上可用于终止妊娠和治疗子宫收缩乏力导致的顽固性子宫出血。妊娠高血压综合征患者使用后未见明显血压升高,因此,欣母沛用于妊娠高血压综合征产后出血是安全的,值得推广。

【适应证与疗效】 适用于常规处理无效的子宫收缩乏力性产后出血。胎儿娩出后 24h 内阴道出血量超过 500ml 者,称为产后出血。宫缩乏力可由于产妇精神过度紧张、分娩过程过多使用镇静药、麻醉药;异常头先露或其他阻塞性难产,致使产程过长,产妇衰竭;产妇子宫肌纤维发育不良;子宫过度膨胀,如双胎、巨大胎儿、羊水过多,使子宫肌纤维过度伸展;产妇贫血、妊娠高血压综合征或妊娠合并子宫肌瘤等,均可影响宫缩。欣母沛具有强而持久刺激子宫平滑肌收缩作用,但费用高昂,一般不常规应用于预防产后出血。

【禁忌证】 ①急性盆腔炎患者;②有活动性心、肺、肾、肝疾病的患者;③注意事项:有哮喘、血压异常、心血管病、肝肾病变、贫血、黄疸、糖尿病或癫痫病史患者慎用。应慎用于瘢痕子宫。

【不良反应及注意事项】 前列腺素针剂不良反应有胃肠道症状、面部潮红、寒战、头痛、血压升高和支气管痉挛,其严重程度及发生率与给药途径及剂量有关,局部子宫体内注射前列腺素针剂 $500\mu g$ 的不良反应一般比较轻微、短暂,患者能耐受,最大用药剂量为 2mg。欣母沛在子宫肌细胞炎症水肿或肌纤维结构异常时使用效果差,对胎盘胎膜残留、凝血功能异常、软产道裂伤所致的产后出血无效。因此,使用前一定要明确诊断以免延误抢救时机。

**(二)氨甲环酸、缩宫素联合**
【组方】 氨甲环酸 0.5g

缩宫素　　　10U

**【用法】** 氨甲环酸注射液 0.5g,用 5% 葡萄糖注射液 10ml 稀释后缓慢静脉注射(3min)。缩宫素 10U,用 10% 葡萄糖注射液 20ml 稀释后缓慢静脉注射,或加入 5% 葡萄糖注射液 500ml 静脉滴注。

**【作用机制】** 氨甲环酸是赖氨酸合成的衍生物,它通过可逆性阻断纤溶酶原分子上的赖氨酸结合点而发挥抗纤维蛋白溶解作用,可用于治疗多种出血性疾病。从正常的妊娠初期到末期孕妇的纤溶系统呈抑制倾向,进入分娩,胎盘剥离,纤溶酶原激活抑制物的减少而变为亢进状态。因此,在由于纤维蛋白溶酶所致血液不完全凝固的患者,使用氨甲环酸可以防止纤维蛋白被大量分解,从而抑制 D-二聚体浓度的上升,起到抗纤溶的效果,对于减少产后出血起到良好的作用。氨甲环酸是一类高效抗纤溶药物,但其半衰期很短,仅为 1.9h,作用短暂,用药量较少又无持续作用,临床使用较为安全。缩宫素可选择性兴奋子宫平滑肌,收缩子宫,减少出血。

**【适应证与疗效】** 用于常规预防产后出血。一般可减少产后出血量和产后出血的发生。

**【禁忌证】** 有血栓形成倾向病人禁用。

**【不良反应及注意事项】** 氨甲环酸的不良反应有头痛、头晕、嗜睡、恶心、呕吐、腹泻等。心、肝、肾功能损害者减量或慎用。

### (三)苯甲酸雌二醇、缩宫素联合

**【组方】** 苯甲酸雌二醇　　　4mg

缩宫素　　　40U

**【用法】** 常规按摩子宫,胎盘娩出前应用缩宫素 20U 肌内注射,同时静脉滴注缩宫素 20U+5% 葡萄糖注射液 500ml,重复使用缩宫素无效,出血超过 500ml 即单次肌内注射苯甲酸雌二醇 4mg。

**【作用机制】** 正常情况下,胎盘娩出后,子宫肌层立即收缩,压迫宫壁血管和开放的血窦,使血流停滞、血栓形成、血流量迅速减少。可见,有效的子宫收缩在止血作用中最为重要,任何影响子宫肌纤维收缩的因素都可引起子宫收缩乏力性产后出血。缩宫素能刺激子宫上段有节律地收缩,减少子宫的血流量。但是,缩宫素的缺点是当受体位点饱和后,增加药物剂量不会起作用,并且大剂量的缩宫素可导致水中毒。内源性激素在调节子宫肌纤维的收缩反应中发挥重要作用,雌激素作用于子宫平滑肌组织,可增加其细胞内收缩蛋白含量,促进子宫平滑肌细胞收缩,提高肌纤维的运动潜能,并兴奋子宫肌层,使"雌激素调控"下的子宫对缩宫素敏感性增加。产后出血早期应用雌激素辅助治疗,效果更明显,尤其适用于存在双胎妊娠、巨大胎儿、羊水过多等影响子宫收缩高危因素的病例。此外,在无苯甲酸雌二醇的情况下,单次肌内注射己烯雌酚 6mg 也可收到近似的治疗效果。雌激素辅助缩宫素治疗宫缩乏力性产后出血,对促进子宫收缩有协同作用,可有效提高治疗效果、改善预后,不失为一条简便易行的治疗途径,特别是对于条件有限的基层医院,具有一定的临床应用价值。

【适应证与疗效】 适用于预防和治疗产后出血,雌激素与缩宫素配合使用,可减少产后出血量,缩短宫缩恢复时间,能有效改善产后出血病人的预后,收到较为理想的疗效。

【不良反应及注意事项】 大剂量雌激素能干扰泌乳素对乳腺的刺激作用,使乳汁分泌减少。本法系常规剂量单次用药,在治疗中尚未发现因泌乳减少影响哺乳的病例。雌激素通过乳汁进入新生儿体内产生的不利反应尚未确定,本法雌激素用量少,乳汁含量甚微,且可通过调整哺乳间歇而尽可能减少新生儿摄入量。

### (四)大剂量苯甲酸雌二醇、缩宫素联合

【组方】　　缩宫素　　　　　　20U

　　　　　　苯甲酸雌二醇　　　12mg/d

【用法】　在使用抗生素同时给予缩宫素 10U,每日 2 次肌内注射,苯甲酸雌二醇 12mg/d 肌内注射,血止后每 3 日递减 1/3 量,维持量为 2mg/d(口服时可改用己烯雌酚),维持 20d 停药。

【作用机制】　剖宫产术后晚期大出血多因切口部位感染、组织坏死愈合不良、血管破裂所致。子宫切口愈合不良往往与下列因素有关:选择切口位置过低,或因切口撕裂、创口出血严重而过多过密地缝扎止血等,局部组织缺血坏死继发感染而影响子宫切口的正常愈合。剖宫产术后晚期大出血多表现为突然阴道出血,可反复出现,妇检子宫复旧正常。诊断主要依靠临床表现及 B 超。苯甲酸雌二醇为苯甲酸与雌二醇 C3 的羟基结合后的脂化物,其效能稍强于己烯雌酚,不仅可肌内注射,胃肠反应较轻,而且吸收起效迅速。分娩后产妇体内雌激素水平急剧下降,至产后 1 周已降至未孕前水平,哺乳者体内呈低雌激素和高泌乳素状态,此时应用外源性雌激素可促进子宫内膜增生修复,增加子宫平滑肌对缩宫素的敏感性,有利于子宫收缩,加之雌激素还可使凝血因子形成增快,从而达到止血作用。由于子宫切口愈合不良所致

的晚期出血多,反复发作来势凶猛,因此开始即应给予大剂量雌激素以期迅速起效,开始剂量一般不低于 12mg/d,若仍无效,可适当增加剂量。

【适应证与疗效】　大剂量苯甲酸雌二醇和缩宫素治疗剖宫产晚期产后出血的对象主要是子宫切口愈合不良患者,诊断必须符合下列条件:①剖宫产 24h 后至产后 6 周突然发生阴道出血,量多,色鲜红,可反复发作;②妇检子宫复旧良好;③B超检查子宫切口为愈合不良表现,无明显裂隙;④排除子宫腔积血或胎盘残留,血 hCG 正常;⑤经抗生素、缩宫素等治疗无效,或治疗过程中再次发生大出血,或出血迁延不愈达 2 周以上。治疗指征:符合上述子宫切口愈合不良的诊断,且病情允许,产妇有非手术治疗愿望,无明显肝肾功能异常,并有充分的监护及进一步治疗的准备。治疗效果:应用苯甲酸雌二醇 12mg/d,敏感者使用当天阴道出血量明显减少,1~4d 阴道出血止。

【不良反应及注意事项】　大剂量雌激素的应用可产生回奶作用,然而治疗应以抢救患者为目的,况且剖宫产晚期产后出血患者多病程长、病情重、健康状况差,本身不宜哺乳。用雌激素治疗剖宫产晚期大出血一定要严格掌握指征,关键要以产妇的生命安全为前提,配合有效的支持、抗感染、对症等治疗及严密的观察。若应用大剂量雌激素治疗 3d 仍无满意效果者,应综合分析采取更有效的治疗方法,避免延误病情。对子宫切口有明显裂开者,不宜用此方法治疗。

### (五)缩宫素、麦角新碱联合

【组方】　缩宫素　　　10U

　　　　　麦角新碱　　0.2mg

【用法】　一手经阴道后穹托起子宫体,另一手在腹壁按住子宫底部,使子宫体在腹部明显突出,在腹壁子宫突起处用碘酒、乙醇消毒后,注射 10U 缩宫素,注射到宫壁时推动针栓感到稍有阻力。经阴道暴露宫颈前唇并注射 0.2mg 麦角新碱。必要时可重复上述方法。

【作用机制】　宫壁直接注射缩宫素,直接作用于子宫平滑肌引起子宫收缩,宫腔内血窦迅速闭合达到止血目的。麦角新碱宫颈注射,迅速引起子宫平滑肌和宫颈收缩,大剂量时可使子宫强直性收缩,能使胎盘种植处子宫肌内血管受到压迫达到止血目的。

【适应证与疗效】　适用于子宫收缩乏力而引起的产后出血。缩宫素作用快,但持续时间短,麦角新碱作用时间慢,持续时间长,两药合用,取长补短,效果最佳。

【禁忌证】 用药时要注意对中、重度子痫前期患者禁用麦角新碱;胎儿及胎盘未娩出前禁用;冠心病患者禁用。

【不良反应及注意事项】 由于产后或流产后子宫出血的用药时间较短,药物的某些不良反应较少见。静脉给药时,可出现头痛、头晕、耳鸣、腹痛、恶心、呕吐、胸痛、心悸、呼吸困难、心率过缓;也有可能突然发生严重高血压,在用氯丙嗪后可以有所改善甚至消失。如使用不当,可能发生麦角中毒,表现为持久腹泻、手足和下肢皮肤苍白发冷、心跳弱、持续呕吐、惊厥。本品能经乳汁排出,又有可能抑制泌乳,在婴儿可出现麦角样毒性反应,虽临床上尚未发现危害,但哺乳期妇女应用时应权衡利弊。注射前先抽吸,确认无回血后方可注射。

### (六)凝血酶原复合物、纤维蛋白原联合

【组方】 　凝血酶原复合物　 1200效价

　　　　　纤维蛋白原　　　 1.0～2.0g

【用法】 凝血酶原复合物1200效价、纤维蛋白原1.0～2.0g静脉滴注,根据贫血程度输红细胞,首剂用药后4h重复上述剂量治疗,再次输红细胞,动态监测凝血指标逐渐恢复正常。

【作用机制】 妊娠期血液处于高凝状态,凝血因子Ⅱ、Ⅴ、Ⅶ、Ⅷ、Ⅸ、Ⅹ增加,仅凝血因子Ⅺ、Ⅻ降低,血小板数无明显改变。孕晚期凝血酶原时间及部分孕妇凝血活酶时间轻度缩短,凝血时间无明显改变。血浆纤维蛋白原含量比非孕妇女增加40%～50%,于妊娠末期可达4～5g(非孕妇女约3g)。分娩后由于大量的纤维蛋白及血小板覆盖胎盘剥离面能够迅速止血,从而使纤维蛋白原及血小板短时间内大量减少,3～5d后可恢复正常。产科弥散性血管内凝血(DIC)发生率为0.03%～0.15%,发病时多危重,应早期诊断,查明病因并去除。除输血、输液、纠正酸中毒外,出血不凝情况下应用纤维蛋白原、凝血因子,5～10min即可见到凝血块。凝血酶原复合物和纤维蛋白原是从健康人血浆中提制的。凝血酶原复合物每血浆当量单位相当于1ml新鲜人血浆中的Ⅱ、Ⅶ、Ⅸ、Ⅹ凝血因子含量,另有等当量的肝素可降低血栓形成危险,但仍应注意发生血栓可能。纤维蛋白原的作用机制是在凝血过程中,纤维蛋白原经凝血酶酶解变成纤维蛋白,在纤维蛋白稳定因子(FXⅢ)作用下,形成坚实纤维蛋白,发挥有效的止血作用。肝素为硫酸黏多糖,具有强大的抗凝作用,主要对抗凝血酶,防止微血栓形成,血液高凝状态可使用。在产科大出血、出血不凝时肝素使用应慎重。

【适应证与疗效】　用于产科弥散性血管内凝血的防治,合理应用上述药物可以使得患者有机会施行子宫次全切除术,阻断出血源,保障手术的可行性及安全性,使患者转危为安。

【禁忌证】　对本品过敏者禁用。

【不良反应及注意事项】　快速滴注人凝血酶原复合物时,有些患者会出现一过性的发热、寒战、头痛、潮红或刺痛感。仅少数过敏体质患者会出现变态反应,严重反应者应采取应急处理,用凝血药物前后须跟踪监测实验室检查数据。使用此类药物前必须有实验室检测凝血功能异常的指标,同时用药后必须定时检测,据此可指导进一步用药,切不可用药过度以免发生血栓,造成不良后果。

### (七)葡萄糖酸钙、缩宫素、地塞米松联合

【组方】　　缩宫素　　　　　　20U

10％葡萄糖酸钙　20ml

地塞米松　　　　　10ml

【用法】　出现宫缩乏力性产后出血后即给予缩宫素 20U 加入 5％葡萄糖注射液 500ml 静脉滴注,同时给予 10％葡萄糖酸钙注射液 20ml＋10％ 葡萄糖注射液 40ml 静脉注射。地塞米松 10ml 静脉推注。

【作用机制】　宫缩乏力是产后出血的主要原因,因此恢复和加强子宫收缩是治疗产后出血的关键,子宫的收缩不仅受缩宫素、子宫平滑肌收缩力的影响还受激素、神经递质的影响,钙离子可维持神经肌肉组织的正常兴奋性,是子宫平滑肌收缩的必需离子,肌膜电位改变时动作电位通过横管膜传至内部,横管膜除极使钙离子内移,激活三磷腺苷酶裂解 ATP,释放大量的能量供肌肉使用。同时还使肌质网释放其所储存的钙离子,肌质内的钙离子增加,并与位于细微丝上的原肌凝蛋白结合,导致分子结构改变,使原本被原肌凝蛋白掩盖的肌纤蛋白的作用位点暴露出来,细微丝上的肌纤蛋白和粗微丝上的肌凝蛋白结合肌纤凝蛋白,这样细微丝向粗微丝滑则肌肉收缩。可见钙离子对维持神经肌肉的兴奋性具有举足轻重的作用。另外钙离子是凝血因子Ⅳ,在多个凝血环节上起促凝血作用。地塞米松促进子宫收缩的机制可能为:增强了血管收缩药(缩宫素)对血管平滑肌的收缩作用,保持血管的张力,增强钙离子的活性,促进钙离子向肌细胞内流动,内质网和肌质网中的细胞内钙释放,使血管平滑肌细胞收缩,血流停止。NO 抑制子宫收缩的作用呈剂量依赖的方式,而糖皮质激素抑制 NOS 的诱导,从而使 NO 合成减

少,抑制子宫收缩的作用被解除,使子宫收缩。缩宫素有促进子宫收缩的作用,在子宫收缩中缩宫素和缩宫素受体的相互关系决定子宫活动的总体平衡。缩宫素受体数目若较少,就需要较多的缩宫素以产生宫缩,地塞米松通过促进血管平滑肌的收缩及解除子宫平滑肌的抑制状态达到辅助缩宫素减少产后出血的作用。尤其需要注意的是近年来随着羊水栓塞表现为产后出血报道的例数增多,地塞米松的应用就显得尤为重要。

【适应证与疗效】 适合于宫缩乏力性产后出血的治疗,葡萄糖酸钙与缩宫素合用可有效减少产后出血量。

【不良反应及注意事项】 静脉注射葡萄糖酸钙时可有全身发热。注意静脉注射过快可产生心律失常,甚至心搏骤停、呕吐、恶心。可致高钙血症。

# 第八节 促进产程进展

## (一)地西泮、缩宫素联合

【组方】 地西泮 10mg

缩宫素 2.5U

【用法】 在第1产程活跃期,宫口扩张均在3~6cm给予处理,阴道检查排除头盆不称,胎位异常、脐先露等。用药前嘱产妇排空膀胱,地西泮10mg静脉注射后,孕妇均很快进入睡眠状态,让其充分休息半小时后,开始给予5%葡萄糖注射液500ml中加入缩宫素2.5U静脉滴注,每分钟8~12滴开始滴注,如15min后宫缩无明显加强则增加原滴数的2/3至宫缩达每2~3分钟1次,每次持续30~40s。如无特殊情况,静脉滴注维持至分娩结束。

【作用机制】 对于潜伏期较长的孕妇,除了常伴有宫缩乏力等产科因素外,经过较长时间的待产,产妇常伴有疲倦、乏力、肠胀气、精神紧张,甚至出现排尿困难、宫颈水肿等。所以,对此类孕妇,如仍单纯应用缩宫素加强宫缩,更会加重体力的消耗及精神紧张,往往不能取得理想的效果,亦不能有效降低剖宫产率。地西泮具有镇静、催眠、抗抽搐及使骨骼肌与平滑肌松弛的作用,注射后很快出现中枢神经轻度抑制作用,从而减轻产妇由于强烈宫缩对大脑皮质的不良刺激,安静入睡。产妇由于情绪紧张、疲惫、恐惧等,增加了体内儿茶酚胺的分泌,而儿茶酚胺具有抑制宫缩的作用。地西泮则可减少产妇体内儿茶酚胺的分泌而有助于子宫收缩。地西泮还可以选择性地使子宫颈平滑肌松弛,软化宫颈,促进宫颈扩张,可解除宫颈口痉挛,并加快宫颈口扩张速度,从而缩短产程。缩宫素能直接兴奋子宫平滑肌,加强子宫收缩力,促进分娩。地西泮与缩宫素合用,可以明显地加快宫颈口扩张速度,从而有显著缩短产程的作用。用药后产妇的疲惫状态得以恢复,产力加强,而使剖宫产的比例减少。应用地西泮与缩宫素后,产后出血量明显减少,这是由于应用缩宫素后加强了子宫的收缩力,使之在胎盘娩出后,子宫能够较快地缩复,压迫子宫肌层内血管而止血。

【适应证与疗效】　用药指征:孕足月头位,意识清楚,潜伏期较长的孕妇或自然临产后内诊检查,宫口扩张>3cm,经观察 2h,发现宫缩持续时间短,间歇时间长,行人工破膜见羊水清,部分有宫颈水肿。应用此法,可以减轻宫颈水肿,在活跃期应用地西泮加缩宫素可明显促进产程的进展,提高阴道分娩率和降低剖宫产率。

【不良反应及注意事项】　一般无不良反应发生。应用缩宫素时,应密切观察胎心及宫缩强度,避免宫缩过强,以免发生胎儿生长受限、羊水栓塞等危及母体及胎儿的疾病,推注地西泮时速度应缓慢,在胎儿娩出前 4h 应用,避免对胎儿呼吸的抑制。

### (二)斯帕丰、阿托品联合

【组方】　斯帕丰　80mg

　　　　　阿托品　0.5mg

【用法】　用斯帕丰 80mg ＋ 5% 葡萄糖注射液 40ml 静脉注射,并用阿托品 0.5mg 注射于宫颈水肿处。用药前均行人工破膜和阴道检查,排除羊水异常及骨盆异常,孕妇宫缩强度、频率均适中。

【作用机制】　非产力产道因素导致的头位难产,临床表现大部分是宫口扩张缓慢,宫颈水肿,产程阻滞。发生原因主要是宫颈条件及胎头位置异常,两者互为因果。斯帕丰的有效成分为间苯三酚,静脉注射斯帕丰后,血药浓度半衰期约为 15min,给药后 4h 内血药浓度降低很快,之后缓慢降低。斯帕丰能直接作用于胃肠道和泌尿生殖道平滑肌,是亲肌性非阿托品非罂粟碱类纯平滑肌解痉药,与其他平滑肌解痉药相比,其特点是不具有抗胆碱作用,在解除平滑肌痉挛的同时,不会产生一系列抗胆碱样副作用,不会引起低血压、心率加快、心律失常等症状,对心血管功能没有影响。阿托品是 M 受体阻滞药,能竞争性地抑制乙酰胆碱对 M 受体的兴奋,解除平滑肌痉挛,临床上早已用于治疗宫颈水肿,但单纯使用阿托品效果不佳。将斯帕丰联合阿托品一起使用,加速了产程进展,临床效果显著,且不增加产后出血量,也未发现副作用及对母儿的不良影响。

【适应证与疗效】　适用于非产力产道因素导致的头位难产的足月孕妇，宫口开大 2～4cm 伴宫颈水肿，宫颈扩张缓慢，产程阻滞。使用斯帕丰联合阿托品可缓解宫颈痉挛水肿，加速宫颈扩张，缩短产程，减少剖宫产，增加阴道分娩率，但不增加母婴的风险。

【禁忌证】　对斯帕丰过敏者禁用。青光眼病人禁用阿托品。

【不良反应】　极少有斯帕丰变态反应，例如皮疹，荨麻疹。应用阿托品常有口干、眩晕，严重时瞳孔散大、皮肤潮红、心率加快、兴奋、烦躁、谵语、惊厥。

### (三)地西泮、山莨菪碱联合

【组方】　地西泮　　 10mg
　　　　　山莨菪碱　 10mg

【用法】　在第 1 产程宫口开大 3cm 时，地西泮、山莨菪碱各 10mg 静脉注射。一般情况下在 2～3min 注射完毕，卧床休息，加强巡视，严密观察产程，监测胎心，必要时 4～6h 可重复注射 1 次。

【作用机制】　地西泮能加速心理电反射(PGR)的顺应速率，使大脑边缘的杏仁核对刺激的电反应减弱，起到抗焦虑作用，地西泮经静脉注射后可迅速进入神经中枢，可解除初产妇的精神焦虑。地西泮又是镇痛药，可减轻孕妇临产时阵痛对大脑皮质的不良刺激，并有较强的肌肉松弛作用。更主要的是地西泮能提高 γ-氨基丁酸介质，而引起脊髓内突触前抑制，从而使子宫平滑肌松弛。山莨菪碱有外周抗 M 胆碱受体作用，可选择性地抑制子宫平滑肌细胞的兴奋性和收缩性，解除宫颈平滑肌痉挛，更重要的是能使宫颈肌肉处于持续舒张状态，以达到最大扩张限度。因此孕妇分娩发动后，子宫体和宫颈在许多激素、药物、协同作用下，可有节律性地收缩。一张一弛宫颈迅速扩张，起到加速第 1 产程的效果，并又减少了难产等现象的发生。

【适应证与疗效】　适用于骨盆测量正常，无胎儿生长受限，无羊水污染，妊娠足月临产，潜伏期宫口扩张速度每厘米>3h，或活跃期宫口扩张 1cm>1h 的产妇。在产程中使用地西泮、山莨菪碱既能加速产程，又能降低产程并发症，是预防产科出血的重要环节。使用地西泮、山莨菪碱后剖宫产率明显降低，产后阴道出血明显减少，也减轻了母婴的痛苦，尤其对初产妇，有心理恐惧、紧张、疲劳者尤为适用。

【不良反应及注意事项】　推注地西泮时速度应缓慢，在胎儿娩出前 4h

应用,避免对胎儿呼吸的抑制。山莨菪碱不良反应一般有口干、面红、轻度扩瞳、视近物模糊等,个别病人有心率加快及排尿困难等,多在 1～3h 消失。若口干明显时可口含维生素 C 等,症状即可缓解。

### (四)曲马朵与地西泮联合

【组方】　曲马朵　　100mg

地西泮　　10mg

【用法】　协助产妇排空膀胱,鼓励多进食,注意营养,不能进食者静脉滴注 10%葡萄糖注射液 500～1000ml 加维生素 C 2g。伴有酸中毒时补充 5%碳酸氢钠,低钾血症时给予氯化钾缓慢静脉滴注。给予曲马朵 100mg 肌内注射,3～5min 后给予地西泮 10mg 缓慢静脉推注。

【作用机制】　90%以上的产妇在分娩时有恐惧感,使中枢神经系统功能紊乱,导致交感神经兴奋性和机体对外界刺激敏感性增强,产妇痛阈及适应性降低。体内儿茶酚胺分泌增加,去甲肾上腺素分泌减少,导致宫缩乏力,产程进展延缓或停滞。分娩疼痛和精神因素是影响产程进展的两大因素,曲马朵是一种新型人工合成的非吗啡类镇痛药,它作用于中枢神经系统与疼痛相关的特异性受体,产生镇痛作用,其特点为无吗啡样呼吸抑制作用,对心血管系统及肝肾功能无影响,无成瘾性。由于曲马朵镇痛效果确切、安全,已在产科临床中用于镇痛,另外,它还可使宫缩更趋协调,利于宫口扩张和先露下降。地西泮有镇静、催眠及较强的肌肉松弛作用,其中镇静作用较为显著,静脉注射后迅速进入中枢神经系统,可很快转移到其他组织,地西泮不影响宫缩,可促进宫口扩张。产科合理地应用地西泮,不仅可以消除产妇的紧张焦虑,减轻疼痛,还可加速产程进展。

【适应证与疗效】　适合于头位,可经阴道分娩,21～31 岁,孕 35～42 周,无产科和内科合并症,临产后宫口开大 2～3cm,分娩疼痛明显的产妇。患者惧怕分娩疼痛、精神高度紧张、产程进展延缓或停滞、疲乏无力、肠胀气、排尿困难,严重者出现恶心、呕吐、酸中毒、低钾血症、不协调宫缩、胎头衔接异常等。产科检查宫口紧、韧,部分患者伴有不同程度的宫颈水肿等。曲马朵和地西泮配伍用药,减轻产妇疼痛,同时调整有效宫缩,促使产程进展。用药后多数产程能明显进展,产妇能休息、睡眠 1～2h,从宫口开大 2～3cm 可致近开全,少数产程无进展者宫口明显松软,水肿明显减轻或消失,经人工破膜或静脉滴注缩宫素后很快进入第 2 产程。经临床观察,曲马朵与地西泮配伍用药后不仅缩短了产程,减少了母婴并发症,还有效降低了难产率和剖宫产率,值得临床推广。

【禁忌证】 酒精、安眠药、镇痛药或其他精神药物中毒者禁用。

【不良反应及注意事项】 推注地西泮时速度应缓慢,在胎儿娩出前 4h 应用,避免对胎儿呼吸的抑制。应用曲马朵偶见出汗、恶心、呕吐、食欲缺乏、头晕、无力、嗜睡等,罕见皮疹、心悸、直立性低血压,在疲劳时更易产生。

### (五)利多卡因、缩宫素及地西泮联合

【组方】 2%利多卡因　　8ml

　　　　　缩宫素　　　　2.5U

　　　　　地西泮　　　　10mg

【用法】 排空膀胱,取膀胱截石位,在无菌操作下暴露宫颈,消毒后将 2%利多卡因 8ml 分别注射至宫颈 3 点、6 点、9 点、12 点处,进针深度至宫颈内口水平,宫颈注射利多卡因后,用纱布按摩或用手法扩张使药物弥散均匀。宫颈注射后给 0.5%缩宫素静脉滴注,一般从小剂量开始,以维持 10min 有 2～3 次宫缩,每次宫缩持续 30～40s,静脉滴注缩宫素时,必须有专人严密监护。在宫口开大 3cm 时行人工破膜,在此同时,有精神紧张及精力疲倦者加用地西泮 10mg 静推(2～3min 静脉推注完)。

【作用机制】 利多卡因系氨酰胺类中效麻醉药,局部作用和穿透性好于普鲁卡因,在组织中弥散快且广,安全范围较大。可用于对普鲁卡因过敏者,局部注射后其麻醉作用能解除平滑肌痉挛,使宫颈环状肌松弛,改善局部血液循环,促进宫颈水肿消退。宫颈注射利多卡因后,用纱布按摩或用手法扩张可使药物弥散均匀,软化宫颈,用手指环形扩张或上推宫颈更利于开大宫口。缩宫素可拮抗孕激素,使胶原酶和弹性蛋白酶活性增强,使胶原纤维显著疏松与分离,宫颈平滑肌软化,缩宫素还能增强子宫收缩力,进而使先露压迫宫颈促进宫颈扩张,故利多卡因与缩宫素合用,可协同加快产程进展。地西泮静脉注射后可迅速进入神经中枢,对中枢的作用快而短暂,大多数产妇在用药 1min,可安静地入睡。且地西泮 10mg 静脉注射还有使子宫颈平滑肌松弛作用,不影响子宫收缩。对部分精神过度紧张、精力疲倦的产妇,经地西泮 10mg 影响后,可使产妇迅速消除疲劳,恢复精力与体力,对加速产程进展起到显著效果。

【适应证与疗效】 适用于单胎足月妊娠,头先露,无头盆不称;宫缩良好,潜伏期延长,伴宫颈水肿;宫缩乏力形成宫颈水肿或活跃期阻滞;无宫颈炎和阴道炎者。应用利多卡因、缩宫素、地西泮(适时适量)不增加产后出血

量,不影响新生儿评分,减少了因产程延长带来的并发症。

【不良反应及注意事项】 推注地西泮时速度应缓慢,在胎儿娩出前 4h 应用,避免对胎儿呼吸的抑制。有报道利多卡因局部麻醉可致呼吸暂停,其原因一是超浓度,二是超剂量,因此宫颈注射利多卡因的浓度以不超过 2％、用量以不超过 10ml 为宜,推注过程中应避免注入血管,须缓慢注入,推注时应询问产妇有无头晕、心慌、呼吸困难,并观察其呼吸、脉搏、心率等有无异常。应用缩宫素时,应密切观察胎心及宫缩强度,避免宫缩过强,以免发生胎儿生长受限、羊水栓塞等危及母体及胎儿的疾病。

## 第九节　妊娠期合并其他疾病

### (一)还原型谷胱甘肽、丹参联合

【组方】 还原型谷胱甘肽　1200mg

丹参　　　　　　　20ml

【用法】 将注射用还原型谷胱甘肽 1200mg 加入 5％葡萄糖注射液 250ml 中,丹参注射液 20ml 加入 5％葡萄糖注射液 250ml 中,静脉滴注,每日 1 次,4 周为 1 个疗程。

【作用机制】 肝脏代谢在妊娠期有别于非妊娠期,妊娠本身就会加重肝脏负担,合并病毒性肝炎时治疗就更加棘手,一旦受到肝炎病毒侵袭,其损害就较为严重。原因是妊娠期新陈代谢旺盛,胎儿的呼吸排泄等功能均需母体完成;肝脏是性激素代谢及灭活的主要场所,妊娠期胎盘分泌的雌、孕激素大大增加,加重了肝脏的负担;妊娠期新陈代谢明显增加,营养消耗增多,肝内糖原储备降低,不利于疾病的恢复。为保护胎儿,临床用药应慎之又慎,安全问题至关重要。还原型谷胱甘肽由谷氨酸、半胱氨酸和甘氨酸组成,是广泛存在于人体细胞内的生化物质,具有保护细胞膜、抗氧化、清除自由基、解毒等作用。还原型谷胱甘肽提供的巯基具有很强的亲和力,能与多种化学物质及其代谢产物结合而使细胞免受损害;可通过 γ- 谷氨酸循环维持细胞内蛋氨酸含量的稳定,保证转甲基与转丙基反应,维护肝脏蛋白质合成功能。在肝脏损害过程中,肝脏还原型谷胱甘肽含量下降,各种氧自由基增加。外源性和内源性毒性物质在体内产生有毒代谢物质,导致肝细胞膜脂质过氧化。在肝细胞坏死过程中,还原型谷胱甘肽可为谷胱甘肽过氧化酶提供还原剂,从而抑制或减少自由基产生,使肝细胞膜免受氧自由基的损害,提高肝细胞膜稳定性,保护肝细胞。还原型谷胱甘肽可改善肝脏的合成、解毒、脂肪代谢、胆红素代谢及灭活激素等功能,促进胆酸代谢,加快肝功能的恢复。丹参的主要成分为丹参素、丹参酮,是良好的自由基清除剂。丹参具有改善微循环的功效,从而为肝细胞线粒体能量代谢提供氧及营养物质,它能改善缺血条件下的肝细胞中线粒体质子转运、电子传递及增强 ATP 酶活性,对线粒体呼吸链具有良好的保护作用。丹参可抑制单核巨噬细胞产生炎性介质,从而抑制肝脏的炎症反应,减轻肝细胞变性坏死,促进肝细胞再生,清除自由基,改善肝微循环,增加并加强肝内血管床的数量和质量,改善淤血性缺血状态。丹参还能调节组织修复和促进肝细胞再生,并有调节免疫作用。

【适应证与疗效】 适用于妊娠合并病毒性肝炎患者,排除药物性肝炎、自身免疫性肝病。诊断标准参照 2000 年西安第 10 次全国传染病和肝病学术会议标准。治疗后临床症状如乏力、食欲缺乏、腹胀、便溏、肝区痛较治疗前明显改善,肝功能改善明显。还原型谷胱甘肽联合丹参注射液治疗妊娠妇女肝炎,临床疗效高,安全性好,耐受性好,值得临床推广。

【禁忌证】 对本品有变态反应者禁用。

【不良反应】 即使大剂量、长期使用亦很少有不良反应。罕见突发性皮疹。

### (二)小剂量肝素、乌司他丁联合

【组方】 小剂量肝素　12.5mg

乌司他丁　　20 万 U

【用法】 采用禁食,维持水、电解质及酸碱平衡,抗生素,质子泵抑制药或 $H_2$ 受体阻滞药等常规治疗外,给予小剂量肝素 12.5mg,皮下注射,每12 小时 1 次;乌司他丁(商品名:天普洛安)20 万 U 加入生理盐水或 5％葡萄糖注射液 250ml 中静脉滴注,每日 2 次,5～7d 为 1 个疗程。

【作用机制】 胰腺炎时,胰腺肿胀,胰腺间质水肿压迫血管、胰液外渗、自身消化造成局部血管损伤时,极易诱发胰腺滋养血管血栓形成,从而使胰腺发生缺血、坏死,加速胰腺炎的病变进展。此外,炎症细胞浸润,释放炎症介质,以及组织和血管内皮细胞损伤导致组织因子的释放,均能激发凝血系统活性,造成血液高凝状态,消耗凝血因子,从而诱发微循环障碍和弥散性血管内凝血。而小剂量肝素降低血液黏滞性,加快血液循环,纠正高凝状态,肝素尚有降低血脂的作用。肝素由体内嗜碱性肥大细胞所分泌,其化学成分是黏多糖的多硫酸酯,其中硫酸根约占分子量的 40％,因此携带强的负电荷,并通过静电结合力等多种生理作用加强和转移脂蛋白酯酶的活性,降低血浆三酰甘油。乌司他丁又称尿抑制素,是从人尿中提取的精制糖蛋白,有抑制胰蛋白酶、弹性蛋白酶、纤溶酶等蛋白水解酶及玻璃酸酶、淀粉酶、脂肪酶等糖类和脂类水解酶的作用。胰腺炎时,胰腺多种酶的活化导致胰腺组织的自身消化和破坏,乌司他丁不仅可抑制上述多种酶的活性,同时它具有稳定溶酶体膜,抑制溶酶体酶、炎症介质的释放,抑制超氧化物的生成和清除产生的超氧化物,清除氧自由基及改善免疫功能等作用。

【适应证与疗效】　适用于妊娠 28 周后合并急性胰腺炎的患者。临床表现有上腹痛、发热、恶心伴呕吐;实验室检查血、尿淀粉酶升高及外周血白细胞增高,合并高脂血症;B 超:符合胰腺炎改变。在常规治疗的基础上,加用小剂量肝素和乌司他丁,使急性胰腺炎的治愈率提高,缩短了病程,减轻了患者的痛苦。

【禁忌证】　对本品过敏者禁用。

【不良反应及注意事项】　肝素可引起皮肤、黏膜、内脏出血等并发症,应用时密切监测凝血功能。应用乌司他丁偶见白细胞减少或嗜酸性粒细胞增多;偶见恶心、呕吐、腹泻,偶有 AST、ALT 上升;偶见血管痛、发红、瘙痒感、皮疹等;偶见过敏,出现过敏症状应立即停药,并适当处理。有药物过敏史、对食品过敏者或过敏体质患者慎用,使用时须注意,本品溶解后应迅速使用。

## (三)黄芪、硝酸甘油等联合

【组方】　三磷腺苷　　40mg

　　　　　辅酶Ⅰ　　　200U

　　　　　维生素 C　　2.0g

　　　　　呋塞米　　　20mg

　　　　　毛花苷 C　　0.2mg

　　　　　黄芪　　　　30ml

　　　　　硝酸甘油　　5～10mg

【用法】　给予休息、限盐、吸氧等一般治疗,给予三磷腺苷 40mg、辅酶Ⅰ 200U、维生素 C 2.0g 加入 5％葡萄糖注射液 250ml,静脉滴注;呋塞米 20mg,每日 1 次,肌注;毛花苷 C 0.2mg 加入 10％葡萄糖注射液 20ml,缓慢静脉注射;黄芪 30ml 和硝酸甘油 5～10mg 加入 10％葡萄糖注射液 250ml,静脉滴注。每分钟 10 滴,2 周为 1 个疗程。

【作用机制】　妊娠期孕妇总循环血量逐渐增加,尤其在妊娠晚期,血流动力学的改变最大,每搏量加大,心率加快,心脏负担加重,同时由于子宫增大,膈肌上升,心脏向左上移位,右心室压力增加,大血管屈曲,这些改变也机械性增加了心脏负担,此期如再患上病毒性心肌炎,多会发生严重的心力衰竭和心律失常,因此积极有效地治疗病毒性心肌炎,可避免终止妊娠的发生。现代药理研究证明:黄芪含有丰富氨基酸、微量元素锌、铁等及黄芪内皂苷类和黄芪多糖等多种成分。黄芪具有增强心肌收缩力,减少或清除体内氧自由基、扩张冠脉、改善心肌血液循环,改善心肌能量代谢,减少心肌继发性损伤;可提高窦房结的自律性,防止异位节律,使心律恢复正常的作用。黄芪能调节免疫功能,对机体干扰素有激活作用,增强心肌细胞抗病毒能力,可抑制病毒的复制,保护心肌细胞超微结构,稳定膜结构,从而减少心肌继发性损伤,故黄芪注射液在病毒性心肌炎发病机制的各个环节上均有治疗作用。研究还发现黄芪有利尿、抑菌、增强心脏收缩、扩张血管、降低血压等作用,恢复毛细血管的舒张功能,解除血管的梗阻和淤血状态,降低肺动脉压,加快血流速度,减轻心脏负荷。黄芪能使人心肌细胞诱生干扰素,提高心肌细胞抗病毒能力,可减轻心肌细胞内钙超载,达到保护心肌细胞的作用,还能改善内皮细胞生长及正性肌力作用,可利于心力衰竭的纠正及预防心力衰竭的发生。黄芪能增强单核吞噬细胞系统功能,促进淋巴细胞转化,增强白细胞数量,促进抗体产生,具有抗病毒和调节免疫的功能。硝酸甘油则能直接扩张静脉与冠状动脉,减轻心脏前负荷与左心室充盈压,改善心肌血供,特别是能改善阶段运动异常区的供血。另外,硝酸甘油能改变心脏舒张功能及防止血小板聚集,尚可扩张小动脉,降低外周阻力,减轻心脏后负荷,降低心肌氧耗,在一定范围内增加心排血量。

【适应证与疗效】 适用于中、晚期妊娠合并急性病毒性心肌炎患者,急性病毒性心肌炎诊断标准参照第 6 版《实用内科学》,经治疗后心脏症状明显减轻,心力衰竭、心律失常纠正较快、心肌供血明显改善。药物对孕妇及胎儿均无明显不良反应,疗效显著,且药物药源充足,价格低廉,值得临床进一步推广观察使用。

【不良反应及注意事项】 黄芪的不良反应据报道有变态反应(皮肤及其附件损害、过敏性休克、药物热、速发性哮喘、喉头水肿、静脉炎)、肝及肾功能损害、剧烈头痛、腰背剧痛、皮肤绿染、胃肠道反应、溶血性贫血、黄疸、低毒性感染等,所以建议用前做试敏,静脉滴注时严密观察,积极处理。硝酸甘油,因其扩张血管的作用,可引起皮肤潮红、搏动性头痛,以及过量导致血压下降、反射性心率加快等不良反应。还有一些极少发生的不良反应也应引起注意,如严重过缓性心律失常、心室颤动、心肌梗死、昏迷、尿潴留、听力障碍、视物模糊、过敏、精神失常。所以使用硝酸甘油静脉滴注时应小剂量开始(5μg/min),若心率、血压稳定,改为常规滴速(10~15μg/min)。硝酸甘油可以松弛睫状肌使眼压升高,有青光眼者尽量不用。

### (四)黄芪、维生素 C、左卡尼汀联合

【组方】　黄芪　　　　20ml

　　　　　维生素 C　3.0g

　　　　　左卡尼汀　2.0g

【用法】　黄芪 20ml,维生素 C 3.0g 加入 5%葡萄糖注射液 250ml,每日 1 次,静脉滴注。左卡尼汀 2.0g 加入 5%葡萄糖注射液 250ml,每日 1 次,静脉滴注,21d 为 1 个疗程,心力衰竭给予常规抗心力衰竭治疗,严重心律失常给予抗心律失常药物。

【作用机制】　妊娠合并病毒性心肌炎对孕产妇有极大影响,可并发严重的心律失常、心力衰竭、心源性休克、猝死,亦可演变成为扩张性心肌病。对胎儿可致胎儿畸形,孕晚期感染可导致死胎。病毒性心肌炎至今无特效治疗,目前一般采用对症支持疗法,减轻心肌负担,注意休息和营养及中药治疗。左卡尼汀(L-CN)是一种广泛存在于机体组织内的特殊氨基酸,为水溶性季铵类化合物,分子式为($C_7H_{15}NO_3$),分子量 161.2,人体内 L-CN 约 75%来自食物,其余由人体生物合成,合成部位主要在肝脏和肾脏。L-CN 主要存在肌肉中,心肌、骨骼肌含量最高,大部分以游离状态存在,仅少数以酰基化学形式存在,L-CN 主要的药理作用是促进脂类代谢,使缺血、缺氧时堆积的脂酰辅酶 A 转运入线粒体内,进行 β-氧化,产生 ATP 供能,增强还原型烟酰胺腺嘌呤二核苷酸细胞色素 C 还原酶,细胞色素氧化酶的活性,加速 ATP 的产生,参与某些药物的解毒作用,同时左卡尼汀转移长链脂肪酸通过线粒体内膜进入线粒体基质,并促进其 β-氧化。L-CN 作为长链脂肪酸酰基的载体,促进失去酰基的膜磷脂重酰化,有利于生物膜的及时修复,起到次级抗氧化屏障的作用,同时具有稳定细胞膜的作用,目前已证实,在急性心肌梗死患者补充外源性左卡尼汀,可以缩小心肌梗死范围,改善患者预后和心功能。使用左卡尼汀治疗妊娠合并病毒性心肌炎的患者可明显缓解临床症状,改善孕妇心功能,因 L-CN 通过促进心肌细胞脂肪酸的 β-氧化,同时还促进葡萄糖的氧化代谢,减少酸性物质在细胞内蓄积,改善受损心肌细胞的能量代

谢,为心肌细胞提供 ATP 酶,不仅可改善心肌代谢和左心室功能,更有利于长链脂肪酸的转运,减少长链酰基 CoA 等毒性代谢产物在心肌细胞内的堆积,有助于心肌细胞机械功能的恢复,从而改善心功能,亦可达到纠正心律失常的目的。黄芪对正常心脏有加强收缩的作用,表现为可使心脏收缩振幅增大,排血量增多。100%黄芪注射液可使离体心脏收缩加强、加快。黄芪能改善病毒性心肌炎患者的左心室功能,还有一定抗心律失常作用,可能是延长有效不应期所致。

【适应证与疗效】 适用于妊娠合并病毒性心肌炎患者,临床诊断标准是患者有呼吸或消化道等病毒感染史,随后出现心脏病的症状和体征,心电图及超声心动图异常,外周学病原学阳性,心肌酶学和肌舒蛋白异常,排除其他种类心脏病,临床上一些患者上呼吸道感染后出现胸闷、心悸、乏力等不适,心电图示窦性心动过速。治愈率为 43.5%。

【禁忌证】 对黄芪有过敏史患者禁用。

【不良反应】 黄芪偶见变态反应。左卡尼汀的副作用较少,偶有绞痛、腹泻、呕吐。

### (五)三磷腺苷、普罗帕酮联合

【组方】 三磷腺苷(ATP) 10mg
普罗帕酮(心律平) 70mg

【用法】 首先尝试采用压舌板刺激腭垂(悬雍垂)诱发恶心呕吐和 Valsalva 法等物理方法,如无明显效果,遂建立静脉通道,行心电监护,5s 内静脉注入三磷腺苷 10mg,再予以生理盐水静脉滴注冲洗注射管道。若不能转为窦性心律,5min 后重复注入 ATP10mg。仍无效者,静脉应用普罗帕酮:首剂 70mg+10%葡萄糖注射液 20ml 缓慢静脉注射,若仍未终止者,10min 后可重复使用,总量不超过 210mg,如阵发性室上性心动过速终止,立即停止静注。

【作用机制】 妊娠期发生 PSVT 的机制,推测与妊娠期的代谢状况、自主神经、激素水平、心搏量、血容量和血流动力学的改变有关,在上述某个或多个因素的作用下,使得窦房结以外心房的任何部位的自律性高于正常激动起源的窦房结。妊娠期血容量、心率和雌激素的增加,导致心肌的应激性增高,改变了折返环路上的不应性;同时情绪的紧张也增加了心肌的自律性和传导性,因此妊娠期对 PSVT 的易感性有所增高。PSVT 时即使正常的血流动力学对胎儿也有着潜在的不良影响,可导致胎盘的血液灌注减少,而诱发胎儿发育迟缓、早产,也可出现高危妊娠、胎儿窘迫等,所以迅速有效的复律十分重要。所有抗心律失常的药物都能通过胎盘屏障而有可能对胎儿造成危害,故应用对胎儿无影响的 ATP 和影响较小的普罗帕酮。ATP 是一种强烈的迷走神经兴奋药,静脉注射后迅速水解为腺苷发挥负性频率、负性变异作用,可抑制窦房结、房室结、心房和心室肌细胞,特别对房室结的抑制作用更强,阻止房室结内折返的慢径路顺向传导,终止旁路折返的房室前向传导,从而终止 PSVT,恢复窦性心律。由于 ATP 对胎儿无不良影响,应作为妊娠合并阵发性室上性心动过速的首选药物,但其半衰期较短,易于复发,对治疗无效及易于复发者选用普罗帕酮。普罗帕酮不但能抑制心肌细胞的快钠通道,使心房、希-浦系统、心室传导速度减慢,同时还能延长房室结的有效不应期,明显延长旁路通道的传导时间及不应期,以及延长房室结内快速逆转途径的不应期和传导时间,因此,对异位起搏点兴奋性增高及折返机制所致的 PSVT 均有效。

【适应证与疗效】　适用于妊娠合并阵发性室上性心动过速(PSVT)的患者。临床表现:首次以不同程度的心慌、胸闷就诊,就诊后行心电和血压监护。结合临床及心电图检查,基本排除预激综合征伴发的折返性心动过速(正、逆向)。PSVT 发作前无明显诱发因素。C 反应蛋白、肝肾功能、血电解质、血脂血糖、心肌酶及心脏彩超等检查无异常发现。一般复律成功率 100%。

【不良反应及注意事项】　有研究表明 ATP 注射缓慢是治疗失败的主要原因。ATP 注射速度与心律失常严重性呈负相关,如注射缓慢,不但无效,而且由于其对窦房结、房室结有较强的抑制作用,可产生各种瞬间的心律失常,甚至长时间的心搏骤停、阿-斯综合征,而造成胎儿缺氧。普罗帕酮用量过多、注药速度过快时可引起严重的不良反应,从小剂量开始,逐渐加大药量,并避免与负性肌力药物合用,如 PSVT 终止,立即停止静注。在治疗过程中为了孕妇及胎儿的安全必须吸氧、心电监护,密切观察症状、体征和心电图变化,备好急救药品,做好心肺复苏准备,有条件的进行超声多普勒胎心音监测。

### (六)毛花苷 C、呋塞米、多巴酚丁胺、硝酸甘油联合

【组方】　　毛花苷 C(西地兰)　　0.2～0.4mg

　　　　　　呋塞米　　　　　　　　20mg

　　　　　　多巴酚丁胺　　　　　　60mg

　　　　　　硝酸甘油　　　　　　　5～10mg

【用法】 采用常规治疗如低盐饮食、氧疗、治疗原发病、强心、利尿(应用毛花苷 C 0.4mg 中加入 5%～10%的葡萄糖注射液 20ml 缓慢静脉推注,必要时可在 4～6h 后,再注射 0.2～0.4mg 的毛花苷 C,第 1 天总量为 0.8～1.0mg。呋塞米 20mg,肌内注射)等综合应用纠正心力衰竭,在此基础上加用多巴酚丁胺 60mg 和硝酸甘油 5～10mg 加入 5%葡萄糖注射液 250ml 中静脉滴注,滴速为每分钟 15 滴(观察血压、心率,必要时调整滴速),连续应用 3～7d。

【作用机制】 妊娠将导致明显的血流动力学改变,孕 32～34 周循环量达高峰,心排血量比非孕期增加 20%～30%。妊娠合并心力衰竭的处理,一般主张强心、利尿治疗。呋塞米可以减轻水、钠潴留,减轻心脏负荷。洋地黄类药物在心力衰竭治疗中至今占有重要的地位。它的正性肌力作用使心功能不全病人心肌收缩力增加,心排血量增加,静脉及器官充血缓解,改善心功能不全。但由于其正性肌力作用有限,同时中、重度心力衰竭患者胃肠道淤血,对药物吸收差,并且有效剂量和中毒剂量接近,难以掌握,故对于中重度心力衰竭难以获得理想效果。多巴酚丁胺是选择性受体激动药,能改善严重心衰竭患者的心功能,使心排血量增加,肺毛细血管楔压及外周血管阻力下降,且不影响心率。硝酸甘油能直接松弛体循环小静脉平滑肌,扩张容量血管,降低心脏前负荷,明显改善肺淤血症状,它可扩张冠状动脉,并可降低左心室充盈压及心肌耗氧量。多巴酚丁胺和硝酸甘油联合应用,能显著增强心肌收缩力和增加心排血量,既强心又减轻心脏负荷,短时间使用效果明显,未见明显副作用。经临床观察对妊娠合并心力衰竭的患者在终止妊娠前,在常规抗心力衰竭药物治疗基础上,加用多巴酚丁胺和硝酸甘油治疗可显著改善患者的心功能及临床症状,较安全地行剖宫产术。

【适应证与疗效】 适用于妊娠期间因各种原因引起的心力衰竭患者。妊娠期引起心力衰竭的原因有:风湿性心脏病;先天性心脏病;妊娠高血压综合征性心脏病;围生期心肌病;严重贫血;低蛋白血症致胸腔积液、腹水时及任何原因使心脏负荷加重;如产后大出血、过多过快输液后等均可造成心功能不全或心力衰竭。心力衰竭的诊断依据,症状:①心悸。病人心搏加快,自觉心慌。②疲劳乏力。四肢乏力,易疲乏,一般体力活动后即感体力不支。③呼吸困难。随病情加重而轻体力活动后出现气急,最后即使在休息状态下也有呼吸困难。严重时可出现阵发性夜间呼吸困难,即夜间熟睡中突然胸闷,气短而憋醒须坐起或站立方能缓解。④无原因咳嗽或咯血。多在劳累或夜间平卧时发作,干咳或咳出粉红色泡沫痰,或痰中带血丝。⑤发绀。二尖瓣狭窄者末梢部位的发绀,可形成"二尖瓣面容",四肢末梢冰冷。⑥右心衰竭。可有食欲缺乏,恶心腹胀,尿少,肝区压痛及黄疸,颈静脉怒张等。体征:①心脏。风湿性心脏病时心尖冲动弥散,心尖部可触及舒张期震颤,可听到舒张期隆隆样二尖瓣狭窄的杂音。当伴有二尖瓣关闭不全时,心尖冲动可向左下移动,心尖部可听到收缩期吹风样杂音;在右心衰竭时有颈静脉怒张,心尖向两侧扩大。②肺部。可闻及哮鸣音或干、湿啰音。③肝大有压痛。④水肿。常发生于颈静脉怒张与肝大之后,晚期可发展为全身性水肿。⑤胸腔积液、腹水、心包积液等。辅助检查:超声心动图显示心腔扩大,搏动普遍减弱,左心室射血分数减低,可见心内附壁血栓。经治疗后总有效率可达 98.6%。

【禁忌证】　洋地黄过敏及中毒者禁用。

【不良反应及注意事项】　对伴心房纤颤、心房扑动、二度以上房室传导阻滞,肥厚梗阻性心肌病,单纯性重度二尖瓣狭窄伴窦性心律者均不宜使用毛花苷 C。应用洋地黄前应详细询问 2 周内该药使用情况,常规检查血电解质,对有电解质紊乱的病人,应及时纠正后再行应用或同步进行,对缺氧、呼吸困难病人应吸氧、改善通气。心脏扩大明显者,因耐受性差,应密切观察。用药时必须仔细记录每日用量,根据疗效和药物反应随时调整剂量。多巴酚丁胺的不良反应有输液反应、呃逆、心肌梗死、加重左心衰竭等。对风湿性心脏病二尖瓣重度狭窄,特别是伴有心房纤颤的患者,应慎用或禁用多巴酚丁胺。硝酸甘油,因其扩张血管的作用,可引起皮肤潮红、搏动性头痛,以及过量导致血压下降、反射性心率加快等不良反应。还有一些极少发生的不良反应也应引起注意,如严重过缓性心律失常、心室颤动、心肌梗死、昏迷、尿潴留、听力障碍、视物模糊、过敏、精神失常。所以使用硝酸甘油静脉滴注时应小剂量开始($5\mu g/min$),若心率、血压稳定,改为常规滴速($10\sim15\mu g/min$)。硝酸甘油可以松弛睫状肌使眼压升高,有青光眼者尽量不用。

### (七)氨茶碱、甲泼尼龙联合

【组方】　氨茶碱　　0.25～0.5g/d

　　　　　甲泼尼龙　40～160mg/d

【用法】　在吸氧、补液、维持酸碱电解质平衡、适当静脉滴注头孢菌素类抗生素、$\beta_2$ 受体激动药和糖皮质激素吸入等常规治疗的基础上,如不能有效缓解哮喘发作,及时使用茶碱和糖皮质激素等全身治疗。具体用法是氨茶碱 0.25～0.5g/d 加入生理盐水 40ml 中静脉滴注,15min 以上注射完毕。甲泼尼龙 40~160mg/d,静脉滴注,急性发作缓解后逐渐减量。

【作用机制】 对于重症哮喘急性发作合并中、晚期妊娠患者,应了解平喘药物对孕妇和胎儿所带来的风险要明显少于重症哮喘发作未控制所带来的风险,所以在发病早期即应给予积极的 $\beta_2$ 受体激动药,茶碱类和糖皮质激素类药物治疗,尽快控制症状,保障母体和胎儿的安全和健康。目前研究表明,适量的 $\beta_2$ 受体激动药,茶碱和糖皮质激素对中、晚期妊娠孕妇是安全有效的药物。糖皮质激素作用机制包括多环节抗炎作用、减少微血管渗漏和减轻黏膜水肿、增强 $\beta_2$ 受体激动药对气道平滑肌的松弛、稳定溶酶体膜及抗变态反应等。目前多建议使用甲泼尼龙,因其起效快,作用强,对水盐代谢影响小。茶碱除具有舒张支气管平滑肌作用,还有强心利尿、扩张冠状动脉、兴奋呼吸中枢和呼吸肌作用。小剂量茶碱具有抗炎和免疫调节作用。茶碱类药物已经在临床使用了 50 余年,已被证明在孕期使用并没有明显的致畸胎作用,亦无增加胎膜早破、早产、胎盘早剥的作用。因此,在妊娠中、晚期使用中等剂量茶碱是安全的。但是,由于茶碱可以通过胎盘,大剂量使用或分娩前 6h 内使用可能引起新生儿烦躁不安和心动过速,并且由于孕妇体内的茶碱代谢清除较非孕妇会减缓,因此,在治疗中亦应避免大剂量的茶碱治疗。

【适应证与疗效】 适用于妊娠 28~41$^{+6}$ 周合并重症哮喘的患者,既往有哮喘病史或妊娠中初次发病,无心、肝、肾、糖尿病等慢性疾病。急性重症哮喘的诊断标准为:①夜间发作严重,端坐呼吸,三凹征或不能言语,嗜睡或意识模糊;②大汗淋漓、焦虑不安,脱水和全身虚弱;③呼吸频率>30 次/分,哮鸣音减弱,出现"沉默胸";④心率>120 次/分、心律失常或奇脉;⑤PEF 或 $FEV_1$<60% 预计值,PEF 变异率>30%;⑥吸空气时动脉血气分析 $PaO_2$<7.89 kPa(60mmHg),$PaCO_2$>6.67kPa(50mmHg),$SaO_2$<90%,伴有三重酸碱失衡或多脏器功能损害。一般持续用药 2~5d 后症状缓解,如不缓解可加大甲泼尼龙的剂量,但低于 160mg/d,总疗程<14d。

【不良反应及注意事项】 氨茶碱的副作用有心律失常、心肌缺血、抽动症、恶心、呕吐、皮肤过敏等,但极少发生,所以心肝肾功能障碍及甲状腺功能亢进患者慎用,在静脉滴注时应密切观察,减慢速度。甲泼尼龙的副作用有消化道溃疡,感染加重,升高血糖等,所以尽量减少用量,糖尿病患者慎用。

### (八)地塞米松、丙种球蛋白及血小板悬液联合

【组方】 地塞米松　　10~20mg/d

丙种球蛋白　400mg/kg,20g/d

血小板悬液　1～2U/d

【用法】　地塞米松 10～20mg/d,静脉滴注 3～5d,丙种球蛋白 400mg/kg,20g/d 连续静脉滴注 5d,血小板悬液 1～2U/d,静脉滴注。

【作用机制】　目前认为,ITP 是直接针对血小板的抗血小板抗体引发的免疫反应的结果,抗体包裹的血小板在早期就被单核吞噬细胞系统,尤其是被脾所破坏,血小板的寿命缩短,故随孕周增加血小板呈进行性下降的趋势,存在着潜在出血的倾向。孕妇用药须考虑胎儿的安危,胎儿在不同时期对药物敏感性不同,应严格掌握用药禁忌。有资料显示,妊娠期大量长期应用糖皮质激素,可致过期妊娠、胎儿生长受限及对胎儿产生免疫抑制和增加感染的发生率。但是泼尼松在通过胎盘进入胎儿循环前,87% 的有效成分经胎盘内 β 脱氢酶作用而灭活,若妊娠期给予一般剂量泼尼松,对胎儿尚属安全。单纯糖皮质激素主要是针对孕妇已接近足月分娩,防止血小板进行性下降所采取的措施,血小板回升稳定后即开始逐渐减量。免疫球蛋白中含有多种抗病原的免疫抗体,在体内可以阻止抗原抗体反应,故对较重的 ITP 孕妇(血小板计数<50×10⁹/L),特别是在单纯糖皮质激素治疗无效或效果欠佳时,同时静脉滴注丙种球蛋白,对于减少血小板破坏,减少出血倾向有很好的效果,而且比较安全。但孕妇在分娩时可能面对剖宫产术的麻醉及分娩镇痛等需求,在这种情况下,有可能会增加硬脊膜外腔出血的机会,特别是基层医院,缺乏血液内科等综合力量支持,应适当放宽用药指征,使血小板计数维持在 60×10⁹/L 以上为宜。血小板制剂一般仅用于血小板计数<50×10⁹/L,且有明显出血倾向者或手术前血小板很低的情况,为保证手术顺利进行,可在手术前 1d 使用血小板悬液 1～2U,次日立即手术终止妊娠。因为血小板制剂输入患者体内,除可发生与输全血相同的不良反应外,血小板本身与受血者 ABO 血型不符合也可引起免疫反应,特别是多次输注,使输入的血小板加速破坏,血小板反而下降,故应严格掌握适应证。①糖皮质激素治疗机制:抑制单核-巨噬系统的吞噬作用,延长血小板寿命;抑制抗体生成,抑制抗原抗体反应,减少血小板破坏,改善毛细血管脆性;刺激骨髓造血。目前多主张分娩前后短期内使用糖皮质激素,尽量减少糖皮质激素可能产生的不良影响。不能随便停药,应视合并症的病情而适当加减,减量应渐减至停药。②大剂量免疫球蛋白可通过封闭单核巨噬细胞的 Fc 受体,抑制抗体产生及与血小板结合,减少或避免血小板被吞噬,静脉应用丙种球蛋白可快速提高血小

数目。③血小板制剂输注血小板,因作用短暂,并可因血小板抗体的存在,输注的血小板可迅速被破坏,引起同种免疫,加重病情,故输注血小板仅用于急诊或术前准备,由于血小板的迅速破坏,术后必须随访血小板的消长,并注意出血症状,必要时再次输注。

【适应证】 适用于妊娠合并重度特发性血小板减少性紫癜(ITP)。诊断标准:①孕前有明确诊断。②孕期反复出现血小板计数$<50 \times 10^9/L$,并随孕周增加呈进行性降低趋势;骨髓检查示巨核细胞正常或增多,伴成熟障碍;除外其他血液病、其他因素引起的血小板减少症。③血小板抗体(PAIgG)$>40ng/10^7$为阳性。

【不良反应及注意事项】 偶有变态反应发生。糖尿病病人慎用地塞米松。

### (九)低分子肝素钙、尿激酶、右旋糖酐-40、复方丹参联合

【组方】

| | |
|---|---|
| 低分子肝素钙 | 5000U |
| 尿激酶 | 10 万～20 万 U |
| 右旋糖酐-40 | 500ml |
| 复方丹参 | 16～20ml |

【用法】 急性起病者给予卧床休息,抬高患肢,使用弹力绷带,局部理疗、湿热敷硫酸镁,镇静镇痛,全身使用足量抗生素,产褥期以抗厌氧菌为主,予低分子肝素钙 5000U,每日 1 次,皮下注射,疗程 14d;尿激酶 10 万～20 万U 加入 5％葡萄糖注射液中静脉滴注,每日 1 次,连用 7～10d;右旋糖酐-40 500ml,复方丹参注射液 16～20ml 静脉滴注,每日 1 次,连用 10～20d;并口服阿司匹林维持治疗 6 个月以上。

【作用机制】 剖宫产术后、妊娠早期因病理原因需长期卧床休息、妊娠期高血压疾病、IVF-ET 术后、围生期心肌病、下肢静脉曲张、原发下肢静脉瓣膜功能不全、慢性高血压、重度 HOSS、过度增大的子宫(羊水过多,合并子宫肌瘤)产后出血使用止血药及输血、既往有深静脉血栓形成史、脾切除史均是孕产妇深静脉血栓形成的高危因素。静脉应用肝素治疗深静脉血栓形成是必需的,因其不通过胎盘,不增加胎儿发病率和死亡率。低分子肝素钙抗凝特点为:①抑制血浆凝血酶弱,抑制因子Ⅹa 活性强;②与血浆内各种肝素结合蛋白的亲和力较普通肝素为低,且不与内皮细胞膜相结合,故皮下注射后生物利用度可高达 90％以上,而普通肝素生物利用度仅 30％;③皮下注射时吸收完全,血浆回吸收率达 98％,半衰期长,可每日 1 次皮下注射;④与

血小板释放出的第Ⅳ因子亲和力低而不发生中和反应,故其作用不受血小板聚集的干扰,在血小板表面能有效地抑制凝血酶的生成。而使用肝素的剂量应因病期不同做相应调整,妊娠 4～9 个月时所需量增加,临近分娩和产后即刻需减量,分娩前 8h 和产后 24h 内不用;妊娠期使用应定期监测 APTT,使其为正常对照的 1.5～2.0 倍,根据 APTT 调整给药剂量,5～10d 为 1 个疗程;分娩后,一旦产后出血停止应即给予肝素抗凝,首次剂量仍是 5000U,用 24h 后加华法林口服,两者合用直至达到治疗水平(国际标准化比值 2～3),持续 2d 停用肝素,初发 DVT 口服华法林至少 6 个月,再发或有血栓倾向者延长至 12 个月或更长。人体正常代谢过程需有纤维蛋白溶解系统,尿激酶在溶栓过程中,就是激活这一系统,尿激酶进入体内在酶的催化下,激活体内纤维蛋白溶解系统,使纤维蛋白在血液中升高,在正常血液中形成复合物称非结合性水解纤维蛋白酶原,在血液运行中呈游离状态的水解纤维蛋白酶原,酶的活性低,只能减少血小板聚集,阻止红细胞凝集,起到稀释血液的作用。而在梗死部位形成结合性水解纤维蛋白溶解酶,具有活性酶,在梗死部位作用提高 5 倍。具有通透性强,渗透性高,到达血栓中心部位,使水解纤维蛋白酶激活,破坏血小板网状结构,红细胞溶解,起到溶解血栓的作用。最后把溶解代谢产物液化吸收、排泄。从而使血管再通率提高,明显减少并发症、降低病死率。丹参有抑制磷酸二酯酶的作用,可使血小板中环磷腺苷增加,并抑制血栓素 A($TXA_2$)的合成,减少血细胞及血小板的聚集,并有扩张血管、改善微循环与血液流变异常,有利于侧支循环的开放,加快微小血管的血流速度,改善缺血区的淤血状态,调节组织的修复与再生。右旋糖酐-40 可以降低全血黏度和血小板、血细胞的聚集作用,并有渗透性利尿作用。

【适应证与疗效】 适用于妊娠期或产后合并深静脉血栓形成的治疗,临床表现为患处肿胀、疼痛、压痛的三联征,可伴发热。急性期四肢深静脉血栓形成表现为患肢增粗、非凹陷性肿胀、疼痛、皮肤苍白或发绀,皮温低于正常,活动受限,起病初期感觉无明显障碍,下肢 Homans 征阳性,继发坏疽病例患肢足部皮肤变淤黑,皮温明显下降、足背动脉未扪及搏动;发生于颅内静脉窦患者以头痛为主诉,可伴发呕吐、失明、肌无力及昏迷;继发严重肺栓塞表现为急性呼吸困难、咳嗽、胸闷、胸痛,体征有急性病容、发绀、呼吸急促、肺部啰音、心动过速、心脏杂音、腹水等,依靠血管彩色多普勒超声和彩色超声心动图检查可辅助确诊四肢 DVT 和肺栓塞;经 CT、MRI、肺灌注通气核素扫描可辅助确诊颅内静脉窦 DVT 和继发肺栓塞病例,可有酸脱氢酶和 D-二聚体升高。经治疗后治愈率可达 98%。

【不良反应及注意事项】 肝素治疗的并发症除出血、血小板减少,还有骨质疏松,故应补充钙剂和维生素 D。尿激酶有并发泌尿系、消化道大出血和脑出血的危险。右旋糖酐-40 须做过敏试验。

### (十)头孢他啶、左氧氟沙星联合

【组方】 头孢他啶 2.0g

左氧氟沙星 0.3g

【用法】 头孢他啶 2.0g 溶于生理盐水 250ml,每日 2 次,静脉滴注;左氧氟沙星 0.3g 溶于 100ml 生理盐水,每日 1 次,静脉滴注。

【作用机制】 沙门菌侵入人体后是否发病,以及发病的严重程度取决于细菌的数量、毒力,还与机体的免疫力密切相关。妊娠期机体的免疫功能处于抑制状态,易合并各种感染性疾病,其中合并甲型副伤寒沙门菌感染是较为严重的合并症之一。近年推荐应用第 3 代头孢菌素类及氧氟沙星类药物治疗,头孢他啶的作用机制是与细菌细胞壁上的青霉素结合蛋白结合,使转肽酶酰化,抑制细菌中隔和细胞壁的合成,影响细胞壁黏肽成分的交叉联结,使细胞分裂和生长受到抑制,细菌形态变长,最后溶解和死亡。左氧氟沙星为氧氟沙星的左旋体,其抗菌活性为氧氟沙星的 2 倍,它的主要作用机制为抑制细菌 DNA 旋转酶(细菌拓扑异构酶 E )的活性,阻碍细菌 DNA 复制。本品抗菌谱广,抗菌作用强。两药联合应用减少了耐药性的发生,增强了疗效。未发现早产、死胎及死产。妊娠晚期应用不增加胎儿致畸的比率。

【适应证与疗效】 适用于妊娠 $28 \sim 41^{+6}$ 周合并甲型副伤寒的患者。临床表现:①发热,多为弛张热。②中毒症状。急性热病容、畏寒、寒战、头痛,精神差,乏力,睡眠差。③消化系统症状。食欲缺乏、腹泻、肝脾大。④呼吸系统症状。咽痛、鼻塞、咳嗽、血丝痰、扁桃体肿大。⑤心血管系统症状。表现为相对缓脉、心电图 T 波改变。可有胎动增多和(或)胎心加快,达 $170 \sim 180$ 次/分,无宫缩及阴道出血等先兆早产症状。血培养结果为甲型副伤寒沙门菌生长,同时血甲型副伤寒抗体检测均达到 1:40 以上(正常 1:10)。经治疗后一般 $2 \sim 6d$ 热退,3 周内治愈。

【不良反应及注意事项】 沙门菌感染对肝脏的损害发生率为 83.33%,故孕妇一旦合并甲型副伤寒,须特别重视肝功能的保护,应强调充分休息,加强营养,高蛋白饮食,必要的支持治疗,以减轻对孕妇及胎儿的影响。合并血钙下降,病程中须重视补钙,以免影响胎儿发育。头孢他啶的不良反应有变态反应、天疱疮、水肿、双硫仑样反应、肾衰竭、血小板减少、精神症状等,所以使用前必须做过敏试验,阳性者禁用。左氧氟沙星的不良反应有:胃肠道反应、腹水、变态反应、中枢神经系统反应和精神障碍、神经肌肉系统不良反应、二重感染、白细胞减少、低血糖昏迷、心血管系统反应、自身免疫性溶血性贫血等,所以应用时严格掌握剂量、疗程,尤其对肝、肾功能不全的患者更应严格控制用药剂量和疗程,必要时进行血药浓度监测。认真询问过敏史。出现不良反应后应立即停药,及时给予对症处理。

## 第十节　盆　腔　炎

### (一)氧氟沙星、甲硝唑、庆大霉素、地塞米松、α-糜蛋白酶腹腔灌注

【组方】　氧氟沙星　　　200ml

0.5%甲硝唑　　200ml

庆大霉素　　　16 万 U

地塞米松　　　10mg

α-糜蛋白酶　　4000U

【用法】　患者取平仰卧位,穿刺位置于脐轮旁 3mm 左右,常规消毒后铺无菌巾,选用一次性套管针垂直刺入腹腔,穿刺成功后拔出针芯,留置套管,接上输液管全速滴注氧氟沙星注射液 200ml,0.5%甲硝唑注射液 200ml,生理盐水 250ml＋庆大霉素 16 万 U＋地塞米松 10mg＋α-糜蛋白酶 4000U,滴完后拔出套管,消毒针孔即可。术者动作应轻柔、快速,力争一次成功,同时做好病人思想工作,使之配合医生操作。穿刺时让患者鼓气,避免损伤肠管。腹腔灌注 1 次为 1 个疗程,3d 后做第 2 个疗程治疗,最多 3 个疗程。

【作用机制】　盆腔炎包括子宫炎、输卵管卵巢炎及盆腔结缔组织炎等病变,其病原体常为混合感染。病原体主要包括葡萄球菌、链球菌、大肠埃希菌、厌氧菌、支原体、衣原体及淋球菌等。氧氟沙星为杀菌药,通过作用于细菌 DNA 螺旋酶的 A 亚单位,抑制 DNA 的合成和复制而导致细菌死亡。具广谱抗菌作用,尤其对需氧革兰阴性杆菌的抗菌活性高,对下列细菌在体外具良好抗菌作用:肠杆菌科的大部分细菌,包括枸橼酸杆菌属、阴沟、产气肠杆菌等肠杆菌属、大肠埃希菌、克雷伯菌属、变形杆菌属、沙门菌属、志贺菌属、弧菌属、耶尔森菌等。常对多重耐药菌也具有抗菌活性。对青霉素耐药

的淋病奈瑟菌、产酶流感嗜血杆菌和莫拉菌属均具有高度抗菌活性。对铜绿假单胞菌等假单胞菌属的大多数菌株具抗菌作用。本品对甲氧西林敏感葡萄球菌具抗菌活性,对肺炎链球菌、溶血性链球菌和粪肠球菌仅具中等抗菌活性。对沙眼衣原体、支原体、军团菌具良好抗微生物作用,对结核杆菌和非典型分枝杆菌也有抗菌活性。对厌氧菌的抗菌活性差。甲硝唑对大多数厌氧菌具有强大的抗菌作用,但对需氧菌和兼性厌氧菌无作用。庆大霉素对杆菌有效。广谱高效抗生素的广泛应用,提高了治疗盆腔炎的疗效。但由于长期炎症刺激,本病患者器官周围出现组织粘连和增生,静脉输入的抗生素不易到达病变部位,且长期使用抗生素易发生二重感染,造成肝肾功能损害等并发症。地塞米松具有抗炎、减轻病理性纤维组织增生,防止粘连作用。α-糜蛋白酶为肽链内切酶,有溶解坏死组织,促进愈合的作用,并可使抗菌药物向病灶内渗透。腹腔灌注药物是血管外给药的一种新方法,能够有效提高抗生素的局部吸收浓度,药物可直接作用于炎症,提高生物利用度,增加疗效,且不良反应较全身用药为轻。该方法操作简单,易于掌握,可在门诊进行,无明显不良反应,值得基层医院推广。

【适应证与疗效】 适用于急慢性盆腔炎的治疗。急慢性盆腔炎诊断标准:下腹部疼痛,腰部酸痛,肛门坠痛,白带增多症状。妇科检查:子宫常呈后位,有压痛,活动受限或粘连固定,附件增厚,触痛明显,有时可触及痛性包块(均以B超证实)。腹腔灌注治疗总有效率达到96%,效果明显。

【禁忌证】 孕妇及哺乳期妇女禁用。对喹诺酮类药过敏的患者禁用。

【不良反应及注意事项】 很少有腹泻、恶心、呕吐症状。穿刺时注意无菌操作;动作轻柔,避免误入肠管;老年患者常有肾功能减退,须减量应用。

## (二)替硝唑、庆大霉素、糜蛋白酶、地塞米松、盐酸利多卡因联合

【组方】　　替硝唑　　　　　200ml

庆大霉素　　　16万U

糜蛋白酶　　　5mg

地塞米松　　　5mg

盐酸利多卡因　3ml

【用法】　　在月经干净后3～5d,用替硝唑200ml、庆大霉素16万U、糜蛋白酶5mg、地塞米松5mg(前3d),另加盐酸利多卡因3ml,联合保留灌肠,保持药液温度39～41℃,每晚睡前嘱患者先排便,以利药物吸收,左侧卧位,抬高臀部10cm,用16号导尿管,液状石蜡润滑前端,轻轻插入肛门10～15cm,

液面距肛门＜30cm,缓慢将药液灌入,药液保留时间最少 2h,10d 为 1 个疗程。

【作用机制】　盆腔炎多为需氧菌、厌氧菌混合感染,而我国致病菌往往是大肠杆菌属及类杆菌属,尤其是脆弱杆菌,故选用对大肠埃希菌效果较好的庆大霉素,而替硝唑对厌氧菌有特效,其特点是毒性小、杀菌力强、消化道反应小、价廉,在抗感染同时采用糜蛋白酶,以利粘连分解和炎症吸收,前 3d 加用肾上腺皮质激素地塞米松以加强抗生素的疗效,在用药途径上采用 4 种药物联合保留灌肠,使药物保留在直肠或结肠内通过肠黏膜吸收,能有效提高抗生素局部浓度,局部药物浓度明显高于血浆药浓度,作用直接,提高了生物利用度,副作用小。同时又避免了静脉输液的痛苦。因此,替硝唑、庆大霉素等联合保留灌肠是一种高效、简便治疗慢性盆腔炎的方法,有临床推广价值。

【适应证与疗效】　适应于慢性盆腔炎的治疗。患者一般有急性盆腔炎病史,临床症状有下腹两侧隐痛、坠胀、腰部酸痛、性交痛、经期加重,输卵管阻塞者可继发不孕,全身症状不明显,常反复发作。体征为子宫常后位、活动受限或粘连固定,附件增厚、触痛,若为盆腔结缔组织炎,子宫一侧或两侧有片状增粗变硬,有压痛,有时可触及包块。总有效率 96.83％。

【不良反应】　局部用药除轻微不适外,一般无不良反应。

### (三)丹参、青霉素、甲硝唑联合

【组方】　丹参　　　　　　40ml
　　　　　青霉素　　　　　480 万 U
　　　　　0.5％甲硝唑　　　100ml

【用法】　丹参注射液 40ml(每 100ml 含丹参 15g)加入 5％葡萄糖注射液 250ml 静脉滴注,每日 1 次;青霉素注射液 480 万 U 加入 5％葡萄糖注射液 500ml,每日 1 次,静脉滴注;0.5％甲硝唑注射液 100ml,每日 2 次,静脉滴注。

【作用机制】　丹参具有活血祛瘀、凉血消痈、养血安神功效。现代药理证明其确有较强的抗感染作用。体外实验已表明:丹参煎剂对金黄色葡萄球菌、大肠埃希菌、变形杆菌、结核杆菌等均有抑制作用,可对抗细菌内毒素,抗炎效果甚至优于泼尼松。此外,尚有改善微循环、改善多种组织器官缺血再灌注损伤;降低血黏稠度;免疫调节作用和抗氧化作用。盆腔炎患者常伴有局部免疫功能下降、微循环障碍。在使用抗生素同时采用丹参注射液静脉滴注具有迅速改善局部血液循环、促进炎性渗出液吸收、预防结缔组织增生与粘连的作用。青霉素通过抑制细菌细胞壁合成而发挥杀菌作用。青霉素对溶血性链球菌等链球菌属、肺炎链球菌和不产青霉素酶的葡萄球菌具有良好抗菌作用。对肠球菌有中等度抗菌作用。淋病奈瑟菌、脑膜炎奈瑟菌、白喉棒状杆菌、炭疽芽孢杆菌、牛型放线菌、念珠状链杆菌、李斯特菌、钩端螺旋体和梅毒螺旋体对本品敏感。甲硝唑主要针对厌氧菌有效。

【适应证与疗效】 适应于急性盆腔炎的治疗。诊断标准参照乐杰主编的第 6 版《妇产科学》教材。经治疗后治愈率明显提高。丹参注射液与青霉素注射液、甲硝唑注射液联合应用治疗急性盆腔炎有效、经济、安全，减少抗生素耐药的发生，值得临床推广。

【禁忌证】 青霉素过敏者禁用。

【不良反应及注意事项】 主要有消化道反应和变态反应。应用青霉素前必须做过敏试验。

## 第十一节  妇科恶性肿瘤

### (一)顺铂、博来霉素、或平阳霉素、或丝裂霉素髂内动脉灌注

【组方】 顺铂　　　　60～100mg
博来霉素　　15～30mg
或平阳霉素　10～20mg
或丝裂霉素　8～10mg

【用法】 在大型平板减影血管机(DSA)监视下，采用 Seldinger 技术右股动脉穿刺，常规放置导管鞘，以 4F 或 5FCobra 导管分别做对侧及同侧髂内动脉插管和造影，行髂内动脉远端插管，插到臀上动脉分支以远，注入化疗药物。化疗药物以顺铂(DDP)60～100mg 为基础，辅以博来霉素(BLM)15～30mg，或平阳霉素(PYM)10～20mg，或丝裂霉素(MMC)8～10mg，生理盐水稀释后，两侧均分，缓慢注入。最后用明胶海绵颗粒(2mm×2mm×1mm)或条块(2mm×10mm)混于造影剂中，透视监视下缓慢注入肿瘤供血最明显的分支，动脉血流速度变慢至完全停滞时视为栓塞成功，拔管加压包扎。术后平卧 12～24h，常规抗生素治疗 3～5d，并发症予以对症处理。

【作用机制】 对于中、晚期的宫颈癌患者，临床上多采用放射治疗。Ⅰb2～Ⅱb 尤其是巨块型患者，由于长期慢性宫颈炎症，易被诊断为晚期而失去了通过手术完整切除病灶的机会。对于大多数晚期宫颈癌，由于长期

消耗,放疗反应较重,许多患者不能耐受。以顺铂为基础的化疗可使宫颈癌复发和死亡的相对危险度分别下降 50% 和 40%,明显改善患者的生存率,但全身化疗不良反应大。采用以顺铂为基础的髂内动脉灌注化疗加栓塞术治疗宫颈癌,不仅最大限度减轻化疗全身反应,且化疗药物直接进入肿瘤组织,有效提高病变部位药物浓度,最大限度发挥了抗肿瘤药物的治疗作用,同期实施栓塞治疗,使肿瘤组织血管栓塞缺血坏死,临床疗效显著。且顺铂和放射线之间存在着复杂的相互作用,两者作用的最佳细胞周期均为 $G_1$ 期,顺铂引起亚致死性 DNA 损伤和放射引起可逆性 DNA 损伤具有协同作用,使肿瘤细胞彻底死亡。以顺铂为基础的髂内动脉灌注化疗加栓塞术应用于宫颈癌,具有以下优越性:①短期内消灭大量肿瘤细胞,使宫颈瘤体明显缩小,尤其是巨块型癌,价值更为明显,对于 Ⅰb2～Ⅱb 期患者,有利于完整切除病灶,提高手术治愈率,晚期患者可以及早开始腔内照射。宫颈巨块型癌瘤,血管丰富,不仅易出血,且常伴感染而恶臭明显,无法进行腔内照射,外照射致其脱落时亦因脱落不全而发生大量阴道出血,影响放疗进行。放疗前髂内动脉灌注化疗加栓塞术不仅可以确保巨大瘤块的完整脱落,而且不会发生局部出血。②预防肿瘤细胞扩散。对于 Ⅳ 期宫颈癌来讲,放疗或化疗,目的仅仅是姑息治疗,但 Ⅲ 期或 Ⅲ 期以前失去手术时机的患者,髂内动脉灌注化疗加栓塞术可以最大限度遏制肿瘤细胞进一步转移扩散。解剖学上除骶正中动脉外,髂内动脉是盆腔内最大最主要的供血支,加之其广泛的交通支,通过髂内动脉注入高浓度联合化疗药物,既保证了药物较为集中的分布于整个盆腔,又可以使肿瘤细胞生长和转移部位获得高浓度药物灌注。③止血迅速,效果好。宫颈癌合并出血患者,传统方法是阴道纱布填塞压迫止血,但复发性出血较为常见,反复压迫填塞除可以诱发感染外,持续不断有时甚至是突然大出血,不仅无助于贫血纠正,还常使之进一步加重而中断放疗。因此对于这样的病例,尽量接受一次髂内动脉灌注化疗加栓塞术,由于治疗后肿瘤细胞大量杀灭,出血完全停止,患者体质明显改善,贫血迅速纠正,增加了对放疗的耐受性和敏感性,保证放疗的连续进行和疗效。④减轻盆腔疼痛。肿瘤细胞大量死亡是盆腔疼痛缓解的主要原因,虽然在治疗后 2～7d 因血管栓塞原因,个别病人疼痛似有加剧,但 1 周以后,随着盆腔内血管侧支循环的建立,所有病例盆腔或下肢疼痛均较治疗前明显减轻或消失。

【适应证与疗效】　适用于宫颈癌手术前和放疗前的一种辅助治疗手段。采用以顺铂为基础,辅以 MMC、PYM 或 BLM 等药物联合化疗,疗效显著,对于失去手术时机的晚期患者,在动脉灌注化疗2周后开始放射治疗,化疗、栓塞和放射治疗通过不同的机制作用于肿瘤细胞,最大限度地保证了治疗的连续性和有效性。

【不良反应】　常见的不良反应有发热、消化道反应、白细胞下降等;下腹部疼痛,臀部疼痛,局部皮肤瘀斑。

## (二)盐酸伊立替康、顺铂联合

【组方】　盐酸伊立替康　　60mg/m²

　　　　　顺铂　　　　　　　60mg/m²

【用法】　盐酸伊立替康60mg/m²溶于250ml生理盐水中,第1、8、15天静脉滴注1h,顺铂60mg/m²溶于5％葡萄糖注射液500ml中,第1天静脉滴注4h,第28天重复疗程。用化疗药物前30min常规应用中枢性镇吐药物,应用顺铂后常规水化治疗3d,保证患者每天尿量在2500ml以上。用药后每周观察血常规、肝肾功能,胃肠道反应等并每周动态观察患者的病灶变化。

【作用机制】　伊立替康(CPT-11)是拓扑异构酶Ⅰ(Topo-Ⅰ)的特异性抑制药,Topo-Ⅰ是在DNA复制和转录过程中必不可少的核酶,CPT-11在大多数组织中经羧酸酯酶的作用产生活性代谢产物SN-38,是CPT-11对拓扑异构酶Ⅰ的抑制活性的100～1000倍。CPT-11和SN-38的细胞毒效应是通过与DNA-Topo-Ⅰ复合体的稳定结合,引起DNA单链断裂,使DNA产生不可逆损伤,最终导致细胞的死亡。伊立替康在体内和体外研究中均有广谱的、很强的抗肿瘤活性,重要的是伊立替康和它的代谢产物对表达多药耐药的肿瘤仍然有效。研究表明,多种肿瘤细胞内的Topo-Ⅰ含量大大高于正常组织,尤其在S期肿瘤细胞中含量大幅提高。由于伊立替康独特的作用机制,使其拥有对上述肿瘤细胞有着较高的选择性,从而降低对正常细胞的毒性。顺铂为铂的金属络合物,作用似烷化剂,主要作用靶点为DNA,作用于DNA链间及链内交链,形成DDP-DNA复合物,干扰DNA复制,或与核蛋白及胞质蛋白结合,属周期非特异性药。顺铂引起亚致死性DNA损伤和放射引起可逆性DNA损伤具有协同作用,使肿瘤细胞彻底死亡。

【适应证与疗效】　适用于Ⅰb和Ⅱa期巨块型(病灶直径＞4cm)及确诊时临床分期为Ⅱb、Ⅲb期不能先行根治性子宫切除的宫颈浸润癌患者;手术和放化疗后复发的患者。世界卫生组织(WHO)体力状况分级≤2,肝肾功能正常,骨髓储备功能好(外周血白细胞数≥4×10⁹/L,血小板计数100×10⁹/L)。盐酸伊立替康联合顺铂方案新辅助治疗宫颈癌疗效好,为晚期患者赢得了手术时机,改善了这些患者治疗后的生活质量,且不良反应可耐受,易处理。对以前未接受铂类药物化疗的复发宫颈癌患者的近期疗效亦可。

【不良反应及注意事项】 盐酸伊立替康的血液学毒性或腹泻的程度与其代谢产物 SN-38 的曲线下面积显著相关。盐酸伊立替康联合顺铂治疗宫颈癌的主要毒性反应为Ⅲ、Ⅳ度白细胞减少和腹泻,虽采用周疗,Ⅲ、Ⅳ度中性粒细胞减少仍可达 46% 和 15% ,说明该方案骨髓抑制较重。但停化疗期间常规用 G-CSF 处理,可使患者安全按期完成疗程。中性粒细胞减少是剂量限制性的,是可逆和非蓄积性的。推荐盐酸伊立替康联合顺铂治疗时盐酸伊立替康的每周剂量为每周 $50 \sim 60mg/m^2$ ,剂量每周不要超过 $70mg/m^2$ ,否则加重不良反应。消化系统不良反应主要为迟发性腹泻,轻度腹泻一般处理即可。Ⅲ、Ⅳ度腹泻处理方法,静脉补液的同时用洛哌丁胺(易蒙停,氯苯哌酰胺),首次 4mg,以后每 2h 服药 2mg,用药至末次稀便结束后12h,但持续用药不超过 48h。早发性腹泻给予阿托品 0.25mg,肌内注射。

### (三)紫杉醇、顺铂、氟尿嘧啶辅助化疗联合

【组方】　紫杉醇　　　　　　　　　150~180mg

　　　　　顺铂　　　　　　　　　　20mg

　　　　　氟尿嘧啶(5-FU)　　　　　500mg

【用法】　局部麻醉下用 F5 输尿管导管行插管术。在股动脉搏动点、腹股沟韧带上方 2~3cm 处做与之平行的切口 4~5cm,在腹膜外脂肪中找到纵行的腹壁下动脉,并将此动脉游离至髂外动脉起始部,切断、结扎此动脉远端,将近端向股动脉方向牵引,用剪刀在血管上剪一小口,将 F5 输尿管导管经腹壁下动脉、髂外动脉、髂总动脉插入达腹主动脉下段,深度为 20~25cm。固定导管于腹壁下动脉及皮肤,用肝素封管后置于皮上备用。第 1 天紫杉醇150~180mg 加入 5% 葡萄糖注射液 500ml 静脉滴注 3h。第 2 天至第 6 天每天用氟尿嘧啶 500mg + 顺铂 20mg,用 40ml 生理盐水溶解稀释后经腹壁下动脉导管缓慢推注。用药时先用压脉带在双侧大腿中上 1/3 处加压阻断下肢血液循环,以足部动脉消失为度,阻断 20~30min,注药后用肝素溶液封管。3~4周后根据患者一般情况及化疗反应行下一疗程化疗。总共 1~3 个疗程。

【作用机制】　子宫血液的供应主要来自双侧髂内动脉的子宫动脉支,因此,盆腔动脉灌注化疗在一定范围内局部药物浓度提高 1 倍,杀灭肿瘤细胞的作用可提高 10 倍。药物浓度与作用时间相比,浓度更为重要。通过腹壁下动脉插管,实施腹主动脉末端注药可以提高盆腔肿瘤组织内药物的浓度,

提高对肿瘤细胞的杀灭作用,减少体循环和正常组织内药物分布,使全身不良反应降低。此外,化疗可以增加放疗敏感性,尤其是铂类药物对于放疗的增敏及协同作用,在治疗上起到了不可忽视的作用。顺铂作用机制参见本节组方(二)相关内容。紫杉醇是新型抗微管药物,通过促进微管蛋白聚合抑制解聚,保持微管蛋白稳定,抑制细胞有丝分裂。体外实验证明紫杉醇具有显著的放射增敏作用,可能是使细胞中止于对放疗敏感的 $G_2$ 和 M 期。氟尿嘧啶在体内先转变为 5-氟-2-脱氧尿嘧啶核苷酸,后者抑制胸腺嘧啶核苷酸合成酶,阻断脱氧尿嘧啶核苷酸转变为脱氧胸腺嘧啶核苷酸,从而抑制 DNA 的生物合成。此外,通过阻止尿嘧啶和乳清酸渗入 RNA,达到抑制 RNA 合成的作用。氟尿嘧啶为细胞周期特异性药,主要抑制 S 期细胞。

【适应证与疗效】 适用于宫颈癌Ⅱb～Ⅳ期的辅助化疗,诊断标准参照乐杰主编的第 6 版《妇产科学》。盆腔动脉灌注化疗可缩小肿块,减少肿瘤负荷,为手术创造机会,并减少淋巴结、脉管内压临床转移灶。同时降低影响宫颈癌预后的病理因素-淋巴结转移/宫旁浸润和血管侵犯的发生率,提高手术切除率,减少术后并发症。紫杉醇、顺铂、氟尿嘧啶联合用药近期有效率达90.1%,对大出血为主的患者止血效果满意,有效率达 100%,疼痛为主的患者症状缓解率为 92%,总的 5 年生存率 71%。

【不良反应及注意事项】 消化道反应,骨髓抑制,肝肾功损害,脱毛及体毛脱落,感染。插管技术要熟练,灌注药物时避免局部渗漏,严格掌握动脉插管的适应证和禁忌证。

### (四)顺铂、丝裂霉素、多柔比星或表柔比星前介入化疗

【组方】 顺铂　　　　　 $50mg/m^2$

丝裂霉素　　　 $10mg/m^2$

多柔比星　　　 $50mg/m^2$

或表柔比星　　 $70mg/m^2$

【用法】 全程在数字减影机监控下,采用改良式 Seldinger 技术,完成股动脉插管,将 5.0F 猪尾型导管置腹主动脉分叉上 2cm 处(相当于 $L_{1\sim2}$),以每秒 10ml 的速度注射优维显 30ml,压力 136.1kPa(300 磅),延迟 1s DSA 影像学检查,显示肿瘤部位及肿瘤供血动脉,然后根据 DSA 影像学表现选择4.0～5.0FRS、RH 或 Cobra 导管,超选择插至子宫动脉/髂内动脉前干,选用顺铂（DDP50mg/ $m^2$)、丝裂霉素（MMC10mg/ $m^2$)、多柔比星（ADM50mg/ $m^2$)或表柔比星（EPI70mg/ $m^2$),以生理盐水稀释,液体总量

(150～200)ml,灌注时间 20min,根据 DSA 影像显示肿瘤供血血管分布比例将药量注入双髂内动脉。在灌注化疗(2/3 量抗癌药物)后用携带有抗癌药物(1/3 量)的明胶海绵颗粒栓塞双髂内动脉或子宫动脉,拔管后压迫止血 20min,加压包扎。嘱患者卧床休息,下肢制动 12h,术后给予正规水化利尿。根据肿瘤消退情况和患者身体状况决定治疗的疗程。一般 21～28d 为 1 个疗程。

【作用机制】　单纯的 1 次性动脉灌注化疗现在已很少应用,一般是采用动脉灌注化疗栓塞术。单纯动脉灌注化疗与静脉化疗相比可使局部组织的抗癌药物浓度提高 2.8 倍,但仅持续 30min。动脉栓塞化疗可比单纯灌注化疗局部组织 $AUC_{0～4min}$ 高 2.36 倍,而局部(子宫)组织平均浓度-时间曲线下降速度明显慢于单纯灌注组,说明动脉栓塞化疗能使局部组织内保持较长时间的高浓度药物,提高了疗效。但从相关的基础研究中发现栓塞化疗药物的峰值低于灌注化疗,故在超选择血管后先将部分(2/3 量)抗癌药物作灌注冲击化疗,再将余下的药物(1/3 量)以明胶海绵颗粒吸附后栓塞血管,这样既能保持癌组织内较高的首次冲击浓度,又能保持长时间的持续高浓度。同时栓塞肿瘤的供血动脉可使对血供敏感的癌细胞缺血缺氧,从而导致其坏死,肿块缩小,减轻肿块与周围组织的浸润,减少术中出血,使肿瘤的切除率提高。两者相辅相成,达到良好的抗癌效果。选择动脉灌注化疗药物时应遵循以下原则:①抗癌药物必须对肿瘤有确切的疗效;②该药物对癌细胞的杀伤作用是以原型起作用的;③该药物的抗癌效果是浓度依赖型;④抗癌作用快而强,能迅速杀死癌细胞。根据以上原则选择 DDP、EPI、ADM、MMC 等为动脉灌注化疗的基础用药,而诸如 CTX 等需经肝脏等器官代谢被激活才能起到抗癌作用的药物不适用于动脉化疗。动脉介入化疗的疗效还取决于药物剂量、药物对肿瘤的亲和性、药物在肿瘤组织内的停留时间及药物对血管壁的损害程度。研究表明,DDP 与组织蛋白的亲和力很强,能有效地与肿瘤细胞结合;而 ADM、EPI 是蒽环类抗肿瘤药物,具有很强的细胞内渗透性;因此,DDP、ADM、EPI 是妇科恶性肿瘤最有效的化疗药物。

【适应证与疗效】　适用于Ⅱa期以上宫颈癌的术前辅助化疗,在肿瘤各级血管、淋巴管未被损伤之前给药,提高局部药物浓度,达到高效杀伤作用,缩小肿瘤体积,减轻肿瘤负荷,从而提高手术切除率,同时可以杀灭已存在的微小转移和亚临床灶,减少转移和局部复发,降低手术并发症。

【不良反应及注意事项】　主要为胃肠道反应和骨髓抑制。插管技术要熟练,灌注药物时避免局部渗漏,严格掌握动脉插管的适应证和禁忌证。

### (五)氟尿嘧啶、顺铂或甲氨蝶呤、表柔比星介入化疗

【组方】　氟尿嘧啶　　　　　　1.0g

顺铂　　　　　　　　100mg

或甲氨蝶呤(MTX)　50mg

表柔比星　　　　　　40mg

【用法】　首先取单侧股动脉穿刺,在腹股沟韧带中点下 0.5cm,股动脉搏动最强点穿刺,以 Seldinger 穿刺技术穿刺单侧股动脉成功后置入 4～5F 血管鞘后,引入 4～5F 特选导管行肿瘤供血血管超选择,超选成功后造影证实肿瘤染色后,视肿瘤染色情况行肿瘤供血动脉灌注化疗,绒毛膜细胞癌病人以氟尿嘧啶＋甲氨蝶呤[单次用量氟尿嘧啶不超过 1.0g,甲氨蝶呤(MTX)不超过 100mg]。需要行经肿瘤供血血管栓塞的病人以超液态碘化油(5.0～10ml)＋表柔比星(40mg)＋氟尿嘧啶(1.0g)＋顺铂(100mg)(或 MTX50mg)乳化。

【作用机制】　单纯的一次性动脉灌注化疗将足量的抗癌药物分双份分别行双侧子宫动脉灌注,这样可以使癌组织获得一次性大剂量的冲击浓度,对癌细胞达到杀伤作用。介入法行动脉灌注化疗优于静脉化疗,其中一方面是其较大地增加了肿瘤局部的抗癌药物浓度,同时减少了进入外周血的药物,从而提高了抗癌药物的疗效并减少药物不良反应。动脉灌注化疗栓塞术的方法是将 2/3 剂量的抗癌药物先行灌注,然后将剩余 1/3 剂量加在栓塞剂中进行栓塞。这样可以使癌组织首先获得一较高的冲击浓度,其后栓塞剂中药物的缓慢释放又可对癌细胞起持续杀伤作用。同时栓塞肿瘤的供血动脉可使对血供敏感的癌细胞缺血缺氧,从而导致其坏死。两者相辅相成,达到良好的抗癌效果。动脉灌注化疗的优势在于首获效应,即当抗癌药物进入体内首先接触的组织器官优先摄取药物,从而产生最大的生物学效应。而准确的栓塞肿瘤供血动脉,减小对其他组织供血动脉的栓塞范围,可增加癌细胞的缺血坏死而减少栓塞不良反应,故介入治疗中恰当的血管选择至关重要。滋养叶细胞肿瘤的肿瘤供血均为双侧子宫动脉。氟尿嘧啶作用机制参见本节组方(三)相关内容;顺铂参见本节组方(二)相关内容。

【适应证与疗效】　适用于绒毛膜细胞癌的化疗,从化疗药物临床药动学的角度动脉灌注化疗与静脉化疗相比,可使局部组织的抗癌药物浓度提高 2.8 倍;动脉栓塞化疗可比单纯灌注化疗局部组织 AUCO -4h 高 2.36 倍,而

局部组织平均浓度-时间曲线下降速度明显慢于单纯灌注组,说明动脉栓塞化疗能使局部组织内较长时间内保持药物高浓度,提高了疗效。

【不良反应】　血管内操作所致并发症:①穿刺部位出血或血肿;②血管痉挛;③血管损伤;④血栓形成或栓塞。栓塞治疗所致并发症:①栓塞后综合征;②异位栓塞;③神经损伤;④皮肤硬结。抗癌药物反应:恶心、呕吐、脱发、造血系统及肝肾功能的损伤等。

## (六)氟尿嘧啶、甲氨蝶呤、依托泊苷、盐酸昂丹司琼(欧贝)联合

【组方】
| | |
|---|---|
| 氟尿嘧啶 | $25\sim27mg/(kg \cdot d)$ |
| 甲氨蝶呤 | $0.3mg/(kg \cdot d)$ |
| 依托泊苷(VP16-213) | 100mg |
| 盐酸昂丹司琼 | $8\sim16mg$ |

【用法】　氟尿嘧啶 $25\sim27mg/(kg \cdot d)+5\%$ 葡萄糖注射液 500ml,疗程第 $1\sim5$ 天,8h 匀速静脉滴注;甲氨蝶呤 $0.3mg/(kg \cdot d)$,疗程第 $1\sim5$ 天,肌内注射;依托泊苷 100mg+生理盐水 300ml,疗程第 $1\sim5$ 天,1h 匀速静脉滴注。间隔 14d,重复应用。本组每日用药前后 0.5h 分别给予盐酸昂丹司琼 $8\sim16mg$,肌内注射或静脉注射。治愈标准:每周查血清 hCG 1 次,连续 3 次正常,临床症状消失,体检及影像学检查正常。所有患者在达到以上治愈指标后,均巩固化疗 $1\sim2$ 个疗程。耐药:经 2 个疗程化疗后血清 hCG 未呈对数下降,或呈平台状,甚至上升;或影像学检查提示病灶不缩小甚至增大或出现新病灶。

【作用机制】　氟尿嘧啶是 Heichings 在 20 世纪 50 年代合成并发现,其在体内转化为相应的核苷酸抑制胸苷酸合成酶,从而阻止肿瘤细胞的 DNA 合成,至今仍是肿瘤化疗的主要药物之一,属于抗代谢类药物,其化学结构与体内某些代谢物相似,但不具有它们的功能,从而干扰核酸、蛋白质的生物合成和利用,导致肿瘤细胞的死亡。MTX 亦属于抗代谢类药物,是叶酸的拮抗物,强力抑制二氢叶酸还原酶,以阻止肿瘤生长。5-FU 与 MTX 主要系阻碍 DNA 的生物合成,仅作用于细胞增殖的 S 期,属周期特异性药物;另外也能干扰蛋白质和 RNA 的合成。而依托泊苷属抗肿瘤植物类药物,为鬼臼毒素类药物,是鬼臼脂中分离出的木脂体类有效成分,对 S 及 $G_2$ 期有较大的杀伤作用,使细胞周期阻滞于 $G_2$ 期。在体内可激活某些内切酶,或通过其代谢物作用于 DNA;其非糖苷同系物 4-去甲基表鬼臼毒素可以抑制微管的组装和拓扑异构酶Ⅱ,使 DNA 不能修复。拓扑异构酶是 DNA 复制与转录所需

的酶,拓扑异构酶Ⅱ是许多DNA插入剂和非插入剂的重要细胞内作用目标,其数量和功能上的改变可能是细胞产生耐药的机制。这3种药物联合使用,可发生协同作用,增强治疗恶性肿瘤的效果,但同时剂量减少,不良反应发生率减少。

【适应证与疗效】 适用于恶性妊娠滋养细胞肿瘤(包括侵蚀性葡萄胎和绒毛膜细胞癌)。侵蚀性葡萄胎/绒癌Ⅰ期,治愈率100%,侵蚀性葡萄胎/绒毛膜细胞癌Ⅱ期治愈率96.15%,侵蚀性葡萄胎/绒癌Ⅲ期治愈率92.86%,总治愈率高达94.51%。

【不良反应及注意事项】 氟尿嘧啶、甲氨蝶呤、依托泊苷联合治疗方案所致胃肠道严重不良反应及骨髓抑制毒性的发生率明显低于氟尿嘧啶＋放线菌素D经典治疗方案。肝功能损害占2.1%,未发现有肾功能损害者。但在16.69%的疗程中发生口腔溃疡。用药过程中定期复查肝、肾功能、血常规、hCG、X线胸片或胸部CT、盆腔彩超等。

## (七)长春新碱、卡铂、甲氨蝶呤联合

【组方】 长春新碱 $1\sim2mg$

卡铂 $70mg/(m^2 \cdot d)$

甲氨蝶呤 $10mg/(m^2 \cdot d)$

【用法】 长春新碱于每疗程开始前 $16\sim22h$ 先给1次,化疗间歇期每周重复1次,每次用量 $1\sim2mg$;卡铂每日 $70mg/m^2$,甲氨蝶呤每日 $10mg/m^2$,5d为1个疗程,各疗程间隔3周。具体用法见表10-1。

表 10-1　VCR、CBP、MTX 联合化疗方案药物给药时间药物剂量给药方法

| VCR | 第1天 | $1\sim2mg$ | 溶于30ml生理盐水,静脉推注 |
|---|---|---|---|
| CBP | 第2~6天 | $70mg/(m^2 \cdot d)$ | 溶于500ml 5%葡萄糖注射液,静脉滴注2h |
| MTX | 第2~6天 | $10mg/(m^2 \cdot d)$ | 溶于30ml生理盐水,静脉推注 |

【作用机制】 长春新碱为夹竹桃科植物长春花中提取的有效成分。抗肿瘤作用靶点是微管,主要抑制微管蛋白的聚合而影响纺锤体微管的形成。使有丝分裂停止于中期。还可干扰蛋白质代谢及抑制RNA多聚酶的活力,并抑制细胞膜类脂质的合成和氨基酸在细胞膜上的转运。长春新碱对移植性肿瘤的抑制作用大于长春碱且抗瘤谱广。卡铂为周期非特异性抗癌药,直接作用于DNA,主要与细胞DNA的链间及链内交联,破坏DNA而抑制肿瘤

的生长。四氢叶酸是在体内合成嘌呤核苷酸和嘧啶脱氧核苷酸的重要辅酶，甲氨蝶呤作为一种叶酸还原酶抑制药，主要抑制二氢叶酸还原酶而使二氢叶酸不能还原成有生理活性的四氢叶酸，从而使嘌呤核苷酸和嘧啶核苷酸的生物合成过程中一碳基团的转移作用受阻，导致 DNA 的生物合成受到抑制。此外，甲氨蝶呤也有对胸腺核苷酸合成酶的抑制作用，但抑制 RNA 与蛋白质合成的作用则较弱，本品主要作用于细胞周期的 S 期，属细胞周期特异性药物，对 $G_1/S$ 期的细胞也有延缓作用，对 $G_1$ 期细胞的作用较弱。3 种药物分别作用于细胞增殖周期的不同时相，作用机制各异，毒性反应也互不相同，相对较小。在用药方法上，先用 VCR 使细胞同步化，再用 MTX 和 CBP 5d 至少包括 1.5～2 个细胞周期，间歇期每周重复用 VCR 1 次，使癌细胞在相对较短的时间内再次受到打击，从而达到较大限度地杀伤癌细胞，使患者尽快获得治愈及减少耐药。

【适应证与疗效】　适用于恶性滋养细胞肿瘤化疗，经治疗后，近期临床治愈率为 100%，其 hCG 降至正常或达近期临床治愈所需的平均疗程数分别为 1.92 个和 2.71 个；经随访复发率为 1.3%(1/76)。

【不良反应】　白细胞减少、贫血、血小板减少、恶心、呕吐、腹泻、口腔溃疡。

## (八)顺铂、多柔比星、环磷酰胺联合

【组方】　顺铂　　　　70mg/m²

　　　　　多柔比星　30～50mg/m²

　　　　　环磷酰胺　500～600mg/m²

【用法】　顺铂 70mg/m² + 多柔比星 30～50mg/m² + 环磷酰胺 500～600mg/m²，途径为静脉化疗；有胸腔积液、腹水的患者给予顺铂 100mg 置腹腔行静脉＋腹腔化疗，每 3 周 1 次。1～3 个疗程。在化疗后 3～4 周按卵巢癌手术原则行全子宫＋双附件＋大网膜＋阑尾＋选择性淋巴结切除术。

【作用机制】　先期化疗亦称新辅助化疗，是指在卵巢癌术前进行有限疗程的化疗，然后再进行肿瘤细胞减灭术的治疗方法。尤其适用于晚期卵巢癌患者。卵巢上皮性癌为化疗敏感性肿瘤，应用以铂类为主的联合化疗，总有效率达 70%～80%。先期化疗具有以下优点：①通过胸腹腔给药等化疗途径，可控制胸腔积液、腹水，改善全身情况，提高手术耐受性；②可消灭肝、肺等远处转移灶，降低肿瘤分期，增加手术可行性；③可缩小肿瘤体积，松解肿瘤与正常组织的粘连，降低手术的损伤性；④缩短手术时间，减少术中出血，

有效提高肿瘤细胞减灭术的成功率。有研究表明，先期化疗有助于改善预后，提高生存质量。顺铂作用机制参见本节组方（二）相关内容。环磷酰胺在体外无活性，进入体内被肝脏或肿瘤内存在的过量的磷酰胺酶或磷酸酶水解，变为活化作用型的磷酰胺氮芥而起作用。其作用机制与氮芥相似，与DNA 发生交叉联结，抑制 DNA 的合成，也可干扰 RNA 的功能，属细胞周期非特异性药物。多柔比星是一种抗肿瘤抗生素，可抑制 RNA 和 DNA 的合成，对 RNA 的抑制作用最强，抗瘤谱较广，对多种肿瘤均有作用，属周期非特异性药物，对各种生长周期的肿瘤细胞都有杀灭作用。

【适应证与疗效】　适用于Ⅲ、Ⅳ期上皮性卵巢癌患者，估计手术不能达到理想的肿瘤细胞减灭术及有严重内科疾患不适合手术者可行先期化疗，但尚未有一定的判定标准。综合各方面因素，主要有以下几种情况：①大量胸腔积液、腹水，估计手术难以承受者；②弥漫性腹膜转移者；③盆腹腔巨大包块，固定不动者；④辅助检查证实有远处转移者。先期化疗能控制胸腔积液、腹水，缩小瘤体，增加满意肿瘤细胞减灭术的成功率，降低手术并发症的发生率。

【不良反应】　白细胞减少、贫血、血小板减少、恶心、呕吐、腹泻、口腔溃疡。

### （九）长春新碱、奈达铂、博来霉素联合

【组方】　长春新碱　　1.5mg

　　　　　奈达铂　　　70mg/m²

　　　　　博来霉素　　30mg

【用法】　长春新碱 1.5mg 第 1 天静推、奈达铂 70mg/m² 第 2 天 静脉滴注 3h 以上，博来霉素 30mg 第 3～5 天静脉滴注。每 3 周重复 1 次，2 个疗程以上治疗。

【作用机制】　奈达铂（NDP）是近年研制新抗癌药物，结构类似顺铂（顺-甘醇酸二氨合铂），作用机制与 DDP 基本一致。NDP 进入细胞后，醇性氧与铂之间的键断裂并与水结合，导致离子型物质（活性物质或水合物）的形成，然后，断裂的甘醇酸酯基配基变得不稳定并被释放、产生多种离子型物质与DNA 结合，抑制 DNA 复制，从而产生抗肿瘤活性。Ⅱ期临床研究，奈达铂对卵巢癌治疗的疗效与卡铂相近（ 37.3% 和 38%），对宫颈癌的疗效较高（46.3%）。奈达铂具有单独应用疗效，又可与其他化疗药物及放疗合用，且对放疗有增敏作用。长春新碱作用机制参见本节组方（七）相关内容。博来

霉素属碱性糖肽类抗癌抗生素。主要抑制胸腺嘧啶核苷掺入 DNA，与 DNA 结合使之破坏分解，作用于增殖细胞周期的 S 期。

【适应证与疗效】　适用于晚期卵巢癌Ⅲ、Ⅳ期的患者，并可伴有不同部位转移灶。初治晚期卵巢癌患者总有效率为 45.8%，复治晚期卵巢癌患者有效率 30.0%。

【不良反应】　胃肠道反应和白细胞下降的发生率仅为Ⅰ度和Ⅱ度。

## （十）卡铂腹腔灌注联合紫杉醇

【组方】　　紫杉醇　175mg/m²

　　　　　　卡铂　　AUC6

【用法】　紫杉醇 175mg/m²，第 1 天加入生理盐水中静脉滴注 3h；卡铂 AUC6，第 2 天腹腔灌注。21d 为 1 个周期，共 6 个周期。腹腔化疗采用单次直接腹腔穿刺法，穿刺成功后，接输液器，放腹水量至患者感觉腹胀减轻即可，注入生理盐水 20ml 确保穿刺针在腹腔内，接着注入卡铂，再用生理盐水 20ml 冲洗针管后拔针，嘱患者变换体位以利化疗药物均匀作用于腹腔内。接受紫杉醇治疗的患者均在给药前 12h、6h 服用地塞米松 20mg，用药前 30min 肌内注射异丙嗪 25mg，静脉滴注西咪替丁 40mg，以预防变态反应。应用恩丹西酮药物止吐。

【作用机制】　卵巢癌主要由上皮癌、恶性生殖细胞肿瘤和性索间质肿瘤等组成。其中以上皮癌占绝大多数，为 60%～85%，上皮癌易发生腹膜转移形成腹水，卵巢上皮癌属化疗敏感性肿瘤。研究结果显示腹腔化疗对术后减少复发与转移，控制腹水生长，提高生存质量及延长生存期有积极意义。上皮癌有盆、腹腔广泛转移的生物特性和腹腔解剖学和腹腔药动学的优势，腹腔灌注化疗使腹腔内抗癌药物浓度高于血浆浓度 12～15 倍，腹腔内肿瘤暴露在高浓度的化疗药物中，腹膜吸收后经毛细血管渗透杀伤肿瘤，化疗作用增强，并经门静脉系统循环入肝，经肝脏代谢后进入体循环，降低了全身毒性作用。有临床试验结果证实，与全身化疗相比，将腹腔内注射卡铂作为一线化疗方案可使残余癌灶较小（≤2cm）的进展期卵巢癌患者的复发率和病死率降低 20%～25%。因为顺铂消化道反应及肾毒性明显，卡铂毒性小，在卵巢癌的腹腔化疗中用卡铂取代顺铂是十分合理的。紫杉醇是一种新的抗微管药物，它的作用机制有别于其他抗微管药物，如秋水仙碱和长春碱，它能特异地结合到小管的 β 位上，导致微管聚合成团块和成束并使其稳定，这些作用能抑制微管网的正常重组。近年的临床研究表明此种方案既可导致肿瘤细胞的凋亡,又可抑制肿瘤新生血管的生存。

【适应证与疗效】 适用于经病理或细胞学证实的 FIGO 分期Ⅲc 期和Ⅳ期卵巢癌患者,平均总有效率( CR＋PR) 86.7%,患者用药后临床症状减轻或消失,生活质量提高。

【不良反应及注意事项】 紫杉醇的不良反应除肌肉酸痛和脱发外,其他反应一般较轻微,且易处置。与顺铂相比,除血液学毒性外,卡铂的不良反应,尤其是消化道反应更小,此方案最明显的副作用为血液学毒性,但在预防性应用 G-CSF 后,患者的血常规一般很快恢复正常,不影响下一周期化疗。尤其值得一提的是应用止吐药物后,对患者食欲影响较小,消除了患者对化疗在心理上的恐惧,使患者更易接受和配合化疗,对患者体力影响较小。

### (十一)昂丹司琼、环磷酰胺化疗联合顺铂腹腔热灌注

【组方】　顺铂　　　　　　　　　100mg

　　　　　环磷酰胺　　　　　　　1000mg

　　　　　昂丹司琼(欧贝)　　　　8mg

【用法】 手术后 1 周严格无菌操作下行腹腔穿刺,置入专用灌注导器,有腹水者先放尽腹水,将 1000ml 生理盐水加热至 43℃经导管注入腹腔,将顺铂 100mg 溶入 1000ml 生理盐水中,加热至相同温度后同路注入腹腔。环磷酰胺 1000mg 静脉输注。顺铂注入前 30min 给予昂丹司琼 8mg 静脉注射,灌注完毕后呋塞米 20mg 肌内注射。每间隔 23d 重复给药 1 次,共实施 6 次。所有病例化疗前均做全面检查,包括血常规、尿常规、肝肾功能、心电图、腹部 B 超。化疗开始后第 3 天查血常规,每次化疗后复查血常规,6 次化疗结束后复查上述检查。

【作用机制】 卵巢癌发病率呈逐年上升趋势,病死率居妇科恶性肿瘤之首,70%的卵巢癌患者就诊时已为中晚期,癌细胞腹腔内扩散种植,并发恶性腹水,严重影响了患者的生存质量。卵巢癌切除术中,无论怎样的淋巴结清扫和尽可能多地切除癌组织,都不能清除或防止腹腔内癌细胞的播散种植,成为卵巢癌术后复发的主要原因。单纯化疗难以控制肿瘤的扩散种植和减少腹水,故腹腔内化疗在中晚期肿瘤治疗中越来越受到重视。腹腔内化疗具有局部药物浓度高,全身毒性低的优点,能提高患者生存质量及延长生命。近来又有研究认为,腹腔热灌注化疗能有效地杀灭和清除腹腔内游离癌细胞,明显减少术后复发及肝转移。热疗是继手术、放疗、化疗和生物治疗

后的第 5 种治疗肿瘤的方法,目前已被公认为肿瘤治疗的有效方法。肿瘤热疗的基础是基于正常组织和肿瘤组织对温度的敏感性不同。由于肿瘤内的新生血管对热无反应,不像正常组织那样通过血管的扩张散热。多数癌细胞加温到 40～43 ℃开始死亡,而正常组织的临界温度为 45.7～47.0℃。近年来人们发现热疗能激发机体免疫(即称热免疫),引起自身抗肿瘤作用,即使是局部热疗,也有这样的作用,而且无论对原发灶还是对转移灶,热疗均能产生免疫刺激作用,导致局部及远处病灶的消亡。热疗与化疗联合应用可以起到协同作用,是一种综合的抗肿瘤新手段,其作用机制有以下几个方面:①热疗可增加血供,促进化疗药物在局部积聚、摄取和加快反应速度。②逆转某些(如卵巢)癌细胞多药耐药性。③有研究发现加温使肿瘤细胞产生高浓度的一氧化氮,与化疗合用增强细胞毒性。如顺铂与高温之间有良好的协同作用,随着温度的升高,CDDP 的细胞毒性明显增强。④化疗对富氧细胞的敏感性高于乏氧细胞,热疗对乏氧细胞的敏感性高于富氧细胞,可用化疗配合热疗来达到既杀灭富氧细胞又杀灭乏氧细胞的目的。⑤加温与化疗的协同作用可能还在于加强某些基因的表达及增强 IL、TNF 和其他细胞因子的作用等因素有关。故采用了全身化疗与顺铂腹腔热灌注化疗联合应用的方法,取得了较满意的效果。总之,化疗联合腹腔热灌注疗法简便易行,损伤较小,疗效基本可靠,其远期疗效有待进一步研究。

【适应证与疗效】　适合于卵巢癌细胞减灭术后的中晚期卵巢癌患者的辅助化疗,总有效率为 72%。

【不良反应】　主要毒性为骨髓抑制,以轻度为主,恶心呕吐、有不同程度的脱发,肝功能损害等。

### (十二)拓扑替康、紫杉醇、顺铂联合

【组方】　拓扑替康　$1.2mg/(m^2 \cdot d)$
　　　　　紫杉醇　　$100mg/m^2$
　　　　　顺铂　　　$75mg/m^2$

【用法】　拓扑替康(TPTHCh)用法:静脉输注拓扑替康 $1.2mg/(m^2 \cdot d)$ 30min,连用 5d,每 3 周重复,下一周期剂量减少 $0.2mg/(m^2 \cdot d)$。紫杉醇(PTX)用法:紫杉醇 $100mg/m^2$ 化疗前 15min 溶于 500ml 生理盐水中静脉滴注或腹腔给药,3h 滴完;顺铂用法:顺铂 $75mg/m^2$ 加入生理盐水 300ml 中静脉滴注。患者均于治疗前 1d 口服地塞米松每次 7.5mg,每日 3 次,连续 3d 后逐渐减量。化疗前 30min 静脉注射苯海拉明 50mg 及雷尼替丁 50mg,在给药

过程中行心电监护。3~4 周为 1 个疗程。化疗前后给予常规水化、利尿、止吐等处理。

**【作用机制】** 由于恶性卵巢肿瘤生物学行为的特殊性,确诊时多已晚期。目前晚期卵巢癌的治疗仍是肿瘤细胞减灭术后联合化疗,而化疗在治疗晚期卵巢癌中起着非常重要的作用。由于肿瘤细胞的获得性耐药及化疗药物的毒性作用影响了总体的化疗效果,卵巢癌患者对化疗药物的耐药已成为获得疗效的最大障碍。因此,寻找更有效的联合化疗方案的探索研究是当今的重要任务,是提高晚期卵巢肿瘤患者生存率的关键。近年来,拓扑替康、顺铂和紫杉醇是得到公认的对卵巢癌有效的化疗药物,且彼此之间无交叉耐药。拓扑替康已被广泛应用于抗肿瘤的治疗中,体外研究显示,拓扑替康对多种肿瘤细胞株具有抗肿瘤活性。拓扑替康为拓扑异构酶 Ⅰ 的抑制药。拓扑异构酶 Ⅰ 可诱导 DNA 单链可逆性断裂,使 DNA 螺旋链松解,拓扑替康可与拓扑异构酶 Ⅰ-DNA 复合物结合并阻止这些单股断链的重新连接,其细胞毒作用是在 DNA 的合成中,是 S 期细胞周期特异性药物。拓扑替康与拓扑异构酶 Ⅰ 和 DNA 形成的三元复合物与复制酶相互作用时产生双股 DNA 的损伤,而哺乳动物的细胞不能有效地修复这些双股 DNA 链的中断。紫杉醇是紫杉树皮提取物中的抗癌活性成分,其抗癌作用机制较为独特,它不影响瘤细胞的 DNA 及 RNA 合成,也不损伤 DNA 分子。它主要是与微管蛋白结合,促进微管聚合作用和微管束的形成并保持其稳定、抑制微管的解聚作用,从而干扰了细胞分裂所需的正常微管网络系统,使细胞动力学发生异常变化,细胞周期移行阻断于 $G_2/M$ 期。在卵巢癌、乳癌、肺癌及头颈部各种器官的晚期癌症的治疗中表现出明显疗效。而顺铂可与 DNA 形成链内、链间交叉连接,破坏 DNA 功能,阻止 DNA 复制,为细胞周期非特异性药物。国内外临床试验表明,拓扑替康作为二线药物对铂类和紫杉醇类耐药的卵巢癌患者有确切的疗效,现已成为卵巢癌化疗的二线药物。由此可见,3 种药物具有不同的抗肿瘤机制,联合应用可以通过互补而增强抗肿瘤效果,值得临床推广。

**【适应证与疗效】** 适用于经病理学证实的 Ⅲ、Ⅳ 期晚期卵巢癌患者,经 B 超、CT、MRI 或体检至少有一处双径可测量病灶单径≥2cm,Kanjorski 评分≥60 分,预计生存期≥3 个月,骨髓功能良好。总有效率 45% 左右,不良反应较小。

**【禁忌证】** 紫杉醇过敏者禁用。

【不良反应】　少数患者有过敏、口腔炎,周围神经毒性、白细胞减少、血小板和血红蛋白下降、腹泻、脱发、恶心、呕吐等。

### (十三)长春瑞滨、铂类联合

【组方】　长春瑞滨　　25mg/m$^2$

顺铂　　　　25mg/m$^2$

或卡铂　　　300mg/m$^2$ 或者 AUC4～5

【用法】　长春瑞滨 25mg/m$^2$,加入生理盐水 40ml 第 1、8 天静脉注射,顺铂 25mg/m$^2$,第 1～3 天静脉滴注,或卡铂(300mg/m$^2$ 或者 AUC4～5)第 1 天静脉滴注。21d 为 1 个周期,连续治疗 3～6 个周期,治疗 2 个周期评价疗效。

【作用机制】　子宫内膜癌是较常见的妇科恶性肿瘤,占女性生殖道恶性肿瘤的 20%～30%,其发病率呈逐渐上升趋势,子宫内膜癌手术治疗治愈率较高,对于晚期及复发的子宫内膜癌临床仍采用全身化疗作为姑息治疗手段,但目前尚无一个公认的标准方案。长春瑞滨是一种新的植物类抗癌药,主要通过阻滞细胞有丝分裂过程中的微管形成,使细胞分裂停止于有丝分裂中期,为细胞周期特异性药物,且不良反应小,对骨髓有轻度影响;顺铂主要与 DNA 链结合,产生交叉联结而破坏其功能,为细胞周期非特异性药物,两药合用起协同作用。长春瑞滨的胃肠道反应和神经毒性不良反应一般较紫杉类轻且价格低,但应用长春瑞滨联合铂类治疗子宫内膜癌紫杉类联合铂类获得了相似的疗效。因此,对于年龄偏大,经济条件差的病人,长春瑞滨联合铂类可作为中晚期子宫内膜癌治疗的有效方案选择。

【适应证与疗效】　适合于经病理组织学或细胞学证实的Ⅲ、Ⅳ期和复发的子宫内膜癌患者;有可测量的客观病灶;KPS 评分≥60 分;符合化疗的要求;预计生存期＞3 个月。有效率(CR + PR)54.54%。

【不良反应】　化疗不良反应主要为骨髓抑制,尤其是白细胞、血小板下降、血红蛋白下降、肠道反应、脱发、静脉炎、肝肾功能损害等,关节肌肉疼痛、周围神经炎、面色潮红也有发生。

## 第十二节　妇科其他疾病

### (一)地塞米松、庆大霉素、α-糜蛋白酶宫腔注药

【组方】　地塞米松　　5mg

庆大霉素　　8 万 U

α-糜蛋白酶　5mg

【用法】　从月经干净后第 3 天开始行宫腔注药,每 3 日 1 次,直到排卵前结束。注射药物:生理盐水 30ml,地塞米松 5mg,庆大霉素 8 万 U,α-糜蛋白酶 5mg 混合成稀释液。操作方法:患者排空膀胱,取膀胱截石位,常规消毒外阴及宫颈,用双腔子宫造影管插入宫腔,自侧管注入 3ml 液体,使气囊膨大,堵塞宫颈,然后经注水管注入药液,以每分钟 1ml 的速度缓慢注入药液,至患者感到下腹疼痛不能忍受为止。塞好注水管,取下宫颈钳,用纱布包好注水管,填入阴道,取下窥器。再用微波仪照射下腹部 15min,放出气囊中的液体,取出导管,于下次月经干净后 3d,再次做输卵管通液检查,确定治疗效果。

【作用机制】　造成输卵管性不孕的原因很多,感染是最常见的病因。感染可破坏输卵管内膜,形成瘢痕,造成阻塞,或使输卵管壁僵硬和输卵管周围粘连,输卵管扭曲,改变了输卵管与卵巢的关系,影响输卵管的拾卵输卵管。通液治疗不孕症方法简便,易于掌握,合理的药液配伍可能提高疗效。庆大霉素具有强大的抗革兰阴性杆菌的作用,可杀灭大肠埃希菌、变形杆菌、淋球菌及衣原体;地塞米松具有抗炎作用,能减少组织水肿、毛细血管扩张,白细胞浸润及吞噬反应,具有抗毒和免疫抑制作用,能预防瘢痕形成和组织粘连;α-糜蛋白酶具有溶解细菌、白细胞和异性蛋白作用,有利于输卵管再通。

【适应证与疗效】　适用于输卵管慢性炎症引起的原发或继发不孕患者。既往均做过输卵管通液、微波理疗和抗感染治疗,效果不佳。经 3 个疗程治疗后,总有效率可达 83.68%。通液治疗输卵管性不孕方法简便、安全、治愈率高且费用低廉,易于在基层开展,不失为一种有效方法,值得推广。

【不良反应及注意事项】　一般仅有轻微的疼痛,无明显其他不适。操作时要轻柔,注意无菌,避免引起医源性感染。

### (二)甲氨蝶呤、甲叶钙(CF)及丙酸睾酮联合

【组方】　甲氨蝶呤　1mg/kg

　　　　　丙酸睾酮　50mg

　　　　　甲叶钙　　0.1mg/kg

【用法】　甲氨蝶呤用量 1mg/kg,肌内注射,第 1、3、5、7 日隔日 1 次,24h 后用甲叶钙解救,甲叶钙的量为甲氨蝶呤的 1/10,第 2、4、6、8 天用。甲氨蝶呤同时肌内注射丙酸睾酮 50mg/d 连续 3d。每天记录甲氨蝶呤的不良反应,每 3 日测血常规,每周测肝、肾功能、彩超,给药后监测血 β- hCG,如 48h 下降>15%,停用甲氨蝶呤,否则继续给予直至疗程结束。

【作用机制】　受精卵在子宫体腔以外着床称为异位妊娠。异位妊娠是妇产科常见的急腹症之一,发生率约为 1%,是孕产妇主要的死亡原因之一。许多宫外孕在破裂之前即可诊断,相当一部分可通过非手术治疗取得成功,避免了手术的痛苦。甲氨蝶呤是一种滋养细胞高度敏感的化疗药物,甲氨蝶呤的药理作用是抑制二氢叶酸还原酶,干扰二氢叶酸还原为四氢叶酸,使 DNA 合成受阻,甲氨蝶呤治疗异位妊娠的作用主要表现在抑制细胞型滋养细胞的增殖,进而影响中间型及合体型滋养细胞的形成,导致胚胎死亡。甲氨蝶呤用于异位妊娠的药物非手术治疗已被一致公认。但有研究证明单用甲氨蝶呤治疗宫外孕疗效仍欠佳,且副作用较多。肌内注射丙酸睾酮,能有效地拮抗雌孕激素,且有促进平滑肌收缩,可减少盆腔局部出血,进而增加了非手术治疗的成功率。甲叶钙,即注射用甲酰四氢叶酸钙,叶酸在肝脏及骨髓中先变成有形态的甲酰四氢叶酸,然后作为辅酶而参与核酸的合成,故 CF 与叶酸相同但比叶酸好,用于抗叶酸代谢药中毒时的解毒,主要用于解除甲氨蝶呤引起的毒性反应。

【适应证与疗效】　适用于宫外孕非手术治疗者。治疗指征:①宫外孕诊断明确,生命体征平稳,无内出血或内出血很少,无明显腹胀、腹痛等症状;②无肝肾等重症疾病,无 MTX 用药禁忌证;③输卵管妊娠未发生流产或破裂;④彩超输卵管妊娠包块直径≤4cm;⑤血 β-hCG≤2000U/L;⑥后穹窿穿刺抽出不凝血但腹痛症状不明显,B 超显示盆腔积液少,患者要求非手术治疗或迫切要求保留生育功能者。经治疗后治愈率可达 90% 左右。

【不良反应及注意事项】　不良反应有骨髓抑制、消化系统毒性反应(恶心,呕吐,腹泻)、口腔溃疡、治疗失败等,在治疗期间密切观察患者腹痛及阴道出血的程度,密切监测血 β-hCG 变化,肝肾功能,彩超。如出现:①血 β-hCG 持续升高;②腹痛加剧,包块增大,后穹窿穿刺抽出不凝血;③心管搏动持续存在或治疗期间出现心管搏动,及时手术治疗。

### (三)苯甲酸雌二醇、黄体酮联合

【组方】　苯甲酸雌二醇　　2mg

　　　　　黄体酮　　　　　　10mg

【用法】　苯甲酸雌二醇 2mg,每 8 小时 1 次(出血多者每 6 小时 1 次),肌内注射,阴道出血明显减少或血止后,改为每 12 小时 1 次,2～3d 后再逐渐减量至 2mg 肌内注射,每日 1 次,维持共 22d;最后 7d 加用黄体酮 10mg,肌内注射,每日 1 次,使增生的子宫内膜转为分泌相。应用人工周期疗法 3

个疗程。

【作用机制】　青春期功能性子宫出血是指青春期神经内分泌系统功能障碍所致的异常子宫出血,下丘脑-垂体-卵巢轴的神经内分泌功能失调导致异常子宫出血。其病因为垂体性腺功能不全,反馈机制尚未建立,以致缺乏LH高峰引起排卵障碍。由于无排卵,子宫内膜受到单一雌激素的刺激而缺乏孕激素的抵抗和保护,内膜呈持续增生或增生过长,引起雌激素撤退或突破性出血。在月经轴尚未健全情况下,体内内源性雌激素不足以使子宫内膜修复。外源性雌激素的补充可提高体内雌激素水平,可促使子宫内膜再生修复,达到止血目的。因此,以往对青春期功能性子宫出血急性出血患者采用大剂量雌激素止血。青春期女子其体内均有一定水平的雌激素,相当于成熟女子卵泡发育中期水平,但因无排卵而致孕酮缺乏,故理论上讲,补充孕激素则更符合生理机制。雌激素协同孕激素对内膜作用,可达到迅速止血的目的,而且能防止孕激素治疗过程中的突破性出血。外源性雌激素的补充,可使内膜增生、修复而止血。此外尚有升高纤维蛋白原水平,增加凝血因子,促进血小板凝聚和使毛细血管通透性降低等作用。由于口服雌激素不良反应大,大量出血止血所需的剂量大,大多数病人不易接受,故急性期出血采用注射剂,如苯甲酸雌二醇。外源性孕激素的补充,可使子宫内膜出现分泌期变化,且能使子宫内膜间质细胞蜕膜化成为蜕膜细胞。细胞中含有纤维蛋白溶解酶原激活物的抑制物和组织因子。前者有保护子宫内膜血管的稳定和抑制纤溶的作用,后者可促进凝血功能启动。孕激素还能使子宫内膜功能层螺旋小动脉迅速修复而止血,此外,孕激素在调节前列腺素的合成和释放中起重要作用。有研究表明,雌激素使子宫血流增加,孕激素使子宫血流减少。在雌激素存在的情况下,孕激素有维持雌激素水平趋于稳定的作用。

【适应证与疗效】　适用于治疗青春期功能性子宫出血,孕激素配伍小剂量雌激素,治疗青春期功能性子宫出血急性出血,可缩短控制出血时间和完全止血时间。

【不良反应及注意事项】　偶有轻度胃肠道反应。因可能有撤退性出血,所以必须严格用药剂量,不可随便减量或停药。

## (四)三合激素

【组方】　丙酸睾酮　　　　25mg

　　　　　黄体酮　　　　　12.5mg

　　　　　苯甲酸雌二醇　　1.5mg

【用法】　三合激素每 12 小时肌内注射 1 次,血止后改为每 24 小时肌内注射 1 次,持续 3d,仍无出血改为每 36 小时肌内注射 1 次,再用 3d,3d 后仍无出血可停止肌内注射三合激素,改为口服去氧孕烯(马富隆),每日 1 片至出血停止后 20d,血红蛋白上升至 80g/L 以上停药。

【作用机制】　青春期功能性子宫出血系因青春期性腺轴激素间反馈调节机制未臻成熟,较长期无排卵,而导致的子宫内膜长期受雌激素影响,而无孕激素拮抗出现的突破性或撤退性出血。临床上以补充外源性雌激素为主的性激素治疗均可较快止血。而青春期功能性子宫出血合并重度贫血患者,因精神状态差、贫血所致消化功能差、口服制剂难以实施,应用合激素进行止血,逐渐减量,待胃肠功能恢复后,改用去氧孕烯口服,可得到满意的止血效果。苯甲酸雌二醇具有修复子宫内膜,增加纤维蛋白原水平,增加凝血因子,促进血小板聚集而止血的作用。黄体酮可对抗雌激素,减少子宫血流量。雄激素可减少盆腔充血,减少血管通透性,从而促进止血,且雄激素具有蛋白同化作用,加速血红蛋白合成,增加食欲,改善患者精神状态,使贫血得以快速改善。三合激素在止血时间、血红蛋白上升速度明显优于苯甲酸雌二醇,且三合激素恶心、呕吐不良反应小,患者容易接受。

【适应证与疗效】　适用于青春期功能性子宫出血合并贫血的治疗。三合激素治疗青春期功能性子宫出血合并重度贫血患者,止血迅速,血红蛋白恢复快,物美价廉,不良反应小,值得应用。

【不良反应】　偶有轻度胃肠道反应。因可能有撤退性出血,所以必须严格用药剂量,不可随便减量或停药。

### (五)地西泮、利多卡因、阿托品联合

【组方】
| | |
|---|---|
| 地西泮 | 10mg |
| 2% 利多卡因 | 5ml |
| 阿托品 | 1mg |

【用法】　产妇取膀胱截石位,常规消毒外阴,铺无菌洞巾,戴无菌手套,首先给产妇缓慢静脉注射地西泮 10mg(须在 5min 内注完药),然后用窥器暴露宫颈,阴道宫颈常规消毒。用 10ml 注射器抽取 2% 利多卡因 5ml 加阿托品 1mg,共 6ml 混合药液。用 7 号长针头于宫颈 12 点、4 点、8 点处各注射药液 2ml,要求注射在宫颈的环状肌层。取出窥器,稍等片刻,术者左手按压宫底,右手五指并拢呈楔形,伸入宫颈口,用手指缓慢扩张狭窄环,一般很容易使狭窄环松解,取出胎盘及积血块。术后立即注射宫缩剂以防弛缓性出

血,并给予广谱抗生素预防感染。

【作用机制】 地西泮是一种较强的中枢神经系统抑制药,具有抗焦虑、镇静、催眠作用,可消除产妇的精神紧张。静脉注射地西泮 10mg,可使产妇很快处于睡眠松弛状态,能更好地配合手术,而且地西泮能松弛宫颈平滑肌,具有促进宫口扩张的作用已被临床实践证实。利多卡因为局部麻醉药,能阻滞神经冲动的传导,缓解宫颈平滑肌及纤维组织的紧张度,并可使血管舒张,改善宫颈组织的神经营养,消除组织水肿。而阿托品属于胆碱能受体阻滞药,对痉挛的宫颈平滑肌有显著的松弛作用。

【适应证与疗效】 适用于阴式分娩时胎盘嵌顿的处理。胎盘嵌顿诊断标准:胎盘嵌顿多是由于在胎儿娩出后,子宫因某种原因引起不协调性收缩,在某处(多在子宫上下段交界处)发生了痉挛性狭窄环,使已剥离的胎盘被阻塞于上方所致。检查发现子宫收缩较硬,宫底升高,向下按压子宫底时,胎盘不见娩出。阴道检查发现脐带进入一孔,可容 1～2 横指,有时紧紧裹住脐带,即可诊断为胎盘嵌顿。应用此法处理胎盘嵌顿,成功率高达 100%,未见发生产褥感染、宫颈裂伤及子宫穿孔病例。

【不良反应及注意事项】 应用此方法时,手法要轻柔,并严格无菌操作。术后常规使用抗生素及宫缩药,以防发生产褥感染、宫颈裂伤、子宫穿孔及弛缓性出血。

### (六)地西泮与小剂量缩宫素联合

【组方】 地西泮 10mg

缩宫素 1U

【用法】 地西泮 10mg/d 缓慢静脉推注及 5% 葡萄糖注射液 500ml＋1U 缩宫素(即 0.2%)每分钟 6～8 滴始静脉滴注,共 1～3d。地西泮总量为 10～30mg,滴注过程中不引起自觉宫缩,每日肛查行宫颈评分,一般给药 1～3d,若无效,1 周后可重复,宫颈成熟后若仍未临产者,予以人工破膜,静脉滴注 0.5% 缩宫素引产。

【作用机制】 地西泮具有镇静、催眠、抗惊厥及较短的肌肉松弛作用,它可选择性地作用于子宫肌纤维。动物实验证实,地西泮对妊娠大白鼠离体子宫颈肌肉的收缩有明显的松弛作用,而对子宫体肌肉反应不敏感,故可作为促宫颈成熟剂。缩宫素通过兴奋子宫肌层中的特异性缩宫素受体而直接兴奋子宫平滑肌,增加子宫内压而促宫颈成熟,作用取决于它的浓度及子宫对它的敏感性,其作用实际上与子宫内缩宫素受体的含量有关,它的生理需要量为 2～5mU/ml,药物剂量为 9mU/ml,极量为 36mU/ml。本方法选用 0.2%的浓度即选用生理需要量 2～5mU/ml,使子宫产生如正常妊娠晚期的无痛性宫缩,产妇感觉不到,只有通过内测量测出,称为 Braxton-Hicks 收缩,这种收缩不会使子宫血管受压,不会妨碍胎儿的血液循环,胎儿不易缺氧,同时产妇感觉不到宫缩,有利于产妇睡眠休息,减少了能量消耗,防止电解质平衡失调,为临产后产程的顺利进行打下了基础。另外,缩宫素与蜕膜上的缩宫素受体结合后,刺激 PG 的生成,而 PG 还能促进子宫肌层中的缩宫素受体生成,因而促宫颈成熟。

【适应证与疗效】　适用于住院分娩的单胎、头位、初产、待产、宫颈评分≤5 分、NST(+),无阴道分娩禁忌证的足月孕妇。应用此法,可有效软化宫颈,使第 1 产程潜伏期与活跃期平均时间均明显缩短。

【不良反应及注意事项】　一般无不良反应发生,应用缩宫素时,应密切观察胎心及宫缩强度,避免宫缩过强,以免发生胎儿生长受限、羊水栓塞等危及母体及胎儿的疾病,推注地西泮时速度应缓慢,在胎儿娩出前 4h 应用,避免对胎儿呼吸的抑制。

### (七)利多卡因、阿托品联合

【组方】　2%利多卡因　　5ml

　　　　　阿托品　　　　0.5mg

【用法】　取膀胱截石位,常规消毒外阴、阴道,用窥器暴露宫颈,消毒宫颈,用 20ml 空针抽取 2%的利多卡因 5ml 及阿托品 0.5mg,用 5ml 的注射用水稀释后,采用 7 号针头,分别在宫颈 12 点、3 点、6 点、9 点处各注射 2.5ml;注射前应先回抽无回血,注射速度应缓慢,穿刺不宜太深。勿过早运用腹压、下蹲等,避免加重宫颈水肿。严密观察产程进展及胎心变化,注意宫缩强弱,如为协调性宫缩乏力,需静脉滴注 0.5%的缩宫素加强宫缩,开始每分钟 8 滴,在确定无过敏后,剂量可逐渐增加,在 15min 内调整到有效剂量。如由持续性头位异常引起,徒手旋转胎头及上推宫颈前唇,有助于解除引起宫颈水肿的原因,从而减轻已水肿的宫颈。在试产的过程中如发现头盆不称或胎儿生长受限,应以剖宫产结束分娩。

【作用机制】　非孕时子宫颈的组织学结构外层为纤维膜,内层为黏膜层,中层为肌层,主要由富含胶原纤维的结缔组织构成,平滑肌纤维极少,仅占 10%～15%。为适应分娩时宫颈口开大及胎儿娩出的需要,自妊娠开始宫颈即开始发生一系列的组织化学及血液流变学的变化,该变化与宫颈水肿发生关系密切。在维持宫颈韧性上起重要作用的胶原纤维的数量大大减少，仅为非孕时的 30%，且变得容易在胶原酶的作用下被降解，纤维束也变细、变短、排列疏松、间隙变宽、易于水、钠潴留，玻璃酸盐增加导致宫颈易与水结合，硫酸软骨素的减少使组织软化。妊娠晚期宫颈血管明显扩张，宫颈组织中动脉血灌流量在子宫收缩期较静止期增加 $1.5\sim2.0$ 倍，这些增加的血液灌流，如不能充分经静脉反流势必造成宫颈水肿。分娩时，宫颈长时间地被挤压在耻骨与胎先露之间，或因胎位异常导致产妇过早使用腹压，使腹腔内静脉压增高，宫颈静脉及淋巴回流障碍均可致宫颈水肿。活跃期宫颈水肿多发生在宫颈前唇，表现为宫颈局部增厚、变硬，宫颈口扩张缓慢，造成活跃期停滞、产程延长导致难产。利多卡因属酰胺类，具有起效快、穿透力强、对组织无刺激，无须做过敏试验等优点。阿托品为 M 胆碱受体阻滞药，对多种内脏平滑肌具有松弛作用，尤其对过度活动痉挛的平滑肌作用更为显著，且能解除血管痉挛，舒张外周血管，改善微循环。利多卡因配合阿托品宫颈注射发挥了两药的协同作用，松弛宫颈平滑肌、解除小血管痉挛、改善宫颈局部血液循环、增加静脉回流、减轻组织水肿，最终使宫颈软化、松弛，水肿消失，而对子宫体部规律性的收缩无抑制作用，从而有效地加速了第 1 产程的进展，而对第 2、第 3 产程无明显影响。利多卡因麻醉了局部感觉神经，阻碍神经冲动的传导；阿托品具有镇痛作用，两者配合应用，缓解宫口扩张时的产痛，产妇情绪放松，增加自然分娩的信心，降低剖宫产率。由此可见，两药配合应用，不仅降低了各自的药量，减少副作用，还更有效地发挥了两药的协同作用，缩短起效时间，提高治疗效果。利多卡因和阿托品对母体影响较小，不增加产后出血量及宫颈裂伤发生率。利多卡因在缓解剧烈宫缩痛的同时，也减少了体内儿茶酚胺的分泌，阿托品具有解除微血管痉挛、扩张血管，因而两者均改善了子宫胎盘间血液循环，增加了胎儿的氧供。另外，多点封闭处理宫颈水肿，除药物的作用外，穿刺也可除去紧张及水肿使宫颈口开大而易顺产。宫颈封闭治疗能缩短产程，减轻产妇疲劳，促进子宫收缩，且局部封闭本身能刺激宫颈反射性地引起子宫收缩加强，故产后出血率未见增加。宫颈封闭为局部用药，不会通过胎盘影响胎儿，所以新生儿窒息情况不受影响。

**【适应证与疗效】** 适用于分娩时发生产时宫颈水肿的产妇，为单胎头位、无明显的头盆不称，无严重的妊娠合并症及并发症，无用药禁忌证。一般用药后 2h 宫颈水肿消失、变薄、变软；同时伴有宫颈口的继续扩张及胎先露的下降。利多卡因与阿托品宫颈封闭治疗对消除产程中宫颈水肿效果确切，可加速产程进展，提高产妇的阴道分娩率，且无明显不良反应，值得推广。

　　【不良反应及注意事项】　有报道利多卡因局部麻醉可致呼吸暂停，其原因一是超浓度，二是超剂量，因此，宫颈注射利多卡因的浓度以不宜超过 2%、用量以不超过 10ml 为宜，推注过程中应避免注入血管，须缓慢注入，推注时应询问产妇有无头晕、心慌、呼吸困难，并观察其呼吸、脉搏、心率等有无异常。由于阿托品对心脏有抑制作用，故对妊娠合并心脏病、心律失常的产妇应慎用。注射前应先回抽无回血，注射速度应缓慢，穿刺不宜太深。

（孟　涛　陈海英　王　贺　孙曼妮　刘　晶）

# 第11章　眼科疾病的药物治疗

## 第一节　细菌性眼部炎症

### 一、细菌性眼内炎

#### (一)疾病特点

内眼手术后继发的眼内细菌感染,多为条件致病菌,革兰阳性菌为主,凝固酶阴性的革兰阳性球菌最多见。预后差,感染控制不良者可导致失明甚至眼球摘除。

#### (二)联合用药

1. 青霉素、地塞米松、生理盐水联合

【组方】　青霉素　　　　　800万U

　　　　　地塞米松　　　　5mg

　　　　　生理盐水　　　　250ml

【用法】　青霉素肌内注射:每次40万～100万U,每日2～4次;静脉滴注:600万～1000万U/d,可分2～4次给药。

【作用机制】　青霉素能选择性地抑制细菌细胞壁中黏肽的合成,造成细胞壁缺损,由于菌体内的高渗作用,水分不断内渗,致使菌体细胞肿胀、变形,最终破裂而死亡。

【适应证与疗效】　适用于治疗细菌性眼内炎。青霉素抗菌作用强。低浓度抑菌,高浓度杀菌。对溶血性链球菌,肺炎球菌,葡萄球菌,脑膜炎球菌等均极敏感,对革兰阳性杆菌,螺旋体及放线菌都有强大的抗菌作用,但对革兰阴性杆菌不敏感或敏感度很低。除金黄色葡萄球菌外,一般细菌对青霉素不易产生耐药性。金黄色葡萄球菌的耐药菌株十分常见。耐青霉素金黄色葡萄球菌能合成青霉素酶,使青霉素分解、失效治疗敏感菌所致的眼部感染,至今仍是最有效的药物之一。如用于眼眶感染,眼内感染,眼球穿通伤之后的感染,眼睑脓疡,淋病或梅毒性眼病,钩端螺旋体病等的全身治疗和预防。

【不良反应】　青霉素毒性很小,除局部刺激性外,主要是变态反应。①局部刺激性:青霉素水溶液有一定刺激性,肌内注射时引起局部疼痛、硬结。②变态反应:本品的变态反应率占各种药物变态反应的首位,过敏性休克发生率也最高。本品变态反应在任何年龄和性别均可发生,但以青壮年居多,女性发生率高于男性。变态反应大多发生于过去用过青霉素或经常与青霉素接触者。有变态反应性疾病或药物过敏史者皆易发生,但也有初次用药即发生反应者。任何给药途径、任何剂量或任何制剂均可发生,其中以局部用药的变态反应发生率最高。青霉素本身,其降解产物青霉烯酸、青霉噻唑酸等均可成为半抗原,进入人体后与蛋白质或多肽分子结合成全抗原而致敏。其中最重要的是青霉噻唑蛋白,它是引起大多数人过敏的主要原因。

变态反应发生后,轻者有荨麻疹、关节痛、淋巴结肿大、发热等症状,停药后可消失;严重者可致过敏性休克,常在注射当时或 5min 内突然发生。

【注意事项】　患者注射青霉素后,若出现休克症状,应及时抢救,否则易致死亡。为严防青霉素过敏性休克的发生,必须采取以下措施:①严格掌握适应证,对有变态反应及药物过敏史,特别是有青霉素过敏史者,应慎用或禁用。②凡初次注射或间隔 3～7d 使用青霉素的患者,均须做皮肤过敏试验;如有青霉素过敏史者,禁做皮肤过敏试验;用药途中改换另一批号青霉素时,应重做过敏试验。所有青霉素溶液,均须新鲜配制使用。③一旦产生过敏性休克,要分秒必争,全力以赴抢救。立即静脉注射或皮下注射 0.1% 肾上腺素 0.5～1ml,进行人工呼吸、输液及注射升血压药和糖皮质激素类药物等。

2. 新青霉素、利多卡因、生理盐水联合

【组方】　新青霉素　　　　　50mg

　　　　　2% 利多卡因　　　0.2ml

　　　　　生理盐水　　　　　0.5ml

【用法】　结膜下注射 50～100mg。玻璃体内注射 0.1～0.5mg。

【作用机制】　新青霉素中耐酶青霉素类具有耐酸和耐青霉素酶的特点。因此可以口服和用于治疗抗青霉素的金黄色葡萄球菌感染。

【适应证与疗效】　适用于治疗细菌性眼内炎。新青霉素中耐酶青霉素的抗菌谱及对于耐药性金黄色葡萄球菌的作用基本相似。与青霉素一样,该组方主要作用于革兰阳性菌,其中尤以甲型链球菌和肺炎球菌效果最好,但抗菌效能仍不如青霉素。临床上主要用于治疗耐药性金黄色葡萄球菌感染。

【不良反应及注意事项】 副作用少。与青霉素有交叉变态反应,对青霉素过敏者不宜采用。口服后少数患者可能出现嗳气、恶心、腹胀、腹痛、口干等胃肠道反应。

3. 头孢菌素、利多卡因、生理盐水联合

【组方】 头孢菌素     25mg

     2%利多卡因   0.2ml

     生理盐水    0.5ml

【用法】 头孢娄利定肌注或静注 1～4g/d,病情严重者可增至 6g,结膜下注射 25～50mg,每日或隔日 1 次,玻璃体内注射 0.25mg;头孢氨苄口服每次 0.5～1.0g,每日 3～4 次;头孢唑林肌注或静注 1～2g/d,病情严重者酌情增至 3～5g,结膜下注射 50mg。

【作用机制】 与青霉素相同。

【适应证与疗效】 适用于治疗细菌性眼内炎。头孢菌素主要对革兰阳性球菌,如溶血性链球菌、肺炎球菌、金黄色葡萄球菌等有很强的抗菌活性。对肠球菌无效。主要用于治疗耐药性金黄色葡萄球菌、溶血性链球菌、肺炎球菌及一些革兰阴性杆菌所致的眼部感染。青霉素过敏患者常可用第一代头孢菌素局部应用。

【不良反应】 头孢菌素毒性较低。头孢娄利定有局部刺激性,肌内注射疼痛显著,头孢唑林则较轻。其他不良反应有荨麻疹、皮疹、药热、嗜酸性粒细胞增多、粒细胞缺乏症及溶血性贫血等。头孢唑林尚可引起暂时性 ALT、AST 或碱性磷酸酶升高。头孢氨苄口服常见胃肠道症状。

## 二、细菌性结膜炎及细菌性角膜炎

### (一)疾病特点

细菌性结膜炎有不同程度的结膜充血和结膜囊脓性、黏液性或黏脓性分泌物。本病急性期具有极强的传染性,尤其是淋球菌和脑膜炎球菌性结膜炎。毒力强的细菌(如淋球菌和脑膜炎球菌)如未得到及时合理的治疗可合并眼部并发症如细菌性角膜炎、化脓性眼内炎从而危及视力,还可因细菌播散而发生全身并发症甚至危及生命。

### (二)联合用药

1. 氧氟沙星、地塞米松、利多卡因联合

【组方】 氧氟沙星     2mg

地塞米松　　　　　　　　2mg

2%利多卡因　　　　　　　0.2ml

【用法】　上述混合液结膜下注射;或 0.3%氧氟沙星溶液滴眼;或氧氟沙星 200～400mg 口服,每日 2 次。

【作用机制】　选择性地抑制细菌 DNA 螺旋酶;诱导细菌 DNA 的错误修复;从而造成基因突变、细菌死亡;本品最后可致细菌溶解,这与它改变细胞壁多糖肽成分、使糖肽降解有关。

【适应证与疗效】　适用于治疗细菌性结、角膜炎。对革兰阳性菌、阴性菌群均有较强的抗菌作用。治疗敏感菌引起的外眼和眼内感染、沙眼和沙眼衣原体所致的新生儿急性结膜炎。

【不良反应】　偶 0.3%溶液点眼对眼有轻度刺激性。口服主要为消化道症状,其次为变态反应及失眠、晕眩等神经症状。

2. 环丙沙星、利多卡因联合

【组方】　环丙沙星　　　2mg

2%利多卡因　0.2ml

【用法】　结膜下注射环丙沙星 1～2mg;滴眼 0.3%环丙沙星溶液;或环丙沙星 200mg 口服,每日 2 次。

【作用机制】　参见本节二、(二)组方 1. 相关内容。

【适应证】　治疗敏感菌引起的外眼和眼内感染、沙眼和沙眼衣原体所致的新生儿急性结膜炎。

【不良反应】　0.3%溶液点眼对眼有轻度刺激性。口服不良反应轻,为消化道症状;其次是中枢神经系统反应,如焦虑;其他有皮肤变态反应等。

3. 左氧氟沙星、利多卡因联合

【组方】　左氧氟沙星　　　2mg

2%利多卡因　　0.2ml

【用法】　滴眼 0.5%左氧氟沙星溶液;结膜下注射左氧氟沙星 1～2mg;或左氧氟沙星口服 200mg,每日 2 次。

【作用机制】　参见本节二、(二)组方 1. 相关内容。

【适应证】　治疗敏感菌引起的外眼和眼内感染、沙眼和沙眼衣原体所致的新生儿急性结膜炎。

【不良反应】　0.5%溶液点眼对眼有轻度刺激性。口服不良反应轻,为消化道症状;其次是中枢神经系统反应,如焦虑;其他有皮肤变态反应等。

#### 4. 链霉素、利多卡因联合

【组方】　链霉素　　　　　　　20mg

　　　　　2%利多卡因　　　　0.2ml

【用法】　硫酸链霉素易溶于水，水溶液于室温 pH 3～7 时可保存 2 个月，4℃冰箱保存 1 年。结膜下注射链霉素 10～50mg；玻璃体内注射链霉素 0.1mg；0.5%～1%链霉素溶液滴眼。

【适应证与疗效】　适用于治疗细菌性结、角膜炎。链霉素的抗菌谱较青霉素广泛，主要特点是对结核杆菌、多种革兰阴性杆菌有效。对革兰阳性菌的作用不如青霉素。细菌对链霉素易产生耐药性，用药时间愈长，发生率愈高，故常采取联合用药，以减少并延缓耐药性的发生。

【不良反应】　比青霉素多见且严重。最重要的是对第Ⅷ对脑神经的损害，以前庭功能受损较常见，少数患者可呈现耳蜗损害。这类反应多在大剂量长期用药后发生；变态反应以皮疹、药热、荨麻疹和血管神经性水肿等较常见，偶可引起过敏性休克，发生率远比青霉素低，但反应出现更快而猛，病死率较高。

#### 5. 新霉素、利多卡因联合

【组方】　新霉素　　　　　　　100mg

　　　　　2%利多卡因　　　　0.2ml

【用法】　硫酸新霉素性质稳定，易溶于水；水溶液室温保存 1 年效价不变。0.5%～1%新霉素溶液点眼；结膜下注射新霉素 100～500mg。

【适应证与疗效】　适用于治疗细菌性结、角膜炎。本品对多种革兰阳性和阴性菌、放线菌及螺旋体均有抑制作用。一般认为对致病性大肠埃希菌、结核杆菌、铜绿假单胞菌和变形杆菌作用较强。金黄色葡萄球菌和链球菌易对本品产生耐药性，与卡那霉素间有完全交叉耐药性。本品与多黏菌素、杆菌肽一起配成抗生素合剂具有抗菌范围广、不易产生耐药株的优点，供点眼和消毒角膜移植片用。

【不良反应】　本品注射给药毒性大，引起严重的肾脏和听神经损害。1%新霉素溶液点眼无刺激性。结膜下注射 100mg 以上引起结膜水肿，但能耐受。

#### 6. 庆大霉素、地塞米松、利多卡因联合

【组方】　庆大霉素　　2mg

　　　　　地塞米松　　2mg

2%利多卡因　0.2ml

【用法】　硫酸庆大霉素性质稳定,易溶于水,水溶液在 pH 5.5～6.0 时能高压灭菌,室温下稳定,无须冰箱保存。滴眼 0.3%～1%庆大霉素溶液。

【适应证与疗效】　适用于细菌性结、角膜炎的治疗,主要用于治疗铜绿假单胞菌、耐药性金黄色葡萄球菌及其他敏感菌所致的眼部感染性疾患。抗菌谱较广,革兰阴性菌中对大肠埃希菌、肺炎杆菌、变形杆菌、铜绿假单胞菌、沙门菌属、痢疾杆菌等都有良好的抗菌作用;革兰阳性菌中,葡萄球菌较敏感,对肺炎球菌和链球菌无效。本品与青霉素类、头孢菌素类、四环素及甲氧苄氨嘧啶联合应用有协同作用。

【禁忌证】　庆大霉素结膜下注射及玻璃体腔注射因可导致严重的视网膜坏死,现已禁用。

【不良反应】　与链霉素相似,主要影响第 Ⅷ 对脑神经的前庭功能,但较少见;对肾脏的损害较多见,约 3%患者出现蛋白尿、管型尿、血尿等,停药后自行消失;变态反应少见,偶有荨麻疹和皮肤瘙痒等,亦有过敏性休克致死的报道。

7. 阿米卡星、利多卡因联合

【组方】　阿米卡星(丁胺卡那霉素)　25mg

2%利多卡因　　　　　　　　0.2ml

【用法】　结膜下注射阿米卡星 25mg,玻璃体内注射阿米卡星 100～400μg,滴眼 0.5%阿米卡星溶液。

【适应证与疗效】　适用于治疗细菌性结、角膜炎。本品具有广谱抗菌作用,主要对金黄色葡萄球菌、肠道杆菌类和铜绿假单胞菌有效。特别是对庆大霉素耐药的大肠埃希菌、铜绿假单胞菌等,使用本品仍敏感。治疗金黄色葡萄球菌、铜绿假单胞菌等敏感菌株引起的外眼和眼内感染。

8. 妥布霉素、利多卡因联合

【组方】　妥布霉素　　　　　5mg

2%利多卡因　　　0.2ml

【用法】　肌注妥布霉素 3～5mg/(kg·d),滴眼 0.3%～0.5%妥布霉素溶液,结膜下注射妥布霉素 5～10mg,玻璃体内注射妥布霉素 0.5mg。

【适应证与疗效】　适用于治疗细菌性结、角膜炎,用于治疗革兰阴性杆菌特别是铜绿假单胞菌所致的眼部感染。本品的最大特点是抗铜绿假单胞菌作用强,为庆大霉素的 2～4 倍,也比多黏菌素 B 有效,对庆大霉素耐药的铜绿假单胞菌对本品仍敏感。对金黄色葡萄球菌的活性与庆大霉素相同。

【不良反应】 全身应用主要是对听觉和肾脏的毒性,但比庆大霉素小。

9. 红霉素、利多卡因联合

【组方】 红霉素 2mg

2%利多卡因 0.2ml

【用法】 结膜下注射红霉素 1～5mg;前房内注射红霉素 0.2～0.5mg;或红霉素 0.2～0.5g 口服,每日 4 次;静脉滴注红霉素 1.2～1.8g/d,溶于 5%葡萄糖溶液。

【适应证与疗效】 适用于细菌性结、角膜炎的治疗。用于对青霉素过敏的患者,或治疗耐药性金黄色葡萄球菌、溶血性链球菌等引起的各种眼部感染。其抗菌谱与青霉素相仿,对各种革兰阳性菌有强大抗菌作用,尤其对耐药性金黄色葡萄球菌有效。对沙眼衣原体亦有较强抑制作用。

【不良反应及注意事项】 局部刺激性强。口服后产生恶心、呕吐、上腹痛及腹泻等,静脉滴注易引起静脉炎。红霉素酯化剂久用能损害肝脏、导致转氨酶升高、出现黄疸等,肝功能不良者慎用。结膜下注射剧痛,注射 20mg 致结膜水肿及角膜混浊至少 1 周,注射 5mg 结膜水肿持续 2d。前房内注射 2.5mg 致角膜及虹膜长期炎症反应。

10. 天然四环素、利多卡因联合

天然四环素有:金霉素、四环素和土霉素。

【组方】 四环素 1mg

2%利多卡因 0.2ml

【用法】 结膜下注射四环素 1mg,滴眼 0.5%四环素溶液;或四环素口服 0.5g/d,每日 4 次。

【适应证与疗效】 抗菌谱广,对多数革兰阳性和阴性细菌、立克次体、支原体、衣原体、螺旋体及放线菌等均有效,其中以对革兰阳性菌作用较强。近年来耐药菌株日益增多,疗效降低,临床应用已远不如前。治疗对本类敏感细菌引起的各种眼部感染,如结膜炎、角膜炎、沙眼及眼内感染。

【不良反应】 本类药物副作用多,有消化道反应、二重感染、影响骨和牙生长、变态反应及大剂量静注偶尔造成严重肝损害等。

11. 多黏菌素、利多卡因联合

常用者为多黏菌素 B 和多黏菌素 E,也称黏菌素。

【组方】 多黏菌素 2mg

　　2％利多卡因　　　　　　0.2ml

　　【用法】　结膜下注射多黏菌素 1～5mg,滴眼 0.1％～0.2％多黏菌素溶液。

　　【适应证与疗效】　适用于细菌性结、角膜炎的治疗,用于治疗铜绿假单胞菌性角膜溃疡和眼内感染。多黏菌素对革兰阴性杆菌都有高度的抗菌作用,是有效的抗铜绿假单胞菌抗生素之一,细菌对多黏菌素一般不易产生耐药性。

　　【不良反应及注意事项】　本类药物毒性大,主要是对肾脏和神经系统的毒性。0.25％溶液滴眼有一定刺激性。结膜下注射剧痛,注射 10mg 引起严重结膜水肿,甚至局部坏死和血样分泌物。一旦发生不良反应,应立即停药。

　　12. 氯霉素、利多卡因联合

　　【组方】　氯霉素　　　　　　　　50mg

　　　　　　　2％利多卡因　　　　　　0.2ml

　　【用法】　结膜下注射氯霉素 50～100mg,眼内注射氯霉素 1～2mg;滴眼 0.25％～0.5％氯霉素溶液。

　　【适应证与疗效】　适用于细菌性结、角膜炎的治疗,眼科采用局部给药治疗敏感菌所致的外眼感染和眼内感染。氯霉素抗菌谱与四环素类相似。对革兰阴性杆菌和球菌作用较强,对伤寒杆菌有特效。此外,对立克次体和沙眼衣原体亦有效。

　　【不良反应及注意事项】　全身应用的毒性主要是抑制脊髓,表现为可逆性血细胞减少和不可逆性再生障碍性贫血。对早产儿及新生儿易致循环衰竭。此外还有胃肠道反应和二重感染等。点眼后应局部压迫泪囊 2min 以上,减少全身吸收产生的毒副作用。

　　13. 抗生素联合

　　【组方】　1.3％～1.5％强化妥布霉素

　　　　　　　5％～10％头孢唑林溶液

　　【用法】　滴眼。

　　【作用机制】　针对革兰阳性菌、革兰阴性菌均有效。

　　【适应证】　初次治疗的急性细菌性结膜炎,在病原菌不明确,细菌培养、药敏试验的结果还没出来的情况下可考虑高浓度联合用药。

　　【不良反应】　局部毒性作用与变态反应,如眼睑发痒与红肿、结膜红斑,发生率低于 3％。

## 第二节 病毒性结膜炎及角膜炎

### 一、疾病特点

病毒性结膜炎是一种常见的结膜炎症，可由多种病毒引起，临床上可归纳为两组，一组以急性滤泡性结膜炎为主要表现，包括流行性角结膜炎、流行性出血性结膜炎等。另一组表现为相对亚急性或慢性结膜炎如水痘带状疱疹性睑结膜炎等。临床表现差异较大。病毒性角膜炎以单纯疱疹病毒性角膜炎最常见。

### 二、联合用药

#### （一）碘苷（疱疹净）溶液及眼膏联合

【组方】　0.1％碘苷溶液

　　　　　0.5％碘苷眼膏

【用法】　0.1％溶液白天滴眼，0.5％眼膏睡前滴眼。

【作用机制】　本品在体内磷酸化，然后竞争性地抑制参与 DNA 生物合成的若干酶，如胸腺嘧啶核苷酶。同时三磷碘苷又能掺入病毒 DNA，随后在病毒复制或转录时，对遗传信息的表达发挥抑制作用，导致密码翻译错误，减低病毒感染力。

【适应证与疗效】　碘苷仅抑制 DNA 病毒，对 RNA 病毒无作用。单纯疱疹病毒易对碘苷产生耐药性，目前临床有 16％～32％的病例对碘苷耐药。主要治疗浅层单纯疱疹病毒角膜炎、眼带状疱疹及牛痘病毒感染性眼病。

【禁忌证】　角膜移植治疗单纯疱疹病毒角膜炎后忌用本品滴眼。

【不良反应及注意事项】　本品全身应用毒性大，现已不用。长期滴眼可引起接触性皮炎、点状角膜炎、滤泡性结膜炎、泪点闭塞及狭窄等。此外还可延缓角膜实质层创伤愈合。点眼后应局部压迫泪囊 2min 以上，以减少全身吸收。

#### （二）安西他滨、利多卡因联合

【组方】　安西他滨　　　　　　5mg

　　　　　2％利多卡因　　　　0.2ml

【用法】　结膜下注射安西他滨每次 1～5mg；或 0.05％安西他滨溶液

点眼。

【作用机制】　本品抗病毒机制一般认为安西他滨在体内转变成阿糖胞苷,然后三磷酸化抑制 DNA 聚合酶,阻碍 DNA 合成而发挥作用。

【适应证与疗效】　本品主要抑制 DNA 病毒,作用强于碘苷。单纯疱疹病毒对本品不易产生耐药性,与碘苷、阿糖腺苷、阿昔洛韦(无环鸟苷)之间无交叉耐药性。用于治疗各型单纯疱疹性角膜炎和带状疱疹性眼病。

【不良反应及注意事项】　全身用药后可出现白细胞及血小板减少、胃肠道不适、恶心、食欲缺乏及直立性低血压等。0.05％溶液点眼引起角膜上皮点状着色、接触性皮炎等。点眼后应局部压迫泪囊 2min 以上减少全身吸收。

### (三)阿糖腺苷溶液及眼膏联合

【组方】　3.3％阿糖腺苷溶液

　　　　3.3％阿糖腺苷眼膏

【用法】　3.3％阿糖腺苷溶液白天滴眼,眼膏睡前滴眼。

【作用机制】　本品在体内磷酸化后,抑制 DNA 聚合酶和核苷酸还原酶;此外,尚能掺入细胞和病毒 DNA;抑制 RNA 致瘤病毒。

【适应证与疗效】　适用于病毒性结角膜炎。能有效地拮抗单纯疱疹病毒、带状疱疹病毒等 DNA 病毒,对腺病毒无效;对 RNA 病毒亦有明显抑制作用。

【不良反应】　3％阿糖腺苷眼膏滴眼引起流泪、结膜充血、烧灼感、浅点状角膜炎和泪点闭塞等。混悬剂做肌内注射或结膜下注射,刺激性大,易产生肉芽肿。

### (四)利巴韦林溶液及眼膏联合

【组方】　0.1％或 0.5％利巴韦林溶液

　　　　0.5％利巴韦林眼膏

【用法】　0.1％或 0.5％利巴韦林溶液点眼,每次 1 滴,每小时 1 次,好转后每 2 小时 1 次,睡前 0.5％利巴韦林眼膏涂眼。

【作用机制】　抗病毒药。体外具有抑制呼吸道合胞病毒、流感病毒、甲型肝炎病毒、腺病毒等多种病毒生长的作用,其机制不全清楚。药物进入被病毒感染的细胞后迅速磷酸化,其产物作为病毒合成酶的竞争性抑制药,抑制肌苷单磷酸脱氢酶、流感病毒 RNA 多聚酶和 Mrna 鸟苷转移酶,从而引起细胞内鸟苷三磷酸的减少,损害病毒 RNA 和蛋白合成,使病毒的复制与传播受抑,对呼吸道合胞病毒也可能具免疫作用及中和抗体作用。

【适应证与疗效】　适用于治疗病毒性结角膜炎。广谱抗病毒药,疗效较好,且对正常细胞毒性颇低。

【不良反应】　偶见轻微局部刺激症状。

### (五)阿昔洛韦溶液、片剂联合

【组方】　0.1%阿昔洛韦溶液＋玻璃酸钠增稠剂

阿昔洛韦片剂

【用法】　0.1%溶液点眼,每2小时1次,对于反复复发的单纯疱疹病毒性角膜炎可同时给予阿昔洛韦片剂口服,每次0.2g,每日3次,共6个月。

【作用机制】　阿昔洛韦更易进入单纯疱疹病毒感染细胞,随即被磷酸化为ACVMP,再进一步磷酸化为ACVTP。ACVTP竞争性地抑制病毒DNA聚合酶,从而抑制病毒DNA的合成。

【适应证与疗效】　体外对单纯性疱疹病毒、水痘带状疱疹病毒、巨细胞病毒等具有抑制作用,治疗各型单纯疱疹性角膜炎和带状疱疹性眼病。

【不良反应】　3%眼膏点眼引起结膜充血、烧灼感、浅点状角膜炎和泪点闭塞等,均较轻微。

### (六)更昔洛韦(又名丙氧鸟苷)滴眼液联合

【组方】　0.1%～1%更昔洛韦溶液点眼

更昔洛韦注射液

【用法】　0.1%～1%溶液点眼;全身用药(每次5～10mg/kg,每8小时静注1次,连用10～14d)和玻璃体内注射(200μg)治疗巨细胞病毒(CMV)视网膜炎。

【作用机制】　本品是一种2′脱氧鸟嘌呤核苷酸的类似物,可抑制疱疹病毒的复制。其作用机制是:更昔洛韦首先被CMV编码的蛋白激酶同系物磷酯化成单磷酸盐,再通过细胞激酶进一步磷酸化成二磷酸盐和三磷酸盐,三磷酸盐可竞争性抑制病毒DNA聚合酶;共同进入病毒DNA内,导致病毒DNA延长终止。

【适应证】　主要用于治疗各型单纯疱疹性角膜炎和带状疱疹性眼病。

【不良反应及注意事项】　治疗中可能会出现短暂的眼痒、灼热感,针刺感及轻微视物模糊,但很快消失,不影响治疗;全身用可能会产生可逆性白细胞下降、肾功能损害、癫痫发作和血小板减少等。定期复查肝功能、肾功能。

# 第三节　真菌性角膜溃疡和眼内炎

## 一、疾病特点

真菌性角膜溃疡多与植物性小外伤密切相关。致伤物如稻谷、植物枝叶或尘土,常带有真菌。当角膜上皮破损时,真菌即可接种于角膜引起发病。严重者可发展为真菌性眼内炎导致失明。

## 二、联合用药

### (一)两性霉素 B、利多卡因联合

【组方】　两性霉素 B　　　　　0.1mg

　　　　　2%利多卡因　　　　　0.2ml

【用法】　结膜下注射两性霉素 B 每次 0.1mg,前房内注射每次 20$\mu$g,玻璃体内注射 5$\mu$g,静脉滴注开始 0.1mg/kg,以后逐渐增至 1mg/kg;滴眼 0.1%～0.3%两性霉素 B。

【作用机制】　本品与真菌细胞膜中的麦角固醇结合,使细胞膜通透性和电解质平衡改变,导致真菌停止生长。

【适应证与疗效】　对丝状菌、念珠菌有效,用于治疗真菌性眶蜂窝织炎、眼内炎、角膜溃疡及其他外眼真菌感染。

【不良反应】　溶液滴眼有一定刺激性,结膜下注射疼痛剧烈。全身用毒性作用大,可导致溶血和肾脏等器官的毒性反应,不能透过血-房水屏障。眼用制剂在角膜内穿透性差,对深部角膜感染合并前房积脓者效果不佳。

### (二)三唑类抗真菌药物、利多卡因联合

氟康唑、咪康唑、酮康唑、伊曲康唑

【组方】　三唑类

　　　　　2%利多卡因　　0.2ml

【用法】　氟康唑:100g 静脉滴注每日 2 次,滴眼 1%混悬液,结膜下注射 0.5ml;咪康唑:静脉滴注每日 10～30mg/kg,滴眼 1%蓖麻油溶液,结膜下注射用 0.1%,每次 0.3ml,玻璃体内注射每次 10～20$\mu$g;真菌性角膜炎伊曲康唑 200mg,每日 1 次口服。

【作用机制】　可能是与真菌细胞膜磷脂相作用,通过影响细胞膜通透性

发挥抑菌作用。

【适应证】 适用于各种真菌性眼内感染、真菌性角膜溃疡和其他外眼感染。

【不良反应】 氟康唑滴眼未见明显毒性作用,结膜下注射均有一定刺激性。口服有胃肠道反应,头晕、头痛等。伊曲康唑口服可有肝肾功能损伤及胃肠道反应。

### (三)那他霉素、0.5%～2%环孢素溶液联合

【组方】 5%那他霉素混悬液或10%眼膏

0.5%～2%环孢素溶液

【用法】 滴眼,一般不用于眼内注射。用前充分摇匀,应用5%那他霉素治疗真菌性角膜炎的最佳剂量为每次1滴,每1～2小时1次,3～4d后改为每次1滴,每日6～8次。治疗一般要持续14～21d,或者一直持续到活动性真菌性角膜炎消退;0.5%～2%环孢素溶液滴眼每日4～6次,每次1滴。

【作用机制】 那他霉素是从链丝菌培养液中分离的四烯类抗真菌药,为广谱抗真菌抗生素,对曲霉素菌、念珠菌、镰刀菌等均有效。作用机制与两性霉素B相同,是通过药物分子与真菌细胞膜中的固醇部分分子结合,形成多烯固醇复合物,改变细胞膜的渗透性,使真菌细胞内的基本细胞成分衰竭。环孢素作为免疫抑制药抑制T细胞激活的信号传导途径,还能作为毒素抑制与其竞争的真菌生长。

【适应证】 那他霉素难溶于水,临床常用混悬液,但此液对角膜结膜通透性差,滴眼液仅用于治疗真菌性角膜溃疡及其他外眼真菌感染。

【不良反应】 那他霉素局部滴眼无明显不良反应,偶见过敏者,不用于眼内注射,玻璃体内注射微量那他霉素即可对视网膜产生毒性作用。环孢素眼部轻微刺激症状或结膜轻度充血,有报道偶见睫毛脱落、角膜上皮缺损、眼周皮炎、过敏症、角膜上皮点状病变等,停药后可自愈。

# 第四节 免疫性结膜炎

免疫性结膜炎又称变态反应性结膜炎,是结膜对外界过敏原的一种超敏性免疫反应。

### (一)复方萘敏维滴眼液治疗免疫性结膜炎

【组方】 每10ml含盐酸萘甲唑林 0.2mg

　　马来酸氯苯那敏　　　　　2mg

　　维生素 $B_{12}$　　　　　　　1mg

　　【用法】　滴眼。

　　【作用机制】　萘甲唑林为拟肾上腺素药,具有收缩血管作用,可缓解因过敏及炎症引起的眼充血症状;马来酸氯苯那敏为抗组胺药,可减轻眼部过敏症状;维生素 $B_{12}$ 对维持眼部神经功能有一定作用。

　　【适应证】　用于缓解眼睛疲劳、结膜充血及眼睛发痒等症状。

　　【不良反应】　眼部反应:偶见瞳孔散大、充血加重、刺激、眼部不适、视物模糊。全身反应:偶见眩晕、头痛、恶心、焦躁、嗜睡、血压升高、心律失常及血糖升高。

### (二)血管收缩药、抗组胺药联合

　　【组方】　0.1%肾上腺素联合特非那丁

　　【用法】　滴眼。

　　【作用机制】　肾上腺素具有收缩血管作用,可缓解因过敏及炎症引起的眼充血症状;特非那丁为抗组胺药,可减轻眼部过敏症状。

　　【适应证】　用于过敏性结膜炎,缓解结膜充血及眼睛发痒等症状。

　　【不良反应】　眼部反应偶见瞳孔散大、充血加重、刺激、眼部不适、视物模糊。

## 第五节　葡萄膜炎

### 一、疾病特点

　　葡萄膜是眼免疫反应的好发部位。它血管丰富,全身免疫反应介质易于进入、沉积,难于排出,容易发生多种免疫反应。葡萄膜富于色素和血管,是营养眼球的重要组织,睫状体有分泌房水的作用。葡萄膜炎不仅有大量渗出物进入前后房和玻璃体内产生屈光间质浑浊,使视力减退,并能影响房水循环,引起继发性青光眼,甚至引起眼球萎缩,视力完全丧失。

### 二、联合用药

### (一)糖皮质激素、利多卡因联合

　　【组方】　糖皮质激素

2％利多卡因　0.2ml

【用法】　可的松或氢化可的松 0.5％～2.5％点眼,7.5～12.5mg 结膜下注射,12.5mg 球后注射,25mg,每日 2～4 次口服;泼尼松或泼尼松龙 0.1％～0.5％点眼,7.5～12.5mg 结膜下注射,12.5mg 球后注射,5～20mg,每日 2～4 次口服;倍他米松或地塞米松 0.001％～0.1％点眼,1～2mg 结膜下注射,0.75～1.5mg,每日 2～4 次口服;甲泼尼龙或曲安西尼(氟羟强的松龙)0.1％～0.5％点眼。

【作用机制】　本品可减轻炎症早期的渗出、水肿、毛细血管扩张、白细胞浸润及吞噬反应,从而改善红肿热痛等症状;炎症后期,可抑制毛细血管和纤维母细胞的增生,延缓肉芽组织生成,防止粘连和瘢痕组织形成,减少后遗症。

【适应证】　本品有较强的抗炎作用。适用于各种眼睑疾病、结膜疾病、角膜疾病、巩膜疾病、葡萄膜疾病、视网膜疾病和视神经疾病等。

【禁忌证】　凡严重精神病、癫痫、溃疡病、中度以上糖尿病、严重高血压、骨折、创伤修复期、肾上腺皮质功能亢进综合征、妊娠早期、尚无有效药物治疗的某些感染性眼病和全身病均禁用本品治疗。

【不良反应】　长期大剂量使用可致类肾上腺皮质功能亢进综合征、诱发或加重感染、消化系统并发症、神经系统并发症、骨质疏松、肌肉萎缩、激素性青光眼和白内障及停药反应。密切监测眼压等局部及全身变化,全身应用时补充钙剂、钾剂。

## (二)吲哚美辛、利多卡因联合

【组方】　吲哚美辛(消炎痛)　5～10mg

2％利多卡因　　　　0.2ml

【用法】　滴眼 0.5％～1％蓖麻油液;结膜下注射 5～10mg;吲哚美辛口服每次 25mg,每日 3 次。

【作用机制】　抑制 PG 合成,接触内源性 PG 的致炎作用。

【适应证】　治疗葡萄膜炎、巩膜炎和角膜炎及各种眼部创伤,亦可用于预防醉酒后黄斑囊样水肿。

【不良反应】　胃肠道反应、神经症状及其他变态反应等。

## (三)妥布霉素、地塞米松混合滴眼液联合

【组方】　每 5ml 含妥布霉素　　15mg

地塞米松　　　　　　5mg

【用法】　每日 4～6 次点眼。

【作用机制】 本品可减轻炎症早期的渗出、水肿、毛细血管扩张、白细胞浸润及吞噬反应,从而改善红肿热痛等症状;炎症后期,可抑制毛细血管和纤维母细胞的增生,延缓肉芽组织生成,防止粘连和瘢痕组织形成,减少后遗症。本品的最大特点是抗铜绿假单胞菌作用强,为庆大霉素的 2～4 倍,也比多黏菌素 B 有效,对庆大霉素耐药的铜绿假单胞菌对本品仍敏感。对金黄色葡萄球菌的活性与庆大霉素相同。用于治疗革兰阴性杆菌特别是铜绿假单胞菌所致的眼部感染。

【适应证】 适用于对肾上腺皮质激素有反应的眼科炎症及眼部表面的细菌感染或有感染危险的情况;也适用于慢性前葡萄膜炎、化学性、放射性、灼伤性及异物穿透性角膜损伤等。

【不良反应】 局部眼毒性和变态反应如眼睑刺痒、结膜水肿。长期大剂量使用可致类肾上腺皮质功能亢进综合征、诱发或加重感染、消化系统并发症、神经系统并发症、骨质疏松、肌肉萎缩、激素性青光眼和白内障及停药反应。

### (四)复方托吡卡胺眼液

【组方】 每毫升含托吡卡胺和盐酸去氧肾上腺素各 5mg

【用法】 用于散瞳时,每次 1～2 滴,间隔 3～5min,共点眼 2 次;用于调节麻痹时,每次 1 滴,间隔 3～5min,共滴眼 2～3 次。

【作用机制】 托吡卡胺引起瞳孔括约肌松弛,盐酸去氧肾上腺素的瞳孔开大肌收缩引起散瞳。

【适应证】 用于诊断及治疗为目的的散瞳和调节麻痹;用于前葡萄膜炎麻痹睫状肌。

【不良反应】 眼部可见变态反应如眼睑红肿、痒感、眼压升高等,全身反应如口渴、血压上升等,极少数可致休克。

### (五)散瞳合剂

【组方】 1%阿托品　　　　　　0.5ml

　　　　　0.1%去氧肾上腺素　0.5ml

　　　　　2%利多卡因　　　　0.2ml

【用法】 结膜下注射。

【作用机制】 阿托品有阿托品样的副交感神经抑制作用,药物吸收后可引起散瞳及调节麻痹,盐酸去氧肾上腺素具有交感神经兴奋作用,吸收后表现为散瞳及局部血管收缩。

【适应证】 本品作用较强,检查用散瞳及睫状肌调节麻痹剂,用于葡萄膜炎麻痹睫状肌。

【不良反应】 偶见眼局部刺激症状。亦可使开角型青光眼患者眼压暂时轻度升高,由于去氧肾上腺素本身具有降眼压的作用将不会造成视神经的损害。

# 第六节 急性闭角型青光眼

原发性急性闭角型青光眼前房角被周边虹膜组织机械性阻塞导致房水流出受阻,造成眼压升高的一类疾病。

## (一)甘露醇、毛果芸香碱、乙酰唑胺联合

【组方】 20%甘露醇溶液 250～500ml

　　　　1%毛果芸香碱 0.02ml

　　　　乙酰唑胺 500mg

【用法】 青光眼急性发作时,20%溶液甘露醇250～500ml,快速静脉滴注;1%～2%毛果芸香碱溶液滴眼每15分钟1次,共1～2h,然后改1～3h 1次,直至眼压下降;乙酰唑胺口服首次500mg,之后250mg 每日2～3次,2～3d。

【作用机制】 甘露醇迅速提高血浆渗透压,促使相对低压的眼内组织的水分向血管内渗透,房水及玻璃体容积减小,而降眼压;毛果芸香碱滴眼可使瞳孔括约肌收缩,虹膜向中心拉紧,减少虹膜组织在房角的堆积,牵拉周边的虹膜使之离开小梁组织,使房水流经小梁,进入 Schlemn 管,眼压下降;乙酰唑胺抑制碳酸酐酶活性,具有利尿和减少房水生成作用。

【适应证】 应用于原发性闭角型青光眼急性大发作。

【不良反应及注意事项】 甘露醇静脉滴注可导致电解质紊乱、头痛、头晕、恶心、呕吐等不良反应;毛果芸香碱可致眼部调节痉挛、晶体混浊者缩瞳后视力明显下降、瞳孔阻滞、视网膜脱离、角膜带状变性、滤泡性结膜炎、过敏性睑结膜炎和皮炎等,极少发生全身中毒症状,过量用药表现为毒蕈碱样作用,如胃肠道、尿道等平滑肌刺激症状、出汗、流泪、恶心呕吐、肺水肿、尿潴留、心率减慢、低血压,甚至呼吸中枢抑制而死亡,慎用于哮喘和有哮喘史的患者;乙酰唑胺口服可感觉麻木、口周、指(趾)端刺感、麻木感、听力异常、恶心等,严重者产生低血钾。最严重者可有尿路结石,一旦出现立即停药,多

饮水。

### （二）甘油、毛果芸香碱、乙酰唑胺联合

【组方】　50％甘油溶液　　100ml

乙酰唑胺　　　　500mg

1％毛果芸香碱　0.02ml

【用法】　甘油每次用量 1～2g/kg 体重，以 50％溶液一次性口服，6h 后可重复给药；1％～2％毛果芸香碱溶液滴眼每 15 分钟 1 次，共 1～2h，然后改 1～3h 1 次，直至眼压下降；乙酰唑胺口服首次 500mg，之后 250mg 每日 2～3 次，2～3d。

【作用机制】　参见本节组方（一）的相关内容。

【适应证】　原发性闭角型青光眼急性大发作。

【禁忌证】　糖尿病患者禁用。

【不良反应】　最常见恶心、呕吐。

## 第七节　眼科局部麻醉用药

### （一）普鲁卡因、肾上腺素联合

【组方】　1％～2％普鲁卡因　　　10ml

0.1％肾上腺素　　　　1～2 滴

【用法】　1％～2％局部浸润麻醉。

【作用机制】　向皮下或较深部组织注射给药，麻醉感觉神经末梢及纤维。

【适应证】　本品对皮肤黏膜的穿透力弱，须注射给药。

【不良反应】　过量使用可出现中枢神经系统先兴奋后抑制的症状，极少出现变态反应，对过敏体质患者可先做皮试。抗胆碱酯酶药和磺胺药忌与本品合用。

### （二）利多卡因、布比卡因联合

【组方】　2％利多卡因

0.75％布比卡因 1∶1 混合液

【用法】　局部浸润麻醉。

【作用机制】　麻醉感觉神经末梢及纤维。

【适应证】　用于眼部表麻和浸润麻醉等，可延长手术时间或缓解术后

疼痛。

【不良反应】 剂量过大引起中枢抑制现象,少数表现为先兴奋后抑制。有报道球后注射布比卡因后发生窒息、心律失常及心搏骤停。如果麻药直接视神经鞘膜血管内注射,或经眼及颈内动脉直接到丘脑和中脑,则可能引起突然窒息,患者往往在开始时出现高血压、心动过速及反射消失,但在 20min 内可自行恢复。

## 第八节 眼科内眼手术术中用药

### (一)复方乳酸钠葡萄糖(乳酸钠林格注射液)、肾上腺素混合液联合

【组方】 乳酸钠　　　　3.10g

氯化钠　　　　6.00g

氯化钾　　　　0.30g

氯化钙　　　　0.20g

无水葡萄糖　　50.0g

注射用水适量　全量 1000ml＋1mg 肾上腺素注射液

【用法】 前房或玻璃体腔注入:适量。

【作用机制】 维持细胞膜电位、细胞内渗透压及激活多种酶系统过程中发挥重要作用,肾上腺素可扩大瞳孔。

【适应证】 平衡液的 pH 要求控制在 6.9～7.5,渗透压 200～500mOsm;温度 25～35℃较为适宜。用于白内障手术、穿透性角膜移植术术终形成前房、玻璃体置换、玻璃体切除术时做灌注用。

【不良反应】 温度 25～35℃较为适宜。其他温度可引起角膜内皮损害,甚至视网膜脱离。

### (二)平衡盐溶液(BSS)肾上腺素混合液联合应用于眼内灌注

【组方】 氯化钠　　　　6.4g

氯化钾　　　　0.75g

氯化钙　　　　0.48g

氯化镁　　　　0.3g

醋酸钠　　　　3.9g

枸橼酸钠　　　1.7g

注射用水适量　全量 1000ml＋1mg 肾上腺素注射液

【用法】　前房或玻璃体腔注入:适量。

【作用机制】　参见本节组方(一)相关内容。

【适应证】　用于白内障手术、穿透性角膜移植术术终形成前房、玻璃体置换、玻璃体切除术时作灌注用。

【不良反应】　参见本节组方(一)相关内容。

# 第九节　玻璃体积血

## 促吸收剂联合

【组方】　氨碘肽　　　　2ml

　　　　　芦丁　　　　　20mg

　　　　　维生素 C　　　0.2g

【用法】　氨碘肽注射液 2ml 肌内注射;芦丁 20mg、维生素 C 0.2g,每日 3 次口服。

【作用机制】　能增强胶原组织和黏液蛋白的水合作用,并刺激黏膜水肿、软化和消散肉芽组织,促进炎症产物、胶样脓、坏死组织的吸收。

【适应证】　眼科治疗角膜混浊、基质性角膜炎、白内障、玻璃体积血后期、视神经炎等。

【禁忌证】　对碘过敏、严重肝肾衰竭、活动性肺结核、消化道溃疡隐血者忌用。

【不良反应】　长期服用可有皮疹、泪腺刺激等症状。

# 第十节　视神经挫伤

## 能量合剂

【组方】　维生素 C　　　　　　2.5g

　　　　　胞磷胆碱　　　　　　250mg

　　　　　三磷腺苷(ATP)　　　20mg

　　　　　辅酶 I　　　　　　　100U

　　　　　葡萄糖　　　　　　　250ml

【用法】　维生素 C 注射液 2.5g＋胞磷胆碱注射液 250mg＋三磷腺苷注

射液 20mg＋注射用辅酶Ⅰ 100U＋葡萄糖注射液 250ml，每日 1 次静脉滴注。

【作用机制】　辅酶Ⅰ：体内乙酰化反应的辅酶。参与体内乙酰化反应，对糖、脂肪和蛋白质的代谢起着重要的作用，如三羧酸循环、肝糖原积存、乙酰胆碱合成、降低胆固醇量、调节血脂含量及合成甾体物质等。维生素 C 参与氨基酸代谢、神经递质的合成、胶原蛋白和组织细胞间质的合成，可降低毛细血管的通透性，加速血液的凝固，刺激凝血功能，促进铁在肠内吸收，促使血脂下降，增加对感染的抵抗力，参与解毒功能，且有抗组胺的作用及阻止致癌物质（亚硝胺）生成的作用。胞磷胆碱注射液：本品为核苷衍生物，通过降低脑血管阻力，增加脑血流而促进脑物质代谢，改善脑循环。另外，它可增强脑干网状结构上行激活系统的功能，增强锥体系统的功能，改善运动麻痹，故对促进大脑功能的恢复和促进苏醒，有一定作用。三磷腺苷注射液：为一种辅酶，有改善机体代谢的作用，参与体内脂肪、蛋白质、糖、核酸及核苷酸的代谢。同时又是体内能量的主要来源，当体内吸收、分泌、肌肉收缩及进行生化合成反应等需要能量时，三磷腺苷即分解成二磷腺苷及磷酸基，同时释放出能量。动物实验可抑制慢反应纤维的慢钙离子内流，阻滞或延缓房室结折返途径中的前向传导，大剂量还可能阻断或延缓旁路的前向和逆向传导；另外还具有短暂强的增强迷走神经的作用，因而能终止房室结折返和旁路折返机制引起的心律失常。

【适应证】　用于视神经损伤的各类疾病。

【禁忌证】　急性心肌梗死病人禁用。

【不良反应】　辅酶Ⅰ：尚不明确。维生素 C 注射液：①长期应用每日 2～3g 可引起停药后维生素 C 缺乏病；②长期应用大量维生素 C 偶可引起尿酸盐、半胱氨酸盐或草酸盐结石；③快速静脉注射可引起头晕、晕厥；④大量应用（每日用量 1g 以上）可引起腹泻、皮肤红而亮、头痛、尿频（每日用量 600mg 以上时）、恶心呕吐、胃痉挛。胞磷胆碱注射液：本品对人及动物均无明显的毒性作用，对呼吸、脉搏、血压无影响，偶有一过性血压下降、失眠、兴奋及给药后发热等，停药后即可消失。三磷腺苷注射液：本药对窦房结有明显抑制作用，因此，对窦房结功能不全者及老年人慎用或不用。静脉注射宜缓慢，以免引起头晕、头胀、胸闷及低血压等。心肌梗死和脑出血在发病期患者慎用。

（孔　珺）

# 第12章　皮肤疾病的药物治疗

## 第一节　斑　秃

### 一、疾病特点

斑秃为一种骤然发生的斑状秃发,俗称"鬼剃头"。斑秃是指头部突然发生圆形或椭圆形块状脱落的局限性脱发,多发于青年人,男女发病率大致相同。因斑秃影响美容,故患者有一定心理压力。

【临床表现】　通常头部突然出现圆形或椭圆形斑状脱发,脱发区边界清楚,局部皮肤正常,不痛不痒,往往在无意中发现,病情进展迅速时在秃发区边缘部分毛发亦松动易脱。脱发斑可仅有一片或数片,亦可互相融合成大片,约有5%的斑秃者发展迅速,甚至在短期内头发全部脱落,成为全秃。如果连眉毛、胡须、阴毛、腋毛全部脱尽,则为普秃。

斑秃发生原因尚不完全清楚,一般认为可能与精神过度紧张、遗传因素、精神上的剧烈创伤、局部病灶、肠道寄生虫病及自身免疫或内分泌功能障碍有关。

【病因病机】　根据中医学脏腑辨证和气血辨证的原理,本病相当于中医学"油风"等范畴。斑秃多因肝肾虚亏,阴血不足,血不荣,毛窍开张,风邪侵入,风盛血燥,毛发不养;或肝气郁结,过分劳累,劳伤心脾,发失所养。血为气之母,血虚、气虚、血瘀。或因劳伤肝肾,肝血不充,肾精不足,毛发失养所致。

【证型】　临床常见的证型:①血虚风盛型。证见脱发时间短,伴有痒感、头晕、失眠、舌红,苔薄白,脉细数。②气滞血瘀型。证见病程长,伴有头部、胸胁疼痛,失眠,或舌有瘀斑,脉沉细。③肝肾不足型。证见病程迁延日久,多为全秃或普秃,伴有头晕、失眠、耳鸣、目眩,舌苔剥脱,脉沉细。④气血两虚型。证见病程长久,伴有头晕眼花。疲乏无力,心悸失眠,食欲缺乏,自汗,脉细或脉虚无力,舌淡苔白。

# 二、联合用药

## (一)当归、泼尼松复合液皮内注射

【组方】　醋酸氢化泼尼松　　5ml(含 125mg)

　　　　　当归　　　　　　　1ml(含 0.11mg 当归)

【用法】　等量抽取两药,摇匀备用。斑秃区以碘酒、乙醇常规消毒,由周围向中心点状注射,点距 0.5cm,进针角度 45°,每点注射 0.2ml,使之浸润或呈半球形隆起。每周注射 1 次,2 个月为 1 个疗程。

【作用机制】　斑秃的一般治疗包括消除可能诱因,解除思想上的顾虑,增强斑秃患者的治愈信心,故不必过分担心,心情愉快反而有利于恢复。由于头发 1 个月仅长 1cm,故不可能要求一下子恢复原状。可适当给予镇静药、泛酸钙、维生素等,局部可擦 10％樟脑酊、10％辣椒酊等。

当归素有镇痛、补血、活血化瘀、抗凝、降低血液黏滞性、扩张血管增加血流量之功效。药理学研究,发现当归含有胱氨酸等 17 种氨基酸,Fe、Cu、Zn 等 23 种人体常量和微量元素及维生素 A、维生素 B,可以补充毛发生长所需营养成分。

小剂量糖皮质激素局部封闭不仅有助于调整免疫功能紊乱,且能发挥糖皮质激素的非特异性抗炎、抗过敏作用,同时有抑制淋巴细胞及免疫监视功能。泼尼松的药效比氢化可的松高 4～5 倍,且作用持久。本法以当归、泼尼松局部点状注射,本身就起到通经活络的功效。

【适应证与疗效】　本复合液适用于治疗斑秃。可根据患者用药后,斑秃区新发是否长齐同正常头发,发长＞1.5cm,拉发试验为阴性判断疗效。如果治疗 2 个月后斑秃区无新发增长,或新发＜10％,或继续脱发为治疗无效,可改用其他药物治疗。

【不良反应及注意事项】　糖皮质激素治疗斑秃疗效高、见效快,但复发率较高,长期用药不良反应较多。本法不适宜儿童斑秃治疗,儿童患者斑秃一般会再生头发。

## (二)倍他米松、米诺地尔联合

【组方】　倍他米松(得宝松)　1ml

　　　　　米诺地尔

【用法】　用注射器抽取倍他米松注射液 1ml、2％利多卡因 10ml,按 0.2ml/cm² 皮损内注射 1 次,3d 后外搽米诺地尔,每日 2 次,2 个月为 1 个疗程。

**【作用机制】**　米诺地尔是一种周围血管舒张药,局部长期使用时,可刺激男性型脱发和斑秃患者的毛发生长。其刺激毛发生长可能机制包括:使毛囊正常化;血管扩张;使毛乳头血流增加及免疫调节作用。倍他米松注射液主要成分为具有高度溶解性的倍他米松磷酸二钠和具有低溶解性的二丙酸倍他米松,局部注射后,可溶性倍他米松磷酸钠可被迅速吸收而起效,微溶性的二丙酸倍他米松可被机体缓慢吸收,维持疗效;再结合米诺地尔外搽,促进局部的血管扩张,增加毛乳头的血流,从而加速头发的生长速度。同时皮质激素限量、一次性局部使用,避免了长期大量使用的副作用。

**【适应证与疗效】**　本方法适用于斑秃患者的治疗。对患者采用倍他米松局部注射 1 次,3d 后外搽米诺地尔,每日 2 次,2 个月为 1 个疗程。经过 2个月后观察治疗前后毛发生长变化。疗效观察的变化是以脱发面积最大的损害作为靶皮损。治疗前及治疗期间每月测 1 次血压。个别可发生轻度局部不良反应,表现为涂药后短时间内轻度瘙痒,能耐受,无须特殊处理。

**【禁忌证】**　倍他米松:①禁用于全身真菌感染的患者,以及对本品过敏或对皮质类固醇类激素过敏的患者;②禁用于特发性血小板减少性紫癜患者。

**【不良反应】**　倍他米松注射液的不良反应:有可能出现皮质类固醇激素引起的各种不良反应,如肌肉骨骼、胃肠道、皮肤、神经系统、内分泌系统的异常和水电解质紊乱等。

米诺地尔的不良反应是头皮的轻度皮炎。偶有报道使用本品后可有下列不良反应,但其与使用的因果关系尚不明确。包括刺激性皮炎(红肿、皮屑和灼痛),非特异性变态反应,风团、过敏性鼻炎、面部肿胀、过敏、气短、头痛、神经炎、头晕、晕厥、眩晕、水肿、胸痛、血压变化、心悸和脉搏频率变化。

**【注意事项】**　倍他米松:①局部或全身感染者、结核病、癌症患者慎用;②警惕长时间全身使用皮质类固醇引起的各种不良反应;③使用本品须严格无菌操作,不得用于静脉注射或皮下注射;④本品可直接注入病变部位,如关节内或关节周围。

米诺地尔:①本品仅限于头皮局部使用,不能口服或将本品涂于身体的其他区域。②本品对头皮有瘢痕或损伤的部位无效。③尽管没有证据显示外用本品可导致全身作用,但部分米诺地尔会被皮肤吸收,并可能存在心动过速、心绞痛或增强由胍乙啶引起的直立性低血压。所以原有心脏病病史的患者应当意识到使用本品可能使病情恶化。④本品可能会灼伤和刺激眼部，如发生药液接触敏感表面（眼，擦伤的部位，黏膜）时，应当用大量的冷水冲洗该区域。

## 第二节　瘢痕疙瘩

### 一、疾病特点

在中医学上，把瘢痕疙瘩称作蟹足肿或巨痕症，是纤维瘤的一种。

【临床表现】　它是一种不规则的肥厚性赘生物，初始呈粉红色或暗红色，以后逐渐形成坚硬、界线不规则；表面光滑发亮，毛细血管扩张橡皮样的斑块，隆起于皮肤表面，呈蟹足状生长，常有典型足状分支，有人称为蝴蝶状，损伤越深，瘢痕越厚，大面积地损害增生，可致运动功能障碍发生在关节部位，可使肢体活动受限，甚至影响工作和生活，发生在面部可毁容。可见，瘢痕疙瘩、瘢痕过度增生是创伤、外伤的一种重要的并发症，造成瘢痕的原因有很多，凡属瘢痕体质者表皮若受到损伤，比如：烧烫伤、外伤、创伤、痤疮（青春痘）、打耳孔、蚊虫叮咬、防疫注射、毛囊炎等都可以形成不同程度的瘢痕增生及瘢痕疙瘩。

【分类】　瘢痕疙瘩可分为自发性（特发性）和继发性两类。①自发性瘢痕疙瘩：无明显的诱因，在正常皮肤上发生或未察觉轻微擦伤引起，使皮肤出现硬结逐渐长大，边缘不规则，向外周扩展，形成蟹足状或蜈蚣状、蝴蝶状、圆状，质硬，色淡红或暗红，自觉发痒，有时伴有阵发性的剧痛或刺痛。②继发性瘢痕疙瘩：一般多发生于皮肤烧烫伤、感染、外伤、创伤。如：做冷冻、激光、去痣、洗眉、打耳孔、打预防针、手术植皮补皮、剖宫产等各种手术后引起的瘢痕增生，高出皮肤色红或暗红、奇痒、有刺痛感，食用辛辣食物、酒等刺激食物，症状加重。

【病理】　该病的发生与机体特殊的瘢痕体质密切相关。患者往往具有瘢痕体质。当外伤后真皮内成纤维细胞异常活跃、大量增生导致结缔组织过度增长和透明变性，形成坚硬有弹性的结节或斑块，高于皮面，呈圆形、椭圆形或不规则形的紫红或黄红色光亮萎缩面。病理上，瘢痕疙瘩是以真皮纤维化为特征，并伴有炎性细胞浸润和真皮微血管异常，组织病理显示由排列成涡纹状、致密胶原纤维束组成，常伴有炎性细胞反应，无包膜。真皮内胶原纤维增多,可有透明变性。瘢痕疙瘩是皮肤损伤愈合过程中,胶原合成代谢功能失去正常的约束控制,持续处于亢进状态,以致胶原纤维过度增生的结果,又称为结缔组织增生症,在中医上称为蟹足肿或巨痕症,它表现为瘢痕隆出正常皮肤,形状不一、色红、质硬的良性肿块。

【诊断】　凡符合下述任何一条或多条均可确诊:①病程超过 9 个月而无自发消退征象;②皮肤损害超过原有损伤范围并向周围正常皮肤侵犯;③以前做过手术切除或冷冻、激光、激素封闭或放疗等而又复发者。

## 二、联合用药

### (一)倍他米松、丹参联合

【组方】　倍他米松(每毫升含 5mg 倍他米松二丙酸酯及 2mg 倍他米松磷酸酯钠盐)

　　　　　丹参(每毫升含生药 1g)

【用法】　将倍他米松注射液和丹参注射液按 2∶1 比例配成混合液,局部封闭治疗。用 2ml 注射器,7 号针头,根据皮损情况,常规皮肤消毒,以相距 1cm 布点,按点于皮损内注射已配好倍他米松混合液,每点注射约 0.3ml,至皮损变苍白并稍隆起为止,每次注射倍他米松总量不超过 1ml。每月注射 1 次,连续注射 3 次。皮损大或数目多者可分批进行。治疗期间不再外用任何其他药物。

【作用机制】　目前,瘢痕疙瘩的传统治疗方法包括手术切除、冷冻、浅层 X 线照射、外用药物,但是疗效均不理想,且易复发,而局部注射泼尼松龙、曲安奈德(去炎舒松),效果尚可,但由于混悬液颗粒较大,不宜吸收而致使操作困难,不宜推广使用。临床采用倍他米松联合丹参注射液治疗瘢痕疙瘩,取得满意疗效。

倍他米松注射液是由具有高度溶解性的倍他米松磷酸二钠和具有低度溶解性的二丙酸倍他米松构成的复合制剂,前者能被很快吸收而迅速起效,后者被缓慢吸收,维持疗效,从而具有更强、更持久的抗炎、抗过敏和抑制纤维组织增生的疗效。丹参注射液能有效抑制瘢痕组织中的成纤维细胞增殖,降低胶原蛋白含量,并可诱导瘢痕组织内成纤维细胞凋亡。其机制可能是拮抗钙离子,从而阻断细胞因子刺激信号传递,干扰细胞 DNA 及胶原蛋白的合成;丹参还具有增加胶原酶产生、增强胶原酶活性的功能,能促使已形成的胶原纤维降解和纤维重吸收。另外,丹参可通过刺激成纤维细胞 c-myc 蛋白表达水平上调来促进细胞凋亡。倍他米松与丹参两药混合注射瘢痕疙瘩,使疗效增强,减少副作用,丹参既有抑制成纤维细胞增生,又能稀释倍他米松而降低其副作用,同时,由于丹参具有活血化瘀,可改善瘢痕组织内环境,促进血液循环,使血液流动加快,亦可促进倍他米松注射液于瘢痕组织内的渗透与吸收。

【适应证与疗效】 本方法适用于治疗瘢痕疙瘩。临床疗效评定标准如下。痊愈:皮损与正常皮肤平或稍凹陷,不痒,不红;显效:皮损与正常皮肤平,不痒,仍红;有效:皮损高出正常皮肤表面,不痒,仍然红;无效:皮损无改变或加重。

【不良反应及注意事项】 不良反应:倍他米松为糖皮质激素类药物,长期应用容易出现不良反应,与剂量和疗程相关,可以通过减低剂量而消除或减轻。丹参注射液的不良反应较少见,偶有静脉滴注引起变态反应。注意事项:不宜与抗癌药如环磷酰胺等合用,也不宜与细胞色素 C 配伍使用。

**(二)曲安奈德、氟尿嘧啶、利多卡因联合**

【组方】 氟尿嘧啶 (0.25g/10ml)稀释至 4mg/ml

2％利多卡因 稀释用

曲安奈德 20mg

【用法】 用2％利多卡因注射液将氟尿嘧啶(0.25g/10ml 注射液)稀释至 4mg/ml,以 2.5ml 注射器吸取曲安奈德 20mg 及上述药液 1ml 混匀后,进行常规皮肤消毒,从瘢痕边缘进针,将药物均匀缓慢注射于瘢痕内,面积大者,可采用边进针边注射,边退针、边注射的方法。一个针眼多方向注射及多针眼多方向注射至整个瘢痕变白为止。若瘢痕过大则分点注射间距为 1cm左右,进针时应与瘢痕表面垂直,浸润性放射性注射,可保证药物在瘢痕体内均匀分布,每 2 周注射 1 次,根据患者病情的具体情况逐渐延长药物注射的间隔期,从每 2 周 1 次,过渡到每个月、每 2 个月、每半年注射 1 次等。

【作用机制】 曲安奈德是长效糖皮质激素,具有强而持久的抗炎、抗过敏及免疫抑制作用,疗效可靠,副作用小,能抑制纤维母细胞 DNA 的合成,抑制结缔组织过度增生,降低毛细血管壁及细胞膜的通透性,减少炎性渗出。氟尿嘧啶是一种抗代谢药物,可干扰核酸和 DNA 的生物合成,阻止细胞分裂,阻止结缔组织异常增长,进一步抑制免疫反应和肿瘤生长,用于治疗瘢痕疙瘩,见效快,治愈率高,且能大大降低复发率,有效控制其复发。尤其是对坚硬的陈旧性瘢痕疙瘩的疗效好。高浓度氟尿嘧啶注射可导致组织的大量坏死,采用低浓度的氟尿嘧啶抑制局部血管增生,改善了多数患者的症状,减少了瘢痕血供,两者联用具有协同作用,增强疗效,使得激素的作用更局限,可减少药物剂量,其疗效增加,而全身副作用大为减轻,明显强于单独应用曲安奈德或氟尿嘧啶。

【适应证】　本复合液适用于各种治疗后复发或无法控制瘢痕疙瘩患者,且患者的瘢痕均在半年内未进行过治疗、非孕妇及哺乳妇女、无严重心脑肝肾等重要脏器及全身系统性疾病。瘢痕疙瘩发病部位包括面部、胸部、上臂部等。

【禁忌证】　对本品有严重过敏者禁用;孕妇及哺乳期妇女禁用;伴发水痘或带状疱疹时禁用。

【不良反应】　氟尿嘧啶注射液的不良反应:①恶心、食欲缺乏或呕吐,一般剂量多不严重;②偶见口腔黏膜炎或溃疡、腹部不适或腹泻;③周围血白细胞减少常见,大多在疗程开始后 2～3 周达最低点,在 3～4 周恢复正常,血小板减少罕见;④极少见咳嗽、气急或小脑共济失调等;⑤脱发或注入药物的静脉上升性色素沉着相当多见;⑥静脉滴注处药物外溢可引起局部疼痛、坏死或蜂窝织炎;⑦长期应用可导致神经系统毒性;⑧长期动脉插管投给氟尿嘧啶,可引起动脉栓塞或血栓的形成、局部感染、脓肿形成或栓塞性静脉炎等;⑨偶见用药后心肌缺血,可出现心绞痛和心电图变化。

【注意事项】　①不可用于鞘内注射;②在动物实验中有致畸和致癌性,但在人类,其致突、致畸和致癌性均明显低于氮芥类或其他细胞毒性药物,长期应用本品而致发第 2 个原发恶性肿瘤的风险也比氮芥等烃化剂为小;③除有意识地单用本品较小剂量作放射增敏剂外,一般不宜和放射治疗同用;④开始治疗前及疗程中应每周定期检查周围血常规;⑤使用本品时,不宜饮酒或同用阿司匹林类药物,以减少消化道出血的可能。

曲安奈德为糖皮质激素类药物,在应用生理剂量替代治疗时无明显不良反应,不良反应多发生在应用药理剂量时,而且与疗程、剂量、用药种类、用法及给药途径等有密切关系。

### (三)氟尿嘧啶、泼尼松龙混悬液、利多卡因联合

【组方】　2.5％氟尿嘧啶　　　　4ml

泼尼松龙混悬液　　25mg

2％盐酸利多卡因　　2ml

【用法】　将上述药液用时配备混匀,备用。病变局部常规消毒后,将药

液均匀地注入瘢痕组织内,此时可见瘢痕表面微微隆起,色泽变为苍白。注射后用棉球轻揉半分钟,使药液均匀分布。每6天1次,5次为1个疗程。

【作用机制】 本法是以注射氟尿嘧啶为主的药物治疗,疗效肯定已得到临床证实。以氟尿嘧啶为主的治疗机制不完全清楚,推测是氟尿嘧啶可能有抑制胶原纤维组织增生,抑制炎性细胞反应作用。而皮质激素能抑制细胞有丝分裂和 DNA 合成,提高胶原酶活性。

【适应证与疗效】 本方法适用于治疗瘢痕疙瘩。治疗皮损发生部位在前胸、两肩部、胸肩、股部、距小腿关节处、手背、前臂处及全身散在型。临床疗效评判标准如下。痊愈:瘢痕疙瘩柔软平复,无硬结,自觉症状消失;显效:皮损 2/3 以上柔软平复,痒痛消失;有效:损害部分变软变平,偶有痒感。

【不良反应】 应用本法治疗时,病灶周围有较多的毳毛增长及继发性微血管扩张,这是氟尿嘧啶副作用,但一般不产生明显不适。

# 第三节 瘢 痕

## 一、疾 病 特 点

肥厚性瘢痕是瘢痕组织的一种,瘢痕组织中的胶原纤维数量增多是发病的重要环节。诸多因素均可引起,如外伤、烧伤、手术、感染、异物及机体局部胶原代谢失调等。皮肤色素少的白种人很少发生,有色人种较多。处于生长发育期的青少年,由于组织的生活能力强,瘢痕组织多发生肥厚,一般好发于耳后、口周、颈、颌下部等。治疗瘢痕的药物有多种,可以追溯到 50 多年前,不少医生分别用冰、蚁醛、木榴油、氮芥等药物治疗,但疗效均不理想。

## 二、联 合 用 药

**胶原酶、曲安奈德联合**

【组方】 注射用胶原酶　　　　　　　　　　100U

醋酸曲安奈德(确炎舒松-A)　　　　25mg

【用法】 首先,用 5ml 注射器将两药吸入混合备用。将患处皮肤常规消毒,从病损周围向基底部注射,每点 1~3ml,至皮肤损害变为苍白并稍隆起为止。每周注射 1 次,4 次为 1 个疗程。

【作用机制】 溶胶原素可明显抑制成纤维细胞和纤维母细胞增殖,对已形成的胶原纤维有明显的溶解作用。本方法是用胶原酶与曲安奈德复合液局部注射治疗肥厚性瘢痕,结果表明较单用曲安奈德治疗效果为优。而且,曲安奈德与胶原酶合用,可加快肥厚性瘢痕组织胶原的降解速度,优于单用一种药物,而且毒性小,无刺激和致敏作用。

【适应证与疗效】　本复合液适用于治疗瘢痕。可以治疗皮肤病损部位不同的患者,包括两颈部、耳垂、胸部、上肢、下肢、腹部等。临床疗效评判标准如下。Ⅰ级:瘢痕变平,颜色接近周围皮肤,痛痒等主观症状消失;Ⅱ级:瘢痕部分变平,或高度降低,颜色改善,痛痒等主观感觉减轻;Ⅲ级病例:皮肤病损无变化。

【不良反应及注意事项】　本法的疗效与皮损大小、质地和病程长短有关。体积较小,质地较软的损害疗效较好。一般 2～3 次治疗即能取得显著疗效。

# 第四节　血　管　瘤

## 一、疾　病　特　点

血管瘤是先天性良性肿瘤或血管畸形,多见于婴儿出生时或出生后不久,它起源于残余的胚胎成血管细胞,发生于口腔颌面部的血管瘤占全身血管瘤的 60%,其中大多数发生于颜面皮肤、皮下组织及口腔黏膜,如舌、唇、口底等组织,少数发生于颌骨内或深部组织。

【临床表现】　海绵状血管瘤婴幼儿多见,是一种局限性皮肤和皮下组织的血管损害,表现为高起的红色或紫红色病损。由扩大的血管腔组成,血管和淋巴管通常是成熟的,此种损害又含有许多动、静脉吻合和畸形血管。海绵状血管瘤罕有自行消退者。在溃疡、外伤或出血后可部分吸收。儿童全身用糖皮质激素治疗偶可使血管瘤吸收。如在四肢的血管瘤,体积增大时可考虑外科切除,小的表面结节可做个别切除或用电凝固术破坏。婴幼儿眼附件血管瘤不仅影响美容,更可造成严重的眼并发症,如弱视、斜视、屈光不正、上睑下垂、眼球突出及视神经受压等,所以,应当积极治疗。

【治疗】　如冷冻、放射、激光、注射硬化剂和手术等,虽有一定的效果,但都存在较严重的副作用或并发症,其应用受到一定的限制。自从发现糖皮质激素治疗血管瘤有效以来,日益引起各国医生的重视。

【分类】　血管瘤是软组织中最多见的良性肿瘤,约占小儿良性肿瘤的

36％。临床分为3类：毛细血管瘤、海绵状血管瘤与蔓状血管瘤。毛细血管瘤多见于女性婴儿，出生时或出生后早期见皮肤有红点或小红斑，逐渐增大，红色加深并且隆起，1年后可停止生长或消失。海绵状血管瘤，一般由小静脉和脂肪组织构成，多数生长在皮下组织内，也可在肌肉等处。蔓状血管瘤由较粗的纡曲血管构成，大多为静脉，也可为动脉或动静脉瘘，可侵及皮肤、肌肉或组织。本法治疗的血管瘤可能多属于前2类。不论哪种血管瘤既往多主张早期切除，或用液氮冷冻，用激光、糖皮质激素及注射硬化剂治疗。但多因条件所限或因手术留有瘢痕影响外观不能进行有效治疗。

## 二、联 合 用 药

### （一）曲安奈德、利多卡因、平阳霉素联合

【组方】 醋酸曲安奈德　　　8mg/支

盐酸平阳霉素　　　5ml：50ml/支

2％盐酸利多卡因　4ml

【用法】 取平阳霉素1支用2％盐酸利多卡因4ml溶解，然后与曲安奈德液按体积比1：1配成混合液。所有患者注射前行血尿常规、血生化及胸部X线片检查，结果正常者方可接受本方法治疗。以5号针头注射器穿入瘤体，回抽见血后按1cm×1cm瘤体注射1ml混合液。1次治疗混合液总量一般不超过5mg，隔2周可重复注射，4次为1个疗程。观察1～2个月，未愈者可注射治疗，最多不超过3个疗程。

【作用机制】 血管瘤按其临床表现及组织学特征一般可分为毛细血管型血管瘤、海绵状血管瘤及蔓状血管瘤，其中以毛细血管瘤及海绵状血管瘤较常见。血管瘤由快速增殖的血管内皮细胞组成，婴幼儿时期仍处于胚胎状态，生长迅速，对激素治疗较敏感，以往多用泼尼松口服或应用泼尼松龙行病灶注射，取得一定疗效，但由于泼尼松或泼尼松龙属于中短效激素，婴幼儿长期应用多有不便，且全身应用副作用较大，所以近年来有人开始试用长效激素类药物曲安奈德局部注射治疗血管瘤，使用方便，副作用小，但单一用药对血管畸形或年龄稍大（1岁以上）的患儿疗效尚不够理想。平阳霉素治疗脉管瘤疗效可靠，但婴幼儿应用药量不宜过大，否则，可能会产生严重的不良反应。两者联合用药可减少单一药物的用量，从而在一定程度上减少药物的不良反应，增加治疗的安全性。同时由于两者治疗血管瘤的机制不同，联合用药可增加疗效。

曲安奈德属于长效皮质醇类药物,可于注射后 1～2d 达到最大效应,作用可维持 2～3 周。实验研究发现,生长迅速的血管瘤含有较高的雌二醇受体,该受体可刺激和促进血管瘤的形成和发展。皮质醇激素可与此受体竞争性结合而抑制血管瘤的生长,同时激素还可使毛细血管前括约肌收缩,增加血管对血液中活性胺敏感性,抑制血管的增生。平阳霉素属于碱性多肽类化合物,其作用机制是抑制 DNA 合成,引起 DNA 断裂,从而抑制肿瘤细胞的合成与分裂,抑制细胞的代谢,使血管内皮细胞水肿、变性、退化,导致血管收缩,血管内外壁增厚,血管闭塞。联合用药两种药物相互补充,从不同途径阻断血管瘤的发展,提高了治疗效果。

【适应证与疗效】　本复合液适用于治疗婴幼儿口腔颌面部血管瘤。瘤体发生部位有颌面部、口腔。血管瘤类型包括:杨梅状血管瘤、静脉畸形、微静脉畸形、混合型等。疗效评判标准如下:①治愈。治疗后瘤体完全消失,皮肤、黏膜色泽形态正常,无功能障碍,随访无复发。②显效。病变基本消失,皮肤、黏膜无功能障碍,其色泽基本正常或轻度色素沉着,但外观尚未完全恢复。③有效。瘤体缩小,但缩小部分不超过一半。④无效。瘤体无明显缩小。平均治疗时间 3.7 周。注射后不良反应包括局部肿胀、发热、食欲缺乏等,以上不良反应于注射后 1～5d 消失。全部患者均未出现肺纤维化表现。

【禁忌证】　①对博来霉素类抗生素有过敏史的患者禁用;②对有肺、肝、肾功能障碍的患者慎用。

【不良反应】　平阳霉素的不良反应:主要有发热、胃肠道反应(恶心、呕吐、食欲缺乏等)、皮肤反应(色素沉着、角化增厚、皮炎、皮疹等)、脱发等,肺部症状(肺炎样病变或肺纤维化)出现率低于博来霉素。

【注意事项】　①发热。给药后如患者出现发热现象,可给予解热药。对出现高热的病人,在以后的治疗中应减少剂量,缩短给药时间,并在给药前后给予解热药或抗过敏药。②病人出现皮疹等过敏症状时应停止给药,停药后症状可自然消失。③病人如出现咳嗽、咳痰、呼吸困难等肺炎样症状,同时胸部 X 线片出现异常,应停止给药,并给予甾体激素和适当的抗生素。④偶尔出现休克样症状(血压低下,发冷发热、喘鸣、意识模糊等),应立即停止给药,对症处理。

## (二)曲安奈德、地塞米松磷酸钠联合

【组方】　曲安奈德　　　　　　20～40mg

地塞米松磷酸钠　2～4mg

【用法】 用 1ml 或 5ml 注射器,4.5 号或 5 号针头抽取上述复合液,经皮肤直接注入血管瘤及其周围。对血管瘤较大者,可改变针头方向,以便药物能在整个血管瘤内均匀分布。对退化不完全者,在第 1 次注射后 4～6 周行第 2 次注射,8～10 周行第 3 次注射。

【作用机制】 应用糖皮质激素治疗婴幼儿血管瘤始于 20 世纪 60 年代末期。糖皮质激素促使婴幼儿血管瘤退缩的作用机制,很可能与以下 3 个方面有关:①糖皮质激素促使血管收缩;②糖皮质激素的抗合成代谢作用抑制未成熟血管组织生长;③糖皮质激素抑制雌二醇与其受体结合。

【适应证与疗效】 本方法适用于治疗婴幼儿血管瘤患者。血管瘤类型包括有毛细血管瘤、海绵状血管瘤、眼睑血管瘤、眼睑合并眶前部血管瘤。临床疗效评判标准如下:①治愈。血管瘤退缩 100%。②显效。血管瘤退缩≥75%、<100%。③有效。血管瘤退缩≥25%、<50%。应用本法治疗的总显效率为 88.2%,而且发现对于毛细血管瘤效果优于海绵状血管瘤;<1 岁的患儿显效率明显高于>1 岁的患儿显效率。

【不良反应及注意事项】 眼睑局部注射糖皮质激素时可能引起局部脂肪萎缩和局部组织坏死,眼睑皮肤色素脱失,糖皮质激素沉积物潴留等。在治疗期间,应给患儿补充钾盐、维生素 D 和镁剂,低钠饮食,暂不做活疫苗的预防接种,防止感染等并发症。

### (三)平阳霉素粉针剂、利多卡因联合

【组方】 盐酸平阳霉素粉针剂　　　8mg
　　　　　1%盐酸利多卡因　　　　1～5ml

【用法】 用利多卡因先将平阳霉素稀释备用,常规消毒病损处后,用皮试针头直接刺入血管瘤注射治疗。注射 1 次未治愈者,可间隔 7～10d 重复注射。平阳霉素总量一般不超过 50mg。

【作用机制】 平阳霉素能抑制 DNA 合成,抑制胸腺嘧啶核苷渗入 DNA 与 DNA 结合,使其破坏和分解。同时平阳霉素注射后在皮肤、肺、淋巴组织浓度为最高,有利于在局部发挥作用。平阳霉素无免疫抑制作用,不抑制骨髓造血功能,一般剂量也不会引起肺纤维化。

【适应证与疗效】 本方法适用于治疗单发或多发血管瘤患者。可以适用于生长在头面部、四肢躯干、会阴部等位置的血管瘤。血管瘤类型有海绵状血管瘤、混合性血管瘤、单纯性血管瘤及经过激光、冷冻、放射性核素贴敷及乙醇、鱼肝油酸钠注射无效者。临床疗效评判标准如下:①有特效。注射

1~2 次病变消失,随访无复发。②显效。注射 2~5 次病变消失,随访无复发。③有效。注射 5 次或以上,病变明显缩小,虽未完全消退,但不继续发展。④无效。注射 5 次以上,病变无缩小,或注射后病变缩小,但停药后继续发展。个别患者出现体温升高、恶心呕吐、局部皮肤色素沉着、局部组织坏死。

【不良反应及注意事项】 平阳霉素的副作用:如发热、恶心、呕吐等。发热的发生率达 44.5%,如注射前肌内注射地塞米松成人 5mg,儿童 0.1mg/kg,则能完全控制发热。本组患者也出现了局部溃疡、坏死副作用,可能与局部 1 次注药过多、过浅有关,必须特别注意,并予以防止。注射后注意保护局部组织,防止摩擦破损。

### (四)消痔灵、普鲁卡因联合

【组方】 消痔灵　　　　　　　8ml 和 3ml

　　　　 1%盐酸普鲁卡因　　　2ml 和 1ml

【用法】 将上述药液配成 4:1 和 3:1 两种浓度复合液,10ml 与 4ml 备用,病变部位常规消毒,用 5 号细针头刺入瘤体内,见回血即缓慢注射 4:1 复合液 3~6ml,至瘤体隆起为止。再以 3:1 复合液 2~3ml 注入瘤体周围软组织及其底部。如拔针后出血,用乙醇棉球压迫 3~5min 即可,不需要包扎。对较大血管瘤可将复合液分点注入瘤体及周围软组织内。间隔 2 周 1 次,至瘤体消失为止。对混合型血管瘤可先冷冻治愈毛细血管瘤后,再治疗其下方的海绵状血管瘤。

【作用机制】 消痔灵注射液注射治疗血管瘤的机制是注入瘤腔后由于浓度高,剂量较大,可迅速损伤血管内皮细胞,使红细胞凝集,蛋白凝固,血栓形成,管腔闭塞。低浓度、小剂量瘤体周围弥漫性注射,使周围组织发生纤维化,阻断瘤体的血液供应,同时也可持续性压迫血管瘤,使瘤体萎缩,消失,普鲁卡因起止痛作用,并有使消痔灵注射均匀之效。

【适应证】 本方法适用于治疗颌面部的海绵状血管瘤。可用于治疗发生部在颧部、面颊部、腮腺区、颏下、口唇、颌颈部的血管瘤。

【不良反应及注意事项】 操作时慎防药物溅入眼内,引起眼损伤。注射时宜将药物均匀分散,避免局部注射量集中而发生坏死。如有瘤体继发感染时,宜先用抗生素控制炎症后再行治疗。对普鲁卡因过敏者改用利多卡因代替。

### (五)大黄、明矾等联合

【组方】 大黄　　　　250g

| 明矾 | 25g |
|---|---|
| 丙二醇 | 100ml |
| 甘油 | 100ml |
| 苯甲醇 | 250ml |
| 无水乙醇 | 150ml |
| 蒸馏水 | 400ml |

【用法】 将上述药液混合后备用。根据瘤体大小用不同剂量的药液。如瘤体直径<5cm,每次用药量 2~6ml;如瘤体较大时,每次用药量为 6~8ml,最多为 10ml。每周 1 次,4 次为 1 个疗程。

【作用机制】 本法是一种以中药为主的硬化剂注射治疗,注射后瘤体逐渐缩小。本复合液中大黄是泻热毒、破积滞、行瘀血用药,含有多种成分,其中大黄鞣酸有明显的收敛作用。明矾是一种蛋白沉淀剂,可降低细胞膜的通透性,可闭合扩张的毛细血管,临床常用作硬化剂治疗痔核、脱肛等。乙醇也是临床常用的硬化剂,它可使血管迅速脱水,固定和收缩,血管内皮细胞变性、坏死,形成血栓,临床用于治疗大出血、食管胃底静脉曲张出血等,取得明显效果。丙二醇、甘油(丙三醇)和苯甲醇等均有一定的硬化作用。

【适应证与疗效】 本方法适用于治疗海绵状血管瘤。治疗发生部位在唇、舌、颊黏膜及软腭,腮腺区、颧、颞、面颊、耳后及颈部等的血管瘤。临床疗效评判标准如下:①治愈。血管瘤消失,皮肤黏膜颜色恢复正常,或仅留少许红色斑点状痕迹。②基本治愈。血管瘤基本消失,皮肤黏膜颜色近于正常。③好转。瘤体明显缩小,皮肤颜色有不同程度变浅。

【不良反应及注意事项】 本法可产生局部并发症,如局部组织坏死等,主要是由于注药量及注药方法不当所致。对于软腭、舌根及咽旁的瘤体,注药量应少些,尽可能分次注射治疗,以减轻局部反应。

# 第五节　腋　臭

## 一、疾病特点

腋臭俗称狐臭、局部性臭汗症,是分布在体表皮肤如腋下、会阴、背上部位的大汗腺分泌物散发出的一种特殊难闻的气味。腋臭是大汗腺分泌物中产生的挥发性脂肪酸,被一种特殊的链球菌感染后分解产生的一种恶臭难闻的气味,夏重冬轻,特别是夏季,出汗多、衣服薄,气味散发在公共场所,人们往往掩鼻而避。腋臭为青壮年的常见病,会影响社交,给患者带来烦恼。大汗腺受性内分泌的影响,青春期开始活动,至老年退化。故本病开始发于青春期,青壮年时期较严重,老年时期则逐渐减轻或消失。

## 二、联合用药

### 四环素粉针剂、普鲁卡因联合

【组方】　盐酸四环素粉针剂　　　　1.0g

　　　　　1%盐酸普鲁卡因　　　　30ml

【用法】　将上述药液混合后,浓度为 3.33%,抽入 50ml 注射器内备用。患者仰卧,双上肢外展,屈肘,显露腋窝使皮肤平坦,剃尽腋毛,常规消毒腋窝皮肤。在腋毛分布区分两点以 10°～15°进针至真皮层和皮下浅筋膜内,呈扇形浸润注射,每侧注入药液 15ml(内含四环素 0.5g)。拔针后局部按摩片刻,促进药液均匀吸收。

【作用机制】　腋臭一般采取局部治疗,已有多种除臭药物应用,但疗效不甚理想。四环素局部注射治疗腋臭,疗效肯定。局部注射四环素治疗腋臭有效,主要是四环素起硬化剂的结果。其机制是盐酸四环素溶液具有明显的酸性,pH 为 2～3.5,注入后可引起充血、水肿、纤维蛋白渗出等无菌性炎性反应,使汗腺周围组织萎缩变性,破坏汗腺,汗腺分泌功能丧失,而达到治疗的目的。

【适应证与疗效】　本方法适用于治疗腋臭患者,或者先后应用多种除臭药物治疗无效的患者。

【不良反应及注意事项】　注射后腋窝局部可出现硬结,为四环素硬化作用所致,1 个月左右可自行吸收,无须处理。腋臭患者应加强局部卫生,勤换衣服,保持皮肤干燥,有利于腋臭消失并巩固疗效。

## 第六节　皮　肤　病

### 曲安奈德、林可霉素联合

【组方】　醋酸曲安奈德　　　25ml

　　　　　盐酸林可霉素　　　0.5ml

　　　　　1%盐酸利多卡因　7ml

【用法】 将上述药液吸入注射器中,接皮试针头。常规消毒患处后,由皮损边缘成 30°快速刺入皮下浅层,再将针头调整至与皮肤平行状态,边进针,边注药。皮损范围大者,可呈扇形或多点注射。注射完毕,轻揉局部,外涂红霉素软膏,3d 内不用水洗患处,以防感染。

【作用机制】 醋酸曲安奈德(即曲安缩松、确炎舒松-A、去炎舒松等)是一种中强效的氟化糖皮质激素,具有强大的抗炎、抗过敏作用,能在数小时内减轻和消除皮肤患部的炎性浸润、渗出,使痛痒症状明显减轻或消失。同时,该药还可影响局部糖和蛋白质的代谢,促进糖原异生和蛋白质分解,使纤维蛋白生成被抑制,瘢痕肉芽增生和表皮苔藓化逐渐消失。本复合液加入利多卡因液,其作用是减轻注射时的局部疼痛,同时也有减轻局部皮肤炎症反应的作用,并能促使皮损的恢复。林可霉素则起抗菌与预防感染作用,特别是皮损位于肛周、阴唇等部位及湿疹的治疗还是有好处的。如果是瘢痕增生,胼胝等可以不用林可霉素。

【适应证与疗效】 本复合液适用于治疗神经性皮炎、瘢痕增生、疥疮结节、肛周瘙痒、局限性慢性湿疹、胼胝、大阴唇皮炎、扁平苔藓、结节性痒疹。本法对神经性皮炎、肛周痒疹、大阴唇皮炎、慢性湿疹疗效最好,其次为皮肤淀粉样变、瘢痕增生。

【不良反应及注意事项】 ①本法应用时应防止吸收不良。注射完毕后要对局部进行按揉,使药液均匀分布在病变组织内。②根据病变部位的具体情况调整用药比例和用药时间。如渗出明显者可适当增加林可霉素用量,防止感染。皮肤娇嫩处或年龄偏小者要适当减少醋酸曲安奈德的用量,10 岁以下儿童不用。2 次用药间隔应 10d 左右。③及时发现和处理不良反应。常见的不良反应有注射部位组织萎缩和色素减退。如组织萎缩,可在局部注射停药后,于局部皮下注射三磷腺苷 20mg,每周 1~2 次,一般 5 周左右即可恢复。色素减退者一般停药后半年左右自然恢复正常。④如患者有糖尿病、溃疡病、结核病时,慎用本法治疗。

# 第七节  带状疱疹

## 一、疾病特点

带状疱疹(herpes zoster)是由水痘带状疱疹病毒引起的急性炎症性皮肤

病,中医称为缠腰火龙、缠腰火丹,俗称"蜘蛛疮"。其主要特点:簇集水疱,沿一侧周围神经作群集带状分布,伴有明显神经痛。初次感染表现为水痘,以后病毒可长期潜伏在脊髓后根神经节,免疫功能减弱可诱发水痘带状疱疹病毒再度活动,生长繁殖,沿周围神经波及皮肤,发生带状疱疹。带状疱疹患者一般可获得对该病毒的终身免疫。对此病毒无免疫力的儿童被感染后,发生水痘。

带状疱疹和水痘系同一水痘-带状疱疹病毒引起的不同的临床表现。原发感染为水痘,继发感染即带状疱疹。本病毒具有亲神经性,可长期潜伏于脊髓神经后根神经节的神经元内。当宿主的细胞免疫功能减退时,如某些传染病、恶性肿瘤、系统红斑狼疮、外伤、放射治疗、免疫抑制药、神经系统障碍及过劳等,病毒即被激发而引起该神经区的带状疱疹。带状疱疹有 3 个显著特点:①神经痛可在发疹前或伴随皮损发生,近 50% 的中老年人疼痛持续存在;②集簇性的大小红色丘疹群,迅速变为水疱,与其他皮疹不同;③皮损常沿某一周围神经单侧分布,一般不超过体表正中线。

## 二、联 合 用 药

### 当归、利多卡因、地塞米松、B 族维生素联合

【组方】　5% 当归　　　　　　4～6ml

　　　　　醋酸地塞米松　　　　5～10mg

　　　　　维生素 $B_{12}$　　　　500～1000μg

　　　　　维生素 $B_1$　　　　　200～300mg

　　　　　2% 盐酸利多卡因　　5～10ml

【用法】　将上述药液混合均匀后,备用。头颈部带状疱疹选用颈丛或星状神经节阻滞;胸部带状疱疹选用肋间神经阻滞;第 8 肋以下带状疱疹选用硬膜外腔阻滞。穿刺成功后,回抽无异常,将药液缓慢推入。让病人平卧 20min。3d 注药 1 次,用药 2～4 次。

【作用机制】　带状疱疹的治疗原则是镇痛、消炎、保护局部和预防感染。当归属补血药,具有良好的活血止痛和解除血管痉挛作用。因此,长期以来用于跌打损伤、血瘀痛肿疼痛。维生素 $B_1$ 有促进神经传导功能恢复作用,维生素 $B_{12}$ 能促使神经髓鞘蛋白合成,并有镇痛、麻醉、抗神经炎等作用。加上具有明显抗炎、镇痛功能的地塞米松、利多卡因一起进行神经阻滞治疗,使疼痛传导通路阻断,并使皮疹区血管扩张,血液循环得到改善,疼痛减轻,神经

损伤恢复。本法所用诸药剂量小,但由于在局部形成高浓度药物,因而疗效肯定,作用迅速。

【适应证】　本方法适用于治疗带状疱疹。

【不良反应及注意事项】　神经阻滞术操作时,应注意无菌观念,防止局部感染,并适当配合抗病毒药物,转移因子等辅助治疗,疗效更佳。部分带状疱疹患者,疱疹的皮损已完全治愈,但仍有持续性剧烈疼痛,并相当顽固。可试行椎旁的体神经和交感神经阻滞术。

# 第八节　神经性皮炎

## 一、疾病特点

神经性皮炎属于皮肤功能障碍性疾病,是以阵发性剧痒和皮肤苔藓样改变为特征的慢性炎症性皮肤病。

【临床表现】　皮肤损害多发生在颈后部或其两侧、肘窝、腘窝、前臂、大腿、小腿及腰骶部等。常成片出现,呈三角形或多角形的平顶丘疹,皮肤增厚,皮嵴突起,皮沟加深,形似苔藓。常呈淡红或淡褐色。剧烈瘙痒是其主要的症状。如全身皮肤有较明显损害者,又称之为弥漫性神经性皮炎。

【病因】　目前对神经性皮炎的原因尚不明了,可能与自主神经功能紊乱有关。过度紧张、兴奋、忧郁、疲劳、焦虑、急躁及生活环境的改变,皆可能是神经性皮炎的诱因。现代医学一般认为其病因是大脑皮质对局部皮肤的调节功能紊乱所致。中医学认为是七情变异及人体营卫失常,初为风邪凝聚,郁而化热,久则血虚风燥,肌肤失养而成,属虚证风痒范畴。治疗以改善局部症状和调整神经系统功能为原则。

## 二、联合用药

### 当归、氢化可的松、普鲁卡因联合

【组方】　5％当归　　　　　　　2ml

　　　　　醋酸氢化可的松　　　0.1～0.2ml(25mg/ml)

　　　　　0.5％盐酸普鲁卡因　8ml

【用法】　将上述药均匀混合后备用,用量根据皮炎面积大小而定。将患部常规消毒后,从皮炎边缘依次向皮炎中心行皮内注射,使患部皮内药液浸润至橘皮样。每隔 3～5d 注射 1 次。对播散型患者,可选择瘙痒剧烈或皮损严重区 1～2 处先进行治疗。局部瘙痒症状消失后停药。

【作用机制】　复合液所用的盐酸普鲁卡因是局部麻醉药,能阻断病灶处不良冲动对中枢神经系统的刺激,改善患处的神经营养。醋酸氢化可的松具有抗炎、抗过敏、稳定机体功能等作用。当归注射液系中药当归精制而成,其味甘辛、性温、归肝、心、脾经,能补血调经,活血止痛、润燥、滑肠。治血虚证、血燥或血虚皮疹等病。内经云"诸痛痒疮,皆属于心""痒属于风,风气通于肝"。当归入心经,起生血补心的作用;入肝经,起养血祛风的作用。用当归治疗神经性皮炎符合"治风先治血、血行风自灭"的传统理论。

用当归注射液与盐酸普鲁卡因、醋酸氢化可的松配伍行患部皮内注射治疗神经性皮炎,能生血补心、祛风止痒,调整神经系统功能。中西药结合,标本兼治,其功用相得益彰。

【适应证】　本方法适用于治疗局限型和播散型神经性皮炎。

【不良反应及注意事项】　个别人对普鲁卡因有变态反应,可将普鲁卡因液换为 0.25% 利多卡因液 8ml,疗效相似。

# 第九节　银　屑　病

## 一、疾 病 特 点

银屑病即牛皮癣,中医学称它为"白疕",是常见的慢性、复发性、炎症性的皮肤病。

【临床表现】　其特征是出现大小不等的丘疹、红斑,表面覆盖着银白色鳞屑。多见于青壮年,开始发病通常为 10～40 岁。常有家族史,多表现为常染色体显性遗传。寻常型约占 95%。基本损害为针头大至黄豆大丘疹,边缘清楚、干燥,以后逐渐扩大增多,融合成各种形状的大片皮疹。皮损上覆有层层银白色鳞屑,剥除鳞屑可露出红色发亮的蜡样薄膜,再刮之有针头大点状出血。好发于头皮及四肢伸侧,特别是肘、膝关节处,分布对称。有不同程度的瘙痒。

【病因】　银屑病的病因尚不完全明确,近年来大多数学者认为与遗传、感染、代谢的障碍、免疫功能障碍、内分泌障碍等有关。①遗传:根据临床所见,本病常有家族史,并有遗传倾向。国外曾报道有家族史者 30%～50%,

甚至有个别人强调达 100%。有人认为系常染色体显性遗传,伴有不完全外显率,亦有人认为系常染色体隐性遗传或性联遗传者。近年来发现组织相容抗原(HLA)与银屑病有明显相关性。国外报道银屑病患者 HLA-B13、HLA-B17 的抗原频率明显增高。我国银屑病患者除 HLA-B13、HLA-B17 抗原比正常组明显增高外,HLA-DR7、HLA-A19,基因频率也增高。银屑病是受多基因的调控,同时也受环境因素的影响。②感染:临床实践证明银屑病的发病与上呼吸道感染和扁桃体炎有关。有 6% 的银屑病患者有咽部感染史。感染是银屑病发病的一个重要因素。③代谢障碍:目前关于本病的病因是多从酶代谢的改变来进行研究。在正常人的表皮内有 4 种酶,而在银屑病患者的皮损内则缺少其中 2 种,皮损治愈后,其中 2 种酶又重新出现。已知银屑病的皮损内缺乏环磷腺苷(cAMP),这是一种表皮抑素(epidermal chalone),可抑制表皮细胞分裂,保持细胞生长和消失之间的平衡。另一方面 cAMP 有激活磷酸化酶的作用,因而也影响糖原的代谢。如表皮糖原增多,可引起表皮细胞有丝分裂增加,转换率增快。但是银屑病的代谢异常是多方面的,并非仅有 cAMP 缺乏,而在皮损表面内环磷鸟苷(cGMP),游离花生四烯酸,多胺类等增加对表皮细胞增殖也起重要作用。但值得提出的是有的学者认为在决定表皮细胞增殖和分化中,cAMP 与 cGMP 的比例非常重要,银屑病患者表皮细胞的增殖,分化不全和糖原积蓄的原因是由于低 cAMP 和高 cGMP,但未被完全证实。此外腺苷环化酶的活性在银屑病中表现异常,肾上腺素对此酶的刺激反应很低,但对前列腺素 $E_2$ 反应较高,因此,银屑病的表皮细胞膜 β-肾上腺素能受体活性是降低的。而前列腺素在调节环核苷酸也起重要作用。环核苷酸对细胞的增生反应是直接对细胞高分子物质的合成发生调节作用。也就是 cAMP 直接调节 DNA 的合成,所以 cAMP 对细胞分裂和酶的生成发生直接作用。④免疫功能障碍:临床上用免疫抑制药,常用的有甲氨蝶呤(MTX),环孢素等治疗本病效果显著。银屑病患者存在多种局部或系统性免疫功能异常,本病与 HLA-B 13、HLA-B 17 等抗原表达高度相关等,均提示本病也是一种免疫性疾病。⑤内分泌障碍:本病与妊娠、分娩、哺乳期、月经期有关。临床观察发现,部分银屑病患者在妊娠期皮疹减轻或消退。⑥其他:如精神的创伤、外伤或手术、潮湿、血液流变学的改变及理化因素及药物刺激等,对银屑病患者的发病也有一定关系。

# 二、联 合 用 药

## 山莨菪碱、维生素 $B_{12}$ 联合穴位注射

【组方】　盐酸山莨菪碱　　10mg

维生素 $B_{12}$ 　　0.1mg

【用法】　患者取仰卧位,双下肢屈曲,在脐旁开约半寸处进行常规消毒,进针时针向脐倾斜 $30°\sim40°$,徐徐针进脐中,待有酸、麻胀感后缓慢注入上述复合液;每日 1 次,25 次为 1 个疗程。头皮皮疹重者可加百会穴。左下肢重者配右后溪穴,右下肢配左后溪穴。

【作用机制】　研究表明:银屑病有明显的微循环障碍。皮损处真皮乳头毛细血管扭曲呈团球状,无皮损的甲皱毛细血管也多弯曲畸形。部分病人有紫舌症。组织病理检查毛细血管内皮细胞和基底膜均有结构性改变,故可用调整微循环的方法治疗本病。

本法是通过神阙穴位注射的山莨菪碱和维生素 $B_{12}$ 治疗银屑病。中医学认为神阙穴是任脉的要穴。任脉为阴经之海,百会是督脉,督脉为诸阳之海,后溪与督脉相连。因此神阙、百会与后溪三穴能通达机体诸经,药物注射这些穴位能影响五脏六腑、四肢百骸、五官九窍和皮肉、筋骨。从组织解剖上看,神阙穴处皮肤薄,敏感性高,无脂肪组织,通透性强,药物吸收快。脐周内含有丰富微血管(脐周静脉丛)分别回流至上、下腔静脉和门静脉。脐腹膜下分布大量的静脉网,通过门静脉直达肝脏。因此对神阙穴内注射可使药物通过上述静脉速达全身,有利于发挥山莨菪碱降低血黏度、改善微循环、纠正组织缺氧状态的独特作用,可促进银屑病皮损处的微循环障碍缓解。同时可抑制细胞增殖,加快皮疹消退。维生素 $B_{12}$ 能促进体内三大代谢,调节自主神经功能,激发抗病能力。山莨菪碱和维生素 $B_{12}$ 共同作用以达到促进机体康复的目的。

【适应证与疗效】　本方法适用于治疗进行期、静止期银屑病。有的患者为点滴状、斑块状、钱币状及地图状混合损害。80% 以上患者皮损泛发全身,且伴有不同程度的瘙痒。全部病例治疗前后均做了免疫球蛋白,甲皱微循环观察。患者一般在治疗 5d 后瘙痒减轻,炎症开始脱屑,皮疹颜色变淡,新疹停发。治疗 15d 后皮损消退 70%~80%。痊愈最短 15d,最长 36d,平均24d。痊愈患者经半年随访,除个别病例外均未出现复发。经治疗后,免疫球蛋白异常的病例恢复正常,甲皱微循环异常组中大部分患者恢复正常。

【不良反应及注意事项】 中医学强调因为神阙穴不易消毒,一般禁止针刺,以防引起血源性感染。本法虽是在脐旁进针,而且效果较好,但严格消毒,注射后观察有无出血仍是很重要的。

(贾 鹏)

# 参 考 文 献

蔡景龙,张宗学,1998.现代瘢痕治疗学[M].北京:人民卫生出版社:161

曹泽毅,2000.中华妇产科学[M].北京:人民卫生出版社

陈丰,林卿,2005.参麦注射液联合金纳多注射液治疗糖尿病周围神经病变31例[J].
　安徽医药,9(7):500-501

陈灏珠,1997.实用内科学[M].10版.北京:人民卫生出版社

陈新谦,金有豫,2007.新编药物学[M].16版.北京:人民卫生出版社:422-458

储大同,2004.当代肿瘤内科治疗方案评价[M].2版.北京:北京大学医学出版社,7:
　218-224

达塔.2005.肾及泌尿系统[M].北京:世界图书出版公司

黄荷,2003.高危妊娠[M].北京:人民军医出版社

贾博琦,鲁云兰,2001.现代临床实用药物手册[M].2版.北京:北京大学医学出版社:
　389-410

金有豫,2001.药理学[M].5版.北京:人民卫生出版社

乐杰,2004.妇产科学[M].6版.北京:人民卫生出版社

李家庚,傅延龄,王鹏,2001.肺科病症治精要[M].北京:科技文献出版社

李诵,于传鑫,1997.实用妇科内分泌学[M].上海:上海医科大学出版社

连利娟,2006.林巧稚妇科肿瘤学[M].北京:人民卫生出版社:384-393,452-478,580-
　594,757-774

梁茂植,2009.呼吸病合理用药[M].2版.北京:人民卫生出版社:100-181,188-220,
　342-521

廖二元,莫朝晖,2007.内分泌学(下册)[M].北京:人民卫生出版社

刘华钢,2009.临床实用药物手册[M].2版.北京:人民卫生出版社:313-329

刘章权,1999.优生遗传咨询[M].哈尔滨:黑龙江科学技术出版社

刘忠厚,1998.骨质疏松学[M].10版.北京:科学出版社:113-128

罗丽兰,1998.不孕与不育[M].北京:人民出版社

孟永利,2003.肺心病及并发症的中西医防治[M].北京:学苑出版社

钱桂生,吴国明,1999.肺心病的诊断和治疗[M].北京:人民军医出版社

冉先德,1998.中华药海上卷第一册[M].哈尔滨:哈尔滨出版社:596

饶明俐,2005.中国脑血管病防治指南.中华人民共和国卫生部及中华医学会神经病
　学分会

容健材,廖锡麟,1996.新编实用药物手册[M].南京:东南大学出版社

沈刚,2009.新编实用儿科药物手册[M].2版.北京:人民军医出版社:371-413

沈奎,钟守先,张圣道,2000.胰腺外科[M].北京:人民卫生出版社:4

沈鹰,2006.风湿病中西医诊疗概要[M].北京:人民军医出版社:3

师海波,王克林,2007.最新临床药物手册[M].北京:军事医学科学出版社:476-506

史玉泉,2004.实用神经病学[M].3版.上海:上海科学技术出版社

苏应宽,徐增祥,江森,2004.实用产科学[M].济南:山东科学技术出版社

孙材江,彭力平,2008.实用骨内科学[M].北京:人民军医出版社

孙大金,杭南燕,2001.实用临床麻醉学[M].北京:中国医药科技出版社

孙燕,2001.内科肿瘤学[M].北京:人民卫生出版社:704-733,741-749

孙燕,石远凯,2007.临床肿瘤内科手册[M].5版.北京:人民卫生出版社,9:349-385,
    425-448,718-738

汤光,李大魁,2003.现代临床药物学[M].北京:化学工业出版社

汤钊猷,2003.现代肿瘤学[M].2版.上海:复旦大学出版社:846-849,1303-1313

唐孝达,2002.尿石症[M].北京:人民卫生出版社

童如镜,殷民德,2006.临床药物应用手册.上海:上海科技出版社:180-202

王海燕,1996.肾脏病学[M].2版.北京:人民卫生出版社:1470-1490

王洪军,2004.复方倍他米松注射液治疗斑秃的临床疗效观察[J].临床皮肤科杂志,
    33(6):381

王华庆,2002.恶性肿瘤化疗方案[M].沈阳:辽宁科学技术出版社,1:57-63

王淑涵,2003.实用妇产科诊疗规范[M].南京:江苏科学技术出版社

王浴生,1983.中药药理与应用[M].北京:人民卫生出版社

吴江,2005.神经病学[M].北京:人民卫生出版社

吴阶平,2004.吴阶平泌尿外科学[M].济南:山东科学技术出版社

吴志华,2000.现代皮肤性病学[M].广州:广东人民出版社:741

徐叔云,1999.临床用药指南.2版.合肥:安徽科技出版社:652-696

杨宝峰,2005.药理学[M].6版.北京:人民卫生出版社

杨世杰,2005.药理学[M].北京:人民卫生出版社

杨世杰,杨宝峰,王怀良,2006.药理学[M].2版.北京:人民卫生出版社

杨医亚,1984.中医学[M].北京:人民卫生出版社

姚泰,2003.生理学[M].6版.北京:人民卫生出版社

叶任高,陆再英,2004.内科学[M].6版.北京:人民卫生出版社:489-551

张安桢,武春发,1988.中医骨伤科学[M].北京:人民卫生出版社:61-73

张培华,蒋米尔,2007.临床血管外科学[M].2版.北京:科学出版社

赵辨,2001.临床皮肤病学[M].3版.南京:江苏科学技术出版社:1156

Arriagada R,Bergman B,Dunant A,et al. 2004. The international Adjuvant Lung

Cancer Trial Collaborative Group. Cisplatin-based adjuvant chemotherapy in patients with completely resected non-small cell lung cancer. N Engl J Med,350:351-360

Asbell PA,Sahm DF,Shaw M,Draghi DC,Brown NP,2008. Increasing prevalence of methicillin resistance in serious ocular infections caused by Staphylococcus aureus in the United States:2000 to 2005. J Cataract Refract Surg,34 (5):814-818

Awan MA,Agarwal PK,Watson DG,McGhee CN,Dutton GN,2009. Penetration of topical and subconjunctival corticosteroids into human aqueous humour and its therapeutic significance. Br J Ophthalmol. Jun,93(6):708-713

Bradley JD,Paulus R,Grahma MV,et al,2005. Phase Ⅱ trial of postoperative adjuvant paclitaxel/carboplatin and thoracic radiotherapy in resected stage Ⅱ and Ⅲ A non-small cell lung cancer. promising long-term results of the Radiation Therapy Oncology Group-RTOG 9705. J Clin Oncol,23(15):3480-3487

Danson S,Middleton MR,O'Byrne KJ,et al,2003. Phase Ⅲ trial of gemcitabine and carboplatin versus mitomycin,ifosfamide,and cisplatin or mitomycin,vinblastine,and cisplatin in patients with advanced non small cell lung carcinoma. Cancer,98(3):542-553

Ferrari D,Fiore J,Codec C,et al,2009. A phase Ⅱ study of carboplatin and paclitaxel for recurrent or metastatic head and neck cancer. Anticancer Drugs,Mar,20(3):185-190

Fleming G,Brunetto V,Bentley R,et al,2000. Randomized trial of doxorubicin plus cisplatin versus doxorubicin plus paclitaxel plus granulocyte colony-stimulating factor in patients with advanced or recurrent endometrial cancer :a report on Gynecologic Oncology Group Protocol 163. Proc Am Soc Clin Oncol,19:379a

Fossella F,Pereira JR,von Pawal J,et al,2003. Randomized,multinational,phase Ⅲ study of docetaxel plus platinumconbinations versus vinorelbine plus cisplatin for advanced non-small-cell lung cancer: the TAX 326 study group. J Clin Oncol,21(16):3016-3024

Gibson MK,Li Y,Murphy B,et al,2005. Randomized phase Ⅲ evaluation of cisplatin plus fluorouracil versus cisplatin plus paclitaxel in advanced head and neck cancer (E1395):an intergroup trial of the Eastern Cooperative Oncology Group. J Clin Oncol,May 20,23(15):3562-3567

Hancock SB,Krempl GA,Canfield V,et al,2008. Treatment of base of tongue cancer with paclitaxel,ifosfamide,and cisplatinum induction chemotherapy followed by chemoradiotherapy. Laryngoscope,Aug,118(8):1357-1361

Lewis P Rowland. Merritt's Neurology (10th Edition). 2000. New York: Lippincott

Williams and Wilkins

McGruder HF, George MG, Tong D, et al, 2009. Characteristics of hospitals associated with use of thrombolytic therapy for ischemic stroke patients. Stroke, 40:e120

Neubauer M, Schwartz J, Caracandas J, et al, 2004. Results of a phase Ⅱ study of weekly paclitaxel plus carboplatin in patients with extensive small-cell lung cancer with Eastern Cooperative Oncology Group performance status of 2, or age 70 years or more. J Clin Oncol, 22:1872-1877

Ohe Y. Ohashi Y, Kubota K, et al, 2007. Randomized phase Ⅲ study of cisplatin plus irinotecan versus carboplatin plus padclitaxel, cisplatin plus gemcitabine, and cisplatin plus vinorelbine for advanced non-small-cell lung cancer. Four-Arm Cooperative Study in Japan. Ann Oncol, 18:317-323

Ornek K, Ozdemir M, Ergin A, 2009. Burkholderia cepacia keratitis with endophthalmitis. J Med Microbiol, Nov, 58(Pt 11):1517-1518

Otell WD, 1975. 生殖生理学[M]. 北京:科学出版社

Panday VA, Rhee DJ, 2007. Review of sulfonamide-induced acute myopia and acute bilateral angle-closure glaucoma. Compr Ophthalmol Update, Sep-Oct, 8(5):271-276

Pujol JL, Breton JL, Gervais R, et al, 2005. Gencitabine-docetaxel versus cisplatin-vinorelbine in advanced or metastaic non-small-cell lung cancer:a phase Ⅲ study addressing the case for cisplatin. Ann Oncol, 16:602-610

Reddy AK, Garg P, Shah V, Gopinathan U. Clinical, 2009. Microbiological Profile and Treatment Outcome of Ocular Infections Caused by Achromobacter xylosoxidans. Cornea, Oct 5

Shanmuganathan VA, Armstrong M, Buller A, Tullo AB, 2005. External ocular infections due to methicillin-resistant Staphylococcus aureus (MRSA). Eye, Mar, 19(3): 284-289

Sharma SM, Dick AD, Ramanan AV, 2009. Non-infectious pediatric uveitis:an update on immunomodulatory management. Paediatr Drugs, 11(4):229-241

Sobotka L, 2002. 临床营养基础[M]. 上海:复旦大学出版社

Socinski MA, Rosenman JG, Halle J, et al, 2001. Dose-escalating conformal thoracic radiation therapy with induction and concurrent carboplatin/paclitaxel in unresectable stage ⅢA/B non-small cell lung carcinoma:a modified phase Ⅰ/Ⅱ trial. Cancer, 92(5):1213-1223

Van Gijin J, Rinkel GJ, 2001, Subarachnoid hemorrhage:diagnosis, cause and management. Brain, 124:249-278

Winton T, Livingston R, Johnson D, et al, 2005. Vinorelbine plus cisplatin vs. ebservation in resected non-small-lung cancer. N Engl J Med,352:2589-2597

Worden FP,Moon J,Samlowski W,et al,2006. A phase Ⅱ evaluation of a 3-hour infusion of paclitaxel,cisplatin,and 5-fluorouracil in patients with advanced or recurrent squamous cell carcinoma of the head and neck:Southwest Oncology Group study. Cancer,Jul 15,107(2):319-327

Wu N,Yin ZQ,Wang Y,2008. Traumatic optic neuropathy therapy:an update of clinical and experimental studies. J Int Med Res,Sep-Oct,36(5):883-889

Yamaoka H,Tsukuda M,Enomoto H,et al,2001. Effect of combination chemotherapy with nedaplatin and 5-FU for head and neck squamous cell carcinoma. Gan To Kagaku Ryoho,Sep,28(9):1245-1249

Zhang C,Liang Y,Deng S,Wang Z,Li R,Sun X,2008. bacterial keratitis and emerging resistance to antibiotics in China from 2001 to 2004. Clin Ophthalmol,Sep,2(3):575-579

Zorat PL,Paccagnella A,Cavaniglia G,et al,2004. Randomized phase Ⅲ trial of neoadjuvant chemotherapy in head and neck cancer:10-year follow-up. J Natl CancerInst,96(22):1714-1717

# 索 引

18 种复合氨基酸　116

DNA 单核苷酸钠　105

IFN-β　33

IL-2　118

rt-PA　3

## A

阿米卡星　43,107,114,117,559

阿莫西林　47

阿奇霉素　36—39,51,73,90

阿糖腺苷溶液　563

阿糖腺苷眼膏　563

阿托品　204,206,354,477,509,549,
　　551,569

阿魏酸　310

阿昔洛韦片剂　564

阿昔洛韦溶液　564

艾司洛尔　200

安达美　487

安西他滨　562

氨茶碱　55,70,85—87,94,175,179,
　　180,183,190,192,206,295,521

氨碘肽　573

氨基己酸　20,119

氨基酸　491

氨甲苯酸　22

氨甲苯酸(止血芳酸)　128

氨甲环酸　502

氨溴索　73,191

胺碘酮　197

昂丹司琼(欧贝)　542

奥拉西坦　12,18

奥美拉唑　17,244,246,265,267,276

奥曲肽　249,267,277

奥曲肽(善宁)　338

奥沙利铂　459

奥硝唑　267

奥扎格雷　9

奥扎格雷钠　309

## B

巴曲酶　123—125,246,247

胞磷胆碱　30,486,573

胞磷胆碱(胞二磷胆碱)　3

贝那普利　314

倍他米松　576,579

苯甲醇　588

苯甲酸雌二醇　503,504,547,548

吡嗪酰胺　112,114,118

表柔比星　422,424,536

丙泊酚　332,333,477

丙二醇　588

丙硫异烟胺　104,114,117

丙酸睾酮　546,548

丙种球蛋白　49,64,65,523

玻璃酸钠　385,396

博来霉素　404,434,435,440,442,444,
　　465,530,540

布比卡因　373,374,478

布比卡因 1∶1 混合液　571

## C

蟾酥　98

长春地辛　412

长春碱　433－435,465

长春瑞滨　404,413,545

长春西丁　8

长春新碱　408,425,428,432,435,442,
444,448,471,538,540

长托宁　351

川芎嗪　10,77,170,184,221,359,495

川芎　217

垂体后叶素　119,123,126－129

刺五加　38

促肝细胞生长素　260

醋酸地塞米松　127,132,133,140,141,
145,362,364,369,371,373,380,382,
591

醋酸钠　572

醋酸泼尼松龙混悬液　378

醋酸泼尼松龙　382,392,394

醋酸氢化可的松　592

醋酸氢化泼尼松混悬液　381

醋酸氢化泼尼松　366,376,576

醋酸曲安奈德(曲安缩松)　330

醋酸曲安奈德　138,582,584,589

## D

大黄　587

丹参　61,62,88,113,153,155,215－
217,256,513,529,579

丹红　340

氮芥　432,435

氮烯咪胺　434,448,465

当归　369,383,386,576,591,592

灯盏花素　109,314

灯盏细辛　316

低分子肝素　186,343,346,495

低分子肝素钙　154－157,524

低分子量肝素　342

地尔硫䓬　202

地高辛　203

地塞米松　92,134,137,139,180,182,
204,240,242,430,481－483,507,522,
528,545,554,557,558,568

地塞米松磷酸钠　30,179,383,585

地塞米松片　456

地西泮　357,478,495,508,510－512,
549,550

地西泮(安定)　303

碘苷溶液　562

碘苷眼膏　562

丁咯地尔　11

东莨菪碱　56,184,187

短小棒状杆菌菌苗　132

对氨基水杨酸钠　117

多巴胺　60,80,83,89,159,160,162,
163,173,300,496

多巴酚丁胺　154,161,519

多黏菌素　560

多柔比星　421,423,425,428,434－436,
444－449,465,471,534,539

多柔比星(阿霉素)　408

多西他赛　403,424

多西紫杉醇　455,456

多西紫杉醇(TXT)　417

多烯磷脂酰胆碱　272,274

## E

莪术油　63,73

恩丹西酮　452,459,462

恩度　414

二氮嗪　209

二羟丙茶碱　84,188

二乙酰氨乙酸乙二胺　277

# F

法莫替丁　261

凡命(7%)　487

放线菌素 D　450,451

芬太尼　477

酚磺乙胺(止血敏)　129

酚妥拉明　56,61,63,72,82,83,151,
153,154,158,162－164,173,300,359,
496,500

蜂毒　139

呋塞米　136,209,229,231,290,294,
296,300,357,496,499,500,515,519

氟达拉滨　429,430

氟卡尼　203

氟尿嘧啶　399,400,405,419,421,424,
447,451,452,455,456,459,533,536,
537,580,581

氟哌啶　479

辅酶 I　485,486,490,491,515,573

辅酶 I 粉针剂　298

复方氨基酸　492

复方倍他米松　396

复方丹参　37,45,57,69,140,150,171,
211,213,242,296,324,364,371,524

复方丹参(S)　172

复方二氯醋酸二异丙胺　272,273

复方甘草酸苷　253,254,256,269－271,
273－275

复方右旋糖酐-40　13

复合氨基酸　276,277,490

蝮蛇抗栓酶　145,393

# G

干扰素　69,70,74,75

甘利欣　107,141

甘露醇　16,17,30,131

甘露醇溶液　570

甘油　588

甘油果糖　18,20

甘油溶液　571

肝素　6,151,161,163,164,191,488

肝素钠　171,174,218,220,223,233,299

肝素钠(H)　168

格利福斯　487

葛根素　222,223,316,324

更昔洛韦　30

骨宁　396

# H

红花　217,325

红霉素　76,560

还原型谷胱甘肽　109,513

还原型谷胱甘肽钠　254,255,270,271

环孢素溶液　566

环丙沙星　557

环磷酰胺　137,287,292,408,419,421－
425,428,429,436,437,444,471,539,
542

黄芪　48,64,90,112,113,150,213,215,
308,310,312,314,315,515,517

黄体酮　303,349,351,352,354,357,
480,547,548

# J

肌氨肽苷　26,28,33

吉西他滨　414,462

加贝酯　249,261,267

加替沙星　40,115

佳苏仑　190

甲氨蝶呤　404,419,536－538,546

甲磺酸酚妥拉明　167,175,176,234,
　236,238,294

甲磺酸酚妥拉明(P)　172

甲基苄肼　432,433,435

甲泼尼龙　26,33,66,67,84,85,188,
　287,521

甲泼尼龙琥珀酸钠　190

甲硝唑　59,61,529

甲硝唑液　334

甲叶钙　546

间苯三酚　352

间羟胺　72

降血压药　284

金纳多　327

精氨酸　490

枸橼酸芬太尼　332

枸橼酸钠　572

聚乙二醇干扰素　257

卷曲霉素　118

胶原酶　582

### K

卡巴克洛　119

卡铂　400,401,409,439,446,538,541,
　545

卡提素　135

咖啡因　295

可拉明　168

苦参素　255

### L

力克肺疾　107,114,118

力克肺疾片　112

立复欣　141

利巴韦林　75

利巴韦林溶液　563

利巴韦林眼膏　563

利多卡因　357,363,367,371,385,388,
　478,485,512,549,551,555－562,565,
　568,569,571,580

利福喷丁　107,112

利福平　103

利妥西单抗　425,430

粒-巨噬细胞集落刺激因子　257

链霉素　118,558

两性霉素 B　565

磷霉素钠　115

磷酸川芎嗪　37

硫普罗宁　252

硫酸卷曲霉素　102,104

硫酸镁　62,66,70,71,77,81－83,85,
　87－90,156,160,162,166,181,483,
　492,494,495,497

硫酸庆大霉素　394

芦丁　573

氯胺酮　333

氯化钙　572

氯化钾　572

氯化钾溶液　249－251

氯化钾　176,227,234,236

氯化镁　572

氯化钠　385,572

氯霉素　192,561

氯诺昔康　355

洛贝林　192
洛美沙星　114
洛莫司汀　433

# M

麻黄碱　206
马来酸桂哌齐特　5,10,13
马来酸氯苯那敏　567
吗啡　225,479
麦角新碱　505
脉络宁　42,211,306
毛果芸香碱　570,571
毛花苷 C　197,229,499,500,515,519
门冬氨酸钾镁　185,253,278
门冬氨酸钾镁　57,174,178
门冬氨酸鸟氨酸　278,280,281
蒙洛英　350
糜蛋白酶　528,546
米诺地尔　576
米托蒽醌　430,431
明矾　588

# N

那屈肝素钙　5
那他霉素混悬液　566
纳洛酮　55,177,186−188,191
奈达铂　405,540
脑苷肌肽　9,16
尼可刹米　87,179,180,183
尼莫地平　20
尿激酶　4,145,164,225,242,343,346,
　524
凝血酶原复合物　506

# P

哌拉西林/他唑巴坦钠　267

哌拉西林(氧哌嗪青霉素)　99
哌拉西林钠　43
哌拉西林钠/他唑巴坦钠　281
泮托拉唑　277
泮托拉唑钠　263
培美曲塞　418
佩尔地平　495
平阳霉素　530
泼尼松　292,425,428,432,433,435,471
泼尼松龙混悬液　581
泼尼松龙　367
葡醛内酯(肝泰乐)　105
葡萄糖酸钙　123,507
葡萄糖　140,209,211−213,227,236,
　374,451,452,456,459,462,573
普鲁卡因　129,571
普鲁卡因胺　195
普罗帕酮　197,200,518

# Q

七叶皂苷钠　133,181
前列地尔　312
前列腺素 $E_1$　334
强化妥布霉素　561
强力宁　105
青霉素　96,98,284,529,554
青霉素钠　95
氢化可的松　24,64,73,192
氢氯噻嗪　284,288
氢溴酸东莨菪碱　192,211,236,238,
　240,242,376
清开灵　56,95
庆大霉素　528,545,558
曲安奈德　360,370,373,388,390,396,
　580,585

曲克芦丁 343

曲马朵 348,350,511

曲马朵(曲马多) 303

去氧肾上腺素 569

## R

人免疫球蛋白 28

人胎盘组织液 147

人血白蛋白 116

绒促性素 479

乳酸钠 572

## S

噻氯匹定 292

三磷腺苷 11,298,485,486,490,491,
515,518

三唑类 565

沙丁胺醇 206

山莨菪碱 48,71,94,116,135,136,173,
329,355,393

善宁(奥曲肽) 339

参附 170

参麦 94,152,211,326

参芪扶正 329

参芎葡萄糖 11

神经节苷脂 24

肾上腺素 478

肾上腺素联合特非那定 567

肾上腺素 571

生长激素 339

生长抑素 248,265

生理盐水 388,452,554－556

生脉 221,314,325

十四肽生长抑素 276

舒他西林 483

疏血通 13

双黄连 59,65

双氯芬酸钠利多卡因 356

双氢麦角碱 121

水乐维他 487

顺铂 399,407,410－413,415,436－
438,440－447,449,451,452,455,456,
462,530,532－534,536,539,542,543,
545

丝裂霉素 412,443,444,530,534

思他宁 244,245

斯帕丰 509

斯奇康 143

四环素 560

缩宫素 501,503－505,507,508,512,550

三磷腺苷 378

## T

痰热清 38,39,41－44,49,50,52,54,
78,96－100

碳酸氢钠 204,369,374

糖皮质激素 567

替硝唑 247,250,251,261,265,263,528

天门冬氨酸钾镁 176

头孢呋辛 52

头孢菌素 556

头孢米诺钠 250

头孢哌酮 54,98

头孢哌酮/舒巴坦 44,45,54

头孢哌酮/舒巴坦钠 42,247－250,261

头孢哌酮/他唑巴坦 52

头孢哌酮钠/舒巴坦钠 279,337

头孢曲松钠 40,41,46,50,51,56,59,
100,111

头孢他啶 50,97,526

妥布霉素　559

拓扑替康　411,543

# W

微卡　145

维拉帕米　196,200,288,360

维脑路通　131

维生素 $B_6$　369,376,485,486

维生素 $B_{12}$　327,363,367,371,374,567

维生素 $B_1$　369,372,373,376,378,381,
390

维生素 C　105,120,123,129,233,247,
249－251,295,319,485,486,490,491,
515,517,573

维生素 $K_3$　353

维生素 $K_1$　45,123

维他利匹特　487

乌司他丁　249,263,265,335,338,514

无水乙醇　588

# X

西咪替丁　81,169,245,247

细辛脑　36,67,68,74,78,92

纤维蛋白原　506

腺苷　195

腺苷蛋氨酸　269,271,275

香丹　157

消痔灵　587

硝普钠　126

硝普钠粉针剂　231,239

硝酸甘油　212,225,481,497,499,515,519

硝酸甘油溶液(N)　168

硝酸甘油　125,220,224,228,233,235

硝酸异山梨酯　218,222

小剂量肝素　514

心先安(环磷腺苷)　206

欣母沛　501

新霉素　558

新青霉素　555

杏丁　178

胸腺肽　148

胸腺肽 $\alpha_1$　258

雪莲　385

血必净　335,337

血塞通　152

血小板悬液　523

# Y

亚胺培南　247

亚胺培南-西司他丁钠　265

亚叶酸钙　405,459

烟酰胺　206

炎琥宁　46,47,68,70

盐酸氨溴索　78,90

盐酸昂丹司琼　537

盐酸布比卡因　378

盐酸川芎嗪　311

盐酸丁咯地尔　323

盐酸多巴胺　174,176,178,231,236,
238,239,290,294,296,301

盐酸多巴胺(D)　172

盐酸多巴酚丁胺　231,234－236,239

盐酸法舒地尔　22

盐酸利多卡因　132,322,364,373,376,
381－383,394,528,581,584,586,589,
591

盐酸利托君　482

盐酸林可霉素　589

盐酸氯丙嗪　122

盐酸萘甲唑林　566

盐酸哌替啶 121

盐酸平阳霉素粉针剂 586

盐酸平阳霉素 584

盐酸普鲁卡因 120,295,318,330,366,
370,380,390,396,587,589,592

盐酸曲马朵 358

盐酸山莨菪碱 122,301,303,306,311,
318,322,367,378,391,595

盐酸四环素粉针剂 589

盐酸妥拉唑林 318

盐酸溴己新 50

盐酸伊立替康 532

盐酸异丙嗪 121

盐酸左氧氟沙星 42

氧氟沙星 107,112,116,556

伊立替康 410

依达拉奉 6,13

依那普利 288

依前列醇(前列环素,PGE$_1$) 340

依托泊苷 407,409,428,431,440,443,
446,449,450,537

胰岛素 226,235,312

乙胺丁醇 117

乙酰半胱氨酸 260

乙酰谷酰胺 8,11,17

乙酰唑胺 570,571

乙型肝炎免疫球蛋白 493

乙型肝炎疫苗 493

异丙肾上腺素 204,206

异环磷酰胺 431,440,442,448,449

异环磷酰胺(IFO) 401

异烟肼 102,104,132,138,140,141,
145,147

茵栀黄 252

银杏达莫 12

银杏叶提取物 323

吲哚美辛 568

罂粟碱 357,359

右旋糖酐-40 4,164,171,192,216,290,
299,300,343,488,490,524

右旋糖酐-40(D) 172

鱼腥草 95,353

云南灯盏花素 342

## Z

藻酸双酯钠 166

蒸馏水 588

脂肪乳 487

重酒石酸间羟胺 240

重酒石酸去甲肾上腺素 238

注射用对氨基水杨酸钠 102,104

注射用辅酶 I 378

注射用水 121,376

紫杉醇 401,402,415,423,438,439,
446,447,533,541,543

左卡尼汀 517

左氧氟沙星 39,61,100,118,143,148,
263,526,557